ZOLLINGER

ATLAS DE CIRURGIA

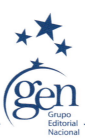

O GEN | Grupo Editorial Nacional – maior plataforma editorial brasileira no segmento científico, técnico e profissional – publica conteúdos nas áreas de ciências da saúde, exatas, humanas, jurídicas e sociais aplicadas, além de prover serviços direcionados à educação continuada e à preparação para concursos.

As editoras que integram o GEN, das mais respeitadas no mercado editorial, construíram catálogos inigualáveis, com obras decisivas para a formação acadêmica e o aperfeiçoamento de várias gerações de profissionais e estudantes, tendo se tornado sinônimo de qualidade e seriedade.

A missão do GEN e dos núcleos de conteúdo que o compõem é prover a melhor informação científica e distribuí-la de maneira flexível e conveniente, a preços justos, gerando benefícios e servindo a autores, docentes, livreiros, funcionários, colaboradores e acionistas.

Nosso comportamento ético incondicional e nossa responsabilidade social e ambiental são reforçados pela natureza educacional de nossa atividade e dão sustentabilidade ao crescimento contínuo e à rentabilidade do grupo.

EDITORES ASSOCIADOS

Sherif R. Z. Abdel-Misih, MD, FACS
Considerações Básicas (Oncologia Cirúrgica), Estômago, Cólon e Reto
Associate Professor of Surgery
Program Director, General Surgery Residency
Stony Brook University Hospital
Stony Brook, New York

Doreen M. Agnese, MD, FACS
Pele, Tecidos Moles e Mama
Professor of Clinical Surgery
The Ohio State University College of Medicine and Wexner Medical
Center
Columbus, Ohio

John Kevin Bailey, MD, FACS
Pele, Tecidos Moles e Extremidades
Professor of Surgery
Wake Forest School of Medicine
Winston-Salem, North Carolina

Jordan M. Cloyd, MD, FACS
Vesícula Biliar, Ductos Biliares e Fígado
Assistant Professor of Surgery
Ward Family Professor of Surgical Oncology
The Ohio State University College of Medicine and Wexner Medical
Center
Columbus, Ohio

Mary E. Dillhoff, MD, MS, FACS
Pâncreas e Baço
Associate Professor of Clinical Surgery
The Ohio State University College of Medicine and Wexner Medical
Center
Columbus, Ohio

Jonathan S. Ellison, MD
Hidrocele
Sistema Geniturinário
Assistant Professor
Department of Urology
Medical College of Wisconsin
Milwaukee, Wisconsin

Jeffrey M. Fowler, MD, FACS
Sistema Geniturinário
John G. Boutselis Chair in Gynecologic Oncology
Department of Obstetrics and Gynecology
The Ohio State University College of Medicine and Wexner Medical
Center
Columbus, Ohio

Alan E. Harzman, MD, FACS
Intestino Delgado, Cólon e Reto
Associate Professor of Surgery
The Ohio State University College of Medicine and Wexner Medical
Center
Columbus, Ohio

Syed G. Husain, MBBS, FACS, FASCRS
Intestino Delgado, Cólon e Reto
Associate Professor of Clinical Surgery
The Ohio State University College of Medicine and Wexner Medical
Center
Columbus, Ohio

Michael M. Meara, MD, FACS
Abdome Geral e Tórax (Cirurgia Robótica)
Hérnia
Assistant Professor of Clinical Surgery
The Ohio State University College of Medicine and Wexner Medical
Center
Columbus, Ohio

Bradley J. Needleman, MD, FACS, FASMBS
Esôfago e Estômago
Edwin H. and E. Christopher Ellison Professor of Surgery
Vice Chair for Strategy and Clinical Operations
Director, Center for Minimally Invasive Surgery
Medical Director of Comprehensive Weight Management and Bariatric
Surgery
The Ohio State University College of Medicine and Wexner Medical
Center
Columbus, Ohio

Sabrena F. Noria, MD, PhD, FRCSC, FACS
Esôfago e Estômago
Associate Professor of Surgery
Vice Chair of Diversity, Equity, and Inclusion
The Ohio State University College of Medicine Wexner Medical Center
Columbus, Ohio

Kyle A. Perry, MD, MBA, FACS
Esôfago e Estômago
Professor of Surgery
The Ohio State University College of Medicine and Wexner Medical
Center
Columbus, Ohio

John E. Phay, MD, FACS
Sistema Endócrino
Cabeça e Pescoço
Professor of Clinical Surgery
The Ohio State University College of Medicine and Wexner Medical
Center
Columbus, Ohio

Raphael E. Pollock, MD, PhD, FACS
Considerações Básicas
Oncologia Cirúrgica
Director, The Ohio State University Comprehensive Cancer Center
Kathleen Wellenreiter Klotz Chair in Cancer Research
Professor of Surgery
The Ohio State University College of Medicine and Wexner Medical
Center
Columbus, Ohio

Benjamin K. Poulose, MD, MPH, FACS
Hérnia
Professor and Robert M. Zollinger Lecrone-Baxter Chair
Department of Surgery
Chief, Division of General and Gastrointestinal Surgery
Co-Director, Center for Abdominal Core Health
The Ohio State University College of Medicine and Wexner Medical
Center
Columbus, Ohio

Amer Rajab, MD, PhD, FACS
Transplante Renal
Professor of Surgery
Surgical Director Kidney, Pancreas, and Islet Transplantation
Surgical Director Pediatric Kidney Transplantation
The Ohio State University College of Medicine and Wexner Medical Center
Columbus, Ohio

David B. Renton, MD, FACS
Abdome Geral e Tórax (Cirurgia Robótica)
Hérnia
Associate Professor of Clinical Surgery
The Ohio State University College of Medicine and Wexner Medical Center
Columbus, Ohio

Timur P. Sarac, MD, FACS
Procedimentos Vasculares
Professor of Surgery
Chief Section of Vascular Surgery
Director of Aortic Center
The Ohio State University College of Medicine and Wexner Medical Center
Columbus, Ohio

Jean E. Starr, MD, FACS
Procedimentos Vasculares
Professor of Clinical Surgery
The Ohio State University College of Medicine and Wexner Medical Center
Columbus, Ohio

Steven M. Steinberg, MD, FACS
Considerações Básicas
Cirurgia de Cuidados Agudos
Emeritus Professor of Surgery
The Ohio State University College of Medicine and Wexner Medical Center
Columbus, Ohio

PREFÁCIO

Há mais de 80 anos, este *Atlas* definiu o escopo da cirurgia geral. Na década de 1930, os autores originais – Cutler e Zollinger – realizaram pessoalmente os 64 procedimentos descritos na primeira edição, porém os conselhos de especialidades estavam surgindo em todas as áreas da medicina e da cirurgia. Uma geração depois, quando Robert M. Zollinger Jr. fez residência no Brigham & Women's Hospital, na década de 1960, um cirurgião geral acadêmico era exposto a todos os procedimentos de especialidade cirúrgica – e participava como cirurgião assistente em todos eles –, de modo a ter um amplo conhecimento do estado daquilo que chamamos de cuidados cirúrgicos "modernos". Era uma época em que 85% das residências cirúrgicas eram realizadas em hospitais comunitários, onde os cirurgiões gerais cuidavam da maioria dos pacientes.

No entanto, na próxima geração de residências, na década de 1980, quando E. Christopher Ellison concluiu a sua formação, os conselhos de especialidades cirúrgicas estavam em evolução. Na década de 1990, esses conselhos certificaram a formação de muitos cirurgiões qualificados. O *Atlas*, então, expandiu-se para mais de 100 procedimentos cirúrgicos, cobrindo até as cirurgias mais complexas realizadas por cirurgiões gerais. Atualmente, 85% das residências em cirurgia são associadas a programas acadêmicos universitários, com a expansão de bolsas para superespecialistas envolvendo técnicas cirúrgicas "avançadas" e equipamentos que permitem procedimentos minimamente invasivos.

Ao mesmo tempo, a recertificação do conselho a cada 10 anos foi instituída, e os dados da prática coletados revelaram que a maioria dos cirurgiões gerais não eram generalistas. Muitos tendiam a limitar a sua prática a cerca de 10 a 15 procedimentos comuns, incluindo endoscopia ou colonoscopia, ou a se tornarem superespecialistas em um subconjunto de casos e habilidades. No entanto, assim como o currículo nas escolas de medicina expõe os alunos a todas as áreas da medicina, a residência em cirurgia geral deve explorar diversas doenças e seus tratamentos cirúrgicos — daí o amplo escopo deste *Atlas*. É importante que nos concentremos não apenas na doença cirúrgica e na sua solução operatória, mas que também possamos avaliar o paciente como um todo com múltiplos sistemas de órgãos, vários dos quais podem estar comprometidos simultaneamente.

Vale ressaltar que também houve uma mudança na configuração da prática dos cirurgiões nos Estados Unidos. Eles se tornaram principalmente funcionários corporativos, com áreas definidas de especialização clínica e horas de serviço. Um exemplo disso é a transformação do cirurgião do *trauma* na sala de emergência de 1990 no cirurgião de *cuidados agudos,* conforme apresentado no novo Capítulo 5.

A instrumentação e as cirurgias em evolução – pense em endoscópios, grampeadores, laparoscópios e dispositivos robóticos – para procedimentos endovasculares e sistemas de transmissão de aprendizado em evolução – pense em filmes de sala de cirurgia para a internet com vídeos e inteligência artificial – mudaram ao longo da vida deste *Atlas*, com o desafio contínuo da forma como nós, autores, fornecemos educação atualizada de ponta aos cirurgiões. Como resultado dos avanços na tecnologia e na cirurgia, esta edição do *Atlas* inclui mais de 160 procedimentos cirúrgicos. Além disso, expandimos a experiência cirúrgica dos autores principais, com a inclusão de dois professores adicionais da Ohio State University: Dr. Timothy M. Pawlik, atual presidente do Departamento de Cirurgia, e Dr. Patrick S. Vaccaro, ex-chefe da Divisão de Doenças Vasculares e Cirurgia. Além disso, convidamos um grupo de editores associados, que forneceram o conhecimento e a experiência necessários em áreas altamente técnicas. Nós e nossos associados confiamos que esta décima primeira edição do *Atlas* ajudará na sua busca contínua pelo domínio da arte e da ciência da cirurgia para o benefício de seus pacientes.

E. Christopher Ellison, MD
Robert M. Zollinger, Jr., MD

Academia de Medicina
GUANABARA KOOGAN
www.academiademedicina.com.br

Atualize-se com o melhor conteúdo da área.

Conheça a **Academia de Medicina Guanabara Koogan**, portal online, que oferece conteúdo científico exclusivo, elaborado pelo GEN | Grupo Editorial Nacional, com a colaboração de renomados médicos do Brasil.

O portal conta com material diversificado, incluindo artigos, *podcasts*, vídeos e aulas, gravadas e ao vivo (*webinar*), tudo pensado com o objetivo de contribuir para a atualização profissional de médicos nas suas respectivas áreas de atuação.

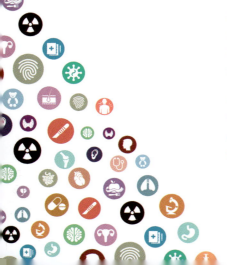

SUMÁRIO

PARTE 1: FUNDAMENTOS........................1
1 Técnica Cirúrgica.......................3
2 Anestesia........................5
3 Preparo Pré-operatório e Cuidados Pós-operatórios.......7
4 Cirurgia Ambulatorial........................10
5 Princípios da Cirurgia de Cuidados Agudos.......12
6 Princípios da Cirurgia Oncológica.......14

PARTE 2: ANATOMIA CIRÚRGICA.......17
7 Suprimento Sanguíneo Arterial das Vísceras do Abdome Superior.......18
8 Drenagem Venosa e Linfática das Vísceras do Abdome Superior.......20
9 Anatomia do Intestino Grosso.......22
10 Anatomia da Parte Abdominal da Aorta e da Veia Cava Inferior.......24
11 Anatomia Torácica e Pulmonar.......26

PARTE 3: ABDOME E TÓRAX.......29
12 Laparotomia.......30
13 Técnica Aberta de Hasson para Acesso Laparoscópico.......38
14 Técnica com Agulha de Veress.......40
15 Laparoscopia Diagnóstica.......42
16 Implante de Cateter para Diálise Peritoneal Ambulatorial Crônica.......44
17 Incisão de Toracotomia.......46
18 Toracoscopia.......50
19 Cirurgia Robótica Abdominal: Configuração da Sala Cirúrgica e *Docking*.......52

PARTE 4: ESÔFAGO E ESTÔMAGO.......57
20 Gastrostomia.......58
21 Gastrostomia Endoscópica Percutânea.......60
22 Fechamento de Úlcera Duodenal Perfurada.......62
23 Gastrojejunostomia.......66
24 Piloroplastia e Gastroduodenostomia.......70
25 Vagotomia.......72
26 Vagotomia, Acesso Subdiafragmático.......74
27 Hemigastrectomia, Operação de Billroth I.......78
28 Hemigastrectomia, Billroth I com Grampeador.......82
29 Gastrectomia Subtotal.......86
30 Gastrectomia Subtotal – Omentectomia.......94
31 Gastrectomia, Operação de Polya.......96
32 Gastrectomia, Operação de Hofmeister.......98
33 Hemigastrectomia, Billroth II com Grampeador.......100
34 Gastrectomia Total.......102
35 Gastrectomia Total com Grampeador.......114
36 Gastrojejunostomia em Y de Roux.......118
37 Fundoplicatura.......122
38 Fundoplicatura Laparoscópica.......126
39 Hérnia Paraesofágica, Abordagens Laparoscópica e Robótica.......130
40 Miotomia Esofágica Laparoscópica.......134
41 Derivação Gástrica em Y de Roux Laparoscópica.......136
42 Gastrectomia Vertical (em Manga) Laparoscópica.......140
43 Banda Gástrica Ajustável Laparoscópica.......142
44 Esofagectomia Trans-hiatal.......144
45 Esofagectomia Transtorácica.......154
46 Piloromiotomia.......156

PARTE 5: INTESTINO DELGADO, CÓLON E RETO.......159
47 Intussuscepção e Diverticulectomia de Meckel.......160
48 Ressecção do Intestino Delgado.......162
49 Ressecção do Intestino Delgado com Grampeador.......164
50 Enterostomia com Grampeador.......168
51 Enterostomia.......170
52 Apendicectomia.......172
53 Apendicectomia Laparoscópica.......176
54 Anatomia Cirúrgica para Ressecção do Cólon e do Reto.......180
55 Ileostomia em Alça.......182
56 Colostomia Transversa.......184
57 Fechamento da Colostomia.......186
58 Correção de Hérnia Paraestomal por Abordagem Laparoscópica.......188
59 Anastomose Colônica com Grampeador.......192
60 Colectomia Direita.......194
61 Colectomia Laparoscópica Direita.......198
62 Colectomia Esquerda com Anastomose Terminoterminal.......200
63 Retossigmoidectomia Laparoscópica.......204
64 Ressecção Abdominoperineal.......208
65 Colectomia Total e Proctocolectomia Total.......220
66 Ressecção Anterior Baixa.......230
67 Ressecção Anterior Baixa Robótica.......238
68 Anastomose Ileoanal.......244
69 Prolapso Retal, Correção Perineal.......250
70 Hemorroidas, Ligadura Elástica e Excisão.......256
71 Abscesso Perirretal, Fístula Anal e Fissura Anal.......260
72 Excisão de Seio Pilonidal.......266

PARTE 6: VESÍCULA BILIAR, DUCTO COLÉDOCO E FÍGADO.......269
73 Colecistectomia Laparoscópica.......270
74 Colecistectomia Aberta.......276
75 Exploração Aberta do Ducto Colédoco.......284
76 Exploração do Ducto Colédoco, Técnica Transduodenal.......286
77 Coledocoduodenostomia.......288
78 Colecistectomia Parcial.......290
79 Colecistostomia.......292
80 Hepaticojejunostomia em Y de Roux.......294
81 Biopsia Aberta de Fígado.......300
82 Anatomia e Ressecções do Fígado.......302
83 Ressecção Local de Tumor Hepático (Não Anatômica).......304
84 Hepatectomia Direita (Segmentos 5 a 8).......306
85 Hepatectomia Esquerda (Segmentos 2 a 4).......310
86 Hepatectomia Direita Estendida (Segmentos 4 a 8 ± Segmento 1).......314

PARTE 7: PÂNCREAS E BAÇO.......321
87 Drenagem de Cisto ou Pseudocisto do Pâncreas.......322
88 Pancreaticojejunostomia (Cirurgia de Puestow-Gillesby).......328
89 Ressecção da Cauda do Pâncreas.......340
90 Ressecção Laparoscópica da Cauda do Pâncreas com Preservação do Baço.......346
91 Ressecção da Cauda do Pâncreas e do Baço por Abordagem Robótica.......348
92 Pancreatoduodenectomia (Operação de Whipple).......350
93 Pancreatectomia Total.......368
94 Esplenectomia.......374
95 Esplenectomia Laparoscópica.......380
96 Preservação do Baço.......384

PARTE 8: SISTEMA GENITURINÁRIO E TRANSPLANTE RENAL 389

97 Panorama dos Procedimentos Ginecológicos 391
98 Histerectomia Abdominal Total 392
99 Salpingectomia – Ooforectomia 396
100 Sistema Genital Feminino: Rotina para Procedimentos Vaginais 398
101 Técnicas Diagnósticas para Lesões Cervicais, Dilatação e Curetagem 400
102 Reparo de Lesão Ureteral 402
103 Nefrectomia Laparoscópica em Doador 404
104 Transplante Renal 408

PARTE 9: HÉRNIA 413

105 Correção Laparoscópica de Hérnia Ventral 414
106 Correção de Hérnia Ventral por Técnica Aberta e Liberação Miofascial 418
107 Correção de Hérnia Ventral com Liberação Bilateral do Músculo Transverso do Abdome por Técnica Robótica 426
108 Correção de Hérnia Umbilical 430
109 Correção de Hérnia Inguinal 432
110 Correção de Hérnia Inguinal com Tela (Técnica de Lichtenstein Modificada) 442
111 Correção de Hérnia Inguinal com Tela (Técnica do *Plug* e *Patch*) 446
112 Correção de Hérnia Femoral (Reparo de Tecidos) 450
113 Correção de Hérnia Femoral com Tela 452
114 Anatomia Laparoscópica da Região Inguinal 454
115 Correção Laparoscópica de Hérnia Inguinal, Transabdominal Pré-Peritoneal (TAPP) 456
116 Correção Laparoscópica de Hérnia Inguinal, Totalmente Extraperitoneal (TEP) 458
117 Correção de Hérnia Inguinal Recorrente, Transabdominal Pré-Peritoneal, por Abordagem Robótica 460
118 Correção de Hidrocele 462

PARTE 10: SISTEMA ENDÓCRINO 465

119 Tireoidectomia Subtotal 466
120 Paratireoidectomia 474
121 Suprarrenalectomia Aberta Bilateral 478
122 Suprarrenalectomia Laparoscópica Esquerda 482
123 Suprarrenalectomia Laparoscópica Direita 484
124 Suprarrenalectomia Esquerda Assistida por Robô 486
125 Suprarrenalectomia Direita por Abordagem Robótica 488

PARTE 11: CABEÇA E PESCOÇO 491

126 Traqueotomia 492
127 Traqueotomia por Técnica Percutânea Dilacional 494
128 Dissecção Radical do Pescoço 498
129 Diverticulectomia de Zenker 506
130 Parotidectomia, Lobectomia Lateral 508

PARTE 12: PELE, TECIDOS MOLES E MAMA 511

131 Dissecção de Linfonodo Sentinela, Melanoma 512
132 Anatomia e Incisões da Mama 516
133 Mastectomia Total e Mastectomia Radical Modificada 518
134 Dissecção de Linfonodo Sentinela, Mama 522
135 Dissecção Axilar, Mama 526
136 Enxerto Cutâneo 528

PARTE 13: PROCEDIMENTOS VASCULARES 531

137 Endarterectomia de Carótida 532
138 Acesso Vascular, Fístula Arteriovenosa 538
139 Acesso Venoso, Colocação de Acesso, Veia Jugular Interna 540
140 Acesso Venoso, Cateter Venoso Central, Veia Subclávia 542
141 Ressecção de Aneurisma da Aorta Abdominal 544
142 Derivação Aortofemoral 552
143 Tromboembolectomia, Artéria Mesentérica Superior 556
144 Derivação Femorofemoral 558
145 Reconstrução Femoropoplítea 560
146 Derivação Arterial com Veia Safena *in Situ* 570
147 Tromboembolectomia Femoral 574
148 Implante de Filtros de Veia Cava Inferior 576
149 Ablação Endovascular da Veia Safena Magna 578
150 Operações de Derivação para Hipertensão Portal 580
151 Técnicas Endovasculares, Considerações Gerais e Configuração da Sala 582
152 Correção Endovascular de Aneurisma das Aortas Abdominal e Torácica 586
153 Oclusão Ressuscitativa por Balão Endovascular da Aorta 590
154 Intervenções Cirúrgicas na Artéria Femoral Superficial e Implante de *Stent* 594
155 Doença Oclusiva da Artéria Ilíaca e Implante de *Stent* Endovascular 596

PARTE 14: MEMBROS 599

156 Fasciotomia 600
157 Escarotomia 602
158 Princípios da Amputação 606
159 Amputação Supracondiliana 608
160 Incisão e Drenagem de Infecções da Mão 612
161 Sutura de Tendão 614

ÍNDICE ALFABÉTICO 616

PARTE 1

FUNDAMENTOS

CAPÍTULO 1

TÉCNICA CIRÚRGICA

A assepsia, a hemostasia e a delicadeza com os tecidos são a base da arte do cirurgião. Todavia, nas últimas décadas, passou-se a enfatizar mais a busca de novos procedimentos. Os avanços das técnicas de laparoscopia deram aos cirurgiões uma grande flexibilidade na escolha de técnicas operatórias. A aplicação da cirurgia robótica acrescentou uma nova dimensão ao arsenal cirúrgico. Quase todas as operações podem ser realizadas por uma técnica aberta ou minimamente invasiva. O cirurgião deve decidir qual é a melhor abordagem para cada paciente. Ao longo de toda a evolução da cirurgia, reconheceu-se que a causa de insucesso é a técnica imperfeita, e não o procedimento propriamente dito. Por conseguinte, é essencial que cirurgiões jovens, assim como os experientes, observem a importante relação entre a arte da operação e o seu subsequente sucesso. O crescente reconhecimento dessa relação deve acentuar o valor da precisão técnica.

A técnica descrita neste livro provém da escola de cirurgia inspirada por William Stewart Halsted. Essa escola, apropriadamente caracterizada como "escola para segurança na cirurgia", surgiu antes que os cirurgiões em geral reconhecessem a grande vantagem da anestesia. Antes dos ensinamentos de Halsted, a rapidez ao operar não era apenas justificada como necessária para a segurança do paciente, mas também era exaltada como um sinal de habilidade. Embora a anestesia tenha proporcionado uma oportunidade para o desenvolvimento de uma técnica cirúrgica precisa, que garantiria danos mínimos ao paciente, cirurgiões espetaculares continuaram a dar prioridade a procedimentos rápidos, que, às vezes, negligenciavam o bem-estar do paciente. Halsted foi o primeiro a demonstrar que, quando se aplicava hemostasia cuidadosamente e havia delicadeza no manuseio dos tecidos, um procedimento operatório com duração de 4 ou 5 horas deixava o paciente em melhores condições do que um procedimento semelhante realizado em 30 minutos, com perda de sangue e lesão tecidual decorrentes da rapidez. A proteção de cada tecido com extremo cuidado, típico de Halstead, é, por vezes, subestimada pelos jovens cirurgiões. O preparo pré-operatório da pele, a colocação dos campos sobre o paciente, a seleção dos instrumentos e até mesmo a escolha do material de sutura são tão essenciais quanto a maneira de execução dos detalhes. A delicadeza no manuseio dos tecidos é essencial na realização de qualquer procedimento cirúrgico.

Os jovens cirurgiões têm dificuldade para adquirir esse ponto de vista, pois geralmente os professores usam tecidos mortos, fixados quimicamente, para ensinar anatomia, histologia e patologia. Portanto, os tecidos podem ser considerados materiais inertes que podem ser manuseados sem preocupação. Os jovens cirurgiões precisam aprender que as células vivas podem ser lesionadas por manuseio desnecessário ou desidratação. Assim, é essencial a revisão da anatomia, da patologia e das ciências básicas associadas no preparo diário de jovens cirurgiões antes que eles assumam a responsabilidade de realizar um procedimento cirúrgico de grande porte em uma pessoa viva. Com frequência, o jovem cirurgião impressiona-se com a rapidez do cirurgião que está mais interessado em cumprir um dia de trabalho do que em ensinar a arte da cirurgia. Nessas condições, há pouco tempo para revisar a técnica, discutir a cicatrização da ferida, considerar os aspectos científicos básicos relacionados ao procedimento cirúrgico ou criticar os resultados. As complicações da ferida tornaram-se um problema distinto. Se a ferida cicatrizar, isso basta. Eritema e edema leves nas feridas e ao redor delas são considerados uma evolução natural, e não uma crítica ao que ocorreu no centro cirúrgico 3 a 5 dias antes. A abertura da ferida é uma calamidade, mas com que frequência a culpa é do material de sutura ou da condição do paciente? E com que frequência o cirurgião investiga exatamente onde foi o erro na técnica cirúrgica? Grandes cirurgiões são intelectualmente honestos e praticam uma introspecção franca de seu papel em qualquer resultado desagradável.

A análise detalhada após um procedimento cirúrgico comum, a laparotomia, servirá para ilustrar os cuidados necessários para garantir bons resultados. Antes do procedimento, o cirurgião marca o local de incisão com as suas iniciais. Em seguida, o paciente é levado para a sala de cirurgia e anestesiado. A mesa de operação precisa ser colocada no local de iluminação máxima e ajustada para apresentar o abdome e a região inguinal direita. É necessário focalizar a luz de acordo com a posição do cirurgião e dos auxiliares, bem como com o tipo e a profundidade da ferida. Esses detalhes devem ser planejados e orientados antes da desinfecção da pele. Administra-se um antibiótico profilático no prazo de 1 hora antes da incisão cutânea e, em casos não complicados, interrompe-se a administração no decorrer de 24 horas após o procedimento.

A ameaça permanente de sepse demanda vigilância constante por parte do cirurgião. Os jovens cirurgiões precisam se disciplinar para realizar uma técnica meticulosa de desinfecção das mãos com fricção. O conhecimento da flora bacteriana da pele e do método apropriado de preparo das mãos antes de entrar no centro cirúrgico, bem como a adesão sistemática a uma rotina metódica de desinfecção por fricção, são partes da arte da cirurgia tanto quanto outras facetas que asseguram a cicatrização apropriada das feridas. Um corte, uma queimadura ou uma foliculite na mão do cirurgião podem ser tão perigosos quanto o cisto sebáceo infectado no local da operação.

O preparo pré-operatório da pele está relacionado tanto com a limpeza mecânica quanto com o efeito antibacteriano do agente utilizado. É importante realizar a tricotomia com o aparelho tricotomizador imediatamente antes da operação; de preferência, na sala de cirurgia após a anestesia. Essa técnica elimina o desconforto para o paciente e facilita o manejo do sítio cirúrgico e o controle bacteriológico. O tempo decorrido entre a remoção dos pelos e a incisão deve ser o menor possível. A antiga prática de realizar a tricotomia do sítio operatório na noite anterior à cirurgia está associada a um risco aumentado de infecção superficial do sítio cirúrgico, provavelmente devido a pequenas lesões teciduais, que resultam em uma reação inflamatória associada à tricotomia na noite anterior.

Obviamente, é inútil desinfetar a pele por escovação na noite anterior à operação e enviar o paciente ao centro cirúrgico com o local da incisão coberto com compressa estéril. No entanto, foi demonstrado que o banho na noite anterior à cirurgia e na manhã da operação está associado a menor taxa de infecção superficial do sítio cirúrgico. Debate-se se os sabonetes antibacterianos, como os que contêm clorexidina, são superiores a uma barra de sabão comum. As informações mais recentes confirmam que não há diferença. Recomenda-se que os antibióticos intravenosos sejam administrados no período de 1 hora antes da incisão planejada, na sala de cirurgia, e não na sala pré-operatória ou na enfermaria cirúrgica, o que resultaria na administração do antibiótico muito cedo. A escolha dos antibióticos é determinada pela operação que está sendo realizada, pelos microrganismos que provavelmente serão encontrados durante a operação e pelos fatores específicos do paciente. Por exemplo, em uma operação limpa, como uma correção de hérnia inguinal ou uma mastectomia, devem ser usados antibióticos eficazes contra a microbiota da pele. A cefazolina é o protótipo do antibiótico profilático usado nessas circunstâncias. Se o paciente tiver histórico de infecções por *Staphylococcus aureus* resistentes à meticilina (MRSA), a vancomicina é uma opção muito boa. No entanto, deve ser administrada em 2 horas; portanto, deve-se iniciar o tratamento antes da chegada do paciente à sala de cirurgia. Para casos limpos-contaminados, como a colectomia eletiva, são necessários antibióticos que cubram as bactérias gram-negativas aeróbias e anaeróbias facultativas.

No centro cirúrgico, após posicionar corretamente o paciente, ajustar os focos e elaborar o plano adequado de anestesia, inicia-se o preparo final do sítio cirúrgico. Um auxiliar coloca as luvas estéreis e completa a preparação da pele do local da operação e de uma ampla área ao redor do sítio da incisão. O gliconato de clorexidina a 2% e o álcool isopropílico a 70% são os agentes de limpeza ideais, embora outros possam ser utilizados. A clorexidina é contraindicada em feridas abertas. Trata-se primeiro o local escolhido para a incisão. O restante do campo é limpo em movimentos concêntricos, até que toda a área exposta tenha sido coberta. Em todas as formas de tinturas e álcoois utilizados no preparo da pele, deve-se tomar cuidado para evitar o surgimento de bolhas cutâneas, causadas por acúmulo de soluções ao lado do paciente ou nas pregas cutâneas. Para preparações de pele que usam álcool, é importante esperar a secagem completa da solução de preparo antes de colocar os campos para minimizar o risco de incêndio. Em geral, são necessários 3 minutos quando se usa gliconato de clorexidina/álcool. De maneira semelhante, não se devem umedecer os eletrodos do eletrocardiógrafo (ECG) nem as placas do eletrocautério. Pacientes com feridas abertas ou malignidades superficiais com ulceração requerem uma preparação mais delicada, e o uso de solução de iodopovidona é provavelmente a melhor opção nessas situações. Lesões traumáticas abertas geralmente contêm material estranho ou tecido desvitalizado. A preparação do local operatório nesses casos requer a remoção do máximo possível de material estranho.

Após o preparo da pele, o posicionamento do paciente e a colocação dos campos, procede-se, então, a uma **pausa cirúrgica** (*time out*). Durante esse período, todos os médicos e a equipe devem interromper suas atividades para ouvir e confirmar as informações apresentadas, incluindo nome do paciente, procedimento a ser realizado no local correto, alergias, se foram administrados antibióticos no pré-operatório e quando estes foram administrados, como mostra o QUADRO 1 do Capítulo 3.

Parte 1 Fundamentos

A incisão cutânea é feita com bisturi. A incisão dos tecidos profundos pode ser feita com eletrocautério em corrente mista. Alguns cirurgiões preferem o eletrocautério a ligaduras para controlar pequenos sangramentos. Se o nível de energia for muito alto, ocorre necrose tecidual e possível desvitalização de maior área de tecidos nos dois lados da incisão.

Não é recomendável usar fios de sutura muito grossos, qualquer que seja o tipo. Rotineiramente, devem ser usados fios de seda, sintéticos ou absorvíveis, finos. Cada cirurgião tem sua preferência em relação ao material de sutura, e novos tipos estão sempre surgindo. A seda fina e o material de ácido poliglicólico são mais adequados para suturas e ligaduras, pois criam uma reação tecidual mínima, com preservação da firmeza dos nós.

À medida que se aprofunda a ferida, a exposição é obtida por afastamento. Se o procedimento for demorado, convém usar um afastador autoestático, pois isso assegura a exposição constante sem cansar os auxiliares. Além disso, o uso constante de um afastador manuseado por um assistente não só atrapalha o cirurgião, como também estimula os nervos sensitivos do paciente. Sempre que se ajusta um afastador autoestático, é preciso avaliar com cuidado o grau de compressão tecidual, pois a compressão excessiva pode causar necrose. Deve-se, também, tomar cuidado para não prender o intestino ou outro tecido indesejado sob o afastador. A dificuldade para obter a exposição adequada nem sempre é uma questão de afastamento. A anestesia insatisfatória, a posição errada do paciente, a iluminação imprópria, a incisão inadequada e em lugar incorreto, além do uso das mãos, em vez de instrumentos, são fatores a serem considerados quando houver má visibilidade.

Depois do afastamento delicado da pele e do tecido subcutâneo, realiza-se a incisão da fáscia com bisturi ou cauterização em linha reta. É preciso evitar a irregularidade das bordas para promover a reaproximação exata. As fibras musculares subjacentes podem ser afastadas longitudinalmente com o cabo do bisturi ou eletrocautério, dependendo do tipo de incisão. Os vasos sanguíneos podem ser seccionados entre as pinças hemostáticas e ligados. Após a obtenção da hemostasia, utilizam-se compressas de gaze umedecidas para proteger o músculo de traumatismo e contaminação. Os afastadores podem agora ser colocados para a visualização do peritônio.

Com o auxílio de pinça dentada ou hemostática, o cirurgião apreende e eleva o peritônio. O auxiliar segura o peritônio no ponto mais elevado, enquanto o cirurgião o libera. Essa manobra é repetida até que o cirurgião tenha certeza de que a pinça segura apenas o peritônio, sem tecido intra-abdominal. Com o bisturi, realiza-se uma pequena incisão entre as pinças. Essa abertura é ampliada com tesoura, inserindo-se a sua extremidade inferior sob o peritônio por 1 cm e levantando-se o peritônio sobre a lâmina antes de cortar. Se o omento não se desprender do peritônio, é possível colocar a extremidade de uma compressa úmida sobre ele para protegê-lo da tesoura. A incisão deve ter o mesmo comprimento da incisão na fáscia, uma vez que o peritônio se distende facilmente com o afastamento e o fechamento é facilitado se for possível a visualização da abertura peritoneal. Concluída a incisão do peritônio, os afastadores podem, então, ser colocados para garantir a visão ideal do conteúdo abdominal. O tecido adiposo subcutâneo deve ser protegido contra uma possível contaminação por compressas estéreis ou um protetor plástico para ferida. Na maioria das vezes, uma exploração abdominal completa deve preceder a realização da operação planejada. Às vezes, serão observados achados adicionais, que podem exigir a modificação do plano operatório. Embora alguns cirurgiões considerem costumeiro "empacotar" as alças intestinais com compressas, estamos convencidos de que, quanto menos material for introduzido na cavidade peritoneal, melhor. Mesmo a gaze úmida causa lesão nas delicadas células superficiais, que, a partir de então, apresentam um ponto de possível adesão. Em geral, após a exploração do abdome, o primeiro passo de qualquer operação é a exposição do local da operação, seguida da mobilização do órgão. Nesse ponto, a operação pode prosseguir para atingir o objetivo final.

O fechamento inicia-se pela contagem de compressas, agulhas e instrumentos até que se faça a contagem correta do material utilizado. Nas operações da linha mediana, a fáscia é fechada. A escolha da sutura interrompida ou contínua é baseada na preferência do cirurgião. Não há evidências de que uma seja melhor que a outra. A maioria dos cirurgiões usa uma sutura absorvível de monofilamento, pois esse material mantém a resistência à tração por mais tempo do que a sutura de ácido poliglicólico. Em geral, a sutura permanente é evitada, a fim de prevenir problemas a longo prazo, como granulomas de sutura ou pontos de sutura absorvíveis. Para incisões subcostais, Rocky-Davis ou paramedianas, o músculo exposto não fornece nenhuma resistência adicional, e as tentativas de suturar o músculo geralmente resultam em dilaceração do músculo. Em vez disso, a fáscia deve ser fechada. Normalmente, os músculos reassumirão naturalmente suas posições normais.

O fechamento do tecido subcutâneo depende do sítio da incisão, da quantidade de gordura subcutânea e da filosofia do cirurgião. Nos casos em que o estrato membranáceo (tela subcutânea do abdome, fáscia de Scarpa) é bem desenvolvido, como no reparo de hérnia inguinal aberta, a maioria dos cirurgiões fecha essa camada. Muitos cirurgiões reaproximam o tecido subcutâneo em pacientes com paredes abdominais muito espessas, para tentar minimizar o espaço morto. As bordas da pele são unidas por suturas interrompidas, suturas intradérmicas ou grampos metálicos de pele. Há evidências de que o fechamento subcuticular esteja associado a menor taxa de infecção superficial do sítio cirúrgico e a uma ferida cirúrgica de melhor aparência. Por fim, deve haver um curativo adequado e um suporte para a ferida. Caso haja fechamento primário da ferida (*per primam* ou por primeira intenção) e o próprio procedimento tiver sido "limpo", a ferida deve ser mantida ocluída por pelo menos 48 horas para que não seja contaminada. Isso pode ser feito com um curativo oclusivo seco. Para casos contaminados ou "sujos", a ferida geralmente é mantida aberta e coberta com curativo. A gaze umedecida com solução salina é provavelmente a melhor opção. A gaze umedecida é então coberta com um curativo seco. Esses curativos devem ser trocados pelo menos diariamente.

O exemplo das características de uma técnica que permite a cicatrização dos tecidos com maior rapidez e resistência e que conserva todas as células normais demonstra que a habilidade do cirurgião é de grande importância para a segurança do paciente. Além disso, enfatiza o fato de que a técnica cirúrgica é uma arte que só se expressa adequadamente quando o cirurgião está ciente dos riscos inerentes. Os mesmos princípios fundamentam os procedimentos operatórios mais simples, bem como os mais complexos e extensos. O jovem cirurgião que aprende os preceitos básicos de assepsia, hemostasia, exposição adequada e delicadeza no manuseio dos tecidos domina suas lições mais difíceis. O cirurgião que não esteja acostumado a esse tipo de operação ficará incomodado com a ênfase constante na delicadeza e a demorada técnica de inúmeras suturas interrompidas. Tudo isso é, sobretudo, uma questão de consciência. Essa é uma preocupação fundamental para aqueles que diariamente põem em risco a vida de outras pessoas. ■

CAPÍTULO 2
ANESTESIA

A anestesia é necessária para a prática segura da cirurgia. A anestesia moderna permite ao cirurgião realizar a operação enquanto mantém o paciente confortável e seguro. Embora a anestesia como prática tenha sido, no passado, uma fonte significativa de morbidade e mortalidade durante procedimentos cirúrgicos, os avanços em medicamentos, monitoramento e técnicas tornaram-na uma das práticas médicas mais seguras. Isso permitiu que muitos pacientes, antes considerados doentes demais para a cirurgia, tivessem a oportunidade de cuidados operatórios seguros. Devido à forte interdependência entre cirurgia e anestesiologia, um cirurgião deve ter ao menos um conhecimento básico dos princípios e da prática da anestesia.

Em virtude do grande e crescente número de casos cirúrgicos e não cirúrgicos que requerem serviços de anestesia, a oferta de anestesistas (ou anestesiologistas) não é adequada para atender às necessidades atuais. Nos EUA, a anestesia pode ser fornecida por um médico anestesiologista, um enfermeiro anestesista certificado (CRNA, do inglês *certified registered nurse anesthetist*) ou um assistente anestesista certificado (CAA, do inglês *certified anesthesiologist assistant*). As duas últimas profissões são análogas a enfermeiros e médicos assistentes, respectivamente. Todos os tipos de provedores são profissionais altamente treinados e totalmente qualificados para administrar a anestesia.

Assistentes de anestesiologia são obrigados a praticar sob a supervisão de um anestesista. O Centers for Medicare and Medicaid Services atualmente exige que os CRNAs sejam supervisionados por um médico. No entanto, alguns estados norte-americanos optaram por não atender a esse requisito, o que significa que os enfermeiros anestesistas podem praticar sem supervisão em determinados ambientes. Mesmo nesses estados de exclusão, os hospitais ainda podem exigir que o CRNA pratique sob a supervisão de um médico. Quando não estiver operando sob o modelo de equipe de cuidados anestésicos de um anestesista e um CRNA, o requisito de supervisão frequentemente recairá sobre o cirurgião. Portanto, o cirurgião deve estar ciente de que, na ausência de um anestesista treinado, é legalmente responsável caso uma catástrofe de qualquer causa comprometa o resultado do procedimento cirúrgico.

FUNÇÃO DO ANESTESISTA O anestesista tem muitos papéis na sala de cirurgia. A sua primeira responsabilidade, acima de todas as outras, é manter a segurança do paciente. Isso inclui tomar a decisão sobre se um paciente é saudável o suficiente para receber anestesia. O anestesista também deve manter o conforto do paciente durante todo o procedimento cirúrgico, seja por meio do uso de agentes anestésicos gerais, analgésicos ou técnicas de anestesia regional. O anestesista também deve ajudar a fornecer condições operatórias ideais, com relaxamento muscular e otimização da hemodinâmica. Todas essas tarefas requerem comunicação aberta e frequente entre o anestesista e o cirurgião.

MANEJO DAS VIAS RESPIRATÓRIAS A ventilação e a oxigenação adequadas são de suma importância. A anestesia pode causar hipoxia e hipoventilação por meio de vários mecanismos, incluindo obstrução das vias respiratórias pelo relaxamento da musculatura orofaríngea, supressão do impulso respiratório, laringospasmo e paralisia dos músculos da respiração. É por esse motivo que o anestesista deve ser um especialista no manejo das vias respiratórias.

Normalmente, os pacientes que necessitam de anestesia geral precisam de algum tipo de dispositivo de via respiratória para garantir oxigenação e ventilação adequadas, que pode ser desde uma cânula nasal com monitoramento de dióxido de carbono expirado até uma via respiratória oral ou nasal, uma máscara laríngea (ML) ou um tubo endotraqueal. A seleção apropriada de um adjuvante das vias respiratórias, bem como o monitoramento preciso da ventilação e da oxigenação, são de extrema importância para garantir a segurança do paciente durante a anestesia. Embora a escolha da intervenção nas vias respiratórias dependa do anestesista, alguns cenários cirúrgicos podem exigir um tipo específico de dispositivo. Por exemplo, qualquer paciente que necessite de relaxamento total dos músculos geralmente precisará de uma via respiratória com suporte endotraqueal para facilitar o uso de ventilação com pressão positiva e minimizar a incidência de distensão estomacal. Às vezes, pode ser necessária a intubação do paciente acordado com via respiratória difícil conhecida, utilizando-se anestésicos tópicos e um broncoscópio de fibra óptica flexível, que serve como um guia interno para o tubo endotraqueal sobrejacente. O anestesista pode empregar todas as vias de proteção da via respiratória difícil em casos imprevistos. Nessa situação, uma via respiratória cirúrgica deve ser assegurada. O cirurgião deve estar ciente desse fato e acompanhar o andamento da intubação. Além disso, ele deve estar prontamente disponível para intervir e criar uma via respiratória cirúrgica, seja por cricotireoidostomia, seja por traqueostomia.

A combinação da perda dos reflexos das vias respiratórias e do tônus do esfíncter esofágico inferior coloca o paciente em risco significativo de aspiração do conteúdo gástrico se não forem tomadas precauções. As consequências da aspiração podem ser catastróficas. Essa é a justificativa para a exigência de jejum antes da anestesia. A partir de 2018, as recomendações atuais são de pelo menos 6 horas de jejum após a ingestão de uma refeição leve ou leite não humano antes de receber anestesia. Esse tempo deve ser estendido por um mínimo de 8 horas para uma refeição composta de frituras, alimentos gordurosos ou carne. Líquidos claros podem ser ingeridos até 2 horas antes da anestesia.

MONITORAMENTO E CONTROLE HEMODINÂMICO Mudanças rápidas na pressão arterial durante a cirurgia são comuns. As causas podem variar, desde estimulação cirúrgica até perda de volume sanguíneo. Para garantir a segurança do paciente, o anestesista deve assegurar que a perfusão adequada seja mantida durante todo o período perioperatório. Para esse fim, a medição precisa da hemodinâmica de um paciente é importante. A American Society of Anesthesiologists estabeleceu padrões mínimos para o monitoramento da circulação para qualquer paciente sob anestesia. Estes incluem um traçado eletrocardiográfico contínuo, medição da pressão arterial pelo menos a cada 5 minutos e alguma medição contínua da função circulatória. Esse último parâmetro pode ser a palpação contínua de um pulso, a ausculta de sons cardíacos por meio de um estetoscópio precordial ou esofágico, a medição ultrassonográfica de um pulso periférico ou a pletismografia/oximetria de pulso contínuo. É responsabilidade do anestesista definir a modalidade correta para determinado paciente e procedimento. Isso pode variar de um manguito de pressão arterial não invasivo e um oxímetro de pulso para um paciente saudável submetido a um procedimento de baixo risco até uma linha arterial, um cateter de artéria pulmonar e uma ecocardiografia transesofágica intraoperatória para um paciente com doença cardíaca conhecida e alto risco de perda de sangue.

A fluidoterapia durante o procedimento operatório é uma responsabilidade conjunta do cirurgião e do anestesista. Exceto em circunstâncias incomuns, anemia, hemorragia e choque devem ser tratados no pré-operatório. Durante a operação, as transfusões devem ser utilizadas com cautela, pois pode haver riscos significativos associados a elas. A maioria dos pacientes adultos pode suportar até 500 mℓ de perda de sangue sem dificuldade. No entanto, em procedimentos operatórios conhecidos por exigir várias unidades de sangue, este deve ser reposto com base em estimativas de sua perda contínua. O volume intravascular pode ser expandido com concentrado de hemácias após a prova cruzada, quando a concentração de hemoglobina for menor ou igual a 7 g/dℓ. Em situações de emergência, quando o sangue não estiver disponível, pode-se administrar albumina ou plasma para manter a expansão satisfatória do volume sanguíneo. Todos os hemoderivados são utilizados com cautela, devido à possibilidade de transmissão de doenças pela via hematogênica. Infusões de soluções cristaloides, mais frequentemente solução de Ringer com lactato (uma solução eletrolítica balanceada), por meio de um cateter intravenoso seguro e acessível, devem ser administradas durante todos os procedimentos cirúrgicos, incluindo aqueles em pacientes pediátricos. Esse arranjo permite que o anestesista tenha acesso imediato ao sistema cardiovascular e, assim, um meio de administrar medicamentos ou tratar a hipotensão prontamente. Como muitos agentes anestésicos modernos podem produzir vasodilatação ou depressão da contratilidade miocárdica, os anestesiologistas podem aumentar a volemia dos pacientes com soluções cristaloides. Isso mantém os parâmetros hemodinâmicos normais e um bom débito urinário. No entanto, essa quantidade de líquidos pode ocasionar graves efeitos tardios em alguns pacientes. Assim, o anestesista deve monitorar o tipo e o volume de líquido administrados ao paciente durante a operação e comunicar ao cirurgião.

A posição do corpo do paciente é um fator importante durante e após a operação. O paciente deve ser mantido em uma posição que permita o auxílio da gravidade na obtenção da exposição ideal. A posição mais eficaz para qualquer procedimento é a que leva as vísceras a saírem, por ação da gravidade, do campo operatório. A posição adequada na mesa permite a exposição anatômica adequada com retração menos traumática. Com bom relaxamento muscular e via respiratória desobstruída, posições exageradas tornam-se desnecessárias. O cirurgião deve ter em mente que posições extremas podem comprometer a respiração, afetar negativamente a circulação e causar lesões nervosas.

por 7 a 14 dias. É melhor fornecer esse suporte nutricional por via enteral, mas, se isso não for uma opção, a nutrição parenteral também pode ser útil. Pacientes com fístulas enterocutâneas ou suboclusões intestinais de longa duração provavelmente não receberão nutrição suficiente por via oral ou tolerarão nutrição enteral suficiente por sonda de alimentação para recuperar o seu estado nutricional sem suplementação com nutrição parenteral. Para pacientes não sépticos, quantidades normais de nutrição (30 a 35 kcal/kg/dia e 0,5 a 1,0 g de proteína/kg/dia, usando o peso corporal ideal para calcular essas metas) são indicadas.

O nível de pré-albumina é provavelmente a medida mais sensível do estado nutricional desses pacientes. Em pacientes hospitalizados e, muitas vezes, gravemente enfermos, as necessidades nutricionais são diferentes. Na maioria dos casos, esses pacientes são incapazes de processar grandes quantidades de calorias. O fornecimento de um excesso de calorias geralmente leva a alterações relacionadas com fígado gorduroso e, potencialmente, até mesmo insuficiência hepática. Contudo, esses pacientes requerem quantidades maiores de proteína do que o normal. A dose diária geralmente recomendada é de 1,5 a 2,0 g de proteína/kg. Na melhor das hipóteses, é difícil avaliar os resultados da terapia nutricional nesses pacientes. A resposta séptica inibe a produção de pré-albumina, pois os mecanismos de síntese de proteínas do fígado são influenciados a produzir proteínas de fase aguda no ambiente contendo o mediador inflamatório. Se a função renal do paciente não estiver normal e estável, é impossível avaliar o balanço de nitrogênio. Tudo o que podemos fazer é estimar o que acreditamos serem as necessidades nutricionais desses pacientes.

Outra área de risco significativo para complicações do paciente são os eventos tromboembólicos venosos (TEVs). Todos os pacientes cuja evolução pós-operatória esteja associada à internação hospitalar têm risco aumentado para TEV em comparação com pessoas normais ou submetidas à cirurgia ambulatorial. Duas modalidades básicas são utilizadas para prevenir a trombose venosa profunda (TVP) e os TEVs, que incluem dispositivos de compressão sequencial e profilaxia farmacológica.

A heparina não fracionada e a heparina de baixo peso molecular são os agentes farmacológicos mais comumente utilizados, sendo a última a mais eficaz na prevenção de TVP e TEVs. No entanto, existe um risco aumentado de complicações hemorrágicas com a heparina de baixo peso molecular. Portanto, a heparina de baixo peso molecular é administrada mais comumente quando o risco de sangramento é baixo e/ou o risco de TEVs é alto. Alguns exemplos deste último são pacientes com fraturas pélvicas ou de membros inferiores, lesão da medula espinal e câncer com estado de hipercoagulabilidade concomitante.

Como parte do preparo pré-operatório ideal de pacientes cirúrgicos, quase todos os hospitais em todo o mundo adotaram uma lista de verificação cirúrgica segura, realizada imediatamente antes da incisão cirúrgica ou do início do procedimento. Embora essas listas de verificação variem um pouco de hospital para hospital, vários componentes-chave são comuns em quase todas as instituições. Eles incluem uma verificação final, para garantir que o paciente correto esteja na sala de cirurgia, uma declaração clara sobre o procedimento pretendido, uma indicação de que o local da operação e o lado do procedimento foram marcados, se necessário, indicações sobre se há disponibilidade de sangue e se os antibióticos perioperatórios foram administrados, uma lista de quaisquer alergias a medicamentos que o paciente possa ter e indicações sobre se todos os equipamentos, insumos, radiografias e implantes estão disponíveis. O esquema de entrada, pausa e saída cirúrgica mostrado no QUADRO 1 foi adaptado das Orientações da Organização Mundial da Saúde (OMS) para a Cirurgia Segura (2009).

Durante a revisão da lista de verificação, muitas vezes chamada de *pausa cirúrgica*, toda a equipe necessária para a operação (incluindo cirurgião, anestesiologista, técnico de sala de cirurgia, enfermeiro e qualquer outra pessoa) para o que está fazendo e presta atenção. Mesmo que todas as partes se conheçam bem, cada uma se apresenta e declara a sua função. O objetivo é garantir que todos na sala de cirurgia se sintam capacitados para falar se detectarem algo errado antes, durante ou após a operação.

CUIDADOS PÓS-OPERATÓRIOS Os cuidados pós-operatórios começam na sala de cirurgia, com o término do procedimento cirúrgico. O objetivo, assim como nos cuidados pré-operatórios, é manter ou devolver o paciente ao estado normal. O ideal é prever e evitar as complicações. Isso requer uma ampla compreensão das complicações que podem suceder os procedimentos cirúrgicos em geral, bem como daquelas mais prováveis após doenças ou procedimentos específicos.

Quadro 1 Lista de verificação para a cirurgia segura.

1. Entrada (antes da indução anestésica) – realizada em conjunto com o cirurgião, o enfermeiro e o anestesiologista
- Os membros da equipe se apresentam e citam seu nome e função
- Identificação do paciente
  ◦ Procedimento
  ◦ Local e lado, com a participação do paciente
  ◦ Consentimento informado
  ◦ Pulseira com o tipo sanguíneo
  ◦ Alergias
- Confirmação de marcação do local, quando for o caso
- Avaliação anestésica
  ◦ Verificação do aparelho de anestesia
  ◦ Monitores em funcionamento?
  ◦ Via respiratória difícil?
  ◦ Aspiração disponível?
  ◦ Classificação de risco ASA do paciente
  ◦ Equipamento cirúrgico necessário disponível e funcionando corretamente

2. Pausa cirúrgica (antes da incisão cutânea) – iniciada/liderada pelo cirurgião, mas inclui toda a equipe da sala de cirurgia
- Confirmação dos membros da equipe/apresentação de cada um
- Operação a ser realizada
- Evolução operatória prevista
- Se for prevista uma perda significativa de sangue ou se o paciente estiver anêmico, há sangue disponível?
- Local do procedimento e se o local foi marcado
- Posicionamento do paciente
- Alergias
- Antibióticos administrados – horário
- Apresentação de exames por imagem

3. Saída (procedimento concluído) – realizada pela equipe do centro cirúrgico
- Realizado procedimento registrado
- Classificação de feridas
- Busca na cavidade corporal realizada
- Contagem ininterrupta
  ◦ Compressas
  ◦ Objetos cortantes
  ◦ Instrumentos
- Contagem correta
  ◦ Compressas
  ◦ Objetos cortantes
  ◦ Instrumentos
- Amostras identificadas
- Reunião da equipe

Os protocolos de recuperação aprimorada após a cirurgia (ERAS, do inglês *enhanced recovery after surgery*) existem há muitos anos, mas, na última década, proliferaram. Em sua forma mais simples, são orientações de cuidados baseadas em evidências, que buscam restabelecer o estado normal do paciente o mais rápido possível após a cirurgia e encurtar o tempo de internação, evitando etapas desnecessárias no cuidado do paciente e complicações secundárias a esse cuidado. Os protocolos ERAS originais, então com nomes diferentes, foram aplicados a pacientes de revascularização coronariana não complicada no início dos anos 1990. As instituições que melhor praticam os ERAS têm uma equipe responsável por identificar os pacientes que podem se beneficiar desses protocolos antes mesmo da operação. Se a equipe cirúrgica concordar, as etapas do programa são revisadas com as equipes de cirurgia e anestesia, bem como com o paciente. Recentemente, esse conceito vem sendo aplicado com mais frequência a pacientes submetidos à cirurgia eletiva do cólon intestinal. As etapas típicas para ERAS do cólon são detalhadas no QUADRO 2.

Pacientes submetidos à cirurgia intestinal urgente ou emergente geralmente não são bons candidatos para os protocolos ERAS. O controle da dor ainda é uma questão importante, pois a maioria desses pacientes será submetida a operações abertas. A dor pós-operatória pode ser controlada de várias maneiras. O uso criterioso de narcóticos por via intravenosa ainda é comum, mas outras técnicas e medicamentos estão sendo usados cada vez

Quadro 2 Componentes da recuperação aprimorada após o protocolo de cirurgia do cólon.

1. Realizar uma discussão pré-admissão com o paciente para revisar as etapas do protocolo
2. Continuar uma dieta líquida clara com alta carga de carboidratos até 2 h antes da cirurgia
3. Tomar banho com sabonete na véspera da cirurgia e na manhã da operação
4. Empregar o preparo intestinal mecânico e antibiótico oral no dia anterior à cirurgia para reduzir a infecção superficial do sítio cirúrgico
5. Evitar o uso de drenos intraperitoneais
6. Evitar o uso de sondas nasogástricas
7. Usar o controle multimodal da dor e minimizar o uso de medicamentos opioides
   a. As medidas de controle da dor podem incluir analgesia epidural, anti-inflamatórios não hormonais, paracetamol e gabapentina
      i. A analgesia peridural só deve ser utilizada em cirurgia aberta
      ii. Os outros medicamentos devem ser administrados rotineiramente, e não quando necessários
      iii. Considerar o bloqueio do nervo no plano transverso abdominal (PTA)
8. Antieméticos sob demanda
9. Minimizar a administração de líquidos intra e pós-operatórios para evitar a sobrecarga hídrica, o que pode causar edema da parede intestinal e do íleo
   a. Comumente, os líquidos intravenosos podem ser interrompidos no dia da cirurgia
10. Mobilizar o paciente no dia da cirurgia
11. Iniciar uma dieta regular imediatamente após a cirurgia
12. A goma de mascar (alimentação simulada) pode reduzir o período de íleo adinâmico
13. Remover os cateteres de Foley dentro de 24 h após a cirurgia
    a. As exceções incluem procedimentos nos quais foi realizado o reparo de uma fístula vesical ou anastomoses retais médias a baixas

mais. A analgesia peridural e a analgesia controlada pelo paciente (ACP) são utilizadas regularmente por vários dias no período pós-operatório. No entanto, vale a pena tentar controlar a dor com agentes não narcóticos tanto quanto possível pelas mesmas razões do protocolo ERAS – menos narcóticos estão associados a um retorno mais rápido da função intestinal. Os anti-inflamatórios não esteroides (AINEs) intravenosos são altamente eficazes no controle da dor pós-operatória, e o uso de paracetamol e de gabapentina está se tornando mais comum mesmo após a cirurgia de emergência.

O bloqueio do plano transverso abdominal (PTA) também está sendo empregado com mais frequência após operações abdominais abertas. O objetivo dessa técnica é direcionar os ramos ventrais dos nervos T_7–L_1 bilateralmente. Com a injeção direta no momento da cirurgia ou por orientação ultrassônica, um anestésico local de ação prolongada é infiltrado entre os músculos transverso do abdome e oblíquo interno. Normalmente, pelo menos 20 mℓ de anestésico local são aplicados em cada lado. Esse plano intramuscular é menos perfundido do que o músculo circundante, permitindo tempos de absorção mais longos do que o normal e, portanto, períodos mais longos de atividade. Foi demonstrado que o uso de opioides diminui significativamente nas primeiras 48 horas de pós-operatório em pacientes que recebem bloqueios no PTA.

O principal objetivo do manejo de líquidos no paciente pós-operatório submetido à cirurgia de urgência ou emergência é atingir a euvolemia para manter a perfusão tecidual adequada. Pacientes que apresentam perdas hídricas anormalmente altas, como em casos de fístulas enterocutâneas ou grandes feridas abertas, precisarão de líquidos acima do necessário para manutenção. Se o cirurgião for capaz de caracterizar a composição eletrolítica das perdas anormais e substituí-las por um líquido de composição semelhante, será capaz de manter o estado hídrico, eletrolítico e de ácido-base do paciente. O QUADRO 3 detalha alguns dos tipos mais comuns de perdas anormais de líquidos e reposição hídrica intravenosa.

O cirurgião deve assumir a responsabilidade por todos os eventos indesejados ocorridos no período pós-operatório. Essa atitude é necessária para a evolução. Com frequência, os cirurgiões contentam-se em explicar uma complicação com base em influências externas. Embora o cirurgião possa sentir-se irrepreensível no caso de uma trombose cerebral ou de uma oclusão coronariana, é incontestável que a complicação ocorra apenas depois da operação. Somente quando os cirurgiões reconhecerem que a maioria das sequelas da cirurgia, boas e más, é consequência direta do preparo pré-operatório, da realização do procedimento cirúrgico ou dos cuidados pós-operatórios é que eles poderão melhorar o atendimento ao paciente e tentar evitar todas as complicações preveníveis. ∎

Quadro 3 Composição eletrolítica de líquidos corporais e soluções de reposição intravenosa.

Líquido/ferida	Na+, mEq/ℓ	K+, mEq/ℓ	Cl−, mEq/ℓ	HCO$_3$−, mEq/ℓ	Volume total	Reposição hídrica intravenosa
Suco gástrico	60 a 90	10 a 30	100 a 300	0	1.000 a 2.000	Soro fisiológico com 10 a 20 mEq/ℓ KCl
Bile	135 a 145	5 a 10	90 a 110	30 a 40	300 a 800	Ringer com lactato
Suco pancreático	135 a 145	5 a 10	70 a 90	95 a 115	600 a 800	Dextrose a 5% em água (D$_5$W) com 100 mEq NaHCO$_3$ + 10 mEq/ℓ KCl
Intestino delgado	120 a 140	5 a 10	90 a 120	30 a 40	2.000 a 3.000	Ringer com lactato
Ferida aberta de grande dimensão	0	0	0	0	Variável	D$_5$W

CAPÍTULO 4

CIRURGIA AMBULATORIAL

A cirurgia ambulatorial, ou em pacientes externos, é aplicável a relativamente poucos capítulos neste *Atlas*. Entretanto, é comum fazer no âmbito ambulatorial o reparo de hérnias inguinais, femorais e pequenas hérnias umbilicais, biopsias de mama, excisão de tumores cutâneos e muitos procedimentos de cirurgia plástica. Além disso, muitos procedimentos ginecológicos, bem como alguns procedimentos ortopédicos, otorrinolaringológicos e de outros tipos, são realizados nessa área. A decisão favorável ou contrária à cirurgia ambulatorial pode depender dos recursos disponíveis bem como da presença de um anestesiologista de plantão, sala de recuperação e unidade de observação. Quando dispõem de tudo isso, alguns cirurgiões também realizam procedimentos minimamente invasivos ou laparoscópicos. Muitos pacientes tendem a se sentir tranquilos quando se planeja uma cirurgia ambulatorial, que na maioria das vezes não inclui internação hospitalar. Obviamente, as diretrizes para essa conduta podem ser modificadas pela idade do paciente e por qualquer alteração da condição física.

O cirurgião é responsável pela decisão específica a favor ou contra a cirurgia ambulatorial, desde que o paciente a considere aceitável. É preciso levar em consideração a atitude do paciente, a natureza do problema cirúrgico, o grau de apoio familiar que estará disponível no pós-operatório e o tipo de instalação na qual o procedimento irá ser realizado. As diretrizes hospitalares geralmente indicam os procedimentos apropriados e aceitáveis para aquela instituição específica, definidos pelo seu credenciamento de prerrogativas e procedimentos cirúrgicos. O cirurgião pode realizar excisões cirúrgicas mínimas em um consultório adequadamente equipado e procedimentos maiores em uma clínica independente ou associada a um hospital que forneça anestesiologista, equipamento e pessoal competente para atender emergências inesperadas.

Como o cirurgião geral depende da anestesia local em muitos pacientes submetidos a cirurgia ambulatorial, é importante conhecer bem os limites da quantidade de cada anestésico local que pode ser injetada com segurança. É aconselhável fazer uma revisão da inervação da área. Embora as reações aos anestésicos locais sejam relativamente raras, é preciso reconhecer os sinais e sintomas, que incluem convulsões, e tomar providências para a administração precoce de algum tipo de anticonvulsivante.

Os anestesiologistas tendem a classificar os pacientes em várias categorias definidas pela American Society of Anesthesiologists (ASA). A classe I da ASA abrange pacientes sem alterações fisiológicas, orgânicas, bioquímicas nem psiquiátricas. O processo patológico que se opera é localizado e não sistêmico. Na classe II da ASA, os pacientes apresentam alteração sistêmica leve a moderada, causada pela condição a ser tratada ou por outros processos fisiopatológicos. Os exemplos incluem diabetes leve e hipertensão em tratamento. Alguns acrescentariam todos os neonatos (abaixo de 1 mês) e também os octogenários ou pacientes mais velhos. A classe III da ASA inclui pacientes com distúrbios ou alterações graves de qualquer causa. Os exemplos abrangem pacientes com diabetes que necessitam de insulina e com angina de peito. A presença de um anestesiologista é essencial para a maioria dos pacientes nas classes II e III da ASA. Muitos pacientes da categoria III da ASA não serão candidatos à cirurgia ambulatorial.

A cirurgia ambulatorial exige que o cirurgião faça a avaliação física final do paciente o mais próximo possível da data do procedimento. Muitos centros de cirurgia ambulatorial iniciam esse processo fazendo com que o paciente preencha uma lista de verificação, mostrada nas **FIGURAS 1** e **2**. O cirurgião, o enfermeiro responsável pela admissão e o anestesiologista analisam essas informações e atribuem a categoria apropriada ao paciente. De modo geral, os pacientes das classes I e II da ASA são excelentes candidatos à cirurgia ambulatorial, enquanto os pacientes da classe III da ASA devem ser selecionados com atenção, de acordo com o parecer do anestesiologista.

O período entre o exame e a realização de um procedimento pode levar de 2 a 4 semanas; porém, nos meses de inverno, recomenda-se que esse período seja menor em virtude da frequência de doenças respiratórias superiores. É necessário informar aos pacientes que até mesmo o surgimento de sintomas sugestivos de infecção respiratória superior é uma possível indicação de adiamento do procedimento eletivo.

Também é possível solicitar exames de sangue, que costumam variar com a idade ou com o comprometimento do sistema. O hematócrito geralmente é suficiente para pacientes com menos de 40 anos na classe I da ASA. Daí em diante se acrescentam provas de função renal (ureia ou creatinina) e dosagem da glicose sanguínea, seguidas por eletrocardiograma (sobretudo em homens) e radiografia de tórax. É necessário realizar uma avaliação completa de eletrólitos se o paciente estiver tomando diuréticos.

AVALIAÇÃO PRÉ-ANESTÉSICA

NOME _____ TELEFONE _____
OPERAÇÃO PROPOSTA _____ CIRURGIÃO _____
DATA DA OPERAÇÃO PROPOSTA _____ IDADE _____ ALTURA _____ PESO _____

MARQUE COM (✓) A RESPOSTA (SIM OU NÃO) A CADA PERGUNTA. SE NÃO COMPREENDER ALGUMA PERGUNTA, INDIQUE COM UM PONTO DE INTERROGAÇÃO (?) NA COLUNA CORRESPONDENTE A "SIM" OU "NÃO".

DOENÇA RECENTE OU ATUAL	SIM	NÃO	OBSERVAÇÕES
RESFRIADO NAS 2 ÚLTIMAS SEMANAS			
BRONQUITE OU TOSSE CRÔNICA			
ASMA, RINITE ALÉRGICA			
CRUPE			
PNEUMONIA, TUBERCULOSE, OUTRA INFECÇÃO PULMONAR			
EMBOLIA PULMONAR			
ENFISEMA			
DISPNEIA			
QUALQUER OUTRA CONDIÇÃO PULMONAR			
VOCÊ FUMA? QUANTO? DATA DA ÚLTIMA RADIOGRAFIA DE TÓRAX			
INSUFICIÊNCIA CARDÍACA			
SOPRO CARDÍACO			
PRESSÃO ARTERIAL ALTA			
PRESSÃO ARTERIAL BAIXA			
DOR TORÁCICA, ANGINA			
INFARTO(S)			
PALPITAÇÕES: BATIMENTOS CARDÍACOS IRREGULARES OU RÁPIDOS			
DATA DO ÚLTIMO ELETROCARDIOGRAMA			
DOR OU LESÃO NAS COSTAS OU NO PESCOÇO			
HÉRNIA DE DISCO, CIATALGIA			
CONVULSÕES, EPILEPSIA			
ACIDENTE VASCULAR ENCEFÁLICO OU TONTURA			
FRAQUEZA NEURAL OU MUSCULAR			
DISTÚRBIO DA TIREOIDE			
DIABETES MELITO			
HIPOGLICEMIA			
ANEMIA			
DOENÇA FALCIFORME, SANGRAMENTO OU DISTÚRBIOS DA COAGULAÇÃO			
TRANSFUSÕES SANGUÍNEAS?			
PROBLEMAS NO DESENVOLVIMENTO DO LACTENTE, SÍNDROME DE DOWN, PREMATURIDADE, CRESCIMENTO E DESENVOLVIMENTO LENTOS			

Figura 1 Avaliação pré-anestésica.

Os pacientes na classe III da ASA com doença cardiovascular, diabetes insulinodependente e doenças de sistemas específicos, como aquelas que acometem rins, fígado ou pulmões, necessitam de avaliação clínica e cirúrgica completa antes do agendamento de uma cirurgia ambulatorial. É preciso otimizar o controle clínico das doenças, e pode ser conveniente a consulta pré-operatória com o anestesiologista.

A presença de um anestesiologista garante a orientação para controle da ansiedade de crianças e adultos, com uso de medicamentos pré-operatórios adequados. A sedação com midazolam pode fornecer um efeito ansiolítico adequado enquanto os cateteres intravenosos são colocados e outras preparações pré-operatórias estão sendo realizadas. Se for necessária a analgesia, os narcóticos convencionais são eficazes, em particular, os de ação curta, como a fentanila. Como a maioria dos procedimentos ambulatoriais é relativamente curta em comparação com as operações em regime de internação, o anestesiologista geralmente escolherá agentes anestésicos de ação rápida para pacientes que necessitem de anestesia geral. A anestesia para procedimentos das extremidades frequentemente consiste em bloqueios regionais.

As rotinas rígidas de um grande centro cirúrgico de um hospital movimentado são respeitadas no ambiente cirúrgico ambulatorial. Faz-se um minucioso e detalhado registro da intervenção, da anestesia e do período de recuperação. Todas as peças retiradas devem ser examinadas ao microscópio pelo patologista. É necessário informar aos pacientes sobre os resultados dos exames patológicos quando estiverem disponíveis.

A maioria dos pacientes valoriza muito a aparência de sua ferida e a cicatriz resultante. Alguns julgarão o trabalho que fizemos "por dentro" pela aparência externa. Em muitos pacientes, um fechamento subcuticular com sutura absorvível proporcionará a melhor aparência para a incisão. É provável que a cicatriz que se desenvolve também tenha uma aparência melhor do que as incisões grampeadas, mas isso ocorre principalmente porque os grampos de pele frequentemente não são colocados adequadamente. Para obter a melhor aparência estética de uma incisão grampeada, os grampos devem ser removidos no quarto ou quinto dia pós-operatório e colocadas as fitas adesivas. Com muita frequência, os grampos não são removidos por várias semanas. Isso gera um aspecto de "trilho de trem" à cicatriz.

Figura 2 — Lista de verificação do paciente

DOENÇA RECENTE OU ATUAL		SIM	NÃO	OBSERVAÇÕES
PROBLEMA HEPÁTICO: HEPATITE, ICTERÍCIA, CIRROSE				
PROBLEMA GÁSTRICO, ÚLCERAS, HÉRNIA DE HIATO, VESÍCULA BILIAR				
PROBLEMA RENAL, CÁLCULOS, INFECÇÃO, DIÁLISE				
DOENÇA MENTAL OU EMOCIONAL				
OUTRAS DOENÇAS NÃO MENCIONADAS				
MULHERES: ESTÁ GRÁVIDA?				
VOCÊ CONSOME BEBIDAS ALCOÓLICAS?				
USA OUTRAS DROGAS?				
CIRURGIAS ANTERIORES:	DATA			
DATA DA ANESTESIA MAIS RECENTE TIPO				
VOCÊ JÁ TEVE ALGUMA REAÇÃO INCOMUM À ANESTESIA?				
ALGUM PARENTE CONSANGUÍNEO TEVE ALGUMA REAÇÃO INCOMUM À ANESTESIA?				
VOCÊ USA DENTADURA OU TEM DENTES FROUXOS, COBERTURAS, COROAS OU PONTES?				
VOCÊ USA LENTES DE CONTATO, APARELHO AUDITIVO OU ALGUMA PRÓTESE?				
VOCÊ É ALÉRGICO A ALGUM MEDICAMENTO? (ESPECIFIQUE?)				
ESTÁ TOMANDO (OU TOMOU RECENTEMENTE) ALGUM MEDICAMENTO? PARA PRESSÃO ARTERIAL				
DIURÉTICOS				
DIGITÁLICOS, DIGOXINA				
QUIMIOTERAPIA PARA CÂNCER				
TRANQUILIZANTES, COMPRIMIDOS PARA DORMIR, SEDATIVOS, ANTIDEPRESSIVOS				
ANTICOAGULANTES				
COLÍRIOS				
ANALGÉSICOS (ORAIS OU INJETÁVEIS)				
ESTEROIDES, CORTISOL, METILPREDNISOLONA, PREDNISONA				
INSULINA (QUAL?)				
OUTROS				

RESPONDI ÀS PERGUNTAS SOBRE MINHA SAÚDE ATÉ ONDE ME É DADO SABER.

ASSINATURA _____ DATA_____

_____
PARENTESCO (SE NÃO FOR O PACIENTE)

Figura 2 Lista de verificação do paciente.

Figura 3 — Instruções pós-operatórias gerais após a alta

INSTRUÇÕES PÓS-OPERATÓRIAS GERAIS APÓS A ALTA

PARA: _____ DEPOIS DE: _____

NOME DO MÉDICO: _____ TELEFONE: _____

OBSERVE AS INSTRUÇÕES A SEGUIR PARA TER UMA BOA RECUPERAÇÃO CIRÚRGICA

DIETA:
1. Beba água, suco de maçã ou bebidas gaseificadas conforme a tolerância.
2. Coma pequenas porções de alimentos como gelatina, sopa e biscoitos tipo *cracker*, conforme a tolerância. Passe para a dieta normal se não houver náuseas.
3. Evite bebidas alcoólicas durante 24 horas.

MEDICAMENTOS:
1. Tome conforme a prescrição.
2. Se os medicamentos não aliviarem a dor, telefone para o médico.
3. Tontura não é rara.
4. Evite medicamentos para alergias, para os nervos ou para dormir durante 24 horas.

ATIVIDADES:
1. Descanse em casa; limite as atividades; não pratique esportes nem faça trabalhos pesados até que seu médico dê permissão.
2. ESPERE 24 HORAS ANTES DE:
   – conduzir ou operar máquinas perigosas (máquina de costura, furadeiras etc.)
   – assinar documentos importantes
   – tomar decisões importantes.
3. As crianças operadas não devem ficar desacompanhadas.

FERIDA/CURATIVO:
1. Observe se há sangramento na área; se o curativo ficar encharcado ou se houver sangramento vermelho-vivo, comprima e telefone imediatamente para o médico.
2. Não troque o curativo até que seja orientado pelo médico.
3. Mantenha limpa e seca a área da incisão.

Se estiver preocupado e não conseguir falar com seu médico, procure o pronto-socorro.

Telefone para o consultório de seu médico e marque uma consulta de acompanhamento.

Essas instruções foram dadas ao paciente, a parentes ou amigos, e uma cópia foi entregue a eles.

Data: _____

Assinatura do paciente: _____
Assinatura do enfermeiro: _____

Figura 3 Instruções pós-operatórias gerais após a alta.

Os fechamentos subcuticulares da pele também podem estar associados a menor taxa de infecção superficial do local cirúrgico do que as incisões grampeadas. O curativo geralmente deve ser o mais simples possível para facilitar o manejo do paciente. A cola cirúrgica alcançou um aumento de popularidade ao longo dos últimos anos e, para pacientes ambulatoriais, tem a vantagem de praticamente não exigir nenhum cuidado do paciente. Os curativos de gaze geralmente devem ser removidos no segundo dia pós-operatório ou antes, se ficarem sujos com sangue ou outros fluidos corporais.

Recomenda-se que, ao retornar para casa, o paciente descanse e não realize atividades extenuantes. Em particular, não devem dirigir (ou operar máquinas pesadas) no dia da cirurgia e enquanto estiverem precisando de narcóticos para controlar a dor pós-operatória. Eles devem ser orientados a procurar a posição mais confortável no pós-operatório. Por exemplo, o desconforto de um paciente submetido a correção de hérnia inguinal deve ser menor quando o joelho é mantido em flexão moderada sobre um travesseiro. Alguns pacientes se sentirão mais confortáveis com sustentação da bolsa escrotal e colocação intermitente de bolsas de gelo sobre a região da incisão.

As instruções por escrito, como aquelas mostradas na **FIGURA 3**, são obrigatórias e devem ser revistas com o paciente e com um parente responsável que esteja levando o paciente para casa. Embora um paciente submetido à anestesia geral pareça estar acordado e compreendendo as instruções, uma porção significativa não se lembra da conversa. Uma parte essencial da experiência de cirurgia ambulatorial é um cuidador informado em casa. Se não houver um parente ou cuidador, deve-se considerar a observação do paciente no hospital por uma noite. A maioria dos centros de cirurgia ambulatorial, se não todos, não dará alta a um paciente que não tenha um cuidador para levá-lo para casa. Essas instruções devem abranger as áreas de medicamentos, dieta, atividades, tratamento de feridas, consulta de retorno e números de telefone para o cirurgião e outros cuidadores, caso surjam dúvidas ou problemas antes da visita ao consultório. Laxativos podem ser úteis se houver previsão de inatividade prolongada ou de uso de narcóticos. Um telefonema de acompanhamento do centro de cirurgia ambulatorial ou do cirurgião no dia seguinte à operação serve para confirmar que a recuperação está sendo satisfatória. A maioria dos pacientes aprecia muito essa demonstração de interesse.

O período de recuperação antes que o paciente possa voltar ao trabalho depende da extensão e do tipo de procedimento cirúrgico e o tipo de trabalho que o paciente realiza. A cirurgia ambulatorial, em comparação com cirurgias que requerem a internação para pacientes semelhantes, não resulta em um retorno mais rápido ao trabalho. No entanto, como os pacientes de cirurgia ambulatorial, como grupo, são indiscutivelmente mais saudáveis do que os pacientes internados, o retorno às atividades normais ocorre mais rapidamente no primeiro grupo. ■

CAPÍTULO 5

PRINCÍPIOS DA CIRURGIA DE CUIDADOS AGUDOS

A cirurgia de cuidados agudos é uma especialidade cirúrgica relativamente nova que continua a evoluir no campo de atuação. Atualmente, consiste no atendimento ao traumatismo, na cirurgia geral de emergência e na cirurgia de pacientes críticos. É importante ressaltar a discussão sobre a evolução dessa mudança no serviço clínico não apenas para englobar a perspectiva histórica dessas mudanças, mas também para destacar os princípios da cirurgia, que maximizam o sucesso da intervenção cirúrgica em pacientes gravemente enfermos ou feridos.

A formação da cirurgia de cuidados agudos foi moldada e promovida por várias forças poderosas em cirurgia e cuidados de saúde em geral. Ao longo dos últimos 30 a 40 anos, a cirurgia do traumatismo desenvolveu-se como sua própria subespecialidade, particularmente em grandes centros urbanos de traumatologia. Em muitas instituições, os cirurgiões traumatologistas tornaram-se os principais cirurgiões que prestam cuidados em pacientes com traumatismo, e cirurgiões gerais têm se concentrado em cirurgias eletivas, muitas vezes com pouca experiência. Essa transição ocorreu mais lentamente em centros médicos urbanos menores, e, ainda hoje, em hospitais suburbanos e rurais menores, os cirurgiões gerais continuam a prestar atendimento às vítimas de traumatismo, além de manterem práticas eletivas de fluxo intenso. Ao mesmo tempo, nos últimos 20 anos, houve a diminuição do volume de casos de traumatismo penetrante e, concomitantemente, do volume de casos cirúrgicos em todos, exceto em alguns dos maiores centros de traumatologia dos EUA. Além disso, novas diretrizes práticas baseadas em evidências para traumatismo abdominal contuso evoluíram com o resultado de ocorrência de menos intervenções cirúrgicas. Nesse mesmo período, os cirurgiões traumatologistas também assumiram a função de intensivistas cirúrgicos e a gestão e a prestação de grande parte do atendimento aos pacientes em unidades de terapia intensiva (UTIs) cirúrgicas. Parte disso foi impulsionada pelo fato de que uma grande proporção de pacientes em UTIs nos principais centros de traumatologia consistia em pacientes traumáticos. Considerando-se que o volume de casos cirúrgicos relacionados com o traumatismo declinou, bem como o fato de que a maioria dos cirurgiões que atendem pacientes não traumáticos desenvolveu uma prática eletiva cada vez maior, esses cirurgiões especializados em atendimento ao traumatismo buscaram maneiras de adaptar seu conjunto de habilidades para as necessidades cirúrgicas dos pacientes que melhorariam a prestação de cuidados. Daí a evolução da cirurgia de cuidados agudos.

Como os cirurgiões traumatologistas estão presentes no hospital 24 horas por dia em centros de traumatologia verificados, de níveis I e II, era natural que eles começassem a tratar pacientes com outras doenças cirúrgicas gerais emergenciais e urgentes. Portanto, a cirurgia geral de emergência passou a fazer parte da responsabilidade de cirurgiões traumatologistas. Em muitas instituições, o volume de casos operatórios de pacientes com doenças cirúrgicas gerais de emergência excedeu em muito o volume de casos de pacientes traumáticos. A combinação de todas essas três entidades – traumatismo, cirurgia geral de emergência e cuidados cirúrgicos intensivos – foi denominada *cirurgia de cuidados agudos* ou *cuidados intensivos*.

Mas e quanto aos cirurgiões gerais que costumavam cuidar de muitos desses pacientes? Ao mesmo tempo que a cirurgia de cuidados agudos estava se desenvolvendo, outras forças estavam em jogo, afastando os cirurgiões gerais de toda a amplitude da prática que se pensa quando se considera a "cirurgia geral". Houve a regionalização do atendimento a pacientes com problemas cirúrgicos eletivos complexos. Além disso, a ideia de que os melhores resultados em cirurgias eletivas estão associados a cirurgiões com grande experiência em doenças e operações específicas pelo menos tem validade aparente, se não evidência firme, apoiando essa afirmação. Assim, muitos de nossos maiores centros de saúde acadêmicos e comunitários passaram por uma grande transformação em relação aos seus cirurgiões gerais – eles se tornaram superespecialistas, concentrando suas práticas em áreas limitadas do corpo, geralmente do sistema digestório. Esse efeito também é visto em alguns centros médicos de pequeno porte. O aumento da cirurgia minimamente invasiva tem contribuído para essas mudanças. De fato, na maioria das áreas urbanas, existem poucos cirurgiões gerais no sentido do que se pensava ser um cirurgião geral três ou quatro décadas atrás. Os cirurgiões gerais evoluíram para especialistas em cirurgia geral com áreas de concentração, como esôfago, intestino proximal, bariátrica, doença hepatobiliopancreática, cirurgia oncológica, e assim por diante. Com a evolução dos cirurgiões subespecializados e da regionalização do atendimento, esses cirurgiões que realizam cirurgias eletivas não tinham tempo para tratar emergências cirúrgicas. Ficar acordado a noite toda para o atendimento

de pacientes críticos interferia na capacidade dos cirurgiões de realizar suas funções primárias, visto que a maioria dos cirurgiões gerais geralmente não trabalha em turnos, mas atua quase 24 horas por dia, 7 dias por semana, com alguma cobertura de um médico parceiro. Portanto, em muitas instituições, os cirurgiões eletivos concentraram-se em suas áreas de especialização, o que permitiu aos cirurgiões de cuidados agudos o desenvolvimento e o manejo de pacientes que requerem atenção imediata, seja à noite, seja durante o dia, quando os cirurgiões gerais estão na sala de cirurgia ou fora dos seus consultórios. No entanto, ainda existe uma grande variabilidade nos programas de cirurgia de cuidados agudos em todos os centros médicos, e o campo ainda está passando por mudanças.

Cada instituição lida com essas questões da maneira mais adequada para o manejo das necessidades locais. Não há manual sobre como estabelecer um programa de cirurgia de cuidados agudos que funcionará em todos os hospitais. A decisão de desenvolver um programa nessa área de atuação é determinada pelas necessidades dos pacientes atendidos pelo centro médico, pela experiência dos cirurgiões que praticam nesse local e pela visão de liderança para o futuro. Mesmo depois de tomada a decisão de criar um programa de cirurgia de cuidados agudos, as especificidades do(s) serviço(s) clínico(s) e quais tipos de doenças ele(s) trata(m), bem como as características acadêmicas do programa, são bastante variáveis e, na maioria das instituições, mudam ao longo do tempo.

Desse modo, a cirurgia de cuidados agudos é uma especialidade definida pelo cuidado de pacientes com doenças decorrentes de enfermidades cirúrgicas urgentes e emergentes, incluindo traumatismo, pacientes cirúrgicos gravemente enfermos e pacientes com doenças crônicas marcantes que tenham impacto na assistência à doença cirúrgica. Em seus primeiros dias, era simplesmente uma descrição de uma prática clínica. No entanto, ao longo da última década, tornou-se uma especialidade que inclui um currículo, um sistema de verificação de programas, programas de treinamento específicos para estagiários, um caminho para certificação do conselho, suas próprias organizações acadêmicas e seu próprio corpo acadêmico dentro das instituições acadêmicas. O estudo de questões de cirurgia de cuidados agudos trouxe uma base acadêmica definitiva para o campo, no nível de qualquer uma das outras especialidades cirúrgicas. Por fim, existem princípios-chave que os cirurgiões de cuidados agudos podem empregar para melhorar os desfechos terapêuticos.

As enfermidades tratadas pelos cirurgiões de cuidados agudos geralmente compartilham as mesmas propriedades de serem ou terem o potencial de serem ameaçadoras à vida ou aos membros. Elas se apresentam de modo agudo e requerem manejo urgente ou emergencial, incluindo as doenças cirúrgicas em hospedeiros debilitados, como aqueles muito idosos e com vários ou graves problemas médicos crônicos, neoplasia maligna avançada ou complicações cirúrgicas. Pacientes com cardiopatia e/ou doença pulmonar grave (p. ex., pacientes submetidos a transplantes de coração ou pulmão ou que estão em oxigenação por membrana extracorpórea ou utilizam dispositivos de assistência ventricular instalados) são frequentemente tratados por cirurgiões de cuidados agudos. As doenças agudas que se apresentam de modo emergencial, como apendicite, colecistite aguda, víscera oca perfurada, pancreatite grave, obstrução intestinal, isquemia mesentérica e infecção necrosante dos tecidos moles, bem como pacientes traumáticos e cirúrgicos gravemente enfermos, também são tratados geralmente por cirurgiões dessa especialidade. Finalmente, dependendo da instituição, pode haver uma sobreposição significativa ou muito pequena entre a cirurgia em cuidados agudos e outras especialidades cirúrgicas.

PRINCÍPIOS DA CIRURGIA DE CUIDADOS AGUDOS A reanimação começa com o manejo das vias respiratórias e da respiração, seguido de atenção à circulação e, depois, da avaliação da incapacidade. Uma vez que a via respiratória esteja controlada, a identificação e o tratamento do choque circulatório são fundamentais. A reanimação volêmica e/ou hemostática adequada é definida pelo menos com a restauração de sinais vitais normais e a perfusão de órgãos, embora o que constitui os pontos finais ideais da reanimação ainda seja uma questão em aberto. Algumas das recentes mudanças aceitas na reanimação cardiovascular são, na verdade, mais uma redescoberta de princípios anteriores, em vez de um conhecimento inteiramente novo. Alguns exemplos incluem limitar a reanimação com cristaloides apenas ao que é necessário, além de sangue total fresco, que é melhor do que o sangue total reconstituído de seus componentes de concentrado de hemácias, plasma fresco congelado e plaquetas, que é superior

Capítulo 5 Princípios da Cirurgia de Cuidados Agudos

à reanimação apenas com concentrado de hemácias, e posterior correção da coagulopatia, caso ela se desenvolva.

A avaliação e o diagnóstico começam assim que o paciente estiver estável, uma vez que o estabelecimento rápido de um plano de diagnóstico e tratamento é obrigatório. O diagnóstico geralmente é determinado por uma combinação de anamnese, exame físico e exames de imagem e testes laboratoriais selecionados. Uma vez que o diagnóstico tenha sido estabelecido, as opções de tratamento normalmente não são difíceis de determinar. A terapia específica instituída depende tanto da situação clínica como dos problemas preexistentes do paciente.

Uma vez tomada a decisão de intervenção cirúrgica, pode haver dificuldades para a obtenção do consentimento informado. Às vezes, o paciente pode não ser capaz de dar consentimento, e o parente mais próximo pode não estar disponível. Em condições verdadeiramente emergenciais, na maioria dos estados, os médicos podem declarar a situação como emergência e proceder à intervenção cirúrgica. A equipe cirúrgica, então, precisa considerar o momento do tratamento e se a abordagem será definitiva ou em fases, que pode não ser clara até que o paciente seja avaliado. Na maioria das vezes, os pacientes que apresentam instabilidade hemodinâmica significativa, seja devido a traumatismo, hemorragia ou sepse, necessitarão de intervenção emergencial.

Existem algumas técnicas cirúrgicas que são quase inteiramente realizadas por cirurgiões de cuidados agudos. As mais comuns são os procedimentos de controle de danos. São situações em que o melhor tratamento é uma abordagem estadiada, em que o abdome é envolvido em compressas e mantido aberto para que o paciente possa retornar à UTI cirúrgica e ser reanimado de maneira mais completa. Os principais distúrbios fisiológicos são corrigidos com um retorno mais seguro à sala de cirurgia. Nesses cenários, a laparotomia de revisão é realizada após a estabilização hemodinâmica do paciente, a correção da acidose e a normotermia. Nesse cenário, a conclusão da operação pode ser realizada com mais segurança, sem prolongar ainda mais a operação inicial e agravar a deterioração fisiológica associada a choque, hipotermia, coagulopatia e resposta inflamatória sistêmica associada. Outro exemplo de tratamento em fases é realizado em pacientes com isquemia mesentérica, nos quais uma operação revisional pode ser necessária para determinar se o intestino mantido no paciente evoluiu para necrose ou isquemia. Do mesmo modo, pacientes com infecções necrosantes de tecidos moles também podem precisar de retorno à sala de cirurgia para desbridamento adicional.

Muitas técnicas foram descritas para o fechamento abdominal temporário entre a primeira e a segunda operações. O fechamento temporário com pinças de campo penetrantes usando uma bolsa de fluido vazia (a chamada bolsa de Bogotá) e vários dispositivos auxiliares a vácuo improvisados ou prontos para uso também foram descritos. Há pouca evidência de que uma técnica seja melhor do que as outras. No entanto, muitas instituições já criaram políticas que proíbem: (1) o uso de pinças de campo, devido à possibilidade de deixá-las acidentalmente no abdome; e (2) o uso de bolsas plásticas, em razão da preocupação com a esterilidade. Contudo, na maioria dos casos, não parece razoável suturar a fáscia fechada no fim da primeira operação apenas para reabri-la para a cirurgia de revisão. Esse procedimento prolonga a primeira operação e lesiona a fáscia, que será considerada mais tarde para, eventualmente, fechar a parede abdominal.

Os cirurgiões traumatologistas estão acostumados a trabalhar em equipes e com outros especialistas, incluindo cirurgiões ortopédicos, neurocirurgiões e muitos outros membros auxiliares da equipe, mantendo a supervisão direta do paciente e coordenando o cuidado total. Essa experiência torna o cirurgião de cuidados agudos o cirurgião principal apropriado para muitos pacientes com condições cirúrgicas emergenciais e vários outros problemas de saúde ativos que estão sendo tratados por vários médicos. É comum que a equipe cirúrgica de cuidados agudos trabalhe com vários outros especialistas para benefício do paciente. Como esses cirurgiões trabalham em equipe, uma comunicação clara e frequente é essencial. Por exemplo, diferentes equipes de cirurgia podem realizar a primeira e a segunda etapas de procedimentos complexos. O tempo pode não permitir que os relatórios operatórios apresentados sejam concluídos em tempo hábil. Portanto, comunicações verbais e escritas eficazes são essenciais.

Em resumo, a cirurgia de cuidados agudos é uma especialidade em evolução dentro do domínio da cirurgia geral, em que os cirurgiões gerais devem estar familiarizados com os componentes únicos desse tipo de procedimento e com o manejo de pacientes com problemas cirúrgicos gerais emergenciais e urgentes sobrepostos à idade e a diversas condições clínicas. ■

CAPÍTULO 6

PRINCÍPIOS DA CIRURGIA ONCOLÓGICA

De início, é importante esclarecer a diferença entre cirurgia de câncer e cirurgia oncológica. A primeira é um processo pelo qual um cirurgião retira o tumor de um paciente, ao passo que a última é uma *disciplina cognitiva*, na qual o médico presta cuidados como um oncologista que utiliza a cirurgia como sua principal modalidade de terapia. Por implicação, o cirurgião oncológico não só sabe *como* realizar determinado procedimento cirúrgico, mas também, igualmente importante, sabe *quando* realizá-lo, levando em consideração o papel de outras modalidades de tratamento, a história natural de uma doença maligna, as implicações na qualidade de vida e as questões relacionadas, como será discutido a seguir. É digno de nota que fornecer esse tipo de especialização é algo independente da obtenção do título de especialização em cirurgia oncológica complexa, pois muitos cirurgiões gerais não passaram necessariamente por treinamento formal em cirurgia oncológica, mas têm uma vasta experiência a partir da qual podem se basear. A disciplina de cirurgia oncológica é uma abordagem cognitiva e técnica do paciente com tumor sólido.

O cuidado multidisciplinar de pacientes com câncer, que incorpora a oncologia médica, a oncologia por radiação, a imuno-oncologia e a oncologia cirúrgica, é fundamental para otimizar os desfechos clínicos do paciente. Existem princípios e conceitos fundamentais em oncologia, que todos os cirurgiões devem considerar no tratamento cirúrgico de pacientes com câncer. Esses conceitos abrangem o cuidado contínuo, desde a avaliação do paciente até a seleção das modalidades de tratamento, os aspectos técnicos da cirurgia e os cuidados peri e pós-operatórios de pacientes com câncer.

AVALIAÇÃO CIRÚRGICA E CONDUTA A anamnese do paciente e o exame físico permanecem indispensáveis para fornecer o histórico clínico necessário, com o intuito de entender o estado atual da doença de um paciente com determinado tipo de câncer. Detalhes específicos relacionados com o histórico do paciente e, principalmente, com a patologia ajudam a informar os médicos oncologistas sobre a história natural, o estágio da malignidade e a evolução antecipada do câncer. É fundamental estabelecer um diagnóstico tecidual patológico inequívoco. O exame histológico também ajuda a caracterizar a significativa heterogeneidade macroscópica e molecular entre tumores e dentro de um mesmo tumor. Da mesma maneira, a consciência das diferenças genéticas e epigenéticas subjacentes, dentro e entre os tumores, facilitará a realização de estratégias de tratamento personalizadas que possam superar questões confusas, agora e no futuro.

Considerando-se a importância do diagnóstico patológico, é útil colaborar estreitamente com patologistas especialistas de cada doença cirúrgica. As observações clínicas transmitidas pelo cirurgião podem informar e influenciar a investigação patológica, por exemplo, na seleção e na interpretação de exames de patologia específicos, que podem incluir imunocoloração, imuno-histoquímica, *status* do receptor e teste de alterações ou assinaturas genômicas para otimizar as opções de tratamento, principalmente em relação à terapia sistêmica.

No passado, nossa compreensão de determinada neoplasia maligna se baseava cada vez mais na microscopia de luz, porém, atualmente, os diagnósticos moleculares ajudam a informar os oncologistas sobre a utilidade potencial de vários tratamentos em uma estratégia multidisciplinar envolvendo o seguimento ideal de modalidades terapêuticas. Considerando que a biopsia pode, às vezes, romper o tumor mesmo nas melhores circunstâncias, resultando em hematoma ou ruptura do plano tecidual normal, é importante realizar todos os estudos radiológicos relevantes antes de dar início às abordagens percutâneas de biopsia tecidual relativamente menos invasivas.

Os aspectos técnicos da aquisição de tecidos precisam ser considerados para minimizar o risco de disseminação ou recidiva da doença. Por exemplo, a consistência e a localização do tumor devem ser avaliadas ao iniciar a biopsia. Tumores com consistência sólida são passíveis de biopsias por punção aspirativa com agulha fina (PAAF), mas tumores com consistência cística, particularmente dentro do peritônio (*i. e.*, tumores abdominais mucinosos e tumores ovarianos), correm o risco de ruptura e contaminação peritoneal. Nesses casos, pode ser necessário o adiamento da biopsia percutânea em favor de outras abordagens.

Independentemente da metodologia de biopsia, para lesões de membros, tronco, costas, assim como cabeça e pescoço, essa intervenção deve ser planejada levando em consideração a localização do tumor e a previsão de intervenções cirúrgicas futuras, de modo que uma ressecção em bloco que inclua todo o trajeto da biopsia possa ser realizada. Na maioria das circunstâncias, as biopsias com agulha grossa podem fornecer o tecido adequado e as informações necessárias sobre a arquitetura do tumor. Em algumas situações, as considerações de relação da arquitetura célula a célula não são pertinentes, e uma PAAF é suficiente para estabelecer o diagnóstico. No entanto, se uma biopsia incisional for necessária, é fundamental que a incisão da biopsia seja orientada corretamente, ou seja, paralela, em vez de perpendicularmente, ao longo eixo de uma extremidade para tumores no braço ou na perna, de modo que a ressecção final possa ser realizada com interrupção mínima do tecido e fechamento estético e cicatrizante ideais.

Após a determinação patológica do diagnóstico, a equipe multiprofissional deve considerar a história natural, os padrões de disseminação, os padrões de recidiva, o prognóstico e as opções de tratamento e sua eficácia para determinar uma estratégia de tratamento abrangente. Isso é feito adequadamente por meio da discussão de caso em reuniões multidisciplinares específicas em oncologia ou conferência de planejamento que incorpore a revisão da patologia específica da doença, a revisão de imagem radiológica para considerações anatômicas cirúrgicas, a determinação de estadiamento clínico, a consideração de elegibilidade para ensaios clínicos e recomendações de tratamento da National Comprehensive Cancer Network (NCCN) orientadas por diretrizes. Essa abordagem permite uma estratégia de tratamento personalizada e abrangente que avalia decisões complexas, como a utilização e a sequência de tratamentos neoadjuvantes (terapia de indução administrada como primeiro passo) para facilitar melhores desfechos para os pacientes ou permitir melhor cirurgia de consolidação após a citorredução não cirúrgica do tumor, particularmente quando um tumor tiver sido inicialmente avaliado como irressecável. Para avançar nossa compreensão e o tratamento do câncer, é aconselhável (quando possível) inscrever pacientes em bancos de dados ou registros específicos de doenças, para que questões científicas possam ser abordadas prospectivamente para avançar na assistência de pacientes oncológicos. Do mesmo modo, a elegibilidade do ensaio clínico pode ser avaliada na conferência de planejamento, e questões científicas correlatas que exijam a amostragem do tumor ou do sangue periférico do paciente podem ser agendadas.

CIRURGIA "A biologia é o rei, a seleção de casos é a rainha e os detalhes técnicos dos procedimentos cirúrgicos são príncipes e princesas do reino que frequentemente tentam derrubar as poderosas forças do rei e da rainha, geralmente sem sucesso a longo prazo, embora com algumas vitórias aparentes temporárias" – Blake Cady, MD, cirurgião oncológico. É imperativo ter uma compreensão abrangente da doença oncológica de interesse se um cirurgião assumir a responsabilidade de cuidar de um paciente com tumor sólido. Isso inclui conhecimento da história natural da doença, do potencial metastático, dos locais e dos padrões de recidiva, bem como compreensão da patologia e das nuances da terapia multidisciplinar. Essa compreensão da doença e da biologia do câncer informa os médicos e os cirurgiões sobre o papel, a abordagem e os resultados esperados da cirurgia. O conhecimento da biologia específica do tumor e dos comportamentos clínicos é fundamental para decidir quando operar, assim como informar o paciente e sua família sobre a natureza e a extensão da operação necessária para atingir os objetivos pretendidos.

A imagem pré-operatória é essencial durante a avaliação do paciente e/ou imediatamente antes da data da cirurgia para determinar a ressecabilidade cirúrgica. Da mesma maneira, essa visualização é crucial para o planejamento cirúrgico de estratégias intraoperatórias para lidar com áreas críticas. Por isso, é prudente garantir imagens transversais otimizadas com contraste. Isso permite a avaliação da extensão da doença (incluindo doença metastática), que pode afetar a seleção do paciente, a terapia ou o seguimento da terapia. A imagem com contraste também é essencial para avaliar melhor áreas de anatomia fundamentais com considerações de interface tumoral, que incluem estruturas viscerais, vasculares e neurológicas, bem como áreas em risco de margens de ressecção fechadas ou positivas. Essas preocupações anatômicas técnicas podem constituir justificativas adicionais para a consideração da terapia neoadjuvante, caso existam opções significativas para reduzir o tamanho dos tumores, a fim de facilitar a ressecção ou melhorar a probabilidade da condição da margem de ressecção negativa, particularmente nesses locais críticos.

Quando a intervenção cirúrgica for considerada, também é de suma importância para o cirurgião, o paciente e a família do paciente entender e delinear a intenção da abordagem cirúrgica. A intervenção cirúrgica é frequentemente um componente essencial de um tratamento multidisciplinar, em que a esperança e o objetivo são a cura da doença oncológica. Na maioria dos pacientes para os quais a intervenção cirúrgica é considerada, o objetivo é curativo. No entanto, existem outras intervenções cirúrgicas oncológicas significativas em que a cura não está dentro do reino da possibilidade. Sob tais circunstâncias, o objetivo pode ser o controle paliativo da doença, o alívio da sintomatologia do paciente ou a facilitação de outras terapias contra o câncer. Além disso, outra consideração durante a intervenção cirúrgica oncológica são as ressecções profiláticas em órgãos de risco para prevenir o desenvolvimento do câncer, uma abordagem frequentemente realizada para síndromes hereditárias, mutações genéticas ou condições pré-malignas. A definição da intenção curativa *versus* paliativa de uma intervenção cirúrgica é realizada de maneira adequada o mais breve possível, a fim de garantir que haja consenso entre todas as partes sobre o que pode ser realizado. Isso também permite uma consideração imparcial de risco *versus* benefício de uma abordagem cirúrgica, bem como uma consideração completa das opções paliativas não cirúrgicas.

A decisão de prosseguir com a intervenção cirúrgica em pacientes com câncer requer uma seleção cuidadosa do paciente com base nas comorbidades do paciente, no *status* de desempenho, nos objetivos definidos e compartilhados da cirurgia, nos aspectos técnicos relacionados com a cirurgia (p. ex., duração da operação e perda de sangue prevista) e no impacto resultante na qualidade de vida se tudo correr bem. Como em todas as cirurgias, a estratificação de risco apropriada e a otimização das comorbidades e do estado nutricional do paciente devem ser buscadas, visando minimizar o risco do paciente, assim como a melhorar a recuperação cirúrgica e os desfechos clínicos. A preparação pré-operatória também requer atenção para reunir, antes da operação, a equipe cirúrgica especializada necessária para atender às necessidades cirúrgicas específicas do paciente. Isso pode incluir cirurgia ortopédica, urologia, cirurgia vascular, oncologia ginecológica, além de cirurgia plástica reconstrutiva e até mesmo especialização em radioterapia intraoperatória. Reunir a equipe com antecedência permite a coordenação de vários agendamentos de especialistas e permite ao paciente reunir-se e discutir as respectivas funções desses profissionais individuais antes da operação.

Com o avanço das tecnologias em combinação com a expansão dos conjuntos de habilidades cirúrgicas, a cirurgia minimamente invasiva incorporando a laparoscopia, assim como a robótica, tornou-se mais difundida nas disciplinas de cirurgia. Houve aceitação inicial e apropriadamente cautelosa dessas abordagens em cirurgia oncológica, dada a preocupação com a qualidade da cirurgia no que se refere aos princípios cirúrgicos de controle do câncer, com apreensão pelos potenciais efeitos adversos que poderiam ocorrer no desfecho clínico do paciente. No entanto, vários estudos de grande porte e bem-conduzidos demonstraram equivalência e, em alguns aspectos, superioridade de abordagens minimamente invasivas no que se refere aos desfechos clínicos do câncer, incluindo melhora no controle da dor, na recuperação e nas medidas de qualidade de vida. Portanto, a cirurgia minimamente invasiva realizada por cirurgiões qualificados e experientes é agora considerada uma abordagem razoável para pacientes adequadamente selecionados.

Independentemente da abordagem utilizada, é necessário atingir a exposição ideal, mantendo os princípios gerais da cirurgia oncológica. É de extrema importância buscar ressecções com margem negativa com linfadenectomia regional, quando esse for o padrão de disseminação, principalmente se a presença de metástases nodais afetar potencialmente o prognóstico do câncer. As especificidades que cercam a extensão apropriada das margens e a extensão da linfadenectomia são baseadas na doença e estão além do escopo deste capítulo. Como estratégia, com frequência é útil visualizar o campo de ressecção pós-operatório final antecipado como um roteiro inicial de onde ir e como chegar lá. Isso também pode permitir o delineamento e o controle precoce de estruturas anatômicas críticas, particularmente condutos vasculares, cujos danos podem levar a uma experiência operatória muito diferente. A paranoia sobre a anatomia "normal" é uma habilidade básica de sobrevivência na cirurgia oncológica.

Em tumores malignos localmente avançados, uma ressecção cirúrgica agressiva às vezes é necessária para incluir a ressecção em bloco de estruturas anatômicas adjacentes e contíguas se a condição da margem de ressecção negativa for alcançada. É importante, também, utilizar a análise intraoperatória de cortes de congelação, caso seja relevante para a avaliação da margem intraoperatória. Isso é mais bem realizado por meio de cuidadosa colaboração entre o cirurgião e o patologista para assegurar a compreensão das relações espaciais anatômicas pertinentes.

CUIDADOS PÓS-OPERATÓRIOS O manejo peri e pós-operatório é vital para a recuperação do paciente e particularmente importante, uma vez que muitos pacientes podem se beneficiar de tratamentos adjuvantes, que devem ser iniciados em tempo hábil. As vias específicas da doença e a recuperação aprimorada pós-cirurgia (ERAS, do inglês *enhanced recovery after surgery*) incorporam abordagens algorítmicas e multidisciplinares para o atendimento perioperatório e podem reduzir custos e melhorar os desfechos clínicos do paciente. Essas vias e seu sucesso dependem dos componentes complementares, fornecidos por uma equipe composta de profissionais especializados em cirurgia, anestesia, enfermagem e serviços auxiliares. Essa equipe aplica os componentes benéficos de cirurgia menos invasiva, analgesia multimodal e dieta e deambulação precoces e progressivas para obter melhores resultados por meio de vias bem desenvolvidas. Além dessas abordagens para melhorar a recuperação, é importante entender os efeitos e as ramificações da cirurgia nos pacientes.

Uma boa compreensão da intervenção cirúrgica executada também requer a apreciação das incapacidades temporárias e, às vezes, permanentes associadas que afetam os pacientes. Como tal, o consentimento verdadeiramente informado para intervenção cirúrgica requer aconselhamento pré-operatório abrangente sobre as possíveis incapacidades e o impacto na qualidade de vida, bem como preparação para a recuperação pós-operatória. Compreender as necessidades do paciente com base nas suas comorbidades individuais, no nível de desempenho, no apoio social e nos possíveis serviços de reabilitação necessários prepara a equipe para o planejamento de disposição com cuidados de saúde domiciliares ou para instalações de enfermagem especializadas, conforme apropriado.

A compreensão abrangente dos cuidados contínuos do paciente oncológico é importante para informar os cirurgiões sobre os requisitos de cuidados pós-operatórios após a recuperação cirúrgica. A revisão da patologia cirúrgica é essencial para informar os médicos oncológicos sobre o possível papel e as indicações da terapia adjuvante (terapia adicional contra o câncer destinada a diminuir o risco de recidiva após o tratamento do câncer primário) após a recuperação cirúrgica e orienta a tomada de decisões de vigilância do câncer. Portanto, é importante facilitar a avaliação da oncologia médica e da rádio-oncologia, conforme apropriado, para garantir o cuidado multidisciplinar contínuo e a vigilância, visando alcançar os melhores desfechos positivos a longo prazo para os pacientes com câncer. Do mesmo modo, a revisão final da patologia com o paciente e a família define o cenário para expectativas realistas sobre evolução da doença, indicações para terapia adjuvante e estabelecimento da base para a adesão do paciente à vigilância de acompanhamento e outras questões de cuidado. Como parte desses processos, também é importante determinar e delinear um serviço de vigilância primário para minimizar as despesas médicas do paciente e a duplicação de esforços. Uma grande área de pesquisa cirúrgica está focada nos desfechos clínicos alcançados por intervenções cirúrgicas. Esses esforços já estão dando frutos na forma de procedimentos cirúrgicos oncológicos que são menos dispendiosos, menos carregados de complicações, mais oportunos e mais centrados no paciente. ■

CAPÍTULO 9
ANATOMIA DO INTESTINO GROSSO

Em virtude de seu desenvolvimento embriológico a partir do intestino médio e do intestino posterior, o cólon tem duas fontes principais de suprimento sanguíneo: as artérias mesentérica superior (1) e mesentérica inferior (2) (os números em negrito referem-se a partes da figura deste capítulo). A artéria mesentérica superior (1) irriga o cólon direito, o apêndice e o intestino delgado. A artéria cólica média (3) é o ramo mais proeminente da artéria mesentérica superior. Origina-se depois dos vasos pancreaticoduodenais. A artéria cólica média ramifica-se em divisões direita e esquerda. A divisão direita se anastomosa com a artéria cólica direita (4) e a artéria ileocólica (5). O ramo esquerdo comunica-se com o arco justacólico (artéria marginal de Drummond) (6). As artérias cólica média, cólica direita e ileocólica são duplamente ligadas próximo à sua origem quando se realiza uma colectomia direita para neoplasia maligna. A artéria ileocólica alcança o mesentério do apêndice por baixo do íleo terminal. A angulação ou a obstrução do íleo terminal devem ser evitadas após ligadura da artéria apendicular (7) na existência de um mesentério curto.

A artéria mesentérica inferior origina-se da aorta, logo abaixo do músculo suspensor do duodeno (ligamento de Treitz). Seus principais ramos incluem a artéria cólica esquerda (8), um ou mais ramos sigmóideos (9, 10) e a artéria retal superior (11). Após a ligadura da artéria mesentérica inferior em sua origem, a viabilidade do cólon é mantida por meio do arco justacólico (6), através do ramo esquerdo da artéria cólica média.

O terceiro suprimento sanguíneo para o intestino grosso origina-se das artérias hemorroidárias (retais) média e inferior. A artéria hemorroidária (retal) média (12) origina-se da artéria ilíaca interna (hipogástrica) (13), diretamente ou de um de seus ramos principais. Eles entram no reto junto com o ligamento suspensor de cada lado. Estes são vasos relativamente pequenos, mas devem ser ligados quando é feita a ressecção da porção do reto que alimentam.

O suprimento sanguíneo para o ânus provém da artéria hemorroidária inferior (retal) (14), um ramo da artéria pudenda interna (15). Nas lesões de localização baixa, é necessária uma ampla excisão da região, com ligadura dos vasos individualmente à medida que são encontrados.

A drenagem venosa do cólon direito acompanha o suprimento arterial e drena diretamente na veia mesentérica superior (1). A veia mesentérica inferior, na região da bifurcação da aorta, desloca-se para a esquerda e para cima à medida que segue um trajeto por baixo do pâncreas para se unir com a veia esplênica. A ligadura alta da veia mesentérica inferior (16) deve ser realizada antes da manipulação extensa de um tumor maligno do cólon esquerdo ou do sigmoide, de modo a evitar disseminação vascular das células tumorais.

O cólon direito pode ser amplamente mobilizado e deslocado para o lado esquerdo sem interferência no seu suprimento sanguíneo. A mobilização é realizada pela secção das fixações peritoneais laterais avasculares do mesentério do apêndice, ceco e cólon ascendente. Em geral, existem vasos sanguíneos cujo tamanho exige ligadura apenas nas fixações peritoneais das flexuras direita e esquerda do cólon. O cólon transverso e a flexura esquerda do cólon podem ser mobilizados separando-se o omento maior de sua fixação frouxa ao cólon transverso (ver Capítulo 26). A tração sobre a flexura esquerda do cólon deve ser evitada para que não ocorra sangramento problemático em consequência de laceração da cápsula esplênica adjacente. A incisão abdominal deve ser ampliada o suficiente para cima com a finalidade de possibilitar a visualização direta da flexão esquerda do cólon, se houver necessidade de mobilizar todo o cólon esquerdo. O cólon esquerdo pode ser mobilizado para a linha média por meio de secção da fixação peritoneal lateral. Existem poucos vasos ou nenhum que necessite de ligadura nessa região.

O cólon descendente e o cólon sigmoide podem ser mobilizados medialmente pela secção da reflexão peritoneal avascular no sulco paracólico esquerdo. O cólon sigmoide em geral está estreitamente aderido ao peritônio na fossa ilíaca esquerda. A fixação peritoneal é avascular; entretanto, em virtude de sua proximidade aos vasos testiculares ou ováricos, bem como ao ureter esquerdo, é necessária a identificação cuidadosa dessas estruturas. Após secção da fixação peritoneal e omento maior, podem-se realizar mobilização adicional e alongamento do cólon por meio da secção dos ramos individuais (8 a 10) da artéria mesentérica inferior. Essa ligadura não deve passar dos limites do arco justacólico (artéria marginal de Drummond) (6).

A parede posterior do reto pode ser submetida a dissecção romba a partir do canal sacral, sem secção de vasos importantes. O suprimento sanguíneo do reto situa-se no mesentério adjacente à parede posterior do reto. Após a secção da fixação peritoneal ao reto e a secção dos ligamentos suspensores em ambos os lados, o reto pode ser retificado, com consequente ganho de uma distância considerável (ver Capítulo 66). A escavação retouterina (fundo de saco de Douglas), que inicialmente pode parecer estar localizada profundamente na pelve, pode ser mobilizada bem alto no campo operatório.

A drenagem linfática acompanha os canais vasculares, particularmente o sistema venoso. Por conseguinte, para cirurgias de câncer, todo suprimento sanguíneo importante do cólon deve ser ligado próximo a seus pontos de origem. Esses vasos devem ser ligados antes da manipulação de um tumor maligno. A retirada completa da drenagem linfática a partir de lesões do cólon esquerdo exige a ligadura da artéria mesentérica inferior (2), próximo ao ponto de sua origem na aorta, bem como a ligadura alta da veia mesentérica inferior.

As lesões retais malignas de localização baixa podem se estender lateralmente, ao longo dos vasos retais médios (12), bem como ao longo dos músculos levantadores do ânus. Além disso, podem se estender cefalicamente, acompanhando os vasos retais superiores (11). A drenagem linfática do ânus acompanha o mesmo trajeto, mas pode incluir disseminação para os linfonodos inguinais superficiais (17). Quanto mais baixa for a localização da lesão, maior é o perigo de disseminação para os sistemas linfáticos mesentérico inferior e inguinal envolvidos. ■

Capítulo 9 Anatomia do Intestino Grosso

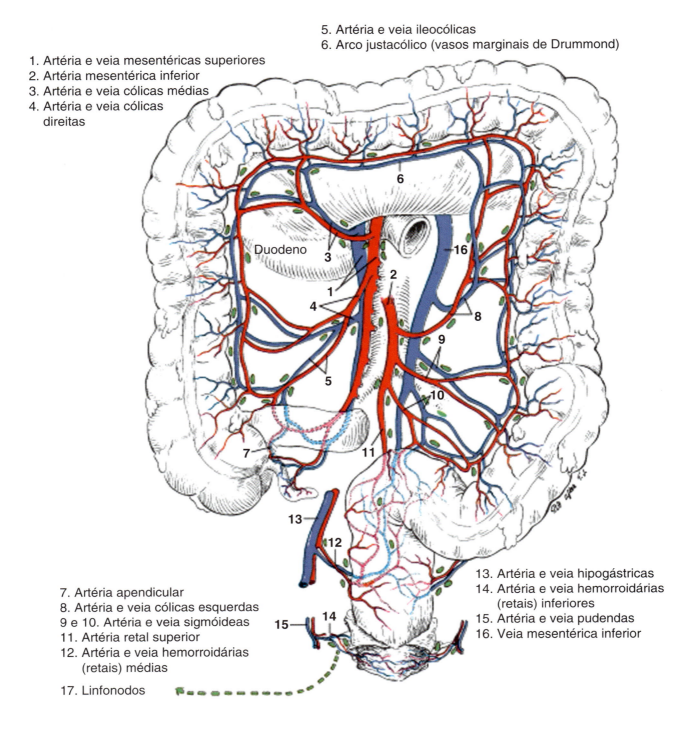

5. Artéria e veia ileocólicas
6. Arco justacólico (vasos marginais de Drummond)

1. Artéria e veia mesentéricas superiores
2. Artéria mesentérica inferior
3. Artéria e veia cólicas médias
4. Artéria e veia cólicas direitas

7. Artéria apendicular
8. Artéria e veia cólicas esquerdas
9 e 10. Artéria e veia sigmóideas
11. Artéria retal superior
12. Artéria e veia hemorroidárias (retais) médias
17. Linfonodos

13. Artéria e veia hipogástricas
14. Artéria e veia hemorroidárias (retais) inferiores
15. Artéria e veia pudendas
16. Veia mesentérica inferior

CAPÍTULO 10

ANATOMIA DA PARTE ABDOMINAL DA AORTA E DA VEIA CAVA INFERIOR

Tendo em vista os vários procedimentos vasculares que são realizados nos grandes vasos da região retroperitoneal da cavidade abdominal, é fundamental adquirir familiaridade com essas estruturas. De modo semelhante, a cirurgia nas glândulas suprarrenais e no sistema geniturinário envolve, invariavelmente, um ou mais ramos da parte abdominal da aorta e da veia cava inferior.

O suprimento sanguíneo para as glândulas suprarrenais é complicado e diferente nos dois lados. O suprimento arterial superior ramifica-se a partir da artéria frênica inferior (**1**) em ambos os lados (os números e as letras em negrito referem-se a partes da figura deste capítulo). A glândula suprarrenal esquerda recebe um ramo diretamente da aorta adjacente. Um ramo semelhante também pode passar atrás da veia cava para o lado direito, porém o suprimento arterial mais proeminente origina-se da artéria renal direita. O retorno venoso principal (**3**) do lado esquerdo ocorre diretamente para a veia renal esquerda. Do lado direito, a drenagem venosa pode ser mais obscura porque a glândula suprarrenal está em estreita proximidade com a veia cava, e o sistema venoso (**2**) drena diretamente nessa última estrutura.

O tronco celíaco (**A**) é uma das principais divisões arteriais da parte abdominal da aorta. Divide-se nas artérias gástrica esquerda, esplênica e hepática comum. Imediatamente abaixo, encontra-se a artéria mesentérica superior (**B**), que fornece o suprimento de sangue à porção do sistema digestório que se origina do intestino anterior e do intestino médio. As artérias renais originam-se lateralmente da aorta, em ambos os lados. A veia renal esquerda cruza a aorta a partir do rim esquerdo e demarca habitualmente os limites superiores dos aneurismas abdominais arterioscleróticos. A veia ovárica (ou testicular) esquerda (**13**) entra na veia renal esquerda, porém esse vaso do lado direito (**5**) drena diretamente para a veia cava.

Ao realizar um reparo aberto de um aneurisma da parte abdominal da aorta, é necessário proceder à ligadura do par de artérias ováricas (ou testiculares) (**4**), bem como da artéria mesentérica inferior (**C**). Além disso, quatro pares de vasos lombares provêm da parede posterior da parte abdominal da aorta (**14**). Os vasos sacrais médios também necessitam de ligadura (**12**). Em virtude da reação inflamatória associada a um aneurisma, essa parte da aorta pode estar intimamente fixada à veia cava adjacente.

O suprimento sanguíneo para os ureteres é variável e difícil de identificar. O suprimento arterial (**6** a **8**) provém dos vasos renais, diretamente da aorta e a partir dos vasos gonádicos, bem como a partir das artérias hipogástricas (**11**). Embora esses vasos possam ser pequenos, e a sua ligadura seja necessária, os ureteres não devem ser privados de seu suprimento sanguíneo além do absolutamente necessário.

A aorta termina dividindo-se nas artérias ilíacas comuns (**9**), as quais, por sua vez, dividem-se nas artérias ilíaca externa (**10**) e ilíaca interna (hipogástrica) (**11**). A partir da bifurcação da aorta, o vaso sacral médio (**12**) desce ao longo da superfície anterior do sacro. Existe uma veia concomitante que, nesse ponto, drena habitualmente na veia ilíaca comum esquerda (**12**).

As artérias ováricas (**4**) surgem da parede anterolateral da aorta, abaixo dos vasos renais. Descem seguindo um trajeto retroperitoneal através dos ureteres e do ligamento infundibulopélvico para irrigar o ovário e a tuba uterina (**15**). Terminam ao se anastomosar com a artéria uterina (**16**), que desce pelo ligamento largo. As artérias e veias testiculares seguem um trajeto retroperitoneal antes de penetrar no canal inguinal para suprir o testículo no escroto.

Os vasos uterinos (**16**) provêm da divisão anterior das artérias ilíacas internas (hipogástricas) (**11**) e prosseguem medialmente até a borda do fórnix da vagina, do lado oposto do colo do útero. Nesse ponto, a artéria cruza sobre o ureter (**17**). Na maioria dos casos, a veia uterina não acompanha a artéria nesse ponto, porém passa por trás do ureter. Em uma histerectomia, é preciso aplicar as pinças vasculares oclusivas próximo à parede do útero, a fim de evitar a lesão do ureter. Em seguida, os vasos uterinos ascendem ao longo da parede lateral do útero e viram lateralmente no ligamento largo para se anastomosar com os vasos ováricos.

As redes linfáticas das vísceras abdominais e órgãos retroperitoneais frequentemente terminam em linfonodos encontrados ao longo de toda parte abdominal da aorta e veia cava inferior. Os linfonodos em torno do tronco celíaco (**A**) são comumente acometidos por câncer metastático que se origina no estômago e no corpo e na cauda do pâncreas. Os linfonodos paraaórticos, que circundam a origem dos vasos renais, recebem a drenagem linfática das glândulas suprarrenais e dos rins.

A drenagem linfática dos órgãos genitais femininos forma uma extensa rede na pelve, com uma diversidade de drenagem. Os vasos linfáticos do ovário drenam lateralmente através do ligamento largo e seguem o trajeto dos vasos ováricos (**4, 5**) até os linfonodos pré-aórticos e lateroaórticos no lado direito e os linfonodos pré-cavais e laterocavais do lado esquerdo. As tubas uterinas e o útero apresentam continuidade linfática com o ovário, e foi também demonstrada a comunicação dos linfáticos de um ovário com os do outro ovário.

Os linfáticos do corpo e do fundo do útero podem drenar lateralmente ao longo dos vasos ováricos no ligamento largo, com amplas anastomoses com os linfáticos da tuba uterina e do ovário. A drenagem lateral, em menor grau, segue transversalmente e termina nos linfonodos ilíacos externos (**18**). Com menor frequência, ocorre disseminação tumoral por meio dos troncos linfáticos, que acompanham o ligamento redondo desde a sua inserção no fundo do útero até o canal inguinal, terminando nos linfonodos inguinais superficiais (**22**).

A drenagem linfática principal do colo do útero é a cadeia pré-ureteral de linfáticos, que acompanha o trajeto da artéria uterina (**16**) em frente dos ureteres e que drena para os linfonodos ilíacos externos (**18**), ilíacos comuns (**19**) e obturatórios. A drenagem menor é feita pelos linfáticos retroureterais, que seguem o trajeto da veia uterina, passando por trás do ureter, e que terminam nos linfonodos ilíacos internos (hipogástricos) (**20**). Os linfáticos posteriores do colo do útero, que são menos constantes do que os outros dois, seguem uma direção anteroposterior de cada lado do reto para terminar nos linfonodos para-aórticos encontrados na bifurcação da aorta (**21**).

Os linfáticos da próstata e da bexiga, à semelhança daqueles do colo do útero, são drenados sobretudo por linfonodos da cadeia ilíaca externa (**18**) e, ocasionalmente, também pelos linfonodos ilíacos internos (hipogástricos) (**20**) e ilíacos comuns (**19**). ■

Capítulo 10 Anatomia da Parte Abdominal da Aorta e da Veia Cava Inferior

1. Artérias frênicas inferiores
2. Veia suprarrenal direita
3. Veia suprarrenal esquerda
4. Artéria ovárica
5. Veia ovárica direita
6, 7 e 8. Suprimento sanguíneo para o ureter
9. Artéria ilíaca comum
10. Artéria ilíaca externa
11. Artéria ilíaca interna (hipogástrica)
12. Artéria e veia sacrais

15. Tuba uterina e ovário
16. Artéria e veia uterinas
17. Ureter

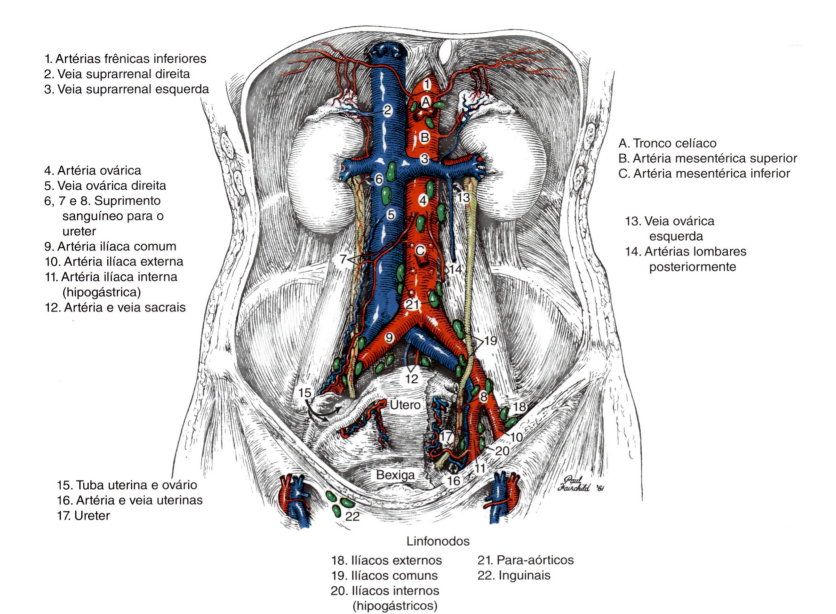

A. Tronco celíaco
B. Artéria mesentérica superior
C. Artéria mesentérica inferior

13. Veia ovárica esquerda
14. Artérias lombares posteriormente

Linfonodos
18. Ilíacos externos
19. Ilíacos comuns
20. Ilíacos internos (hipogástricos)
21. Para-aórticos
22. Inguinais

CAPÍTULO 11

ANATOMIA TORÁCICA E PULMONAR

As características da anatomia macroscópica de ambos os pulmões são mostradas na FIGURA 1. No lado direito, a principal divisão entre o lobo inferior direito (3) e os outros dois lobos é constituída pela fissura oblíqua (2), que acompanha o trajeto da quarta costela. A altura que o segmento superior alcança posteriormente, atrás do lobo superior direito (1), deve ser observada, visto que o achado de lobo inferior direito nesse nível alto é importante na interpretação das radiografias. A posição do lobo médio direito (4), cuja margem superior é demarcada pela fissura aproximadamente horizontal (5), tem importância semelhante. Por conseguinte, o lobo médio encontra-se totalmente na metade anterior do tórax. No pulmão esquerdo, o segmento superior do lobo inferior esquerdo (9) estende-se até um nível posterior igualmente alto por baixo da fissura oblíqua esquerda (7), separando os lobos superior (6) e inferior (9) esquerdos. Entretanto, a língula do pulmão esquerdo (8) está incorporada no lobo superior e ocupa uma área cuneiforme relativamente estreita ao longo da borda anteroinferior esse lobo.

Após a retirada de todo o pulmão direito, a cavidade torácica e o mediastino aparecem conforme ilustrado na FIGURA 2. Superiormente, o mediastino contém a veia cava superior (1A) com o nervo frênico (2) e o nervo vago (3), que entra entre a veia cava superior e o tronco braquiocefálico (artéria inominada) (4) e, em seguida, cruza a traqueia (5) para seguir o seu trajeto acompanhando a borda lateral do esôfago (6). Após receber tributárias intercostais, a veia ázigo (7) ascende lateralmente ao esôfago e, em seguida, circunda o hilo do pulmão direito para se unir com a veia cava superior, próximo à sua junção no átrio direito. A pleura visceral de revestimento em torno do hilo do pulmão é mostrada como uma borda seccionada quando se une com o mediastino e o pericárdio. Inferiormente, essa pleura forma o ligamento pulmonar inferior (8), que contém um linfonodo ocasional. Esse espaço fechado do hilo contém o brônquio principal direito (9) em sua posição posterossuperior. Diretamente anterior a isso, encontra-se a artéria pulmonar direita (10) e, em seguida, inferiormente, estão as veias pulmonares direitas superior (11) e inferior (12), bem como alguns linfonodos hilares. Outros linfonodos importantes são aqueles situados ao redor da veia ázigo (7) e do nervo frênico direito (2) na veia cava superior. Na parede posterolateral do tórax, aparecem os feixes neurovasculares intercostais (13) que seguem o seu trajeto em suas localizações protegidas em sulcos ao longo da borda inferior de cada costela. O tronco simpático torácico (14) é mostrado com seus gânglios e com as origens dos nervos esplâncnicos maior (15) e menor (16).

A cavidade torácica esquerda com o pulmão retirado aparece conforme ilustrado na FIGURA 3. A partir do arco da aorta (17) originam-se o tronco braquiocefálico (4), a artéria carótida comum esquerda (18) e a artéria subclávia esquerda (19). Em estreita proximidade com o tronco braquiocefálico, encontram-se o nervo frênico esquerdo (20) e artéria e veia frênicas, que seguem o seu trajeto pelo arco da aorta e, em seguida, ao longo da borda anterolateral do pericárdio, antes de inervar o diafragma (21). A artéria e a veia torácicas internas (22) são encontradas acompanhando a face anteromedial da parede torácica. O nervo vago esquerdo (23) acompanha a artéria carótida comum através do mediastino e continua o seu trajeto lateralmente sobre o arco da aorta, onde dá origem ao nervo laríngeo recorrente (24) lateral ao ligamento arterial. Em seguida, o nervo vago continua o seu trajeto acompanhando o esôfago (6). A drenagem venosa da parede torácica esquerda difere daquela do lado direito. Uma veia intercostal superior (25) recebe tributárias das primeiras veias intercostais e, em seguida, une-se com uma veia hemiázigo acessória (26) e a veia hemiázigo (27), que cruza posteriormente para se unir com a veia ázigo (7). O tronco simpático torácico esquerdo com seus gânglios (28) e os ramos para os nervos esplâncnicos maior (29) e menor (30) assemelha-se muito ao do lado direito.

As estruturas do hilo esquerdo estão envolvidas dentro da pleura visceral, que se estende até o diafragma como ligamento pulmonar inferior esquerdo (31). Diferentemente do lado direito, o brônquio principal esquerdo (32) situa-se diretamente posterior, porém na porção média do hilo. Superior e anterior a esse brônquio encontra-se a artéria pulmonar principal esquerda (33), enquanto as veias pulmonares superior (34) e inferior (35) no lado esquerdo situam-se anterior e inferiormente a esse brônquio, respectivamente. Existem alguns linfonodos no ligamento pulmonar inferior, porém as principais áreas de linfonodos em torno desse hilo encontram-se próximo ao ligamento arterial (36), onde o nervo laríngeo recorrente pode estar envolvido. Outros linfonodos são encontrados ao longo do esôfago e da traqueia; todavia, em geral, a cadeia linfática no lado esquerdo tende a direcionar-se para o mediastino anterior. ■

Capítulo 11 Anatomia Torácica e Pulmonar

LOBOS DO PULMÃO

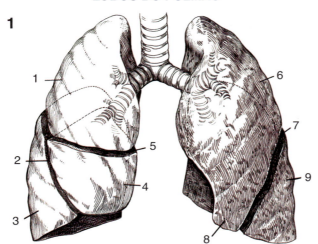

O PULMÃO Figura 1

1. Lobo superior direito
2. Fissura oblíqua direita
3. Lobo inferior direito
4. Lobo médio direito
5. Fissura horizontal
6. Lobo superior esquerdo
7. Fissura oblíqua esquerda
8. Língula do pulmão esquerdo
9. Lobo inferior esquerdo

PAREDE TORÁCICA E MEDIASTINO Figuras 2 e 3

1. Veia cava
   A. Superior
   B. Inferior
2. Nervo e vasos frênicos direitos
3. Nervo vago direito
4. Tronco braquiocefálico (artéria inominada)
5. Traqueia
6. Esôfago
7. Veia ázigo
8. Ligamento pulmonar inferior direito
9. Brônquio principal direito
10. Artéria pulmonar direita
11. Veia pulmonar direita superior
12. Veia pulmonar direita inferior
13. Feixe neurovascular intercostal
14. Tronco simpático torácico direito com gânglios
15. Nervo esplâncnico maior direito
16. Nervo esplâncnico menor direito
17. Arco da aorta
18. Artéria carótida comum esquerda
19. Artéria subclávia esquerda
20. Nervo e vasos frênicos esquerdos
21. Diafragma
22. Artéria e veia torácicas internas esquerdas
23. Nervo vago esquerdo
24. Nervo laríngeo recorrente esquerdo
25. Veia intercostal superior
26. Veia hemiázigo acessória
27. Veia hemiázigo
28. Tronco simpático torácico esquerdo com gânglios
29. Nervo esplâncnico maior esquerdo
30. Nervo esplâncnico menor esquerdo
31. Ligamento pulmonar inferior esquerdo
32. Brônquio principal esquerdo
33. Artéria pulmonar esquerda
34. Veia pulmonar esquerda superior
35. Veia pulmonar esquerda inferior
36. Ligamento arterial

MEDIASTINO DIREITO

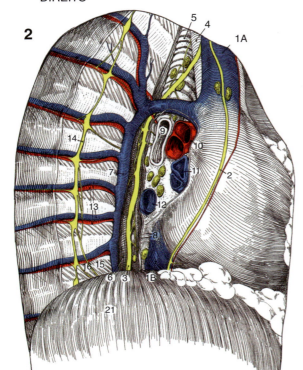

MEDIASTINO ESQUERDO

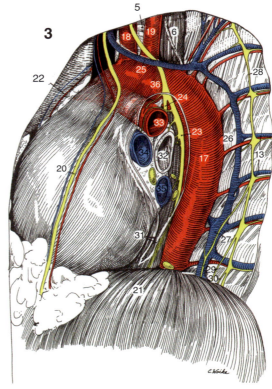

PARTE 3
ABDOME E TÓRAX

CAPÍTULO 12 — LAPAROTOMIA

PREPARO PRÉ-OPERATÓRIO Antes de levar o paciente para o centro cirúrgico, o cirurgião assinala o local da operação com a cooperação do paciente para garantir que a intervenção seja realizada no local correto. O paciente é cuidadosamente posicionado na mesa de operação, enquanto se avalia a necessidade de algum equipamento especial, como almofadas elétricas, placas de aterramento do eletrocautério, meias de compressão sequencial e dispositivos de monitoramento da anestesia. Os membros superiores do paciente podem ser mantidos ao lado do corpo ou em ângulo reto sobre suportes apropriados, o que dá ao anestesiologista melhor acesso aos cateteres intravenosos e outros dispositivos de monitoramento. É importante que a posição do paciente não resulte em compressão de cotovelos, calcanhares ou outras proeminências ósseas; não deve haver hiperabdução dos ombros. Os membros superiores, a parte superior do tórax e os membros inferiores são protegidos com um cobertor térmico. Podem ser usadas contenções em alça de tecido simples em torno dos punhos e geralmente se passa um cinto de segurança sobre as coxas e ao redor da mesa de operação.

Em indivíduos hirsutos, também pode ser necessária a tricotomia das coxas para a aplicação efetiva de uma placa de aterramento do eletrocautério. Essa placa não deve ser colocada na região de implantes ortopédicos metálicos nem de marca-passos cardíacos. Os pelos soltos podem ser retirados com esparadrapo e talvez seja necessário limpar o umbigo com um aplicador com ponta de algodão. O primeiro auxiliar se escova, calça as luvas estéreis e coloca campos estéreis bem além dos limites superior e inferior do campo operatório, de modo a isolar as áreas não estéreis. Administram-se antibióticos profiláticos por via intravenosa no período de 1 h antes da incisão.

Após posicionamento, preparo da pele e colocação dos campos, faz-se uma pausa cirúrgica (*time out*), descrita no Capítulo 3, **QUADRO 1**.

É necessário planejar com todo cuidado a incisão antes que as referências anatômicas sejam ocultadas pelos campos estéreis. Embora considerações estéticas possam determinar que a incisão seja feita nas linhas de clivagem da pele (linhas de Langer) na tentativa de minimizar a cicatriz subsequente, outros fatores são mais importantes. A incisão varia para se ajustar ao contorno anatômico do paciente. É necessário garantir exposição máxima para o procedimento técnico e a doença prevista e, ao mesmo tempo, causar lesão mínima da parede abdominal, sobretudo se houver uma ou mais cicatrizes de operações anteriores.

A incisão mais usada é a mediana, que se estende entre os dois músculos retos do abdome, ao redor do umbigo e através da linha alba (**FIGURA 1**). Nos procedimentos pélvicos, a incisão é ampliada até o púbis, enquanto nas operações abdominais altas, pode ser ampliada para cima sobre o processo xifoide. Após o preparo, o abdome é isolado por compressas estéreis, colocadas transversalmente no processo xifoide e no púbis e, longitudinalmente, sobre os músculos retos. Alguns cirurgiões preferem fazer a vedação com um campo plástico adesivo que pode ser impregnado com solução antisséptica. Essa técnica é muito útil em pacientes com estomas intestinais, drenos ou outros processos preexistentes que possam contaminar o campo operatório.

INCISÃO E EXPOSIÇÃO Ao fazer a incisão, o cirurgião deve segurar o bisturi com o polegar de um lado e os demais dedos do outro. A porção distal do cabo é apoiada na face ulnar da palma. Alguns cirurgiões preferem manter o dedo indicador sobre o cabo do bisturi como um meio sensível de orientar a pressão exercida sobre a lâmina. A incisão primária pode ser feita de três modos. No primeiro deles, o cirurgião pega uma compressa de gaze estéril com a mão esquerda e traciona a pele superiormente na extremidade superior da incisão. Então, faz a incisão na pele tensionada logo abaixo da mão esquerda. À medida que a incisão avança, ele desloca a gaze ao longo da incisão, sempre mantendo a pele tracionada para fazer uma incisão limpa com o bisturi. No segundo modo, o cirurgião pode preferir tracionar a pele lateralmente com os dedos indicador e polegar (**FIGURA 2**) à medida que avança sequencialmente pelo abdome. No terceiro modo, a mão esquerda do cirurgião, coberta com gaze, e a do primeiro auxiliar podem exercer tensão lateral na pele, permitindo assim uma incisão limpa com o bisturi. Os dedos que comprimem devem estar separados e fletidos para exercer uma leve tração para baixo e para fora; no entanto, é essencial que a linha de incisão não seja tracionada lateralmente (*i. e.*, desvie-se da linha média). Essa técnica oferece ao cirurgião uma visão completa do campo operatório à medida que faz a secção uniforme da pele tensionada ao longo da incisão.

A incisão é aprofundada até a linha alba, que pode ser difícil de encontrar no paciente obeso. Uma técnica mais útil é que o cirurgião e o primeiro auxiliar apliquem tração lateral firme no tecido adiposo subcutâneo, que se dividirá (**FIGURA 3**) diretamente até a linha alba. Essa manobra pode ser o único método de encontrar a linha mediana em pacientes com obesidade mórbida, mas tem a mesma utilidade na maioria dos pacientes. Deve-se afastar o tecido adiposo da linha alba (**FIGURA 4**) em uma largura aproximada de 1 cm, de modo que as margens possam ser identificadas com facilidade por ocasião do fechamento. Com o auxílio de pinças hemostáticas pequenas, os vasos que sangram são cuidadosamente pinçados e ligados ou cauterizados. Concluída a hemostasia da camada superficial de tecido adiposo, colocam-se compressas de gaze úmidas na incisão para proteger o tecido adiposo contra maior dessecação ou lesão. Essa manobra também ajuda a propiciar uma visão nítida das paredes subjacentes.

Faz-se a incisão da linha alba na linha mediana (**FIGURA 5**). Pode ser necessário dividir o tecido adiposo pré-peritoneal para expor o peritônio. O cirurgião e o primeiro auxiliar pinçam e liberam alternadamente o peritônio para ter certeza de não incluir nenhuma víscera na apreensão. Usando pinças dentadas que suspendem o peritônio, o cirurgião faz uma pequena abertura na parte lateral, e não no vértice, do peritônio elevado (**FIGURA 6**). De modo geral, a elevação do peritônio afasta-o dos tecidos subjacentes, e a abertura lateral possibilita a entrada de ar e a descida das estruturas adjacentes. Caso se encontre líquido anormal, faz-se a coleta para cultura nesse momento. As grandes coleções de líquido ascítico no abdome podem ser aspiradas. O volume da ascite deve ser registrado, e o líquido é guardado em um frasco especial caso se pretenda fazer exame citológico para verificar se a ascite é maligna.

Com pinças de Kocher, apreendem-se as margens da fáscia da linha alba e o peritônio adjacente. É preciso ter cuidado para evitar inclusão e lesão de vísceras subjacentes. Mediante a elevação contínua dos tecidos a serem seccionados, o cirurgião pode aumentar a abertura com tesoura (**FIGURA 7**). Ao seccionar o peritônio e a fáscia com tesoura, convém introduzir somente a parte da lâmina que se veja claramente para evitar a secção de estruturas internas, como o intestino, que estejam aderidas ao peritônio parietal. Levantando a ponta da tesoura é possível ver melhor a lâmina inferior. Depois de ampliar a incisão até seu limite superior, o cirurgião pode introduzir os dedos indicador e médio da mão esquerda sob o peritônio em direção à pelve.

A linha alba e o peritônio podem ser divididos com bisturi (**FIGURA 8**) ou tesoura. É preciso ter cuidado na região do umbigo, pois muitas vezes há um ou dois vasos sanguíneos importantes no panículo adiposo entre a fáscia e o peritônio. Esses vasos podem ser apreendidos com pinça hemostática e ligados. É preciso ter cuidado adicional na extremidade inferior da abertura, onde ascende a bexiga. A incisão peritoneal deve acabar pouco antes da bexiga, que se vê e identifica como um espessamento palpável. Em geral, a incisão peritoneal deve ser menos extensa que a abertura da fáscia, porque a incisão mais abaixo pode dificultar o fechamento. O paciente pode preferir incisões pequenas, mas uma incisão insuficiente pode prolongar e dificultar o procedimento. **CONTINUA ▶**

Capítulo 12 Laparotomia

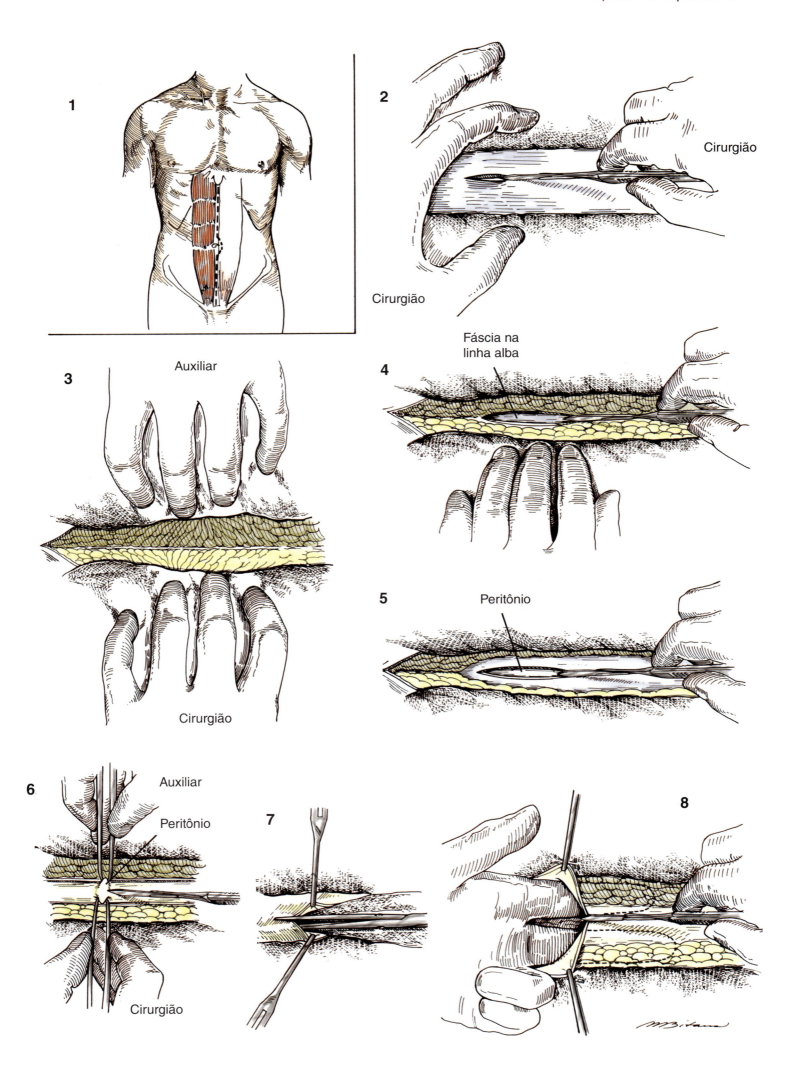

FECHAMENTO `CONTINUAÇÃO` Os passos seguidos para o fechamento são mais ou menos iguais, tanto na incisão mediana quanto transversal. Se o peritônio e a fáscia na linha alba estiverem separados, a margem da fáscia pode ser apreendida com uma pinça dentada (**FIGURA 9**), expondo a margem do peritônio, que é apreendida com pinças de Kocher. As suturas de fechamento podem ser feitas com fio absorvível ou não absorvível. A técnica pode usar sutura interrompida ou contínua que aproxime o peritônio e a linha alba em planos separados ou em um plano unificado. Caso se use sutura contínua, é tecnicamente mais fácil fechar a partir da extremidade inferior da incisão para cima, sobretudo se o cirurgião destro estiver à esquerda do paciente. A sutura é fixada no peritônio logo abaixo do término da incisão (**FIGURA 10**). A agulha é inserida através do peritônio e segue continuamente em sentido superior. Com frequência, coloca-se uma espátula flexível (*ribbon*) sob o peritônio para garantir uma área livre para sutura e evitar a inclusão de estruturas viscerais ou de outro tipo na linha de sutura. O posicionamento da sutura contínua é facilitado se o auxiliar cruzar as duas principais pinças de Kocher (**FIGURA 11**) para aproximar o peritônio. Na extremidade superior da incisão, as extremidades livre e dobrada do fio são amarradas através da linha da incisão (**FIGURA 12**). O tipo e a quantidade de nós são determinados pelas características do material de sutura.

A fáscia na linha alba pode ser fechada, começando em qualquer uma das extremidades da incisão. A sutura pode ser em pontos separados simples (**FIGURA 13**) ou em oito (ver **FIGURA 19**). Os pontos distam cerca de 1 a 2 cm tanto com a técnica de pontos separados quanto de sutura contínua (**FIGURA 14**).

Por outro lado, a linha alba e o peritônio podem ser fechados em plano único, com sutura interrompida ou contínua. O método mais rápido de fechamento pode ser com um fio grosso dobrado em uma agulha. O fio de sutura pode ser sintético absorvível ou não absorvível, de número 0 ou 1. A sutura começa com a inserção transversal da agulha através do peritônio e da fáscia na extremidade inferior da incisão (**FIGURA 15**). Em seguida, a agulha é passada através da alça de fio (**FIGURA 16**). Ao apertar, o fio é fixado sem a necessidade de nó. `CONTINUA`

Capítulo 12 Laparotomia

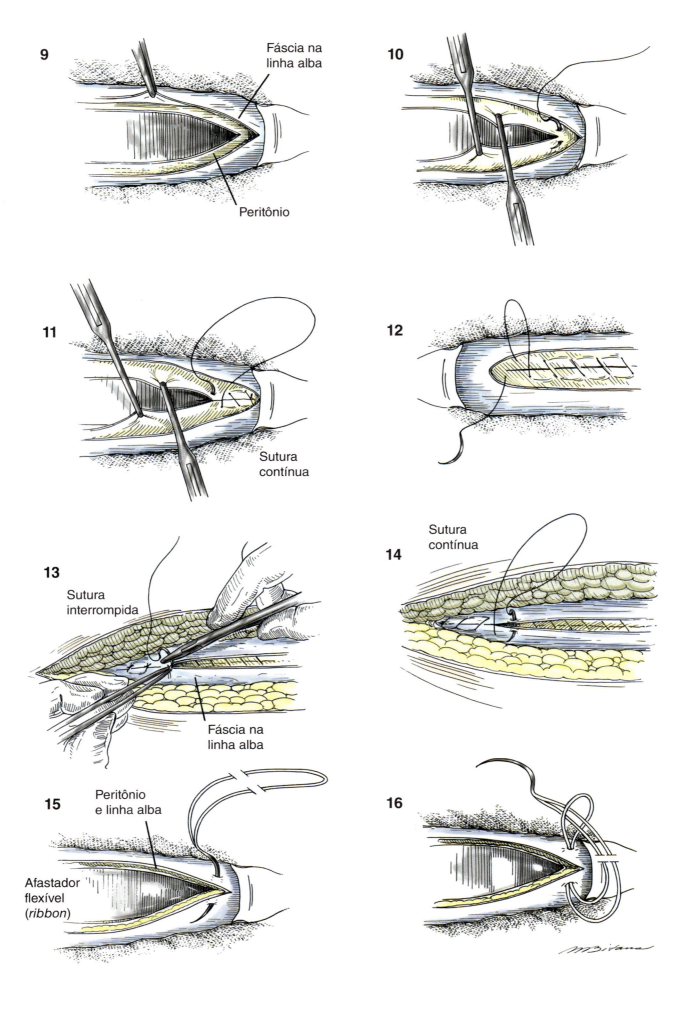

34   Parte 3 Abdome e Tórax

FECHAMENTO `CONTINUAÇÃO` Faz-se a sutura contínua com o fio dobrado, com inclusão de toda a espessura da fáscia na linha alba e do peritônio de ambos os lados da incisão (FIGURA 17). Depois do último ponto na parte superior, cortam-se os fios perto da agulha e um deles é puxado para trás até o outro lado da incisão. Assim, as duas extremidades cortadas do fio podem ser atadas em um dos lados da incisão.

Alguns cirurgiões preferem usar a sutura em oito ao fecharem a fáscia com sutura interrompida. Há transfixação de toda a espessura; a agulha entra na horizontal na linha alba no lado mais distante em **A** e sai em **B** (FIGURA 18). Avança-se o fio 1 a 2 cm em sentido transversal e a agulha entra em **C**, mais uma vez com transfixação de toda a espessura, e sai em **D**. Quando se atam as duas pontas do fio, surge uma figura em oito horizontal cruzada (FIGURA 19). O nó deve ser feito em um dos lados. De modo geral, uma sutura em oito não é muito apertada, já que poderia cortar o tecido em caso de edema pós-operatório.

Depois de cada nó durante o fechamento, o auxiliar tensiona as pontas dos fios, que são cortadas. Os fios de seda podem ser cortados a 2 mm do nó, mas é preciso deixar vários milímetros com muitos fios absorvíveis ou sintéticos, pois os nós podem deslizar. Enquanto o auxiliar mantém o fio quase perpendicular à incisão, a tesoura é deslizada até o nó e é girada um quarto de volta (FIGURAS 20 e 21). O fechamento das lâminas da tesoura nesse local permite cortar o fio perto do nó sem destruí-lo. Em geral, abre-se apenas um pouco a tesoura, de modo que se corte perto das pontas. É possível obter melhor controle fino da tesoura apoiando sua porção média nos dedos indicador e médio estendidos da mão oposta, do mesmo modo que o apoio do cinzel em um torno para madeira. Após o fechamento da fáscia, alguns cirurgiões reaproximam a fáscia de Scarpa com alguns pontos interrompidos com fio absorvível 3-0 (FIGURA 22), enquanto outros prosseguem diretamente para o fechamento da pele, cujos detalhes são mostrados adiante neste capítulo.

Às vezes é necessário usar uma sutura de retenção ou uma sutura em plano único (em massa). Isso ocorre principalmente em pacientes debilitados com fatores de risco para deiscência, como idade avançada, má nutrição, neoplasia maligna ou feridas contaminadas. Entretanto, o uso mais frequente de suturas de retenção é para o novo fechamento secundário de uma evisceração pós-operatória ou deiscência de toda a espessura da parede abdominal. A sutura em massa com fio número 2 não absorvível em agulhas muito grandes pode atravessar todos os planos da parede abdominal com sutura simples ou sutura longe-perto/perto-longe (FIGURA 27). Nessa técnica, apreende-se a fáscia com pinças de Kocher e usa-se um afastador metálico flexível para proteger as vísceras. O cirurgião dá o primeiro ponto através de toda a espessura da parede abdominal no lado oposto. Em seguida, atravessa de volta, com a agulha, a linha alba ou fáscia no lado mais próximo, a cerca de 1 cm da borda da incisão, no sentido do peritônio para a pele (FIGURA 23). A sutura cruza a linha mediana e penetra na fáscia do lado oposto, indo do plano superficial para o plano profundo (FIGURA 24). Então, o fio intraperitoneal livre atravessa toda a espessura através da parede abdominal mais próxima (FIGURA 25). Como se vê no corte transversal (FIGURA 26), é importante que as transfixações de toda a espessura da parede abdominal feitas no início e no fim e não estejam posicionadas muito lateralmente para que não sejam incluídos os vasos epigástricos situados nos músculos retos do abdome. A compressão desses vasos ao atar a sutura pode acarretar necrose da parede abdominal. Além disso, a exposição intraperitoneal dessa sutura deve ser pequena para minimizar a possibilidade de aprisionar uma alça intestinal ao atar a sutura de retenção. Em geral, os pontos de entrada e saída distam cerca de 3,5 a 5 cm da borda cutânea seccionada (FIGURA 27). Muitos cirurgiões usam reforços para a sutura de retenção ou simples segmentos de 5 cm de borracha vermelha esterilizada para evitar ao máximo que o fio corte a pele durante o inevitável edema pós-operatório. Por causa desse edema, as suturas de retenção devem ser atadas frouxamente, em vez de apertadas, de maneira que o cirurgião ainda consiga inserir o dedo entre o fio e a pele da parede abdominal. `CONTINUA`

Capítulo 12 Laparotomia 35

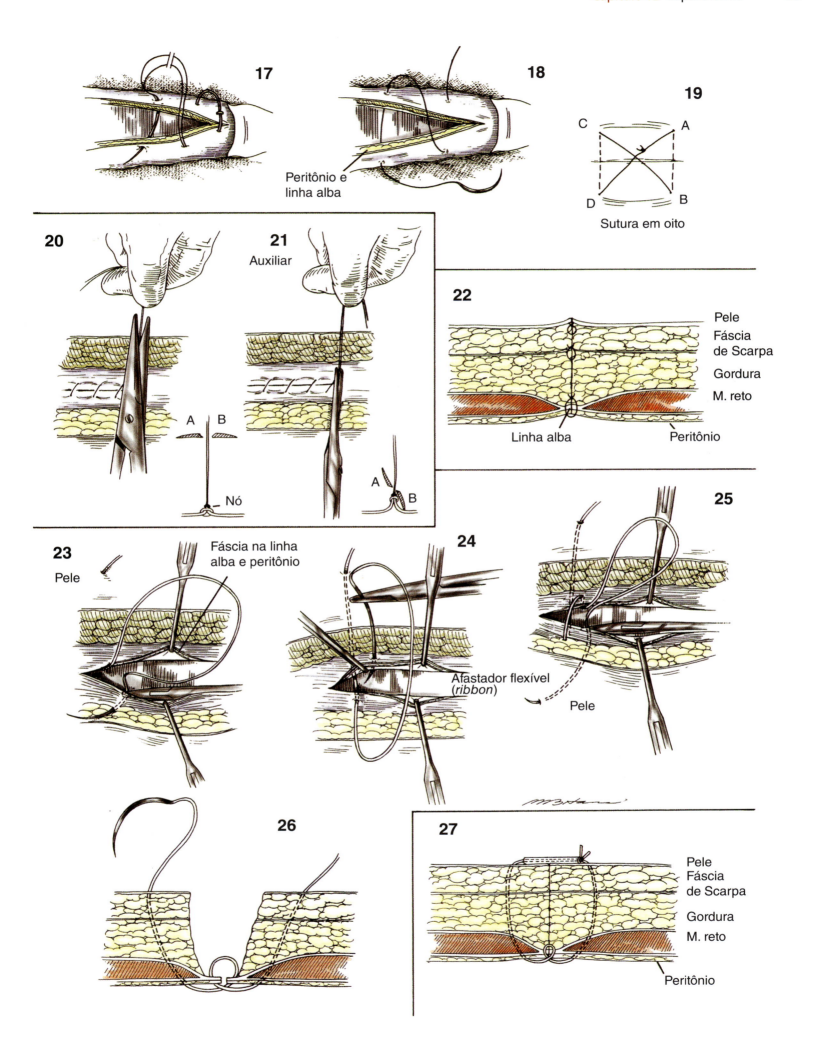

FECHAMENTO (CONTINUAÇÃO)

Após o fechamento do peritônio e da linha alba, a fáscia de Scarpa pode ser aproximada por sutura com fio absorvível 3-0. Muitos cirurgiões consideram que isso diminui o espaço morto subcutâneo no tecido adiposo (FIGURA 28). Em pacientes magros, essas suturas podem ser invertidas (como é mostrado), com o nó na base da alça. No entanto, na maioria dos pacientes essas suturas são feitas em posição vertical, com o nó na parte superior.

A pele pode ser fechada por sutura interrompida com fio fino não absorvível 3-0 ou 4-0, com agulha cortante curva (FIGURA 29). A borda da pele é elevada com uma pinça de modo que a agulha seja introduzida perpendicular à pele de um lado e saia perpendicular no lado oposto. A distância entre os pontos é quase igual à sua largura. Assim se cria um padrão uniforme agradável. À medida que cada ponto é atado, a pele se levanta com a criação de uma leve crista. Depois de atar todos os pontos, o cirurgião segura-os com a mão esquerda e corta-os sequencialmente com a tesoura (FIGURA 30). Alguns cirurgiões preferem uma sutura de colchoeiro vertical interrompida para fechar a pele. A sutura de colchoeiro vertical é especialmente indicada para circunstâncias em que as bordas da pele não estejam em um bom nível de aproximação. A pele é apreendida com pinça dentada. Cria-se uma base lateral larga à medida que a agulha entra na pele cerca de 1 cm lateral à borda da incisão (FIGURA 31). A borda cutânea oposta é apreendida com pinça e a agulha é introduzida simetricamente (FIGURA 32). Faz-se uma aproximação cuidadosa das bordas cutâneas em níveis iguais levando a agulha a retornar e atravessar a pele a cerca de 1 a 2 mm da borda cutânea e com profundidade de apenas 1 a 2 mm. Uma transfixação simétrica na borda cutânea proximal completa a sutura (FIGURA 33). Esse ponto é atado frouxamente, produzindo um leve efeito de crista (FIGURA 34).

A pele também pode ser fechada por sutura subcutânea interrompida com fio fino absorvível sintético 4-0 ou 5-0. Nesse método, a sutura deve ficar nas partes mais profundas do cório. A borda cutânea é apreendida com pinça dentada, e a sutura é feita por técnica de colchoeiro horizontal contínua ou interrompida. Nas incisões pequenas é preferível usar múltiplas suturas interrompidas, mas nas incisões com mais de alguns centímetros de comprimento as suturas contínuas são mais adequadas. Nessa técnica, são feitas pequenas pegas horizontais em lados opostos das bordas cutâneas (FIGURAS 35 e 36). Ao confeccionar o nó ocorre aproximação perfeita (FIGURA 37). Depois de atar o nó, os fios são cortados o mais perto possível do nó. Depois a solução antisséptica usada no preparo da pele é retirada e aplica-se um protetor cutâneo do tipo benjoim. Quando este se torna aderente, aplica-se fita adesiva de papel poroso em sentido transversal (FIGURA 38). Essa medida alivia a tensão na incisão e é um curativo simples.

Outros cirurgiões usam grampos metálicos para o fechamento da pele, cujas vantagens são a rapidez de aplicação (FIGURA 39) e a facilidade de retirada (FIGURA 40). Entretanto, é preciso ter o cuidado especial de aproximar as bordas cutâneas evertidas com um par de pinças dentadas finas. O grampeador não deve ser pressionado contra a pele. A aplicação leve e delicada resulta na elevação desejada que mantém as duas bordas cutâneas em boa aproximação. Alguns cirurgiões preferem colocar esses grampos bem separados e usar fita adesiva de papel entre eles. Por fim, é necessário um curativo com gaze para absorver a pequena drenagem de soro e sangue no período pós-operatório. De modo geral, os grampos devem ser retirados mais cedo, pois penetram na pele e podem causar inflamações localizadas. ■

Capítulo 12 Laparotomia

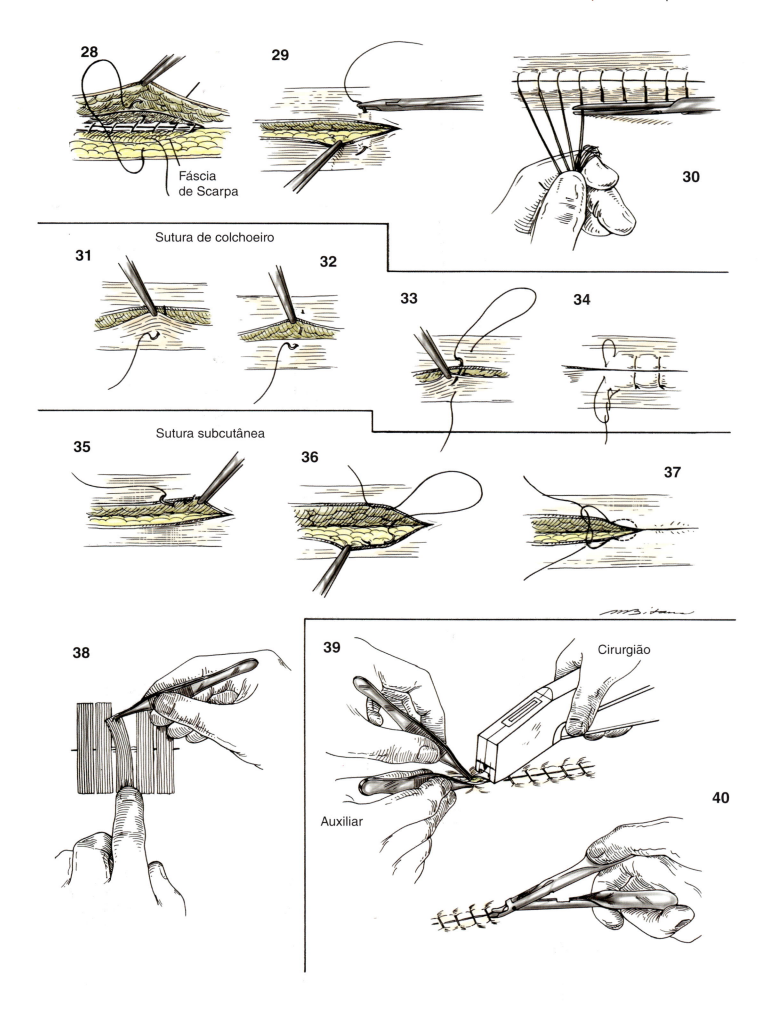

CAPÍTULO 13

TÉCNICA ABERTA DE HASSON PARA ACESSO LAPAROSCÓPICO

INDICAÇÕES O primeiro passo na maioria dos procedimentos laparoscópicos abdominais é a insuflação de dióxido de carbono (CO_2) no espaço intraperitoneal e introdução do sistema de videoscopia. A técnica original e mais consagrada usa a agulha de Veress, descrita no Capítulo 14. A agulha de Veress pode ser introduzida em qualquer quadrante do abdome, porém, na maioria das vezes, é inserida logo abaixo do umbigo, onde se fez uma incisão cutânea para a introdução de um portal de 10 mm para o videoscópio. Entretanto, os cirurgiões gerais têm sido cautelosos ao adotar essa técnica de punção às cegas, pois seu treinamento enfatizou a importância da visualização completa da anatomia e da ação planejada de seus instrumentos cirúrgicos. Por conseguinte, a técnica aberta ou de Hasson para acesso ao abdome sob visão direta tornou-se mais popular e mais segura.

Essa técnica pode ser usada para acesso a qualquer quadrante abdominal, porém é empregada com maior frequência no local umbilical central (**FIGURA 1**). Faz-se uma incisão vertical ou transversal, com cerca de 10 a 12 mm de comprimento, logo abaixo (**FIGURA 2**) ou acima do umbigo. A escolha do local pode ser baseada na preferência do cirurgião ou na existência de incisão regional prévia com aderências. Procede-se à dissecção romba da gordura e dos tecidos subcutâneos com afastadores digitais pequenos e estreitos ou com uma pinça hemostática de Kelly. A linha alba é visualizada, apreendida de cada lado com pinça hemostática e levantada; faz-se uma incisão vertical de 10 mm através da fáscia (**FIGURA 2**). A continuação da dissecção com pinça hemostática revela o peritônio branco e espessado, que é apreendido com um par de pinças hemostáticas em posição lateral. O peritônio é suspenso e aberto com cuidado com um bisturi. Observa-se um espaço peritoneal escuro e vazio e fazem-se dois pontos de reparo laterais (**FIGURA 3**). Essas suturas incluem o peritônio e a linha alba e, mais tarde, são usadas para fixar o trocarte de Hasson.

O próximo passo é verificar se houve penetração livre no espaço intraperitoneal. O cirurgião introduz o dedo mínimo (**FIGURA 4**). Essa manobra mede o orifício para a introdução do portal e permite que o cirurgião palpe a região. Esse espaço costuma ser livre, mas às vezes há algumas aderências omentais delgadas que podem ser eliminadas. O trocarte de Hasson, com o seu mandril rombo e de ponta arredondada, é introduzido no abdome (**FIGURA 5**). O cone rosqueado é atarraxado na fáscia de modo a propiciar boa vedação para o gás e pontos de reparo laterais são fixados em entalhes no cone.

O mandril é removido, conecta-se o tubo de CO_2 e abre-se a válvula. O cirurgião ajusta a vazão de CO_2 e a pressão máxima (15 mmHg) e observa a pressão intra-abdominal e o volume total de CO_2 infundido à medida que o abdome aumenta de volume e torna-se timpânico. Faz-se o balanço do branco e ajusta-se o foco do videoscópio. A extremidade óptica do instrumento é coberta com solução antiembaçamento. O videoscópio é introduzido no acesso até o espaço peritoneal. Caso se use um instrumento óptico angulado, habitualmente de 30°, é importante que o operador do videoscópio coloque a óptica e a cabeça da câmera na orientação correta. Em regra, o bisel da óptica fica voltado para baixo (6 h) quando o cabo luminoso de fibra óptica está na posição vertical (12 h). A orientação da cabeça da câmera é correta quando seu cabo está na posição 6 h posteriormente. A rotação de qualquer instrumento gira a imagem mostrada no monitor.

A existência de aderências omentais ou aumento do ligamento falciforme pode dificultar a penetração no espaço intraperitoneal quando o videoscópio chegar ao fim do trocarte de Hasson. Se essa região estiver livre quando palpada com o dedo mínimo pelo cirurgião, angulação e rotação cuidadosas do videoscópio costumam encontrar a abertura correta. Quando não for possível encontrar a abertura, retira-se o trocarte e palpa-se novamente com o dedo antes de reintroduzir o trocarte de Hasson. Em casos extremos, quando durante a palpação digital não for possível encontrar uma entrada intraperitoneal fácil por causa de aderências densas, deve-se introduzir o trocarte de Hasson em outro local.

Os locais alternativos habituais (ver **FIGURA 1**) estão nos quatro quadrantes do abdome, embora o trocarte de Hasson também possa ser introduzido, através da linha alba mediana, na região epigástrica ou suprapúbica. Faz-se uma incisão cutânea transversal e afasta-se a gordura subcutânea com afastadores digitais estreitos ou pinça hemostática de Kelly. Incisa-se a fáscia do músculo oblíquo externo com o bisturi. Procede-se à dissecção profunda através dos músculos oblíquo interno e transverso, cujas delgadas fáscias geralmente não necessitam de incisão. O peritônio esbranquiçado é apreendido com pinças hemostáticas e elevado. Com o bisturi, faz-se a incisão do peritônio e se comprova uma entrada livre para o espaço peritoneal pela introdução de pinça hemostática de Kelly. Fazem-se dois pontos de reparo laterais, englobando o peritônio e a fáscia. O restante do procedimento é realizado conforme descrito para o local umbilical (ver **FIGURA 5** no Capítulo 2).

SUTURA DO LOCAL DE INTRODUÇÃO DO TROCARTE A maioria dos locais de introdução de acessos de 5 mm não demanda fechamento da fáscia por sutura, sobretudo se o acesso for introduzido originalmente em zigue-zague ou obliquamente através das camadas musculares da parede abdominal. Às vezes, porém, durante a introdução do trocarte ocorre secção de um vaso sanguíneo da parede intra-abdominal não observado por transiluminação. O sangramento cessa na maioria dos pequenos vasos, mas alguns continuam a gotejar no espaço intraperitoneal e prejudicam a visão. A técnica para controle desses vasos ou para fechamento de uma abertura na fáscia é mostrada na **FIGURA 6**. Usa-se um fio de absorção tardia 2-0 na extremidade de uma agulha especial de sutura. A agulha e o fio são passados através da parede abdominal interna, a cerca de 1 cm da borda do local de entrada do trocarte (**FIGURA 6A**). O fio é liberado da ponta da agulha com uma extremidade longa livre dentro do abdome. A agulha especial de sutura é retirada e reintroduzida cerca de 1 cm além da borda oposta do local de entrada do trocarte. A ponta da agulha é aberta e o fio é pinçado (**FIGURA 6B**). A extremidade livre do fio e a agulha são retiradas. O fio é amarrado através da abertura na pele. Essa técnica produz uma sutura de colchoeiro que pode fixar os vasos sanguíneos da parede abdominal ou fechar aberturas fasciais produzidas pela inserção de acessos grandes. As duas manobras são realizadas sob visão direta com auxílio do videoscópio. ■

Capítulo 13 Técnica Aberta de Hasson para Acesso Laparoscópico 39

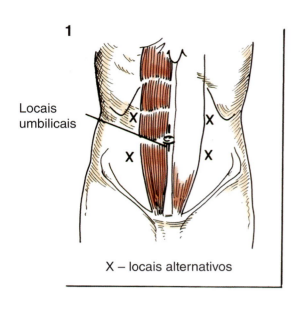

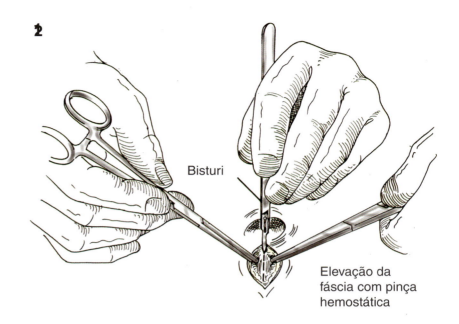

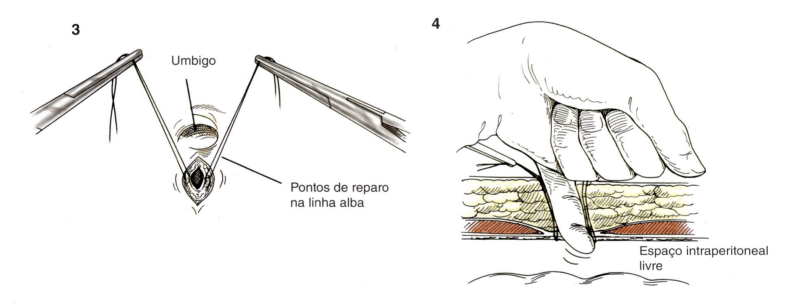

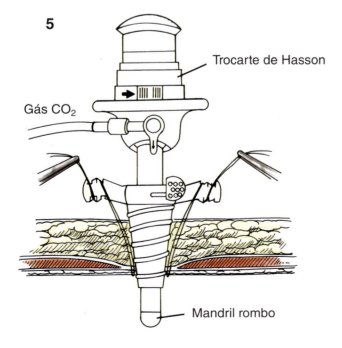

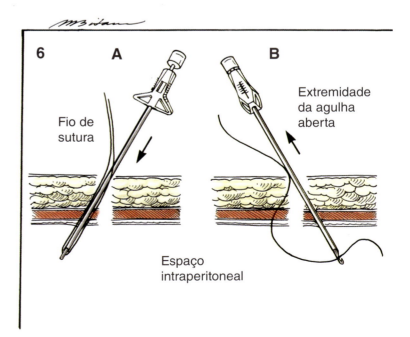

CAPÍTULO 14

TÉCNICA COM AGULHA DE VERESS

ANESTESIA Recomenda-se a anestesia geral com intubação endotraqueal. Administram-se antibióticos profiláticos pré-operatórios para os patógenos biliares previstos, de modo que os níveis teciduais sejam satisfatórios.

POSIÇÃO Como na colecistectomia laparoscópica se faz amplo uso de equipamento de suporte, é importante posicionar esse equipamento de modo que seja facilmente visualizado por todos os membros da equipe cirúrgica (**FIGURA 1**).

PREPARO OPERATÓRIO A pele de todo o abdome e da porção anteroinferior do tórax é preparada da maneira habitual. Deve ser colocado um tubo orogástrico para descompressão gástrica antes da insuflação inicial.

INCISÃO E EXPOSIÇÃO Palpa-se o abdome para encontrar a borda do fígado ou massas intra-abdominais ignoradas. O paciente é colocado em decúbito dorsal e é escolhido um local adequado para criação do pneumoperitônio. O acesso inicial pode ser instituído segundo a técnica aberta, ou de Hasson, que é preferida. Outra opção, especialmente em pacientes obesos, é a técnica com agulha de Veress, que é descrita adiante. No abdome não operado, isso pode ser feito na altura do umbigo (**FIGURA 2**) mas o local mais seguro é o ponto de Palmer no quadrante superior esquerdo, que fica 2 a 3 cm abaixo da margem costal esquerda na linha hemiclavicular, especialmente em pacientes com incisões de laparotomia anteriores e aderências presumidas. Faz-se uma incisão cutânea vertical ou horizontal de 0,5 a 1 cm e o cirurgião e o primeiro auxiliar elevam a parede abdominal, de ambos os lados do umbigo, pinçando-a tanto com o polegar e dedo indicador quanto com pinças de campo (**FIGURA 3**). O cirurgião segura a agulha de Veress como um lápis e a introduz através da linha alba e do peritônio, quando há uma sensação característica de estalo (**FIGURA 4**). A posição intraperitoneal livre sem obstrução da agulha de Veress é confirmada pela aspiração e irrigação fácil de solução salina límpida, que entra e sai do espaço peritoneal (**FIGURA 5**), e pelo método de gotejamento, no qual a solução salina no canhão transparente da agulha de Veress é atraída para o espaço peritoneal quando se suspende a parede abdominal.

Quando não se obtém fluxo livre ou irrigação com solução salina sem obstrução, a agulha de Veress pode ser retirada e reintroduzida. Em geral, é mais seguro converter o local umbilical em acesso aberto de Hasson (ver Capítulo 13) se houver alguma dificuldade durante a introdução, a irrigação ou a insuflação com agulha de Veress. Os tubos e cabos apropriados para insuflação de dióxido de carbono (CO_2), a fonte de luz de fibra óptica e o videoscópio laparoscópico com sua bainha estéril são posicionados, do mesmo modo que os cabos de cautério ou *laser*, de aspiração e de irrigação com solução salina. Inicia-se o pneumoperitônio com um fluxo lento de cerca de 1 a 2 ℓ/min, com um limite mínimo de pressão de aproximadamente 5 a 7 cmH_2O. Depois da introdução de 1 a 2 ℓ de CO_2, o abdome deve tornar-se hipertimpânico à percussão. A vazão pode ser aumentada; no entanto, a pressão deve ser limitada a 15 cmH_2O.

Normalmente, são necessários de 3 a 4 ℓ de CO_2 para inflar totalmente o abdome e, em seguida, a agulha de Veress é removida. Após pinçar um dos lados do umbigo, introduz-se um trocarte de 10 mm com movimento giratório em direção à pelve (**FIGURA 6**). Se for usado um trocarte descartável, é importante ter certeza de que a bainha de segurança esteja ativada. Há uma sensação de estalo característica quando o trocarte entra no espaço peritoneal. O trocarte é retirado e verifica-se a saída de CO_2 livre.

Embora a técnica com agulha de Veress tenha uma longa história e seja preferida por alguns, a maioria dos cirurgiões gerais usa a técnica de Hasson, apresentada no Capítulo 13. ■

Capítulo 14 Técnica com Agulha de Veress 41

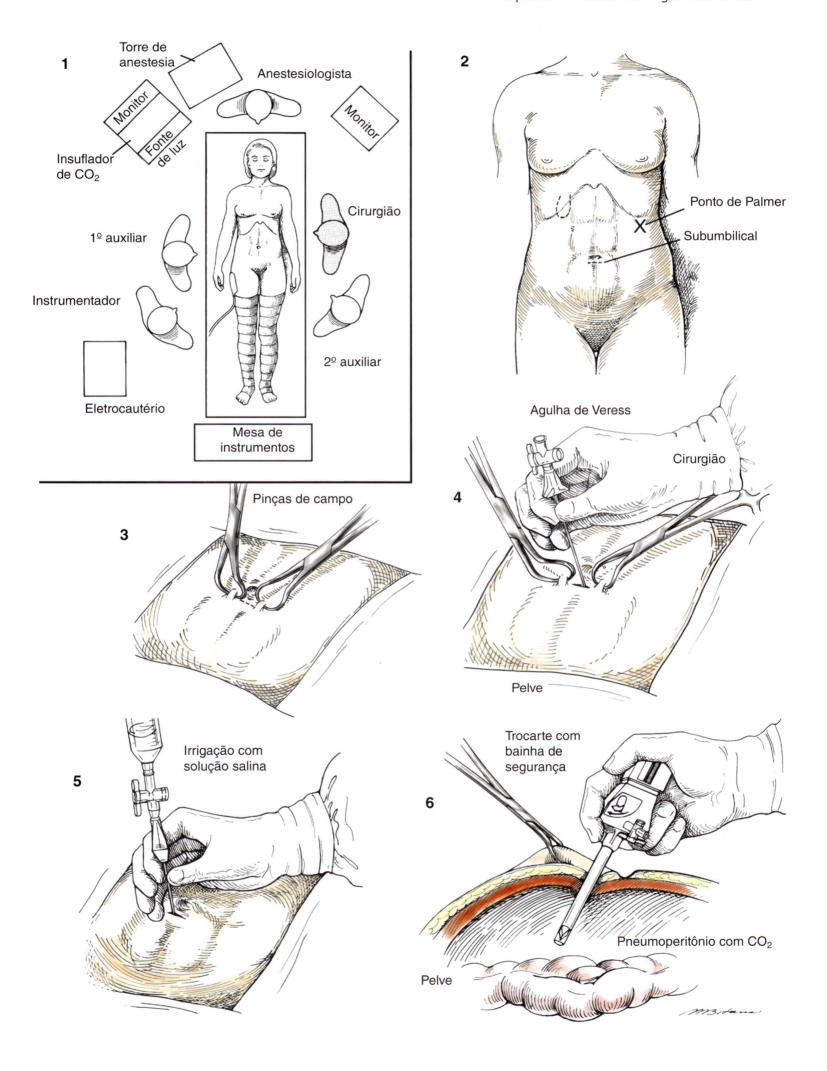

CAPÍTULO 15

LAPAROSCOPIA DIAGNÓSTICA

INDICAÇÕES As indicações de laparoscopia diagnóstica podem ser divididas em três grandes grupos. As condições ginecológicas incluem infertilidade, endometriose, amenorreia primária, dor pélvica no sexo feminino e exclusão de apendicite em mulheres com dor pélvica. Na tentativa de fazer um diagnóstico acurado ou estadiamento de câncer, pacientes com câncer gástrico, esofágico ou pancreático podem ser submetidos a laparoscopia diagnóstica para identificar o estágio da doença e determinar a possibilidade de ressecção ou orientar o tratamento complementar. Em pacientes com linfadenopatia intra-abdominal e possibilidade de linfoma, a laparoscopia diagnóstica é indicada para biopsia de um linfonodo representativo com o objetivo de fazer o diagnóstico. As condições benignas representam o terceiro grupo que pode ser beneficiado pela laparoscopia diagnóstica. Os pacientes (geralmente aqueles submetidos a procedimentos abdominais prévios) com dor abdominal crônica e obstruções parciais intermitentes do intestino delgado podem ser beneficiados pela laparoscopia diagnóstica e adesiólise. Pacientes com sintomas sugestivos de hérnia inguinal, mas sem hérnia inguinal evidente ao exame físico, podem ser beneficiados pela laparoscopia diagnóstica. Esses pacientes podem ser reparados por laparoscopia. Nos pacientes com hérnia inguinal unilateral, a laparoscopia pode diagnosticar uma hérnia inguinal contralateral ou descartar uma hérnia contralateral. As incisões laparoscópicas causam menos dor, e o retorno às atividades normais ou ao trabalho é mais rápido quando não são realizadas manobras terapêuticas.

PREPARO PRÉ-OPERATÓRIO A condição do paciente precisa ser otimizada antes do procedimento cirúrgico. É preciso otimizar a função respiratória com abandono do tabagismo e avaliação apropriada da função pulmonar se indicado. É necessário conversar com o paciente antes da operação, pois o resultado da laparoscopia diagnóstica pode exigir outra cirurgia e, antes da anestesia, deve-se obter consentimento para esses outros possíveis procedimentos. Caso a finalidade da laparoscopia diagnóstica seja a adesiólise após outros procedimentos abdominais, é preciso analisar o relatório cirúrgico prévio.

ANESTESIA É necessária a anestesia geral com intubação endotraqueal. Deve-se obter o relaxamento ou a paralisia química do paciente com bloqueadores neuromusculares para facilitar o relaxamento da parede abdominal e a visão com insuflação.

POSIÇÃO O paciente é colocado em decúbito dorsal com colocação de uma almofada para obter flexão leve dos quadris e joelhos. Essa posição ajuda a relaxar a parede abdominal. Caso seja necessário ver a parte superior do abdome (p. ex., para câncer gástrico, esofágico ou pancreático), os braços devem ser mantidos a 90°. Os monitores de vídeo devem ser posicionados na cabeceira do leito, logo acima dos ombros do paciente, para que os cirurgiões possam ver no outro lado (**FIGURA 1**). Os braços dos pacientes submetidos a laparoscopia da pelve devem ficar ao lado do corpo para que o cirurgião consiga ver o(s) monitor(es) de vídeo colocado(s) aos pés do leito (**FIGURA 2**).

PREPARO OPERATÓRIO No período peroperatório administram-se antibióticos ao paciente. Introduz-se um tubo orogástrico para descompressão gástrica. Na laparoscopia pélvica, introduz-se um cateter de Foley e usam-se botas de compressão pneumática sequencial. O preparo da pele é feito da maneira habitual. Uma pausa cirúrgica (*time out*) é executada.

INCISÃO E EXPOSIÇÃO A colocação típica de um portal de 5 ou 10 mm para o videoscópio e de dois acessos operatórios de 5 mm depende da região do abdome a explorar e da preferência do cirurgião (ver **FIGURAS 1 e 2**). O princípio geral é de triangulação. A distância aproximada entre os acessos deve ser de quatro dedos (6,5 a 10 cm) ou mais, e os dois acessos operatórios devem estar o mais afastados possível.

Primeiro, coloca-se o acesso para o videoscópio pela técnica aberta, ou de Hasson, ou pode-se usar um trocarte óptico após insuflação do abdome com agulha de Veress no acesso lateral à cavidade abdominal. Nos pacientes submetidos a exploração abdominal superior, a cânula de Hasson infraumbilical (ver **FIGURA 1**) é apropriada, enquanto nos pacientes submetidos a exploração pélvica ou abdominal inferior, o ponto de acesso deve ser supraumbilical (ver **FIGURA 2**). Depois de obter acesso ao abdome com segurança e fixar o acesso com pontos de reparo, insufla-se o espaço intraperitoneal com dióxido de carbono (CO_2). O cirurgião ajusta a vazão do gás e a pressão máxima ($\leq$ 15 mmHg). À medida que o abdome se distende, observa-se o aumento da pressão intra-abdominal e do volume total de gás. Faz-se o balanço do branco e ajusta-se o foco do videoscópio. A extremidade óptica, tipicamente em ângulo de 30°, é coberta com solução antiembaçamento, e o dispositivo de visualização é introduzido no acesso até o abdome sob visão direta. Os quatro quadrantes do abdome são explorados visualmente (**FIGURAS 3 a 5**).

Observam-se as aderências omentais e de outros tipos à parede anterior do abdome na região a ser explorada, que devem ser desfeitas por divulsão ou dissecção cortante. A colocação dos acessos operatórios começa com infiltração cutânea com um anestésico local de ação prolongada. A agulha local pode ser introduzida perpendicularmente por toda a espessura da parede abdominal e seu local de entrada é verificado com o videoscópio. Procede-se à incisão da pele e à dilatação dos tecidos subcutâneos com uma pequena pinça hemostática. A parede abdominal é transiluminada com o videoscópio para mostrar vasos regionais na musculatura abdominal. Os acessos operatórios de 5 mm são colocados em uma posição que facilite a dissecção e a exposição das partes superior e inferior do abdome, com observação de sua entrada desimpedida no espaço intraperitoneal.

DETALHES DA TÉCNICA Em pacientes submetidos a procedimentos abdominais prévios ou com dor abdominal crônica e obstrução parcial intermitente do intestino delgado, encontram-se algumas aderências entre o omento ou o intestino e a parede abdominal, que devem ser desfeitas. Deve-se dar atenção à área na qual o paciente tem dor, pois as aderências nesse local podem ser a causa da dor e devem ser totalmente desfeitas. A colocação do paciente em posição de Trendelenburg invertida facilita a observação da parte superior do abdome, afastando o conteúdo abdominal do diafragma. Já a colocação do paciente em posição de Trendelenburg facilita a dissecção e a exposição dos órgãos pélvicos. A rotação lateral da mesa de operação para colocar para cima o lado esquerdo ou direito do paciente também possibilita que o cirurgião veja a parede abdominal lateral e áreas laterais do abdome que devem ser exploradas. Por esse motivo, o paciente deve estar preso à mesa com cintos ou um apoio para os pés para a eventual necessidade de posição de Trendelenburg invertida com grande inclinação.

O omento é apreendido perto da parede abdominal com um instrumento rombo atraumático e tracionado com delicadeza. Com o auxílio de tesoura para laparoscopia, o cirurgião faz a incisão da junção do omento com o peritônio da parede abdominal. Depois de cada incisão, a varredura com divulsão na mesma área libera a próxima região para dissecção cortante. O sangramento deve ser mínimo. O eletrocautério e outros sistemas de coagulação geradores de calor (dissectores ultrassônicos) devem ser usados com parcimônia e somente quando houver visão total para minimizar a chance de lesão térmica do intestino. A existência de aderências densas e extensas e uma enterotomia que não seja reparada com facilidade por laparoscopia demandam conversão em laparotomia aberta e reparo, se necessário. Durante toda essa dissecção, é preciso que o cirurgião esteja atento ao surgimento de uma alça intestinal oculta nas aderências. Também se pode separar com cuidado os intestinos delgado e grosso da parede abdominal, porém com menor aplicação de varredura e tração para evitar uma enterotomia. A observação de bile ou suco entérico exige que se procure a origem, que pode ser reparada por via laparoscópica ou após conversão em laparotomia.

Concluída a adesiólise e otimizada a exposição, explora-se a região do abdome em questão. O cirurgião examina a superfície anterior do fígado e o diafragma. É importante inspecionar o diafragma quando existe suspeita ou confirmação do diagnóstico de câncer gastrintestinal ou pancreático, pois esse é um local comum de doença metastática. A superfície inferior do fígado é exposta por elevação do órgão com pinça romba (**FIGURA 4**). A biopsia hepática pode ser realizada por laparoscopia; outra possibilidade é usar uma agulha grossa (*Tru-Cut*) introduzida através da parede abdominal, sob observação laparoscópica direta, até o local a ser biopsiado. A melhor técnica para biopsia de lesões diafragmáticas é usar uma pinça de biopsia ou a excisão da lesão com tesoura para laparoscopia. As amostras podem ser retiradas e enviadas para corte por congelamento ou permanente, conforme desejado.

Instrumentos atraumáticos/rombos podem ser usados para "percorrer" o intestino e observar áreas em questão (**FIGURA 5**). O intestino delgado pode ser percorrido com auxílio de instrumentos atraumáticos passando o intestino apreendido de uma das mãos para a outra. Mais uma vez, a rotação da mesa pode facilitar a exposição. Pode-se instituir o tratamento de acordo com o resultado da laparoscopia.

O paciente deve ser colocado na posição de Trendelenburg para o exame da pelve. Isso possibilita o movimento do intestino para a parte superior do abdome e facilita a exposição dos órgãos pélvicos (**FIGURA 6**). Os ovários são expostos por elevação do útero. A superfície peritoneal da pelve é examinada com atenção em pacientes com suspeita de neoplasia maligna. As biopsias de lesões suspeitas devem ser obtidas conforme a descrição anterior.

Ao término do procedimento, o abdome é lavado com o irrigador e aspirado. Faz-se a inspeção meticulosa à procura de locais de sangramento e de bile ou suco entérico, cuja origem deve ser identificada. Todos os acessos operatórios são removidos sob visão direta para garantir que não haja locais de sangramento na parede abdominal. A fáscia de qualquer local de inserção de acesso de 10 mm é fechada por sutura com fio 2-0 de absorção tardia. Os locais de inserção de acessos de 5 mm não demandam fechamento da fáscia, apenas da pele. A pele é aproximada por sutura subcutânea com fio fino 4-0. Aplicam-se esparadrapos microporosos e curativos estéreis secos.

CUIDADOS PÓS-OPERATÓRIOS O tubo orogástrico é retirado antes que o paciente desperte e o cateter de Foley seja retirado, conforme a indicação. Pode haver dor moderada durante alguns dias. A dieta avança de acordo com a tolerância. Dependendo dos resultados e do tratamento prestado por ocasião da laparoscopia, o paciente pode ter alta no mesmo dia ou necessitar de internação hospitalar. ∎

Capítulo 15 Laparoscopia Diagnóstica

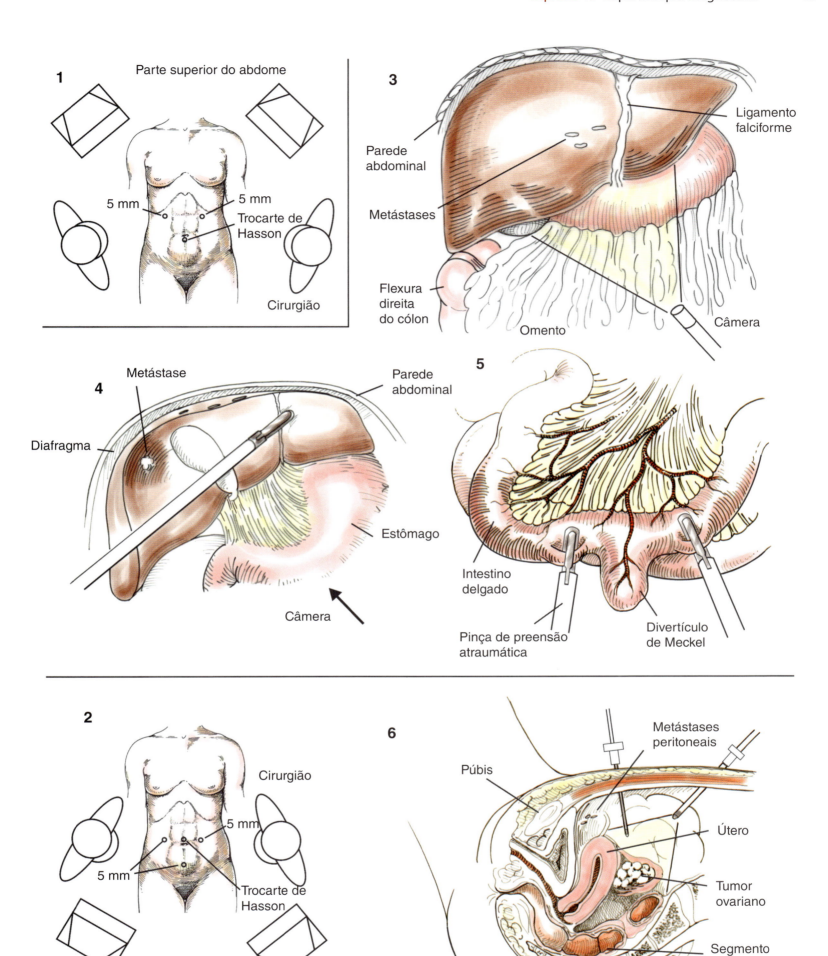

CAPÍTULO 16

IMPLANTE DE CATETER PARA DIÁLISE PERITONEAL AMBULATORIAL CRÔNICA

INDICAÇÕES Em geral, a implantação de um cateter para diálise peritoneal ambulatorial crônica (DPAC) é indicada, sobretudo, para pacientes com doença renal crônica (DRC) em estágios 4 ou 5 ou com diminuição da taxa de filtração glomerular abaixo de 20 a 30 mℓ/min. Esses pacientes já terão conversado com o nefrologista sobre a adequação da diálise peritoneal ou hemodiálise. Em geral, todos os pacientes com capacidade física e mental para realizar a troca diária de líquido peritoneal devem ser considerados para diálise peritoneal. A diálise peritoneal é preferida à hemodiálise para pacientes com disfunção cardíaca, próteses valvares, doença vascular importante, disfunção do acesso vascular para hemodiálise, dificuldade de acesso a um centro de hemodiálise e idade jovem ou compleição pequena que dificulte o acesso vascular para hemodiálise. Os candidatos à instituição de DPAC devem ser considerados capazes de manter técnicas estéreis apropriadas ao usarem o cateter para evitar a ocorrência de peritonite bacteriana por contaminação do cateter. As aderências intra-abdominais resultantes de cirurgias abdominais ou peritonite prévia podem complicar a instituição da DPAC e impedir a troca e a diálise adequadas.

PREPARO PRÉ-OPERATÓRIO No dia da cirurgia, é necessário fazer a dosagem de eletrólitos para confirmar a ausência de hiperpotassemia. Nos pacientes diabéticos deve-se verificar o nível sanguíneo de glicose antes de iniciar o procedimento e também durante o procedimento, com correção de hiperglicemia quando identificada. Administra-se um antibiótico profilático no período de uma hora antes do procedimento com o objetivo de abranger a flora cutânea. O local de saída do cateter é determinado com o paciente de pé para garantir que este consiga vê-lo e proceder aos cuidados diariamente (isso é importante sobretudo em obesos) e para evitar a linha da cintura.

ANESTESIA A anestesia local acompanhada de sedação é satisfatória para a maioria dos pacientes. A anestesia geral pode ser usada para pacientes que não desejam ou não toleram a anestesia local.

POSIÇÃO O paciente é colocado em decúbito dorsal sobre a mesa no centro cirúrgico, com os braços estendidos a 90° em relação à mesa, o que facilita a aproximação dos acessos IV nos membros superiores e o acesso do cirurgião ao abdome sem a interferência do braço ao lado do corpo do paciente.

PREPARO OPERATÓRIO Em primeiro lugar, o cirurgião verifica se o cateter e o estilete estão disponíveis (**FIGURA 1**). Todos os pelos no campo cirúrgico são removidos com cortadores imediatamente antes do procedimento. O abdome é preparado desde a sínfise púbica até a metade da distância entre o umbigo e o processo xifoide (ou até uma região mais cefálica), e lateralmente até a linha axilar média.

INCISÃO E EXPOSIÇÃO Faz-se uma incisão cutânea mediana de 3 a 5 cm, geralmente infraumbilical (acesso mediano) ou paramediana (acesso paramediano), com dissecção até a fáscia. Faz-se uma incisão de 2 a 3 cm através da fáscia na linha mediana (acesso mediano, **FIGURA 2A**) ou através das lâminas anterior e posterior da bainha do músculo reto, com secção desse músculo (acesso paramediano, **FIGURA 2B**). O peritônio sob a fáscia é levantado e cria-se um pequeno orifício, com muito cuidado para evitar a lesão de estruturas intra-abdominais.

DETALHES DA TÉCNICA Uma vez criado um pequeno orifício (com tamanho suficiente para a inserção do cateter de DPAC), faz-se uma sutura em bolsa de tabaco com fio absorvível 4-0 ao redor da abertura no peritônio. O estilete (ver **FIGURA 1**) é inserido no cateter, garantindo que a extremidade com múltiplos orifícios laterais esteja na cavidade abdominal. O cateter com estilete é inserido através da abertura peritoneal e o ideal é que o cateter seja dirigido para a pelve, para o lado direito do reto (ver **FIGURA 2A**). É preciso ter o cuidado de limitar a força usada ao introduzir o cateter para evitar a lesão de estruturas adjacentes. A extremidade do estilete não deve ultrapassar a extremidade do cateter para também minimizar a lesão das estruturas adjacentes. A abordagem laparoscópica tem sido cada vez mais utilizada, especialmente em pacientes com suspeita de aderências significativas ou em crianças (nas quais a omentectomia é sempre realizada simultaneamente à inserção do cateter). Com a abordagem laparoscópica, é colocada primeiro uma porta de 5 ou 10 mm e o abdome é insuflado. Utiliza-se um endoscópio para explorar a cavidade peritoneal. O cateter com estilete é então inserido através de uma pequena incisão separada e guiado através da cavidade peritoneal em direção à pelve sob observação direta. A irrigação do lúmen do cateter com solução salina antes da inserção do estilete ajuda a retirar o estilete e evita a mudança de posição do cateter após o posicionamento apropriado na pelve. A sutura peritoneal em bolsa de tabaco é ajustada em torno do cateter logo abaixo do anel (*cuff*) de Dacron® profundo mais próximo da cavidade abdominal (ver **FIGURA 2B**). Isso é importante para evitar que o manguito de Dacron® migre e penetre a cavidade peritoneal.

Outra opção, se o cateter tiver um anel ou esfera de borracha siliconada (Silastic®), é ajustar a sutura peritoneal em bolsa de tabaco logo acima deste, deixando a fixação de Silastic® na cavidade abdominal. A fáscia é fechada com firmeza em torno do cateter com uma camada simples de sutura interrompida com fio não absorvível nº 1 logo acima do anel profundo de Dacron® (incisão fascial mediana, ver **FIGURAS 2A** e **6**) ou duas camadas de sutura com fio não absorvível nº 1 para as lâminas anterior e posterior da bainha do músculo reto, fechada com firmeza abaixo e acima do anel profundo de Dacron® (ver **FIGURA 2B**), respectivamente. Injeta-se solução salina no cateter e espera-se drenar para confirmar a funcionalidade.

Cria-se um túnel subcutâneo entre o local de inserção do cateter e a saída cutânea habitual no quadrante inferior esquerdo ou direito com pinça hemostática longa e estreita (**FIGURA 3**). É preferível a utilização do lado esquerdo para um futuro transplante renal no quadrante inferior direito. Uma sutura com fio de seda grosso é apreendida com a pinça hemostática e fixada na extremidade livre proximal do cateter (**FIGURA 4**), que é passada por um túnel subcutâneo até o local de saída cutâneo, deixando o segundo anel de Dacron® (superficial) 1 a 2 cm abaixo da pele. O cateter é fixado na pele, no local de saída, por sutura com fio monofilamentar não absorvível 3-0 bem ajustada ao redor do cateter, sem constrição do lúmen interno (**FIGURA 5**). O adaptador da tampa vedante e o clampe são colocados na extremidade exteriorizada do cateter (ver **FIGURA 5**). Vistas transversais das posições finais dos cateteres com um e dois anéis e suas suturas de fixação são mostradas no detalhe das **FIGURAS 2A**, **2B** e **6**. O cateter é irrigado com solução heparinizada (500 a 1.000 unidades/mℓ) para evitar a formação de coágulos de fibrina em seu interior.

CUIDADOS PÓS-OPERATÓRIOS O paciente recebe alta no mesmo dia do procedimento. A sutura de fixação do cateter no local de saída cutâneo é removida 2 semanas depois do procedimento. Aguarda-se a cicatrização do local cirúrgico por 2 semanas antes de usar o cateter de DPAC. O uso prematuro do cateter aumenta o risco de formação de hérnia e extravasamento de dialisato em torno do cateter, o que pode precipitar a infecção da ferida. O paciente é orientado sobre os cuidados diários do local de saída e o uso e manutenção apropriados do cateter. ■

Capítulo 16 Implante de Cateter para Diálise Peritoneal Ambulatorial Crônica

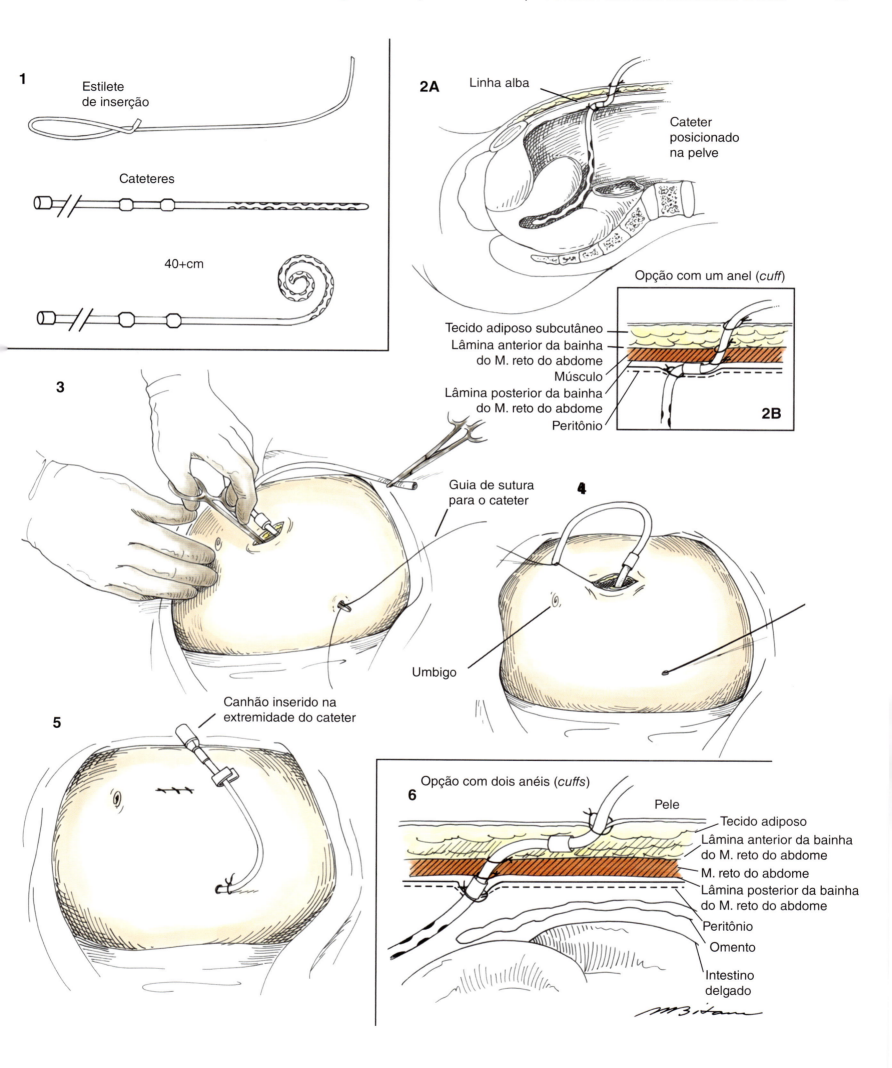

INCISÃO E EXPOSIÇÃO (ANTEROLATERAL) `CONTINUAÇÃO` Um método alternativo é a incisão direta no espaço intercostal. A incisão atravessa os músculos intercostais ao longo da borda superior da costela com eletrocautério, que geralmente fornece hemostasia suficiente. A dissecção é aprofundada diretamente até abrir a pleura. A incisão da pleura é estendida anterior e posteriormente com eletrocautério. Os vasos mamários internos, que se unem aos intercostais no esterno, ocupam posição medial e profunda em relação às cartilagens costais e não devem ser lesados durante essa incisão (**FIGURA 8**). Se houver necessidade de ampliar a exposição, pode-se seccionar ou ressecar uma costela. O periósteo ao longo da borda inferior da costela é retirado para isolar o feixe neurovascular, que é apreendido entre pinças em ângulo reto, ligado e seccionado. A costela é seccionada na altura da cartilagem costal do colo com o auxílio de um costótomo (**FIGURA 9**). Um afastador autoestático é inserido (**FIGURA 10**) e aberto gradativamente.

FECHAMENTO O fechamento de incisão de toracotomia requer estabilização do tórax em toda a extensão da incisão. Fazem-se suturas circulares com fio absorvível nº 1 que podem ser amarradas com ou sem a ajuda de um aproximador de costelas (**FIGURA 11A**). No caso de secção ou fratura de costelas durante o afastamento, a sutura deve englobar as duas costelas e imobilizar todos os fragmentos costais (**FIGURA 11B**). Deve-se ter cuidado para evitar o feixe neuromuscular na parte inferior da costela superior (ver **FIGURA 5**). A hemostasia complementar e a estabilização da costela seccionada são realizadas por sutura através do músculo sacrospinal, que é fixada ao colo da costela seccionada e à costela acima (**FIGURA 11C**). Os músculos torácicos são aproximados por sutura contínua ou interrompida com fio absorvível, como mostra a **FIGURA 12**. É preciso ter o cuidado de aproximar cada plano separadamente – ou seja, os músculos romboide e serrátil anterior acima do trapézio e do latíssimo do dorso. A sutura subcutânea com fio não absorvível 3-o impede a deiscência da incisão quando se retirarem os grampos cutâneos dentro de 7 ou 8 dias.

Deve-se instituir drenagem pleural pós-operatória em todos os pacientes submetidos a toracotomia. O dreno torácico usado deve ter tamanho satisfatório, e qualquer calibre abaixo do 32F será obstruído por coágulos sanguíneos. Muitas vezes é vantajoso o uso de dois drenos no pós-operatório – um sobre o músculo diafragma no sulco paravertebral posterior e o outro na parte anterior. O dreno posterolateral é exteriorizado por incisões cutâneas na posição posterolateral mais baixa possível (**FIGURA 12**). Os drenos devem ser instituídos antes do fechamento da toracotomia e de preferência em posição anterior à linha axilar média para propiciar conforto ao paciente e facilitar a drenagem. Podem-se usar pontos cutâneos únicos com fio não absorvível sem nó, através das incisões antes da inserção do dreno para ajudar no fechamento quando o dreno for retirado.

Ao colocar o dreno, o cirurgião primeiro pinça as bordas inferiores seccionadas dos músculos latíssimo do dorso e serrátil anterior, e o auxiliar as afasta superiormente. O cirurgião confecciona um túnel através da parede torácica com pinças de Kelly, pinça o dreno e o conduz através da parede. O dreno tem dois objetivos principais: remover o ar que sai da lesão no parênquima pulmonar e remover sangue ou soro. Em geral, os drenos são acoplados a selo d'água com ou sem sutura enquanto houver drenagem do espaço pleural ou persistência de extravasamento de ar (**FIGURA 13**). Se houver caso de extravasamento excessivo de ar, outro dreno é colocado no segundo ou terceiro espaço intercostal anteriormente, na altura da linha hemiclavicular (ver **FIGURA 13**). Um dreno menor de borracha siliconada (Silastic®) é suficiente e será o último a ser retirado. Os drenos possibilitam a expansão pulmonar com aproximação das superfícies pleurais e, portanto, impedem a atelectasia pós-operatória e o acúmulo de líquido com infecção. Os drenos geralmente são acoplados a sistema de drenagem subaquático com ou sem aspiração negativa (**FIGURA 14**).

CUIDADOS PÓS-OPERATÓRIOS A colocação pré-operatória de um cateter torácico peridural deve ajudar no controle pós-operatório da dor. Caso não seja possível inserir um cateter peridural por causa de distúrbios da coagulação ou preferência do anestesiologista, podem-se usar bloqueios intercostais acima e abaixo da incisão com anestésico local de ação prolongada ao fim da operação. Os bloqueios intercostais combinados ao uso de dispositivo de analgesia controlada pelo paciente propiciam controle satisfatório da dor.

Deve-se incentivar o paciente a tossir vigorosamente e a usar espirometria de incentivo. Para ajudá-lo a tossir deve-se sustentar o lado operado com um travesseiro. A mudança frequente de posição deve ser encorajada. A deambulação deve ser precoce, com incentivo à prática ativa de exercícios.

Em geral, os drenos torácicos são retirados depois de cumprir seus objetivos, o que é evidenciado por murmúrio vesicular normal no lado operado e radiografias que mostram expansão completa do pulmão e ausência de acúmulo de ar e líquido. Isso costuma ocorrer no segundo ou terceiro dia de pós-operatório. A persistência de extravasamento de ar pode indicar posição inadequada do cateter, extravasamento em torno da entrada do dreno ou grande extravasamento brônquico de ar. Nessas circunstâncias, é recomendável proceder à broncoscopia precoce e solicitar exames de imagem como radiografias simples ou tomografia computadorizada. ∎

Capítulo 17 Incisão de Toracotomia 49

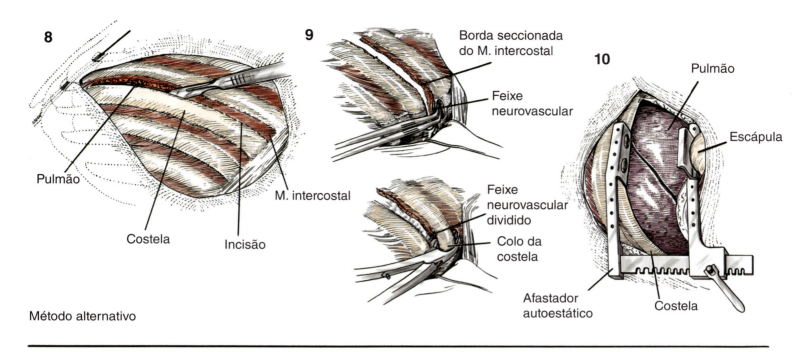

Método alternativo

Fechamento da toracotomia

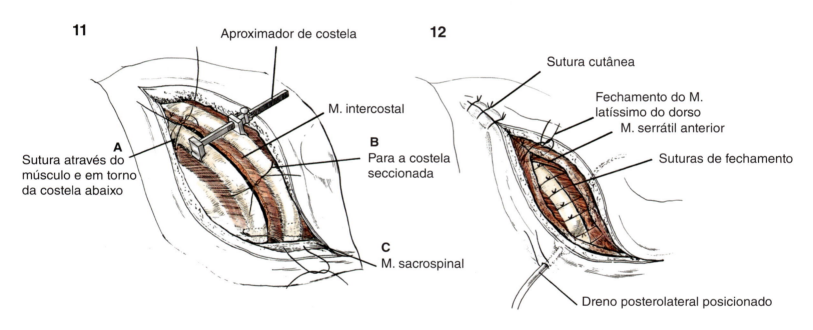

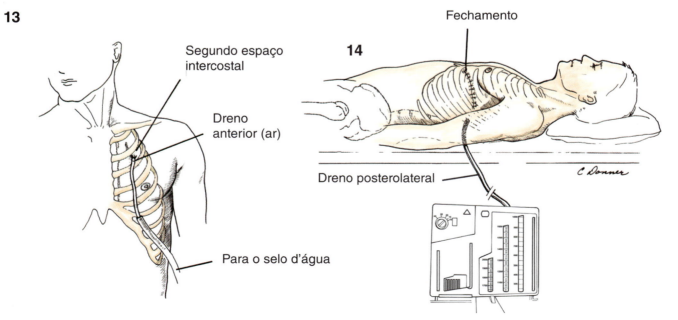

CAPÍTULO 18 · TORACOSCOPIA

INDICAÇÕES Esse tipo de abordagem é ideal para uma grande variedade de procedimentos eletivos e de urgência. É possível ver bem o pulmão, o mediastino, o pericárdio, o diafragma, o esôfago, a cadeia simpática e a parede torácica. Durante a última década, as técnicas cirúrgicas minimamente invasivas obtiveram aceitação generalizada com o aperfeiçoamento tecnológico de sistemas de imagem e instrumentos. A toracoscopia se tornou o procedimento de escolha para manejo de câncer pulmonar de células não pequenas em estágio inicial, biopsia ou excisão de massas posteriores e mediastinais, pneumotórax espontâneo primário, empiema fibropurulento, evacuação de hemotórax, manejo de doença pericárdica com derrame, ablação da cadeia simpática para tratamento de hiperidrose, biopsia pleural e derrames pleurais recorrentes. Portanto, dependendo da indicação, a toracoscopia pode ser usada tanto como intervenção diagnóstica quanto terapêutica. Para que a toracoscopia tenha êxito, é essencial o conhecimento sólido da anatomia cirúrgica tendo em vista a limitação dos ângulos de visão e a redução da percepção tátil.

PREPARO PRÉ-OPERATÓRIO Na maioria dos casos, a toracoscopia é um procedimento eletivo, e não de emergência. Desse modo, é possível otimizar as provas de função pulmonar com espirometria de incentivo pré-operatória e interrupção do tabagismo. Para realizar a toracoscopia, é indispensável que o paciente tolere a ventilação monopulmonar contralateral, que tem de ser testada antes de posicionar o paciente. Do mesmo modo, se o paciente estiver em suporte ventilatório máximo antes da operação, é improvável que tolere bem a toracoscopia. É preciso verificar se há história de cirurgia torácica prévia, inclusive de pleurodese ou empiema.

ANESTESIA Uma pausa cirúrgica (*time out*) é executada. Antes da toracoscopia, o paciente deve ser submetido a broncoscopia com tubo de lúmen único. Essa medida elimina secreções, confirma a anatomia normal, descarta doenças endobrônquicas e, por fim, facilita a inserção do tubo endotraqueal de duplo lúmen pelo anestesiologista. Embora os procedimentos toracoscópicos sejam menos dolorosos, deve-se oferecer analgesia peridural torácica ao paciente antes do procedimento e instituir monitoramento da pressão arterial antes da indução. O tubo endotraqueal de duplo lúmen é ideal para garantir a ventilação monopulmonar, embora um bloqueador endobrônquico através de um tubo endotraqueal de lúmen único seja uma opção possível. Antes de posicionar o paciente para toracoscopia, o anestesiologista deve verificar a posição do tubo de duplo lúmen ou do bloqueador endobrônquico e proceder à fixação para impedir sua migração durante o posicionamento. Deve-se fazer um teste de ventilação monopulmonar contralateral antes de posicionar o paciente. As contraindicações relativas à toracoscopia incluem aderências pleurais densas ou sínfise pleural bem como grandes tumores intratorácicos e doença granulomatosa hilar que impediria a visualização satisfatória das estruturas vasculares hilares.

POSIÇÃO O paciente é colocado em decúbito lateral, com auxílio de um posicionador moldável a vácuo, sobre a mesa de operação, com os quadris fixados à mesa. A mesa é fletida para expandir os espaços intercostais. O membro inferior em posição inferior é fletido no joelho, com colocação de uma almofada entre ele e o outro membro inferior, que é mantido estendido. Um coxim axilar é colocado sob a axila para proteger a parte superior do tórax e o plexo braquial do paciente. Pode ser necessário apoiar a cabeça com mais cobertores depois de fletir a mesa. O braço, no lado da operação, é estendido para frente em ângulo de 90° com o corpo e colocado sobre duas almofadas ou sobre um apoio sulcado (**FIGURA 1**).

PREPARO OPERATÓRIO Antes da operação, é preciso verificar se o equipamento cirúrgico apropriado para toracoscopia está disponível. Esse equipamento consiste em sistemas de imagem e instrumentos de toracoscopia. Os sistemas de imagem incluem videotoracoscópio, processador e torre de imagem com monitor. Os dispositivos de observação com angulação óptica de 0° e 30° são os mais usados e apropriados. Esses dispositivos também podem ter diâmetro de 5 ou 10 mm, e o menor é usado em intervenções diagnósticas, e não terapêuticas. O conjunto básico de instrumentos de toracoscopia contém uma pinça de preensão pulmonar atraumática, tesoura e pinça. Limpa-se a pele com antisséptico, e a região das incisões é protegida com campo plástico adesivo e um grande campo estéril para toracotomia. Os monitores de vídeo devem ser colocados de cada lado do paciente, perto da cabeceira da mesa.

INCISÃO E EXPOSIÇÃO Nos procedimentos de toracoscopia, o cirurgião coloca-se em posição anterior ao paciente e o auxiliar perto do cirurgião (ver **FIGURA 1**). O auxiliar deve estar voltado e operar na mesma direção do cirurgião, assim evitando a imagem em espelho. A posição do que é denominado "portal" é crucial, e a posição da câmera é a mais importante. Quando em posição correta, a câmera tem um ângulo de visão de 180° da região de interesse. De modo geral, a câmera é posicionada sobre a sétima costela, na linha hemiaxilar, depois de fazer uma incisão de 1 cm com discreta tunelização e penetrar diretamente no espaço pleural (**FIGURA 2**). Depois de posicionar a câmera, os outros acessos podem ser colocados sob observação direta. Os demais portais devem estar dentro do ângulo de visão de 180° da câmera. Eles são colocados em diferentes níveis em relação ao toracoscópio a fim de possibilitar a triangulação dos instrumentos. Dependendo da complexidade do procedimento de toracoscopia, um, dois ou três outros acessos podem ser posicionados e colocados.

DETALHES DA TÉCNICA A colocação do toracoscópio é a primeira parte do procedimento. Institui-se ventilação monopulmonar. Faz-se uma pequena incisão sobre a sétima costela, com cerca de 1 cm (ver **FIGURA 2**). Pode-se instilar anestésico local antes da incisão, sobretudo se não tiver sido instituída anestesia epidural torácica. É recomendável algum grau de tunelização. Essa incisão é aprofundada no músculo intercostal, com o cautério, e a pleura é aberta sob visão direta. Depois de penetrar na cavidade torácica, usa-se um dedo para verificar com cuidado se não há aderências densas que impediriam a introdução do portal com segurança. Se tudo estiver certo, inserem-se o acesso e a câmera. A câmera é usada para concluir a inspeção de todo o tórax e fazer uma avaliação geral da cavidade torácica. Com o auxílio da câmera, os outros acessos podem ser colocados sob observação direta. Esses outros acessos devem criar um triângulo com a câmera e estar dentro do ângulo de visão de 180° (**FIGURA 3**).

É preciso ter cuidado para colocar os acessos ou instrumentos no topo da primeira costela para evitar os vasos intercostais que seguem sobre a porção inferior da costela. A posição exata depende da natureza do problema clínico, do biótipo e da doença intratorácica. Em geral, um segundo acesso para os instrumentos é colocado sobre a sexta costela anteriormente, e um terceiro acesso é colocado sobre a quarta costela anterior ou posteriormente, de acordo com a situação clínica. A **FIGURA 2** ilustra a inserção do acesso sobre a quarta e a oitava costelas. É possível obter biopsias de lesões superficiais com pinça de biopsia ou excisar a lesão com uma parte do pulmão usando um grampeador linear.

Ao término do procedimento cirúrgico, é preciso ver todos os locais cirúrgicos para verificar a hemostasia. Além disso, é necessária a observação direta de todos os acessos para garantir a hemostasia antes do fim do procedimento. Um dreno torácico único 32F é inserido através de um dos acessos e posicionado até o ápice sob visualização (**FIGURA 4**). Entre os conceitos que precisam ser lembrados para minimizar complicações estão extração de todo o tecido possivelmente maligno em uma bolsa protegida para a peça cirúrgica, evitar a geração de mecanismo de alavanca com instrumentos e os instrumentos de grande diâmetro para reduzir a pressão exercida sobre o nervo intercostal e um plano preconcebido bem definido para resolver lesão vascular e hemorragia potenciais.

CUIDADOS PÓS-OPERATÓRIOS A maioria dos pacientes tem apenas um dreno torácico ao término da toracoscopia. Este pode ser retirado no decorrer de 24 horas quando a drenagem pleural for menor que 300 mℓ. Todas as incisões são pequenas e se fecham por primeira intenção; portanto, os cuidados com a ferida são mínimos. Em geral, o manejo da dor é obtido com fármacos orais. Depois da retirada do dreno torácico e da alta, o paciente pode retomar as atividades normais no decorrer de 2 semanas. ■

Capítulo 18 Toracoscopia

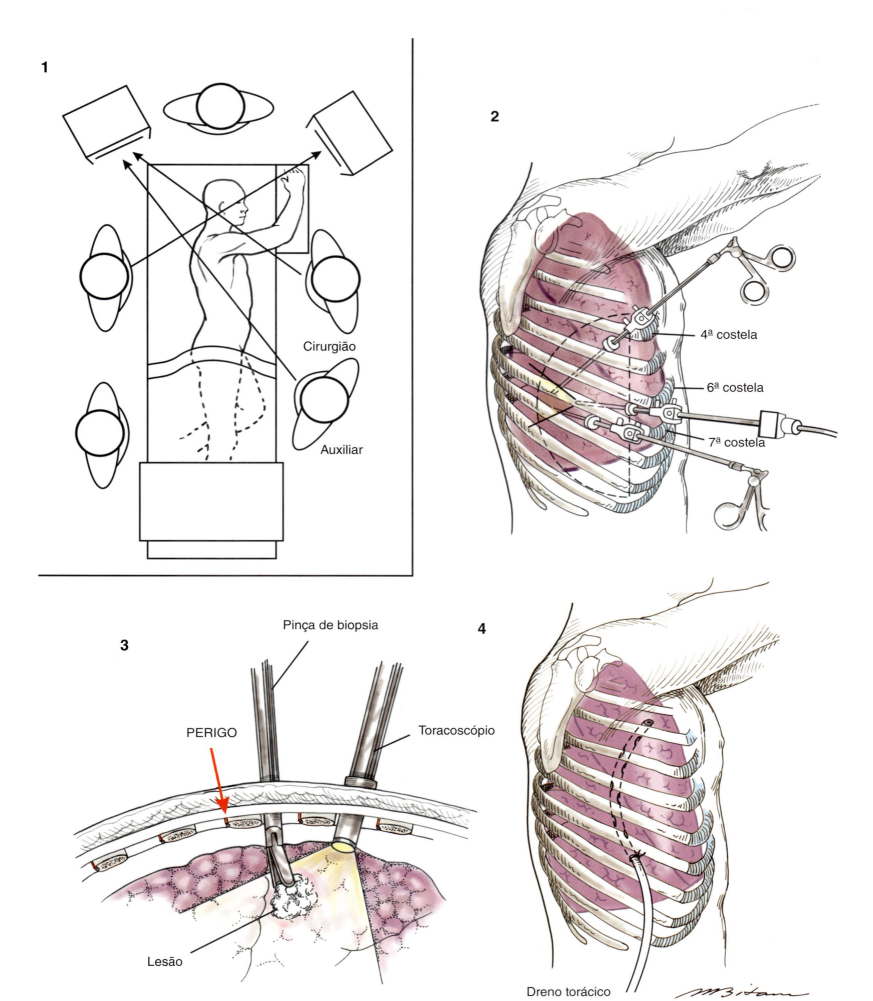

CAPÍTULO 19

CIRURGIA ROBÓTICA ABDOMINAL: CONFIGURAÇÃO DA SALA CIRÚRGICA E *DOCKING*

Os procedimentos assistidos por robôs oferecem aos cirurgiões uma abordagem minimamente invasiva para muitos procedimentos que tradicionalmente eram abordados apenas por técnicas mais invasivas. O sistema robótico da Vinci® teve muitas evoluções ao longo do tempo, mas este capítulo se concentra no modelo Xi™. Esse modelo apresentou um sistema inovador que permite o acesso do componente à beira do leito a praticamente qualquer quadrante do campo operatório. Este capítulo revisa os três componentes robóticos: o carrinho de visão, o módulo à beira do leito (carrinho do paciente) e o console do cirurgião. Além disso, aborda a configuração e a instrumentação básicas da sala cirúrgica.

CARRINHO DE VISÃO Como em qualquer procedimento minimamente invasivo, sistemas avançados de imagem são necessários. O carrinho de visão robótica contém algumas peças essenciais do equipamento, com as quais o cirurgião deve estar familiarizado para, caso seja necessário, solucionar problemas durante um procedimento (**FIGURA 1**). Na parte superior do carrinho de visão está situado o monitor, que pode ser posicionado de acordo com a preferência do cirurgião. O monitor também tem um recurso de *telestrator*, em que o profissional pode usar o dedo para desenhar na tela sensível ao toque; essas marcações serão transferidas para a visualização do cirurgião no console e, em seguida, poderão ser apagadas, quando necessário.

O próximo componente da torre robótica é o controlador do endoscópio, que contém ambos os componentes visuais que possibilitam as imagens tridimensionais (3D) e a fonte de luz para a câmera (**FIGURA 2**). O gerador de eletrocautério também está localizado no carrinho de visão, que será a fonte de energia utilizada do eletrocautério para os procedimentos. Por fim, outros componentes para transmissão de operações, procedimentos de gravação ou outros propósitos podem ser adicionados ao carrinho de visão, conforme necessário.

CARRINHO DO PACIENTE O carrinho do paciente consiste em três componentes: a lança, o painel de controle e os quatro braços universais (**FIGURA 3**). Cada um deles ajudará no posicionamento ideal dos braços para concluir o procedimento desejado. A lança é ajustável em comprimento e altura. Ela pode ser girada até pouco menos de 180° para alcançar diferentes áreas anatômicas. Sob o centro da lança, há um *laser* de posicionamento para a aquisição do alvo (*targeting*), que deve ser utilizado para posicionar a lança sobre o trocarte de câmera. O braço da câmera pode, então, ser acoplado, a câmera pode ser inserida e a aquisição do alvo pode ser realizada para posicionar os outros braços robóticos em posição ideal para alcançar a área cirúrgica desejada.

O controle da lança está disponível pelo painel de controle (**FIGURA 4**), que é utilizado para selecionar a cavidade corporal e a área de operação desejadas, além de direcionar o carrinho do paciente para a posição à beira do leito. Assim que o carrinho do paciente estiver na posição desejada, o *joystick* de controle do posicionamento pode ser empregado para implantar a lança, ajustar a altura e a profundidade e manobrar a lança com a função de posicionamento para aquisição do alvo com o *laser* do trocarte de câmera. Para acoplar os braços com os trocartes, podem ser usados os botões de embreagem ou o recurso de agarrar e mover. Durante o acoplamento dos braços, é importante certificar-se de que os cotovelos estejam afastados um do outro, na medida do possível, para limitar as colisões ao operar no console. Os botões da embreagem nos braços podem levantar, abaixar e girar os braços para ajudar a evitar essas colisões.

CONSOLE DO CIRURGIÃO Sentado no console (**FIGURA 5**), o cirurgião deve colocar a sua cabeça no visualizador 3D para ativar o sistema (**FIGURA 6**). Quando isso é feito, o cirurgião pode usar os controles manuais para manipular os instrumentos que são colocados nos trocartes operatórios (**FIGURA 7**). Os controles manuais têm embreagens que podem ser acionadas com os dedos, que são alternativas à embreagem de pedal (discutida posteriormente). As embreagens acionadas com os dedos podem ser utilizadas para ativar o recurso *firefly* (imagens de fluorescência) também quando alternado com o pedal da câmera (endoscópio) pressionado. O controle manual abre, fecha e gira os instrumentos, assim como controla os movimentos do punho executados pela maioria dos instrumentos. Para ativar outros recursos, o painel de controle pode ser ativado. Isso pode controlar recursos como brilho da câmera, direcionalidade da visão (30° para cima ou 30° para baixo) e atribuição de instrumentos. Os controles ergonômicos podem ajustar as configurações do console para deixar o cirurgião mais confortável durante a operação. Esses parâmetros podem ser salvos para agilizar a configuração no futuro.

Outros controles podem ser encontrados nos pés do cirurgião com o conjunto do painel do interruptor de pedal (**FIGURA 8**). O pedal controla a embreagem e a câmera, bem como ativa os recursos do instrumento. Além disso, há um pedal lateral que muda o controle entre instrumentos que estão posicionados no mesmo lado da câmera. O pedal da câmera (controle do endoscópio) é usado para controlar os movimentos da câmera com os controladores mestres. Pressionar e segurar o pedal da câmera altera o controle mestre dos instrumentos para o controle da câmera. O posicionamento da câmera deve ser feito com ambas as mãos do cirurgião para otimizar o movimento. Além disso, todos os movimentos do braço congelam quando o pedal da câmera é pressionado. No lado direito estão os pedais de ativação. Dependendo do instrumento que esteja em uso, eles podem iniciar o eletrocautério, a aspiração ou o grampeamento. O cirurgião deve revisar cada uso antes da inserção do instrumento. **CONTINUA**

Capítulo 19 Cirurgia Robótica Abdominal: Configuração da Sala Cirúrgica e *Docking*

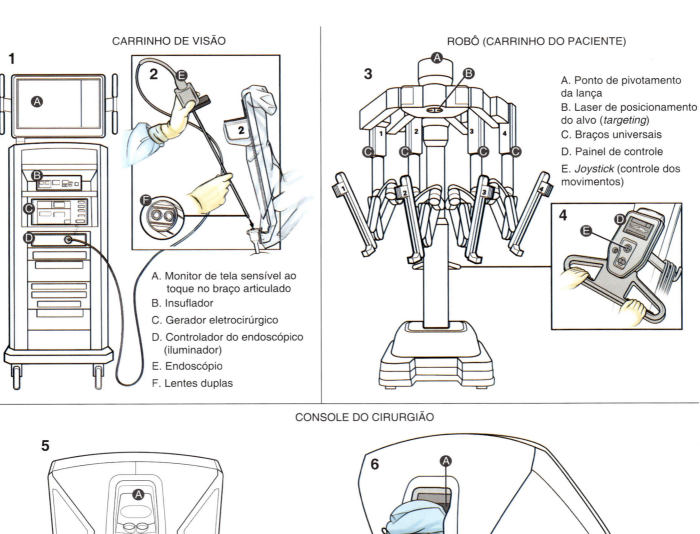

CARRINHO DE VISÃO

A. Monitor de tela sensível ao toque no braço articulado
B. Insuflador
C. Gerador eletrocirúrgico
D. Controlador do endoscópico (iluminador)
E. Endoscópio
F. Lentes duplas

ROBÔ (CARRINHO DO PACIENTE)

A. Ponto de pivotamento da lança
B. Laser de posicionamento do alvo (*targeting*)
C. Braços universais
D. Painel de controle
E. *Joystick* (controle dos movimentos)

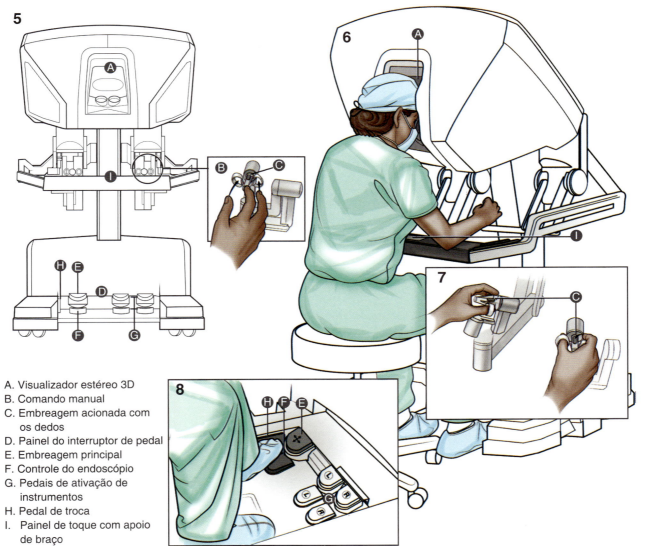

CONSOLE DO CIRURGIÃO

A. Visualizador estéreo 3D
B. Comando manual
C. Embreagem acionada com os dedos
D. Painel do interruptor de pedal
E. Embreagem principal
F. Controle do endoscópio
G. Pedais de ativação de instrumentos
H. Pedal de troca
I. Painel de toque com apoio de braço

CONFIGURAÇÃO DA SALA CIRÚRGICA `CONTINUAÇÃO` Com a plataforma Xi, o robô pode ser trazido de praticamente qualquer direção e ainda ter acesso a todos os quadrantes da anatomia do paciente (**FIGURA 9**). Com a rotação da lança, os braços de trabalho podem ser posicionados na configuração desejada quando trazidos de qualquer um dos lados. A configuração da sala cirúrgica é quase sempre determinada pelo tamanho da sala e pela necessidade do equipamento (**FIGURAS 10** e **11**). Deve-se pensar na configuração da sala, bem como no posicionamento do console do cirurgião, para mantê-lo fora do caminho do campo operatório. Os cabos também podem ser uma preocupação, pois os danos que lhes são causados podem se tornar dispendiosos. A torre pode conter a maioria dos equipamentos necessários para a laparoscopia, incluindo insuflador, eletrocautério e câmera, para que possam ser consolidados ali. Se for necessário equipamento adicional, como um arco em C para geração de imagens, isso deve ser levado em consideração antes do acoplamento do robô. O braço do paciente deve ser dobrado no lado onde o robô será acoplado, e o trilho deve ser liberado se quaisquer retratores autorretentores forem anexados à mesa cirúrgica. A última coisa a se ter em mente é se um portal auxiliar será necessário e onde ele será colocado. O assistente precisará ser capaz de alcançar esse portal sem atingir um dos braços robóticos em funcionamento. O assistente também precisará visualizar o monitor para avaliar o curso operatório, a fim de melhor auxiliar durante o procedimento (ver **FIGURA 11**). Quando o robô estiver acoplado, o cirurgião determina no painel de controle a direção de onde o robô irá acoplar e a área do corpo em que a operação será realizada. Uma vez feito isso, o robô se configurará para facilitar o encaixe com os trocartes, que será ainda mais fácil depois que a aquisição do alvo for concluída.

A troca de instrumentos pode ser facilitada, permitindo o acesso da equipe de troca à mesa de preparo cirúrgico e ao campo operatório sem obstrução (**FIGURA 12**). Isso deve ser considerado se outro equipamento for necessário durante o procedimento, como um arco em C. Durante a troca de instrumentos, a comunicação é fundamental. Se for necessário trocar um instrumento, o número do braço e o tipo de instrumento devem ser definidos pelo cirurgião, e o retorno deve ser feito pelo pessoal que realizou a troca, a fim de evitar a remoção incorreta inadvertida de um instrumento, principalmente se dois dos mesmos instrumentos estiverem presentes simultaneamente (**FIGURA 13**). Por fim, o posicionamento da mesa cirúrgica deve ser considerado antes que o paciente seja coberto. Deve-se considerar não apenas as necessidades cirúrgicas de posicionamento, mas também as necessidades anestésicas. O ideal é que isso seja discutido antes de o paciente entrar na sala cirúrgica, para que a configuração possa ser concluída antes da entrada, a fim de ajudar a agilizar o processo.

ACOPLAMENTO (*DOCKING*) Quando os trocartes estiverem no local, o carrinho do paciente será levado até a mesa de operação. Então, o cirurgião fará o acoplamento do braço da câmera com o trocarte da câmera após alinhá-lo, usando a cruz verde projetada (**FIGURA 14**). Feito isso, a câmera é inserida e apontada para o campo operatório. A aquisição do alvo (*targeting*) é então iniciada. Isso otimiza o posicionamento do braço para o ângulo desejado em direção à anatomia-alvo. Agora, todos os outros braços podem ser acoplados, e os instrumentos podem ser inseridos sob visualização direta. Inicia-se, então, o preparo operatório e a aplicação do campo cirúrgico. ■

Capítulo 19 Cirurgia Robótica Abdominal: Configuração da Sala Cirúrgica e *Docking*

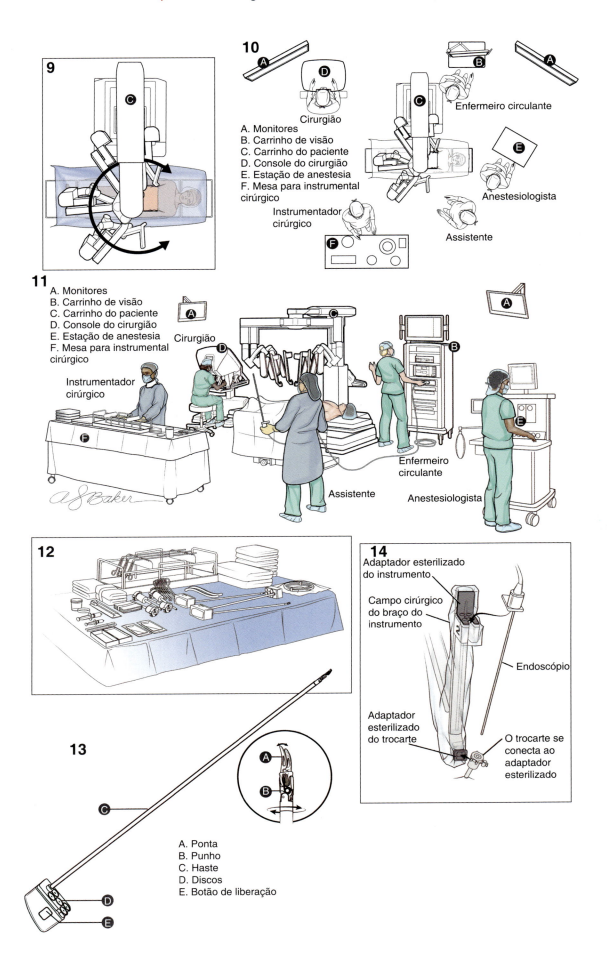

PARTE 4
ESÔFAGO E ESTÔMAGO

CAPÍTULO 20 — GASTROSTOMIA

INDICAÇÕES A gastrostomia é habitualmente utilizada como procedimento temporário para evitar o desconforto de uma aspiração nasogástrica prolongada após cirurgias abdominais de grande porte, como vagotomia e gastrectomia subtotal, colectomia e assim por diante. Esse procedimento deve ser considerado durante uma cirurgia abdominal em pacientes de alto risco ou idosos propensos a apresentar dificuldades pulmonares ou nos casos em que são previstas dificuldades nutricionais pós-operatórias.

A gastrostomia está indicada em caso de obstrução do esôfago, porém é utilizada com mais frequência como procedimento paliativo em lesões não ressecáveis do esôfago ou como medida preliminar no tratamento da causa da obstrução. Pode-se considerar um tipo de gastrostomia permanente com o objetivo de alimentação, na existência de obstrução quase completa do esôfago em consequência de neoplasia maligna não ressecável. O tipo de gastrostomia irá depender de a abertura ser temporária ou permanente.

As técnicas de Witzel ou Stamm para gastrostomia temporária são usadas com frequência e são realizadas com facilidade. Um tipo de gastrostomia permanente, como a de Janeway e suas variações, está mais bem adaptado para pacientes nos quais é fundamental manter uma abertura no estômago por um período prolongado de tempo. Nessas circunstâncias, a mucosa gástrica precisa ser fixada à pele para assegurar a permeabilidade da abertura a longo prazo. Além disso, a construção de um tubo revestido de mucosa, com controle de tipo valvular na extremidade gástrica, tende a evitar regurgitação do conteúdo gástrico irritante. Isso possibilita uma intubação periódica e libera o paciente da irritação de um tubo de demora constante.

PREPARO PRÉ-OPERATÓRIO Se o paciente estiver desidratado, pode-se obter um equilíbrio hídrico satisfatório por meio da administração intravenosa de glicose a 5% em soro fisiológico. Como esses pacientes podem estar desnutridos, pode-se indicar a nutrição parenteral. Deve-se administrar transfusão de sangue se houver evidências de anemia secundária sintomática e fisiologicamente significativa ou um nível de hemoglobina de concentração menor do que 7 g/dℓ. Não há necessidade de nenhum preparo especial para a gastrostomia temporária, visto que ela é habitualmente realizada como parte secundária de um procedimento cirúrgico principal.

ANESTESIA Como alguns pacientes que necessitam de gastrostomia permanente apresentam tanto anemia quanto caquexia, aconselha-se habitualmente uma infiltração local ou bloqueio de campo. Não existe nenhuma indicação especial para anestesia no caso de gastrostomia temporária, visto que ela é habitualmente considerada uma técnica operatória menor que precede o fechamento da ferida de uma cirurgia de grande porte.

POSIÇÃO O paciente encontra-se em decúbito dorsal confortável, com os pés abaixo do nível da cabeça de modo que o estômago contraído possa descer abaixo do arco costal.

PREPARO OPERATÓRIO Os antibióticos profiláticos devem ser administrados por via intravenosa. A pele é preparada de modo habitual. Os campos estéreis são aplicados de acordo com as especificações do cirurgião e, então, uma pausa cirúrgica (*time out*) é executada.

INCISÃO E EXPOSIÇÃO Uma pequena incisão alta é realizada na região média do músculo reto à esquerda, e o músculo é separado, com o mínimo possível de lesão da inervação se a gastrostomia for o único procedimento cirúrgico planejado (**FIGURA 1**). Essa posição alta da incisão está indicada, visto que o estômago pode estar contraído, devido ao jejum prolongado que o paciente pode ter experimentado. O tubo da gastrostomia temporária habitual é exteriorizado através de uma contra-abertura, a alguma distância da incisão principal e longe do arco costal. O local da contra-abertura deve corresponder exatamente à área da parede abdominal à qual o estômago subjacente pode ser fixado sem tensão (ver **FIGURA 1**).

A. GASTROSTOMIA À STAMM

Esse tipo de gastrostomia é utilizado, com mais frequência, como procedimento temporário. Procede-se à preensão da parte média da parede gástrica anterior com pinças de Babcock, e avalia-se a facilidade com que a parede gástrica se aproxima do peritônio. Efetua-se uma sutura em bolsa de tabaco utilizando um fio não absorvível 2-0 na parte média da parede anterior do estômago (**FIGURA 2**). Uma incisão é realizada na porção central da sutura em bolsa de tabaco, em ângulo reto com o eixo longitudinal do estômago, na tentativa de minimizar o número de vasos arteriais com sangramento. A incisão é realizada com eletrocautério, tesoura ou bisturi. Um cateter de fixação por cogumelo, de tamanho médio de 18 a 22 French, é introduzido no estômago por uma distância de 10 a 15 cm. Pode-se utilizar também um cateter de Foley. A sutura em bolsa de tabaco é fechada (**FIGURA 3**). Em seguida, a parede gástrica em torno do tubo é invertida por uma segunda sutura em bolsa de tabaco com fio não absorvível 2-0 (ver **FIGURA 3**) ou com pontos de Lembert separados (fio não absorvível 2-0). A parede gástrica deve ser invertida em torno do tubo, de modo a assegurar o rápido fechamento da abertura gástrica quando o cateter for retirado (ver **FIGURA 6**).

Um ponto é em seguida selecionado a alguma distância das margens da incisão e do arco costal para colocação da contra-abertura e passagem subsequente do tubo através da parede abdominal anterior (**FIGURA 4**). A posição da extremidade do cateter deve ser verificada para certificar-se de que uma parte suficiente esteja no lúmen gástrico para assegurar uma drenagem gástrica eficiente. Em seguida, a parede gástrica é fixada ao peritônio em torno do tubo (**FIGURA 5**) por meio de quatro ou cinco suturas com pontos não absorvíveis 2-0. Em certas ocasiões, são necessárias suturas adicionais. A parede gástrica não deve ficar sob tensão excessiva no fim do procedimento. O diagrama em corte transversal na **FIGURA 6** mostra a inversão da parede gástrica em torno do tubo e a vedação da parede gástrica sobre o peritônio sobrejacente. O tubo de gastrostomia é acomodado para cima e, em seguida, fixado à pele do abdome com fio não absorvível.

B. GASTROSTOMIA À JANEWAY

Essa técnica constitui um dos vários tipos de gastrostomia permanente utilizados para evitar a colocação de um tubo e impedir a regurgitação do conteúdo gástrico irritante. Esse tubo revestido de mucosa, fixado à pele, tende a permanecer permeável, com tendência mínima ao fechamento da abertura mucosa.

DETALHES DA TÉCNICA O cirurgião visualiza a relação do estômago com a parede anterior do abdome e, em seguida, com pinça de Allis, delimita um retalho retangular, cuja base é colocada próximo à curvatura maior para assegurar um suprimento sanguíneo adequado (**FIGURA 7**). Como o retalho, quando cortado, se contrai, ele é realizado um pouco maior do que aparentemente necessário para evitar a interferência subsequente no seu suprimento sanguíneo quando o retalho for aproximado em torno do cateter. A parede gástrica é seccionada entre as pinças de Allis, próximo à curvatura menor, e efetua-se um retalho retangular ampliando a incisão em ambos os lados, em direção às pinças de Allis na curvatura maior. Para evitar a contaminação do conteúdo gástrico e controlar o sangramento, podem-se aplicar pinças longas e retas de enterostomia ao estômago, tanto acima quanto abaixo do sítio cirúrgico. O retalho da parede gástrica é tracionado para baixo, e o cateter é colocado ao longo da superfície interna do retalho (**FIGURA 8**). A membrana mucosa é fechada com sutura contínua ou sutura separada com fio não absorvível 4-0 (**FIGURA 9**). A camada externa, que inclui a serosa e a submucosa, também é fechada com suturas contínuas com fio absorvível ou, de preferência, por uma série de suturas separadas com fio não absorvível (**FIGURA 10**). Quando esse acesso em forma de cone ao estômago estiver terminado em torno do cateter, a parede gástrica anterior é fixada ao peritônio na linha de sutura com suturas adicionais com fio não absorvível 2-0 (**FIGURA 11**). Como alternativa, pode-se construir um tubo gástrico com um grampeador.

FECHAMENTO Após suspender a bolsa da parede gástrica até a superfície da pele, o peritônio é fechado em torno do cateter. O cateter pode ser exteriorizado através de uma pequena contra-abertura à esquerda da incisão principal. Os planos da parede abdominal são fechados em torno, e a mucosa é fixada à pele com algumas suturas (**FIGURA 12**). Os cateteres são fixados à pele com esparadrapo, além de uma sutura que inclui uma parte do cateter.

CUIDADOS PÓS-OPERATÓRIOS Quando se utiliza um tipo temporário de gastrostomia à Stamm em lugar da aspiração nasogástrica prolongada, devem-se observar os princípios habituais de descompressão gástrica e reposição hídrica. Em geral, o tubo é pinçado tão logo a função intestinal se normalize. A gastrostomia temporária proporciona um método valioso de reposição hídrica e nutricional; em comparação com a via intravenosa mais tediosa e menos eficiente, trata-se do método de escolha, particularmente em pacientes idosos.

A gastrostomia temporária não deve ser removida durante pelo menos 14 a 28 dias, a fim de assegurar a vedação peritoneal adequada. Além disso, o tubo não deve ser retirado até que a função alimentar esteja normalizada e que todos os exames pós-operatórios de secreção gástrica tenham sido realizados.

Quando se efetua uma gastrostomia permanente, devido a uma obstrução esofágica, os líquidos como água e leite podem ser injetados com segurança no cateter dentro de 24 horas enquanto prossegue a nutrição parenteral. Os líquidos de alto valor calórico e alto conteúdo de vitaminas são acrescentados de modo gradual, começando com pequenos volumes, que são diluídos de modo a minimizar as alterações osmóticas ou a diarreia. Depois de 1 semana ou mais, o cateter pode ser retirado e limpo, porém deve ser substituído imediatamente, em virtude da tendência a um rápido fechamento do trajeto fistuloso na gastrostomia à Janeway. ■

Capítulo 20 Gastrostomia

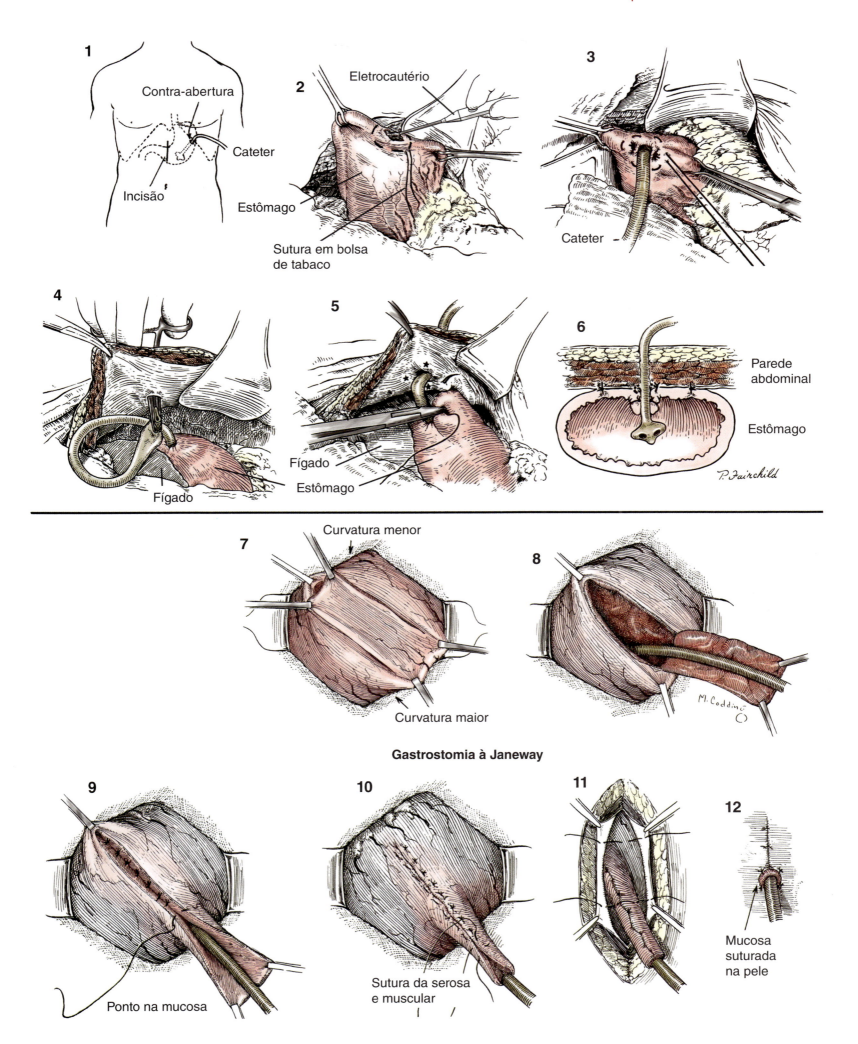

Gastrostomia à Janeway

CAPÍTULO 21
GASTROSTOMIA ENDOSCÓPICA PERCUTÂNEA

INDICAÇÕES As indicações habituais para gastrostomia incluem a necessidade de alimentação, descompressão ou acesso gástrico. Em situações de necessidade de alimentação, o sistema digestório deve estar funcional, e a necessidade de alimentação enteral deve se estender por um intervalo prolongado. As gastrostomias à Stamm são mais comumente realizadas no fim de algum outro procedimento gastrintestinal de grande porte, enquanto o abdome ainda está aberto. Entretanto, a gastrostomia endoscópica percutânea (GEP) possibilita a colocação de um tubo de gastrostomia em adultos e crianças sem laparotomia. Essa técnica depende da passagem segura de um endoscópio dentro do estômago, o qual pode ser dilatado com ar. A impossibilidade de passar o endoscópio com segurança e a incapacidade de identificar a transiluminação abdominal pela extremidade do endoscópio iluminada dentro do estômago dilatado constituem contraindicações para a realização da técnica. A ascite, a coagulopatia parcialmente corrigida e a infecção intra-abdominal são contraindicações relativas para a técnica da GEP.

PREPARO PRÉ-OPERATÓRIO As indicações para a gastrostomia são as que determinam a extensão e o tipo de preparo pré-operatório. Em geral, não é necessária a passagem de um tubo nasogástrico para descompressão gástrica se o paciente estiver em dieta zero por várias horas. Pode-se administrar uma dose única de antibiótico intravenoso dentro de 1 hora antes do procedimento, visto que a introdução peroral do cateter especial pode contaminar o trajeto da parede abdominal criado à medida que o cateter é exteriorizado através do estômago.

ANESTESIA É necessária uma anestesia tópica da orofaringe para a passagem do endoscópio, enquanto se utiliza uma anestesia local no ponto do abdome onde será introduzido o cateter especial. Uma agulha intravenosa ou cateter é posicionado para a administração de sedativos.

POSIÇÃO O paciente está habitualmente em decúbito dorsal enquanto o anestésico tópico é borrifado na orofaringe. O paciente tem permissão para gargarejar, deglutir ou cuspir em uma cuba. Uma vez obtida a anestesia satisfatória, o paciente é posicionado em decúbito dorsal sobre a mesa, com a cabeça ligeiramente elevada.

PREPARO OPERATÓRIO Nos adultos, bem como nas crianças, utiliza-se o menor gastroscópio possível. Após a passagem segura do endoscópio para dentro do estômago, a pele do abdome e da parte inferior do tórax é preparada com solução antisséptica de modo habitual. São utilizados campos estéreis. Uma pausa cirúrgica (*time out*) é executada.

DETALHES DA TÉCNICA Durante a colocação do gastroscópio, pode-se avaliar qualquer patologia. O estômago é totalmente insuflado com ar, o que desloca o cólon inferiormente e faz com que a parede gástrica anterior fique contra a parede abdominal em uma grande área. Uma área adequada é escolhida, e o endoscopista coloca a extremidade do gastroscópio iluminada firmemente para cima nesse ponto. Em geral, o ponto localiza-se a meia distância entre o arco costal e o umbigo (**FIGURA 1**). As luzes do centro cirúrgico são diminuídas e o local transiluminado é identificado. Em pacientes muito magros, é possível palpar a extremidade do endoscópio. A área de transiluminação é marcada para incisão (ver **FIGURA 1**). O endoscópio é recuado da parede gástrica anterior e verifica-se a adequação do local por meio de palpação externa, com um dedo se encaixando na área escolhida.

Injeta-se o anestésico local e realiza-se uma incisão cutânea de 1 cm. O endoscopista visualiza o local, à medida que se introduz uma cânula/agulha intravenosa de calibre 16 com ponta lisa através da incisão e paredes abdominal e gástrica, até dentro do lúmen do estômago. Essa sequência deve ser realizada rapidamente, de modo a reduzir ao máximo a probabilidade de deslocamento do estômago para longe da parede abdominal e peritônio.

Um fio-guia é introduzido através da cânula externa oca após retirada da agulha interna de reforço. Segura-se o fio com uma alça de polipectomia introduzida através do endoscópio e, em seguida, retira-se tudo pela boca do paciente (**FIGURA 2**). O cateter de GEP (**FIGURA 3**) é fixado ao fio-guia. O cateter tem uma extremidade afilada. O fio longo e a montagem do cateter são cobertos com um lubrificante hidrossolúvel estéril. Uma tração suave e contínua sobre a extremidade abdominal da sutura longa traciona a extremidade afilada do conjunto pelo esôfago e, em seguida, pela parede gástrica e abdominal (**FIGURA 4**).

O endoscópio é reintroduzido e verifica-se o posicionamento da extremidade intragástrica do cateter. Aplica-se uma peça transversal (**FIGURA 5**) ou colar e utiliza-se um fio não absorvível para fixar o cateter e a peça transversal à pele, sem exercer pressão ou tensão que possam causar necrose da pele ou da parede gástrica. A pequena incisão cutânea é mantida aberta e pode-se aplicar um antisséptico tópico.

CUIDADOS PÓS-OPERATÓRIOS O cateter de gastrostomia é aberto para descompressão e drenagem por gravidade durante um dia. Depois disso, a alimentação pode ser iniciada de modo sequencial. O cateter pode ser trocado de modo periódico ou pode ser convertido em prótese de Silastic® (botão) depois de 4 semanas ou mais, quando a incisão da gastrostomia estiver solidamente cicatrizada e o estômago estiver fundido com a parede abdominal anterior. Essa prótese é tracionada e esticada sobre um obturador (**FIGURA 6**) e introduzida no trato de gastrostomia aberto (**FIGURA 7**). ■

Capítulo 21 Gastrostomia Endoscópica Percutânea 61

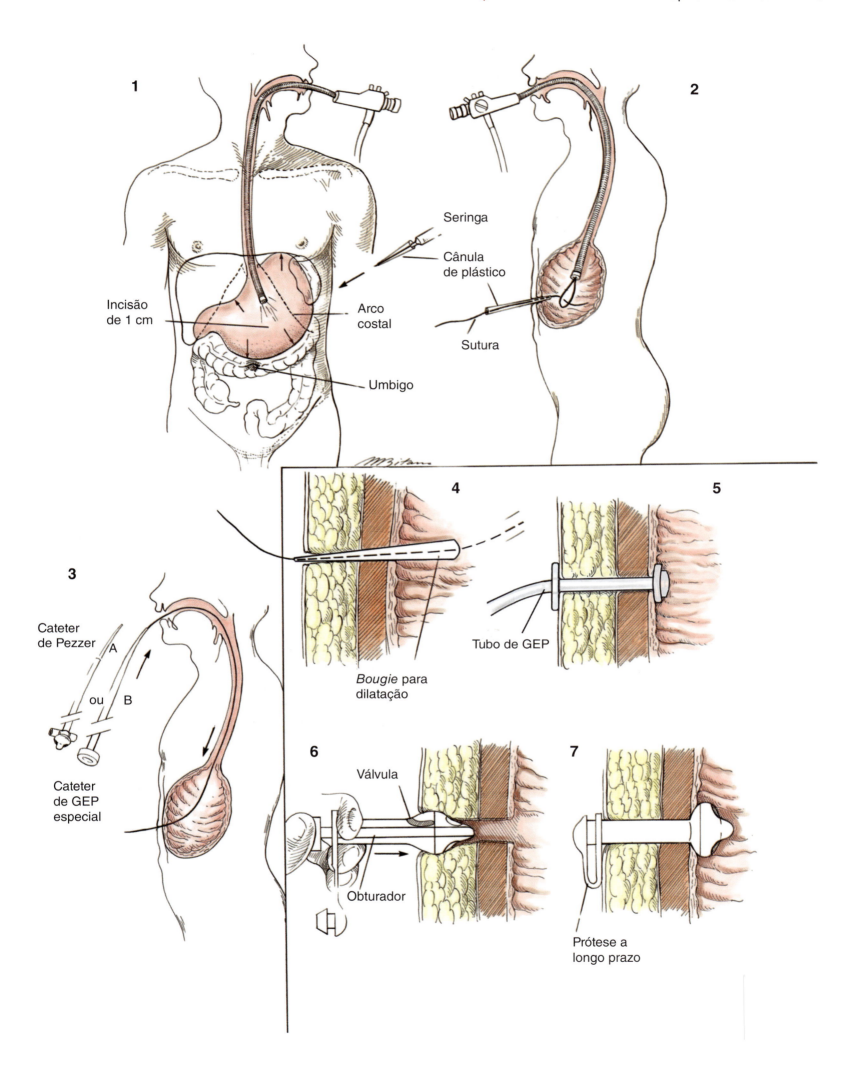

CAPÍTULO 22 — FECHAMENTO DE ÚLCERA DUODENAL PERFURADA

A. FECHAMENTO DA PERFURAÇÃO

INDICAÇÕES A perfuração de uma úlcera gástrica ou duodenal é uma emergência cirúrgica, mas, antes de realizar a operação, deve-se dar tempo suficiente para que o paciente se recupere do choque inicial (raramente grave ou prolongado) e para a restauração do equilíbrio hídrico. A escolha entre fechamento da perfuração e procedimento definitivo da úlcera depende da avaliação geral dos fatores de risco pelo cirurgião. Com frequência, prefere-se a exploração laparoscópica com ou sem reparo definitivo, principalmente no caso de perfuração anterior do duodeno, com plano de fechamento simples.

PREPARO PRÉ-OPERATÓRIO O paciente pode ter histórico de úlcera péptica e uso prolongado de medicamentos anti-inflamatórios não esteroides (AINEs). A radiografia simples vertical pode mostrar ar livre. Se o diagnóstico ainda for dúbio, uma seriografia gastrintestinal superior com material de contraste hidrossolúvel pode ser útil. O tempo é essencial no tratamento, e exames prolongados devem ser evitados. É necessária a administração intravenosa de tipo e volume adequados de líquido, dependendo do quadro geral do paciente e do tempo decorrido desde a perfuração. A administração parenteral de antibióticos e a instituição de aspiração nasogástrica constante são rotineiras.

ANESTESIA Prefere-se uma anestesia endotraqueal geral, combinada com relaxantes musculares.

POSIÇÃO O paciente é colocado em decúbito dorsal confortável, com os pés ligeiramente abaixo do nível da cabeça, para ajudar a trazer o campo operatório para baixo do arco costal e manter o extravasamento gástrico longe da área subfrênica.

PREPARO OPERATÓRIO Um cateter de Foley e a sonda orogástrica ou nasogástrica são colocados após a indução da anestesia. A pele é preparada de modo habitual. Campos estéreis são aplicados de acordo com as especificações do cirurgião. Então, uma pausa cirúrgica (*time out*) é executada.

INCISÃO E EXPOSIÇÃO Como a maior parte das perfurações ocorre na superfície anterossuperior da primeira porção do duodeno, realiza-se uma pequena incisão mediana alta. Obtém-se a cultura do líquido peritoneal e retira-se a maior quantidade possível de exsudato por aspiração. O fígado é mantido para cima com afastadores, expondo os sítios mais frequentes de perfuração. O local de perfuração pode estar bloqueado com omento se a perfuração tiver ocorrido há várias horas. Portanto, é preciso ter cuidado ao ter acesso à perfuração, a fim de evitar contaminação desnecessária.

DETALHES DO PROCEDIMENTO O método mais fácil de fechamento consiste em colocar três suturas com fio de seda fina através da camada submucosa de um lado, com extensão pela região da úlcera e, em seguida, para fora por uma distância correspondente do outro lado da úlcera (**FIGURA 1**).

Começando na parte superior da úlcera, as suturas são feitas com muito cuidado, para evitar a laceração dos tecidos friáveis. As extremidades longas são retidas (**FIGURA 2**). O fechamento é reforçado com omento, separando-se as extremidades longas das três suturas previamente amarradas e colocando-se uma pequena porção de omento ao longo da linha de sutura. As extremidades dessas suturas são amarradas frouxamente, fixando o omento sobre o local da úlcera (**FIGURA 3**).

O tecido pode estar tão endurecido que a úlcera não pode ser fechada com sucesso, tornando-se necessário vedar a perfuração por meio da fixação do omento diretamente sobre a úlcera.

Na presença de úlcera gástrica perfurada, a área que circunda a úlcera pode ser completamente excisada, muitas vezes com grampeador, e enviada para análise de corte congelado para excluir malignidade. Isso é determinado pelo sítio de perfuração da úlcera. De modo alternativo, obtém-se uma pequena biopsia da margem da perfuração, devido à possibilidade de neoplasia maligna (**FIGURAS 4 e 5**). O omento pode ser fixado sobre a linha de sutura (**FIGURA 6**). O fechamento de uma úlcera gástrica pode ser reforçado com um plano de suturas interrompidas da serosa com fios de seda, pois há baixo risco de obstrução.

Na presença de perfuração de carcinoma evidente, prefere-se a ressecção, porém, em casos de alto risco cirúrgico ou doença metastática que exijam tratamento paliativo, pode ser aceitável fechar a perfuração, seguida de ressecção após a recuperação. Se o estado geral do paciente for razoável e a perfuração tiver ocorrido apenas há algumas horas, pode-se justificar uma ressecção gástrica. Alguns cirurgiões preferem a vagotomia e a piloroplastia ou antrectomia para uma úlcera duodenal perfurada recente em um paciente de baixo risco.

FECHAMENTO Todo o exsudato e o líquido são removidos por aspiração. Deve-se considerar a irrigação repetida da cavidade peritoneal com solução salina se houver contaminação macroscópica por partículas de alimentos. A drenagem da área da perfuração pode ser realizada com uma área de aspiração fechada, de acordo com a preferência do cirurgião. Pode-se considerar a realização de uma gastrostomia temporária à Stamm, devido à possibilidade de ocorrência de obstrução prolongada do piloro.

CUIDADOS PÓS-OPERATÓRIOS O paciente, quando consciente, é colocado em posição de Fowler. A aspiração nasogástrica pode ser empregada nas primeiras 24 horas ou quando necessário. O equilíbrio hídrico é mantido por infusões intravenosas. Os antibióticos são mantidos. Inibidores da bomba de prótons devem ser administrados por via intravenosa. Deve-se considerar a eliminação de *Helicobacter pylori*, se presente. O fechamento simples da perfuração não promove a cicatrização da úlcera do paciente ou a tendência do paciente de formar outra. É preciso lembrar-se de que um abscesso subfrênico ou pélvico pode complicar o período pós-operatório. **CONTINUA**

Capítulo 22 Fechamento de Úlcera Duodenal Perfurada

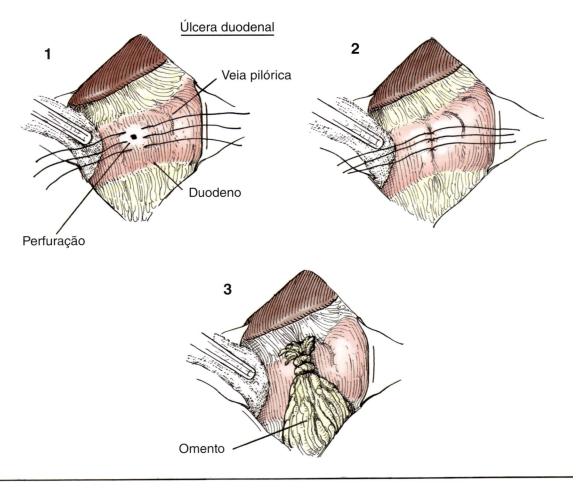

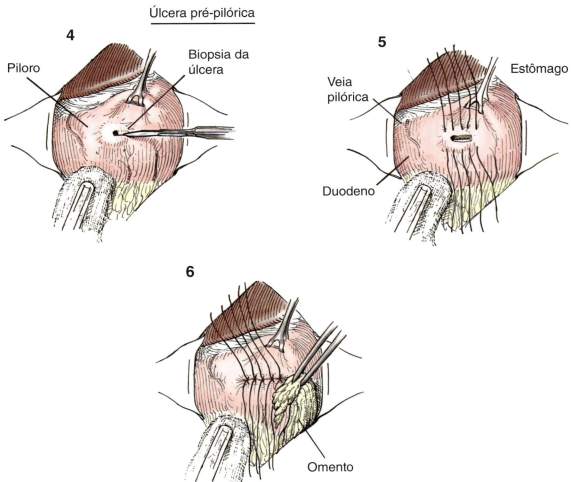

B. FECHAMENTO LAPAROSCÓPICO `CONTINUAÇÃO`

INDICAÇÕES A abordagem laparoscópica é uma alternativa adequada para reparo aberto em muitas situações clínicas. Deve-se evitá-la em pacientes sépticos hemodinamicamente instáveis e em pacientes com cirurgia abdominal prévia.

ANESTESIA Consultar Seção A.

POSIÇÃO O paciente é colocado em posição supina de litotomia modificada (**FIGURA 7**). O cirurgião fica entre as pernas do paciente, com o auxiliar no lado esquerdo e o auxiliar cirúrgico à direita do paciente. Os monitores videoscópicos são colocados acima da cabeça do paciente, nos lados direito e esquerdo.

PREPARO OPERATÓRIO Consultar Seção A.

DETALHES DO PROCEDIMENTO A insuflação inicial é realizada com agulha de Veress ou trocarte de Hasson no umbigo. Uma técnica de três trocartes é utilizada. Insere-se uma cânula de 10 mm no umbigo para o laparoscópio. Em pacientes maiores, pode ser necessário colocar o portal da câmera na posição supraumbilical (**FIGURA 8**). Dois portais adicionais de 5 mm são colocados sob visão direta (ver **FIGURA 8**), o primeiro na área subcostal à direita, na linha medioclavicular, e o segundo na área subcostal à esquerda, na linha medioclavicular. Um portal adicional para a colocação de um afastador Nathanson ou a articulação do afastador para elevar o fígado pode ser necessário se o fígado estiver aderido à área da perfuração.

O paciente é colocado em uma suave posição de Trendelenburg reversa. O abdome é completamente irrigado e examinado para excluir outras causas de pneumoperitônio. Grandes perfurações, que se estendem até o duodeno posterior e envolvem mais de 50% da circunferência, serão difíceis de fechar por laparoscopia, e a conversão para uma operação aberta pode ser considerada. Deve-se sempre considerar a possibilidade de perfuração gástrica por câncer. A biopsia pode ser indicada.

A perfuração é fechada com três ou mais pontos não absorvíveis 3–0 (**FIGURA 9**). Eles são colocados a pelo menos 7 mm da borda e amarrados quando colocados, deixando pontas não cortadas de 3 a 4 cm de comprimento (**FIGURA 10**). Uma porção do omento é colocada sobre o fechamento da úlcera e presa, amarrando-se as pontas das suturas sobre o omento (**FIGURA 11**).

A área é irrigada com solução salina para remover quaisquer detritos ou bile. O fechamento pode ser avaliado com a instalação de azul de metileno na sonda orogástrica ou nasogástrica. Um dreno de aspiração fechado pode ser colocado a critério do cirurgião.

CUIDADOS PÓS-OPERATÓRIOS Consultar Seção A. ∎

Capítulo 22 Fechamento de Úlcera Duodenal Perfurada

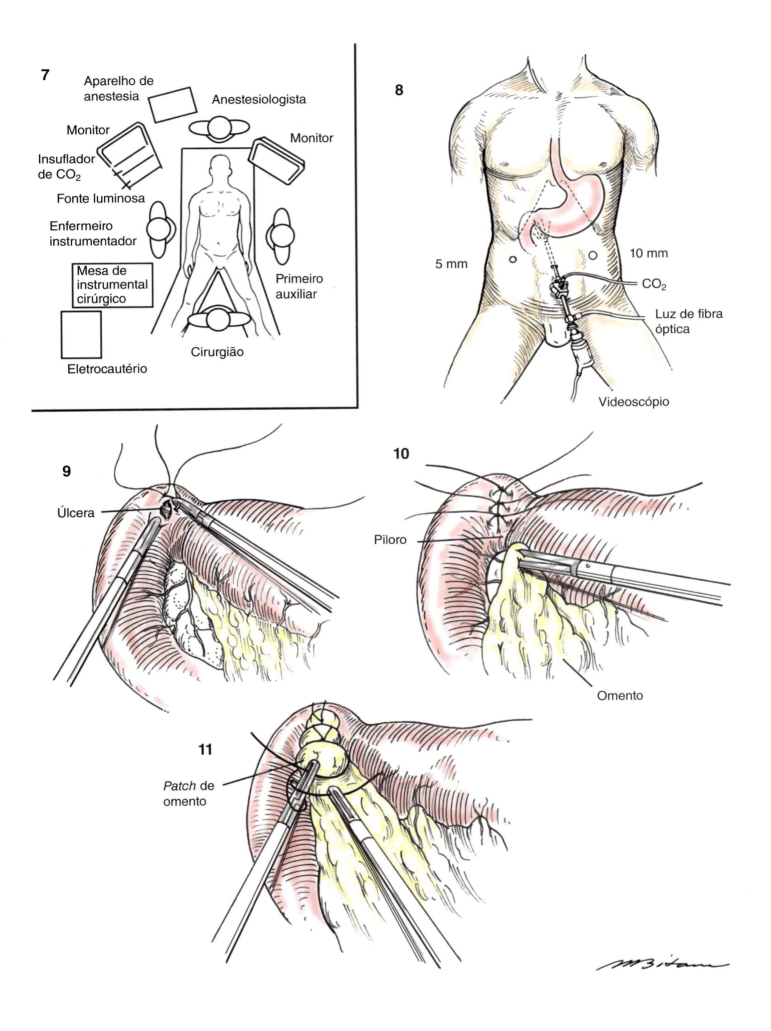

CAPÍTULO 23
GASTROJEJUNOSTOMIA

INDICAÇÕES A gastrojejunostomia está indicada para determinados pacientes com úlcera duodenal complicada por obstrução pilórica. Ela também está indicada quando dificuldades técnicas impedem a ressecção ou a tornam perigosa, quando o paciente corre alto risco cirúrgico, de modo que se deva realizar apenas a técnica cirúrgica mais segura, ou nos casos em que houve ressecção do nervo vago. Em certas ocasiões, a gastrojejunostomia está indicada para o alívio da obstrução pilórica na existência de neoplasias malignas não ressecáveis de estômago, duodeno ou cabeça do pâncreas.

PREPARO PRÉ-OPERATÓRIO O preparo pré-operatório deve ser variado, dependendo da duração e da gravidade da obstrução pilórica, do grau de anemia secundária e da depleção de proteína. Naturalmente, deve-se proceder à reposição dos eletrólitos e à fluidoterapia. A aspiração nasogástrica deve ser implementada para obter um estômago vazio quando tiver ocorrido obstrução completa e para impedir a aspiração durante a indução da anestesia. Devem-se administrar antibióticos no pré-operatório. Nesses pacientes de alto risco, deve-se considerar a realização de laparoscopia ou, pelo menos, de uma técnica assistida por laparoscopia, possibilitando a identificação do jejuno proximal e anastomose extracorpórea.

ANESTESIA A anestesia geral associada com intubação endotraqueal é habitualmente satisfatória.

POSIÇÃO O paciente é colocado em decúbito dorsal confortável, com os pés pelo menos 30 cm abaixo do nível da cabeça. Nos pacientes cujo estômago é anormalmente alto, pode ser conveniente uma posição mais ortostática. A posição ideal pode ser obtida após a abertura do abdome e a localização exata do estômago.

PREPARO OPERATÓRIO A parte inferior do tórax e o abdome são preparados de modo habitual. Os campos estéreis são aplicados de acordo com as especificações do cirurgião. Então, uma pausa cirúrgica (*time out*) é executada.

INCISÃO E EXPOSIÇÃO Como regra, realiza-se uma incisão epigástrica mediana. A incisão é ampliada superiormente até o processo xifoide ou o arco costal e inferiormente até o umbigo. Com o abdome aberto, pode-se utilizar um afastador de autorretenção; entretanto, como a maior parte das estruturas envolvidas nessa operação é móvel, é habitualmente desnecessário utilizar uma tração muito grande para obter exposição adequada.

DETALHES DA TÉCNICA O estômago e o duodeno são visualizados e palpados para determinar o tipo e a extensão da lesão patológica presente. Utiliza-se uma alça curta do jejuno para a gastrojejunostomia, com a porção proximal fixada à curvatura menor. A boca anastomótica é realizada na parede gástrica posterior e estende-se a partir da curvatura menor para a curvatura maior, com cerca de dois dedos de comprimento. Localiza-se na parte baixa do estômago (**FIGURA 1A**).

Quando se realiza a gastroenterostomia com vagotomia no tratamento da úlcera duodenal, a localização e o tamanho da boca anastomótica são muito importantes. Para assegurar uma drenagem adequada do antro paralisado e manter ao mínimo os efeitos colaterais pós-operatórios, indica-se uma pequena boca anastomótica paralela à curvatura maior e próxima ao piloro (**FIGURA 1B**). O jejuno deve ser fixado por vários centímetros à parede gástrica em ambos os lados da boca anastomótica. Isso permite que os músculos circulares não seccionados sejam afastados da boca anastomótica para contrair e melhorar o esvaziamento gástrico. Como regra, é necessário um esforço especial para assegurar a colocação da boca anastomótica a uma distância de 3 a 5 cm do piloro, devido a inflamação e fixação do piloro associadas à ulceração duodenal. Por conseguinte, pode não ser prático realizar uma anastomose na curvatura maior, conforme mostrado na **FIGURA 1B**.

A localização da boca anastomótica é inicialmente delimitada na parede gástrica anterior com pinças de Babcock. O omento maior pode ser exteriorizado pela ferida, de modo que o contorno gástrico não seja distorcido e a porção mais baixa da curvatura maior possa ser determinada de modo mais acurado (**FIGURA 2**). As pinças de Babcock são deixadas no local, à medida que o omento maior é refletido para cima sobre o estômago e a face inferior do mesocólon é visualizada (**FIGURA 3**). O cólon transverso é firmemente seguro por um auxiliar, à medida que o cirurgião invagina as pinças de Babcock na parede gástrica anterior. Isso produz uma saliência no mesentério do cólon, no ponto através do qual o estômago é tracionado (ver **FIGURA 3**). Efetua-se uma incisão cuidadosa no mesocólon, à esquerda dos vasos cólicos médios e próximo ao ligamento de Treitz, tendo-se muito cuidado para evitar qualquer um dos grandes vasos na arcada. São realizadas quatro a seis suturas de orientação (suturas **a-f**) nas margens do mesocólon incisado, que serão utilizadas após a anastomose ao estômago no nível apropriado. A parede posterior do estômago é pinçada com pinças de Babcock (**FIGURA 4, A'** e **B'**) adjacentes à curvatura menor e à curvatura maior e do lado oposto aos pontos de contrapressão a partir das pinças posicionadas de modo semelhante na parede gástrica anterior (**FIGURA 4**). Uma parte da parede gástrica é tracionada através da abertura. Em muitos casos, a reação inflamatória associada à úlcera duodenal pode fixar a superfície posterior do antro à cápsula do pâncreas. Pode ser necessária uma dissecção cortante e romba para mobilizar o estômago, de modo a assegurar a colocação da boca anastomótica em local próximo o suficiente do piloro. Alguns cirurgiões preferem fixar o mesocólon ao estômago nesse momento. As pinças na curvatura maior são direcionadas para o cirurgião no lado direito do paciente enquanto as pinças na curvatura menor são rodadas em direção oposta ao primeiro auxiliar.

O ligamento de Treitz é identificado e uma alça de jejuno de 10 a 15 cm distal a esse ponto fixo é colocada na ferida. O jejuno nesse ponto é mantido com pinças de Babcock, e são colocadas suturas de ancoragem (**FIGURA 5**). A orientação do intestino é mostrada na **FIGURA 6**. A técnica de anastomose é mostrada nas **FIGURAS 7 a 22**. **CONTINUA** ▶

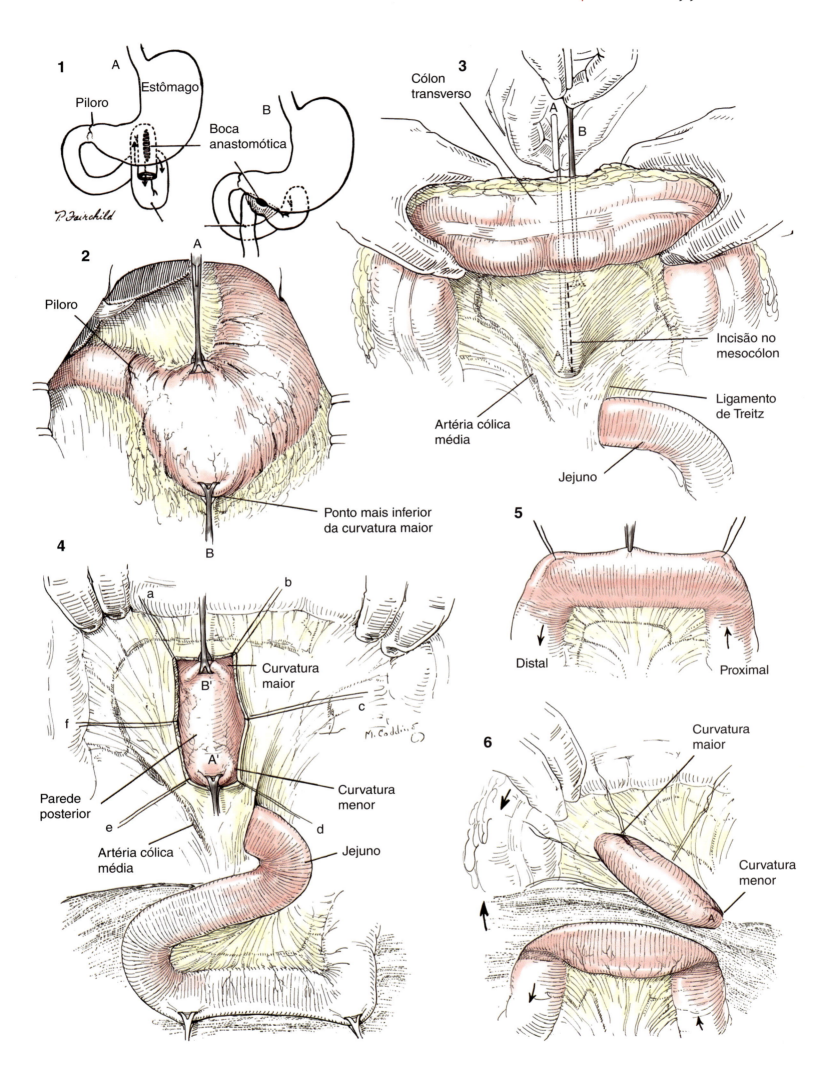

DETALHES DA TÉCNICA `CONTINUAÇÃO` O intestino grosso e o omento são

colocados de volta no abdome, acima do estômago. As pinças e o sítio anastomótico habitualmente podem ser trazidos para fora da cavidade peritoneal, que deve ser totalmente protegida com compressas. O afastamento nas bordas da ferida abdominal é interrompido enquanto a anastomose estiver sendo realizada. Em geral, essa mobilização é impossível quando a boca anastomótica precisa ser feita a uma distância de 3 a 5 cm do piloro após a vagotomia. Em tal caso, a anastomose deve ser realizada dentro da cavidade peritoneal, a não ser que a boca anastomótica seja feita muito distante à esquerda, resultando em dificuldades relacionadas com a úlcera recorrente, devido à estimulação hormonal pelo antro distendido, induzindo hipersecreção gástrica.

São colocadas suturas de ancoragem para facilitar a exposição. Pinças Scudder, que são atraumáticas, podem ser colocadas nos ramos aferente e eferente para evitar ou minimizar a contaminação. As suturas posteriores da serosa são então iniciadas com sutura de colchoeiro com fio de seda 3-0 em ambos os ângulos (**FIGURA 7**). O cirurgião deprime as partes do estômago e do jejuno que se apresentam com os dedos indicador e médio, à medida que completa a fileira posterior de sutura separada de colchoeiro na serosa (**FIGURA 8**). São pegas porções alternadas de jejuno e boca anastomótica e estas incluem a submucosa, porém não entram no lúmen do intestino. Cada sutura é feita próximo à precedente para assegurar um fechamento completo. É melhor amarrar os pontos depois que todos tenham sido feitos.

Realiza-se uma incisão no estômago. A incisão da serosa pode ser feita com bisturi (**FIGURA 9**), porém muitos cirurgiões utilizam o eletrocautério. Se essa incisão estiver muito distante da camada serosa, pode resultar em um manguito de intestino invertido demasiado grande. Durante essas incisões, o cirurgião deve ter cuidado ao realizar a incisão da parede do intestino perpendicular à sua superfície, visto que existe sempre uma tendência a incisar o intestino obliquamente, deixando, assim, uma camada mucosa irregular e desigual para o próximo plano de sutura (**FIGURA 10**). A incisão do jejuno é realizada ligeiramente menor do que a do estômago (**FIGURA 11**). Com o estômago e o intestino abertos e limpos, inicia-se uma sutura contínua com fio absorvível na porção média da camada mucosa posterior (**FIGURA 12**). São usadas mais comumente agulhas curvas atraumáticas. À medida que o cirurgião realiza a sutura afastando-se dele próprio, ele utiliza uma sutura simples ou contínua, que aproxima as camadas mucosas (**FIGURA 13**). Como essa sutura também é utilizada para controlar o suprimento sanguíneo, ela precisa ser mantida sob tensão suficiente para uma aproximação acurada e prevenção de hemorragia, sem contudo interromper por completo o suprimento sanguíneo e dificultar a cicatrização. Trata-se de um passo de importância crítica. São realizadas suturas separadas para fixar qualquer ponto de sangramento que não tenha sido controlado pela sutura contínua. Quando o cirurgião alcança o ângulo da ferida, realiza uma sutura de Connell, que possibilita a inversão das estruturas à medida que são suturadas (**FIGURA 14**). Por exemplo, na **FIGURA 14**, a agulha acabou de entrar no lado gástrico. Ela sai do lado gástrico a uma distância de 2 ou 3 mm de seu ponto de entrada (**FIGURA 15**). Em seguida, é cruzada, introduzida na parede jejunal pelo lado de fora, conforme ilustrado na **FIGURA 16**, e volta através da parede jejunal antes de ser reintroduzida na parede gástrica (**FIGURA 17**). Após o fechamento desse ângulo, a outra extremidade (**B**), da sutura contínua é utilizada para fechar o ângulo oposto de modo semelhante (**FIGURA 18**). Por fim, as suturas contínuas **A** e **B** encontram-se ao longo da superfície anterior. A pegada final de cada sutura a traz para a parede interna do estômago e jejuno (**FIGURA 19**). As duas extremidades são amarradas com o nó final pelo lado de dentro. Se ainda persistir um sangramento discreto, podem ser realizadas suturas separadas adicionais para suplementar a camada mucosa anterior.

A aproximação da camada serosa anterior é realizada com suturas separadas com fio de seda 3-0 (**FIGURA 20**). Essas suturas são afastadas umas das outras em aproximadamente 6 a 8 mm. Suturas separadas adicionais com seda fina são realizadas nos ângulos da anastomose para reforço, de modo que qualquer tensão nesse ponto não seja exercida sobre a sutura original (**FIGURA 21**). A permeabilidade e o tamanho do estômago devem ser determinados por meio de palpação. É desejável uma anastomose segura, com uma boca anastomótica aproximadamente do tamanho da extremidade do polegar ou dois dedos.

O estômago é fixado ao mesocólon com suturas **b-d** (ver **FIGURA 21**) adjacentes à anastomose, de modo a fechar a abertura e evitar, desse modo, uma hérnia interna potencial. Isso também impede qualquer torção do jejuno próximo à anastomose, o que poderia ocorrer se a boca anastomótica se retrair acima do mesocólon (**FIGURA 22**).

Em certas ocasiões, na ocorrência de inflamação extensa em torno do piloro, obesidade acentuada ou neoplasia maligna extensa, pode ser impossível mobilizar a parede gástrica posterior o suficiente para que uma anastomose possibilite a drenagem adequada do antro. Nessas circunstâncias, deve-se considerar a realização de gastrojejunostomia anterior após a vagotomia, de modo a assegurar a drenagem adequada do antro ou a drenagem proximal de neoplasia maligna gástrica inoperável. A fim de evitar a possibilidade de esvaziamento inadequado após gastrojejunostomia anterior, deve-se seccionar o omento espesso para permitir que a parte superior do jejuno seja trazida com facilidade sobre o cólon transverso. Alguns cirurgiões preferem limpar a curvatura maior próximo ao piloro, por uma distância de 5 a 8 cm, e colocar a boca anastomótica gastrojejunal nessa área. A alça jejunal eferente pré-cólica deve ser fixada à parede gástrica anterior por aproximadamente 3 cm além da anastomose, de modo a proporcionar contrações da musculatura circular não seccionada, a fim de ajudar no esvaziamento gástrico. Deve-se considerar a realização de uma gastrostomia à Stamm para garantir o conforto do paciente e proporcionar um método eficiente e prontamente disponível de descompressão gástrica até que o esvaziamento gástrico seja satisfatório.

FECHAMENTO A ferida é fechada de modo habitual. Não é drenada.

CUIDADOS PÓS-OPERATÓRIOS O uso de líquidos, glicose, vitaminas e

alimentação parenteral depende da avaliação clínica e laboratorial diária. O paciente pode ingerir água em pequenos goles dentro de 24 horas, e a ingesta de líquidos e alimentos é, em seguida, aumentada de modo gradual. Seis refeições pequenas por dia são gradualmente substituídas por uma dieta completa, de acordo com a tolerância do paciente. ∎

Capítulo 23 Gastrojejunostomia

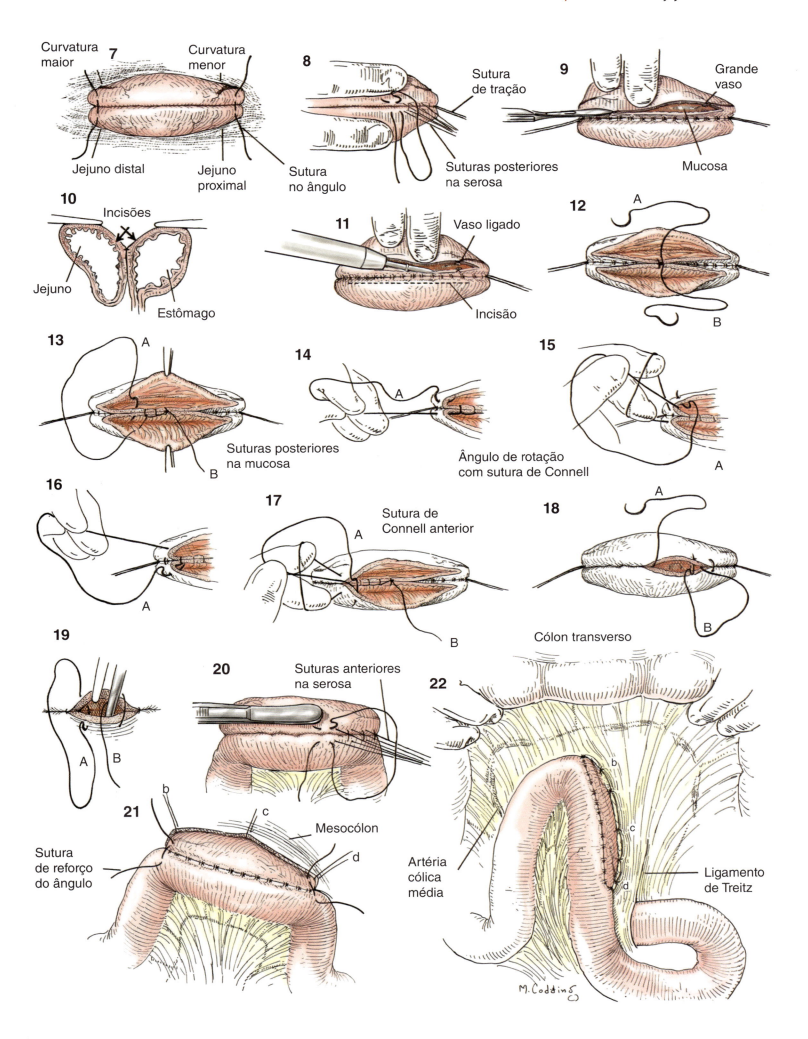

CAPÍTULO 24

PILOROPLASTIA E GASTRODUODENOSTOMIA

INDICAÇÕES Esses procedimentos podem ser utilizados quando a inervação do estômago pelo nervo vago tiver sido interrompida em consequência de vagotomia troncular, vagotomia seletiva ou secção dos nervos vagos associada a ressecção esofagogástrica e restabelecimento da continuidade esofagogástrica. A piloroplastia assegura a drenagem do antro gástrico após vagotomia e, por conseguinte, elimina parcialmente a fase antral da secreção gástrica. Não altera a continuidade do sistema digestório e diminui a possibilidade de ulceração marginal observada, em certas ocasiões, após gastrojejunostomia. A piloroplastia está associada a uma baixa taxa de morbidade e mortalidade cirúrgica, devido à sua simplicidade técnica.

É comum o uso de dois tipos de piloroplastia: a piloroplastia de Heineke-Mikulicz (**FIGURA A**) e a piloroplastia de Finney (**FIGURA B**). A piloroplastia deve ser evitada em caso de reação inflamatória acentuada ou cicatrização e deformidade graves no lado duodenal do piloro. Nessas circunstâncias, deve-se considerar a técnica de Jaboulay (**FIGURA C**), ou deve-se efetuar uma gastroenterostomia localizada a uma distância de 3 cm do piloro na curvatura maior. Os níveis de gastrina devem ser determinados. Deve-se considerar a reconstrução de Jaboulay quando se realiza uma incisão longa na parede anterior do duodeno durante a procura de gastrinomas muito pequenos da mucosa.

PILOROPLASTIA À HEINEKE-MIKULICZ O piloro é identificado pela veia gástrica direita como acidente anatômico. Em seguida, efetua-se uma manobra de Kocher (ver Capítulo 29) para mobilizar o duodeno de modo a obter uma boa exposição e relaxar qualquer tensão sobre a linha de sutura transversal subsequente. Suturas para tração com fio de seda 2-0 são realizadas e amarradas nas margens superior e inferior do anel pilórico para orientação anatômica. É necessário se esforçar para incluir a veia gástrica direita nessas suturas, de modo a controlar parcialmente o sangramento subsequente. Uma incisão longitudinal é realizada aproximadamente 2 a 3 cm de cada lado do anel pilórico, através de todas as camadas da parede anterior (**FIGURA 1**). Na ocorrência de deformidade acentuada, pode ser aconselhável proceder à incisão da porção média do duodeno e, em seguida, com uma pinça hemostática direcionada através do piloro contraído como guia, realizar a incisão na porção média do piloro, através da porção média da parede duodenal anterior e através do ponto médio da parede pilórica para o lado gástrico. O sangramento é controlado com eletrocautério.

A tração sobre as suturas dos ângulos afasta a incisão longitudinal até que ela assuma inicialmente o formato de um losango (**FIGURA 1**) e, em seguida, fique transversal (**FIGURA 2**). Os pontos de sangramento ativos tendem a ser vistos na parede duodenal seccionada e na região do esfíncter pilórico seccionado. São realizadas suturas de inversão separadas com fio de seda através de todas as camadas para aproximar a mucosa. Alguns cirurgiões preferem um fechamento em plano único (ver **FIGURA 2**), de modo a minimizar a compressão sobre o lúmen do piloro em decorrência da inversão que acompanha o fechamento em dois planos. A sutura de Gambee em plano único é mostrada em corte transversal. Esta é realizada em quatro passos, com a segunda e a terceira pegadas incluindo apenas a mucosa gástrica ou duodenal (**FIGURA 3**). O resultado consiste em uma inversão completa, com boa aproximação entre as serosas. Após completar o fechamento, o polegar e o dedo indicador são utilizados para palpar o lúmen recém-formado pela invaginação das paredes gástrica e duodenal de cada lado do fechamento transversal. Pode-se realizar uma gastrostomia temporária (ver Capítulo 20).

PILOROPLASTIA À FINNEY EM FORMATO DE U O piloro é identificado pela observação da veia gástrica direita sobrejacente. A liberação de todas as aderências que interferem e a mobilização da extremidade pilórica do estômago, do piloro e da primeira e da segunda parte do duodeno pelo uso de uma ampla manobra de Kocher são fundamentais (ver Capítulo 29). Uma sutura para tração é realizada na margem superior da parte média do piloro, e uma segunda sutura une um ponto aproximadamente 5 cm proximal ao anel pilórico, na curvatura maior do estômago, a um ponto 5 cm distal ao anel pilórico, na parede duodenal (**FIGURA B**). As paredes do estômago e do duodeno são suturadas com pontos separados de seda 2-0 ou 3-0, como início da anastomose gastrintestinal habitual em dois planos. Essas suturas devem ser colocadas o mais próximo possível das margens da curvatura maior do estômago e margem interna do duodeno, de modo a assegurar um espaço adequado para o fechamento subsequente. Em seguida, realiza-se uma incisão em formato de U no estômago, a partir de um ponto logo acima da sutura de tração, em torno do piloro e para baixo a uma distância semelhante na parede duodenal adjacente à linha de sutura. Se houver uma úlcera na parede anterior, ela pode ser excisada. Utiliza-se o eletrocautério para controlar o sangramento. Pode-se retirar uma cunha do músculo esfíncter do piloro de qualquer lado para facilitar o fechamento da mucosa. O septo de mucosa posterior, entre o estômago e o duodeno, é unido com uma sutura contínua de fio absorvível de modo padrão para uma anastomose laterolateral. Essas suturas provêm da face superior e incluem todas as camadas do septo (**FIGURA 4**). A camada mucosa anterior é aproximada com suturas separadas de inversão com fio de seda 3-0.

Conforme ilustrado na **FIGURA 5**, inicia-se superiormente um segundo plano de suturas, unindo as camadas seromusculares das paredes anteriores do estômago e do duodeno. Uma porção do omento pode ser suturada sobre a anastomose. Pode-se realizar uma gastrostomia temporária, ou pode-se manter uma sonda nasogástrica constante até obter o esvaziamento satisfatório do estômago.

GASTRODUODENOSTOMIA À JABOULAY É aconselhável realizar uma manobra muito ampla de Kocher, com mobilização completa da segunda e terceira partes do duodeno. Quando essa técnica é realizada, é aconselhável visualizar os vasos cólicos médios, que algumas vezes tendem a se deslocar para baixo sobre o duodeno, aparecendo de modo bastante inesperado durante a dissecção. É também aconselhável tentar mobilização limitada da superfície interna do duodeno, sem interferir no seu suprimento sanguíneo. Entretanto, a parede gástrica adjacente ao piloro e para baixo, por uma distância de 6 a 8 cm, pode ser liberada de seu suprimento sanguíneo e ter a sua mobilidade testada sobre a parede duodenal. Realiza-se uma sutura entre a parede gástrica e o duodeno, o mais próximo possível do piloro, e uma segunda sutura é realizada entre a parede gástrica e a segunda parte do duodeno, o mais próximo possível da borda duodenal interna, de modo a obter uma aproximação de 6 a 8 cm da parede gástrica e do duodeno (ver **FIGURA C**).

A técnica varia pouco daquela descrita para a piloroplastia à Finney. São utilizadas suturas separadas com fio de seda 2-0 na serosa. Uma incisão é realizada na parede gástrica, bem como na parede duodenal adjacente à linha de sutura da serosa. O piloro é mantido intacto (**FIGURA 6**). Todos os pontos de sangramento ativo em ambos os lados gástrico e duodenal devem ser controlados. A mucosa é aproximada com suturas separadas de seda 3-0 ou com uma sutura contínua com fio absorvível. Suturas separadas com fio de seda 2-0 ou 3-0 são colocadas para aproximar o revestimento seromuscular como segundo plano (**FIGURA 7**). O ângulo inferior entre a segunda parte do duodeno e a curvatura maior do estômago pode necessitar de várias suturas separadas adicionais com fio de seda 2-0 para garantir a vedação completa do ângulo. ■

Capítulo 24 Piloroplastia e Gastroduodenostomia

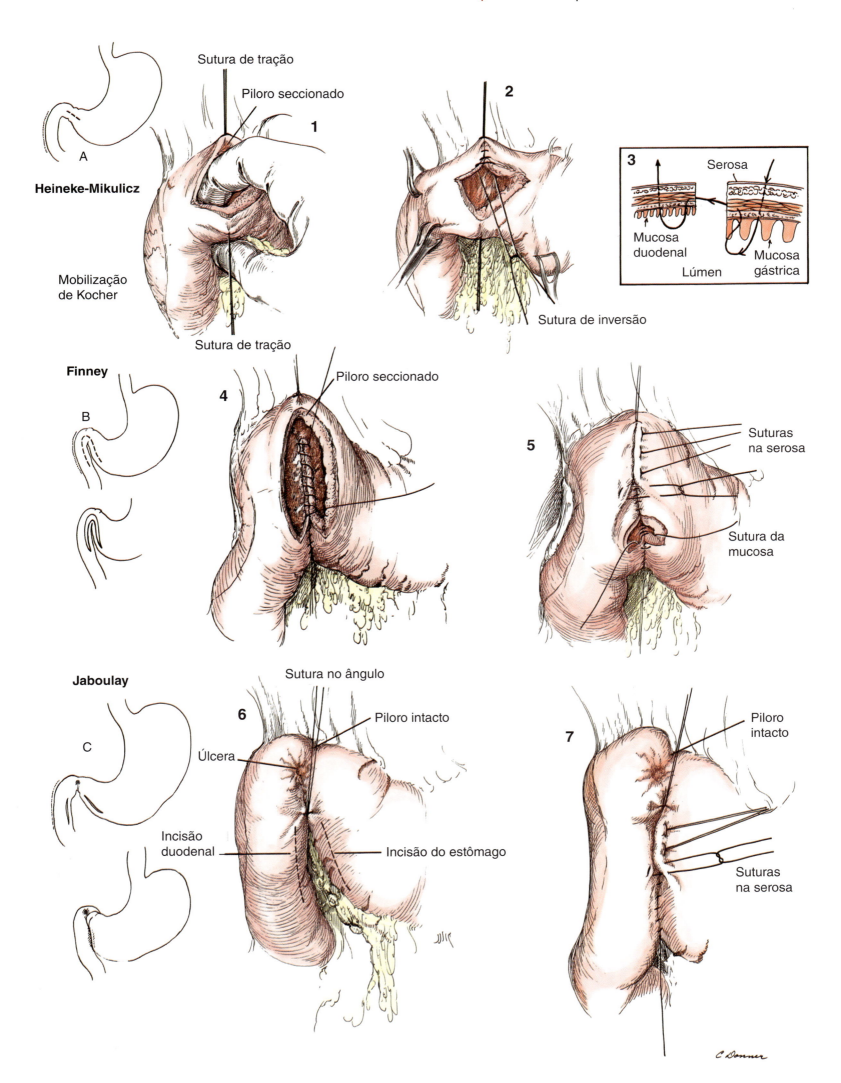

CAPÍTULO 25

VAGOTOMIA

A ressecção bilateral de segmentos dos nervos vagos na região da parte inferior do esôfago constitui um componente essencial no tratamento de úlceras duodenais ou gastrojejunais intratáveis, que são refratárias aos agentes antissecretores. A paralisia motora e a consequente retenção gástrica que podem acompanhar a vagotomia troncular isolada fazem com que seja obrigatória a realização de uma ressecção gástrica ou procedimentos de drenagem concomitantes, como piloroplastia ou gastroenterostomia de localização antral. As úlceras gastrojejunais ou da boca anastomótica após gastrectomia ou gastrojejunostomia prévias mostram uma resposta favorável à vagotomia. A utilização da vagotomia para controlar a fase cefálica da secreção é preferível quando se deseja manter a maior capacidade gástrica possível, devido ao estado nutricional pré-operatório do paciente com uma úlcera duodenal.

Nos indivíduos abaixo do peso ideal no pré-operatório, deve-se considerar seriamente o controle da secreção ácida por vagotomia, seguida de piloroplastia, gastroenterostomia posterior ou hemigastrectomia. Em muitos pacientes, a laparoscopia proporciona uma excelente exposição dos troncos vagais, e a mobilização do esôfago distal pode ser direta. Em pacientes com cicatrizes ou cirurgia prévia, pode-se considerar uma abordagem toracoscópica transtorácica pelo lado direito ou esquerdo do tórax até a junção esofagogástrica. Existem dois troncos vagais – o anterior ou nervo vago esquerdo, que acompanha a parede anterior do esôfago, e o posterior ou nervo vago direito, que algumas vezes passa despercebido, visto que é mais facilmente separado do esôfago. Os nervos vagos podem ser seccionados 5 a 7 cm acima da junção esofágica (vagotomia troncular), abaixo dos ramos celíaco e hepático (vagotomia seletiva) ou seccionados de modo que apenas os ramos até os dois terços superiores do estômago sejam interrompidos, enquanto os nervos de Latarjet (nervos da curvatura menor), que inervam o antro ou o terço inferior do estômago, bem como os ramos celíaco e hepático, são mantidos (vagotomia gástrica proximal).

VAGOTOMIA TRONCULAR É fundamental obter uma boa exposição da extremidade inferior do esôfago, e isso algumas vezes exige a retirada do processo xifoide, bem como a mobilização do lobo esquerdo do fígado. Os nervos vagos devem ser identificados e seccionados o mais longe possível da junção esofagogástrica (**FIGURA 1**). Segmentos desses nervos devem ser enviados ao patologista para evidência microscópica de que pelo menos dois nervos vagos foram seccionados. A aplicação de clipes ou ligaduras a ambas as extremidades de cada nervo é uma escolha individual de cada cirurgião. Os clipes, no entanto, têm a vantagem de serem marcadores indicadores para o futuro. Pode ser aconselhável ligar o nervo posterior para controlar um possível sangramento que pode ocorrer no mediastino. O esôfago deve ser cuidadosamente inspecionado, e a área posterior ao esôfago, em particular, deve ser examinada, à medida que o esôfago é afastado para cima de modo a assegurar que o nervo vago posterior não passe despercebido. Na maioria dos casos, a fase cefálica da secreção não será controlada se a vagotomia for incompleta. Alguns cirurgiões preferem associar a vagotomia com uma hemigastrectomia, a fim de controlar a fase gástrica da secreção, bem como a fase cefálica. A drenagem do antro é fundamental por meio de piloroplastia, gastroenterostomia ou gastroduodenostomia (ver Capítulos 23 e 24). A incidência aumentada de ulceração recorrente após vagotomia e drenagem antral por meio de piloroplastia ou gastroenterostomia deve ser ponderada em relação a uma taxa de mortalidade ligeiramente maior após vagotomia e hemigastrectomia.

VAGOTOMIA SELETIVA Essa técnica foi sugerida como método para diminuir a incidência de esvaziamento rápido (*dumping*), mantendo a inervação vagal do fígado e do intestino delgado. A vagotomia seletiva não é amplamente utilizada, devido ao sucesso dos fármacos antissecretores na maioria dos pacientes e aos aspectos técnicos difíceis. Os nervos vagos são cuidadosamente isolados do esôfago e seccionados além do ponto onde se ramificam para o fígado e o gânglio celíaco (**FIGURA 2**). É necessário visualizar claramente a extremidade inferior do esôfago e acompanhar o nervo anterior até a junção esofagogástrica, com identificação do ramo hepático. O nervo é seccionado além do ramo hepático, como mostra a **FIGURA 2**. O nervo vago posterior também é identificado com muito cuidado, visto que segue o seu trajeto sobre a junção esofagogástrica, e deve-se identificar o ramo que se estende para o gânglio celíaco. O nervo é seccionado depois desse ponto, de modo a garantir que a inervação do intestino delgado pelo nervo vago não seja interrompida. Depois disso, realiza-se algum tipo de procedimento de descompressão ou ressecção.

VAGOTOMIA GÁSTRICA PROXIMAL Essa técnica, também conhecida como vagotomia altamente seletiva, vagotomia proximal seletiva ou vagotomia de células parietais, está ilustrada na **FIGURA 3**. A vagotomia gástrica proximal tem por objetivo controlar a fase cefálica da secreção, enquanto mantém o ramo celíaco, o ramo hepático e os nervos anterior e posterior de Latarjet no antro distal (**FIGURA 3**). Nessa técnica, a denervação vagal limita-se aos dois terços superiores do estômago, enquanto a inervação do terço inferior, bem como do trato biliar e do intestino delgado, permanece intacta. Na vagotomia superseletiva, parte-se do pressuposto de que não haverá necessidade de procedimento de drenagem, visto que o músculo esfíncter do piloro mantém a sua função normal. Em consequência, deve haver diminuição na incidência de efeitos colaterais desagradáveis associados ao esvaziamento rápido (*dumping*). Essa técnica também não é amplamente utilizada, em grande parte devido à elevada taxa de recidiva em pacientes com doença ulcerosa que é refratária ao tratamento clínico.

Foi assinalado que os nervos de Latarjet emitem ramos em um padrão em pata de corvo nos 6 ou 7 cm terminais do antro. Todos os outros ramos dos nervos vagais em ambos os lados da curvatura menor são seccionados até o esôfago e em torno dele (**FIGURA 3**). Essa pode ser uma técnica demorada e difícil, particularmente quando a exposição é limitada e o paciente é obeso. Alguns cirurgiões preferem identificar os nervos vagos anterior e posterior na extremidade inferior do esôfago e submetê-los à tração com suturas cuidadosamente colocadas ou ganchos para nervos que servem como afastadores, garantindo, assim, que não irá ocorrer dano aos troncos nervosos vagais e, ao mesmo tempo, ajudando a definir os ramos que se dirigem para o estômago. A dissecção é habitualmente iniciada cerca de 6 cm a partir do piloro, na parede anterior do estômago (**FIGURA 4A**). São utilizadas pequenas pinças hemostáticas em pares para pinçar cuidadosamente e seccionar os vasos sanguíneos e ramos vagais à medida que a dissecção prossegue até a superfície anterior da parede gástrica, ao longo da curvatura menor (**FIGURA 4B**).

É preciso ter um cuidado especial quando a dissecção se aproxima da área onde a artéria gástrica esquerda chega na curvatura menor do estômago. O nervo anterior de Latarjet precisa ser identificado com frequência, à medida que a dissecção se aproxima da junção esofagogástrica. O peritônio sobre a extremidade inferior do esôfago é seccionado cuidadosamente para possibilitar a identificação dos ramos vagais, à medida que a dissecção progride em torno da porção anterior da junção esofagogástrica. Pode-se utilizar a dissecção digital para empurrar suavemente os nervos vagos tanto anterior quanto posterior para longe da parede esofágica. Após o dedo circundar o esôfago, um dreno ou cateter de borracha é introduzido em torno do esôfago para proporcionar tração. A tração superior do esôfago possibilita uma identificação mais fácil dos ramos superiores do nervo posterior de Latarjet, à medida que seguem o seu trajeto sobre a curvatura menor para inervar a parede gástrica posterior (**FIGURA 5**). Os 5 cm inferiores do esôfago devem ser totalmente limpos para evitar que as pequenas fibras passem despercebidas. Os ramos posteriores são cuidadosamente identificados e seccionados entre pares de pequenas pinças hemostáticas curvas, de modo semelhante ao procedimento realizado na parede anterior. Pode-se passar um dreno de borracha em torno do omento menor mobilizado, incluindo os nervos de Latarjet, para obter melhor exposição da curvatura menor seccionada.

Efetua-se uma avaliação final à procura de quaisquer ramos vagais que tenham passado despercebidos, hemostasia incompleta ou possível lesão dos nervos de Latarjet. Alguns cirurgiões preferem peritonizar a curvatura menor por meio de aproximação das paredes gástricas anterior e posterior com uma série de suturas separadas. Essa aproximação garante o controle de quaisquer pontos de pequeno sangramento e proporciona segurança contra a possível ocorrência de necrose com perfuração ao longo da curvatura menor desnuda. Como a inervação do antro é mantida, não há necessidade de realizar uma drenagem antral por piloroplastia ou gastroenterostomia, contanto que o piloro não esteja obstruído por cicatrizes ou por uma reação inflamatória acentuada. ■

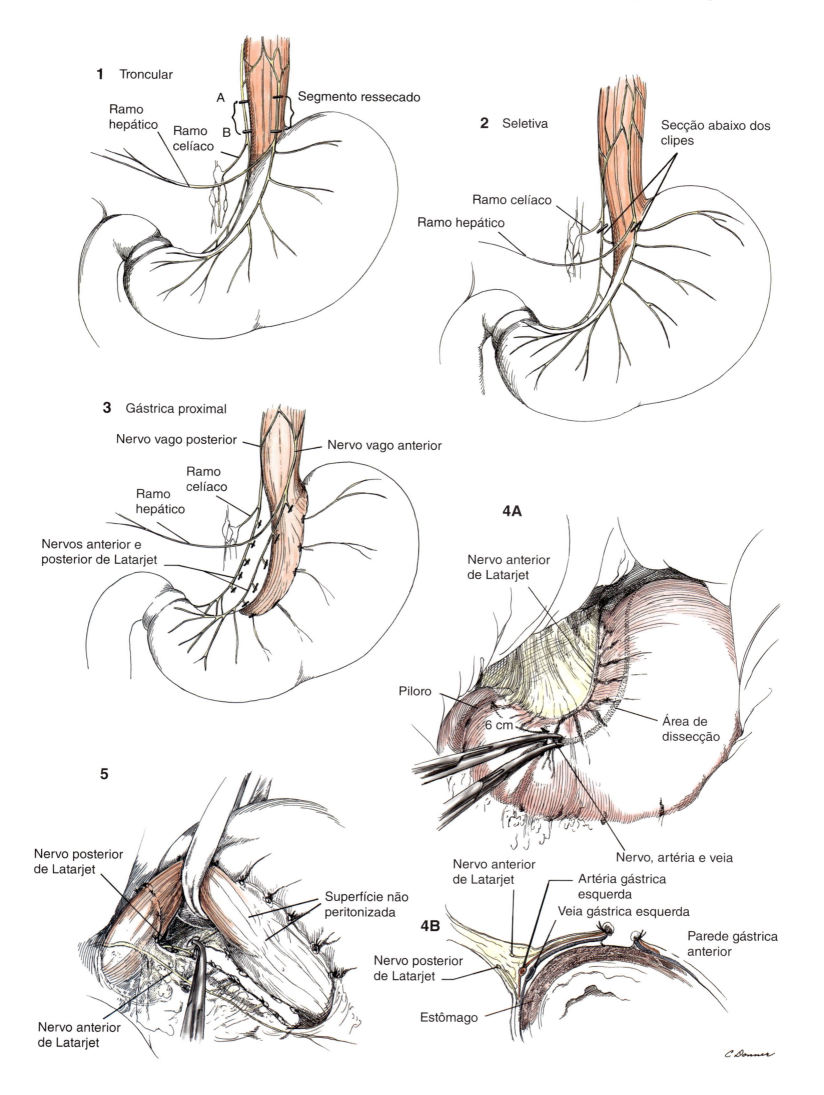

76 Parte 4 Esôfago e Estômago

DETALHES DA TÉCNICA **◀CONTINUAÇÃO▶** A tração para baixo é mantida sobre o esôfago, enquanto este é ainda mais liberado das estruturas adjacentes por meio de dissecção romba com o dedo indicador. Os nervos vagos nem sempre são identificados com facilidade, e a sua localização é mais rapidamente definida por palpação (FIGURA 9). À medida que a ponta do dedo indicador passa sobre o esôfago, identifica-se com facilidade a estrutura em cordão tensa do nervo. Convém lembrar que é possível encontrar um ou mais nervos menores, tanto anterior quanto posteriormente, além dos grandes nervos vagos direito e esquerdo. Podem-se observar filamentos pequenos adicionais cruzando a superfície do esôfago em seu eixo longitudinal. O nervo vago esquerdo localiza-se habitualmente na superfície anterior do esôfago, um pouco à esquerda da linha média, enquanto o nervo vago direito está localizado habitualmente um pouco à direita da linha média, posteriormente (FIGURAS 10A e 10B). Em seguida, o nervo vago esquerdo é pinçado com uma pinça fina e dissecado, liberando-o das estruturas adjacentes (FIGURA 11). O nervo pode ser separado facilmente do esôfago por meio de dissecção romba com o dedo indicador do cirurgião. Em geral, é possível liberar pelo menos 6 cm do nervo (FIGURA 12).

O nervo é fixado com clipes e seccionado com tesoura longa curva o mais alto possível. Em geral, não há necessidade de ligar as extremidades gástricas do nervo vago (FIGURA 13). O uso de clipes no ponto onde os nervos vagos se ramificam minimiza o sangramento e serve para identificar os procedimentos em exames de imagem subsequentes. Após a ressecção do nervo vago esquerdo, efetua-se uma leve rotação do esôfago, e a tração é direcionada mais para a esquerda. Em geral, não é difícil dissecar o nervo vago direito ou posterior e liberá-lo com o dedo indicador ou com gancho para nervo (FIGURA 14). Em alguns casos, foi constatado que o nervo foi separado do esôfago no momento de sua liberação inicial das estruturas adjacentes.

Nesses casos, o nervo parece estar repousando contra a parede posterior do hiato esofágico. A tendência a deslocar o nervo vago direito posteriormente durante o procedimento às cegas para a liberação do esôfago sem dúvida alguma responde pelo fato de que esse grande nervo pode passar despercebido, enquanto todos os filamentos em torno do esôfago são meticulosamente seccionados. Este é o nervo mais comumente encontrado intacto por ocasião de uma segunda exploração, devido ao fracasso clínico da vagotomia. Deve-se efetuar uma cuidadosa investigação à procura de nervos adicionais, visto que não é raro encontrar mais de um. Deve-se realizar a ressecção de pelo menos 6 cm do nervo vago direito ou posterior (FIGURA 15). Embora os nervos possam ser claramente identificados, o cirurgião não deve ficar satisfeito até realizar outra inspeção cuidadosa e

completa em torno do esôfago. Por meio de tração sobre o esôfago e palpação direta, qualquer banda de constrição deve ser liberada e ressecada, e deve-se proceder a uma cuidadosa inspeção em toda circunferência do esôfago. O cirurgião irá verificar que muitos dos pequenos filamentos dissecados, considerados como nervos, são, na realidade, pequenos vasos sanguíneos que irão exigir ligadura.

Deve-se realizar sempre uma inspeção final para ter absoluta certeza de que o grande nervo vago direito não tenha sido deslocado posteriormente, escapando, assim, à secção. Pode-se obter um exame de corte congelado para verificar se ambos os nervos foram ressecados. A tração deve ser liberada, com retorno do esôfago à sua posição normal. A área deve ser cuidadosamente inspecionada à procura de sangramento. Nenhum esforço deve ser feito para reaproximar o manguito peritoneal sobre o esôfago ao manguito de peritônio na junção do esôfago com o estômago. Por fim, o esôfago é afastado superiormente e para a esquerda com um afastador em S estreito, de modo a expor o pilar do diafragma. É necessário colocar duas a três suturas com fio não absorvível para aproximar o pilar do diafragma, como no reparo de uma hérnia hiatal, quando o hiato aparece distendido (FIGURAS 16 e 17). Deve-se manter um espaço suficiente em torno do esôfago, de modo a possibilitar a introdução de um dedo ou a passagem de um dilatador esofágico 54F ou maior até o estômago. Todas as compressas são retiradas do abdome e o lobo esquerdo do fígado retorna à sua posição normal. Não há necessidade de reaproximar o ligamento triangular do lobo esquerdo.

A vagotomia sempre deve ser acompanhada de ressecção gástrica ou drenagem do antro por meio de gastroenterostomia posterior ou secção do piloro por meio de piloroplastia. Como o esvaziamento gástrico pode estar excessivamente tardio após a vagotomia, deve-se considerar a drenagem gástrica eficiente por meio de gastrostomia.

CUIDADOS PÓS-OPERATÓRIOS Mantém-se aspiração gástrica até constatar-se que o estômago está se esvaziando de modo satisfatório. Se surgirem sinais de dilatação gástrica, realiza-se uma aspiração gástrica constante. Em certas ocasiões, observa-se o desenvolvimento de diarreia moderada, que pode ser temporariamente problemática. Os cuidados gerais são aqueles de qualquer intervenção abdominal superior de grande porte. Durante alguns dias no período pós-operatório inicial, pode-se observar incapacidade de deglutir alimentos sólidos, devido à ocorrência de cardiospasmo temporário. Devem-se recomendar seis refeições pequenas compatíveis com uma dieta para úlcera, de modo a combater a distensão que pode ocorrer com o estômago atônico. O retorno a uma dieta livre é determinado pela evolução do paciente. ■

Capítulo 26 Vagotomia, Acesso Subdiafragmático

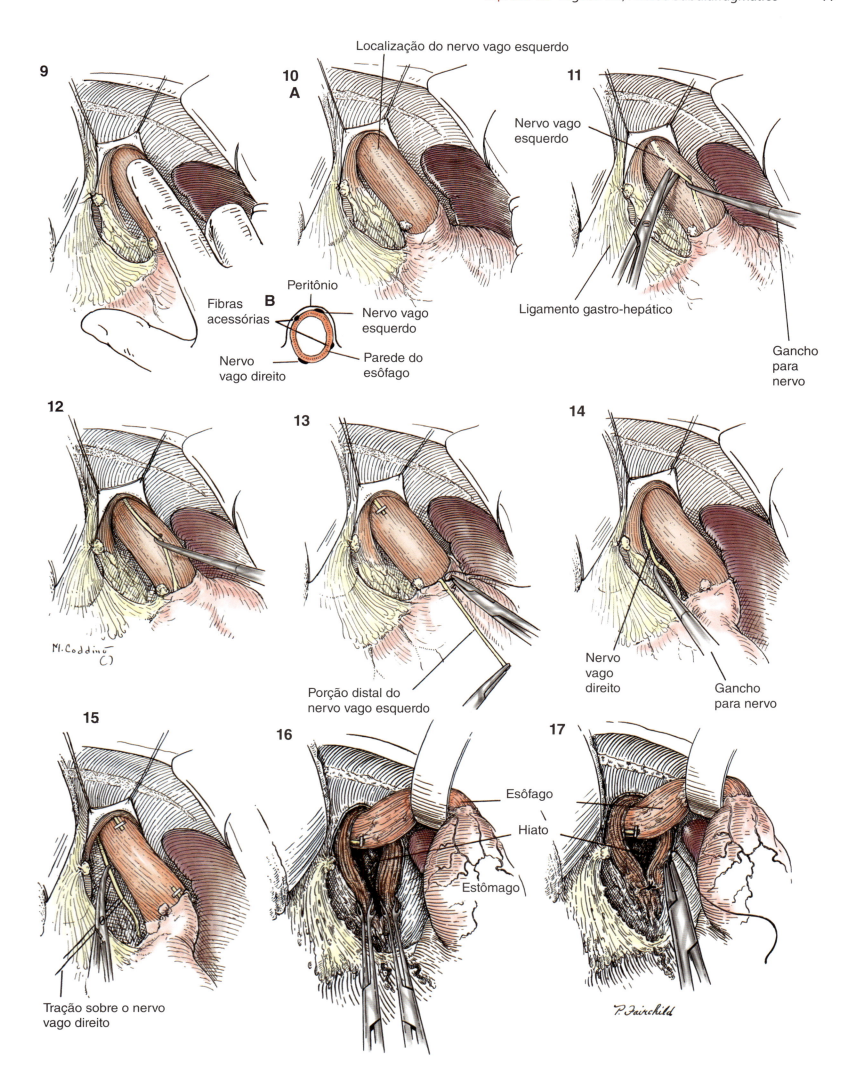

CAPÍTULO 27

HEMIGASTRECTOMIA, OPERAÇÃO DE BILLROTH I

INDICAÇÕES A técnica de Billroth I para gastroduodenostomia constitui o tipo mais fisiológico de ressecção gástrica, visto que restaura a continuidade normal. Embora seja preferida, há muito tempo, por alguns cirurgiões para o tratamento da úlcera gástrica ou do carcinoma antral, o seu uso para úlcera duodenal tem sido menos popular. O controle da secreção ácida por meio de vagotomia e antrectomia possibilitou a preservação de aproximadamente 50% do estômago, assegurando, ao mesmo tempo, a menor taxa de recidiva de úlcera entre todas as cirurgias (**FIGURA 1**). Essa técnica possibilita uma anastomose fácil sem tensão, desde que tanto o estômago quanto o duodeno tenham sido totalmente mobilizados. Além disso, um paciente com desnutrição apresenta capacidade gástrica adequada para manter um estado nutricional conveniente no pós-operatório. O estreitamento proposital da saída gástrica para o tamanho do piloro tende a retardar o esvaziamento gástrico e a diminuir as queixas pós-gastrectomia.

PREPARO PRÉ-OPERATÓRIO Devem-se avaliar os hábitos alimentares do paciente, e deve-se determinar a relação entre o seu peso pré-operatório e o peso ideal.

ANESTESIA Utiliza-se a anestesia geral por meio de tubo endotraqueal.

POSIÇÃO O paciente é colocado em decúbito dorsal em uma mesa de cirurgia plana, com as pernas ligeiramente mais baixas do que a cabeça. Se o estômago estiver alto, é preferível uma posição mais ortostática.

PREPARO OPERATÓRIO A pele é preparada de modo habitual. Os campos estéreis são aplicados de acordo com as especificações do cirurgião. Então, uma pausa cirúrgica (*time out*) é executada.

INCISÃO E EXPOSIÇÃO Em geral, realiza-se uma incisão mediana. Se a distância entre o processo xifoide e o umbigo for relativamente curta, ou se o processo xifoide for muito longo e pronunciado, ele é excisado. Deve-se obter um espaço suficiente para ampliar a incisão até a superfície do fígado, visto que a vagotomia é habitualmente realizada com hemigastrectomia e anastomose à Billroth I, particularmente em caso de úlcera duodenal.

DETALHES DA TÉCNICA A técnica de Billroth I exige uma ampla mobilização da bolsa gástrica, bem como do duodeno. Essa mobilização deve incluir uma ampla manobra de Kocher para mobilizar o duodeno. Além disso, deve-se separar o omento maior do cólon transverso, incluindo a região das flexuras. Em muitos casos, o ligamento esplenorrenal é seccionado, bem como as fixações entre o fundo gástrico e o diafragma. Obtém-se mobilização adicional após a secção dos nervos vagos e da porção mais superior do ligamento gastro-hepático. O estômago é mobilizado de modo que possa ser facilmente seccionado em sua parte média. O ponto médio pode ser estimado pela seleção de um ponto na curvatura maior onde a artéria gastromental esquerda aproxima-se mais da parede da curvatura maior (**FIGURA 1**). O estômago na curvatura menor é seccionado distal à terceira veia proeminente da curvatura menor.

A ampla mobilização do duodeno é fundamental para a realização da técnica de Billroth I. Se houver uma reação inflamatória acentuada, particularmente na região do ducto colédoco, deve-se considerar uma técnica mais conservadora, como piloroplastia ou gastroenterostomia e vagotomia. Quando o duodeno, particularmente na região da úlcera, puder ser aparentemente bem mobilizado, procede-se à incisão do peritônio ao longo da borda lateral do duodeno e realiza-se a manobra de Kocher. Em geral, não há necessidade de ligar qualquer ponto de sangramento nessa reflexão peritoneal. Por meio de dissecção romba, o peritônio pode ser afastado da superfície do duodeno, à medida que este é segurado na mão esquerda e rebatido medialmente (**FIGURA 2**).

É importante lembrar que os vasos cólicos médios tendem a seguir um percurso sobre a segunda parte do duodeno e que, com frequência, são encontrados de modo bastante súbito e inesperado. Por esse motivo, a flexura direita do cólon deve ser direcionada para baixo e medialmente, e os vasos cólicos médios identificados precocemente (ver **FIGURA 2**). À medida que a parede posterior do duodeno e a cabeça do pâncreas são expostas, pode-se visualizar facilmente a veia cava inferior. As fixações ligamentares avasculares firmes e esbranquiçadas entre a segunda e a terceira partes do duodeno e a parede parietal posterior são seccionadas com tesoura curva, seguindo e quase incluindo a região do ligamento de Treitz

(ver **FIGURA 2**). Essa ampla mobilização é realizada para baixo a fim de assegurar a mobilização completa do duodeno. Em seguida, o omento é separado do cólon. Nos pacientes obesos, é habitualmente muito mais fácil iniciar a mobilização pela secção da fixação entre a flexura esquerda do cólon e as paredes (**FIGURA 3**). Realiza-se uma incisão ao longo da superfície superior da flexura esquerda do cólon como passo seguinte na liberação do omento. Isso deve ser realizado em um plano de clivagem avascular. A bolsa omental é penetrada a partir do lado esquerdo. É preciso ter cuidado para não aplicar tração indevida sobre os tecidos que se estendem até o baço, visto que pode ocorrer laceração da cápsula esplênica, podendo haver sangramento problemático, a ponto de exigir a realização de esplenectomia. Em seguida, realiza-se a dissecção do omento para a sua liberação em todo o trajeto do cólon transverso.

Realiza-se uma vagotomia troncular (ver Capítulo 25). Nesse momento, pode-se obter uma distância considerável se o peritônio que une o fundo gástrico com a base do diafragma for seccionado até a face superior do baço e ao seu redor. Se a exposição for difícil, aconselha-se ao cirurgião afastar o baço para baixo com a mão direita e, com o uso de uma tesoura curva longa na mão esquerda, seccionar o ligamento esplenorrenal avascular. Deve-se assinalar que, algumas vezes, ocorre sangramento problemático, o que pode exigir uma esplenectomia incidental; todavia, em geral, obtém-se ampla mobilização do estômago com essa manobra. Qualquer sangramento da cápsula esplênica deve ser controlado por medidas conservadoras, a fim de reduzir ao máximo a necessidade de esplenectomia.

Até agora o cirurgião ainda não procedeu a nenhum tipo de ressecção gástrica, porém assegurou uma ampla mobilização do estômago e do duodeno. O omento deve ser rebatido para cima e a parede posterior do estômago, dissecada, liberando a cápsula do pâncreas, se forem encontradas quaisquer aderências nessa área. Na ocorrência de úlcera gástrica, pode-se realizar a penetração através da cápsula do pâncreas. Essas aderências podem ser pinçadas entre o polegar e o dedo indicador do cirurgião, e deixa-se permanecer a cratera da úlcera sobre a cápsula do pâncreas. Deve-se obter uma biopsia para corte congelado de qualquer úlcera gástrica, visto que é preciso descartar a possibilidade de neoplasia maligna. O cólon retorna à cavidade peritoneal. As artérias gástricas e gastromentais direitas são duplamente ligadas e o duodeno distal à úlcera é seccionado.

Pelo menos 1 ou 1,5 cm da margem superior e da margem inferior do duodeno devem ser totalmente liberados de gordura e vasos sanguíneos no ponto em que será realizada a ressecção do estômago (**FIGURA 4**). O duodeno pode ser seccionado com corte linear ou fechado com grampeador não cortante.

Em muitos casos, particularmente em pacientes obesos, é aconselhável mobilizar ainda mais o estômago por meio de secção da porção espessa mais inferior do ligamento gastresplênico, sem seccionar os vasos gastromentais esquerdos. Pode-se obter mobilização considerável da curvatura maior do estômago sem exercer tração sobre o baço, se for dedicado um certo tempo para seccionar cuidadosamente a camada espessa extra de tecido adiposo que frequentemente se encontra nessa região. Após essa mobilização adicional da curvatura maior, escolhe-se um ponto onde o vaso gastromental esquerdo pareça estar mais próximo à parede gástrica. Este é o ponto da curvatura maior selecionado para a anastomose, e o omento é seccionado até esse ponto, com liberação da serosa da gordura e dos vasos por uma distância equivalente a um dedo do cirurgião (ver **FIGURA 4**).

São aplicadas suturas de tração para demarcar o local proposto para a anastomose. Escolhe-se um local na curvatura menor imediatamente distal à terceira veia proeminente na curvatura menor (ver **FIGURA 1**). Mais uma vez, são aplicadas duas suturas de tração, separadas pela largura de um dedo do cirurgião. Essa distância de cerca de 1 cm em ambas as curvaturas garante uma boa superfície serosa para o fechamento dos ângulos.

Não há muita diferença quanto ao modo pelo qual o estômago é seccionado, embora exista alguma vantagem em utilizar um grampeador linear cortante ou não cortante (ver **FIGURA 4**). Antes de seccionar o estômago, pode-se colocar uma fileira de suturas separadas com fio de seda 3-o em quase toda a parede gástrica, de modo a (1) controlar o sangramento subsequente da superfície cortada da parede gástrica, (2) fixar a mucosa ao plano seromuscular e (3) preguear e contrair a extremidade do estômago para criar um pseudopiloro (**FIGURA 5**). **CONTINUA** ▶

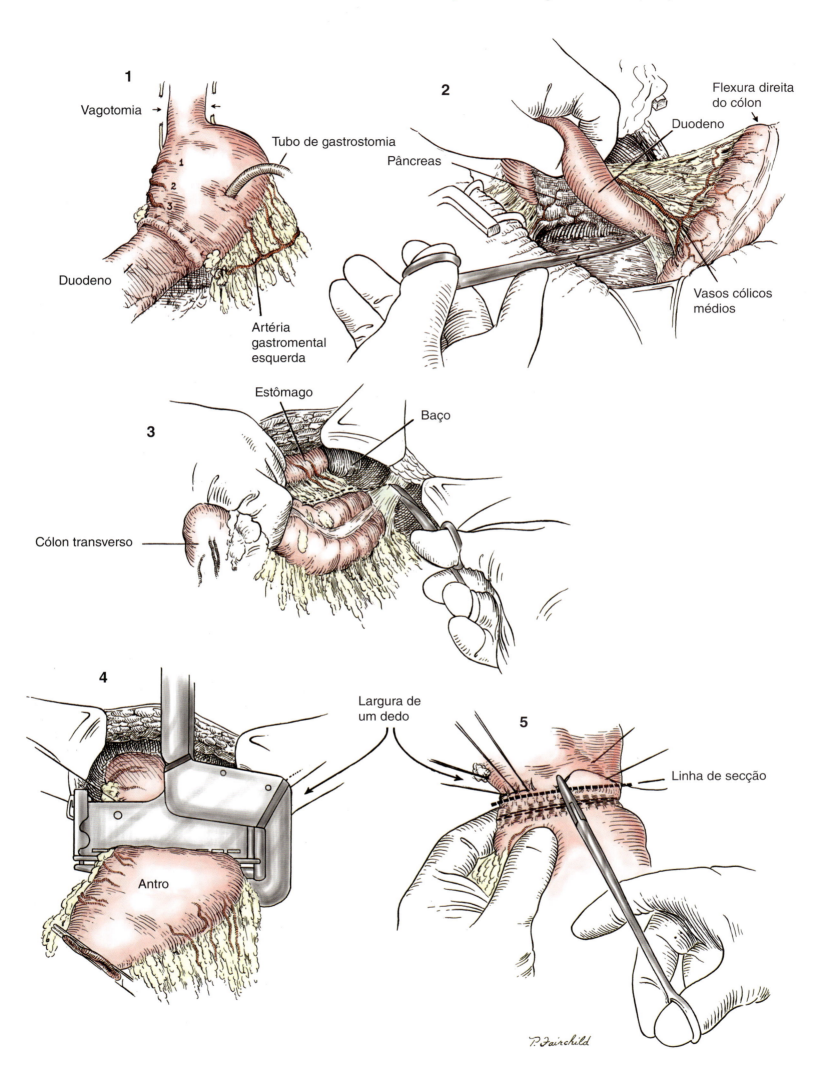

DETALHES DA TÉCNICA `CONTINUAÇÃO` A linha de grampos pode ser suturada omitindo o ponto de anastomose ao longo da curvatura menor. Essa abertura deve ter uma largura aproximada de 2,5 a 3 cm (**FIGURA 6**). Em seguida, essas suturas podem ser cortadas antes de uma anastomose terminoterminal direta com o duodeno (**FIGURA 7**). Se as margens das curvaturas maior e menor do estômago, bem como as margens superior e inferior do duodeno, tiverem sido preparadas de modo adequado, é relativamente fácil inserir suturas nos ângulos com fio de seda 2-0. O fechamento bem-sucedido dos ângulos depende de a sutura ser iniciada na parede gástrica anterior, bem como na parede anterior do duodeno, em lugar de fazê-lo mais posteriormente. Em seguida, são realizadas suturas separadas com fio de seda 2-0 para anastomosar o estômago e o duodeno. Como regra, há necessidade de pegadas ligeiramente maiores no lado gástrico, e não no lado duodenal, dependendo da discrepância de tamanho entre as duas aberturas (**FIGURA 8**). Os fios devem ser amarrados, começando na curvatura menor e progredindo inferiormente até a curvatura maior. As suturas nos ângulos são mantidas, enquanto são realizadas suturas adicionais com fio de seda 3-0 ou fio sintético fino absorvível para aproximar a mucosa (**FIGURA 9**). Alguns cirurgiões preferem uma sutura contínua com fio sintético absorvível para aproximar a mucosa. A camada mucosa anterior é fechada com uma série de suturas separadas com fio de seda 3-0 ou sutura contínua com fio sintético absorvível. Em seguida, a camada seromuscular é aproximada da parede duodenal com uma camada de suturas separadas (**FIGURA 10**). Foi constatado que um manguito da parede gástrica pode

ser trazido sobre o duodeno, resultando em um *pseudopiloro*, se forem obtidas duas pegadas do lado gástrico e uma do lado duodenal. Quando essa sutura é amarrada (ver **FIGURA 10**), a parede gástrica é tracionada sobre a linha inicial de sutura da mucosa.

Os pedículos vasculares no lado gástrico são fixados ao pedículo gástrico direito ligado ao longo da superfície posterior do duodeno, bem como ao pedículo ligado da artéria gastromental direita (ver **FIGURA 10**). Em seguida, A e B são amarrados para vedar o ângulo da curvatura maior (**FIGURA 11**). Efetua-se um tipo semelhante de aproximação ao longo da superfície superior, de modo a obliterar o ângulo e retirar toda a tensão da anastomose (ver **FIGURA 11**). A boca anastomótica deve permitir a passagem de um dedo com relativa facilidade. Não deve haver nenhuma tensão sobre a linha de sutura. O quadrante superior é inspecionado à procura de sangramento e irrigado por completo com soro fisiológico.

CUIDADOS PÓS-OPERATÓRIOS A administração intravenosa de uma solução eletrolítica balanceada é mentida até o retorno da função intestinal e a tolerância de uma dieta oral. Pode-se utilizar um tubo nasogástrico. Uma vez retomada a atividade intestinal, são administrados líquidos sem resíduos por via oral. Se não houver nenhuma evidência de retenção, inicia-se um esquema de alimentação progressivo, que consiste em cinco ou seis refeições pequenas por dia de alimentos pastosos, com volume moderadamente restrito, alto teor proteico e teor relativamente baixo de carboidratos. Por fim, as únicas limitações para a dieta do paciente são aquelas impostas pela sua própria intolerância. ■

Capítulo 27 Hemigastrectomia, Operação de Billroth I

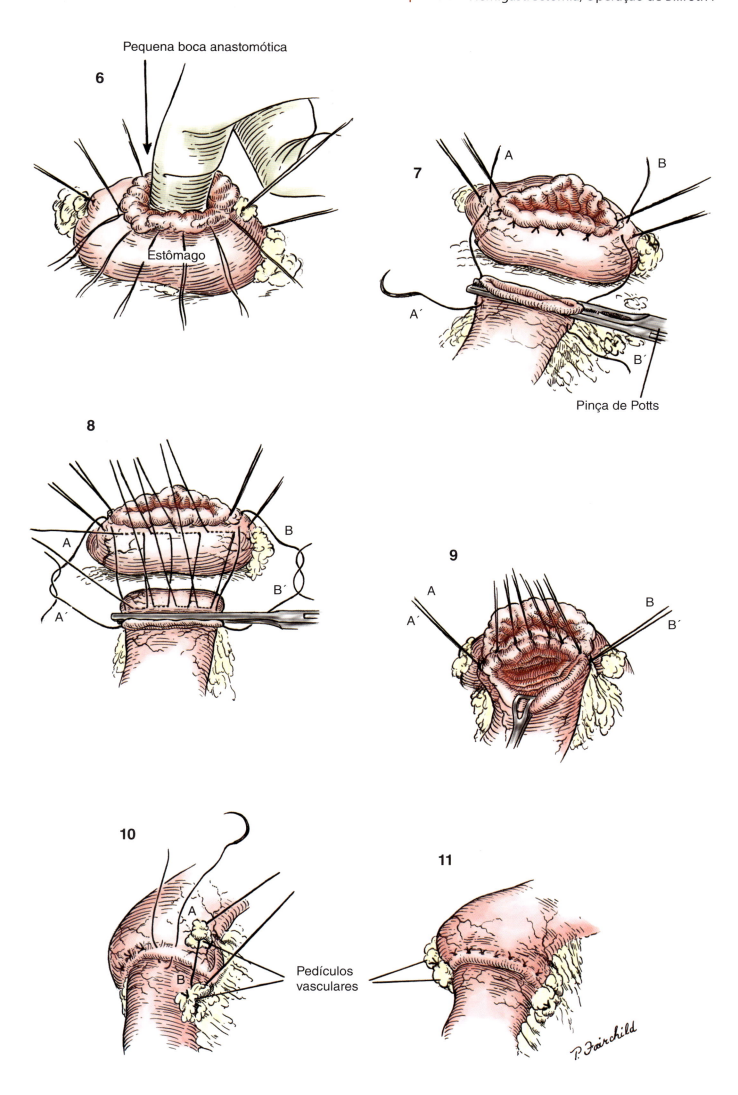

DETALHES DA TÉCNICA `CONTINUAÇÃO`

Como alternativa, alguns cirurgiões preferem introduzir o grampeador circular na extremidade distal aberta do estômago antes de sua retirada (FIGURA 7) e direcionar a haste através do centro de uma sutura em bolsa de tabaco anteriormente realizada na parede posterior do estômago, a uma distância aproximada de 3 cm da linha proposta de ressecção. A abertura duodenal é verificada com um instrumento de medição; um grampeador circular de 28 mm é utilizado com mais frequência. A ogiva é aplicada à haste e introduzida na extremidade aberta do duodeno seccionado (FIGURA 8). A sutura em bolsa de tabaco com fio de polipropileno monofilamentar em torno da parede do duodeno é amarrada firmemente (FIGURA 9). A ogiva e a haste são aproximadas, e dispara-se o instrumento. O grampeador é aberto e, em seguida, delicadamente movimentado para frente e para trás, e a linha de grampos é estabilizada com uma das mãos, à medida que a cabeça inclinada do instrumento é lentamente retirada. Podem-se indicar suturas separadas adicionais em torno da linha de grampos (FIGURA 10).

A parede posterior do estômago pode ser aberta longitudinalmente por uma pequena distância, a fim de obter melhor visualização da linha de sutura. Em seguida, um grampeador linear não cortante (TA 90) com grampos gástricos mais longos é aplicado para seccionar o antro distal avascular do estômago (FIGURA 11). Este pode constituir o método preferido, visto que se evita a linha de sutura na parede anterior criada pela gastrotomia para a introdução do grampeador (FIGURA 12).

FECHAMENTO Pode-se inserir um pequeno tubo nasogástrico (NG) para descompressão e alimentação posterior. A incisão é fechada de modo habitual.

CUIDADOS PÓS-OPERATÓRIOS São registrados diariamente o peso e o equilíbrio hidreletrolítico até que o paciente esteja ingerindo líquidos e alimentos adequadamente por via oral. Os líquidos sem resíduos podem ser permitidos no primeiro dia do pós-operatório. A ingesta oral deve ser restrita se houver uma sensação de plenitude ou se ocorrerem vômitos. ■

Capítulo 28 Hemigastrectomia, Billroth I com Grampeador

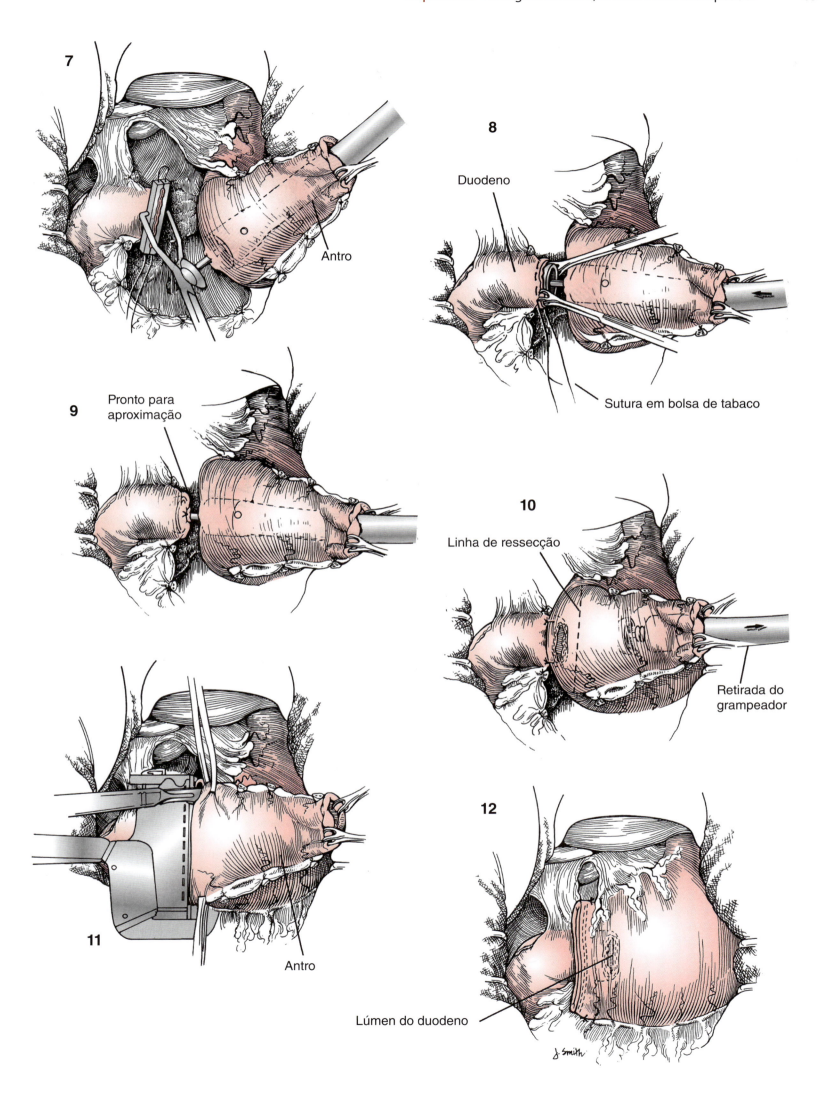

CAPÍTULO 29

GASTRECTOMIA SUBTOTAL

INDICAÇÕES A gastrectomia subtotal está indicada em casos de neoplasia maligna, de úlcera gástrica que persiste, apesar do tratamento clínico intensivo e, algumas vezes, de anemia perniciosa, células suspeitas na citologia gástrica ou sinais equívocos a favor e contra um processo maligno por meio de observação gastroscópica repetida com biopsia direta. Pode ser utilizada para controlar a secreção ácida nos casos de úlcera duodenal intratável. Deve-se considerar uma técnica mais conservadora em pacientes abaixo do peso com úlcera duodenal, particularmente em mulheres. De modo semelhante, deve-se realizar uma excisão em bloco de úlcera gástrica, com exames multicêntricos de cortes congelados, para comprovar a existência de neoplasia maligna antes de proceder a uma ressecção radical com a pressuposição de que a lesão possa ser maligna.

PREPARO PRÉ-OPERATÓRIO O preparo pré-operatório é determinado, em grande parte, pelo tipo de lesão apresentada e pela complicação que provoca. Deve-se dedicar um tempo suficiente para melhorar o estado nutricional do paciente, se possível, particularmente se houve uma considerável perda de peso em um paciente com obstrução. Deve-se tratar o desequilíbrio hidreletrolítico por meio de fluidoterapia e eletrólitos, quando necessário. Devido à incidência aumentada de complicações pulmonares associadas à cirurgia abdominal alta, é fundamental que a cirurgia gástrica eletiva seja realizada apenas na ausência de infecção respiratória, devendo-se iniciar a fisioterapia pulmonar ativa, possivelmente com broncodilatadores, expectorantes e espirometria de incentivo em todos os pacientes, porém particularmente naqueles que apresentam doença pulmonar crônica. Devem-se administrar antibióticos no pré-operatório.

ANESTESIA Deve-se utilizar a anestesia geral com intubação endotraqueal. Pode-se obter um excelente relaxamento muscular sem anestesia geral profunda com relaxantes musculares. Pode-se considerar a colocação de um cateter epidural para analgesia e para alívio da dor após a cirurgia.

POSIÇÃO Como regra, o paciente é colocado em decúbito dorsal em mesa plana, estando os pés ligeiramente abaixo da cabeça. Se o estômago estiver alto, é preferível uma posição mais ortostática.

PREPARO OPERATÓRIO A pele é preparada de modo habitual. Os campos estéreis são aplicados de acordo com as especificações do cirurgião. Então, uma pausa cirúrgica (*time out*) é executada.

INCISÃO E EXPOSIÇÃO Pode-se realizar uma incisão mediana desde o processo xifoide até o umbigo. Pode-se obter uma exposição adicional pela excisão do processo xifoide com eletrocautério. A colocação de um afastador de autorretenção ou o uso de um afastador bastante profundo de lâmina larga contra o fígado até o ligamento gastro-hepático irão ajudar na visualização.

DETALHES DA TÉCNICA O cirurgião deve concentrar a sua atenção no suprimento sanguíneo arterial (**FIGURA 1**). Embora o estômago mantenha a sua viabilidade, apesar da extensa interferência no seu suprimento sanguíneo, o duodeno carece de um suprimento sanguíneo anastomótico liberal, e é preciso ter muito cuidado neste último caso para evitar a necrose pós-operatória do coto duodenal. O suprimento sanguíneo para a curvatura menor do estômago pode ser totalmente interrompido, e o fundo gástrico retido será nutrido pelos pequenos vasos do ligamento gastresplênico na região do fundo. Caso se deseje mobilizar o estômago dentro do tórax, a sua viabilidade pode ser mantida apenas se a artéria gástrica direita permanecer intacta. Todavia, nesses casos, o ligamento gastrocólico deve ser seccionado a alguma distância da curvatura maior, a fim de evitar a interferência nos vasos gastromentais direito e esquerdo.

O suprimento sanguíneo também pode ser utilizado como ponto de referência para determinar a extensão da ressecção gástrica. Cerca de 50% do estômago são ressecados quando a linha de secção se estende da região da terceira grande veia na curvatura menor, a partir do esôfago, até um ponto na curvatura maior, onde os vasos gastromentais esquerdos aproximam-se mais da parede gástrica. Pode-se realizar uma ressecção de aproximadamente 75% quando a linha de ressecção inclui a maior parte da curvatura menor, com ligadura gástrica extra dos vasos tanto gástrico esquerdo quanto gastromental esquerdo.

Do mesmo modo, o cirurgião deve estar familiarizado com a drenagem linfática principal do estômago para determinar a presença ou ausência de metástases, se houver suspeita de neoplasia maligna. Nessas circunstâncias, é aconselhável manter a dissecção o mais distante possível de ambas as curvaturas, de modo a incluir todos os linfonodos acometidos na peça. As metástases tendem a acometer os linfonodos à distância da curvatura menor (**A**) e aqueles abaixo do piloro (**B**), bem como os linfonodos do omento maior (**C**) (ver **FIGURA 1**).

Em geral, é desejável retirar o omento maior, a maior parte da curvatura menor até o esôfago e cerca de 2,5 cm do duodeno (incluindo os linfonodos subpilóricos), bem como a curvatura maior. Em raros casos, há necessidade de retirar o baço, a não ser que haja extensão direta de um câncer gástrico dentro do baço. Na experiência japonesa, foi demonstrado o benefício da dissecção radical ampla dos linfonodos da região pré-aórtica (**FIGURA 1D**) e da área portal (não descrita neste capítulo), mas a utilidade dessas dissecções permanece controversa.

Antes da cirurgia, os exames externos de imagem (TC, RM e/ou PET) e a ultrassonografia transluminal endoscópica interna podem revelar uma extensão inoperável da neoplasia maligna. Além disso, muitos candidatos potenciais à ressecção de um câncer são inicialmente avaliados por meio de laparoscopia diagnóstica (ver Capítulo 15) e biopsia, visto que até 40% dos pacientes podem apresentar disseminação oculta a distância. Esses achados impedem a realização de ressecção curativa, mas não necessariamente uma operação gástrica para alívio da obstrução e do sangramento.

Quando a laparoscopia exploradora não revela nenhuma contraindicação para a ressecção, o abdome é aberto e efetua-se uma cuidadosa inspeção regional, com palpação. Além disso, deve-se determinar se houve extensão direta e fixação a estruturas adjacentes, como pâncreas, fígado ou baço. Podem-se obter informações adicionais sobre a extensão e a fixação da massa tumoral por meio de exploração da cavidade omental menor através de uma abertura realizada no ligamento gastro-hepático relativamente avascular (**FIGURA 2**). Devem-se investigar sinais de aderência da parede posterior do estômago com o pâncreas ou de comprometimento dos tecidos em torno dos vasos cólicos médios. Todavia, na ausência de metástases a distância visíveis ou palpáveis, pode ser viável excisar o estômago em bloco, juntamente com o baço e partes do lobo esquerdo do fígado ou corpo e cauda do pâncreas, se o acometimento for por extensão direta do tumor. Se houver acometimento metastático disseminado, com obstrução pilórica iminente, pode ser mais prudente evitar uma cirurgia radical e realizar a técnica simples de gastrojejunostomia anterior ou posterior.

Após a avaliação indicar a exequibilidade de uma gastrectomia subtotal, foi constatado que a mobilização preliminar do duodeno pela manobra de Kocher pode facilitar alguns dos passos subsequentes necessários na técnica (**FIGURAS 3** a **5**). Prende-se o duodeno com pinça de Babcock na região do piloro e mantém-se uma tração para baixo (**FIGURA 3**). Quaisquer bandas de aderência avasculares que pareçam fixar o duodeno na região do ligamento hepatoduodenal devem ser seccionadas. O ducto colédoco é exposto, de modo que possa ser identificado com facilidade à medida que o duodeno é seccionado e o coto é invertido (**FIGURA 6**).

Após a mobilização do duodeno e da região do piloro pela liberação de todas as aderências avasculares, o dedo indicador da mão direita é introduzido através de uma porção avascular do ligamento gastro-hepático, acima do piloro, para facilitar a introdução de um dreno de Penrose ou fita de gaze, que é trazida através do espaço avascular, ao longo da curvatura maior, e utilizada para tração (**FIGURA 7**). **CONTINUA**

Capítulo 29 Gastrectomia Subtotal 87

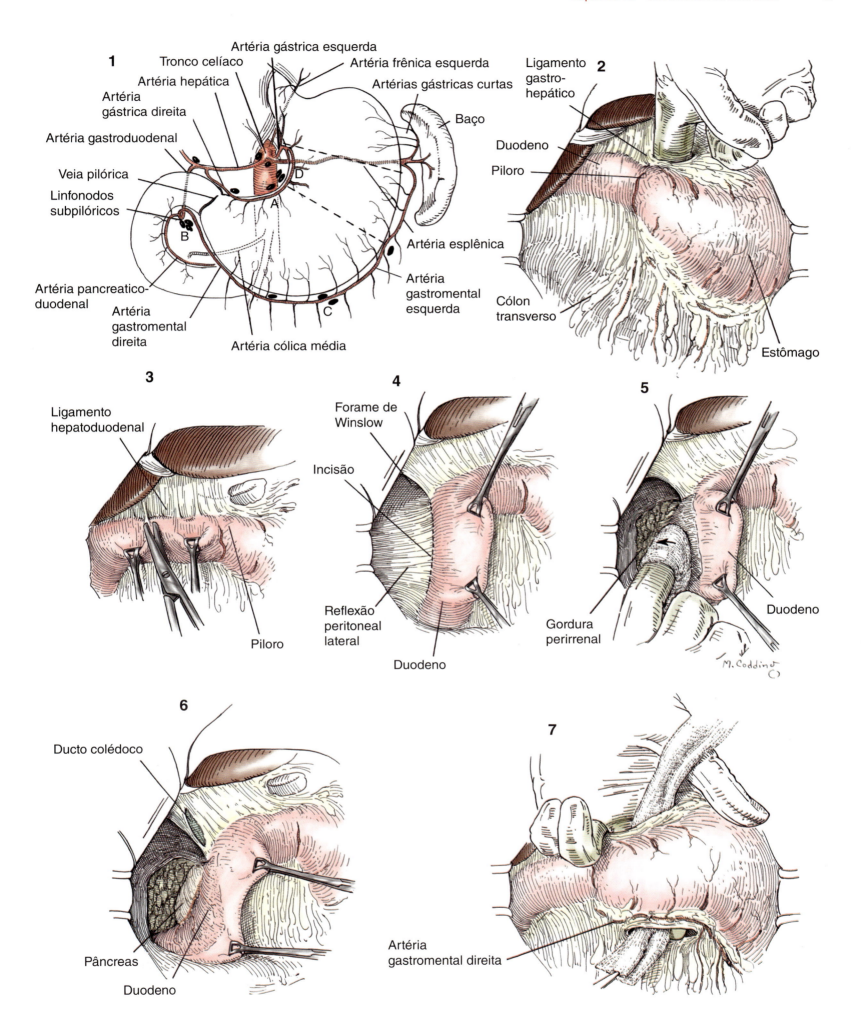

DETALHES DA TÉCNICA `CONTINUAÇÃO` O ligamento gastrocólico é seccionado próximo aos vasos omentais, ao longo da curvatura maior, se não houver nenhuma evidência de neoplasia maligna. O estômago é afastado para cima, e o cirurgião introduz a mão esquerda por trás do estômago, de modo a evitar a possibilidade de dano aos vasos cólicos médios quando o ligamento gastrocólico for seccionado, visto que esses vasos podem estar muito próximos (**FIGURA 8**). Além disso, abrindo-se os dedos sob o ligamento gastrocólico, ao longo da curvatura maior, é mais fácil identificar cada vaso individualmente, de modo que esses vasos possam ser pinçados e seccionados de modo mais preciso entre pares de pequenas pinças curvas (**FIGURA 9**). A dissecção é realizada em torno da região do ligamento gastresplênico, e parte dessa estrutura também pode ser retirada, dependendo da quantidade de estômago a ser removida. Há necessidade de liberar a curvatura maior até essa extensão para realizar uma ressecção de 75 a 80% do estômago. Isso habitualmente exige sacrifício da artéria gastromental esquerda e de uma ou duas das artérias gástricas curtas no ligamento gastresplênico. A nutrição do fundo gástrico remanescente irá depender das artérias gástricas curtas remanescentes (**FIGURA 10**), quando a artéria gástrica esquerda tiver sido ligada em sua base. Quando se planeja uma hemigastrectomia, a curvatura maior é seccionada na área onde a artéria gastromental esquerda se aproxima mais da parede gástrica. Na curvatura menor, utiliza-se a terceira veia grande na parede gástrica anterior como ponto aproximado de secção, a fim de assegurar a hemigastrectomia (ver Capítulo 8 para anatomia venosa) (ver **FIGURA 1**).

Em pacientes obesos, o ligamento gastresplênico pode estar muito espesso, e a identificação dos vasos para ligadura pode ser mais difícil do que em qualquer outra parte. Entretanto, menor número de vasos exige ligadura se o omento for retirado (conforme descrito no Capítulo 30), em lugar de pinçar e ligar repetidamente os vasos sanguíneos no ligamento gastrocólico, próximo à curvatura maior. A secção das fixações habituais do omento na parede lateral do abdome, em torno da flexura esquerda do cólon, irá mobilizar ainda mais a curvatura maior do estômago. Uma tração indevida sobre o estômago ou o omento pode resultar em sangramento problemático do baço, particularmente quando os pequenos segmentos de tecido que se estendem até a margem anterior forem lacerados, juntamente com parte da cápsula esplênica. Nessas circunstâncias, a esplenectomia pode ser mais segura do que depender de uma compressa hemostática ou esplenorrafia para controlar o sangramento problemático e persistente. Entretanto, todos os esforços devem ser envidados para realizar o reparo da cápsula lacerada usando eletrocautério, outros dispositivos hemostáticos ou suturas, as quais podem incluir o omento quando ligado, de modo a conservar o baço, particularmente em pacientes mais jovens. Como alternativa, agentes hemostáticos tópicos podem ser aplicados e mantidos por um período de tempo para estabelecer um excelente controle. A curvatura maior pode ser ainda mais mobilizada no campo cirúrgico, se o ligamento esplenocólico relativamente avascular for seccionado. Na realidade, o baço pode ser extensamente mobilizado pela secção do ligamento esplenorrenal lateralmente, possibilitando a sua apresentação no campo cirúrgico, juntamente com o fundo gástrico. Esse procedimento assegura uma exposição mais fácil para a anastomose gastrojejunal após ressecção gástrica muito alta. Quaisquer pontos de sangramento no leito esplênico devem ser cuidadosamente controlados com eletrocautério.

Nesse ponto, é desejável preparar a curvatura maior para a anastomose subsequente. A serosa deve ser dissecada e liberada da gordura por uma distância aproximada da largura do dedo indicador. Realiza-se uma sutura de transfixação com fio de seda na curvatura maior, nessa área, para servir de ponto de reparo no momento em que as pinças ou grampeadores são finalmente aplicados para a secção do estômago (**FIGURA 11**; ver **FIGURA 30**). Além disso, essa sutura de transfixação tende a evitar a lesão do suprimento sanguíneo adjacente em decorrência da manipulação subsequente do estômago enquanto está sendo preparado para anastomose (ver **FIGURA 11**).

O afastamento do estômago para cima é mantido, à medida que o ligamento gastrocólico é seccionado até a região do piloro. Se houver possibilidade de neoplasia maligna nessa área, é preciso ter cuidado para se estender até cerca de 3 a 5 cm do piloro, de modo a incluir os linfonodos subpilóricos na peça. Ao mesmo tempo, devem-se evitar grandes pegadas às cegas com as pinças hemostáticas na vizinhança da parte inferior do duodeno, devido à possível lesão da artéria pancreaticoduodenal. Convém lembrar que, tendo em vista que o duodeno não tem um suprimento sanguíneo anastomótico rico, porém é irrigado por artérias terminais, é necessário proteger cuidadosamente o seu suprimento sanguíneo. Os vasos gastromentais direitos devem ser cuidadosamente isolados da gordura adjacente e ligados com segurança (**FIGURA 12**).

Após seccionar e ligar o suprimento sanguíneo da curvatura maior do estômago, o suprimento vascular e as fixações ligamentares na porção superior da primeira parte do duodeno podem ser seccionados. A liberação do piloro e da parte superior do duodeno pode constituir uma das etapas mais difíceis da operação, particularmente na ocorrência de uma grande úlcera penetrante. Não se pode afirmar de antemão se é necessário começar na borda superior ou inferior do duodeno. Em caso de neoplasia maligna gástrica que se estenda até o piloro, é fundamental ressecar pelo menos 3 cm do duodeno, devido à possibilidade de infiltração do carcinoma por alguma distância na parede do próprio duodeno. Além disso, realiza-se uma dissecção mais ampla dos linfonodos na área abaixo do piloro e área periporta, juntamente com uma omentectomia (ver Capítulo 30). A porção mais distal do ligamento hepatoduodenal, que inclui a artéria gástrica direita, é seccionada. Nessa região, é melhor obter pequenas pegadas com uma pinça hemostática curva pequena e reaplicar repetidamente as pinças do que efetuar uma ligadura em massa (**FIGURA 13**). A localização do ducto colédoco e vasos adjacentes no ligamento hepatoduodenal deve ser identificada de modo acurado antes da colocação dessas pinças. A mobilização do duodeno é facilitada pela secção e ligadura do conteúdo dessas pinças. Os pedículos vasculares do lado duodenal da anastomose são claramente definidos. `CONTINUA`

Capítulo 29 Gastrectomia Subtotal 89

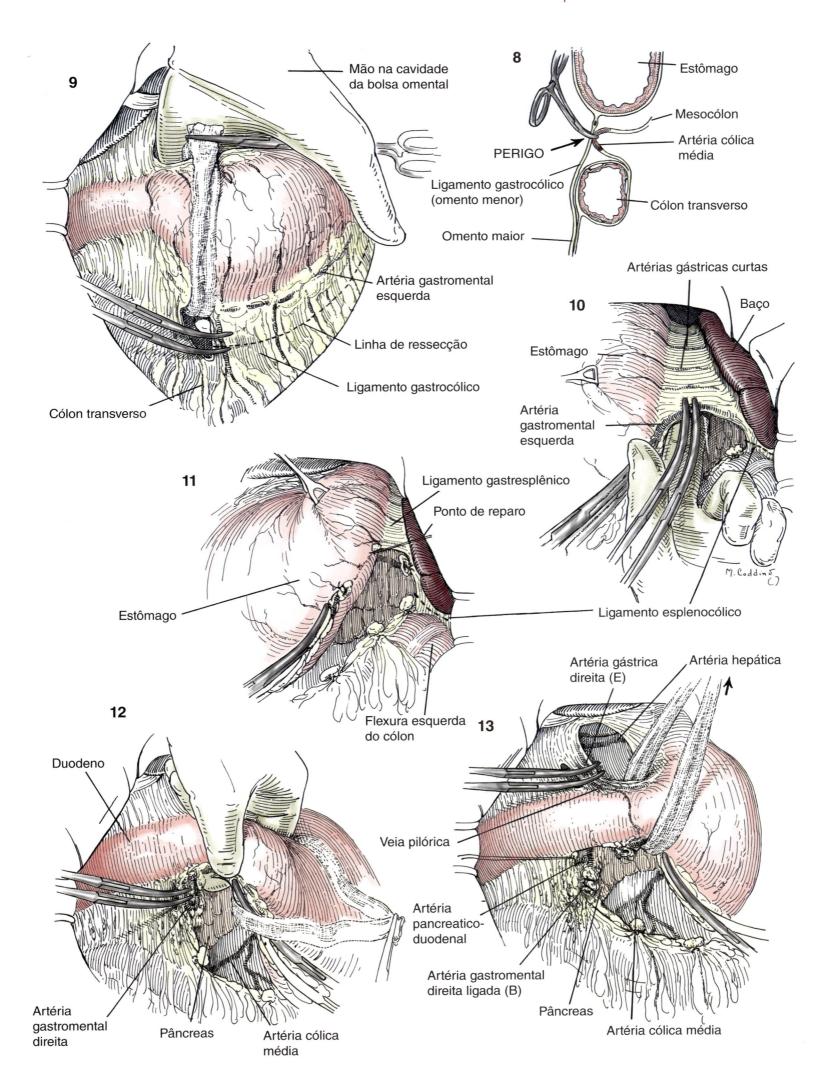

DETALHES DA TÉCNICA **CONTINUAÇÃO** São realizadas suturas de tração transfixantes com fio de seda nas bordas superior e inferior do duodeno adjacente a seu suprimento sanguíneo retido (FIGURA 14). Essas suturas são úteis quando se utiliza um grampeador linear, ou quando se aplica a grande pinça vascular compressora estreita ao duodeno. O coto duodenal pode ser fechado com um grampeador linear cortante, um grampeador linear não cortante ou, conforme ilustrado, com suturas em um plano único ou duplo. Após secção e ligadura do suprimento sanguíneo em torno do piloro, o estômago é mantido superiormente, de modo a liberar quaisquer aderências entre a primeira parte do duodeno e o pâncreas (FIGURA 14). Nesse ponto, o cólon transverso pode ser devolvido ao abdome e afastado do campo cirúrgico.

Em seguida, pode-se aplicar uma pinça atraumática de lâmina fina do tipo vascular (Potts) através do duodeno, no local preparado, ou este pode ser grampeado com um grampeador linear cortante ou não cortante (FIGURA 15). Aplica-se uma grande pinça no lado gástrico para evitar qualquer extravasamento, quando necessário. Deve haver pelo menos 1 cm de superfície serosa limpa em ambas as bordas do duodeno entre a pinça atraumática e as suturas de tração quando se utiliza essa técnica. Essa extensão de parede duodenal preparada é necessária para assegurar um fechamento subsequente seguro do coto duodenal. Se a ligadura adjacente não permitir uma serosa limpa de 1 cm entre ela e a margem da pinça, devem-se aplicar pequenas pinças curvas nas fixações vasculares que interferem, e estas devem ser seccionadas e ligadas. O duodeno é seccionado com bisturi e o estômago é afastado para um lado. Em seguida, afasta-se lateralmente o coto duodenal, de modo a determinar se uma quantidade suficiente da serosa da parede posterior foi limpa, a fim de permitir um fechamento seguro do coto duodenal. Pelo menos 1 cm distal à pinça, o duodeno deve ser liberado do pâncreas, de modo que as suturas subsequentes na serosa possam ser realizadas com visão total. O pinçamento e a ligadura subsequente das pequenas fixações vasculares devem ser realizados individualmente, sem lesar a artéria gastroduodenal (FIGURA 16). Nessa área, deve-se evitar rigorosamente a colocação de suturas profundas para controlar o sangramento, devido ao perigo potencial de pancreatite.

Existem muitas maneiras de fechar o coto duodenal. Entretanto, convém lembrar que é necessário um fechamento muito seguro, visto que a deiscência do coto duodenal constitui uma complicação fatal não rara da cirurgia gástrica, que pode ser causada pela incapacidade de limpar uma extensão suficiente do duodeno, particularmente ao longo da borda superior, embora mais frequentemente esteja relacionada com dificuldades técnicas devido à inflamação causada pela doença ulcerosa crônica. A tendência da deformidade em folha de trevo associada à úlcera a produzir uma extensão diverticular além da margem superior precisa ser corrigida em muitos casos, de modo a assegurar o fechamento do coto nessa área. A incapacidade de liberar e de excisar essa deformidade tende a dificultar acentuadamente a inversão da camada mucosa. A margem superior, bem como a inferior, do duodeno adjacente à pinça pode ser apreendida com pinça de Babcock antes da retirada da pinça atraumática (FIGURA 17). Quando a pinça atraumática é retirada, a margem sangrante do coto duodenal é apreendida com duas ou três pinças de Babcock ou Allis (FIGURA 18). Em seguida, o duodeno é fechado com suturas separadas com fio de seda 4-0 ou com sutura contínua com fio absorvível (FIGURA 19). A linha de sutura da mucosa deve ser então invertida pela aplicação de uma fileira de suturas de colchoeiro separadas com fio de seda 2-0 que tende a tracionar a parede anterior inferiormente para o pâncreas (FIGURA 20). Deve-se dispor de uma superfície serosa limpa tanto na margem superior quanto na inferior quando esse plano de suturas separadas da serosa é finalmente invertido.

Como medida final de segurança para reforçar o fechamento, podem-se realizar suturas separadas na parede anterior do duodeno e, superficialmente, na cápsula do pâncreas, particularmente em situações nas quais uma úlcera posterior provocou inflamação (FIGURAS 21 e 22). Enquanto o coto duodenal está sendo fechado, deve-se visualizar o ducto colédoco, e a sua relação deve ser determinada a intervalos regulares, de modo que não haja nenhuma possibilidade de angulação, lesão ou obstrução acidentais em consequência da inversão do coto duodenal. **CONTINUA**

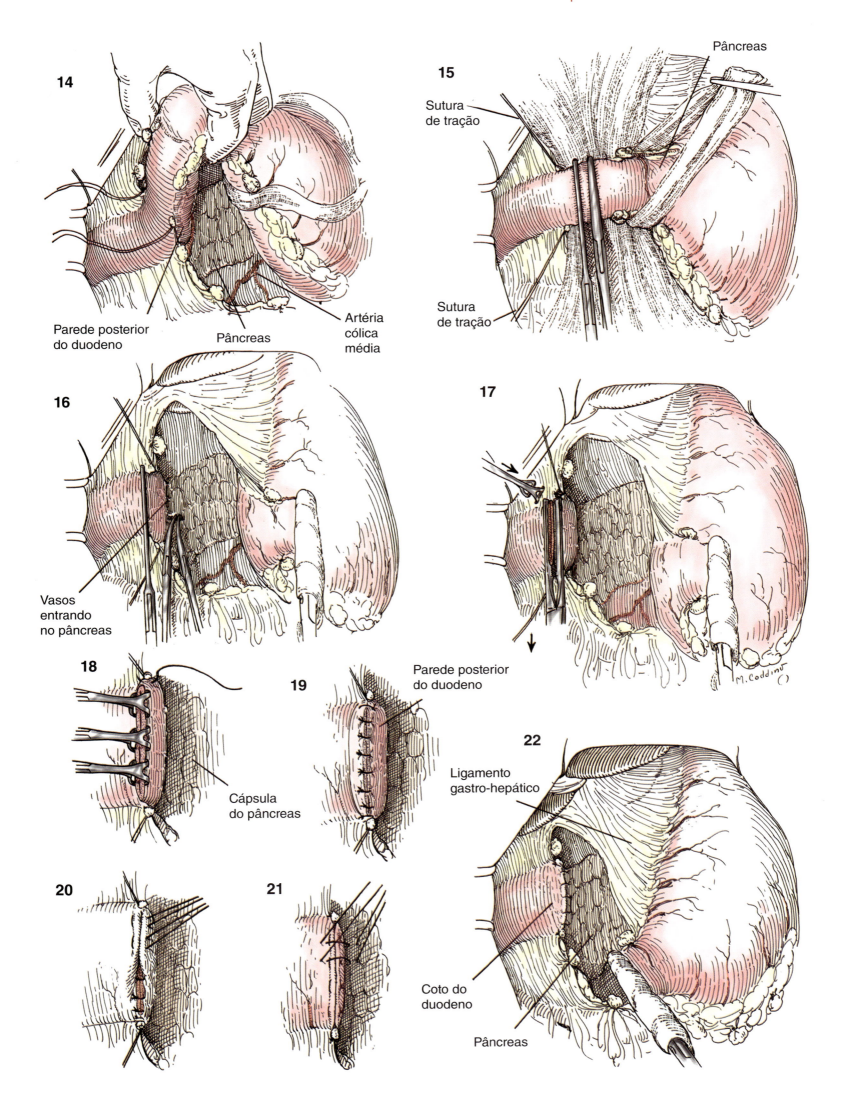

DETALHES DA TÉCNICA `CONTINUAÇÃO` Uma das etapas importantes da

ressecção gástrica é o preparo da curvatura menor. Com frequência, o ligamento gastro-hepático é muito delgado e avascular a uma certa distância da curvatura menor. É seccionado entre pares de pequenas pinças curvas (**FIGURA 23**). Em caso de neoplasia maligna, a secção do ligamento gastro-hepático deve ser realizada o mais próximo possível do fígado, até quase o esôfago, para assegurar que todos os linfonodos acometidos ao longo da curvatura menor sejam retirados. A porção mais superior do ligamento gastro-hepático pode ser pinçada antes da secção, visto que pode conter uma artéria de tamanho razoável exigindo ligadura. A secção do ligamento gastro-hepático não envolve a secção da artéria gástrica esquerda, que emerge do tronco celíaco diretamente para o estômago (**FIGURAS 24** e **25**). A sua ligadura depende da extensão indicada da ressecção. Em geral, uma ressecção gástrica radical é interpretada como aquela em que a artéria gástrica esquerda é ligada, e o estômago é seccionado nessa altura ou mais alto. As tentativas de ligadura em massa da gordura e dos vasos sanguíneos ao longo da curvatura menor, particularmente em pacientes obesos, são perigosas e não asseguram um preparo adequado da curvatura menor para fechamento ou anastomose. Os vasos gástricos esquerdos ramificam-se quando alcançam o estômago, estendendo-se em ramos pareados para qualquer um dos lados da curvatura para penetrar na parede gástrica (**FIGURA 24**). Deve-se fazer um esforço para circundar um vaso individual antes de sua secção e ligadura (**FIGURA 25**). Os principais vasos em qualquer um dos lados da curvatura devem ser ligados, bem como os ramos individuais que seguem o seu percurso pela parede gástrica (**FIGURAS 26** e **27**). Em pacientes magros, pode-se realizar uma ligadura em massa sem qualquer dificuldade, passando uma pequena pinça curva de frente para trás, com o cuidado de evitar os vasos sanguíneos que se estendem para baixo sobre as superfícies tanto anterior quanto posterior do estômago. Depois disso, realiza-se uma sutura de transfixação (**FIGURA 27A**) para aproximar a serosa da parede gástrica anterior com a da parede gástrica posterior, de modo que, quando for amarrada, se possa obter uma superfície peritonizada segura para as suturas subsequentes importantes que devem ser realizadas nessa área. A curvatura menor deve ser liberada da gordura fixada por vários centímetros, e os vasos sanguíneos maiores devem ser pinçados e ligados na parede gástrica. É fundamental ter uma superfície serosa lisa para uma anastomose segura (**FIGURA 27**). Pode-se realizar uma dissecção adicional dos linfonodos celíacos e pré-aórticos para neoplasia maligna, nesse momento ou após a secção alta da artéria gástrica esquerda (**FIGURA 28**). A secção dos vasos proximais e o controle vascular também podem ser obtidos com grampeadores lineares cortantes ou não cortantes, com comprimento adequado dos grampos vasculares.

Quando houver indicação de uma ressecção muito alta, particularmente na ocorrência de neoplasia maligna, é desejável seccionar a artéria gástrica esquerda o mais distante possível da curvatura menor (**FIGURA 29**). Deve-se tomar cuidado para isolar o tecido adjacente do pilar que inclui os vasos gástricos esquerdos. Como esses vasos são de grande calibre, eles são duplamente pinçados no lado proximal, e são utilizadas suturas de transfixação. Com frequência, é muito mais simples ligar a artéria gástrica esquerda próximo a seu ponto de origem, em lugar de tentar ligar seus ramos individuais, à medida que se ramificam ao longo da curvatura menor. Uma vez ligada a artéria gástrica esquerda, é fundamental que a curvatura menor seja preparada para a anastomose relativamente próxima à junção gastresofágica (**FIGURA 29**). É possível mobilizar a pequena bolsa gástrica para o campo, seccionando os nervos vagos e procedendo à incisão dos ligamentos peritoneais do fundo, bem como do ligamento esplenorrenal. O suprimento sanguíneo para o estômago remanescente será adequado através dos vasos gástricos curtos e, em alguns pacientes, por meio de uma artéria gástrica posterior que se origina da artéria esplênica. Essa mobilização facilita a anastomose quando a exposição for, de outro modo, difícil.

Independentemente do método utilizado, é importante que a serosa seja adequadamente limpa por uma distância de cerca da largura do dedo indicador adjacente às suturas de tração (**A** e **B**) e ambas as curvaturas (**FIGURA 30**). Em geral, há necessidade de uma ou mais suturas adicionais para aproximar adequadamente as superfícies serosas ao longo da curvatura menor. Nesse momento, o estômago está pronto para aplicação de um grampeador como preparo para a sua secção. É importante estabilizar tanto a curvatura menor quanto a curvatura maior do estômago por meio de pinças de Allis ou de Babcock, visto que, de outro modo, a parede gástrica será distorcida quando as pinças de compressão ou suturas forem aplicadas através das áreas de ambas as curvaturas que já foram previamente preparadas (**FIGURA 30**). Em seguida, podem-se utilizar vários métodos de reconstrução, mas prefere-se a gastrojejunostomia em Y de Roux (Capítulo 36). ■

Capítulo 29 Gastrectomia Subtotal 93

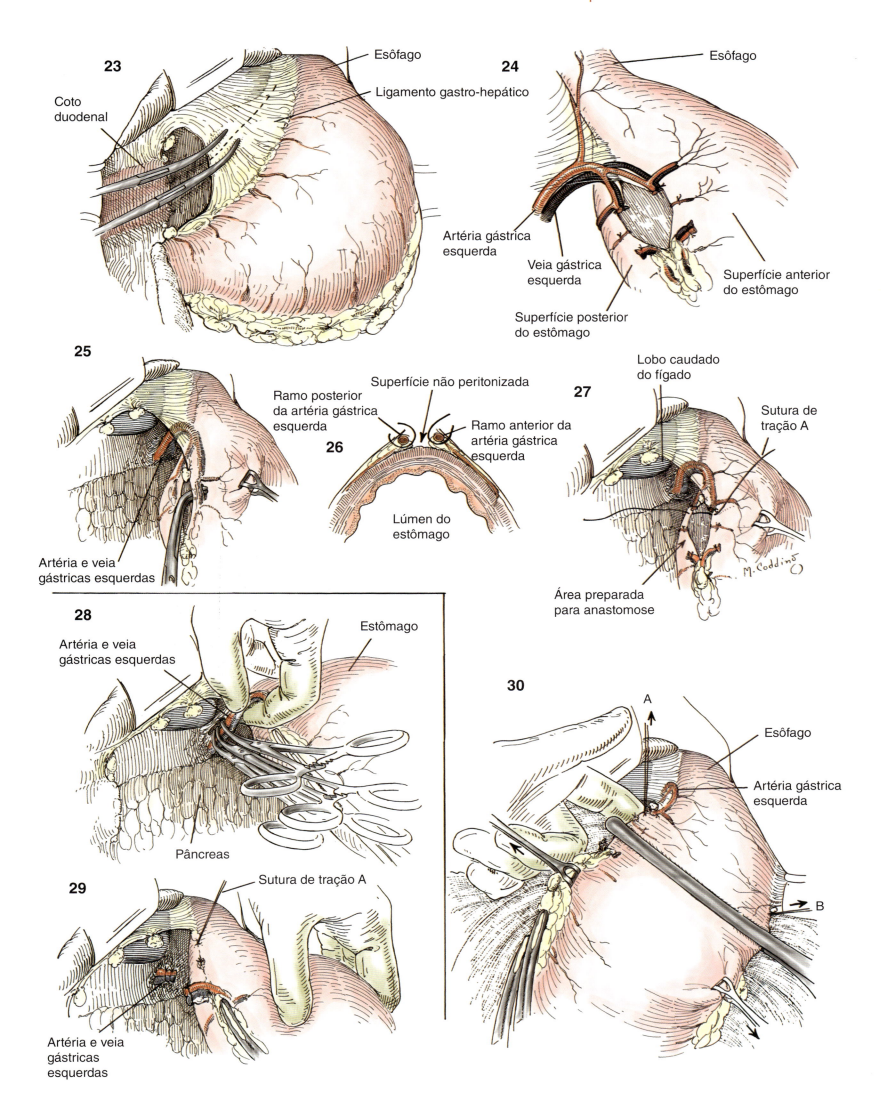

CAPÍTULO 30

GASTRECTOMIA SUBTOTAL – OMENTECTOMIA

DETALHES DA TÉCNICA Nos casos de neoplasia maligna do estômago, é desejável proceder à ressecção do omento maior, visto que isso possibilita melhor ressecção dos linfonodos ao longo da curvatura maior do estômago e de quaisquer implantes metastáticos nessa estrutura. A ressecção do omento não é difícil e geralmente pode ser realizada com menos esforço técnico do que a secção do ligamento gastrocólico adjacente à curvatura maior do estômago. Por essa razão, alguns cirurgiões preferem utilizar esse procedimento de modo rotineiro, independentemente da indicação para a gastrectomia subtotal. O cólon transverso é trazido para fora da ferida, e o omento é mantido superiormente pelo cirurgião e auxiliares (**FIGURA 1**). Com uma tesoura tipo Metzenbaum, inicia-se a dissecção do lado direito, adjacente à tênia posterior do cólon. Em muitos casos, a fixação peritoneal pode ser seccionada com mais facilidade utilizando um bisturi ou eletrocautério, em lugar de uma tesoura. Pode-se observar uma camada peritoneal delgada e relativamente avascular, que pode ser rapidamente seccionada (**FIGURAS 1** a 3). Mantém-se tração superior sobre o omento, à medida que se realiza uma dissecção romba com gaze para afastar o cólon inferiormente, liberando-o do omento (**FIGURA 2**).

À medida que a dissecção progride, pode haver necessidade de dissecção e ligadura de alguns vasos sanguíneos pequenos na região da tênia anterior do cólon. Por fim, pode-se observar a camada peritoneal delgada e avascular sobre o cólon. Ela é incisada, dando acesso direto à bolsa omental (**FIGURAS 4** e 5). Em pacientes obesos, pode ser mais fácil seccionar os ligamentos do omento na parede lateral do abdome, logo abaixo do baço,

como etapa preliminar. Se for possível visualizar claramente a margem superior da flexura esquerda do cólon, o ligamento esplenocólico é seccionado e a bolsa omental é penetrada a partir do lado esquerdo, e não de cima do cólon transverso, conforme ilustrado na **FIGURA 6**. O cirurgião deve estar constantemente atento para evitar a lesão da cápsula esplênica e dos vasos cólicos médios, visto que o mesentério do cólon transverso pode estar intimamente aderido ao ligamento gastrocólico, particularmente do lado direito. À medida que a dissecção progride para a esquerda, o omento maior é seccionado, enquanto a curvatura maior do estômago é separada de seu suprimento sanguíneo até o nível desejado (ver **FIGURA 6**). Em alguns casos, pode ser mais fácil ligar artéria e veia esplênicas ao longo da superfície superior do pâncreas e retirar o baço, particularmente se houver uma neoplasia maligna nesse local. É preciso lembrar que, se a artéria gástrica esquerda tiver sido ligada proximal à sua bifurcação, e o baço tiver sido retirado, o suprimento sanguíneo do estômago está tão comprometido que o cirurgião é obrigado a realizar uma gastrectomia total.

Em caso de neoplasia maligna, o omento sobre a cabeça do pâncreas é retirado, assim como os linfonodos subpilóricos (**FIGURA 7**). Devem-se utilizar pequenas pinças curvas, à medida que se tem acesso à parede do duodeno, e os vasos cólicos médios, que podem estar aderidos ao ligamento gastrocólico nesse local, devem ser cuidadosamente visualizados e evitados antes da aplicação das pinças. A não ser que se tenha cuidado, podem ocorrer hemorragia problemática e comprometimento do suprimento sanguíneo para o cólon. ■

Capítulo 30 Gastrectomia Subtotal – Omentectomia

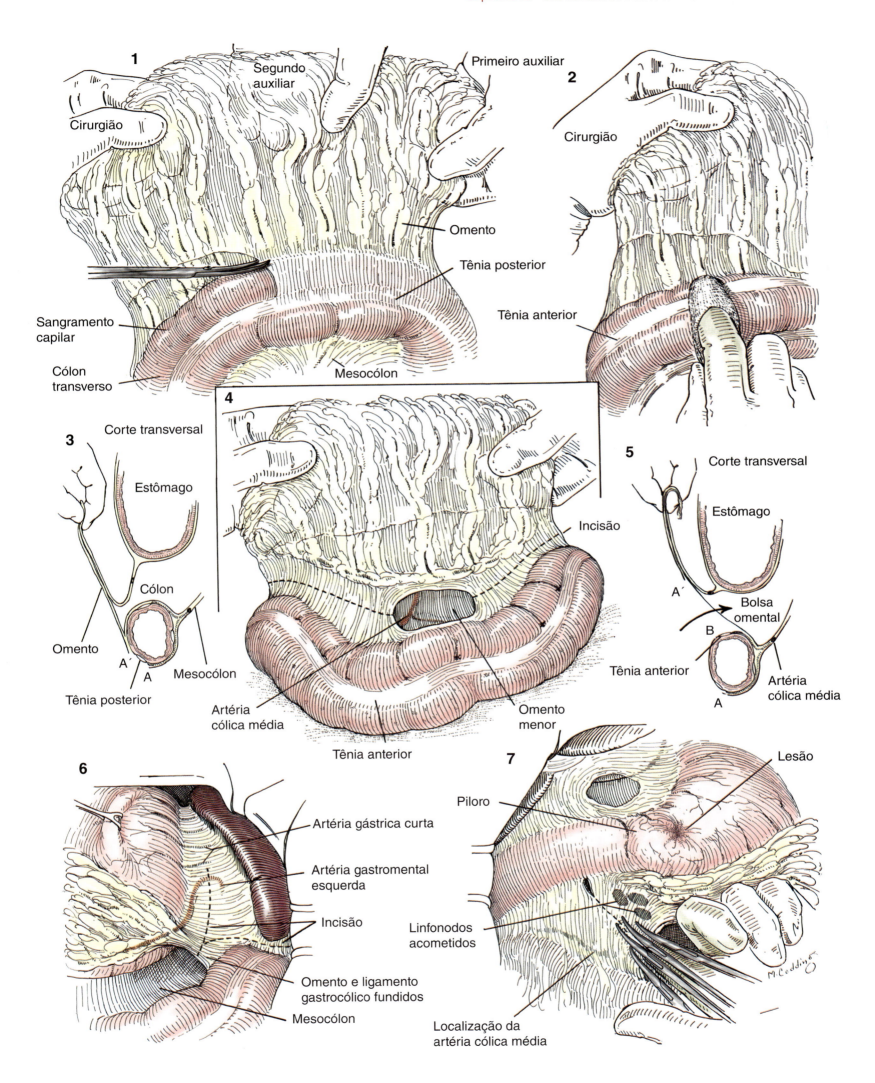

CAPÍTULO 31

GASTRECTOMIA, OPERAÇÃO DE POLYA

INDICAÇÕES A técnica de Polya ou uma modificação dela constitui um dos métodos mais seguros e mais amplamente utilizados de reconstrução após a realização de ressecção gástrica extensa, seja por úlcera, seja por câncer.

DETALHES DA TÉCNICA Um desenho esquemático (**FIGURA 1**) mostra a posição das vísceras após a finalização dessa cirurgia, que, em princípio, consiste em unir o jejuno à extremidade aberta do estômago. O jejuno pode ser anastomosado tanto atrás quanto em frente do cólon. Na anastomose retrocólica, uma alça de jejuno é trazida através de uma abertura no mesentério do cólon, à esquerda dos vasos cólicos médios e próximo ao ligamento de Treitz (**FIGURA 2**). Na anastomose pré-cólica, deve-se utilizar uma alça mais longa, de modo que passe em frente do cólon liberado do omento gorduroso. Se a ressecção tiver sido realizada para uma úlcera, a fim de controlar o fator ácido, é importante que a alça jejunal aferente seja relativamente curta, visto que as alças longas têm mais propensão a sofrer ulceração marginal subsequente. O jejuno é pinçado com uma pinça de Babcock e trazido através da abertura feita no mesocólon, com a porção proximal em justaposição à curvatura menor do estômago (**FIGURA 2**). Com a técnica de Polya, a gastrojejunostomia utiliza toda a extensão do estômago e do jejuno para a anastomose. A técnica de Hofmeister (mostrada no Capítulo 32), constitui uma alternativa, em que apenas uma porção da extensão do estômago é usada para a anastomose (ver **FIGURA 1** no Capítulo 32). A alça jejunal é aproximada à superfície posterior do estômago adjacente à linha de grampos por um plano de suturas separadas de colchoeiro muito próximas, com fio de seda 2-o (**FIGURA 3**). Essa fileira posterior deve incluir as curvaturas tanto maior quanto menor do estômago. De outro modo, o fechamento subsequente dos ângulos pode ser inseguro. As extremidades das suturas são cortadas, exceto aquelas das curvaturas menor e maior (**B** e **A**), que são mantidas para fins de tração (**FIGURA 4**). A borda do estômago é seccionada com tesoura ou eletrocautério. Realiza-se uma abertura longitudinal no jejuno, aproximadamente do tamanho da abertura do estômago. Os dedos mantêm o jejuno plano e realiza-se a incisão próximo à linha de sutura (**FIGURA 5**).

As membranas mucosas do estômago e do jejuno são aproximadas por meio de uma sutura contínua da mucosa com fio sintético absorvível, à medida que as superfícies opostas são aproximadas com pinças de Allis aplicadas em ambos os ângulos (**FIGURA 6**). Uma sutura contínua é iniciada

na porção média e realizada em direção a qualquer um dos ângulos como sutura contínua ou como sutura contínua entrelaçada, de acordo com a preferência. Os ângulos são invertidos com sutura tipo Connell, que é continuada anteriormente, e o nó final é amarrado dentro da linha média (**FIGURA 7**). Alguns cirurgiões preferem aproximar a mucosa com várias suturas separadas com fio de seda 3-o. A camada anterior é fechada com os nós para dentro, utilizando uma sutura separada do tipo Connell. Em seguida, as camadas serosas anteriores são aproximadas com suturas separadas com fio de seda 2-o (**FIGURA 8**). Por fim, nos ângulos superior e inferior da nova boca anastomótica, são colocadas suturas adicionais, de modo que qualquer esforço exercido sobre a boca anastomótica seja amortecido por essas suturas adicionais de reforço da serosa, e não pelas suturas da anastomose (**FIGURA 9**). Na anastomose retrocólica, a nova boca anastomótica é fixada ao mesocólon com suturas separadas, tomando-se o cuidado de evitar os vasos sanguíneos no mesocólon e prevenir a herniação do intestino delgado através do mesocólon (**FIGURA 10**).

FECHAMENTO O fechamento é realizado de modo habitual, sem drenagem.

CUIDADOS PÓS-OPERATÓRIOS O paciente é colocado em uma posição semi-Fowler quando estiver consciente. Qualquer deficiência significativa em consequência da perda de sangue durante a cirurgia deve ser corrigida por meio de transfusões.

As complicações pulmonares são comuns; por conseguinte, o paciente é incentivado a tossir e a sentar. Dependendo da condição do paciente, ele pode sair do leito no primeiro dia do pós-operatório. É permitida a ingesta de água em pequenos goles dentro de 24 horas após a cirurgia. Mantém-se uma aspiração gástrica constante durante o procedimento e por alguns dias após a cirurgia. Após a retirada do tubo nasal, o paciente pode receber um esquema dietético pós-gastrectomia, que progride gradualmente de líquidos até seis refeições pequenas por dia. Devem-se evitar as bebidas contendo cafeína, excesso de açúcar ou gaseificadas. Deve-se incentivar a ingesta adicional diária de gordura para os pacientes que estiverem bem abaixo do peso ideal. Aconselha-se fortemente uma avaliação frequente da ingesta dietética e do peso do paciente durante o primeiro ano após a cirurgia e, daí para diante, a intervalos maiores durante pelo menos 5 anos. ■

Capítulo 31 Gastrectomia, Operação de Polya

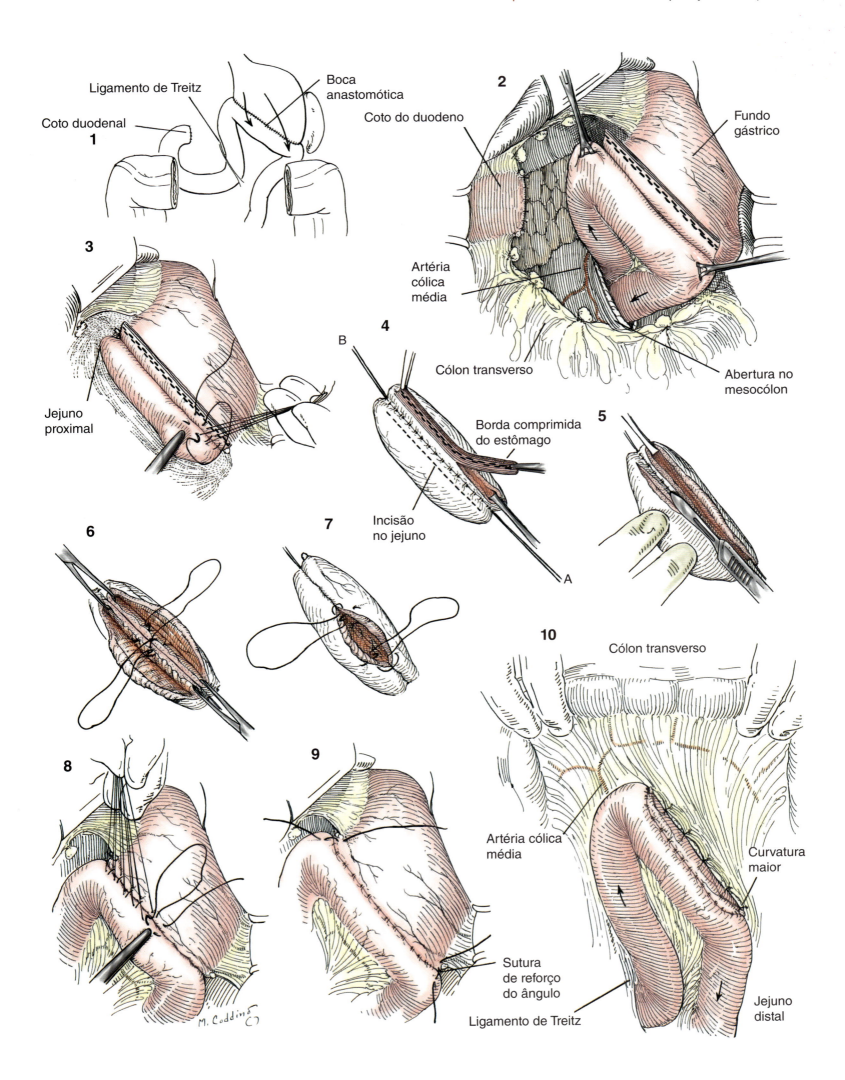

CAPÍTULO 32

GASTRECTOMIA, OPERAÇÃO DE HOFMEISTER

DETALHES DA TÉCNICA Um desenho esquemático mostra a posição das vísceras após a finalização dessa cirurgia, juntamente com a posição pré-cólica alternativa da alça jejunal (**FIGURA 1**). Em princípio, essa técnica consiste no fechamento de cerca da metade da saída gástrica adjacente à curvatura menor e realização de uma anastomose gastrojejunal adjacente à curvatura maior, com aproximação do jejuno a toda a extremidade do remanescente gástrico. Como alternativa, deve-se considerar a reconstrução em Y de Roux em alguns casos, a fim de evitar o refluxo significativo de bile que pode ocorrer com uma pequena bolsa gástrica. Essa operação é preferida quando são indicadas ressecções muito altas, visto que proporciona um fechamento mais seguro da curvatura menor. Além disso, pode retardar a hiperdistensão súbita do jejuno após a ingestão de alimento. O jejuno pode ser trazido anteriormente ao cólon ou através de uma abertura no mesocólon, à esquerda dos vasos cólicos médios (ver **FIGURA 2** no Capítulo 31).

Existem muitas maneiras de fechar a abertura do estômago adjacente à curvatura menor. Grampeadores lineares cortantes ou não cortantes são mais frequentemente utilizados, visto que a linha de grampos pode ser retirada no local da anastomose. A pinça de Payr mais antiga, porém eficiente, é mostrada (**FIGURA 2**), visto que proporciona um manguito saliente de parede gástrica em situações em que não se dispõe de grampeador.

A linha de grampos adjacente à curvatura maior é pinçada com pinça de Babcock para assegurar uma boca anastomótica de aproximadamente dois dedos de largura. Inicia-se uma sutura contínua com fio sintético absorvível com agulha curva na mucosa, que faz protrusão além da pinça, na região da curvatura menor, e realizada para baixo em direção à curvatura maior até encontrar a pinça de Babcock que define a extremidade superior da boca anastomótica (**FIGURA 3**). Alguns cirurgiões preferem aproximar a mucosa com suturas separadas com fio de seda 3-0. A pinça compressora é então retirada, e aplica-se uma pinça de enterostomia à parede gástrica. Coloca-se uma camada de suturas separadas de colchoeiro com fio de seda 2-0 para inverter a linha de sutura da mucosa ou a parede gástrica grampeada (**FIGURA 4**). Deve-se assegurar cuidadosamente que tenha sido realizada uma boa aproximação da superfície serosa na parte mais superior da curvatura menor. As suturas não são cortadas, porém mantidas e utilizadas subsequentemente para fixar o jejuno à parede anterior do estômago, ao longo da extremidade fechada da bolsa gástrica.

Uma alça de jejuno adjacente ao ligamento de Treitz é trazida anteriormente ao cólon ou posteriormente, através do mesocólon, de modo a aproximá-la do restante do estômago. A alça jejunal deve ser o mais curta possível, porém precisa alcançar a linha de anastomose sem tensão após a finalização da anastomose. Aplica-se uma pinça de enterostomia à porção do jejuno a ser utilizada na realização da anastomose. A porção proximal do jejuno é fixada à curvatura menor do estômago. Uma pinça de enterostomia é mantida no remanescente gástrico, a não ser que isso seja impossível, em virtude de sua localização alta. Nessas circunstâncias, é necessário realizar a anastomose sem aplicar pinças ao estômago.

O plano seroso posterior de suturas separadas de colchoeiro com fio de seda 2-0 ancora o jejuno a toda a extremidade remanescente do estômago. O objetivo é evitar a angulação excessiva do jejuno, aliviar a tensão do local da boca anastomótica e reforçar a metade superior fechada do estômago posteriormente (**FIGURA 5**). Depois disso, a parede gástrica comprimida ou grampeada, ainda mantida na pinça de Babcock, é excisada com tesoura, e todos os pontos de sangramento ativo são ligados (**FIGURA 6**). O conteúdo do estômago é aspirado, a não ser que tenha sido possível utilizar uma pinça de enterostomia no lado gástrico. A mucosa do estômago e a do jejuno em direção à curvatura maior são aproximadas por uma dupla sutura contínua fina com fio absorvível com agulha atraumática (**FIGURA 7**). Alguns cirurgiões preferem suturas separadas com fio de seda 3-0. Utiliza-se um ponto tipo Connell para inverter os ângulos e a camada da mucosa anterior (**FIGURA 8**). Um plano de suturas separadas de colchoeiro é realizado anteriormente da porção fechada até a margem da curvatura maior. Ambos os ângulos das curvaturas menor e maior são reforçados com suturas separadas adicionais. Os longos fios retidos do fechamento da parte superior do estômago podem ser recolocados em uma agulha French fenestrada (se ainda estiver disponível para o cirurgião) ou são realizadas novas suturas com fio não absorvível (**FIGURA 9**). Essas suturas são utilizadas para fixar o jejuno à parede gástrica anterior e reforçar a extremidade fechada do estômago anteriormente, como foi previamente realizado na superfície posterior. A boca anastomótica é testada quanto à sua permeabilidade, bem como quanto ao grau de tensão exercido sobre o mesentério do jejuno. O cólon transverso é ajustado por trás das alças jejunais que chegam à anastomose e saem dela. Nos casos em que tiver sido realizada uma anastomose retrocólica, as margens do mesocólon são fixadas ao estômago em torno da anastomose (ver **FIGURA 10** no Capítulo 31).

FECHAMENTO A ferida é fechada de modo habitual. Podem ser utilizadas suturas de retenção em pacientes edemaciados e caquéticos.

CUIDADOS PÓS-OPERATÓRIOS Ver "Cuidados pós-operatórios", no Capítulo 31. ■

Capítulo 32 Gastrectomia, Operação de Hofmeister

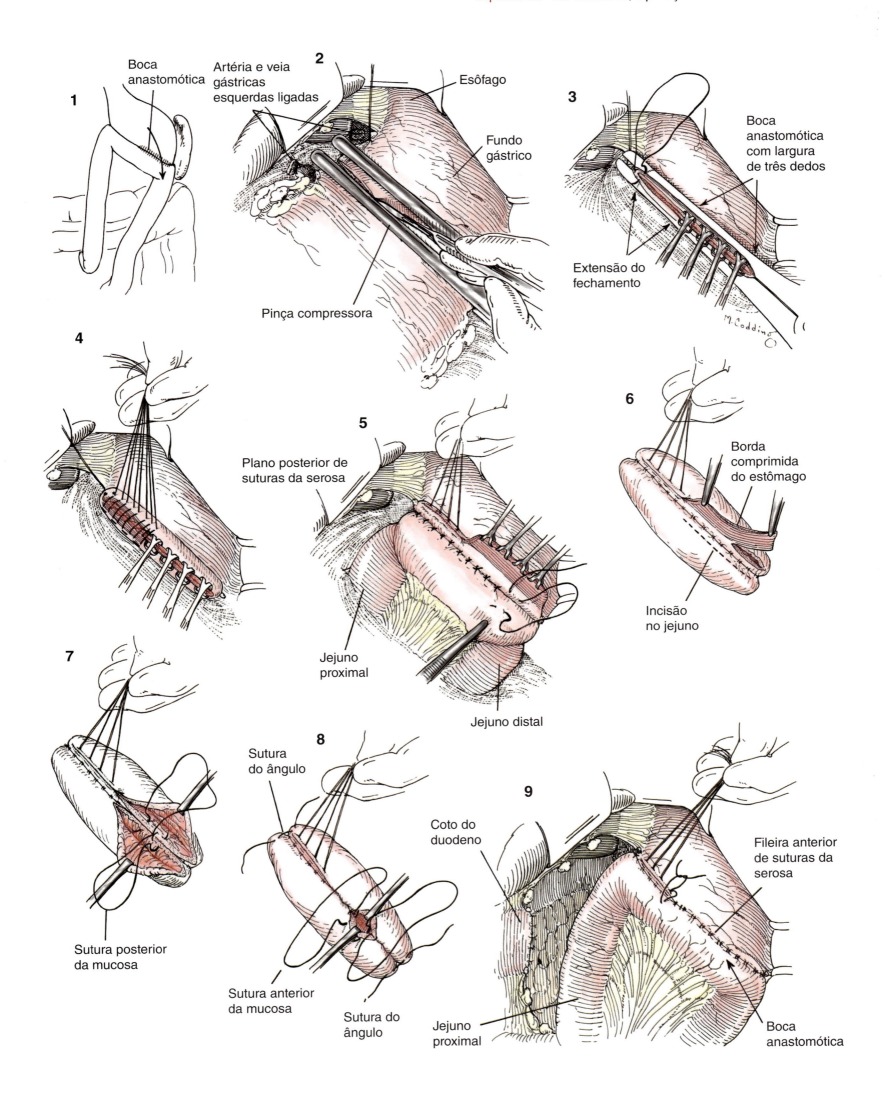

CAPÍTULO 33

HEMIGASTRECTOMIA, BILLROTH II COM GRAMPEADOR

INDICAÇÕES A ressecção gástrica à Billroth II é uma das técnicas realizadas com mais frequência para casos de neoplasia maligna do estômago ou para o controle da hipersecreção gástrica no tratamento da úlcera. A extensão da ressecção varia, sendo a mais comum a ressecção de dois terços a três quartos. Quando se realiza a ligadura dos vasos gástricos esquerdos, 75% ou mais do estômago são ressecados, com o suprimento sanguíneo principal proveniente da circulação gastresplênica. Em caso de carcinoma do corpo gástrico, procede-se à ressecção de todos os linfonodos ao longo da curvatura menor até o esôfago. O omento maior também é ressecado, juntamente com quaisquer linfonodos em torno dos vasos gastromentais direitos. Na existência de neoplasia maligna próximo ao piloro, devem-se ressecar pelo menos 2 a 3 cm do duodeno distal ao piloro. Algumas vezes, apenas uma faixa de mucosa gástrica permanece fixada ao esôfago, o que pode exigir reconstrução com suturas, em lugar de grampeador. Deve-se considerar a realização de ressecção laparoscópica em pacientes nos quais não haja contraindicação, como cirurgias prévias extensas ou tumores volumosos.

PREPARO PRÉ-OPERATÓRIO Administra-se a anestesia geral endotraqueal.

POSIÇÃO O paciente é colocado em decúbito dorsal na mesa cirúrgica em posição invertida de Trendelenburg modesta.

PREPARO OPERATÓRIO A pele da parte inferior do tórax e parte superior do abdome é tricotomizada e preparada de modo habitual com soluções antissépticas. São administrados antibióticos pré-operatórios. Então uma pausa cirúrgica (*time out*) é executada.

INCISÃO E EXPOSIÇÃO Realiza-se uma incisão mediana superior. Se houver indicação de ressecção alta, o processo xifoide é extirpado e o lobo esquerdo do fígado pode ser liberado e afastado para o lado direito após seccionar o ligamento triangular.

DETALHES DA TÉCNICA Em caso de neoplasia maligna, todo o omento é habitualmente liberado do cólon transverso, incluindo ambas as flexuras (ver Capítulo 30). É tecnicamente fácil ressecar o omento maior pela técnica mostrada nas **FIGURAS 1** a **5**, no Capítulo 30. As bordas superior e inferior do duodeno são parcialmente liberadas para possibilitar a mobilização e a ligadura da abertura duodenal por meio de um grampeador linear não cortante ou grampeador linear cortante, se houver uma extensão adequada. Aplica-se uma pinça de Kocher através da extremidade pilórica do estômago ou duodeno, imediatamente depois do ponto onde a linha de grampos é seccionada com um bisturi, se for utilizado um grampeador linear não cortante (**FIGURA 1**). O duodeno deve ser manuseado o menos possível nos casos em que existe uma úlcera penetrante posterior, a não ser que ocorra perfuração na cratera da úlcera, com extravasamento subsequente.

As curvaturas menor e maior no nível selecionado para a ressecção são liberadas de sua gordura, no preparo para colocação do grampeador linear de modo semelhante, utilizando grampos de comprimento adequado para um estômago espessado ou edematoso (ver **FIGURA 1**). O tubo nasogástrico é afastado antes da colocação do grampeador. São utilizadas pinças retas de Kocher no lado da peça de ambas as curvaturas, ou o estômago é seccionado com um bisturi aplicado contra o grampeador se for utilizado um grampeador não cortante. Podem ser necessárias suturas adicionais para controlar o sangramento na linha dos grampos. A quantidade do estômago retirada e a realização de vagotomia estão relacionadas com as indicações para a ressecção.

O jejuno logo após o ligamento de Treitz é selecionado para a anastomose. Deve ser longo o suficiente para alcançar com facilidade a bolsa gástrica, porém evitam-se alças extremamente longas. Embora a alça jejunal possa ser trazida através de uma abertura feita na porção avascular do mesocólon transverso, à esquerda dos vasos cólicos médios (posição retrocólica), muitos cirurgiões trazem a alça jejunal até sobre o cólon transverso (posição pré-cólica). Um omento espesso e gorduroso deve ser ressecado ou seccionado para possibilitar o uso da alça mais curta.

Existem várias opções para a realização da anastomose entre a bolsa gástrica e o jejuno. A anastomose pode se estender por toda a largura do estômago, com a realização da boca anastomótica tanto anterior quanto posterior à linha de sutura que fecha o estômago. Em geral, o jejuno proximal é fixado à curvatura menor (**FIGURA 2**). Uma anastomose com a parede gástrica posterior é frequentemente realizada (conforme ilustrado). O jejuno é fixado em toda a largura da parede posterior do estômago, talvez 3 cm proximais à linha dos grampos que ocluem o estômago. Podem-se utilizar pinças de Babcock ou suturas para fixar o jejuno paralelamente à parede gástrica. São realizadas contra-aberturas com bisturi ou cautério na extremidade da curvatura maior e extremidade distal da alça jejunal para possibilitar a introdução das lâminas cortantes do grampeador linear (ver **FIGURA 2**). O tamanho da anastomose é determinado pela profundidade de introdução das lâminas (**FIGURA 3**).

Quando o grampeador linear cortante é retirado, as linhas de grampos são examinadas à procura de sangramento, que pode exigir algumas suturas para o seu controle. Por fim, as contra-aberturas são aproximadas com suturas de tração (**FIGURA 4**) ou com pinças de Allis e fechadas com grampeador não cortante (**FIGURA 5**). São acrescentadas suturas separadas adicionais em caso de sangramento, e o jejuno pode ser fixado à curvatura menor para eliminar qualquer tensão possível sobre as linhas de sutura. Deve-se testar a permeabilidade da boca anastomótica por meio de palpação digital (**FIGURA 6**). Em seguida, um tubo nasogástrico é introduzido a alguma distância no jejuno distal para proporcionar descompressão precoce, seguida, dentro de 1 ou 2 dias, pela administração de dieta líquida com a retomada da atividade peristáltica do sistema digestório.

FECHAMENTO Realiza-se um fechamento habitual da incisão.

CUIDADOS PÓS-OPERATÓRIOS Deve-se manter o equilíbrio hidreletrolítico e deve-se proceder à reposição do volume sanguíneo. São permitidos líquidos em pequenas quantidades dentro de 24 horas. A deambulação precoce é incentivada. O tubo gástrico é retirado tão logo haja evidências clínicas de esvaziamento gástrico. ■

Capítulo 33 Hemigastrectomia, Billroth II com Grampeador

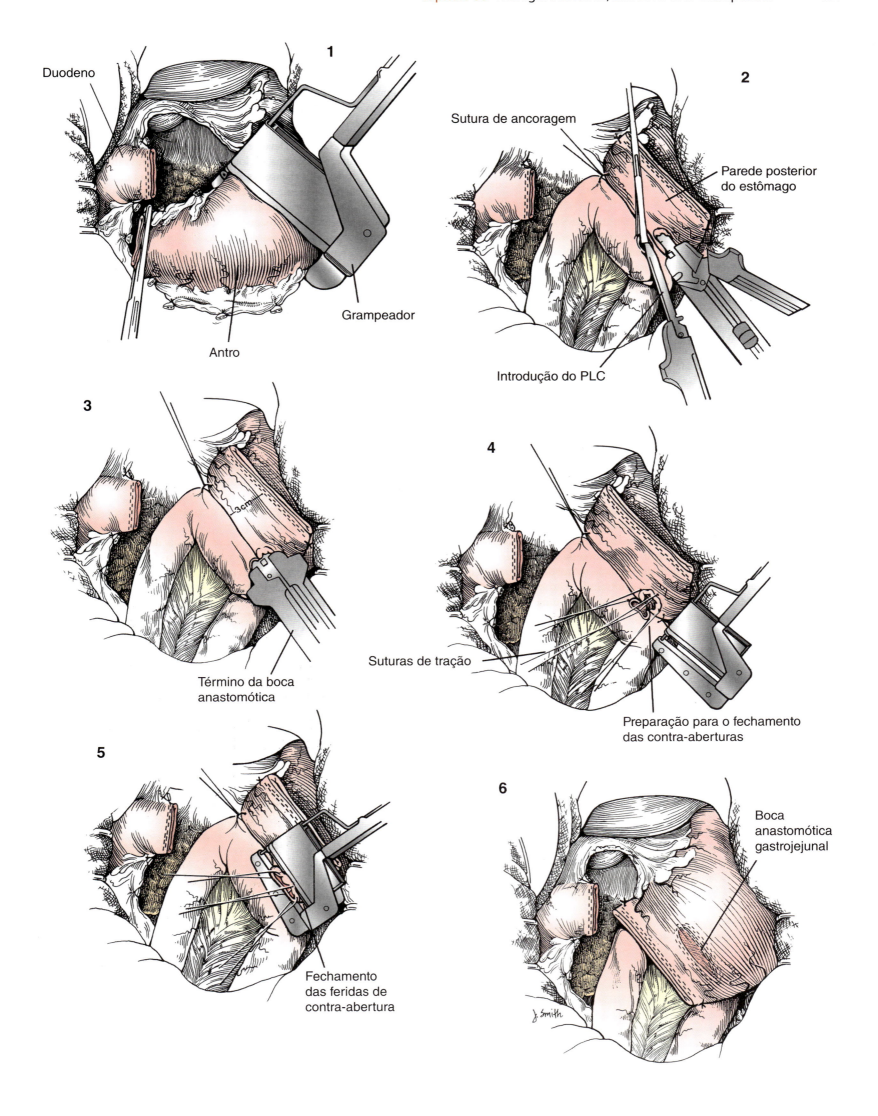

Parte 4 Esôfago e Estômago

DETALHES DA TÉCNICA `CONTINUAÇÃO` Os vasos gástricos direitos ao longo da margem superior da primeira parte do duodeno são isolados e duplamente ligados a alguma distância da parede duodenal (FIGURA 6). Realiza-se uma palpação à procura de linfonodos potencialmente acometidos na região portal. Se houver necessidade de dissecção, o cirurgião precisa identificar cuidadosamente e preservar as artérias hepática comum e gastroduodenal, bem como a veia porta e o ducto colédoco. O ligamento gastro-hepático é seccionado o mais próximo possível do fígado até a porção espessa, que contém um ramo da artéria frênica inferior.

O duodeno é seccionado com pinças retas atraumáticas no lado duodenal e pinça compressora, como a pinça de Kocher, no lado gástrico, ou pode ser seccionado com um grampeador linear cortante ou não cortante (FIGURA 7). Quando se utilizam pinças, o duodeno é seccionado com um bisturi. Uma quantidade suficiente da parede posterior do duodeno deve ser liberada do pâncreas adjacente, sobretudo inferiormente, onde alguns vasos podem entrar na sua parede (FIGURA 8). Mesmo se for extensamente móvel, o coto duodenal não deve ser anastomosado ao esôfago, devido à ocorrência subsequente de esofagite em consequência da regurgitação dos sucos duodenais. O coto duodenal, se não for grampeado, pode ser fechado com suturas em um plano simples ou duplo. Se for grampeado, alguns cirurgiões preferem suturar a linha de grampos no duodeno.

A região do esôfago e do fundo gástrico é então exposta e mobilizada medialmente. O ligamento suspensor avascular que sustenta o lobo esquerdo do fígado é seccionado e o cirurgião prende o lobo esquerdo com a mão direita e define os limites do ligamento suspensor avascular por baixo, exercendo pressão para cima com o dedo indicador (FIGURA 9). Em certas ocasiões, haverá necessidade de uma sutura para controlar o sangramento da extremidade do lobo esquerdo mobilizado do fígado. O lobo esquerdo deve ser cuidadosamente palpado à procura de sinais de nódulos metastáticos localizados profundamente na substância hepática. O lobo esquerdo mobilizado do fígado é dobrado para cima e coberto com compressa úmida, sobre a qual se coloca um grande afastador em S. Nesse ponto, deve-se considerar a necessidade de uma extensão da incisão para cima ou da retirada do processo xifoide. A porção mais superior do ligamento gastro-hepático, que inclui um ramo do vaso frênico inferior, é isolada por dissecção romba. Duas pinças em ângulo reto são aplicadas aos tecidos espessados o mais próximo possível do fígado. Os tecidos entre as pinças são seccionados e o conteúdo das pinças é ligado com suturas de transfixação de fio de seda 2-0 (FIGURA 10). A incisão do peritônio sobre o esôfago e entre o fundo gástrico e a base do diafragma é mostrada na FIGURA 10. `CONTINUA`

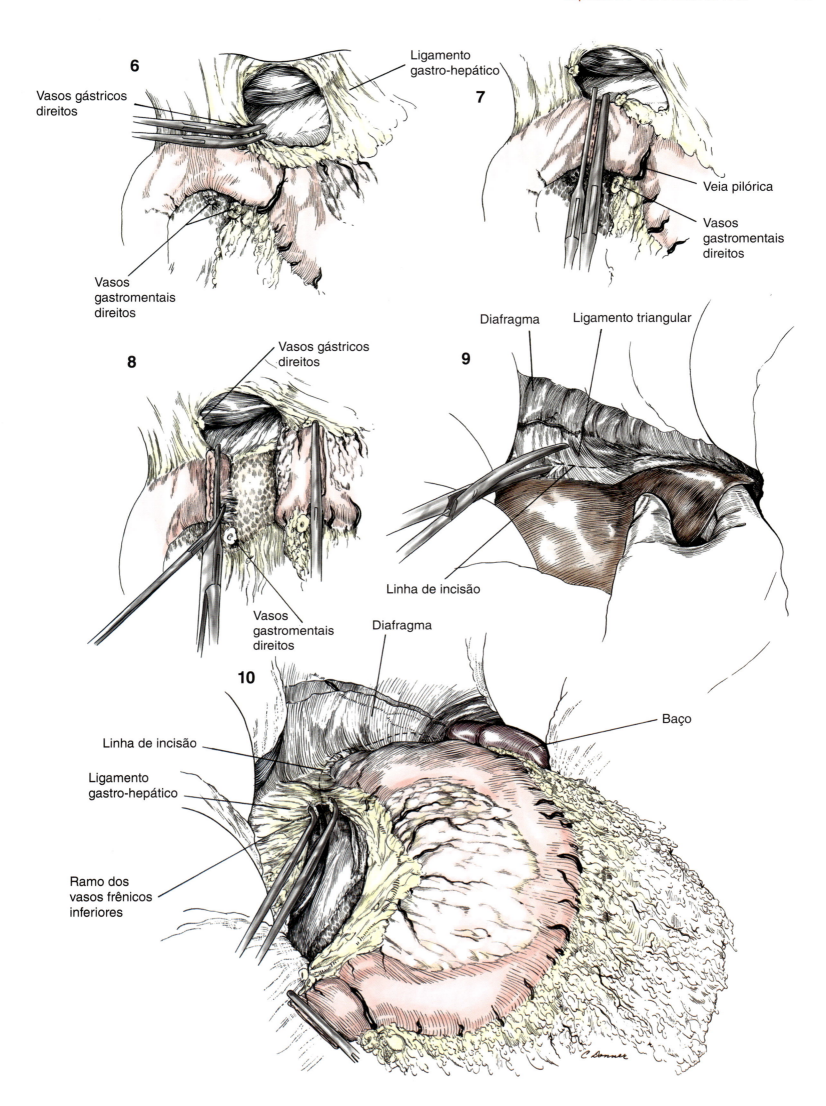

DETALHES DA TÉCNICA `CONTINUAÇÃO`

O peritônio sobre o esôfago é seccionado e todos os pontos de sangramento são cuidadosamente ligados. Pode ser necessária a ligadura de vários vasos pequenos quando o peritônio entre o fundo gástrico e a base do diafragma é separado. Como alternativa, esses tecidos podem ser divididos usando um dispositivo de energia ultrassônico ou bipolar. A parte inferior do esôfago é liberada por meio de dissecção digital, à semelhança da técnica de vagotomia (ver Capítulo 25). Os nervos vagos são seccionados para mobilizar ainda mais o esôfago na cavidade peritoneal. Por meio de dissecção romba e cortante, os vasos gástricos esquerdos são isolados dos tecidos adjacentes (**FIGURA 11**). Esses vasos devem ser circundados com o dedo indicador do cirurgião e cuidadosamente palpados à procura de sinais de metástases nos linfonodos. Deve-se utilizar um par de pinças, como pinças curvas de comprimento médio, o mais próximo possível ao ponto de origem da artéria gástrica esquerda, devendo-se aplicar uma terceira pinça mais próximo à parede gástrica. O conteúdo dessas pinças é inicialmente ligado e, em seguida, transfixado distalmente. Como alternativa, esses vasos podem ser ligados por meio de um grampeador linear cortante vascular ou um dispositivo eletrocirúrgico bipolar. De modo semelhante, os vasos gástricos esquerdos na curvatura menor devem ser ligados para ampliar a exposição subsequente da junção esofagogástrica. Dependendo da localização do tumor e dos achados na palpação, o cirurgião pode decidir se irá realizar uma dissecção adicional dos linfonodos celíacos e pré-aórticos.

Quando o tumor estiver próximo da curvatura maior, na porção média do estômago, pode ser desejável retirar o baço e a cauda do pâncreas, de modo a assegurar uma dissecção em bloco da zona de drenagem linfática regional imediata. A localização e a extensão do tumor, bem como a presença ou ausência de aderências ou lacerações da cápsula, determinam se o baço deverá ser ressecado. Se o baço permanecer, o ligamento gastresplênico é ligado, conforme descrito para a esplenectomia (ver Capítulo 94). O vaso gastromental esquerdo é duplamente ligado. A curvatura maior é liberada até o esôfago. Em geral, são encontrados vários vasos que entram na parede posterior do fundo gástrico, próximo à curvatura maior.

O anestesista deve aspirar o conteúdo gástrico periodicamente de modo a evitar a possível regurgitação do estômago à medida que é afastado para cima, bem como a contaminação peritoneal quando o esôfago é seccionado. O duodeno é fechado em dois planos (ver **FIGURAS 19** e **20**, no Capítulo 29). As paredes do duodeno são fechadas com o primeiro plano de suturas interrompidas com fio de seda 3-o. As suturas são invaginadas com um segundo plano de suturas em colchoeiro com fio de seda 3-o. Como alternativa, o duodeno pode ser fechado com grampeador.

Escolhe-se um dos numerosos métodos que foram planejados para reconstruir a continuidade gastrintestinal após gastrectomia total. O cirurgião deve ter em mente a existência de certas diferenças anatômicas do esôfago, que tornam o seu manejo mais difícil do que o restante do sistema digestório. Em primeiro lugar, como o esôfago não é recoberto por serosa, as camadas musculares longitudinal e circular tendem a sofrer laceração quando suturadas. Em segundo lugar, o esôfago, que inicialmente parece se estender bem abaixo na cavidade abdominal, pode se retrair para o tórax quando seccionado do estômago, deixando o cirurgião com falta de comprimento adequado. Entretanto, deve-se assinalar que, se a exposição for inadequada, o cirurgião não deve hesitar em retirar mais parte do processo xifoide ou em realizar uma esternotomia com possível extensão no quarto espaço intercostal esquerdo. Deve-se obter exposição adequada e livre para garantir uma anastomose segura.

A parede do esôfago pode ser levemente fixada ao pilar do diafragma em ambos os lados, bem como anterior e posteriormente (**FIGURA 12**), para evitar a rotação do esôfago ou retração superior. Essas suturas não precisam entrar no lúmen do esôfago. Duas ou três suturas com fio de seda 1-o são colocadas posteriormente ao esôfago para aproximar o pilar do diafragma (**FIGURA 12**).

Foram desenvolvidos muitos métodos para facilitar a anastomose esofagojejunal. Alguns cirurgiões preferem deixar o estômago fixado por meio de um afastador até que os planos posteriores tenham sido finalizados. A parede posterior do esôfago pode ser seccionada, e os planos posteriores fechados, antes da retirada do estômago, seccionando a parede anterior do esôfago. Em outro método, pode-se utilizar uma pinça vascular atraumática do tipo modificado de Pace-Potts ao esôfago. Como a parede do esôfago tem tendência a sofrer laceração com facilidade, é útil reforçar a parede do esôfago para evitar o desgaste das camadas musculares, fixando a mucosa aos planos musculares proximalmente ao ponto de secção. Uma série de suturas de colchoeiro circulares com fio de seda 4-o pode ser realizada e amarrada utilizando um nó de cirurgião (**FIGURA 13**). Essas suturas incluem toda a espessura do esôfago (**FIGURA 14**). As suturas nos ângulos (**A** e **B**) são usadas para evitar a rotação do esôfago quando for fixado ao jejuno (**FIGURA 14**).

Em seguida, o esôfago é seccionado entre essa linha de sutura e a própria parede gástrica (**FIGURA 15**). Deve-se evitar a contaminação por meio de aspiração com tubo nasogástrico, à medida que é retirado da parte inferior do esôfago, e uma pinça é aplicada através do esôfago, no lado gástrico. Na existência de um tumor de localização extremamente alta, que alcance a junção esofagogástrica, devem-se ressecar vários centímetros de esôfago acima do tumor. Se não houver protrusão de 2,5 cm ou mais do esôfago além do pilar do diafragma, deve-se expor o mediastino inferior de modo a garantir uma anastomose segura, sem tensão. `CONTINUA`

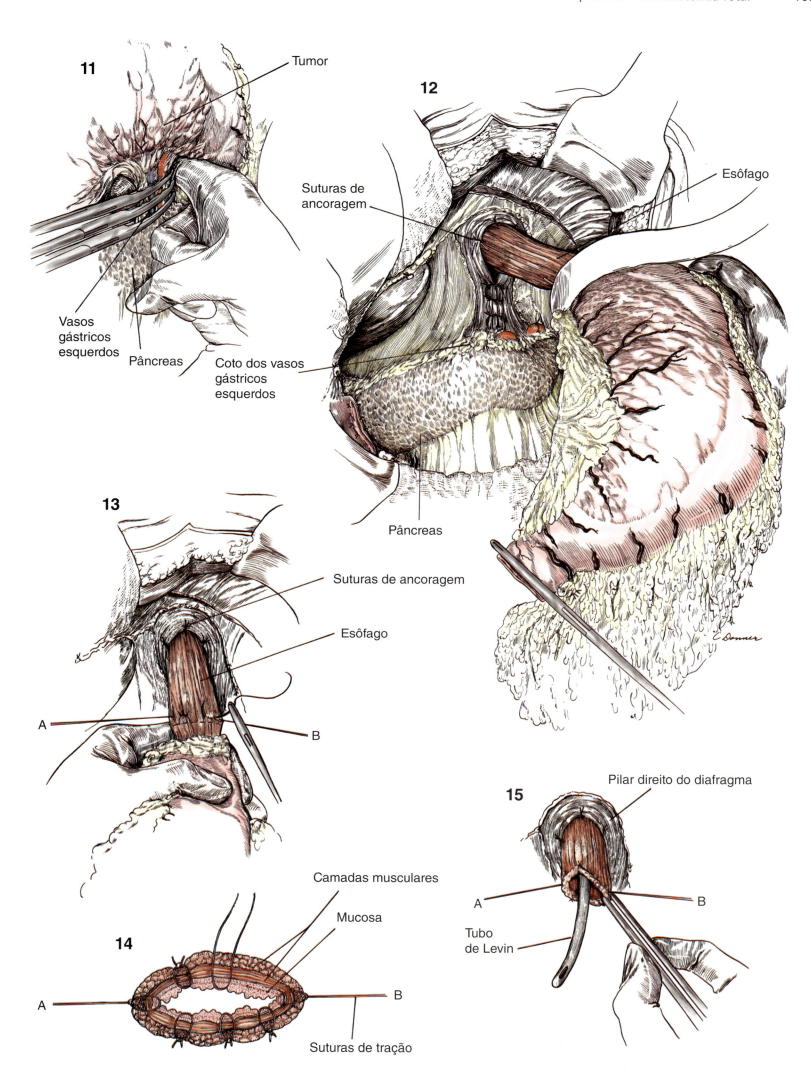

Parte 4 Esôfago e Estômago

DETALHES DA TÉCNICA **CONTINUAÇÃO** A próxima etapa consiste na mobilização de uma alça longa de jejuno, redundante o suficiente de modo que se estenda facilmente até o esôfago aberto. A alça jejunal é trazida por uma abertura no mesocólon, imediatamente à esquerda dos vasos cólicos médios. Pode ser necessário mobilizar a região em torno do ligamento de Treitz para assegurar que o jejuno alcance o diafragma para aproximação fácil com o esôfago. O cirurgião deve ter certeza de que o mesentério esteja realmente adequado para completar todos os planos da anastomose.

Vários métodos têm sido utilizados para assegurar melhor nutrição pós-operatória e ocorrência de menos sintomas após a retirada completa do estômago. Em geral, tem-se utilizado uma grande alça jejunal com enteroenterostomia. Entretanto, o refluxo de bile e a consequente esofagite alcalina podem ser reduzidos por meio de reconstrução em Y de Roux. A interposição de segmentos jejunais entre o esôfago e o duodeno, incluindo segmentos curtos invertidos, não demonstrou ser muito satisfatória, de modo que é raramente usada.

A reconstrução em Y de Roux começa com a secção do jejuno aproximadamente 30 cm além do ligamento de Treitz. Com o jejuno mantido fora do abdome, as arcadas de vasos sanguíneos podem ser claramente definidas por transiluminação (**FIGURA 16**). Duas ou mais arcadas de vasos sanguíneos são seccionadas, e pode ser necessária a ressecção de um curto segmento de intestino desvascularizado (**FIGURA 17**). O ramo do segmento distal do jejuno é passado através da abertura do mesocólon, à esquerda dos vasos cólicos médios. Uma parte adicional do mesentério é seccionada se o segmento terminal do jejuno não se estender facilmente e se não ficar paralelo ao pilar do diafragma, atrás do esôfago. Quando for garantido um comprimento adequado, deve-se tomar a decisão sobre a realização de uma anastomose terminoterminal ou terminolateral com o esôfago. Se for selecionada a anastomose terminolateral, a extremidade do jejuno é fechada com dois planos de suturas com fio de seda 3-0 ou grampos (**FIGURAS 18** e **19**). Em seguida, a extremidade do jejuno é tracionada através da abertura feita no mesocólon, à esquerda dos vasos cólicos médios (**FIGURA 20**). É preciso tomar cuidado para evitar a angulação ou torção do mesentério do jejuno, conforme for tracionado. A parede do jejuno é fixada em torno das margens do orifício no mesocólon. Todas as aberturas do mesocólon devem ser ocluídas para evitar a possibilidade de hérnia interna. A abertura criada abaixo da margem livre do mesentério e parede posterior deve ser obliterada com suturas separadas colocadas superficialmente, evitando a lesão dos vasos sanguíneos.

O comprimento do jejuno deve ser mais uma vez testado para assegurar que a borda mesentérica possa ser aproximada com facilidade por 5 a 6 cm ou mais na base do diafragma, atrás do esôfago (**FIGURA 21**). Pode-se assegurar mobilização adicional da alça jejunal de 4 a 5 cm, realizando incisões de relaxamento no peritônio parietal posterior, em torno da base do mesentério. Pode-se obter uma distância adicional por meio de incisão muito cuidadosa do peritônio, tanto acima quanto abaixo da arcada vascular, juntamente com algumas incisões radiais curtas em direção à borda mesentérica. A extremidade fechada do jejuno é mostrada à direita do paciente, porém é mais comumente dirigida para a esquerda. **CONTINUA**

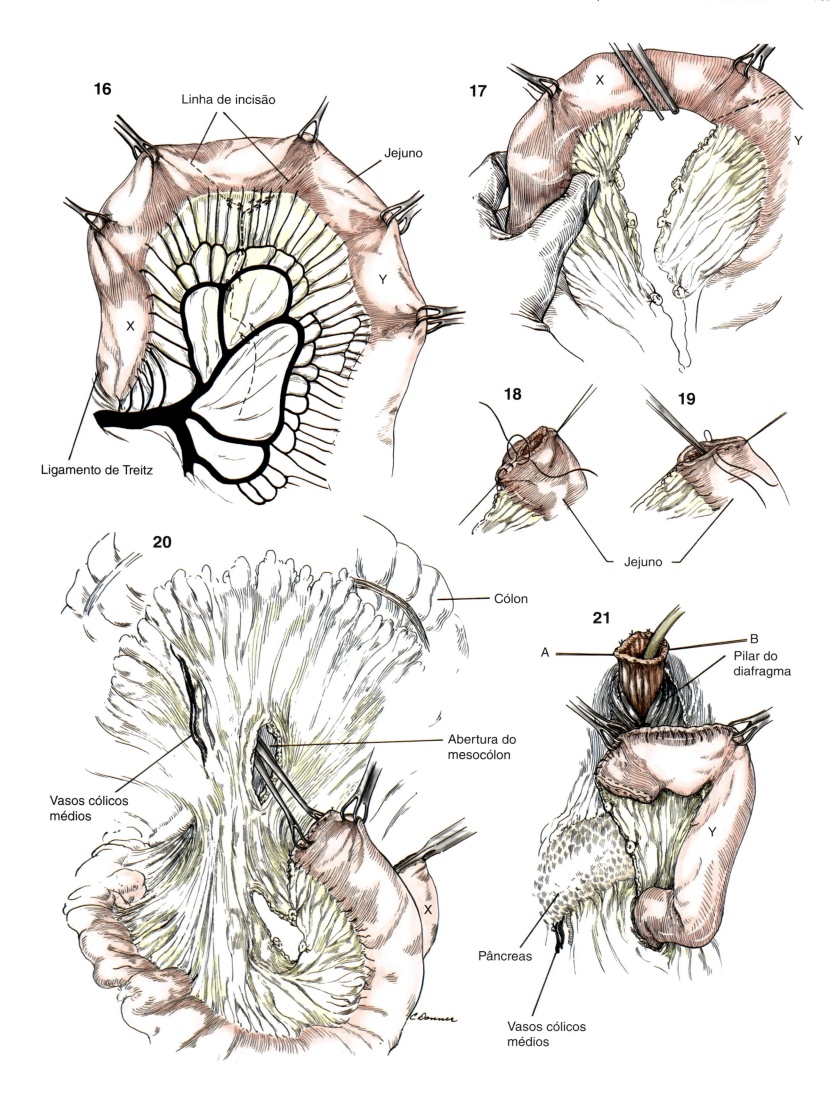

DETALHES DA TÉCNICA `CONTINUAÇÃO` Coloca-se uma fileira de suturas separadas com fio de seda 2-0 para aproximar o jejuno ao diafragma em ambos os lados do esôfago, bem como diretamente atrás dele (FIGURA 22). É necessário ressaltar que o ramo do jejuno é fixado ao diafragma para eliminar a tensão da anastomose subsequente do esôfago. Após amarrar essas suturas de fixação, são realizadas suturas nos ângulos em ambos os lados do esôfago e jejuno (FIGURA 23C e D). A parede do esôfago deve ser ancorada ao lado superior do jejuno. Deve-se fazer um esforço para manter as suturas separadas próximo ao lado mesentérico do jejuno, visto que existe uma tendência a utilizar toda a superfície do jejuno nos planos subsequentes do fechamento. São necessárias três ou quatro suturas separadas adicionais de colchoeiro com fio de seda 2-0, que incluam uma pegada da parede do esôfago com a mucosa do intestino, a fim de completar o fechamento entre as suturas dos ângulos C e D (FIGURA 24). Em seguida, efetua-se uma pequena abertura dentro da parede adjacente do intestino, com o jejuno sob tração, de modo que, durante o procedimento, não haja redundância da mucosa, devido a uma incisão muito grande. Existe uma tendência a realizar uma abertura muito grande no jejuno, com prolapso e irregularidade da mucosa, tornando bastante difícil a realização de uma anastomose acurada com a mucosa do esôfago. Utiliza-se um plano de suturas separadas com fio de seda 4-0 para fechar a camada mucosa, começando em qualquer uma das extremidades da incisão jejunal com suturas nos ângulos (FIGURA 25E e F). A camada mucosa posterior é fechada com uma fileira de suturas separadas com fio de seda 4-0 (FIGURA 26). Pode-se direcionar um tubo de Levin para baixo dentro do jejuno (FIGURA 27). A presença do tubo no lúmen tende a facilitar a colocação das suturas separadas do tipo Connell, fechando a camada mucosa anterior (FIGURA 27). Uma camada adicional é acrescentada, quando realizada posteriormente. Por conseguinte, quando o jejuno é fixado ao diafragma, à parede do esôfago e à mucosa do esôfago, deve-se efetuar um fechamento em três planos (FIGURA 28). `CONTINUA`

Capítulo 34 Gastrectomia Total   111

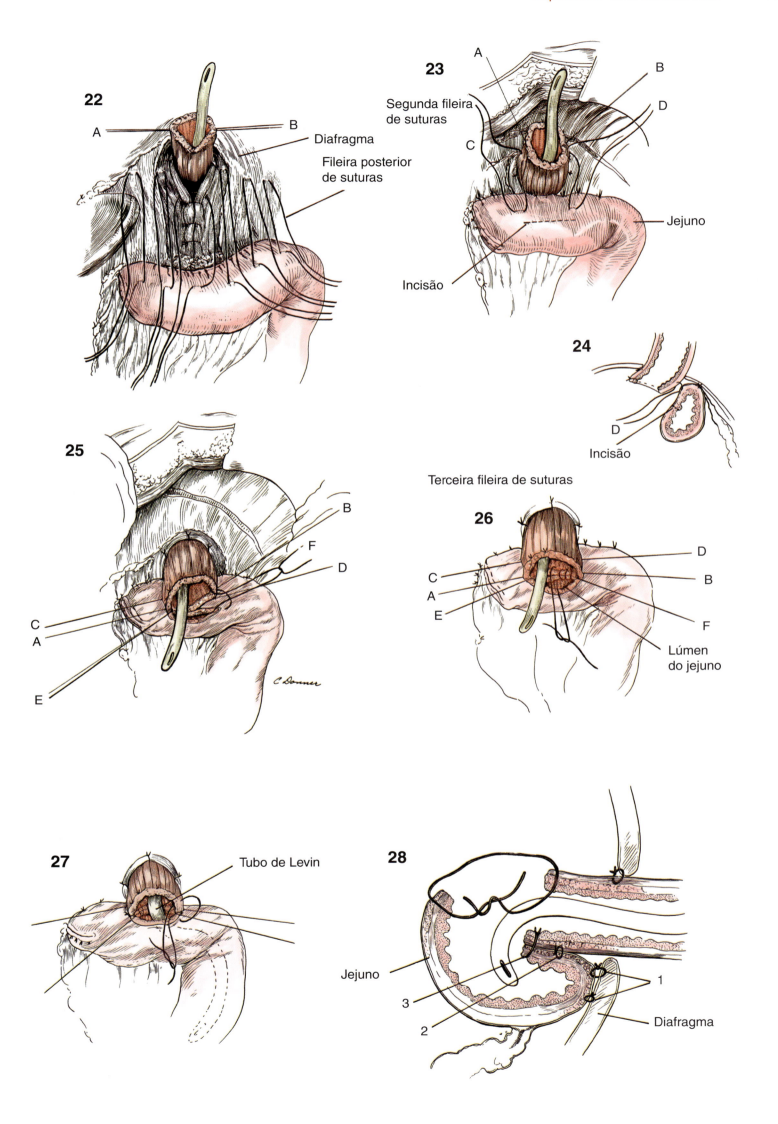

DETALHES DA TÉCNICA `CONTINUAÇÃO` O segundo plano de suturas separadas com fio de seda 3-0 é completado anteriormente (**FIGURA 29**). Em seguida, o peritônio, que foi inicialmente incisado para seccionar o nervo vago e mobilizar o esôfago, é trazido inferiormente para cobrir a anastomose e fixado ao jejuno por meio de suturas separadas com fio de seda 3-0 (**FIGURA 30**). Isso garante um terceiro plano de suporte, que se estende em direção anterior, em torno da anastomose esofágica, e elimina qualquer tensão da delicada linha de anastomose (**FIGURA 31**). O cateter pode ser estendido bem abaixo no jejuno através da abertura do mesocólon, de modo a evitar a angulação do intestino. São realizadas várias suturas superficiais com fio fino para fixar a borda do mesentério à parede posterior, evitando, desse modo, a angulação e a interferência no suprimento sanguíneo (**FIGURA 31**). Essas suturas não incluem tecidos ou vasos pancreáticos na margem do mesentério jejunal. A cor do ramo jejunal deve ser verificada a intervalos regulares, de modo a certificar-se de que o suprimento sanguíneo esteja adequado. A extremidade aberta da parte proximal do jejuno (**FIGURA 32**; ver também Y nas **FIGURAS 16**, **17** e **21**) é então anastomosada a um ponto apropriado no jejuno (**FIGURA 32**; ver também X nas **FIGURAS 16**, **17** e **20**) com dois planos de fio de seda 4-0 ou com uma técnica de grampeamento linear laterolateral. A abertura no mesentério, abaixo da anastomose, é fechada com suturas separadas, a fim de evitar a ocorrência subsequente de qualquer herniação. A **FIGURA 32A** é um diagrama da anastomose em Y de Roux completa. Alguns cirurgiões utilizam drenos externos de aspiração fechada colocados em proximidade ao coto duodenal e esofagojejunostomia.

CUIDADOS PÓS-OPERATÓRIOS A aspiração é mantida através do tubo nasojejunal, que foi introduzido através e além da anastomose. O paciente pode deambular no primeiro dia do pós-operatório, e incentiva-se um aumento gradual da atividade. Podem-se fornecer líquidos sem resíduos em quantidades limitadas depois de 24 horas. A alimentação oral é iniciada uma vez estabelecida a integridade da anastomose por meio de exame fluoroscópico com meio de contraste hidrossolúvel. Naturalmente, esses pacientes irão necessitar de refeições pequenas e frequentes, e a ingestão adequada de calorias pode ser um problema. Isso exige uma cuidadosa colaboração entre o paciente, o cirurgião e o nutricionista. Além disso, há necessidade de suplementação de vitamina B_{12} a longo prazo, e pode-se indicar o uso oral de ferro e vitaminas durante toda vida.

Inicialmente, são aconselhadas reavaliações programadas a intervalos de 6 a 12 meses, de modo a determinar a ingestão calórica. A estenose da linha de sutura pode exigir dilatação.

A gastrectomia total é raramente realizada para controlar os efeitos hormonais de um gastrinoma. Em geral, é reservada para a hipersecreção de ácido gástrico refratária ao tratamento médico ou para pacientes com complicações, como fístula gastrocólica. Se o paciente tiver um gastrinoma, são determinados os níveis séricos de gastrina para avaliar a existência e a progressão do tumor residual ou metástases. Aconselha-se também a determinação dos níveis sanguíneos de cálcio para documentar possível hiperparatireoidismo, que pode ocorrer na neoplasia endócrina múltipla tipo I. Em caso de hipercalcemia, deve-se investigar a possibilidade de neoplasia endócrina múltipla em todos os membros da família do paciente. Os exames de acompanhamento a longo prazo devem incluir a determinação seriada dos níveis séricos de gastrina, cálcio, paratormônio, prolactina, cortisol e catecolaminas. Não é raro haver evidências de hiperparatireoidismo recidivante. Os níveis séricos normais de gastrina em jejum podem tornar-se elevados em caso de tumor residual produtor de gastrina. A existência de tumor endócrino constitui uma indicação para a pesquisa de outros tumores durante os anos de acompanhamento do paciente. ■

Capítulo 34 Gastrectomia Total

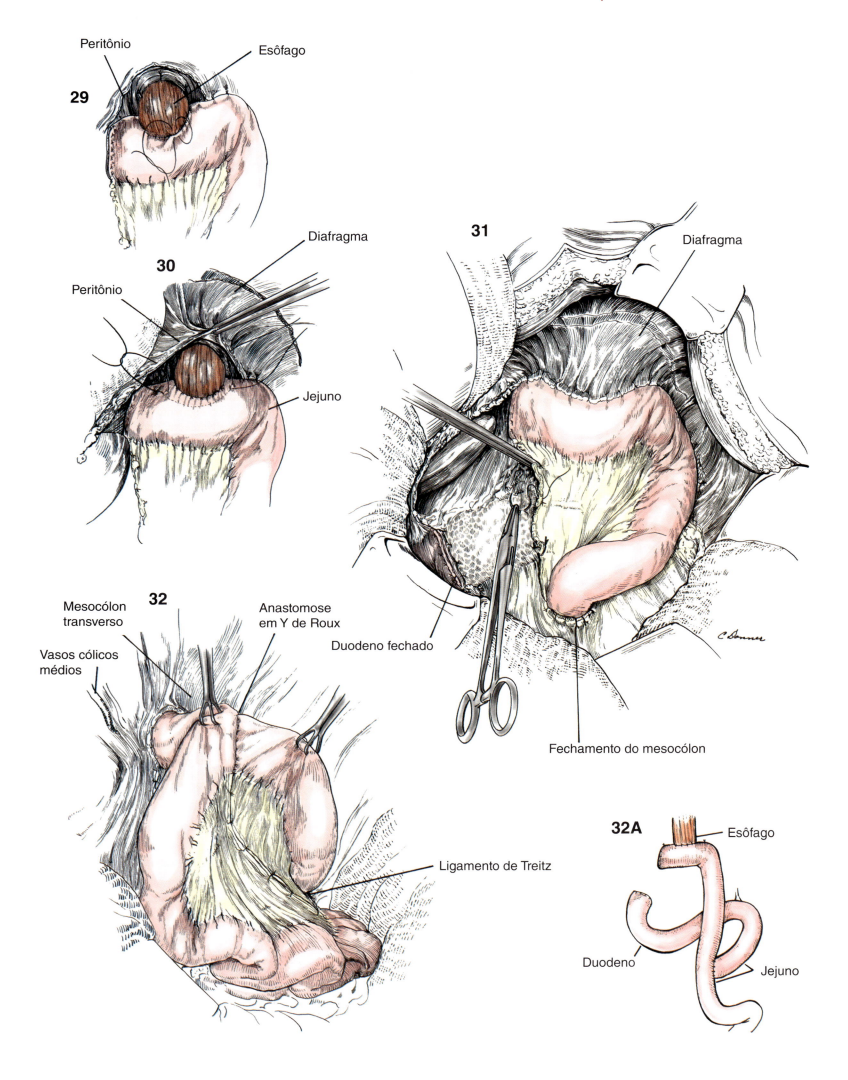

DETALHES DA TÉCNICA ◂CONTINUAÇÃO▸ Deve-se avaliar a segurança da sutura em bolsa de tabaco do esôfago antes de aproximar o cabo e a carga do grampeador (FIGURA 6). Após verificar se a espessura combinada do esôfago e do jejuno está dentro da amplitude segura dos grampos, aciona-se o grampeador circular. São adicionadas suturas separadas superficiais em torno da anastomose após o instrumento ter sido aberto, rodado cuidadosamente e retirado. O tubo nasogástrico é introduzido além da anastomose. Como alternativa, pode ser colocada uma ogiva transoral, chamada OrVil™, que se conecta a um tubo com 100 cm e com calibre 18 French. O tubo é colocado pela orofaringe e passado através de uma esofagotomia criada sobre uma linha de grampos esofágica até que o sistema fique em posição. Isso dispensa a necessidade da realização de uma sutura em bolsa de tabaco, mas requer um grampeador terminoterminal específico e compatível.

A extremidade aberta do ramo jejunal é preparada para fechamento com grampeador (FIGURA 7). Mais uma vez, o grampeador linear não cortante deve ser aplicado à serosa, em um ângulo capaz de assegurar um suprimento sanguíneo adequado à borda antimesentérica. Alguns cirurgiões preferem colocar várias suturas para fixar o ramo do jejuno posteriormente. Isso elimina a tensão na linha de sutura e evita uma possível rotação.

O restabelecimento da continuidade do sistema digestório além do ligamento de Treitz pode ser realizado de diversas maneiras. O ramo aferente é conectado à alça jejunal em Y de Roux a uma distância de aproximadamente 25 cm do ligamento de Treitz e de cerca de 40 cm da anastomose esofagojejunal. Realiza-se uma anastomose laterolateral utilizando um grampeador linear cortante introduzido no lado antimesentérico do jejuno (FIGURA 8). Essa anastomose pode ser efetuada como a enteroenterostomia do Y em Roux. Em seguida, as contra-aberturas na mucosa são fechadas com um grampeador linear não cortante (FIGURA 9). A construção de uma bolsa abaixo da anastomose esofagojejunal não parece ter um efeito significativamente benéfico na nutrição a longo prazo.

Os dois mesentérios dos ramos jejunais são aproximados para eliminar a possibilidade de hérnia interna. Verifica-se a adequação do suprimento sanguíneo de cada ramo, particularmente no ponto crítico próximo à anastomose.

CUIDADOS PÓS-OPERATÓRIOS O equilíbrio hidreletrolítico deve ser mantido durante o período pós-operatório inicial. A deambulação precoce é incentivada. Líquidos transparentes podem ser considerados após 24 horas, e progride-se a dieta conforme a tolerância oral. O exame rotineiro da integridade anastomótica não demonstrou ser necessário. Com suspeita clínica de deiscência, deve ser considerada uma radiografia contrastada ou uma tomografia computadorizada com contraste oral. A avaliação endoscópica também é uma modalidade útil para avaliar a presença de deiscência e, com advento de *stents* recobertos, pode-se fornecer uma abordagem terapêutica quando indicada.

É aconselhável realizar uma consulta nutricional após a gastrectomia total. O paciente é instruído sobre a importância de seis refeições pequenas por dia no início, progredindo gradualmente para três refeições regulares. O paciente e a sua família devem ser tranquilizados no sentido de que os problemas referentes à alimentação a longo prazo deverão ser mínimos. O ganho de peso do paciente ocorre lentamente, a não ser que se tenha verificado um diagnóstico de neoplasia maligna extensa. Deve ser incentivada a suplementação de vitamina B_{12}, por via oral ou injetável, para manter níveis adequados após a gastrectomia total. As consultas de acompanhamento com um nutricionista podem ser úteis para o paciente até que sua ingestão calórica retorne ao normal durante o primeiro ano após a operação (ver também discussão no Capítulo 34). ∎

Capítulo 35 Gastrectomia Total com Grampeador

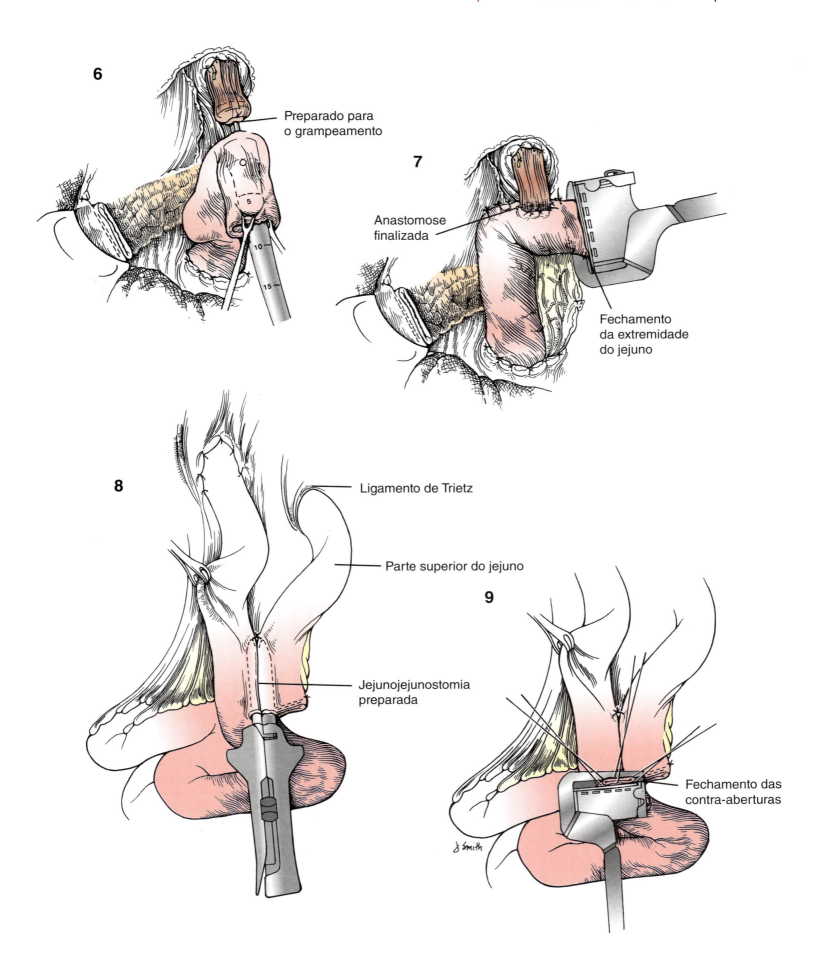

CAPÍTULO 36

GASTROJEJUNOSTOMIA EM Y DE ROUX

INDICAÇÕES A derivação da bile da saída gástrica que foi alterada por piloroplastia ou por algum tipo de ressecção gástrica pode estar indicada para alguns pacientes com gastrite biliar sintomática persistente e grave.

PREPARO PRÉ-OPERATÓRIO Deve-se estabelecer um diagnóstico preciso de gastrite de refluxo pós-operatório. Os exames endoscópicos devem demonstrar sinais macroscópicos, bem como microscópicos, de gastrite grave de maior intensidade do que habitualmente observada em consequência da regurgitação do conteúdo duodenal através de uma saída gástrica alterada. Realiza-se uma avaliação gástrica à procura de sinais de vagotomia prévia completa. São realizados rotineiramente exames baritados e determinação da gastrina sérica. Além de um diagnóstico clínico preciso de gastrite biliar de refluxo pós-operatório, deve haver evidências de sintomas persistentes, apesar do tratamento clínico intensivo a longo prazo. A cirurgia destina-se a obter uma derivação completa do conteúdo duodenal da saída gástrica. Ocorrerá ulceração, a não ser que a acidez gástrica seja controlada por vagotomia completa associada a antrectomia. Deve-se manter aspiração gástrica constante por meio de tubo nasogástrico.

ANESTESIA A anestesia geral associada com intubação endotraqueal é satisfatória.

POSIÇÃO O paciente é colocado em decúbito dorsal, com os pés mais baixos do que a cabeça.

PREPARO OPERATÓRIO A pele da parte inferior do tórax e do abdome é preparada de modo habitual. Então uma pausa cirúrgica (*time out*) é executada.

INCISÃO E EXPOSIÇÃO A incisão é realizada através da cicatriz da cirurgia gástrica anterior. A incisão deve se estender até o processo xifoide, visto que pode haver necessidade de exploração da junção esofagogástrica para determinar a adequação de uma vagotomia prévia. É preciso ter cuidado para evitar a abertura acidental de alças do intestino que possam estar aderentes ao peritônio.

Mesmo quando tiver sido realizada anteriormente uma vagotomia, é aconselhável procurar fibras vagais que possam ter passado despercebidas, particularmente do nervo vago posterior, a não ser que a existência de aderências firmes entre a superfície inferior do lobo esquerdo do fígado e a parte superior do estômago torne essa procura muito perigosa.

O local da anastomose anterior é liberado para possibilitar inspeção e palpação cuidadosas à procura de sinais de ulceração ou estenose ou evidências de um procedimento não fisiológico anterior, como alça longa, angulação ou obstrução parcial da jejunostomia. É possível encontrar uma gastroduodenostomia dilatada (**FIGURA 1**).

A extensão da ressecção prévia precisa ser determinada para certificar-se de que o antro tenha sido ressecado. São fundamentais a vagotomia completa bem como a antrectomia como proteção contra a ulceração recorrente.

DETALHES DA TÉCNICA No caso de conversão de uma anastomose à Billroth I, é fundamental isolar cuidadosamente a anastomose, tanto anterior quanto posteriormente, antes da aplicação de pinças retas de Kocher em ambos os lados da anastomose (**FIGURA 2**). Como já foram feitas anteriormente a mobilização de Kocher e a rotação medial do duodeno para assegurar a ausência de tensão na linha de sutura, é importante sacrificar o duodeno o menos possível (ver **FIGURA 2**). Pode ocorrer lesão inesperada do ducto pancreático acessório ou do ducto colédoco se for realizada maior mobilização da primeira parte do duodeno.

A extremidade do duodeno é fechada com uma fileira de suturas separadas (**FIGURA 3**), embora muitos cirurgiões tenham preferência pelo fechamento do duodeno com uma dupla fileira de grampos. Em seguida, essa linha de sutura é reforçada com um segundo plano de suturas separadas com fio de seda, que trazem a parede anterior do duodeno para a cápsula pancreática. O cólon transverso é rebatido superiormente, e o jejuno superior, a partir do ligamento de Trietz para baixo, por uma distância de pelo menos 40 a 50 cm, é liberado de quaisquer aderências que possam ter ocorrido após cirurgias anteriores. Um ramo do jejuno (**FIGURA 4**) é mobilizado, conforme mostrado nas **FIGURAS 16 a 20**, do Capítulo 34. A extremidade do jejuno é fechada com dupla camada de suturas. Essa linha de sutura é invertida por um segundo plano de suturas separadas com fio de seda 2-0, de modo a everter a camada mucosa (ver **FIGURA 6**); os ângulos devem ser firmemente aproximados. Em geral, realiza-se uma anastomose retrocólica, em lugar de pré-cólica (ver **FIGURA 4**), visto que o ramo ativo é trazido através de uma abertura no mesocólon, à esquerda dos vasos cólicos médios. A extremidade aberta da alça em Y de Roux é fechada em dois planos. O primeiro deles consiste em uma sutura contínua com fios absorvíveis (**FIGURA 5**). Como alternativa, isso pode ter sido realizado com grampeador caso o jejuno tenha sido seccionado com um grampeador linear cortante. Pode-se efetuar um segundo plano de suturas separadas de colchoeiro de inversão com fio de seda (**FIGURA 6**). **CONTINUA** ▶

Capítulo 36 Gastrojejunostomia em Y de Roux

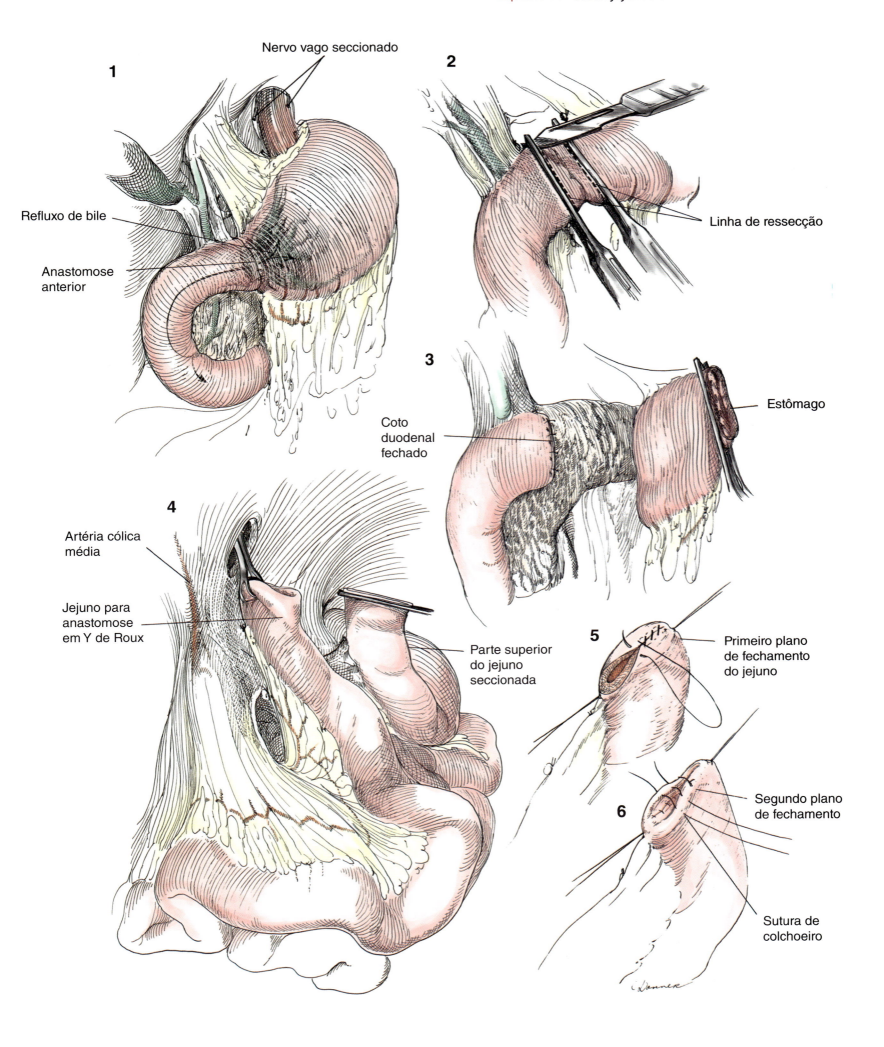

DETALHES DA TÉCNICA [CONTINUAÇÃO]

É aconselhável ressecar uma parte adicional do estômago para certificar-se de que todo o antro tenha sido ressecado. Aplica-se uma pinça atraumática através da bolsa gástrica para controlar o sangramento e evitar a contaminação macroscópica, bem como para fixar a parede gástrica para a colocação das suturas (**FIGURA 7**). Realiza-se uma anastomose em dois planos, terminal do estômago com lateral do jejuno, em toda a extensão da saída gástrica (**FIGURA 8**). A extremidade do jejuno não deve se estender por mais de 2 cm além da anastomose (**FIGURA 9**). Todos os orifícios do mesocólon são fechados com suturas separadas, de modo a prevenir a possível ocorrência de hérnia interna e de torção ou angulação do ramo jejunal.

Realiza-se uma anastomose jejunojejunal a uma distância de pelo menos 40 cm da anastomose gastrojejunal (**FIGURA 10**). Efetua-se uma anastomose em dois planos, e todos os orifícios nos mesentérios são fechados, de modo a evitar qualquer possibilidade de herniação ou obstrução em torno da anastomose (**FIGURA 11**). Um longo tubo de Levin é colocado através da anastomose, podendo ser direcionado para dentro do duodeno, de modo a assegurar a descompressão do coto duodenal. Após um exame completo à procura de agulhas, instrumentos e compressas e confirmação da contagem correta, fecha-se o abdome.

FECHAMENTO

A incisão abdominal é fechada de modo habitual.

CUIDADOS PÓS-OPERATÓRIOS

Deve-se manter o equilíbrio hidreletrolítico. São iniciados líquidos sem resíduos no primeiro dia do pós-operatório, seguidos de progressão gradual para a ingestão. Por fim, são permitidas seis refeições pequenas, visto que o esvaziamento gástrico lento constitui frequentemente um problema. Há necessidade de supervisão médica cuidadosa para garantir um bom resultado. ■

Capítulo 36 Gastrojejunostomia em Y de Roux

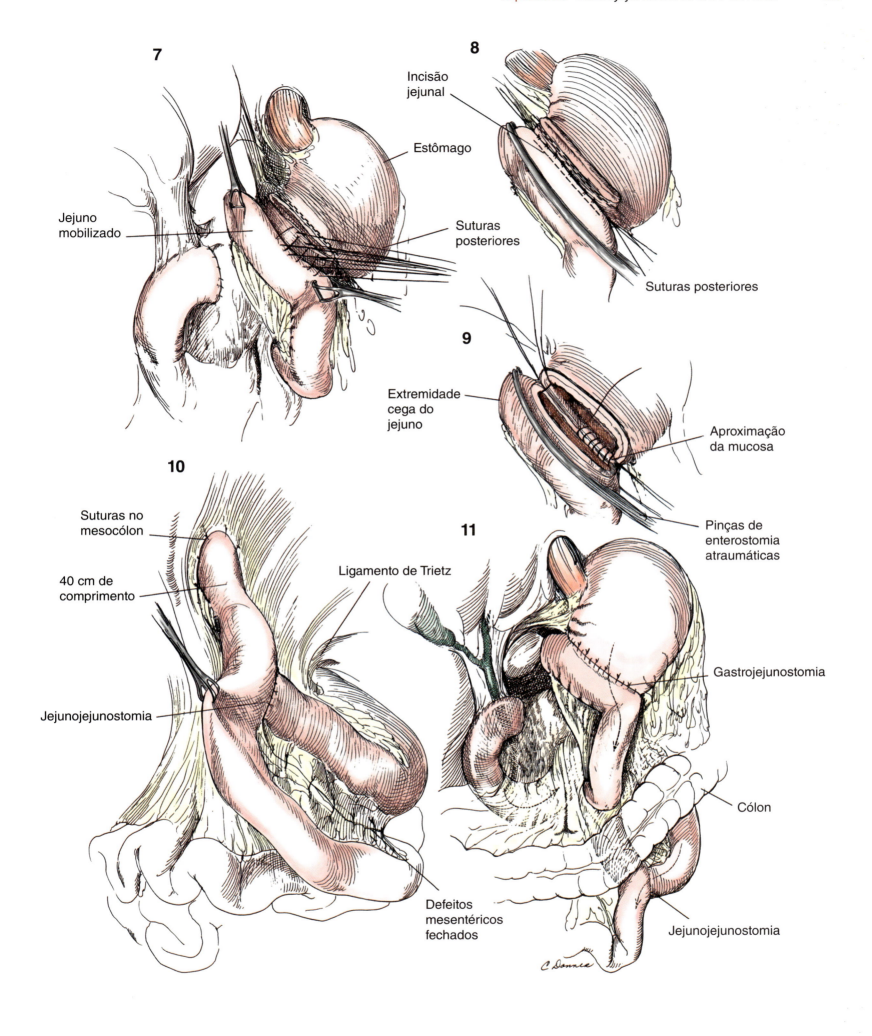

DETALHES DA TÉCNICA ◀CONTINUAÇÃO▶

A eficiência da fundoplicatura depende da adequação da técnica. É importante mobilizar totalmente o fundo gástrico por meio de ligadura dos vasos gastresplênicos (gástricos curtos) e veias de drenagem posterior do fundo gástrico (**FIGURA 5**). Isso deve ser realizado com cuidado, a fim de evitar a ocorrência de lesão esplênica. Alguns cirurgiões preferem ligar o vaso do lado gástrico por meio de uma sutura de transfixação que inclua uma parte da parede gástrica. Como alternativa, pode-se utilizar um aparelho ultrassônico ou dispositivo de ligadura bipolar. Utiliza-se um dreno de borracha (Penrose) em torno do esôfago para proporcionar uma tração inferior (**FIGURA 6**). Um grande dilatador de Maloney (56 a 60 French) é introduzido no esôfago antes do procedimento, de modo a evitar a compressão indevida do lúmen esofágico e assegurar a realização de uma fundoplicatura frouxa. A mão direita é introduzida por trás do fundo gástrico, a fim de testar a adequação da mobilização gástrica (ver **FIGURA 6**).

É absolutamente fundamental que uma porção suficiente do fundo gástrico seja liberada, de modo a possibilitar um envolvimento fácil em torno da parte inferior do esôfago. À medida que a tração inferior é mantida sobre o esôfago com o dreno de borracha, a mão direita segura a parede gástrica em torno do esôfago. São aplicadas uma ou mais pinças longas de Babcock na parede gástrica, em ambos os lados do esôfago (**FIGURA 7**). A tração em ambas as pinças torna desnecessária a presença da mão do cirurgião na ferida. As paredes gástricas anterior e posterior são aproximadas com suturas separadas com fio de seda 2-0 (ver **FIGURA 7**). Três suturas separadas são adequadas ao longo de uma distância de 2 a 3 cm. Cada sutura deve incluir uma porção superficial da parede esofágica e parede gástrica como segurança contra o "deslizamento" inferior da fundoplicatura em torno da cárdia gástrica (**FIGURA 8**).

Além disso, muitos cirurgiões realizam uma sutura de fixação entre o envolvimento gástrico e o pilar ou parede esofágica lateral. Isso também evita a migração inferior da fundoplicatura. O grande dilatador no esôfago impede a constrição indevida do esôfago. Após a retirada do dreno de borracha para tração e do dilatador esofágico, o cirurgião introduz o dedo indicador ou o polegar superiormente, sob a parede gástrica em que foi realizada a plicatura. Não deve haver constrição indevida, nem mobilização adicional da curvatura maior do fundo gástrico. A área do esôfago é finalmente inspecionada para certificar-se de que não tenha havido lesão dos nervos vagos. Deve-se considerar uma piloroplastia se a vagotomia for realizada.

FECHAMENTO

Realiza-se o fechamento habitual da parede abdominal.

CUIDADOS PÓS-OPERATÓRIOS

São administrados líquidos sem resíduos em quantidades limitadas no primeiro dia do pós-operatório, seguidos de dieta com líquido espesso nos primeiros dias. O retorno gradual a uma dieta regular ocorre ao longo de várias semanas. ∎

Capítulo 37 Fundoplicatura 125

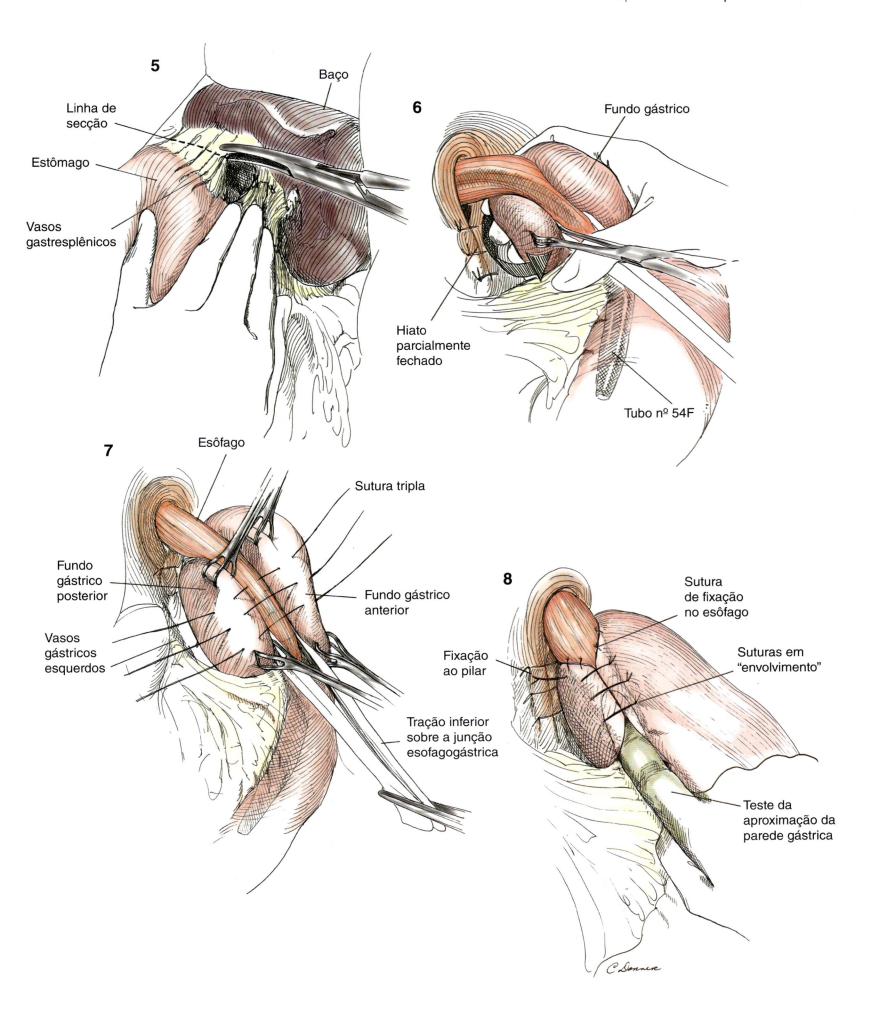

CAPÍTULO 38

FUNDOPLICATURA LAPAROSCÓPICA

INDICAÇÕES A doença do refluxo gastresofágico sintomática constitui a indicação mais comum para fundoplicatura laparoscópica, utilizando a técnica frouxa de Nissen de 360°. A apresentação clínica e a pesquisa diagnóstica são descritas de modo detalhado no Capítulo 37. Episódios repetidos de pneumonia por aspiração ou asma desencadeada por refluxo constituem indicações significativas. A intolerância ao tratamento clínico com inibidores da bomba de prótons, a falta de adesão aos esquemas de medicamentos recomendados e o custo ou as complicações associadas ao uso de medicamentos ao longo da vida representam indicações adicionais para esse procedimento.

PREPARO PRÉ-OPERATÓRIO Realiza-se uma avaliação clínica geral completa, e obtêm-se os exames pré-anestésicos habituais. As provas de função esofágica, como manometria e videoesofagografia, são necessárias para planejar uma fundoplicatura total ou parcial e para detectar qualquer dismotilidade subjacente não relacionada com o refluxo. É preciso dar ênfase especial à investigação pulmonar. São necessárias provas de função pulmonar em pacientes de alto risco, particularmente se tiverem ocorrido episódios recidivantes de pneumonia ou asma. Os antiácidos, os bloqueadores de ácido e os inibidores da bomba de prótons são mantidos. A cobertura antibiótica peroperatória deve ser usada.

ANESTESIA Utiliza-se a anestesia geral com intubação endotraqueal. Um tubo orogástrico (OG) é usado para descompressão gástrica.

POSIÇÃO O paciente é colocado em decúbito dorsal com as pernas fletidas ou em posição de litotomia baixa, com os braços estendidos em suportes ou dobrados em ambos os lados (**FIGURA 1**). As pernas são afastadas o suficiente para que o cirurgião possa se posicionar, porém as coxas são apenas parcialmente elevadas. São colocadas meias elásticas ou meias de compressão pneumática sequencial nas pernas. O paciente é colocado em posição de Trendelenburg invertida, com elevação da cabeceira da mesa em pelo menos 30°.

PREPARO OPERATÓRIO Efetua-se a tricotomia da região desde os mamilos até a sínfise púbica. Efetua-se também o preparo de rotina da pele. Então, uma pausa cirúrgica (*time out*) é executada.

INCISÃO E EXPOSIÇÃO Utilizam-se acessos de 5 e 10 mm, conforme mostrado (ver **FIGURA 1**). Após acesso com agulha Veress e insuflação peritoneal, um acesso de 5 ou 10 mm para câmera é colocado logo à esquerda da linha média, 15 cm caudalmente ao processo xifoide, utilizando uma técnica fechada. Como alternativa, pode-se utilizar uma técnica de Hasson aberta (ver Capítulo 13). Todos os quatro quadrantes do abdome são visualmente explorados. A colocação de cada um dos outros acessos selecionados começa pela infiltração da pele utilizando um anestésico local. A agulha pode ser então introduzida perpendicularmente através da parede abdominal, e o local de sua entrada deve ser verificado. Coloca-se um acesso de 10 mm na posição subcostal média esquerda. Então, são utilizados acessos de 5 mm no epigástrio, logo à direita da linha média e através do ligamento falciforme, bem como nas posições subcostais esquerdas mais afastadas. Para expor o hiato esofágico, pode-se colocar um afastador de fígado de alta retenção na posição subxifoide ou, como alternativa, através de um acesso subcostal direito (**FIGURA 2**).

DETALHES DA TÉCNICA O cirurgião utiliza os acessos subcostais direito e esquerdo para os instrumentos de operação (ver **FIGURA 1**). O auxiliar orienta o videoscópio, enquanto proporciona tração e exposição adicionais com um instrumento passado através do acesso subcostal lateral esquerdo. Se houver hérnia de hiato, ela é delicadamente reduzida, e o auxiliar proporciona retração sobre o panículo adiposo gastresofágico. A dissecção começa com a secção da parte flácida do omento menor utilizando dissecção ultrassônica (**FIGURA 3**). O nervo vago anterior é mostrado nas **FIGURAS 3** a **5**. Nos pacientes magros, trata-se de uma estrutura mínima que é facilmente penetrada e contém poucos vasos. Entretanto, nos pacientes com sobrepeso, o ligamento hepatogástrico apresenta uma quantidade significativa de tecido adiposo, que exige dissecção cuidadosa. A exposição para o cirurgião pode ser melhorada por meio de pinçamento cuidadoso e elevação da borda hepática seccionada do ligamento. É fundamental a dissecção cuidadosa, visto que alguns pacientes podem apresentar uma artéria hepática esquerda aberrante nessa região (**FIGURA 4**). Esse vaso precisa ser identificado e preservado. O peritônio sobre o músculo do pilar esquerdo é cuidadosamente dissecado e seccionado até que o feixe muscular do pilar seja claramente visualizado (**FIGURA 5**). O ligamento frenicoesofágico é seccionado com o dissector ultrassônico para completar a dissecção peritoneal anterior (ver **FIGURA 5**). Com uma tração sobre a curvatura menor do estômago, o peritônio sobre o músculo do pilar direito é penetrado. Esse pilar é limpo posteriormente. O defeito hiatal aparecerá atrás do esôfago, e o "V" posterior ou a fusão em forma de leque dos pilares esquerdo e direito se tornará aparente.

A mobilização do fundo gástrico começa com o pinçamento da curvatura maior do estômago com pinça atraumática que afasta o estômago anteriormente e para o lado direito do paciente (**FIGURA 6**). O auxiliar pinça o ligamento gastresplênico lateral e afasta esse ligamento e o baço para a esquerda do paciente. A área do ligamento gastresplênico é claramente visualizada (ver **FIGURA 6**). Uma zona apropriada é escolhida e aberta com dissecção romba. O dissector ultrassônico começa a secção sequencial dos vasos gástricos curtos a uma distância de cerca de 1 cm do estômago, de modo a minimizar a lesão térmica (ver **FIGURA 6**). O tecido pinçado pelo dissector ultrassônico precisa ser claramente visualizado, particularmente em sua extremidade, de modo a não transeccionar parcialmente o vaso gástrico curto adjacente. Um vaso parcialmente seccionado resulta em sangramento, cujos isolamento e controle são difíceis sem conversão para uma operação abdominal aberta. Pode-se obter melhor visualização do espaço da bolsa omental e trajeto do ligamento gastresplênico se o estômago for sequencialmente pinçado ao longo de sua parede posterior, sob os vasos gástricos curtos seccionados (ver **FIGURA 6**). **CONTINUA** ▶

Capítulo 38 Fundoplicatura Laparoscópica

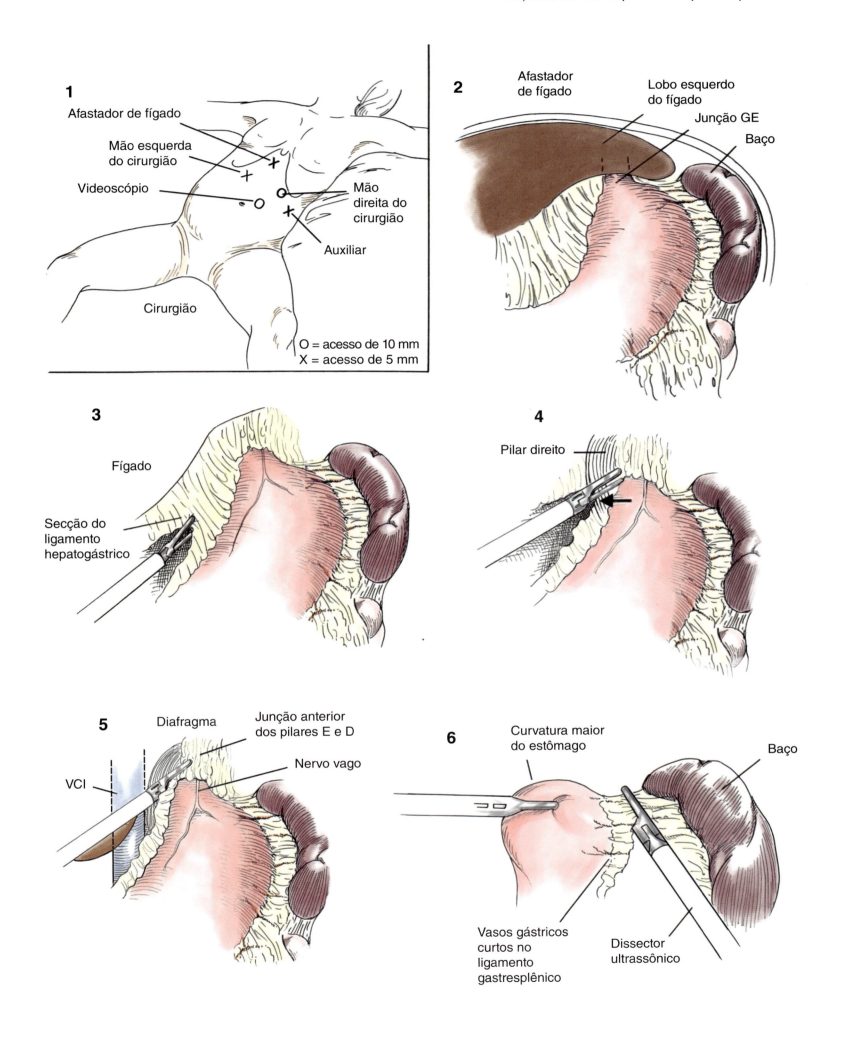

DETALHES DA TÉCNICA `CONTINUAÇÃO` Essa dissecção ultrassônica continua seccionando os vasos gástricos curtos superiormente, até que o baço esteja liberado, e o pilar esquerdo do diafragma seja visualizado, completando a dissecção circunferencial do esôfago (**FIGURA 7**). Pode haver necessidade de seccionar aderências peritoneais posteriores na parte posterior do estômago, e as veias de drenagem posteriores devem ser seccionadas com o dissector ultrassônico, de modo a assegurar mobilidade adequada do fundo gástrico. É preciso tomar cuidado nessa região para evitar a artéria gástrica esquerda.

Uma vez realizada a dissecção circunferencial do esôfago (**FIGURA 8**), pode-se colocar um dreno de Penrose em torno da parte distal do esôfago para facilitar o afastamento caudal (**FIGURA 9**). Como alternativa, o panículo adiposo gastresofágico pode ser usado para facilitar essa retração. A parte distal do esôfago é mobilizada dentro do mediastino utilizando uma dissecção romba para proporcionar um mínimo de 3 cm de esôfago livre de tensão abaixo do diafragma.

O esôfago é então mobilizado ainda mais, com preservação cuidadosa dos nervos vagos anterior esquerdo e posterior direito. O esôfago deve se estender por 2 a 3 cm no abdome, sem tração. Essa dissecção é realizada utilizando discreta elevação e afastamento lateral da junção gastresofágica com a haste de um instrumento. A dissecção não deve prosseguir às cegas no hiato ou acima da parte superior ou cefálica de cada pilar, visto que é possível criar uma abertura pleural. Isso habitualmente não representa um problema significativo, visto que a ventilação endotraqueal com pressão positiva apresenta uma pressão maior do que a pressão de insuflação de CO_2 no abdome.

Com experiência, a maioria dos cirurgiões pode estimar a extensão da abertura hiatal que precisa ser fechada. Em geral, são necessárias duas suturas para unir os dois pilares posteriormente. Isso pode ser realizado com o uso de suturas intracorpóreas (**FIGURA 9**) ou um instrumento de sutura endoscópica de 10 mm contendo uma sutura trançada com fio não absorvível 1-0. A sutura é passada através do pilar esquerdo e, em seguida, do pilar direito, da esquerda para a direita do paciente (**FIGURA 10**). Uma segunda sutura no pilar é habitualmente suficiente.

Efetua-se o envolvimento frouxo de 360° após determinar, em primeiro lugar, se existe mobilidade gástrica suficiente. A curvatura maior superior do estômago é passada por trás do esôfago. Um par de instrumentos pinça o estômago nas áreas propostas de envolvimento, e realiza-se uma manobra tipo engraxate de um lado para outro (**FIGURA 11**). O nervo vago anterior é mostrado na **FIGURA 11**. Verifica-se se há mobilidade gástrica mais do que suficiente para criar um envolvimento frouxo livre de tensão sobre uma área de vários centímetros.

Essa manobra pode revelar a necessidade de secção adicional dos vasos gástricos curtos ao longo da face inferior da curvatura maior do estômago. O tubo orogástrico é retirado, e o anestesiologista introduz um dilatador esofágico 56 a 60 French (**FIGURA 12**). É fundamental que a ponta afilada desse dilatador passe totalmente dentro do estômago, de modo a não diminuir o tamanho do esôfago. Com o dilatador em posição, verifica-se a adequação da abertura hiatal ao examinar a aproximação posterior dos pilares direito e esquerdo. Além disso, os envolvimentos gástricos direito e esquerdo são testados quanto a seu comprimento suficiente para cobrir uma área de 2 a 3 cm de esôfago intra-abdominal (**FIGURA 12**).

A construção do envolvimento exige três suturas que começam na extensão cefálica da fundoplicatura (**FIGURA 13**). Cada sutura é colocada como pegada tripla (**FIGURA 14A**), cuja porção média inclui um componente seromuscular de espessura parcial do esôfago. Uma sutura final fixa o envolvimento ao pilar direito (**FIGURA 14**) ou à parede lateral do esôfago para evitar a migração distal do envolvimento em torno da cárdia.

FECHAMENTO As fáscias dos locais dos acessos de 10 mm são suturadas com um ou dois pontos com fio absorvível tardio de 2-0. A pele é aproximada com suturas subcuticulares com fio absorvível fino. São colocados fitas adesivas cutâneas e curativos estéreis secos.

CUIDADOS PÓS-OPERATÓRIOS Em geral, não há necessidade de descompressão gástrica com tubo nasogástrico. São administrados líquidos sem resíduos, conforme a tolerância do paciente, e a dieta progride para alimentos pastosos e facilmente mastigáveis. Alguns pacientes podem apresentar disfagia transitória, que pode ser controlada com mudanças dietéticas. ■

Capítulo 38 Fundoplicatura Laparoscópica 129

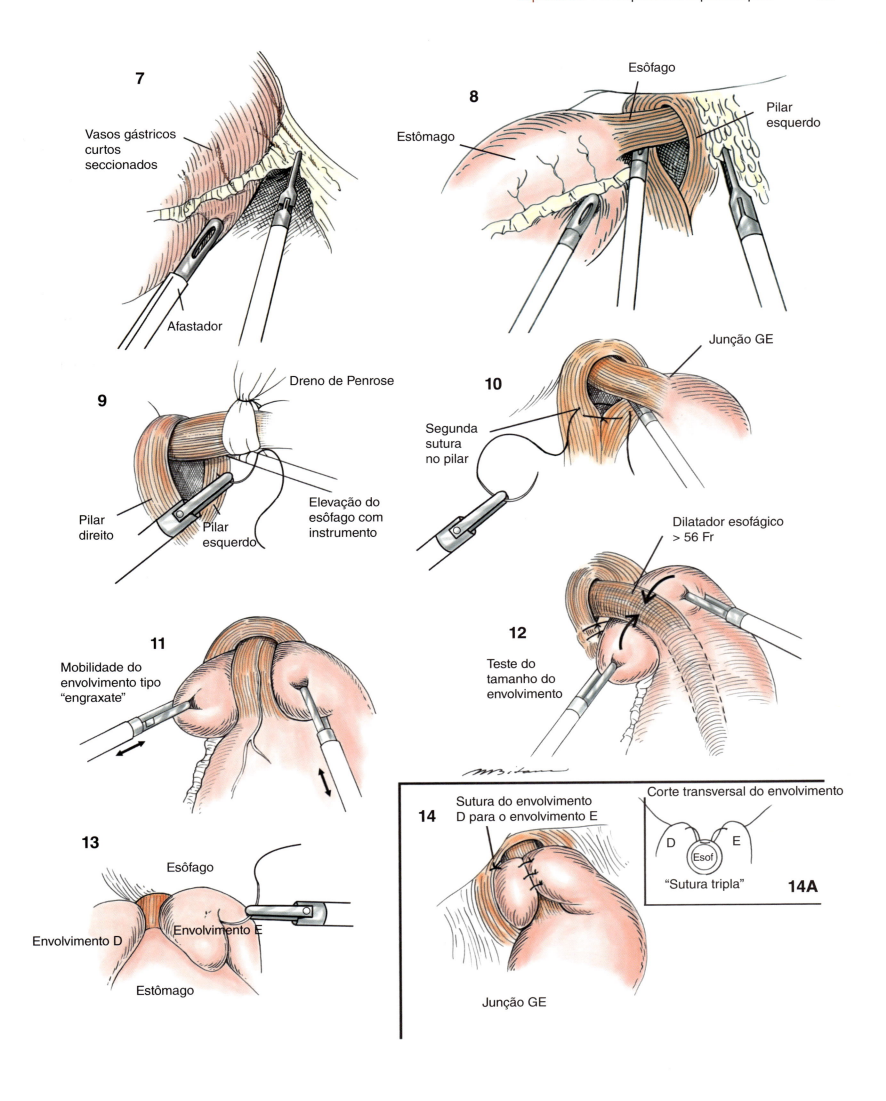

CAPÍTULO 39

HÉRNIA PARAESOFÁGICA, ABORDAGENS LAPAROSCÓPICA E ROBÓTICA

INDICAÇÕES As hérnias de hiato são classificadas como tipos I a IV, com os tipos II a IV representando formas de hérnia paraesofágica (HPE) (**FIGURA 1**). Pacientes com HPE podem desenvolver vólvulo gástrico, que é classificado com base no eixo de rotação (**FIGURA 2**). O vólvulo organoaxial é o tipo mais comum e é responsável por quase todos os casos de vólvulo gástrico agudo (**FIGURA 2A**). Isso envolve a rotação do estômago em torno do eixo anatômico (longitudinal), representado como uma linha traçada da cárdia ao piloro, que resulta, com frequência, no estrangulamento gástrico. No vólvulo mesenteroaxial, o antro pilórico gira anterior e superiormente em torno de um eixo transversal, que se estende do meio da curvatura menor até o meio da curvatura maior (**FIGURA 2B**). A rotação é tipicamente incompleta e resulta na obstrução gástrica intermitente, em vez de no estrangulamento agudo.

Aproximadamente metade de todas as HPEs é clinicamente silenciosa, tornando-se aparente em exames de imagem obtidos por outro motivo. Os sintomas são causados por obstrução do estômago ou esôfago distal ou por refluxo gastroesofágico relacionado com a incompetência do esfíncter esofágico inferior (EEI). As HPEs grandes geralmente se apresentam com sintomas de obstrução gástrica, incluindo dor epigástrica ou torácica, disfagia, êmese e plenitude pós-prandial. Um terço dos pacientes apresenta anemia por deficiência de ferro secundária à perda crônica de sangue por erosões da mucosa gástrica, causadas por movimentos repetidos através do hiato.

Os pacientes que apresentam vólvulo gástrico agudo requerem reparo urgente para prevenir a necrose gástrica. A descompressão nasogástrica antes da cirurgia pode aliviar os sintomas agudos da obstrução gástrica e permitir que o reparo seja realizado em um quadro clínico de urgência, em vez de emergência. A recomendação atual para pacientes que se apresentam para avaliação eletiva de HPE é de que todas as hérnias do tipo II devem ser corrigidas, devido ao risco de vólvulo gástrico, e deve-se considerar as hérnias do tipo III independentemente dos sintomas em pacientes clinicamente aptos. A estratégia *watchful waiting* representa uma ação razoável para pacientes com alto risco cirúrgico e aqueles com HPEs assintomáticas.

PREPARO PRÉ-OPERATÓRIO A avaliação médica geral completa é realizada, e o teste pré-anestésico habitual é obtido. Estudos da função esofágica, como manometria e videoesofagografia, são necessários para planejar uma fundoplicatura total ou parcial e detectar dismotilidade esofágica subjacente. Ênfase especial é dada à avaliação pulmonar. Estudos da função pulmonar são necessários em pacientes de alto risco, principalmente se tiverem ocorrido episódios de recidiva de pneumonia por aspiração ou asma. Antiácidos, bloqueadores de ácido e inibidores da bomba de prótons são mantidos. A cobertura antibiótica perioperatória deve ser utilizada.

ANESTESIA Utiliza-se anestesia geral com intubação endotraqueal. A sonda orogástrica é colocada para descompressão gástrica.

POSIÇÃO Para a correção laparoscópica, o paciente é colocado na posição supina de pernas afastadas ou na posição de litotomia baixa com os braços estendidos nos apoios de braço ou dobrados nas laterais (**FIGURA 3A**). As pernas são afastadas o suficiente para o cirurgião se posicionar. Meias elásticas ou de compressão pneumática sequencial são colocadas na parte inferior das pernas. O paciente é colocado em posição de Trendelenburg reverso com pelo menos 30° de elevação da cabeceira da mesa.

Para o reparo robótico, o paciente é colocado em decúbito dorsal; a configuração geral da sala de cirurgia é mostrada na **FIGURA 3B**. O cirurgião auxiliar está posicionado do lado direito do paciente, assim como o instrumentador.

PREPARO OPERATÓRIO A área dos mamilos à sínfise púbica é tricotomizada. Realiza-se o preparo de rotina da pele, e, então, uma pausa cirúrgica (*time out*) é executada.

INCISÃO E EXPOSIÇÃO *CORREÇÃO LAPAROSCÓPICA* Para a correção laparoscópica, os portais de 5 e 10 mm são colocados conforme mostrado (**FIGURA 3A**). Após o acesso com agulha de Veress e a insuflação peritoneal, o portal da câmera de 5 ou 10 mm é colocado imediatamente à esquerda da linha mediana, 15 cm caudal ao processo xifoide, usando a técnica fechada. De modo alternativo, a técnica aberta de Hasson pode ser aplicada (ver Capítulo 13). Todos os quatro quadrantes do abdome são explorados visualmente. O posicionamento de cada um dos outros locais de inserção dos trocartes selecionados começa com a infiltração da pele usando um anestésico local. A agulha local é então colocada perpendicularmente através da parede abdominal e seu local de entrada, verificado. O portal de acesso de 10 mm é colocado na posição subcostal esquerda. Os sítios de inserção dos trocartes de 5 mm estão localizados no epigástrio, logo à direita da linha mediana e através do ligamento falciforme, e nas posições subcostais mais à esquerda. Com a finalidade de expor o hiato esofágico, um afastador de fígado autostático pode ser colocado na posição subxifoide ou, alternativamente, pelo portal subcostal direito (**FIGURA 3A**).

REPARO POR ABORDAGEM ROBÓTICA Para o reparo robótico, o portal da câmera é colocado na posição supraumbilical à esquerda da linha mediana. Dois portais adicionais são colocados no meio do abdome esquerdo, com pelo menos 8 cm de distância entre cada local de acesso, e um portal é colocado no meio do abdome direito, 8 cm à direita do portal da câmera. Um afastador hepático autostático é inserido no epigástrio ou através de um portal abdominal no quadrante inferior direito para retrair o lobo hepático esquerdo. O paciente é colocado em posição de Trendelenburg reverso, e a plataforma robótica da Vinci® Xi™ é acoplada no lado esquerdo do paciente. O procedimento é realizado com pinças atraumáticas no braço esquerdo cirúrgico e no braço retrátil e um dispositivo de vedação na mão direita cirúrgica (**FIGURA 3B**). O reparo robótico de HPE segue etapas semelhantes ao laparoscópico, mostrado aqui.

DETALHES DO PROCEDIMENTO O cirurgião usa os portais subcostais direito e esquerdo para os instrumentos cirúrgicos (ver **FIGURA 3A**). O auxiliar manuseia a óptica enquanto fornece tração e exposição adicionais com um instrumento passado pelo portal subcostal lateral esquerdo. O primeiro passo no procedimento é reduzir o conteúdo da hérnia do mediastino para a cavidade abdominal com pinças atraumáticas.

O próximo passo é reduzir o saco herniário do mediastino para o abdome. A dissecção começa com a divisão da parte flácida do omento menor com dissecção ultrassônica (**FIGURA 4A**). Na sequência, a tração caudal é colocada no saco herniário do portal lateral esquerdo do cirurgião auxiliar, e o plano é identificado entre o saco herniário e a face anterior do ramo direito do diafragma (**FIGURA 4B**). À medida que o saco herniário é reduzido na cavidade abdominal, o plano entre o saco herniário e o mediastino é dissecado usando instrumentos rombos e cortantes, enquanto os sacos herniários posteriores são reduzidos no abdome. Conforme a dissecção avança medianamente, deve-se tomar cuidado para identificar e evitar lesões no esôfago. Do mesma modo, o saco herniário é dissecado do ramo esquerdo e reduzido para a cavidade abdominal (**FIGURA 5**).

Após a redução do saco herniário, inicia-se a mobilização do fundo gástrico com o cirurgião segurando a curvatura maior do estômago com uma pinça atraumática que retrai o estômago anteriormente e para a direita do paciente (**FIGURA 6**). O auxiliar segura o ligamento gastresplênico lateral e o retrai com o baço à esquerda do paciente. O dissector ultrassônico começa a divisão sequencial dos vasos gástricos curtos a cerca de 1 cm do estômago para minimizar a lesão térmica (ver **FIGURA 6**). O tecido apreendido pela pinça ultrassônica deve ser claramente visualizado, principalmente em sua ponta, para que não ocorra a transecção parcial do próximo vaso gástrico curto. O vaso parcialmente cortado resulta em sangramento difícil de isolar e controlar sem conversão para uma operação abdominal aberta. Melhor visualização do espaço do saco menor e do trajeto do ligamento gastresplênico pode ser obtida se o estômago for apreendido sequencialmente ao longo de sua parede posterior, abaixo dos vasos gástricos curtos seccionados (ver **FIGURA 6**). **CONTINUA**

Capítulo 39 Hérnia Paraesofágica, Abordagens Laparoscópica e Robótica

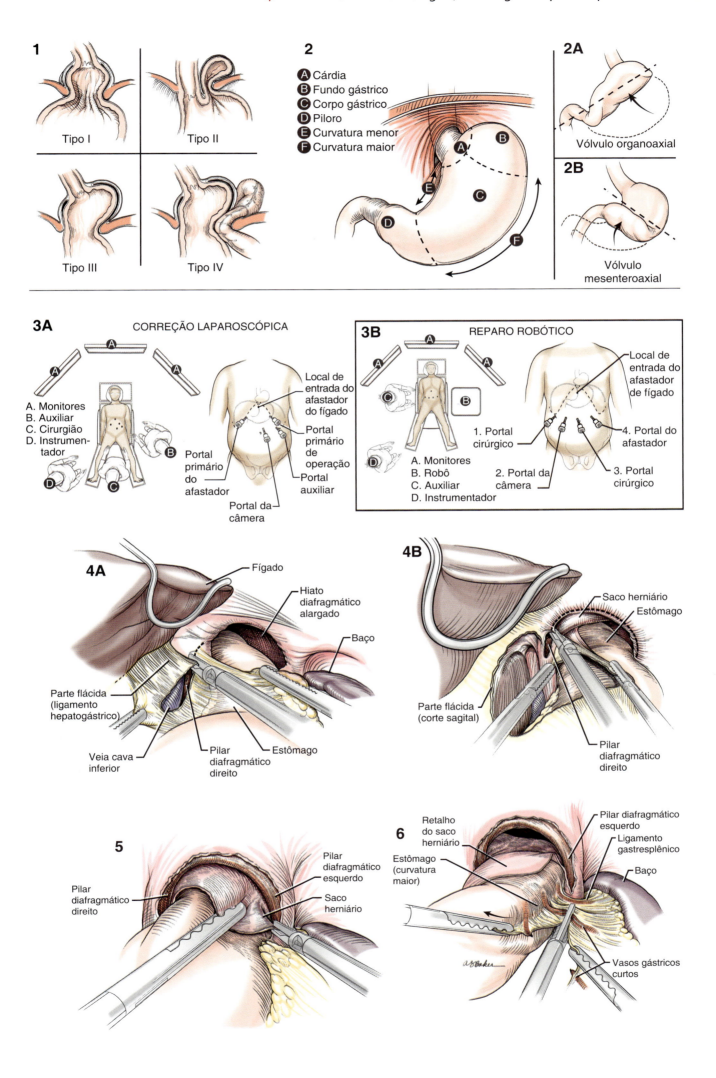

DETALHES DO PROCEDIMENTO `CONTINUAÇÃO` A dissecção ultrassônica continua a dividir os vasos gástricos curtos superiormente até que o baço esteja livre e o pilar esquerdo do diafragma seja visualizado e qualquer saco herniário posterior remanescente seja reduzido do mediastino, completando a dissecção esofágica circunferencial. Um dreno de Penrose pode ser colocado ao redor do esôfago distal para facilitar a retração caudal (**FIGURA 7**). De modo alternativo, o coxim adiposo gastresofágico pode ser utilizado para facilitar essa retração.

O esôfago distal é mobilizado dentro do mediastino usando dissecção romba para fornecer um mínimo de 3 cm de comprimento esofágico livre de tensão abaixo do diafragma. Essa dissecção é realizada usando elevação suave e retração lateral da junção gastresofágica com a haste de um instrumento. A dissecção não deve prosseguir às cegas no hiato ou acima da parte superior ou cefálica de cada pilar diafragmático, pois uma abertura pleural pode ser criada. Isso geralmente não representa um problema significativo, uma vez que a ventilação endotraqueal de pressão positiva tem uma pressão maior do que a pressão de insuflação de dióxido de carbono dentro do abdome.

Com experiência, a maioria dos cirurgiões pode estimar a extensão da abertura hiatal que precisa ser fechada. Isso pode ser feito usando suturas intracorpóreas (**FIGURA 8**) ou um instrumento de sutura endoscópica de 10 mm contendo uma sutura trançada não absorvível. A sutura atravessa o pilar diafragmático esquerdo, depois o pilar direito, da esquerda para a direita do paciente. Em casos de tensão significativa no fechamento crural, diversas manobras podem ser utilizadas para reduzir a tensão na cruroplastia. Primeiro, reduzir a pressão do pneumoperitônio para 8 a 10 mmHg facilita o fechamento crural. Se a tensão ainda estiver presente quando os pilares diafragmáticos forem reunidos, abrir a pleura bilateralmente para criar um capnotórax igualará as pressões torácica e abdominal e reduzirá a tensão. Por fim, uma tela absorvível em forma de U pode ser colocada para reforçar o fechamento crural (**FIGURA 9**), a qual pode ser fixada com suturas ou cola de tecido, porém os grampos espirais devem ser evitados, devido ao risco de lesão de estruturas adjacentes, principalmente do ventrículo direito.

Antes da criação da fundoplicatura, a porção do saco herniário à esquerda do nervo vago anterior deve ser removida de suas inserções na face cefálica da curva maior e na parede gástrica anterior (**FIGURA 10**). Um envoltório posterior de 270° ou flexível de 360° deve ser criado após a conclusão do reparo da hérnia, conforme descrito no Capítulo 38. O reparo concluído é mostrado na **FIGURA 11**.

FECHAMENTO As fáscias dos portais de acesso de 10 mm são suturadas com uma ou duas suturas 2–0 absorvíveis retardadas. A pele é aproximada com suturas subcuticulares absorvíveis finas. Tiras adesivas de pele e curativos estéreis secos são colocados.

CUIDADOS PÓS-OPERATÓRIOS A descompressão gástrica com sonda nasogástrica geralmente não é necessária. Líquidos claros são administrados quando tolerados, e segue-se uma dieta com alimentos pastosos e facilmente mastigáveis. Alguns pacientes podem apresentar disfagia transitória, que pode ser controlada com mudanças na dieta. ∎

Capítulo 39 Hérnia Paraesofágica, Abordagens Laparoscópica e Robótica

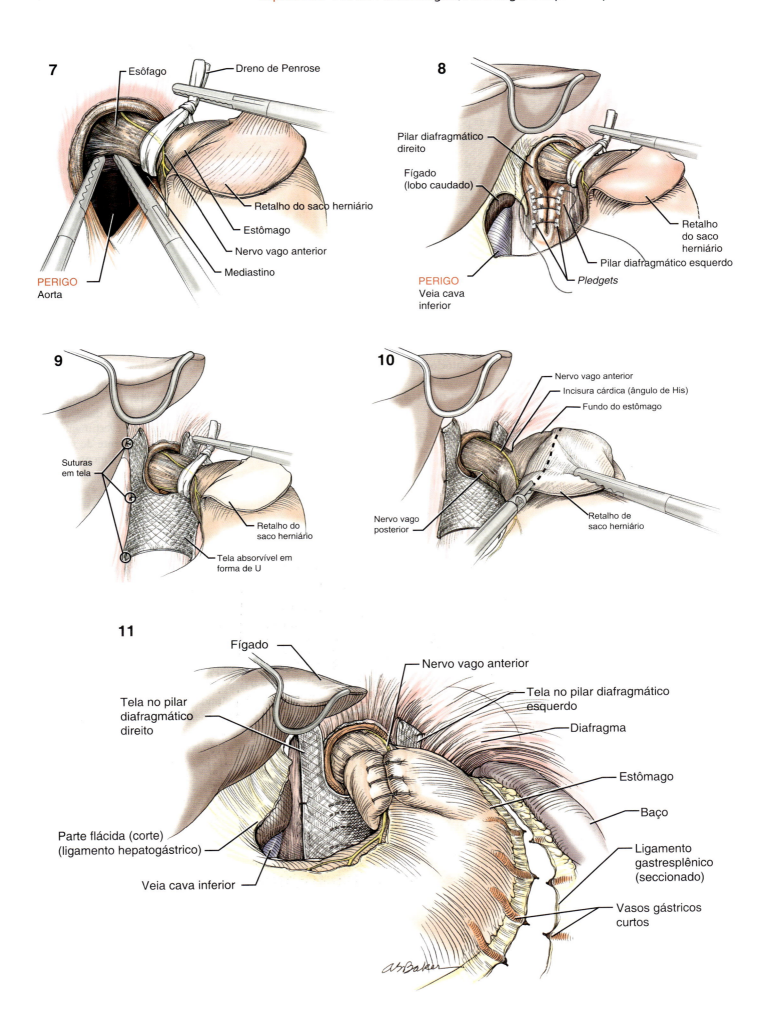

CAPÍTULO 41

Derivação Gástrica em Y de Roux Laparoscópica

INDICAÇÕES A seleção de pacientes para cirurgia bariátrica fundamenta-se em diretrizes baseadas em evidências. Os pacientes devem ter fracassado com a terapia dietética e ter um índice de massa corporal (IMC) acima de 35 kg/m² com condição(ões) clínica(s) associada(s) ou IMC superior a 40 kg/m² independentemente das condições clínicas associadas. Além disso, as considerações práticas para que um paciente seja candidato à cirurgia incluem estabilidade psiquiátrica, atitude motivada e compreensão da natureza da intervenção e mudanças na alimentação que irão ocorrer após o procedimento.

PREPARO PRÉ-OPERATÓRIO É necessária uma abordagem em equipe para assistência ótima dos pacientes com obesidade mórbida. Antes da consulta inicial, os pacientes devem ter fornecido evidências de ter sido submetidos a uma dieta clinicamente supervisionada, aconselhamento e encaminhamento por um médico e a participação em um seminário que inclui uma revisão abrangente da cirurgia bariátrica, incluindo os tipos de procedimentos, resultados esperados e possíveis complicações. No pré-operatório, os pacientes passam por uma avaliação clínica e dietética e devem frequentar aulas de nutrição para aprender sobre as alterações necessárias na dieta, tanto no pré quanto no pós-operatório, para o sucesso a longo prazo. Exames adicionais podem incluir uma avaliação psicológica completa, endoscopia digestiva alta, estudo do sono e avaliação médica especializada, incluindo avaliação cardíaca e/ou pulmonar. Por fim, indica-se uma avaliação pré-operatória pelo anestesiologista.

ANESTESIA É necessário anestesia geral com intubação endotraqueal para a cirurgia. O anestesiologista deve estar preparado para a possibilidade de intubação difícil, incluindo a disponibilidade de um broncoscópio flexível para ajudar na colocação do tubo endotraqueal.

POSIÇÃO O paciente é transferido para o centro cirúrgico na maca de transporte. O paciente é colocado em decúbito dorsal e fixado à mesa cirúrgica com fitas de Velcro® para pernas e um lençol fusiforme para a pelve. Os braços são colocados em suportes, e, algumas vezes, o braço esquerdo é imobilizado na lateral do paciente. Pode ser adequado fazer uma contenção adicional do paciente à mesa cirúrgica com fita. A **FIGURA 1A** mostra a configuração do centro cirúrgico.

PREPARO OPERATÓRIO São administrados antibióticos no pré-operatório, utiliza-se profilaxia para tromboembolismo venoso e uma sonda orogástrica é posicionada. Além disso, realiza-se a tricotomia da parede abdominal e pode-se aplicar um cateter de Foley, dependendo da prática. Então, uma pausa cirúrgica (*time out*) é executada.

INCISÃO E DETALHES DA TÉCNICA O abdome é preparado e colocam-se os campos de maneira padronizada. Realiza-se uma pequena incisão transversal da pele no quadrante superior esquerdo, através da qual se introduz uma agulha de Veress, e estabelece-se um pneumoperitônio até uma pressão máxima de 15 mmHg. A agulha de Veress é retirada e coloca-se um acesso de 12 mm. Um laparoscópio de 10 mm de 30° é introduzido na cavidade abdominal, e procede-se à inspeção da cavidade abdominal e das vísceras para assegurar que não haja sinais de lesão no local de inserção do acesso. Em seguida, são colocados um acesso supraumbilical de 10 mm, um acesso de 15 mm no quadrante superior direito e acessos de 5 mm nos quadrantes superiores direito e esquerdo sob visualização direta (**FIGURA 1B**). O omento maior é suspenso, expondo o cólon transverso e o ligamento de Treitz (**FIGURA 2A**).

Em alguns centros, as linhas de grampos são reforçadas com material absorvível, como fibra de copolímero de poliglicol/trimetileno. São também indicadas linhas de grampos que podem beneficiar-se do reforço. O jejuno é seccionado a uma distância de aproximadamente 60 a 80 cm do ligamento de Treitz com grampeador endoscópico (**FIGURA 2A, nº 1**). O mesentério do intestino delgado é então seccionado com um grampeador linear endoscópico, com reforço, a fim de proporcionar um comprimento extra ao ramo de Roux. A porção proximal da alça de Roux pode ser marcada com um dreno azul de Penrose, de modo a evitar qualquer confusão com as extremidades seccionadas do jejuno. Este será posteriormente anastomosado à bolsa gástrica. Em seguida, o ramo eferente de Roux é medido 150 cm a partir da secção do intestino (**FIGURA 2B, SETA 1**), no ponto em que se realiza uma jejunojejunostomia laterlateral entre o ramo distal de Roux e o ramo biliopancreático (**FIGURAS 3A e 3B**). Especificamente, os dois segmentos de intestino delgado são alinhados ao longo de sua superfície antimesentérica com uma sutura absorvível 2-0. São realizadas duas pequenas enterotomias na superfície antimesentérica com bisturi ultrassônico e realiza-se uma jejunojejunostomia laterolateral com um grampeador linear endoscópico (**FIGURA 3A**). A enterotomia é fechada transversalmente com um grampeador linear endoscópico. Realiza-se uma sutura antitorção com fio não absorvível 2-0 (**FIGURA 3B**). O defeito mesentérico é, então, fechado com uma sutura não absorvível 2-0 para aproximar as extremidades intestinais e, em seguida, é passada uma segunda sutura do ápice do defeito mesentérico em direção às extremidades intestinais, amarrando-a à primeira sutura. O ramo de Roux é então examinado proximalmente para verificar a orientação apropriada. O omento maior é seccionado com o bisturi ultrassônico, movendo-se do cólon transverso médio distalmente até a borda do omento, tendo o cuidado de evitar qualquer lesão do cólon transverso subjacente (ver **FIGURA 2A**). Isso proporciona um espaço para a passagem do ramo de Roux de maneira antecólica em relação à bolsa gástrica. **CONTINUA**

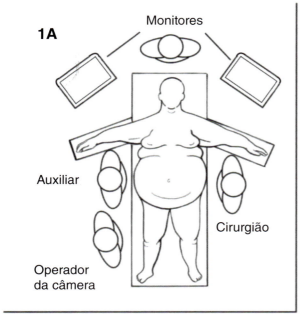
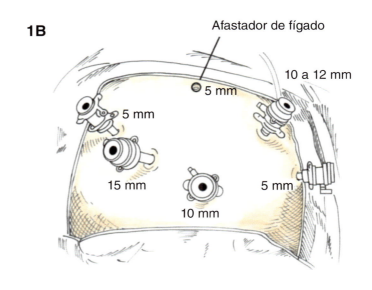
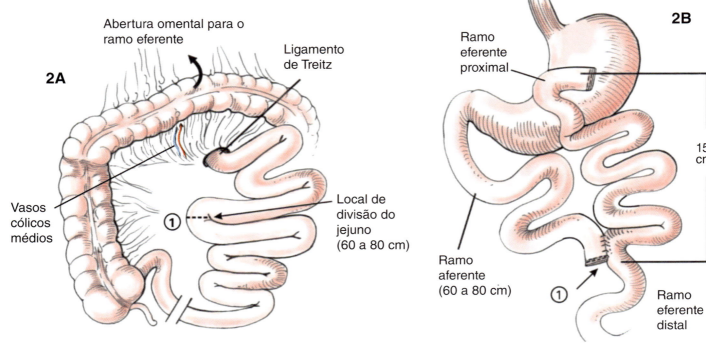
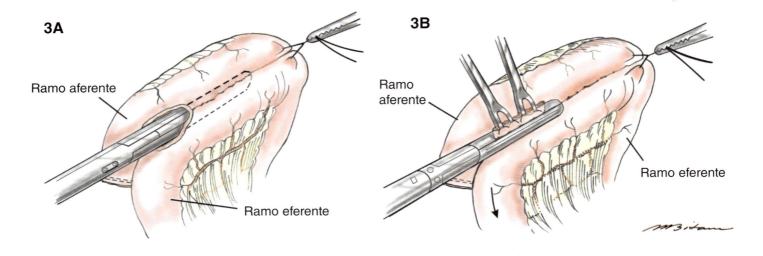

INCISÃO E DETALHES DA TÉCNICA CONTINUAÇÃO O paciente é então colocado em posição invertida de Trendelenburg, e o tubo orogástrico é retirado. Um afastador de fígado é inserido através de uma porta adicional colocada lateralmente ou na região subxifoide (FIGURA 1B), e o segmento lateral esquerdo do fígado é retraído anteriormente, expondo-se a junção gastroesofágica. Realiza-se a secção romba da parte flácida, com exposição da bolsa omental. O omento menor é seccionado com grampeador linear endoscópico, com reforço da curvatura menor, aproximadamente 4 cm da junção esofagogástrica. Em seguida, realiza-se uma gastrotomia distal com o bisturi ultrassônico e a ogiva de um grampeador circular é passada, usando-se uma pinça Maryland (FIGURA 4). Especificamente, um grampeador circular de 25 mm é geralmente empregado para a gastrojejunostomia, que pode ser reforçado. Uma sutura, passada pela ogiva, é segurada pela pinça Maryland e inserida no estômago através da gastrotomia distal (FIGURA 4). Realiza-se uma segunda gastrotomia pequena ao longo da curvatura menor, aproximadamente 4 cm distal à junção esofagogástrica, utilizando um dissector articulado e um bisturi eletrônico (FIGURA 5). A extremidade da ogiva é passada através da gastrotomia proximal (FIGURA 6) e em seguida, a gastrotomia distal é fechada com grampeador endoscópico.

Em seguida, a atenção é voltada para a confecção de uma bolsa gástrica de 30 mℓ (FIGURA 6). A primeira linha de grampos é feita transversalmente, aproximando estreitamente a ogiva com um grampeador linear de 60 mm. As próximas linhas de grampos são feitas longitudinalmente em direção ao ângulo de His com um grampeador linear endoscópico reforçado. A secção completa do estômago é verificada por visualização laparoscópica. Em seguida, o ramo de Roux eferente proximal é trazido de modo antecólico até a bolsa gástrica. Se estiver em posição, o dreno azul de Penrose é retirado, e os 3 cm proximais do mesentério são seccionados com um grampeador linear endoscópico reforçado ou um dispositivo ultrassônico. A linha jejunal de grampos é aberta com bisturi ultrassônico e o grampeador circular de 25 mm é introduzido na enterotomia do ramo de Roux (FIGURA 7). A extremidade do grampeador circular é avançada através da superfície antimesentérica do jejuno, a ogiva da bolsa gástrica é conectada com o grampeador, e realiza-se uma gastrojejunostomia com grampeador (FIGURA 7). A enterotomia jejunal remanescente é fechada com grampeador linear endoscópico, ressecando-se o segmento distal do membro de Roux, e passada do campo. A configuração final da anastomose gastrojejunal é mostrada na FIGURA 8. Realiza-se uma sutura antitensão com fio absorvível 2-0 na anastomose gastrojejunal (FIGURA 9).

Em seguida, realiza-se uma endoscopia alta intraoperatória para determinar a permeabilidade da anastomose gastrojejunal, a ocorrência de sangramento intraluminal ou a ocorrência de deiscência. A bolsa gástrica é insuflada com soro fisiológico. Não deve haver nenhuma bolha, o que indica ausência de vazamento anastomótico. Se forem observadas bolhas, a linha de grampeamento deve ser suturada. Se houver sangramento, pode ser controlado com uma sutura de reforço.

FECHAMENTO Retira-se a afastador de fígado. A fáscia do local do acesso de 15 mm é fechada com duas suturas separadas com fio absorvível 1-0. Pode-se indicar o uso de um aparelho de fechamento de Carter-Thomason para esse propósito. Os acessos remanescentes são retirados sob visualização direta e inspecionados à procura de sinais de sangramento. Retira-se a câmera, e o abdome é desinsuflado. Os tecidos subcutâneos do local do acesso de 15 mm são irrigados com soro fisiológico, e todas as incisões cutâneas são fechadas com suturas subcuticulares com fio absorvível 4-0. A pele é limpa e seca e os curativos são aplicados.

CUIDADOS PÓS-OPERATÓRIOS É necessário fluidoterapia adequada, e deve-se monitorar o débito urinário nas primeiras 24 horas. Não há necessidade de tubo nasogástrico. Os pacientes geralmente recebem líquidos no mesmo dia da cirurgia, e a alta é baseada em sinais vitais estáveis, ingestão adequada de líquidos, controle da dor e da náusea, oxigenação adequada e capacidade de deambulação. O momento da alta é habitualmente dentro de 1 a 2 dias, porém pode ser influenciada por muitos fatores. O paciente é examinado dentro de 14 dias para avaliar a ingestão e a cicatrização da ferida. Os pacientes com diabetes podem apresentar diminuição das necessidades de insulina ou até mesmo episódios de hipoglicemia que antecedem a perda de peso significativa. Há necessidade de acompanhamento a longo prazo para todos os pacientes. ■

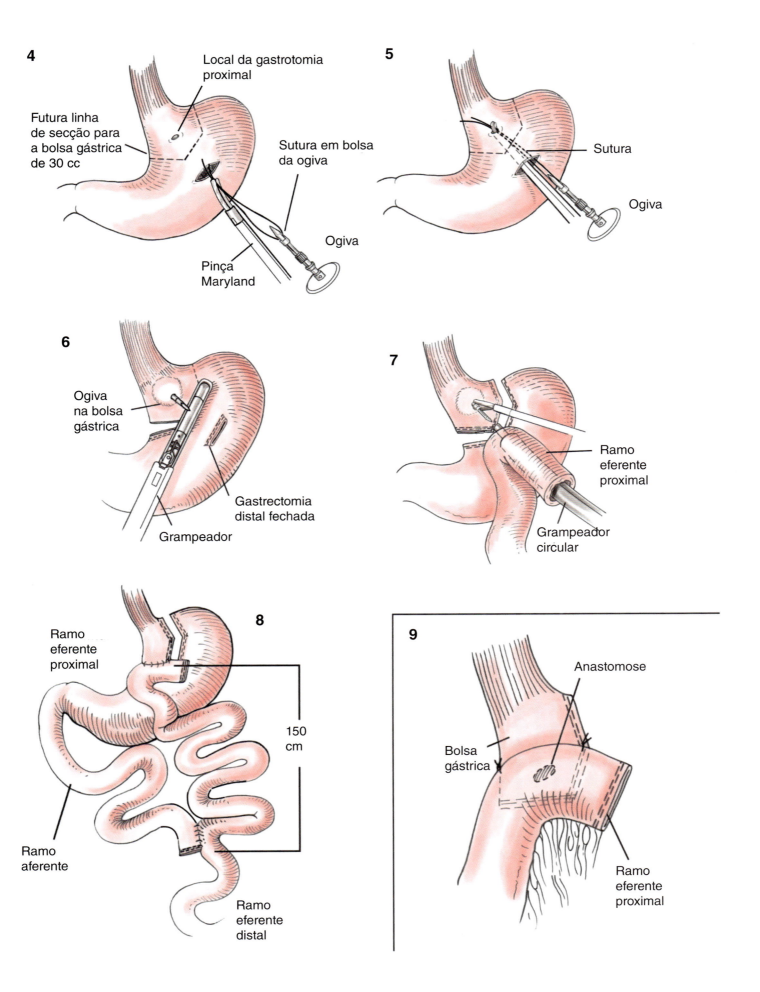

CAPÍTULO 42
GASTRECTOMIA VERTICAL (EM MANGA) LAPAROSCÓPICA

INDICAÇÕES A gastrectomia vertical (em manga) é uma cirurgia bariátrica primária ou em estágios aceita, com indicações que obedecem às atuais diretrizes dos NIH. É preciso documentar um índice de massa corporal (IMC) acima de 40 kg/m² ou superior a 35 kg/m² com distúrbios comórbidos significativos relacionados com a obesidade, bem como fracasso do tratamento clínico conservador. Outras exigências comuns incluem avaliações clínica, dietética e psicológica, bem como história de tentativa anterior de controle clínico do peso. O consentimento formal deve incluir um programa educativo de modificação da dieta e do comportamento, de modo a assegurar que os pacientes estejam cientes de como a operação irá influenciar sua capacidade de comer, além de fornecer estratégias para o sucesso ao longo da vida. A gastrectomia vertical pode ser escolhida entre outras técnicas bariátricas pela sua má absorção mínima devido a continuidade gastrintestinal normal, incluindo acesso ao duodeno; menor risco de ulceração marginal; e preferência do paciente. As contraindicações relativas incluem doença do refluxo gastroesofágico grave.

PREPARO PRÉ-OPERATÓRIO Como em todos os pacientes com obesidade mórbida, devem-se avaliar e otimizar as comorbidades antes da intervenção cirúrgica. Isso pode incluir avaliação e tratamento de apneia obstrutiva do sono (AOS), avaliação adequada da função cardíaca e pulmonar, avaliação das vias respiratórias e melhor controle da glicose em diabéticos. Foi sugerida a necessidade de endoscopia alta nesses pacientes para avaliar a anatomia e diagnosticar alterações funcionais ou patológicas antes da ressecção. Todos os pacientes recebem antibióticos no pré-operatório e profilaxia para trombose venosa profunda (TVP), de acordo com as diretrizes da instituição. Além disso, há algumas evidências de que dieta de "redução do fígado" (baixa caloria, baixo teor de gordura) no pré-operatório pode ajudar a tornar a cirurgia tecnicamente mais fácil, diminuindo o volume do fígado e melhorando a complacência da parede abdominal espessa.

ANESTESIA A cirurgia é realizada com anestesia geral endotraqueal. As dificuldades estão relacionadas com a obesidade mórbida e podem incluir via respiratória difícil, dificuldade no acesso venoso e desafio com o monitoramento e o posicionamento do paciente em virtude de sua grande constituição corporal. A comunicação com o anestesista é fundamental para a realização segura dessa cirurgia, particularmente relacionada com o manejo do tubo orogástrico, colocação de um *bougie*, controle dos líquidos e medicamentos para prevenção de náuseas e vômitos no pós-operatório. As vias pós-extubação devem estar em posição, devido à AOS (uso de pressão positiva contínua nas vias respiratórias e pressão contínua da via respiratória com dois níveis) e controle da dor.

POSIÇÃO Tipicamente, a cirurgia é realizada com o paciente em decúbito dorsal ou em posição de litotomia modificada em mesa cirúrgica inclinável (**FIGURA 1A**). Os pacientes com obesidade mórbida devem ser bem fixados à mesa para evitar qualquer movimento quando estiverem na posição de Trendelenburg invertida inclinada e adequadamente acolchoados nos pontos de pressão para evitar qualquer lesão e risco de rabdomiólise. O conhecimento dos diferenciais da mesa cirúrgica, repouso para os pés e extensores é útil, e estes devem estar disponíveis no centro cirúrgico.

PREPARO OPERATÓRIO Os pacientes devem receber no pré-operatório antibióticos adequados para o seu peso corporal, de acordo com as diretrizes da instituição, profilaxia para TVP e meias de compressão sequencial de tamanho apropriado nos membros inferiores. Algumas vezes, pode-se colocar um cateter urinário. Um tubo orogástrico deve ser posicionado pelo anestesista antes do acesso inicial dos trocartes. Deve-se dispor de velas, grampeadores, instrumentação extralonga e dispositivos de energia, conforme a necessidade. Então uma pausa cirúrgica (*time out*) é executada.

INCISÃO E EXPOSIÇÃO O acesso típico ao abdome é obtido pelo método em que o cirurgião estiver mais confortável, mas por causa da espessura da parede abdominal, o acesso pelo quadrante superior esquerdo com agulha de Veress ou trocarte de visualização óptica demonstrou ser seguro. A posição do trocarte é escolhida para possibilitar a dissecção e a manipulação da face interior do estômago e da junção esofagogástrica no ângulo de His (**FIGURA 1B**). O trocarte de 5 mm inicial é colocado no abdome em torno da linha medioclavicular esquerda, à distância da largura da mão abaixo do arco costal. O abdome é explorado com um laparoscópio de 5 mm de 30°, e são colocados trocartes adicionais periumbilical de 5 mm e lateral esquerdo de 5 mm em relação à posição do trocarte inicial e distância até o estômago. Um trocarte de 15 mm é colocado à direita do trocarte supraumbilical (ver **FIGURA 1B**). Como os grampeadores são introduzidos através desse acesso, sua posição deve ser tal que a inserção do grampeador possa estar quase paralela à curvatura menor do estômago. Um trocarte subxifoide é colocado para o afastamento do fígado, e um afastador de fígado flexível pode ser fixado ao leito, à direita do paciente (**FIGURA 3**). A cirurgia é mais bem realizada estando o paciente em certo grau de posição de Trendelenburg invertida.

DETALHES DA TÉCNICA A gastrectomia vertical (em manga) envolve ressecção da curvatura maior para confeccionar um tubo gástrico longitudinal, resultando em um procedimento bariátrico restritivo. Para a realização dessa técnica, a curvatura maior precisa ser dissecada e liberada de todas as fixações, desde um ponto localizado 5 cm proximalmente ao piloro até o ângulo de His e pilar esquerdo. Para iniciar a operação, a câmera é colocada no acesso medioclavicular no quadrante superior esquerdo e mantida pelo auxiliar do lado esquerdo do paciente; o assistente também utiliza o acesso lateral esquerdo como auxílio. O cirurgião posiciona-se à direita do paciente e utiliza uma pinça atraumática e dispositivo de energia nos acessos de 15 e 5 mm do lado direito. A dissecção típica começa ao longo da curvatura maior, próximo ao ângulo, em uma área onde é mais fácil ter acesso à bolsa omental. Os vasos gastromentais são seccionados próximo ao estômago, e essa secção continua até os vasos gástricos curtos (**FIGURA 2**). A secção dos vasos pode ser realizada com dissectores bipolares ou ultrassônicos. É preciso ter cuidado extra ao abordar o polo superior do baço, onde o estômago pode estar em estreita aproximação com o baço, de modo a evitar a lesão térmica do estômago ou causar sangramento (**FIGURA 3**).

Nesse ponto, o dispositivo de energia pode ser movido até o acesso lateral esquerdo para facilitar a dissecção. A dissecção prossegue até mobilizar por completo o ângulo de His, com identificação do pilar esquerdo. Com frequência, há necessidade de dissecção e secção do vaso gástrico curto mais proximal e posterior. Quando essa dissecção está completa, o hiato deve ser examinado à procura de sinais de hérnia. Se for identificada a ocorrência de hérnia, a bolsa e o estômago devem ser reduzidos, e deve-se proceder ao reparo dos pilares. Uma vez concluída a dissecção proximal, a atenção é então voltada distalmente para seccionar as fixações da curvatura maior até aproximadamente 5 cm proximais ao piloro (**FIGURA 4**). Após dissecção completa da curvatura maior das aderências, e uma vez obtida a hemostasia, deve-se assegurar a mobilização posterior do estômago. Apenas as aderências na face mais medial da parede posterior da curvatura menor devem ser mantidas, de modo a possibilitar o disparo seguro dos grampeadores e a secção completa do estômago.

O tubo orogástrico é retirado, e um *bougie* com ponta arredondada é introduzido no estômago sob visualização laparoscópica e direcionado ao longo da curvatura menor para o piloro, abaixo das aderências seccionadas (**FIGURA 5**). São realizados disparos sequenciais de um grampeador para seccionar o estômago ao longo do *bougie*. O disparo inicial começa em um ponto localizado cerca de 5 cm proximais ao piloro, devendo o disparo ser feito em ângulo, paralelamente à curvatura menor proximal (ver **FIGURA 5**). A cada disparo subsequente, é preciso ter cuidado para assegurar que o grampeador esteja em estreita proximidade ao *bougie*, evitando, ao mesmo tempo, tensão excessiva sobre o tecido. Além disso, é preciso tomar cuidado para ter comprimentos quase iguais de estômago anterior e posterior na manga, de modo a evitar o "espiralamento" da manga, o que pode levar a futuras complicações. À medida que a secção se aproxima do ângulo de His, muitos cirurgiões movem o grampeador em ângulo em torno da gordura esofágica e a preservam. Após amputação completa da curvatura maior (**FIGURA 6**), o estômago é retirado através do acesso de 15 mm, com ou sem bolsa de recuperação de peça.

O *bougie* é retirado e a manga deve ser examinada no intraoperatório quanto a comprimento e calibre, integridade da linha de grampos, hemostasia e identificação de áreas de estreitamento potencial, em virtude de erros técnicos. Tudo isso pode ser realizado com endoscopia alta cuidadosa. A realização de um teste de vazamento intraoperatório com ar ou corante azul é feita por alguns cirurgiões, mas raramente fornece informações acionáveis e foi relatado que não se correlaciona com a ocorrência de vazamento no período pós-operatório.

As variações técnicas do procedimento incluem tamanhos variáveis de grampeadores, para melhor adaptação da altura do grampo com a espessura do tecido, adição de material de suporte a alguns dos disparos do grampeador ou a todos, sutura das linhas de grampos e tamanho do *bougie*. O tamanho do *bougie* pode variar para otimizar a perda de peso *versus* prevenção de complicações, como vazamentos da linha de grampos. Acredita-se que os tamanhos de *bougie* entre 32 e 36 Fr induzam melhor perda de peso, mas, os tamanhos abaixo de 40 Fr foram correlacionados a maior taxa de extravasamento.

FECHAMENTO Os locais dos acessos de 15 e 10 mm são fechados com sutura com fio absorvível nº 1, facilitada pelo uso de um dispositivo de fechamento de acessos. Uma vez fechada a fáscia, os tecidos subcutâneos são bem irrigados antes do fechamento da pele. Os locais dos acessos de 5 mm necessitam apenas de fechamento cutâneo.

CUIDADOS PÓS-OPERATÓRIOS A permanência típica no hospital após gastrectomia vertical é de 1 a 2 dias e depende da capacidade do paciente de tolerar líquidos o suficiente para manter a hidratação, tolerar os medicamentos com controle dos problemas clínicos, deambular e não apresentar quaisquer sinais ou sintomas de possíveis complicações. Tubos orogástricos podem ser utilizados, porém não são necessários. A dieta progride para os líquidos no primeiro dia do pós-operatório, e, nos casos típicos, dieta líquida/totalmente líquida é mantida por 1 mês. Os medicamentos por via oral devem ser reduzidos ao máximo, e os comprimidos necessários que não forem muito pequenos podem ser triturados ou convertidos em forma líquida. As náuseas, os sintomas de refluxo e o desconforto durante a alimentação podem ser mais frequentes após gastrectomia vertical do que após outras técnicas bariátricas, e o paciente deve ser orientado e tratado adequadamente. Os esquemas profiláticos que começam no centro cirúrgico podem ser efetivos.

Os centros que realizam cirurgias bariátricas empregam métodos de manejo e monitoramento da AOS, profilaxia da TVP, controle da dor, deambulação precoce e identificação das complicações. A taquicardia continua sendo o sinal mais consistente sugestivo de complicação, podendo incluir sangramento, extravasamento ou outras dificuldades cardiopulmonares. Recomenda-se acompanhamento permanente desses pacientes. ■

Capítulo 42 Gastrectomia Vertical (em Manga) Laparoscópica 141

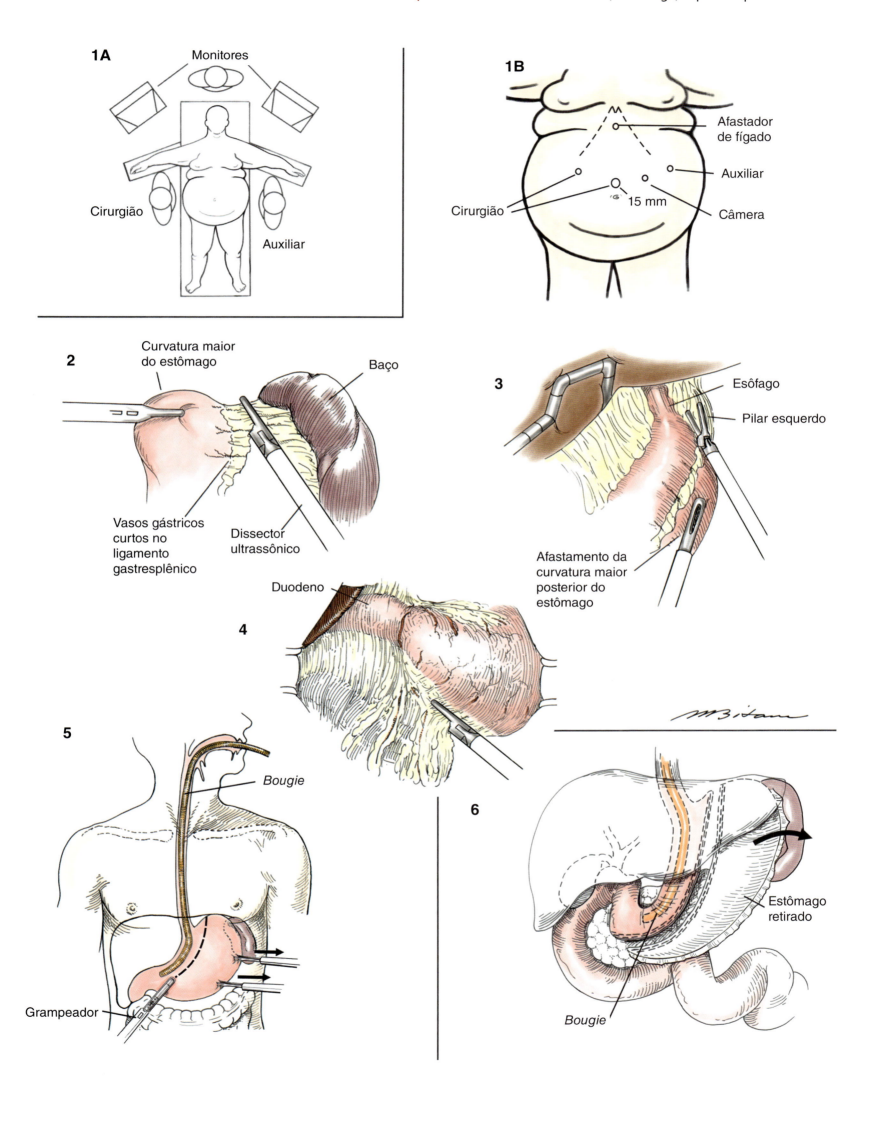

CAPÍTULO 43

BANDA GÁSTRICA AJUSTÁVEL LAPAROSCÓPICA

INDICAÇÕES Se o paciente estiver em conformidade com diretrizes aprovadas, então o cirurgião pode indicar o uso de banda gástrica para restringir o tamanho do estômago. O procedimento é muito menos realizado do que o *bypass* gástrico em Y de Roux ou a manga gástrica. Muitos dos mesmos critérios de seleção usados para o *bypass* gástrico em Y de Roux e manga gástrica são aplicáveis.

PREPARO PRÉ-OPERATÓRIO O preparo pré-operatório e as considerações anestésicas assemelham-se às da derivação gástrica.

PREPARO OPERATÓRIO São utilizados antibióticos profiláticos e profilaxia para tromboembolismo venoso. Não se utiliza um cateter de Foley na bexiga, devido à curta duração da operação. Então uma pausa cirúrgica (*time out*) é executada.

POSIÇÃO O paciente é colocado em posição de litotomia modificada. O cirurgião se posiciona entre as pernas do paciente, e o auxiliar, à esquerda. A disposição do centro cirúrgico é mostrada na **FIGURA 1**.

INCISÃO E DETALHES DA TÉCNICA A colocação dos acessos assemelha-se àquela da derivação gástrica em Y de Roux, com exceção de um acesso subcostal esquerdo de 15 mm, que é utilizado para introduzir a banda gástrica (**FIGURA 2**). Pode-se utilizar menor número de acessos em alguns pacientes. O paciente é colocado na posição de Trendelenburg invertida. A junção esofagogástrica (EG) é exposta afastando-se o fígado proximalmente (**FIGURA 3**). Utiliza-se uma dissecção romba para criar um túnel retrogástrico, como mostra a **FIGURA 4**. O afastamento do estômago inferiormente facilita a exposição da junção EG do lado da curvatura maior. A dissecção retrogástrica é mínima, e o objetivo consiste em criar um túnel estreito, que irá atuar para evitar o deslizamento do aparelho. O túnel é criado superiormente à artéria gástrica esquerda. Retira-se o tubo orogástrico colocado pelo anestesista, e um balão de calibração é introduzido e insuflado com 15 mℓ de soro fisiológico. A banda é colocada dentro do abdome utilizando um aparelho para inserção (**FIGURAS 5** e **6**). É passada através de um acesso de 15 mm ou diretamente através da parede abdominal (**FIGURA 6**). Utiliza-se uma pinça atraumática para avançar a banda gástrica a partir da abertura ao longo da curvatura maior, próximo ao ângulo de His, até a abertura anteriormente feita no tecido mole ao longo da curvatura menor (**FIGURA 7**). A banda é colocada em torno do estômago, logo abaixo do balão intragástrico (**FIGURA 8**). O balão é desinsuflado e a banda é fixada próximo (**FIGURA 9**). O balão de calibração orogástrico é retirado. A posição final da banda é mostrada na **FIGURA 9**. São utilizadas várias suturas separadas com fio não absorvível (2-0) para sobrepor o estômago à banda, de modo a impedir o deslizamento (**FIGURA 10**). O tubo distal é recuperado por meio de uma incisão paramediana esquerda no local do acesso de 15 mm (ver **FIGURA 2**). Uma bolsa subcutânea é feita para o acesso utilizado, a fim de ajustar a banda. O acesso é fixado à linha anterior do músculo reto com quatro suturas de fio não absorvível 1-0 (**FIGURA 11**).

FECHAMENTO O fechamento obedece à mesma técnica delineada para a derivação gástrica em Y de Roux laparoscópica (ver Capítulo 41).

CUIDADOS PÓS-OPERATÓRIOS O paciente tem a permissão de ingerir líquidos sem resíduos na noite anterior à cirurgia e progride para uma dieta inicial no primeiro dia do pós-operatório. O paciente recebe alta dentro de 23 horas após a cirurgia se a dieta inicial for tolerada. Não há necessidade de exame contrastado para determinar a posição da banda antes da alta. O ajuste da banda não é realizado antes de 6 semanas. O ajuste inicial é efetuado sob orientação fluoroscópica. ■

Capítulo 43 Banda Gástrica Ajustável Laparoscópica

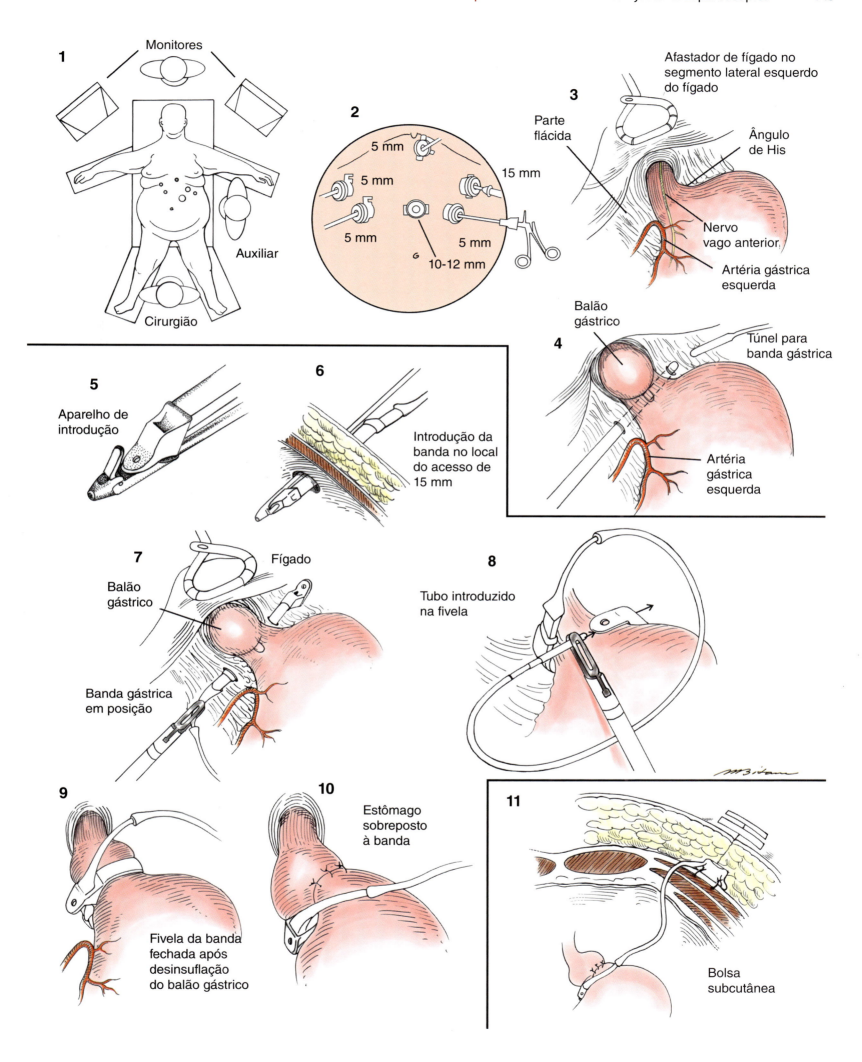

CAPÍTULO 44

Esofagectomia Trans-hiatal

INDICAÇÕES A esofagectomia trans-hiatal com esofagogastrostomia cervical está indicada para a maioria das condições que exijam ressecção e reconstrução do esôfago. As indicações comuns incluem carcinoma do esôfago ou da junção esofagogástrica (EG), acalasia de estágio avançado e estenoses graves do esôfago refratárias à dilatação endoscópica. Essa técnica pode ser utilizada para a ressecção primária de cânceres de estágio inicial ou esôfago de Barrett com displasia multifocal de alto grau, bem como após quimiorradiação neoadjuvante para cânceres localmente avançados.

A esofagectomia trans-hiatal está contraindicada para pacientes com câncer na parte superior ou no terço médio do esôfago, com possibilidade de invasão traqueobrônquica com base em exames de imagem ou broncoscopia. Em pacientes com história de cirurgia esofágica anterior, incluindo fundoplicatura, esofagomiotomia ou reparo de perfuração esofágica, o cirurgião precisa estar preparado para converter em acesso transtorácico, visto que a mobilização esofágica transabdominal pode ser difícil ou impossível nessas situações. Por fim, em pacientes nos quais o carcinoma acomete a cárdia e possa exigir ressecção gástrica significativa, o cólon deve ser avaliado no pré-operatório e preparado para uso na reconstrução do esôfago.

PREPARO PRÉ-OPERATÓRIO A investigação pré-operatória para pacientes com câncer de esôfago e da junção EG inclui anamnese minuciosa, exame físico completo e esofagogastroduodenoscopia com biopsia para diagnóstico. Pode-se efetuar o estadiamento adequado dos nódulos esofágicos por meio de ressecção endoscópica da mucosa, enquanto os tumores mais volumosos exigem ultrassonografia endoscópica e PET-TC para estadiamento clínico completo. Deve-se considerar a broncoscopia para pacientes com carcinoma de células escamosas, lesões que acometem o terço proximal da parte torácica do esôfago e sintomas respiratórios, como tosse ou hemoptise.

Antes de prosseguir com a ressecção do esôfago, a condição clínica e o estado nutricional do paciente devem ser cuidadosamente avaliados, visto que os pacientes com estado nutricional precário ou múltiplas comorbidades clínicas estão sujeitos a maiores complicações peroperatórias. Uma avaliação cardiovascular e respiratória completa é particularmente importante, e devem-se obter exames objetivos, como prova de esforço, ecocardiografia e provas de função pulmonar se houver qualquer problema. O abandono do tabagismo e um programa de caminhada diária devem ser fortemente incentivados, visto que essas modificações no estilo de vida reduzem significativamente as complicações pulmonares. Deve-se considerar a alimentação enteral por meio de tubo nasogástrico ou jejunal em pacientes com perda de peso significativa ou outros sinais de desnutrição grave.

Os pacientes devem receber um preparo intestinal mecânico na noite anterior à cirurgia, no raro caso de necessidade de reconstrução do esôfago com interposição do cólon. São administrados antibióticos profiláticos apropriados por via intravenosa antes da incisão. São utilizadas meias de compressão sequencial e heparina subcutânea para profilaxia da trombose venosa profunda. Então uma pausa cirúrgica (*time out*) é executada.

ANESTESIA A cirurgia é realizada sob anestesia geral endotraqueal. Deve-se obter um acesso intravenoso periférico adequado, bem como colocar um cateter na artéria radial, de modo a possibilitar a administração adequada de líquido e o monitoramento da pressão arterial durante a operação.

POSIÇÃO O paciente é colocado em decúbito dorsal com os braços do lado do corpo. Um tubo nasogástrico é colocado para descomprimir o estômago e ajudar na identificação do esôfago durante a mobilização mediastinal. Um rolo é colocado atrás dos ombros do paciente para facilitar a extensão do pescoço, e a cabeça é virada para a direita e apoiada em um travesseiro circular para cabeça. O pescoço, a parte anterior do tórax e o abdome são preparados e são colocados campos da mandíbula até o púbis.

INCISÃO E EXPOSIÇÃO

VISÃO GERAL DA CIRURGIA A **FIGURA 1** mostra as incisões na linha média do abdome e área cervical esquerda. A **FIGURA 2** mostra a anatomia relevante e suprimento arterial do estômago, bem como a linha prevista de transecção para retirada da parte proximal do estômago e esôfago.

PARTE ABDOMINAL DA CIRURGIA A parte inicial da cirurgia é realizada por meio de laparotomia mediana, que se estende do processo xifoide até o umbigo. O abdome é inspecionado à procura de doença metastática e outra patologia. As lesões suspeitas fora do campo de ressecção devem ser submetidas a biopsia, sendo as amostras enviadas para análise em corte congelado. Uma afastador de autorretenção ajuda na exposição da parte superior do abdome e mediastino. Os ligamentos redondo e falciforme são seccionados, e o lobo esquerdo do fígado é dissecado de suas aderências diafragmáticas e afastado para a direita para expor o hiato esofágico.

DETALHES DA TÉCNICA Após avaliação do estômago como conduto apropriado para substituição do esôfago, a bolsa omental é penetrada por meio de incisão do ligamento gastrocólico no nível do polo inferior do baço. O ligamento gastrocólico é sequencialmente seccionado com energia (bipolar ou ultrassônica) ou entre pinças e ligado (**FIGURA 3**). É preciso tomar cuidado para preservar a artéria gastromental direita, que é acompanhada até a sua origem, e as aderências pancreaticogástricas são seccionadas com eletrocautério. O ligamento gastresplênico é seccionado sequencialmente com energia (bipolar ou ultrassônica) ou entre pinças e ligado, enquanto as aderências gástricas posteriores são seccionadas para mobilização completa do fundo gástrico (**FIGURA 4**). **CONTINUA**

Capítulo 44 Esofagectomia Trans-hiatal

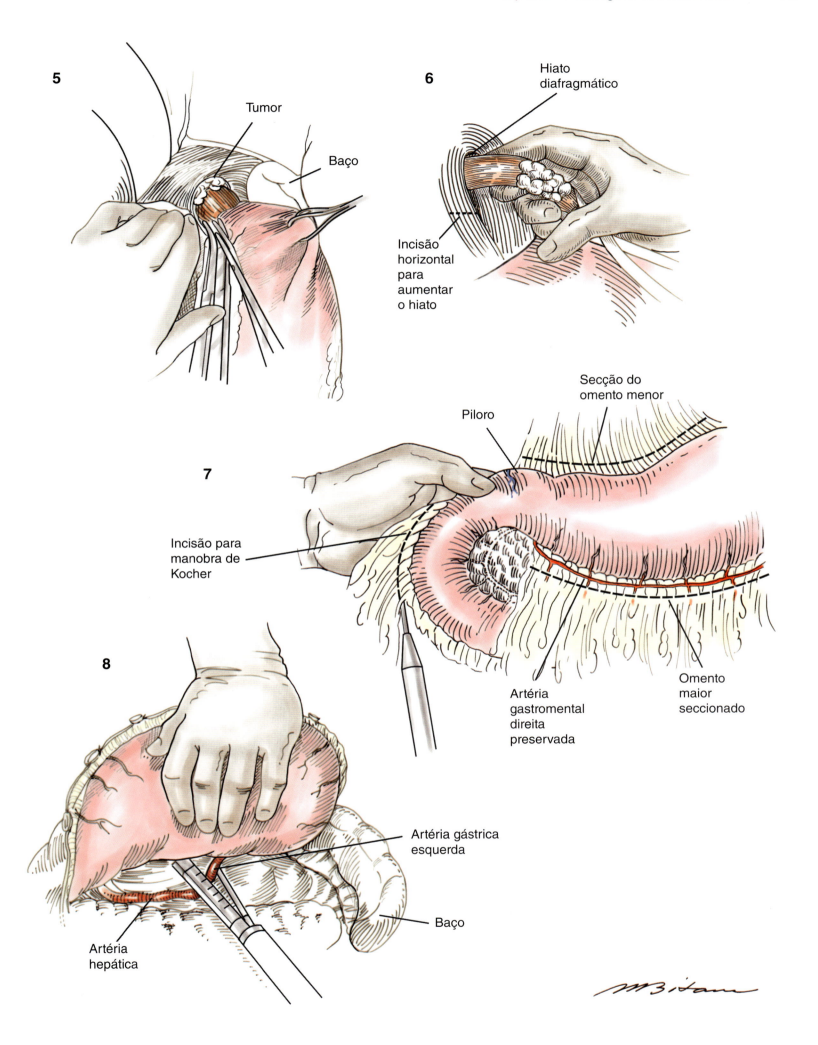

DETALHES DA TÉCNICA `CONTINUAÇÃO` Com a mobilização gástrica, a manobra de Kocher e a dissecção completa da parte distal do esôfago, a atenção é voltada para a dissecção da parte cervical do esôfago. Uma incisão é realizada ao longo da borda anterior do músculo esternocleidomastóideo esquerdo, estendendo-se desde a incisura esternal até logo acima da cartilagem cricóidea (**FIGURA 9**). Realiza-se a incisão do músculo platisma e fáscia ao longo da borda anterior do músculo esternocleidomastóideo e o músculo omo-hióideo é identificado e seccionado. Procede-se à incisão da fáscia omo-hióidea e a bainha carótica é afastada lateralmente para possibilitar o acesso ao sulco traqueoesofágico. A veia tireóidea média pode ser seccionada para facilitar essa exposição. O espaço pré-vertebral é penetrado por meio de dissecção digital romba (**FIGURA 10**). Os músculos esterno-hióideo e esternotireóideo anteriores são seccionados e o sulco traqueoesofágico é dissecado para possibilitar a dissecção anterior do esôfago. É preciso tomar cuidado para evitar o nervo laríngeo recorrente, porém não é necessária nenhuma tentativa específica para visualizá-lo. Por meio de dissecção digital cuidadosa, o esôfago é mobilizado circunferencialmente e envolvido com um dreno de Penrose (**FIGURA 11**). O afastamento cefálico do dreno de borracha possibilita a dissecção romba do esôfago a partir do mediastino superior.

Após completar a dissecção da parte cervical do esôfago, tração caudal é exercida sobre o dreno de borracha em torno da junção EG, e a mão do cirurgião passa dentro do mediastino posterior, ao longo da fáscia pré-vertebral, posterior ao esôfago (**FIGURA 12**). `CONTINUA`

Capítulo 44 Esofagectomia Trans-hiatal

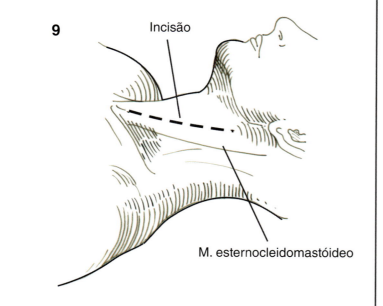

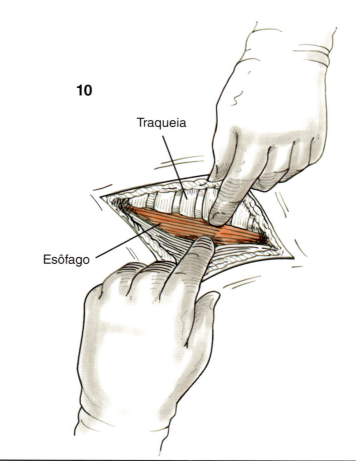

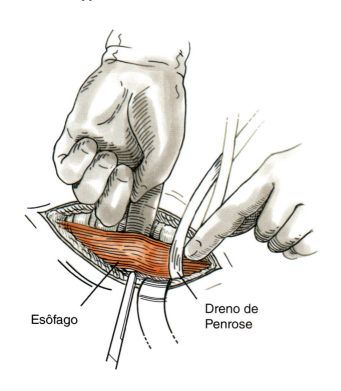

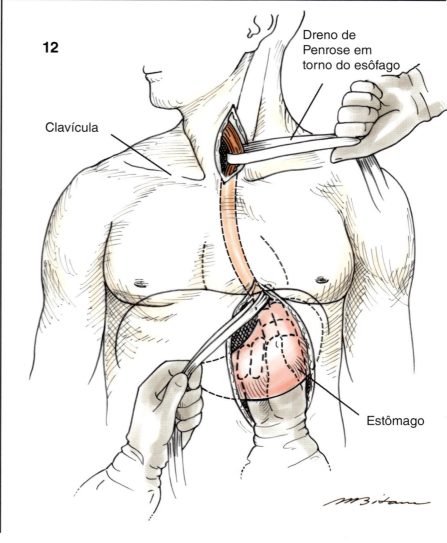

DETALHES DA TÉCNICA `CONTINUAÇÃO` À medida que a dissecção romba prossegue cefalicamente, pode-se palpar com um dedo introduzido pela incisão cervical e a dissecção posterior é concluída (**FIGURA 13**). É preciso ter cuidado para monitorar rigorosamente a pressão arterial do paciente durante toda essa parte da cirurgia. A dissecção esofágica anterior é realizada de modo semelhante, introduzindo a mão no mediastino posterior, ao longo da superfície anterior do esôfago, com a palma voltada posteriormente. Dois dedos são avançados delicadamente em direção cefálica, tendo o cuidado para evitar a lesão do pericárdio ou da parede membranácea da traqueia, até completar a dissecção no mediastino superior (**FIGURA 14**). Com o término da dissecção anterior e posterior, o afastamento cefálico da incisão cervical possibilita a mobilização romba das aderências laterais ao longo da parte superior do esôfago. Em seguida, a mão é novamente introduzida no hiato diafragmático para completar a dissecção lateral, comprimindo o esôfago contra a coluna e utilizando um movimento de esquadrinhar posterior com os dedos.

As aderências firmes são seccionadas de maneira romba, e os tecidos mais espessos e troncos vagais são afastados em direção ao hiato esofágico e seccionados entre os clipes. Quando a dissecção mediastinal estiver completa, o tubo nasogástrico é retirado na parte proximal do esôfago e a parte cervical é seccionada utilizando um grampeador TA, com o cuidado de preservar extensão adequada do esôfago para realizar a anastomose sem tensão. Um dreno de borracha é suturado à peça para manter o túnel mediastinal posterior quando o esôfago é colocado no abdome (**FIGURAS 15** e **16**). `CONTINUA`

Capítulo 44 Esofagectomia Trans-hiatal

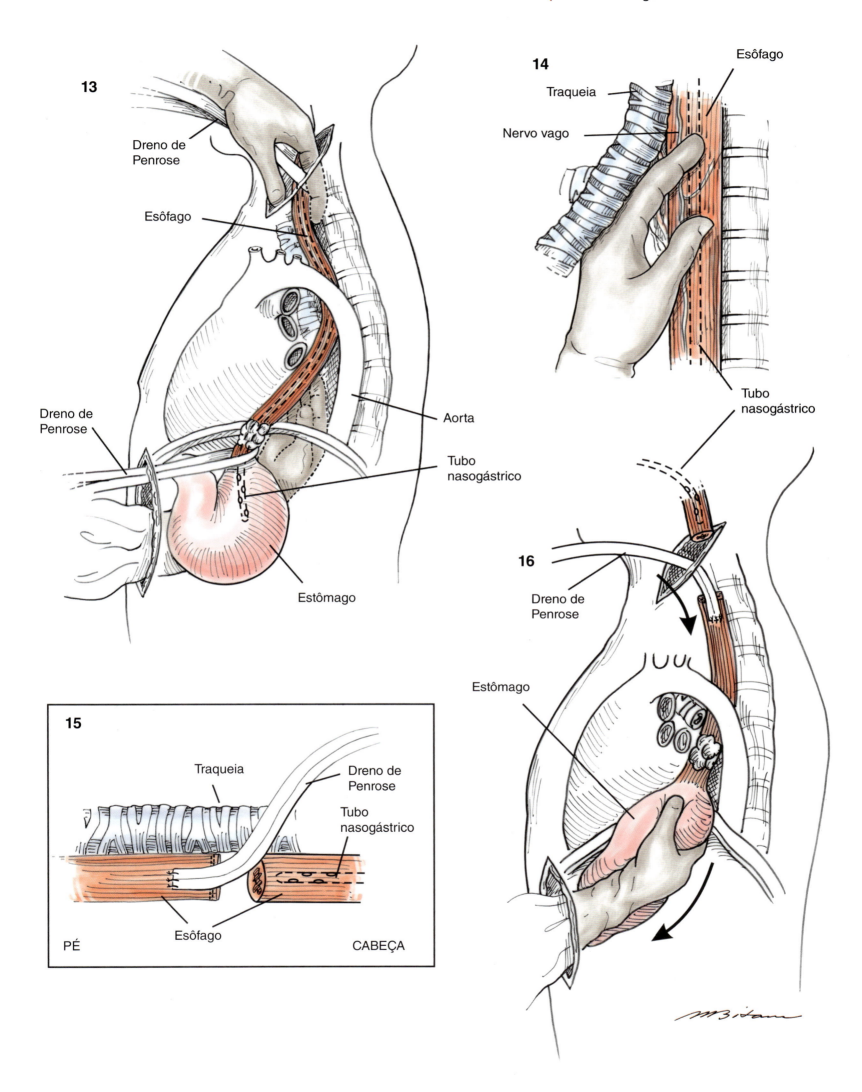

DETALHES DA TÉCNICA ◄CONTINUAÇÃO► Em seguida, a vasculatura ao longo da curvatura menor do estômago é seccionada com o grampeador linear a uma distância de aproximadamente 6 cm proximal ao piloro para assinalar a extensão da secção gástrica para a confecção do conduto. Os ramos da artéria gástrica direita fornecem parte do fluxo sanguíneo para a parte distal da curvatura menor e devem ser preservados. O estômago é seccionado desde o fundo gástrico até a curvatura menor, por meio de disparos seriados do grampeador GIA 80–4,5, criando um tubo gástrico de aproximadamente 5 cm de largura (**FIGURA 17**). O esôfago e a parte proximal do estômago são examinados para assegurar margens adequadas de ressecção. Com a linha do grampeador gástrico voltada para o lado direito do paciente, o estômago é suturado ao dreno de Penrose e empurrado superiormente através do mediastino posterior e segurado com a mão esquerda do cirurgião ou com uma pinça de Babcock pela incisão cervical (**FIGURA 18**). Cerca de 4 a 5 cm do tubo gástrico são introduzidos na incisão cervical para a criação da anastomose (**FIGURA 19**).

A esofagogastrostomia cervical pode ser realizada utilizando uma técnica de sutura manual ou grampeamento linear em dois planos. A esofagogastrostomia cervical com grampeamento é criada pela orientação do conduto gástrico ao longo da parte cervical posterior do esôfago (**FIGURA 20**). Realiza-se uma gastrotomia longitudinal e colocam-se duas suturas de contenção com fio de seda 3-0 (**FIGURA 20**). A esofagogastrostomia é criada utilizando um grampeador linear (grampos de 3,5 mm) (**FIGURA 21**). Antes de liberar o grampeador, são realizadas duas suturas com fio de seda 3-0 entre o estômago e o esôfago de cada lado para reforçar a anastomose. A abertura comum resultante é fechada em dois planos, com um plano interno de sutura contínua com fio absorvível 3-0 e um plano externo de suturas separadas com fio de seda 3-0. Como alternativa, a abertura pode ser fechada com grampeador TA, conforme ilustrado na **FIGURA 22**.

O tubo nasogástrico é avançado até alcançar a anastomose, de modo que a sua extremidade esteja localizada na parte distal do estômago, abaixo do diafragma. Em seguida, coloca-se um tubo de alimentação de jejunostomia 14 Fr em um ramo do jejuno proximal e exteriorizado através de uma contra-abertura separada. Os autores realizam rotineiramente uma piloroplastia, devido à baixa incidência de esvaziamento gástrico tardio após esse procedimento. As incisões abdominal e cervical são fechadas em planos, e coloca-se um dreno de Penrose adjacente à anastomose e exteriorizado através da face inferior da incisão cervical.

CUIDADOS PÓS-OPERATÓRIOS O paciente é transferido para a unidade de terapia intensiva no pós-operatório. Prefere-se a extubação precoce e a higiene pulmonar agressiva é iniciada imediatamente. Deve-se obter uma radiografia de tórax portátil, para confirmar a colocação dos aparelhos de suporte de vida e descartar a possibilidade de pneumotórax ou hemotórax. Em geral, não há necessidade de analgesia epidural, visto que é possível obter um controle adequado da dor com administração intermitente de opioides. O paciente é mantido com fluidoterapia até ser iniciada a nutrição oral ou enteral adequada, habitualmente por vários dias. Devem-se administrar betabloqueadores por via intravenosa para profilaxia das arritmias supraventriculares. Tipicamente, o tubo nasogástrico é retirado no terceiro dia do pós-operatório; inicia-se uma dieta líquida espessa no quarto dia, progredindo para uma dieta pastosa mecânica no quinto dia. Obtém-se um esofagograma se houver suspeita clínica de possível ruptura da anastomose. A alimentação por jejunostomia é reservada para pacientes que não conseguem tolerar a ingestão adequada, devido à preocupação com necrose do intestino delgado induzida pelo tubo em pacientes com estresse hemodinâmico e catabólico. Exceto nos casos em que há complicações, o paciente recebe alta quando consegue a ingestão adequada, tipicamente dentro de 7 a 10 dias. ■

Capítulo 44 Esofagectomia Trans-hiatal 153

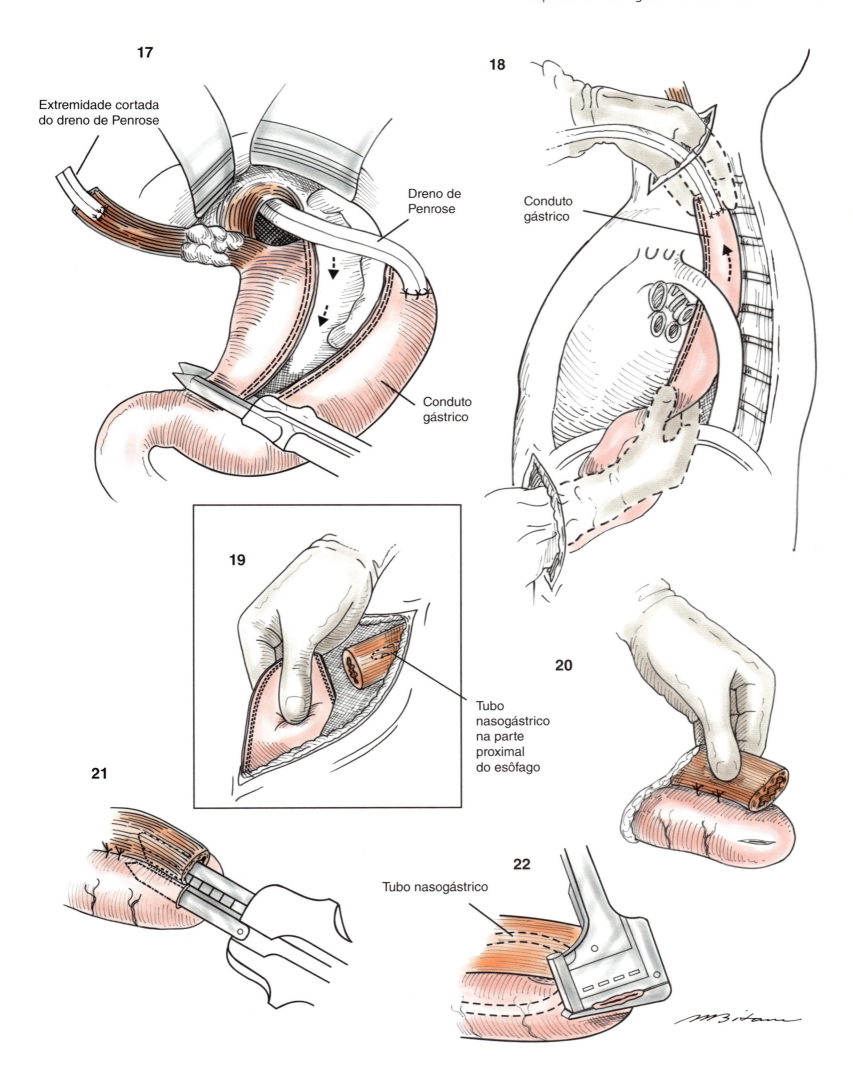

CAPÍTULO 45
ESOFAGECTOMIA TRANSTORÁCICA

INDICAÇÕES A esofagectomia transtorácica está indicada para o tratamento de cânceres cirurgicamente ressecáveis do esôfago e da junção esofagogástrica. Realiza-se uma incisão abdominal para mobilizar a parte distal do esôfago e a junção esofagogástrica, incluindo tumor e linfonodos adjacentes. O conduto gástrico é mobilizado e o suprimento sanguíneo depende da artéria gastromental direita. A porção torácica do esôfago é então acessada por meio de toracotomia posterolateral direita, através da qual a peça é ressecada, e a reconstrução, realizada. A ressecção cirúrgica está indicada para tumores não metastáticos de estágio inicial, que não sejam passíveis de tratamento por ressecção endoscópica (T_1). A cirurgia também é realizada para tumores não metastáticos de estágio intermediário (T_2–T_4, N_1), porém habitualmente após um ciclo de quimiorradioterapia e reestadiamento. A esofagectomia transtorácica também pode estar indicada para o tratamento de doença benigna, como estenoses refratárias, lesões cáusticas ou "esôfago queimado" dilatado com disfagia pós-tratamento para acalasia.

Há alguma controvérsia no que diz respeito à técnica cirúrgica ideal para a ressecção do esôfago. O acesso trans-hiatal e a via minimamente invasiva tornaram-se populares, devido à possibilidade de redução das complicações e resultados equivalentes baseados em evidências. A decisão quanto à realização de um acesso transtorácico é feita com base nos fatores do paciente, preferência do cirurgião e experiência. Os benefícios potenciais do acesso torácico incluem uma dissecção mais completa dos linfonodos e menor taxa de extravasamento.

PREPARO PRÉ-OPERATÓRIO A avaliação pré-operatória de pacientes com cânceres de esôfago e da junção esofagogástrica deve incluir anamnese e exame físico completos, esofagogastroduodenoscopia para diagnóstico, ultrassonografia endoscópica para estadiamento tumoral e nodal e tomografia por emissão de pósitrons para avaliar doenças distantes e ocultas. Deve-se considerar a broncoscopia para pacientes com carcinoma de células escamosas, lesões que acometam o terço proximal da parte torácica do esôfago e sintomas respiratórios, como tosse ou hemoptise. A condição clínica do paciente deve ser avaliada cuidadosamente antes da realização de uma ressecção do esôfago, visto que esse procedimento é extenso, e o paciente com comorbidades clínicas pode não tolerar bem essa operação. Uma avaliação cardiovascular e respiratória completa é particularmente importante, e devem-se obter exames objetivos, como prova de esforço, ecocardiografia e provas de função pulmonar se houver qualquer problema. Os pacientes devem receber um preparo intestinal mecânico na noite anterior à cirurgia, se o cirurgião considerar a possibilidade de reconstrução esofágica com interposição de cólon. São administrados antibióticos profiláticos apropriados por via intravenosa antes da incisão. São utilizadas meias de compressão sequencial e heparina subcutânea para profilaxia da trombose venosa profunda.

ANESTESIA O procedimento é realizado sob anestesia geral. Utiliza-se um tubo endobrônquico de duplo lúmen para possibilitar a ventilação de um único pulmão durante o acesso torácico da cirurgia. Um tubo de lúmen simples pode ser colocado para o acesso abdominal inicial e, em seguida, trocado por um tubo de duplo lúmen pela equipe de anestesia antes do reposicionamento e realização da toracotomia. Deve-se colocar um tubo nasogástrico no início do procedimento para descomprimir o estômago e facilitar a palpação do esôfago. Esse tubo não deve ser fixado até o término da reconstrução, visto que deverá ser reposicionado várias vezes durante o procedimento. Um agente epidural torácico pode ser útil para o controle da dor no pós-operatório e pode estar associado à redução das complicações cardiorrespiratórias.

POSIÇÃO O paciente é inicialmente colocado em decúbito dorsal com os braços afastados dos lados. Deve-se colocar um colchão a vácuo (Bean Bag®) debaixo do paciente, mas não é inflado até a parte torácica do procedimento. Com o término da parte abdominal, o paciente é reposicionado em decúbito lateral esquerdo, com o lado direito para cima. Coloca-se um coxim axilar, o braço esquerdo é acolchoado, enquanto o braço direito é colocado sobre um apoio para braço acolchoado acima da cabeça e fixado. As pernas devem ser separadas por um travesseiro, com a parte inferior flexionada no quadril e no joelho, e a parte superior da perna reta sobre o travesseiro. O colchão a vácuo (Bean Bag®) é inflado para dar suporte às costas e ao abdome. A mesa cirúrgica pode ser ajustada para ampliar os espaços intercostais. Deve ser usado muito acolchoamento e fita adesiva, para proteger o posicionamento anatômico e os dispositivos médicos. Isso é importante para minimizar o risco e prevenir lesões no ombro, no plexo braquial e nos nervos. Então, uma pausa cirúrgica (*time out*) é executada.

DETALHES DA TÉCNICA *PARTE ABDOMINAL* Após indução da anestesia geral, o abdome é preparado e são colocados os campos de modo padrão.

Em seguida, o abdome é penetrado por meio de uma incisão mediana, que se estende do processo xifoide até abaixo do umbigo. Para a porção abdominal da técnica, o leitor deve consultar o Capítulo 44. Em seguida, coloca-se um tubo de alimentação de jejunostomia 14 French em um ramo do jejuno proximal pela técnica de Witzel (ver Capítulo 51). É preciso tomar cuidado para não comprometer o lúmen do intestino. Não há necessidade de realizar rotineiramente uma piloroplastia para a possibilidade de esvaziamento gástrico tardio, visto que a incidência é de menos de 10%. Em seguida, a fáscia é fechada de modo habitual, e as bordas da pele são reaproximadas com grampos. Aplica-se um curativo estéril seco.

PARTE TORÁCICA Novamente, é necessário trocar um tubo endotraqueal de lúmen único por um tubo endotraqueal de lúmen duplo para permitir a separação dos pulmões e a ventilação de um único pulmão, a fim de otimizar a exposição cirúrgica. O paciente é posicionado para toracotomia direita. O lado direito é escolhido para assegurar a exposição proximal adequada do esôfago. A parte direita do tórax é então preparada, e são colocados campos de modo habitual. Um campo oclusivo pode ser útil para evitar o deslizamento dos campos. Em seguida, o tórax é penetrado por meio da incisão de toracotomia posterolateral padrão, através do sexto espaço intercostal (**FIGURA 1**). O ligamento pulmonar inferior é seccionado com eletrocautério para facilitar a mobilização pulmonar e a exposição do esôfago e da veia ázigo. Um afastador de costela é colocado no espaço intercostal para otimizar a exposição (**FIGURA 2**). O esôfago, incluindo os gânglios linfáticos adjacentes, é completamente dissecado de seus anexos e circundado por um dreno de Penrose. A veia ázigo é deslocada ao passar sobre o esôfago torácico proximal e seccionada com o grampeador linear (**FIGURA 3**). O tubo nasogástrico deve ser retirado da parte proximal do esôfago antes da secção. O esôfago proximal é grampeado com grampeador TA; em seguida, é seccionado deixando o esôfago proximal aberto (**FIGURA 4**). O conduto gástrico é tracionado no tórax, e o estômago é seccionado desde o fundo gástrico até a curvatura menor, utilizando um grampeador linear (ver **FIGURA 4**). A peça é retirada e enviada à patologia. A linha de grampos do conduto gástrico é habitualmente suturada com suturas separadas com fio de seda 3-0. Realiza-se a esofagogastrostomia em dois planos, utilizando suturas separadas com fio de seda 3-0 (**FIGURA 5**). O tubo nasogástrico deve ser avançado através da anastomose antes de completar a fileira anterior e fixado firmemente nos orifícios. O conduto é fixado à parede torácica lateralmente utilizando suturas separadas com fio de seda 3-0, de modo a evitar a ocorrência de torção. Tubos torácicos 32 French angulados e retos são colocados e fixados à pele utilizando suturas com fio monofilamentar não absorvível 1-0. Em seguida, o tórax é fechado utilizando suturas pericostais interrompidas com fio monofilamentar absorvível 1-0. Os tecidos moles são fechados em planos, utilizando suturas contínuas com fio absorvível 1-0 e 2-0. As bordas da pele são reaproximadas com grampo, e aplica-se um curativo estéril seco. Os tubos torácicos devem ser conectados a aspiração Pleur-evac® de 20 cmH$_2$O.

CUIDADOS PÓS-OPERATÓRIOS O paciente é transferido à unidade de terapia intensiva no pós-operatório e extubado o mais cedo possível. Se houver necessidade de que o paciente permaneça intubado, devido a insuficiência respiratória ou outro problema clínico, o tubo endotraqueal de lúmen duplo deve ser recolocado com um tubo de lúmen simples de grande calibre. Deve-se obter um aparelho portátil para radiografia de tórax, de modo a confirmar a colocação dos aparelhos de suporte de vida e descartar a possibilidade de pneumotórax ou hemotórax. O paciente é mantido com fluidoterapia até ser iniciada a nutrição oral ou enteral adequada, habitualmente por vários dias. A analgesia epidural pode ser considerada. Devem-se administrar betabloqueadores por via intravenosa para profilaxia das arritmias supraventriculares. O tubo nasogástrico é retirado no terceiro dia do pós-operatório; inicia-se uma dieta com líquidos sem resíduos no quarto dia; e uma dieta pastosa mecânica é fornecida no quinto dia. Em geral, os autores não iniciam a nutrição enteral precoce através do tubo de jejunostomia, devido ao problema de necrose do intestino delgado induzida pelo tubo de alimentação em pacientes com estresse hemodinâmico e catabólico. A alimentação por jejunostomia é reservada para pacientes que não conseguem tolerar uma ingestão adequada por qualquer razão. Com exceção da possível ocorrência de complicações, o paciente recebe alta quando já consegue tolerar uma dieta adequada. Os tubos torácicos são colocados em selo hidráulico contanto que não haja nenhum vazamento de ar e são retirados após o estabelecimento de uma dieta oral e antes da alta. O tempo de internação habitual é de 7 a 10 dias. ■

Capítulo 45 Esofagectomia Transtorácica 155

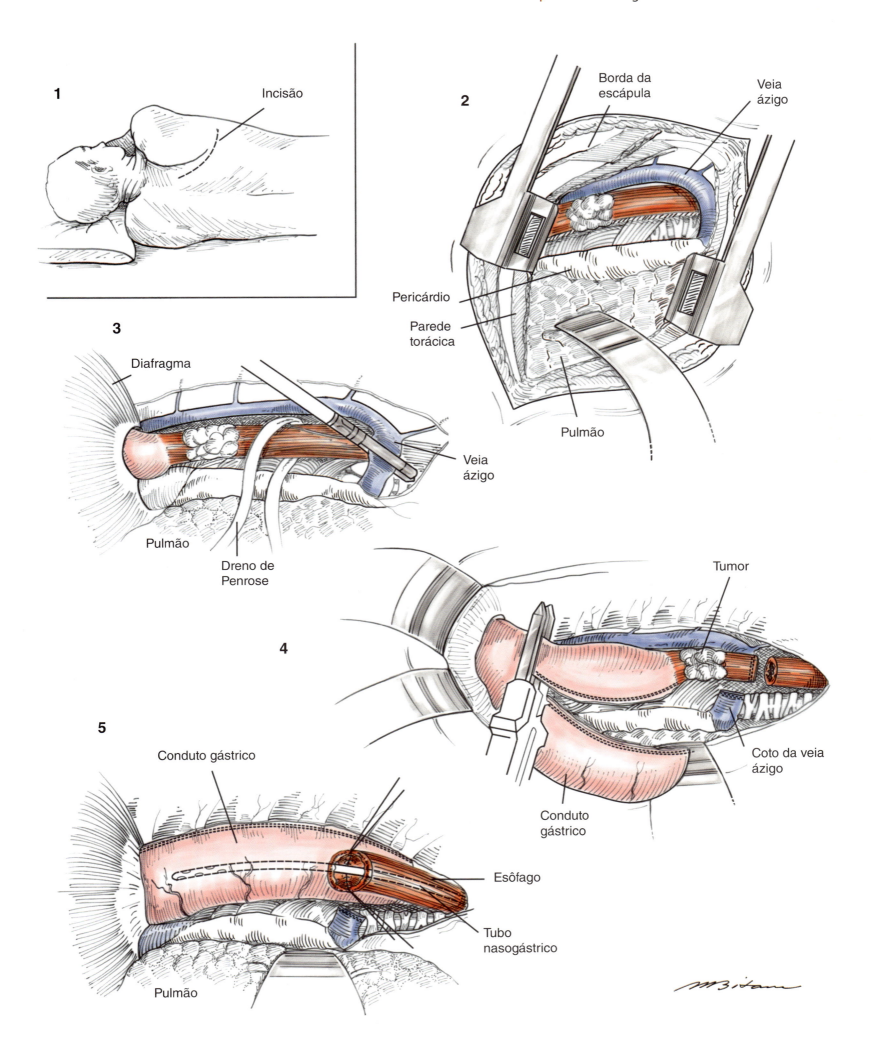

CAPÍTULO 46

PILOROMIOTOMIA

INDICAÇÕES A piloromiotomia (operação de Fredet–Ramstedt) é realizada em lactentes com estenose hipertrófica congênita do piloro.

CUIDADOS PRÉ-OPERATÓRIOS O diagnóstico é estabelecido pela história característica de vômito em jato e achado físico de massa pilórica ou "oliva" no exame do abdome. Isso pode ser confirmado por uma seriografia do sistema digestório superior, porém mais frequentemente por ultrassonografia. A correção da desidratação e do desequilíbrio ácido-básico por meio de fluidoterapia parenteral adequada é tão importante quanto a técnica cirúrgica para diminuir a taxa de mortalidade. Embora se deva evitar intubação gástrica prolongada, podem ser necessárias 6 a 12 horas de preparo com hidratação intravenosa, juntamente com aspiração, para restabelecer uma boa condição fisiológica no lactente. A alimentação oral é suspensa tão logo se estabeleça o diagnóstico, e inicia-se a infusão intravenosa através de uma veia no couro cabeludo. Em seguida, são administrados rapidamente 10 mℓ/kg de soro glicosado a 5%. Isso é seguido de uma solução de uma parte de soro glicosado a 5% com uma parte de glicose a 5% em água (soro fisiológico a 0,45% com SG 5%) administrada na taxa de 150 mℓ/kg em 24 horas.

O lactente deve ser reavaliado a cada 8 horas no que diz respeito ao estado de hidratação, peso e sinais de edema. Normalmente, essa solução é mantida por 8 a 16 horas. Uma vez estabelecido um débito urinário adequado, deve-se adicionar potássio à solução intravenosa. Em um lactente que apresente desidratação moderada ou grave, é prudente determinar os níveis séricos de eletrólitos antes de iniciar a terapia de reposição e verificar os valores em 8 a 12 horas.

ANESTESIA A intubação endotraqueal em um lactente consciente constitui a técnica anestésica mais segura, seguida de anestesia geral.

POSIÇÃO Coloca-se um cobertor com controle de temperatura sob o dorso do lactente para ajudar a compensar a perda de calor corporal e curvar ligeiramente o abdome para melhorar a exposição operatória. Para evitar a perda de calor pelos braços e pernas, eles são envolvidos em manta e o local intravenoso é cuidadosamente protegido.

PREPARO OPERATÓRIO A pele é preparada de modo habitual. Então uma pausa cirúrgica (*time out*) é executada.

INCISÃO E EXPOSIÇÃO Utiliza-se o acesso aberto. Como alternativa, pode-se realizar uma abordagem laparoscópica. É aconselhável que o cirurgião esteja familiarizado com a técnica aberta. Utiliza-se uma incisão arqueada abaixo do arco costal direito, porém acima da borda inferior do fígado. A incisão tem 3 cm de comprimento e estende-se lateralmente a partir da borda externa do músculo reto do abdome. Em geral, o omento e o cólon transverso apresentam-se na ferida e são facilmente identificados. Por meio de tração suave sobre o omento, o cólon transverso é apresentado, e, por sua vez, a tração sobre o cólon transverso irá expor com facilidade a curvatura maior do estômago na ferida. A parede anterior do estômago é segurada com compressa úmida e, com tração superior da porção atrás do estômago, o piloro apresenta-se na ferida.

DETALHES DA TÉCNICA A superfície anterossuperior do piloro não é muito vascularizada e é a região escolhida para a piloromiotomia (**FIGURA 2**). À medida que o piloro é mantido entre o polegar e o dedo indicador do cirurgião, realiza-se uma incisão longitudinal de 1 a 2 cm (**FIGURA 3**). A incisão é aprofundada através da serosa e camada muscular até exposição da mucosa, que é deixada intacta (**FIGURA 4**). É preciso ter muito cuidado na extremidade duodenal da incisão, visto que, neste local, o músculo pilórico termina de modo abrupto, diferentemente da extremidade gástrica, e a mucosa do duodeno pode ser perfurada (ver ponto de perigo na seta) (**FIGURA 1**). O músculo seccionado é então afastado com pinça hemostática reta ou de meio comprimento até que a mucosa se projete no nível da serosa seccionada (**FIGURAS 4** e **5**). Em geral, a hemorragia pode ser controlada pela aplicação de uma compressa umedecida com soro fisiológico e só raramente há necessidade de ligadura ou ponto para controlar um vaso com sangramento. O cirurgião deve certificar-se de que não haja nenhuma perfuração na membrana mucosa.

FECHAMENTO O peritônio e a fáscia transversal são fechados com sutura contínua com fio cromado 4-o. Os planos fasciais remanescentes são fechados com suturas separadas com fio fino. As margens da pele são aproximadas com suturas contínuas com fio de náilon 6-o ou suturas subcuticulares com fio absorvível reforçadas com fita adesiva.

CUIDADOS PÓS-OPERATÓRIOS Seis horas após a cirurgia, a aspiração é interrompida e o tubo nasogástrico é retirado. Nessa ocasião, são oferecidos 15 mℓ de soro glicosado ao lactente. Em seguida, são oferecidos 30 mℓ de fórmula de leite desidratado, a cada 2 horas, até a manhã seguinte à cirurgia. Depois disso, o lactente é alimentado progressivamente com mais fórmula, em um esquema de 3 em 3 horas. ■

Capítulo 46   Piloromiotomia   157

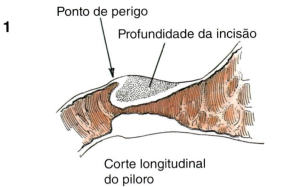

1
- Ponto de perigo
- Profundidade da incisão
- Corte longitudinal do piloro

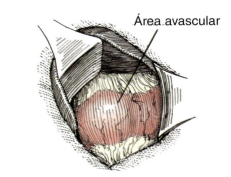

2
- Área avascular

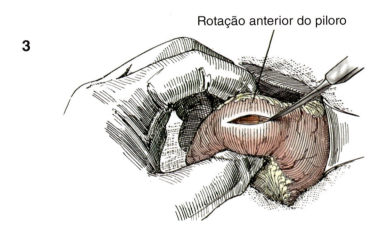

3
- Rotação anterior do piloro

A incisão na área avascular limita-se à borda duodenal da massa

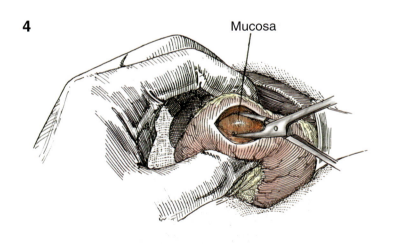

4
- Mucosa

Afastamento do músculo até a mucosa fazer protrusão em nível da serosa

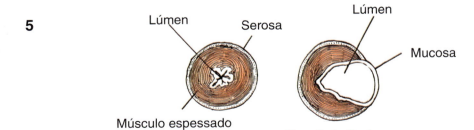

5
- Lúmen
- Serosa
- Músculo espessado
- Lúmen
- Mucosa
- Resultado final

Corte transversal do piloro

PARTE 5
INTESTINO DELGADO, CÓLON E RETO

CAPÍTULO 47
INTUSSUSCEPÇÃO E DIVERTICULECTOMIA DE MECKEL

A. INTUSSUSCEPÇÃO

INDICAÇÕES A intussuscepção é mais comum em lactentes com idade de alguns meses até 2 anos. É preciso reservar tempo para corrigir a desidratação ou a debilidade com administração de soluções por via parenteral. Deve-se inserir um tubo nasogástrico para esvaziar o estômago e reduzir ao mínimo o risco de aspiração de vômito. Se a duração da intussuscepção foi considerável e houver sinais de sangramento, tais como fezes castanho-avermelhadas características em lactentes, devem ser administrados hemoderivados, com a sala de operação reservada e hidratação satisfatória para a operação. A criança é levada para radiologia e tentativa de redução hidrostática (solução salina ou material de contraste) ou pneumática (ar). Fluoroscopia ou ultrassonografia são usados para monitorar o progresso durante a tentativa de redução. Pode-se levar até 1 hora nesse procedimento, desde que se evite manipulação do abdome, e a exposição à fluoroscopia seja limitada o máximo possível. Se a intussuscepção for suscetível à redução (**FIGURA 1**), isso ocorrerá aos poucos. Se esse método não for bem-sucedido, a operação é feita imediatamente a seguir. Se houver suspeita de lesão expansiva ou câncer em um paciente idoso, deve-se proceder à ressecção em vez de tentar a manipulação.

ANESTESIA Utiliza-se anestesia geral com intubação endotraqueal, tomando cuidado para evitar aspiração por obstrução gastrintestinal.

POSIÇÃO O paciente é colocado em decúbito dorsal. Os pés e as mãos são mantidos apoiados sobre a mesa de operação por contenção com ataduras.

PREPARO OPERATÓRIO A pele é preparada da maneira habitual. Então uma pausa cirúrgica (*time out*) é executada.

INCISÃO E EXPOSIÇÃO Na maioria dos casos, a incisão transversal no quadrante inferior direito propicia exposição adequada. Faz-se a incisão transversal do terço lateral da fáscia anterior do músculo reto e da aponeurose adjacente do músculo oblíquo externo. A borda lateral do músculo reto pode ser afastada medialmente e os músculos oblíquo interno e transverso são seccionados na direção de suas fibras. Se for necessária maior exposição, pode-se ampliar a incisão na fáscia anterior do músculo reto e seccionar uma parte do músculo reto no lado direito ou todo ele.

DETALHES DA TÉCNICA A principal parte da redução é intra-abdominal, mediante a ordenha da massa ao longo do cólon descendente, transverso e ascendente. Quando a redução alcançar esse ponto, o restante pode ser levado para fora da cavidade abdominal. A massa é empurrada ao longo do cólon descendente pela compressão do cólon distal à intussuscepção (**FIGURA 2**). Caso se aplique tração, esta deve ser extremamente delicada para evitar a ruptura do intestino. A princípio, o intestino com a cor alterada e edema pode não parecer viável, mas a aplicação de solução salina aquecida pode melhorar seu tônus e aparência.

A menos que haja necrose intestinal, é melhor persistir na tentativa de reduzir do que optar pela ressecção precoce e desnecessária, que é requerida em menos de 5% dos casos. Encontra-se um fator etiológico, como a inversão do divertículo de Meckel ou pólipos intestinais, em somente 3 a 4% dos casos de intussuscepção em crianças. É desnecessário fixar a parte terminal do íleo ou mesentério. As recorrências não são comuns, e essas medidas preventivas apenas prolongam a operação. A intussuscepção é rara nos adultos. Pode ocorrer em qualquer altura do intestino delgado ou grosso. Após a redução da intussuscepção nos adultos, deve-se fazer uma inspeção à procura da causa – ou seja, tumores (principalmente intrínsecos), aderências, divertículos de Meckel e assim por diante. A ressecção está indicada em casos de necrose intestinal.

FECHAMENTO Fecha-se o abdome da maneira habitual. A pele é aproximada com sutura de náilon ou sutura subcutânea com fio absorvível reforçada com esparadrapo cutâneo.

CUIDADOS PÓS-OPERATÓRIOS A aspiração nasogástrica é mantida até que haja ruídos peristálticos ou evacuação. Antibióticos e infusão de soluções coloides não são necessários na intussuscepção não complicada, porém são bastante úteis quando houver necessidade de ressecção. Cerca de 5 mℓ/kg de solução coloide ou solução de albumina a 5% constituem uma medida de apoio diário inestimável para a criança em estado grave submetida à ressecção de intussuscepção gangrenosa. A recorrência em adultos deve sugerir uma causa que passou inicialmente despercebida, mas provavelmente passível de correção cirúrgica, como a remoção de um pólipo ou aderência.

B. DIVERTICULECTOMIA DE MECKEL

INDICAÇÕES Realiza-se a excisão de um divertículo de Meckel quando este for a causa de uma doença abdominal aguda. Com frequência, a excisão é um procedimento incidental benigno durante uma laparotomia realizada por outras causas. A maioria desses divertículos é assintomática, mas a doença diverticular pode simular muitas outras doenças intestinais, e qualquer uma delas exigiria laparotomia exploradora.

A mucosa gástrica no divertículo pode causar ulceração com hemorragia intestinal de vulto, fezes vermelho-tijolo, inflamação ou perfuração livre com peritonite, sobretudo em crianças. Embora possa haver complicações semelhantes em adultos, a obstrução intestinal causada por fixação da extremidade do divertículo ou aderência que segue até o umbigo não é rara. O divertículo pode se inverter e constituir o ponto de partida de uma intussuscepção. Divertículos benignos devem ser removidos como procedimentos incidentais, exceto se contraindicado por uma doença possivelmente complicadora em outra parte do abdome. Essas anomalias congênitas são remanescentes do ducto onfalomesentérico embrionário originado do intestino médio, são encontradas em 1 a 3% dos pacientes, sobretudo no sexo masculino, e geralmente estão localizadas 20 a 35 cm acima da válvula ileocecal. Como parte da exploração abdominal completa, é necessário o exame sistemático da porção terminal do íleo à procura de um divertículo de Meckel.

PREPARO PRÉ-OPERATÓRIO A principal finalidade do preparo pré-operatório é a reposição de sangue, líquidos e eletrólitos. É aconselhável a aspiração nasogástrica em caso de obstrução ou peritonite, o que pode demandar mais sangue, plasma e antibióticos.

ANESTESIA É preferível usar a anestesia geral inalatória, mas pode haver indicação de raquianestesia ou anestesia local em circunstâncias especiais.

POSIÇÃO O paciente é colocado em uma posição confortável de decúbito dorsal.

PREPARO OPERATÓRIO A pele é preparada da maneira habitual. Então uma pausa cirúrgica (*time out*) é executada.

INCISÃO E EXPOSIÇÃO É preferível a incisão mediana em virtude de sua flexibilidade máxima. Entretanto, a excisão incidental de um divertículo de Meckel pode ser realizada por qualquer incisão que o exponha.

DETALHES DA TÉCNICA O segmento da porção terminal do íleo em que se encontra o divertículo de Meckel é apresentado com pinças de Babcock para estabilização. O divertículo de Meckel pode estar distante até 20 a 35 cm da válvula ileocecal. Quando presente, o mesodivertículo deve ser liberado, seccionado entre pinças hemostáticas e ligado da mesma forma que um mesoapêndice (**FIGURA 3**). Se o divertículo tiver um colo muito largo, pode ser excisado por pinçamento oblíquo ou transversal da base, por excisão cuneiforme ou em "V" da base ou por ressecção segmentar do íleo acometido com anastomose terminoterminal (**FIGURA 4**). A base é pinçada duplamente com pinça atraumática do tipo Potts em posição transversal ou diagonal ao intestino. A peça é excisada com bisturi. Fazem-se suturas de tração (**A e B**) com fio de seda 2-0 para aproximar a superfície serosa da parede intestinal logo depois das extremidades da incisão (**FIGURA 5**). Quando atadas, essas suturas, **A e B**, estabilizam a parede intestinal durante o fechamento subsequente. As suturas com fio de seda 2-0 são colocadas nas duas extremidades da incisão e faz-se uma série de suturas interrompidas em colchoeiro horizontais com fio de seda 4-0 sob a pinça (**FIGURA 6**). Então, a pinça é retirada, os nós são confeccionados e qualquer excesso de parede intestinal é excisado. Em seguida, faz-se um plano de inversão com suturas interrompidas em colchoeiro horizontais com fio de seda 4-0 (**FIGURAS 6 e 7**). A permeabilidade do lúmen é avaliada entre os dedos indicador e polegar do cirurgião. Alguns cirurgiões preferem amputar o divertículo com um grampeador. O mesentério do divertículo é seccionado e seus vasos são ligados, como mostra a **FIGURA 3**. O divertículo é aberto transversalmente ao eixo intestinal, usando-se um par de pontos de reparo de cada lado. Pode-se usar um grampeador linear cortante, de acordo com a preferência do cirurgião. Após a retirada do divertículo, inverte-se a linha transversal dos grampos com uma série de pontos em colchoeiro com fio de seda 3-0. Mais uma vez, o cirurgião avalia a permeabilidade e a integridade da linha de sutura.

FECHAMENTO Realiza-se o fechamento habitual da laparotomia.

CUIDADOS PÓS-OPERATÓRIOS Os cuidados pós-operatórios são semelhantes aos da apendicectomia ou anastomose de intestino delgado. O equilíbrio hidreletrolítico é mantido por via intravenosa até o retorno da peristalse. Retira-se o tubo nasogástrico e inicia-se a alimentação progressiva. Qualquer inflamação, peritonite ou abscesso, drenado, que persista deve ser tratado com antibióticos sistêmicos adequados e reposição de sangue e plasma. As principais complicações pós-operatórias são obstrução, peritonite e infecção da ferida, que podem exigir outro tratamento cirúrgico adequado. ■

Capítulo 47 Intussuscepção e Diverticulectomia de Meckel

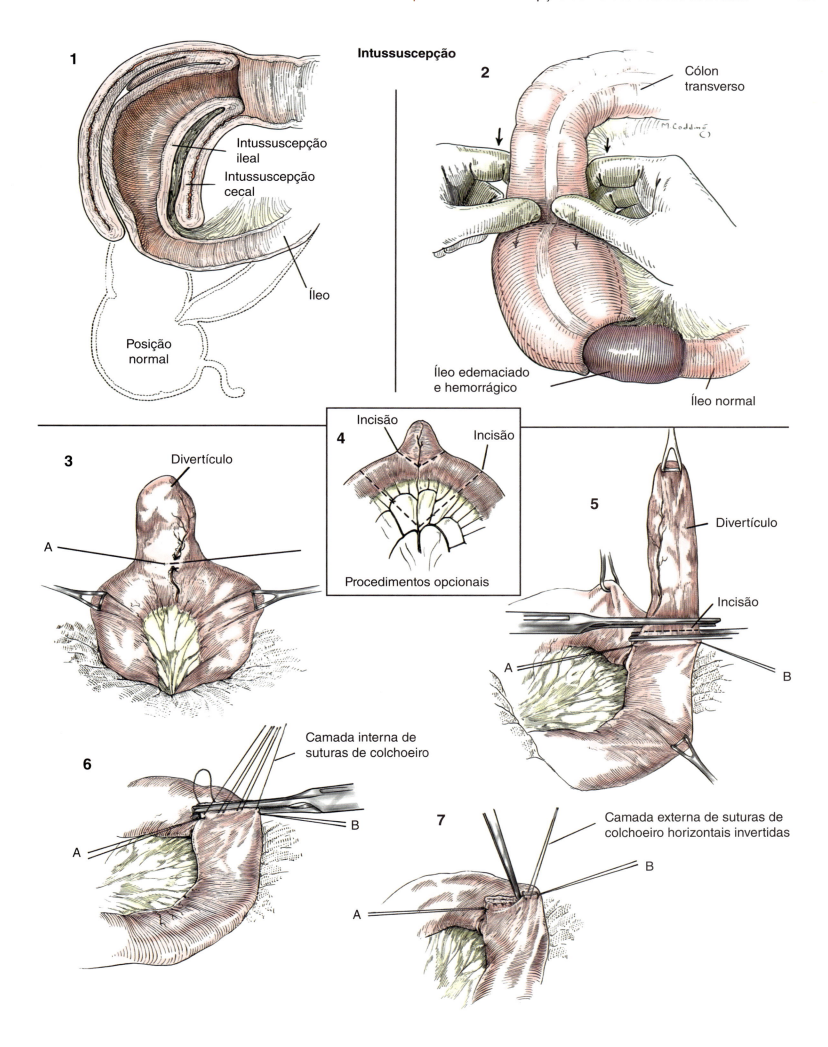

CAPÍTULO 48

RESSECÇÃO DO INTESTINO DELGADO

INDICAÇÕES Em geral, essa ressecção é um procedimento de emergência usado na obstrução súbita, como na gangrena intestinal por hérnia estrangulada ou no vólvulo. É usada com menor frequência na trombose mesentérica e na obstrução por tumor. Como a anastomose terminoterminal restaura com maior exatidão a continuidade natural do intestino, geralmente é preferível à anastomose lateral, mas o cirurgião deve estar familiarizado com a anastomose laterolateral, que é preferida quando houver disparidade acentuada entre o tamanho das extremidades do intestino a serem anastomosadas.

PREPARO PRÉ-OPERATÓRIO Como a ressecção e a anastomose do intestino delgado geralmente são procedimentos de emergência, as medidas pré-operatórias são necessariamente limitadas. Entretanto, antes de tentar a operação, esvazia-se o estômago e se mantém aspiração nasogástrica constante. O equilíbrio hidreletrolítico, inclusive níveis normais de sódio, cloreto e potássio, deve ser estabelecido de acordo com o grau de depleção hidreletrolítica e com a idade e o quadro cardiológico do paciente. Deve-se instituir antibioticoterapia em caso de suspeita de gangrena intestinal. É necessário reduzir a frequência de pulso e estabelecer um bom débito urinário como sinal de expansão suficiente da volemia antes da operação. Pode haver necessidade de drenagem vesical constante para determinar com exatidão o débito urinário em pacientes idosos ou em estado grave.

ANESTESIA É recomendável a anestesia geral com uso de tubo endotraqueal com balonete (*cuff*), o que permite vedação completa da traqueia e, associado à descompressão gástrica pré-operatória, é a melhor profilaxia contra possível pneumonia por aspiração. Pode-se usar raquianestesia, tanto por injeção única quanto por técnica contínua. Entretanto, é preciso prever o risco de regurgitação súbita de grande volume de líquido do intestino obstruído para a parte alta do sistema digestório e ter à mão equipamento de aspiração eficiente. Sempre há risco de aspiração, mesmo que seja usado tubo endotraqueal.

POSIÇÃO O paciente é colocado em decúbito dorsal.

PREPARO OPERATÓRIO A pele é preparada da maneira habitual. Os campos estéreis são aplicados de acordo com as especificações do cirurgião. Então, uma pausa cirúrgica (*time out*) é executada.

INCISÃO E EXPOSIÇÃO A incisão é feita sobre o local de suspeita da lesão. Caso não se conheça o local da obstrução do intestino delgado, frequentemente se usa uma incisão mediana inferior, pois a porção terminal do íleo é a região acometida com maior frequência. O local preferido de incisão é acima ou abaixo de uma eventual cicatriz abdominal, pois é mais provável que o local da obstrução seja perto desse ponto, sobretudo quando houver dor na cicatriz antes da operação. Coleta-se líquido peritoneal para cultura, com observação do volume, da cor e da consistência. Líquido sanguinolento indica obstrução vascular. As alças intestinais dilatadas são afastadas ou retiradas da cavidade peritoneal com cuidado, colocadas sobre uma superfície aquecida e úmida e são cobertas com compressas de gaze embebidas em solução salina aquecida.

Quando houver estrangulamento, é necessário que o cirurgião determine a viabilidade do intestino acometido, levando em consideração esses fatores: (1) odor fétido, (2) existência de secreção líquida indicativa de trombose venosa, (3) incapacidade do movimento peristáltico de progredir na parte acometida do intestino, (4) perda da cor e do brilho normais da túnica serosa e, sobretudo, (5) ausência de pulso arterial. O segmento de intestino que inicialmente parece inviável, com necessidade de ressecção, muitas vezes volta a ser viável quando a causa da obstrução é aliviada e o intestino fica um período em contato com compressas úmidas e aquecidas. Também ocorre imediata alteração da cor do intestino viável quando se inala oxigênio a 100%. A infiltração do mesentério com solução de cloridrato de procaína a 1% também pode superar o espasmo muscular e suscitar pulsações arteriais em casos questionáveis. A perfusão regional pode ser avaliada por injeção intra-arterial (ou intravenosa sistêmica) de fluoresceína, seguida por iluminação com lâmpada ultravioleta. Um aparelho manual de ultrassonografia com Doppler, recoberto por protetor estéril, também ajuda a verificar o suprimento arterial.

Se houver tumor, deve-se explorar o mesentério à procura de linfonodos metastáticos. Se houver alguma dúvida sobre o local da obstrução, o cirurgião não deve hesitar em exteriorizar as vísceras até que a lesão seja exposta satisfatoriamente e inspecionar o intestino entre os dedos, parte por parte, desde o ligamento de Treitz até o ceco. O cirurgião deve ter certeza de que não haja lesão secundária nem causa de obstrução distal. Em caso de anormalidade anatômica acentuada, pode ser conveniente partir da válvula ileocecal e seguir o intestino descomprimido em sentido proximal até o ponto de obstrução.

DETALHES DA TÉCNICA A parede intestinal deve ser ressecada 5 a 10 cm além da região de acometimento macroscópico, ainda que isso signifique o sacrifício de vários centímetros de intestino delgado (**FIGURA 1**). O intestino e o mesentério são separados, de preferência a partir do mesentério (**FIGURA 2**). O cirurgião deve cuidar para que (1) as pinças não estejam muito perto da base do mesentério, pois pode haver secção acidental dos vasos responsáveis pela irrigação sanguínea de um longo segmento intestinal; (2) a ressecção só se estenda até a base do mesentério em caso de doença maligna; e (3) um vaso pulsátil de tamanho razoável seja preservado para irrigar o intestino adjacente ao ponto de ressecção. O mesentério deve ser separado do intestino por pelo menos 1 cm além da linha de ressecção proposta (**FIGURA 2**) para garantir aplicação segura de suturas serosas ao longo da borda mesentérica. Usa-se no intestino um par de pinças dentadas finas atraumáticas estreitas e retas. A pinça da porção viável é posicionada obliquamente, assegurando não apenas um melhor suprimento sanguíneo na borda antimesentérica, mas também um lúmen maior para anastomose (**FIGURA 3**). O intestino é seccionado de ambos os lados da lesão, e a parte remanescente é coberta com compressas úmidas e aquecidas.

Mais uma vez, observa-se a cor do intestino para confirmar que a irrigação sanguínea adjacente à pinça seja satisfatória e que haja exposição suficiente da serosa na borda mesentérica para a sutura. Se o intestino estiver azulado ou se não houver pulsação nos vasos mesentéricos, o intestino é ressecado até que a circulação seja satisfatória.

Depois de preparar as extremidades do intestino para anastomose e de obter sua mobilização distal e proximal suficiente para evitar tensão na linha de sutura da anastomose, giram-se as pinças para apresentar a superfície serosa posterior para aproximação. As pinças de enterostomia são posicionadas ao longo do intestino, 5 a 8 cm distantes das pinças de esmagamento, para evitar o extravasamento de conteúdo intestinal depois da retirada das pinças. A serosa é suturada com pontos de colchoeiro com fio de seda, nas bordas mesentérica e antimesentérica. É preciso limpar um trecho suficiente da borda mesentérica para que a sutura inclua apenas a serosa, sem gordura mesentérica. Faz-se um plano de suturas de Halsted interrompidas com fio de seda 3-0 na serosa (**FIGURA 4**). A mucosa posterior é fechada por sutura contínua ancorada com fio absorvível ou por sutura interrompida com fio de seda 4-0 (**FIGURA 5**). O ângulo antimesentérico e a mucosa anterior são fechados por sutura invaginante de Connell (**FIGURAS 5 e 6**). O plano seroso anterior é fechado por sutura interrompida de Halsted com fio de seda 3-0 (**FIGURA 7**). O mesentério é aproximado por sutura interrompida com fio de seda 4-0 para evitar lesão vascular. A invaginação do intestino com o dedo contra o polegar verifica a perviedade da anastomose (**FIGURA 8**). Podem ser usados clipes de prata para identificar o local da anastomose em exames radiológicos subsequentes.

MÉTODO ALTERNATIVO Pode-se usar o método da anastomose lateral. Depois que o intestino for dividido, de acordo com o procedimento explicado anteriormente, as extremidades seccionadas são fechadas por sutura contínua invaginante com fio absorvível sobre a pinça (**FIGURA 9**). A parede do intestino é invertida, e a serosa lisa é aproximada enquanto a pinça é retirada (**FIGURA 10**). Quando a pinça é retirada, o fio é tracionado o suficiente para controlar o sangramento e obstruir o lúmen, e é atado na borda mesentérica. A extremidade aberta do intestino pode ser fechada por sutura interrompida com fio de seda 3-0. A extremidade do intestino é fechada por uma fileira de pontos separados em colchoeiro, com fio de seda 3-0, que não devem incluir gordura nem mesentério (**FIGURA 11**). Para evitar a interferência na irrigação sanguínea, o último ponto pode tracionar a borda mesentérica até o ponto de fechamento, mas não deve invertê-la nem incluí-la.

Pinças intestinais atraumáticas retas apreendem o intestino perto da borda mesentérica e das extremidades fechadas para evitar a formação de um segmento cego além da anastomose. O intestino é mantido na posição com pinças de Allis, Babcock ou de dissecção enquanto se aplicam as pinças de enterostomia (**FIGURA 12**). As pinças são colocadas juntas e o campo é coberto com compressas limpas. Suturas de tração são feitas nos dois ângulos da anastomose (**FIGURA 13**). Faz-se uma fileira de suturas interrompidas com fio de seda 3-0 na serosa. A parede intestinal é incisada com bisturi, de ambos os lados, perto da linha de sutura (ver **FIGURA 13**). A incisão é alongada com eletrocautério até obter um estoma com cerca de 2 ou 3 dedos de largura. A mucosa posterior é fechada por sutura contínua ancorada com fio absorvível ou por sutura interrompida com fio de seda fino 4-0 (**FIGURA 14**). O plano da mucosa anterior é fechado por sutura invaginante de Connell e o plano seroso anterior, por sutura de colchoeiro interrompida com fio de seda 3-0 (**FIGURA 15**). Os ângulos podem ser reforçados com vários pontos interrompidos com fio de seda 3-0 até que as extremidades fechadas do intestino estejam firmemente fixadas ao intestino adjacente (**FIGURA 16**). O mesentério é aproximado por sutura interrompida com fio de seda 3-0 posicionada de modo a evitar os principais vasos sanguíneos (ver **FIGURA 16**).

FECHAMENTO O fechamento da parede abdominal é realizado da maneira habitual.

CUIDADOS PÓS-OPERATÓRIOS O balanço hídrico é estabelecido e mantido com solução intravenosa de solução de Ringer com lactato. As transfusões sanguíneas podem ser indicadas até que a frequência de pulso volte a um valor próximo do normal, sobretudo se o hematócrito for 30 ou menos. A descompressão constante por aspiração gástrica contínua ou gastrostomia temporária é mantida até o início do esvaziamento normal do tubo digestivo. ■

Capítulo 48 Ressecção do Intestino Delgado   163

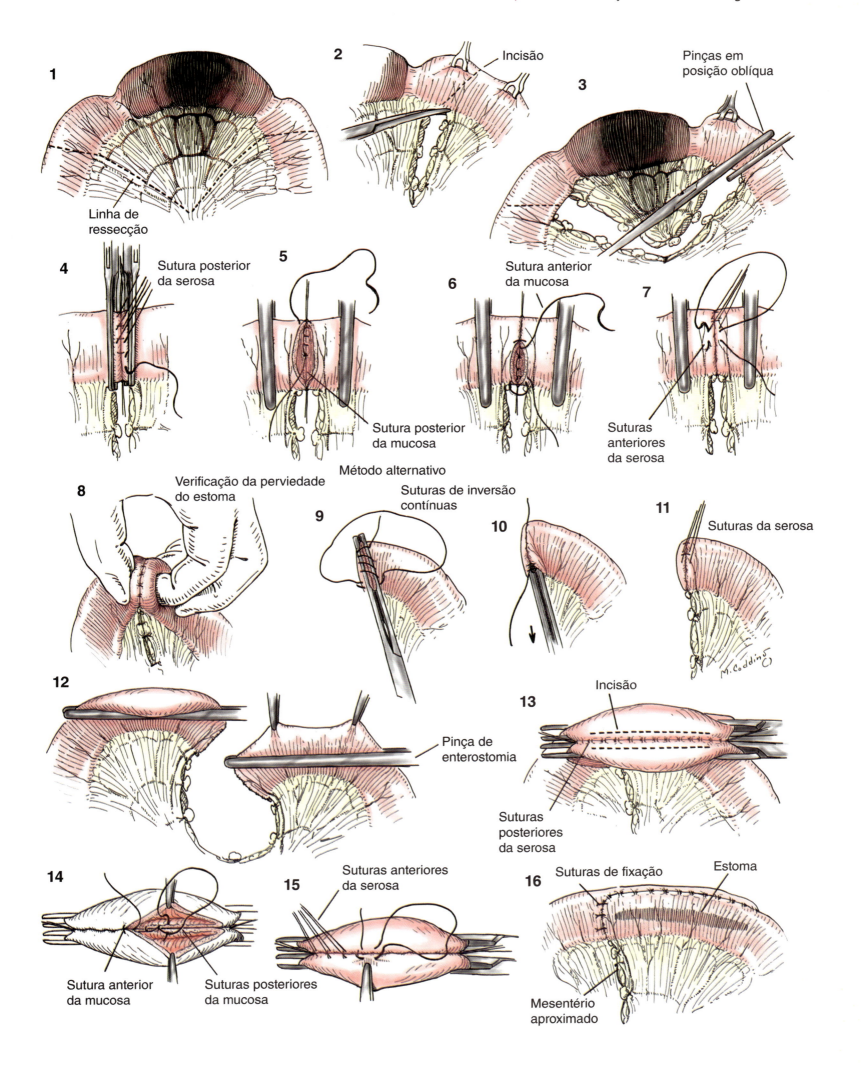

CAPÍTULO 49

RESSECÇÃO DO INTESTINO DELGADO COM GRAMPEADOR

INDICAÇÕES Várias partes do intestino delgado são ressecadas por diversas razões. Entre as indicações de ressecção do intestino delgado estão as operações de emergência decorrentes da interferência no suprimento sanguíneo por uma hérnia estrangulada, vólvulo decorrente de aderência fixa, trombose mesentérica, lesões traumáticas, tumores localizados e enterite regional. Algumas vezes, é prudente realizar uma enteroenterostomia quando há muitas aderências ou extensa ileíte regional para tentar evitar maior ressecção do intestino delgado já encurtado por ressecções extensas prévias.

PREPARO PRÉ-OPERATÓRIO As indicações da operação determinam o tempo destinado à reposição de líquidos, eletrólitos e sangue (ver Capítulo 48). Institui-se aspiração gástrica constante. O cateter vesical de longa permanência ajuda a monitorar se o débito urinário em resposta ao tratamento é satisfatório. Em casos de elevação da frequência de pulso e suspeita de gangrena intestinal, podem-se administrar expansores plasmáticos ou concentrado de hemácias. Administram-se antibióticos intravenosos, e o paciente é reidratado intensivamente com uso do débito urinário como indicador.

ANESTESIA Deve-se manter aspiração gástrica constante, em nível suficiente para evitar o risco de aspiração do conteúdo gástrico. É aconselhável o uso de tubo endotraqueal com balonete (*cuff*) para vedar a traqueia e impedir a possibilidade de pneumonia por aspiração.

POSIÇÃO O paciente é colocado em decúbito dorsal. A posição de Trendelenburg invertida moderada pode ajudar a melhorar a exposição subsequente bem como a afastar o intestino delgado dilatado.

PREPARO OPERATÓRIO A pele é preparada da maneira habitual. Os campos estéreis são aplicados de acordo com as especificações do cirurgião. Então, uma pausa cirúrgica (*time out*) é executada.

INCISÃO E EXPOSIÇÃO Uma incisão mediana é feita na área geral da suposta lesão. Em pacientes traumatizados uma incisão mediana ampla garante exposição suficiente para exploração extensa. Quando for provável que uma hérnia inguinal encarcerada contenha intestino gangrenado, alguns cirurgiões preferem abrir o abdome com uma incisão oblíqua acima da região inguinal para dividir o intestino viável acima do ponto de encarceramento, diminuindo as chances de contaminação acentuada ao abrir o saco herniário. Se houver cicatrizes prévias, sobretudo medianas, pode-se fazer uma nova incisão com cuidado além da extremidade ou em um dos lados a fim de reduzir o risco de lesão do intestino delgado subjacente, provavelmente muito aderido.

DETALHES DA TÉCNICA Coleta-se uma amostra de líquido abdominal para cultura e avaliam-se sua cor e seu odor como preditores de necrose intestinal. A prioridade é liberar as restrições por aderências ou um saco herniário na esperança de recuperar a irrigação sanguínea satisfatória. Quando houver dúvidas sobre a viabilidade do intestino, este poderá ser envolvido em compressa úmida e aquecida durante alguns minutos. É evidente que o intestino delgado com gangrena evidente ou perfurado deve ser isolado de imediato com compressas para minimizar a contaminação.

Em pacientes traumatizados, é necessária a inspeção completa dos intestinos delgado e grosso à procura de possíveis lesões porque a mucosa protrusa pode bloquear temporariamente a contaminação. As lesões mesentéricas com formação de hematoma exigem avaliação minuciosa. Múltiplas perfurações com lesão mesentérica extensa podem tornar a ressecção de um segmento do delgado um procedimento mais seguro que a tentativa de múltiplos reparos de um segmento. A possibilidade de outra causa intraluminal de obstrução demanda a avaliação do intestino delgado além do ponto de intussuscepção ou obstrução.

ANASTOMOSE DE INTESTINO DELGADO COM LÚMEN ABERTO Aplicam-se pinças atraumáticas de Scudder proximais ao ponto planejado de divisão do intestino delgado e também distais à área a ressecar. Isso impede a contaminação maciça do intestino obstruído ao mesmo tempo que controla o suprimento sanguíneo. A peça é ressecada (**FIGURA 1**) depois da aplicação oblíqua de uma pinça reta e fina na parede do intestino, com uma borda serosa mesentérica livre de no mínimo 1 cm. Isso deixa um amplo espaço para criar a anastomose laterolateral com grampeador, como descrito posteriormente, e uma área serosa limpa para aplicação posterior de um grampeador não cortante para completar a enteroenterostomia.

DETALHES DA TÉCNICA Pode-se usar um grampeador linear cortante para aproximar as duas extremidades abertas do intestino delgado seccionado (**FIGURA 2**). Após a divisão do intestino em um plano moderadamente oblíquo, com 1 cm de borda mesentérica livre, as extremidades são alinhadas. Para isso são usadas suturas de tração nas bordas mesentérica e antimesentérica (ver **FIGURA 2**). A borda antimesentérica é aproximada e introduz-se cada mandíbula do grampeador linear cortante. O intestino deve estar alinhado de maneira uniforme sobre as mandíbulas antes de disparar o instrumento (**FIGURA 3**). As paredes do intestino são suturadas com grampeador e o estoma é criado pela lâmina cortante dentro do grampeador linear cortante (**FIGURA 3A**). Inspeciona-se a linha de sutura grampeada à procura de sangramento, que, quando presente, é controlado por sutura interrompida.

Suturas de tração (**A** e **A'**) são feitas na borda mesentérica de cada segmento, e outra é feita na parte central (**B**) para permitir a tração da extremidade da linha de sutura na borda antimesentérica (**FIGURA 4**). As novas linhas de grampos lineares devem ser ligeiramente separadas umas das outras, para evitar o cruzamento de três linhas de grampos se forem colocadas muito juntas. O lúmen comum pode ser fechado com auxílio de um grampeador linear não cortante. Excisa-se o excesso de parede intestinal além do instrumento de sutura (**FIGURA 5**). Qualquer ponto de hemorragia após retirada do grampeador é controlado por sutura interrompida.

O mesentério é totalmente aproximado por sutura interrompida (**FIGURA 6**). A aproximação pode ser realizada antes da criação da anastomose. É necessário aproximar todo o mesentério para evitar qualquer possibilidade de herniação interna posterior de uma alça intestinal. A perviedade da anastomose é avaliada por palpação entre o polegar e o dedo indicador. **CONTINUA**

Capítulo 49 Ressecção do Intestino Delgado com Grampeador

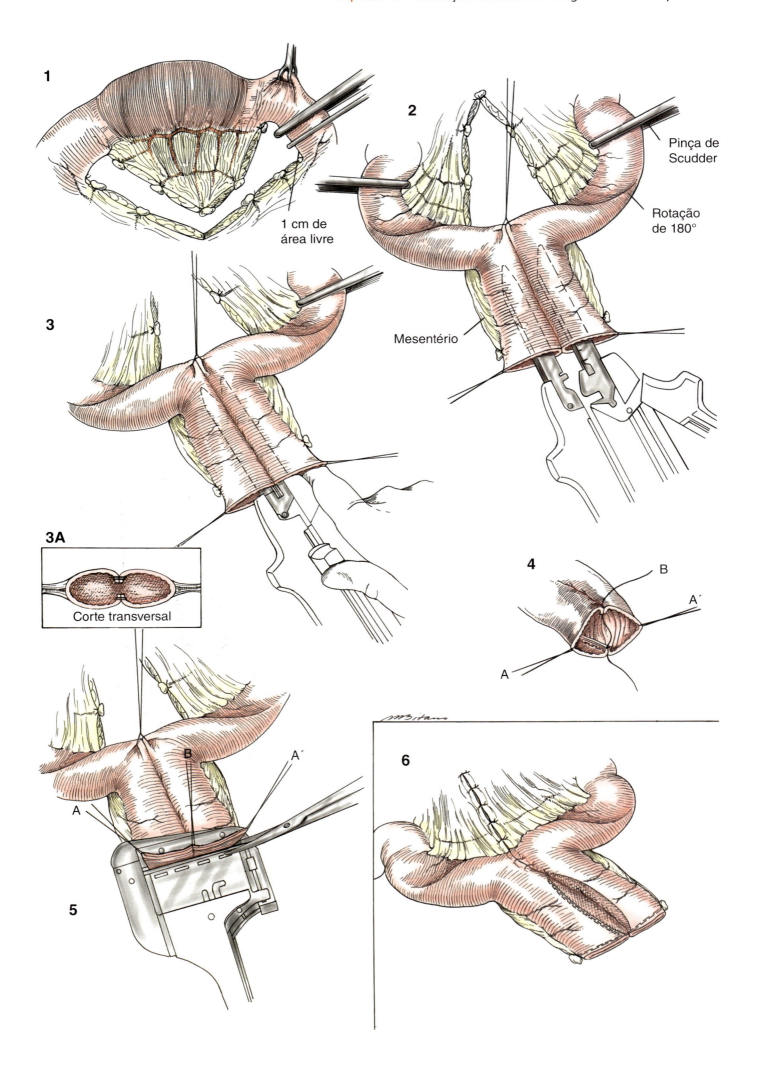

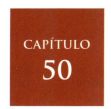

CAPÍTULO 50 — Enterostomia com Grampeador

INDICAÇÕES Às vezes uma enteroenterostomia é realizada para contornar um segmento de intestino delgado obstruído acometido por ileíte regional, tumor ou muitas aderências. Uma grande diferença no diâmetro do intestino que entra e sai de um ponto de obstrução dificulta a anastomose terminoterminal. Em alguns pacientes, a anastomose laterolateral pode aliviar a obstrução com risco mínimo e sem sacrificar grandes segmentos de intestino delgado. Nos pacientes com histórico de ressecção de intestino delgado ou ileíte regional, este pode ser o procedimento de escolha em vez da ressecção radical, que causaria outros problemas nutricionais, apesar do risco de surgimento subsequente de neoplasia maligna na região acometida por uma enterite. A enteroenterostomia também é usada para restabelecer a continuidade do intestino delgado após várias operações com derivação em Y de Roux.

DETALHES DA TÉCNICA As duas alças selecionadas para a enteroenterostomia são apreendidas com pinças de Babcock e podem-se usar pinças atraumáticas de Scudder para controlar a hemorragia e limitar a contaminação a partir do intestino obstruído (ver FIGURA 12, no Capítulo 48). Suturas de tração são colocadas na borda antimesentérica além das extremidades da anastomose planejada. Podem-se colocar e atar várias suturas para estabilizar os dois lados em preparo para introduzir o grampeador (FIGURA 1).

Com a área bem isolada por compressas estéreis, faz-se uma pequena incisão com bisturi número 11 na borda antimesentérica de cada alça. A abertura deve ser apenas o suficiente para a livre passagem da mandíbula do grampeador linear cortante. Depois de introduzir as duas mandíbulas, as paredes intestinais são realinhadas antes de disparar o instrumento. A lâmina do instrumento divide o septo e garante um estoma satisfatório entre as duas fileiras de grampos (FIGURA 2).

Retira-se o grampeador e inspeciona-se a linha de grampeamento em busca de possível hemorragia. Talvez sejam necessários outros pontos para controlar eventuais locais de sangramento. Fazem-se suturas de tração através das extremidades das duas linhas de grampeamento para aproximar as bordas da ferida com eversão enquanto se mantém o estoma aberto (FIGURA 3). As margens da mucosa podem ser aproximadas com pinça de Babcock que, com as suturas de retenção no ângulo, asseguram inclusão completa das paredes intestinais no grampeador linear não cortante. O grampeador é disparado e todo o excesso de intestino além dos grampos é excisado por secção ao longo da superfície externa do grampeador (FIGURA 4). Inspeciona-se a nova linha de grampeamento para avaliação da hemostasia. Vários outros pontos são feitos para fixar os ângulos da anastomose (FIGURA 5), embora alguns cirurgiões prefiram fazer outros pontos com inversão da linha de grampeamento externa final. A adequação do estoma é determinada por compressão da parede intestinal oposta entre o polegar e o indicador.

CUIDADOS PÓS-OPERATÓRIOS Institui-se aspiração gástrica constante. As indicações do procedimento e a quantidade de sangue perdido durante a operação determinam a necessidade de reposição sanguínea. O tipo e a duração da antibioticoterapia estarão relacionados com o diagnóstico e a existência de contaminação durante a operação. Faz-se a avaliação diária meticulosa dos níveis hidreletrolíticos e do peso. Todos os dias se avalia o balanço hídrico do paciente. Embora se possam tolerar os líquidos orais, a dieta é restrita até a retomada da atividade intestinal. A deambulação precoce é incentivada e o paciente é alertado para comunicar a ocorrência de cólicas abdominais, náuseas ou vômitos. ∎

Capítulo 50 Enterostomia com Grampeador

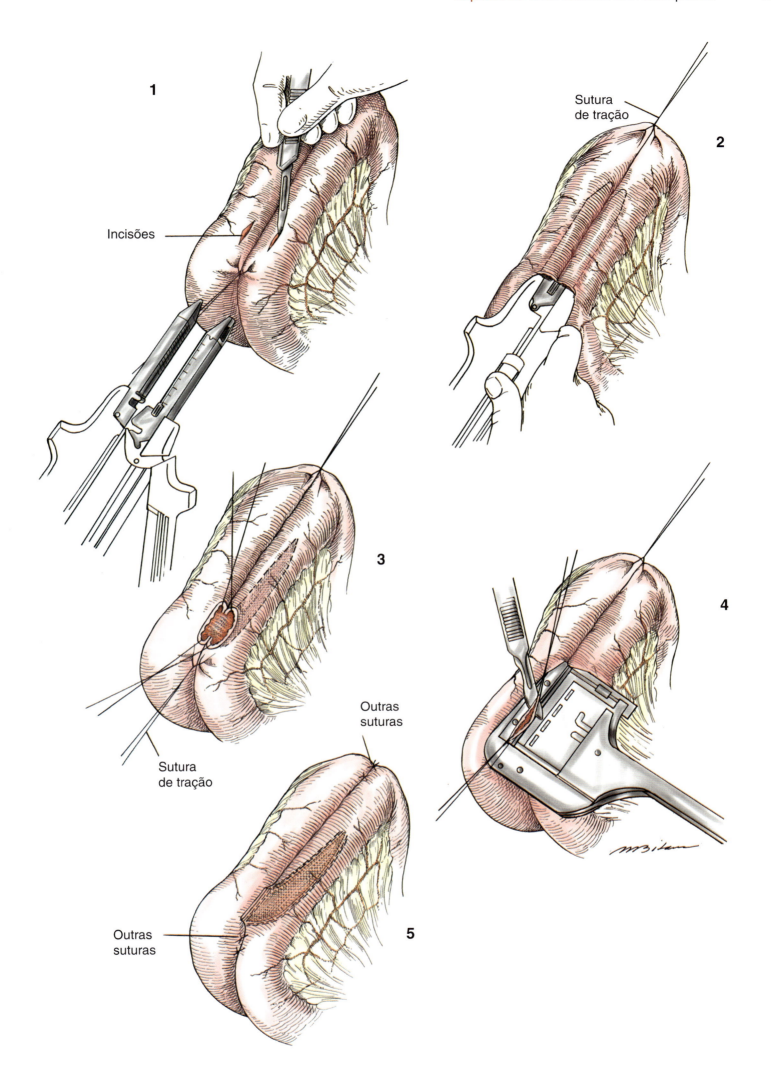

CAPÍTULO 51 ENTEROSTOMIA

INDICAÇÕES A enterostomia na porção proximal do jejuno pode ser usada para alimentação de pacientes desnutridos, antes ou depois de procedimentos cirúrgicos de grande porte. A enterostomia na porção distal do íleo pode ser clinicamente indicada nos casos de íleo adinâmico em que a intubação e outros métodos de descompressão intestinal não aliviaram a obstrução ou quando a condição do paciente não permitir eliminar a causa. A enterostomia também pode ser realizada para descomprimir o sistema digestório proximal ao local de grande ressecção e anastomose ou para descomprimir indiretamente o estômago após ressecção gástrica mediante a introdução retrógrada de um tubo longo até o estômago. Através do tubo pode-se reintroduzir a bile, o suco pancreático e o suco gástrico perdidos por causa da intubação ou de uma fístula.

PREPARO PRÉ-OPERATÓRIO Esse preparo é determinado pelas condições subjacentes encontradas antes da intervenção. Com frequência, faz-se uma enterostomia em conjunto com outro procedimento cirúrgico de grande porte no sistema digestório.

POSIÇÃO O paciente é colocado em confortável posição de decúbito dorsal.

PREPARO OPERATÓRIO A pele é preparada da maneira habitual. Os campos estéreis são aplicados de acordo com as especificações do cirurgião. Então, uma pausa cirúrgica (*time out*) é executada.

INCISÃO E EXPOSIÇÃO Em geral, faz-se uma incisão mediana perto do umbigo. Se for realizada enterostomia para íleo adinâmico em caso de peritonite, a incisão deve ser tão pequena que bastem apenas alguns pontos para fechá-la. Quando o procedimento for parte de uma grande ressecção intestinal ou for realizado para fins de alimentação, o tubo de enterostomia é exteriorizado por uma incisão, de preferência a alguma distância da incisão original. Se a enterostomia tiver a finalidade principal de alimentação ou drenagem gástrica, deve-se fazer a incisão na região do ligamento de Treitz no quadrante superior esquerdo.

A. ENTEROSTOMIA DE STAMM

INDICAÇÕES Quando for usada para alimentação preliminar, complementar ou suplementar a uma grande ressecção, a enterostomia de Stamm deve ser feita no jejuno perto do ligamento de Treitz. Quando o objetivo for aliviar a distensão no íleo adinâmico, pode-se usar a primeira alça dilatada que se apresentar.

DETALHES DA TÉCNICA Em uma enterostomia usada como meio de alimentação, uma alça de jejuno perto do ligamento de Treitz é levada até a incisão, e as extremidades proximal e distal do intestino são identificadas. O intestino é esvaziado e apreendido com pinças de enterostomia. Fazem-se duas suturas em bolsa de tabaco concêntricas com fio não absorvível 2-0 na submucosa da superfície antimesentérica (**FIGURA 1**). Faz-se uma pequena incisão através da parede intestinal no centro da sutura em bolsa de tabaco interna (**FIGURA 2**) e através dela desliza-se o cateter até o lúmen da porção distal do intestino. As pinças são retiradas. A sutura em bolsa de tabaco interna é apertada ao redor do cateter. A sutura em bolsa de tabaco externa é ajustada para fixar o cateter na parede intestinal e serve para inverter uma pequena bainha de intestino ao redor do cateter (**FIGURA 3**).

FECHAMENTO A extremidade proximal do cateter é exteriorizada através de uma incisão na parede abdominal. O intestino adjacente ao cateter é fixado no peritônio sobrejacente por quatro pontos com fio não absorvível fino (**FIGURA 4**). O cateter é fixado na pele por sutura com fio não absorvível (**FIGURA 5**).

B. ENTEROSTOMIA DE WITZEL

INDICAÇÕES A enterostomia de Witzel pode ser preferida quando houver indicação clara de enterostomia prolongada do intestino delgado. Esse procedimento oferece proteção semelhante a uma válvula na abertura para o jejuno.

DETALHES DA TÉCNICA A alça de intestino delgado escolhida para enterostomia é esvaziada e podem-se aplicar pinças atraumáticas. Faz-se uma sutura em bolsa de tabaco com fio não absorvível 3-0 defronte à borda mesentérica no local planejado para entrada (**FIGURA 6**). Uma sonda com calibre 12 a 14 French, com várias aberturas laterais, é, então, introduzida na parede abdominal, e são feitas suturas interrompidas, cerca de 1 cm de distância uma da outra, incorporando um pequeno ponto na parede intestinal em ambos os lados da sonda (**FIGURA 7**). Quando essas suturas são atadas, o cateter é sepultado na parede do intestino delgado em um trecho de 6 a 8 cm. Depois disso, faz-se uma incisão intestinal, na porção média da sutura em bolsa de tabaco, e a extremidade do cateter é inserida no intestino delgado (**FIGURA 8**) e empurrada pela distância desejada no lúmen; em seguida, a sutura em bolsa de tabaco é atada. A porção exposta remanescente do cateter e a área da sutura em bolsa de tabaco são sepultadas com três ou quatro pontos separados com fio não absorvível 2-0 (**FIGURA 9**). Faz-se uma incisão na parede abdominal e introduz-se uma pinça como guia para a colocação de suturas entre o intestino delgado e o peritônio adjacente à linha de sutura (**FIGURA 10**). É desejável uma fixação de base ampla para evitar a torção ou angulação do intestino delgado.

Após atar a primeira camada de suturas, o cateter é retirado através da incisão, permitindo que a camada anterior de suturas seja colocada entre o peritônio e o intestino delgado, o que veda totalmente a região do cateter. É aconselhável fixar o intestino delgado nas paredes abdominais por um trecho de 5 a 8 cm para evitar um vólvulo do intestino delgado em torno de um pequeno ponto fixo. O intestino deve ser fixado no peritônio no sentido da peristalse.

FECHAMENTO Fecha-se o abdome da maneira habitual. O cateter é fixado na pele por sutura e um curativo adesivo.

CUIDADOS PÓS-OPERATÓRIOS Quando a enterostomia é realizada para aliviar o íleo adinâmico, acopla-se o cateter em um frasco de drenagem e podem-se injetar cerca de 30 mℓ de água estéril ou solução salina durante 2 a 4 horas para garantir a drenagem satisfatória através do cateter. Caso se use a enterostomia para alimentação, é possível satisfazer parcialmente as necessidades de líquidos e eletrólitos do paciente com leite homogeneizado e soro glicosado ou solução salina ou com uma das muitas misturas prontas de alimentação enteral. Estes podem ser iniciados pelo cateter de enterostomia, uma bomba de alimentação por sonda, a uma taxa de 10 a 25 mℓ/h e, depois, aumentada até a taxa-alvo. Alternativamente, pode ser usada uma infusão gravitacional contínua. A ingestão calórica deve ser aumentada lentamente por causa da complicação comum de diarreia e desconforto abdominal. Se o paciente apresentar desconforto ou diarreia, a alimentação por enterostomia não deve ser continuada durante a noite. O cateter pode ser facilmente removido quando não for mais necessário. Esse é um procedimento simples, feito à beira do leito ou no consultório, e não requer anestesia. ■

Capítulo 51 Enterostomia

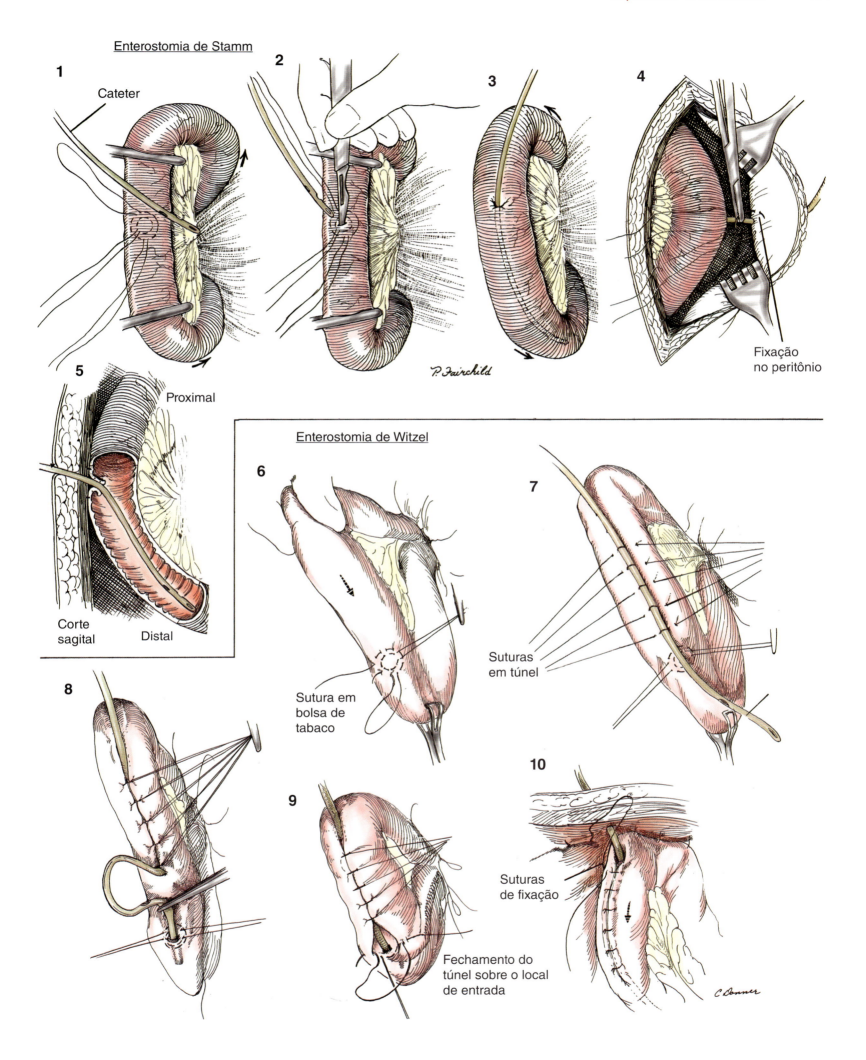

CAPÍTULO 52

APENDICECTOMIA

INDICAÇÕES A apendicite aguda é um processo bacteriano geralmente progressivo, mas as múltiplas localizações do apêndice possibilitam que esse órgão simule muitas outras doenças retrocecais, intra-abdominais ou pélvicas. Embora vários estudos em andamento busquem investigar o manejo não cirúrgico da apendicite aguda, a intervenção cirúrgica continua sendo o padrão de atendimento. Pode ser aconselhável adiar a administração de líquidos parenterais e antibióticos em pacientes intoxicados, crianças ou idosos.

Quando se constata massa no quadrante inferior direito ao primeiro exame, podem ser indicadas várias horas de preparo. Com frequência existe celulite e pode-se realizar a apendicectomia. Quando se encontra um abscesso, procede-se a drenagem e apendicectomia concomitantes, se houver facilidade para isso. Caso contrário, drena-se o abscesso e faz-se a apendicectomia de intervalo em data posterior.

Se o diagnóstico for de apendicite crônica, devem-se excluir outras causas de dor e origens de doença.

PREPARO PRÉ-OPERATÓRIO A principal finalidade do preparo pré-operatório é a restauração do balanço hídrico, sobretudo em pacientes muito jovens e idosos. O paciente deve estar bem hidratado, o que é indicado por um bom débito urinário. Introduz-se um tubo nasogástrico/orogástrico para descompressão do estômago com o objetivo de minimizar vômitos durante a indução da anestesia. Podem ser necessários medicamentos antipiréticos e resfriamento externo, pois a hiperpirexia complica a anestesia geral. Antibióticos pré-operatórios de largo espectro são rotineiramente administrados antes da incisão e mantidos no período pós-operatório em pacientes com sinais de sepse sistêmica ou se for encontrado, durante a operação, um flegmão ou um abscesso.

ANESTESIA É preferível a anestesia inalatória, mas a raquianestesia é satisfatória.

POSIÇÃO O paciente é colocado em confortável posição de decúbito dorsal.

PREPARO OPERATÓRIO A pele é preparada da maneira habitual. Os campos estéreis são aplicados de acordo com as especificações do cirurgião. Então, uma pausa cirúrgica (*time out*) é executada.

INCISÃO E EXPOSIÇÃO Historicamente, uma incisão de McBurney ou incisão de Gridiron tem sido descrita como o acesso preferencial para a apendicectomia. Essa incisão é orientada na direção das fibras oblíquas externas e é colocada na junção dos dois terços médios e um terço lateral de uma linha imaginária que liga a espinha ilíaca anterossuperior direita ao umbigo. Em nenhum procedimento cirúrgico a padronização da incisão se mostrou mais danosa que na apendicectomia. Não existe um tipo de incisão que deva ser sempre usado, pois o apêndice é uma parte móvel do corpo e pode ser encontrado em qualquer lugar no quadrante inferior direito, na pelve, acima sob o cólon ascendente e até mesmo, raramente, no lado esquerdo da cavidade peritoneal (**FIGURAS 1 e 3**). O cirurgião determina a localização do apêndice, sobretudo a partir do ponto de dor à palpação máxima ao exame físico, e faz a melhor incisão para expor essa área específica. A maioria dos apêndices é alcançada satisfatoriamente através da incisão de divulsão muscular inferior direita, que é uma variação do procedimento original de McBurney (**FIGURA 1**, incisão A). Se houver suspeita de contaminação grosseira, deve ser considerada a realização de uma incisão na linha média, para permitir a lavagem ideal da cavidade peritoneal. Por fim, se houver indícios de formação de abscesso, a incisão deve ser feita diretamente sobre esse local.

Qualquer que seja o local da incisão, inicialmente ela é aprofundada até a aponeurose do plano muscular externo. Em uma incisão por divulsão muscular, a aponeurose do músculo oblíquo externo é dividida desde a margem da bainha do músculo reto até o flanco, paralelamente a suas fibras (**FIGURA 4**). Com o deslocamento do músculo oblíquo externo por afastadores, o músculo oblíquo interno é dividido paralelamente a suas fibras até a bainha do músculo reto (**FIGURA 5**) e lateralmente em direção à crista ilíaca (**FIGURA 6**). Às vezes, a fáscia transversal e o músculo transverso são divididos com o músculo oblíquo interno, mas a abertura da fáscia transversal com o peritônio resulta em uma estrutura mais forte para reparo. A bainha do músculo reto pode ser aberta por 1 ou 2 cm para propiciar exposição adicional (**FIGURA 7**). O peritônio é levantado entre as pinças, primeiro pelo cirurgião e depois pelo auxiliar (**FIGURA 8**). O cirurgião libera a apreensão original, levanta novamente perto da pinça do primeiro auxiliar e comprime o peritônio entre as pinças com o cabo do bisturi para liberar o intestino subjacente. Essa manobra para proteger o intestino é importante e sempre deve ser realizada antes de abrir o peritônio. Assim que o peritônio é aberto (**FIGURA 8**), as estruturas da parede abdominal são protegidas com um protetor de ferida ou gazes para minimizar qualquer possível contaminação. As margens do peritônio são pinçadas com as compressas de gaze úmidas que já circundam a ferida (**FIGURA 9**). Fazem-se culturas do líquido peritoneal.

DETALHES DA TÉCNICA Em geral, quando se encontra o ceco quase de imediato, é melhor tracioná-lo até a incisão, segurá-lo com uma compressa de gaze úmida e apresentar o apêndice sem fazer palpação às cegas no abdome (**FIGURA 10**). Pode ser necessário seccionar as fixações peritoneais do ceco para facilitar a retirada do apêndice. Uma vez apresentado o apêndice, seu mesentério perto da extremidade pode ser apreendido com uma pinça, e o ceco pode ser recolocado na cavidade abdominal. Depois, a cavidade peritoneal é isolada com compressas de gaze úmidas (**FIGURA 11**). O mesentério do apêndice é seccionado entre as pinças e procede-se à ligadura meticulosa dos vasos (**FIGURAS 2 e 12**). É melhor fazer uma sutura transfixante que ligar o conteúdo das pinças, pois quando as estruturas estiverem sob tensão, é frequente a retração dos vasos da pinça com sangramento posterior para o mesentério. Com os vasos do mesentério ligados, a base do apêndice é esmagada com uma pinça em ângulo reto (**FIGURA 13**). **CONTINUA** ▶

Capítulo 52 Apendicectomia

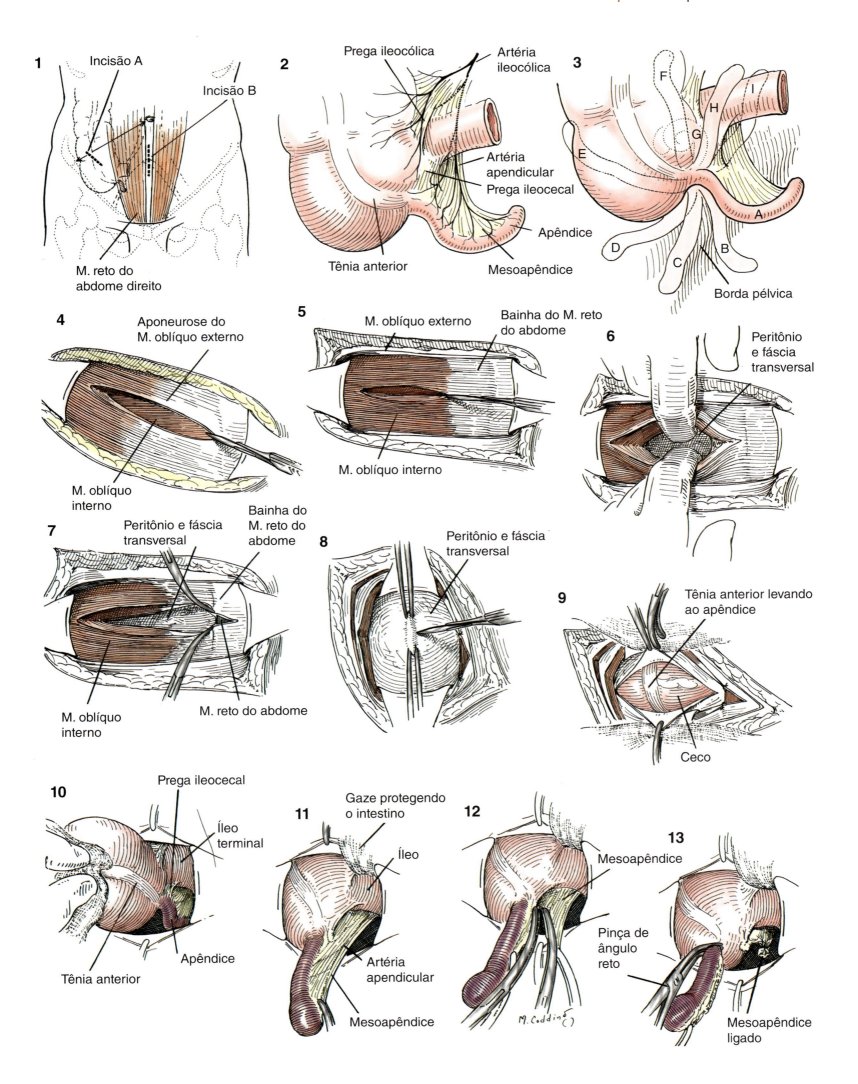

DETALHES DA TÉCNICA **‹CONTINUAÇÃO›** A pinça em ângulo reto é afastada 1 cm no sentido da extremidade do apêndice. O apêndice é ligado na margem proximal da porção esmagada (FIGURA 14) e o nó é apreendido com uma pinça reta. Faz-se uma sutura em bolsa de tabaco na parede do ceco, na base do apêndice, com cuidado para não perfurar vasos sanguíneos onde estava fixado o mesentério do apêndice (FIGURA 15). O apêndice é elevado, o ceco é protegido com gaze úmida para evitar contaminação e o apêndice é seccionado entre a ligadura e a pinça (FIGURA 16). O fio na base do apêndice é cortado e empurrado com uma pinça reta sobre a ligadura do coto para invaginar o coto na parede cecal. As mandíbulas da pinça são separadas, e a pinça é retirada quando se confecciona o nó da sutura em bolsa de tabaco. A parede do ceco pode ser fixada com pinça para tecido para auxiliar a inversão do coto apendicular (FIGURA 17). O ceco adquire a aparência mostrada na FIGURA 18. A área é lavada com solução salina morna e o omento é colocado sobre o local da operação (FIGURA 19).

Se houver um abscesso localizado ou uma perfuração perto da base que impeça o fechamento seguro do ceco, ou se a hemostasia não for adequada, pode ser aconselhável a drenagem. Os drenos devem ser maleáveis e macios, de preferência um dreno tipo *sump* de Silastic™. Nunca se deve usar gaze seca nem dreno de borracha calibroso em virtude do risco de lesão intestinal. Alguns cirurgiões não drenam a cavidade peritoneal em caso de peritonite óbvia não localizada; em vez disso, para controlá-la empregam irrigação peritoneal, antibióticos parenterais e antibioticoterapia sistêmica.

Se não houver acometimento óbvio do apêndice por inflamação aguda, é obrigatório fazer uma exploração mais extensa. Em caso de peritonite sem acometimento do apêndice, é preciso descartar a possibilidade de ruptura de úlcera péptica ou diverticulite de sigmoide. A possibilidade de colecistite aguda, ileíte regional e acometimento do ceco por carcinoma não é incomum. No sexo feminino, sempre existe a possibilidade de sangramento por ruptura de folículo de Graaf, gravidez ectópica ou infecção pélvica. Não é possível omitir a inspeção dos órgãos pélvicos nessas circunstâncias. Às vezes se encontra um divertículo de Meckel. Pode ser indicado o fechamento do abdome, com subsequente avaliação e preparo satisfatório para ressecção do intestino em data posterior.

FECHAMENTO As camadas musculares são afastadas enquanto se fecha o peritônio com sutura contínua ou interrompida com fio absorvível (ver FIGURA 19). A fáscia transversal incorporada ao peritônio constitui uma base melhor para a sutura. Suturas interrompidas são feitas no músculo oblíquo interno e na pequena abertura na borda externa da bainha do músculo reto (FIGURA 20). A aponeurose do músculo oblíquo externo é fechada, mas não constringida com sutura interrompida (FIGURA 21).

O tecido subcutâneo e a pele são fechados em camadas. A pele pode ser mantida aberta para um fechamento secundário tardio caso se encontre pus em torno do apêndice.

MÉTODO ALTERNATIVO Em alguns casos, para evitar a ruptura do apêndice com distensão aguda, é seguro ligar e seccionar a base do apêndice antes de tentar levá-lo até a incisão. Por exemplo, se o apêndice estiver aderido à parede lateral do ceco (FIGURA 22), às vezes é mais simples inserir uma pinça curva sob a base do apêndice para que possa ser duplamente pinçada e ligada (FIGURA 23). Depois de ligar a base do apêndice, que muitas vezes está bastante endurecida, procede-se à secção com bisturi (FIGURA 24). A base do apêndice é invertida com sutura em bolsa de tabaco (FIGURAS 25 e 26). As fixações do apêndice são seccionadas com tesoura longa e curva até que se possa identificar com clareza o suprimento sanguíneo (FIGURA 27). Em seguida, o mesentério do apêndice é apreendido com pinças curvas, e o conteúdo dessas pinças é ligado com fio 2-0 (FIGURA 28).

Quando o apêndice não for encontrado com facilidade, a busca deve acompanhar a tênia anterior do ceco, que segue diretamente até a base do apêndice, qualquer que seja sua posição. Quando o apêndice estiver em posição retrocecal, a incisão do peritônio parietal deve ser paralela à borda lateral do apêndice, observada através do peritônio (FIGURA 29). Assim é possível dissecar o apêndice de sua posição atrás do ceco e sobre o revestimento peritoneal do músculo iliopsoas (FIGURA 30).

Às vezes, o ceco está no quadrante superior ou no lado esquerdo do abdome quando ocorre má rotação. Um aumento liberal no tamanho da incisão e até mesmo uma segunda incisão de laparotomia na linha média, ocasionalmente, pode ser uma boa prática.

CUIDADOS PÓS-OPERATÓRIOS O balanço hídrico é mantido por administração intravenosa de solução de Ringer com lactato. O paciente pode se sentar para comer no dia da operação e pode sair do leito no primeiro dia do pós-operatório. Assim que as náuseas cessam, podem-se oferecer goles de água. A dieta é aumentada aos poucos.

Se houver indícios de sepse peritoneal, administram-se antibióticos sistêmicos. É aconselhável manter aspiração gástrica constante até não haver mais indício de peritonite e distensão abdominal. É preciso fazer estimativas exatas do balanço hídrico.

O acúmulo do pus na pelve é promovido pela colocação do paciente em posição reclinada. O paciente pode sair do leito assim que seu estado geral permitir. Institui-se profilaxia contra trombose venosa profunda. Quando houver sinais persistentes de sepse, deve-se considerar a possibilidade de infecção da ferida ou abscesso pélvico ou subfrênico. No caso de sepse prolongada, a tomografia computadorizada (TC) seriada a partir de cerca de 7 dias após a cirurgia pode revelar a origem. ■

Capítulo 52 Apendicectomia 175

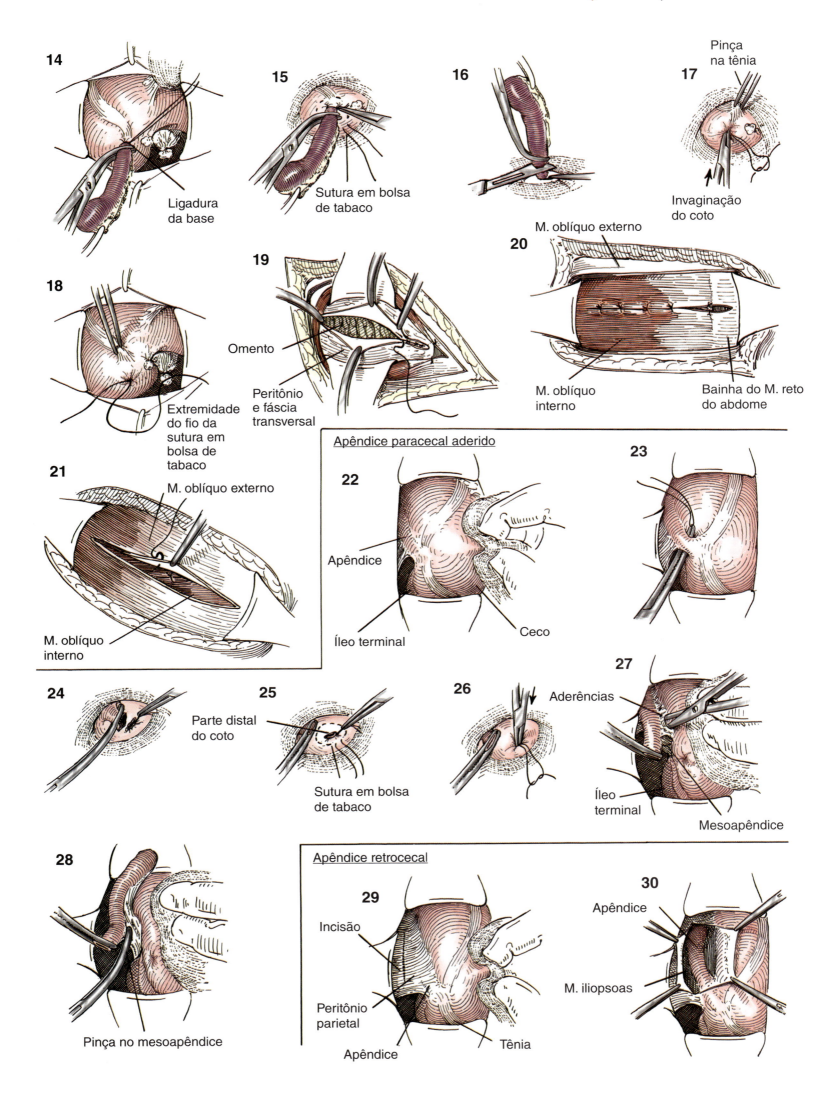

CAPÍTULO 53
APENDICECTOMIA LAPAROSCÓPICA

INDICAÇÕES A apendicite aguda é um diagnóstico clínico, cuja exatidão melhorou com as modernas técnicas de imagem diagnóstica, inclusive TC do abdome e da pelve, que tem acurácia de 90% ou mais. O diagnóstico é feito por uma combinação de anamnese, exame físico e exames complementares mais elevação da temperatura e contagem de leucócitos. O exame de imagem positivo ajuda e dá segurança ao diagnóstico. Em casos de dúvida, observações seriadas e exames complementares aumentam a acurácia do diagnóstico, mas existe maior risco de perfuração.

A apendicectomia laparoscópica é apropriada em quase todos os pacientes e é preferível em pacientes obesos, que necessitam de incisões mais extensas com maior manipulação e consequente aumento das infecções no local cirúrgico. A técnica laparoscópica também é indicada em mulheres, sobretudo durante a idade reprodutiva, quando doenças tubárias e ovarianas podem simular apendicite. A laparoscopia não só propicia observação direta do apêndice como também a avaliação de todos os órgãos abdominais, sobretudo aqueles localizados na pelve feminina. A apendicectomia laparoscópica é comprovadamente tão segura quanto a apendicectomia aberta no primeiro trimestre de gravidez, mas qualquer anestesia ou operação sempre acarreta risco para o feto. As gestações em fase mais avançada ou no terceiro trimestre, assim como todo processo que cause distensão intestinal, tornam a entrada peritoneal mais difícil e reduzem o espaço cirúrgico para manobrar os instrumentos para a realização de uma operação laparoscópica segura. Por fim, a apendicectomia laparoscópica causa menos dor incisional no pós-operatório, possibilita o retorno mais rápido às atividades normais e ao trabalho e propicia melhor resultado estético.

PREPARO PRÉ-OPERATÓRIO Como os jovens saudáveis constituem a população mais comum com apendicite, é realizada a avaliação pré-operatória habitual para anestesia e cirurgia. Administram-se líquidos intravenosos para hidratação e antibióticos pré-operatórios. Pode ser necessário mais tempo para correção de desequilíbrios hidreletrolíticos em pessoas muito jovens ou idosas. A hiperpirexia deve ser tratada com antipiréticos ou até mesmo com resfriamento externo para diminuir o risco da anestesia geral.

ANESTESIA É preferível a anestesia geral com inserção de tubo endotraqueal. Após a indução, o anestesiologista pode introduzir um tubo orogástrico. Esse tubo é retirado antes do término da operação ou é substituído por um tubo nasogástrico se houver previsão de descompressão prolongada.

POSIÇÃO O paciente é colocado em decúbito dorsal. O braço direito pode ser estendido para que o anestesiologista institua acesso intravenoso e coloque a braçadeira de pressão arterial, enquanto o braço esquerdo, com o oxímetro de pulso, é mantido ao lado do corpo. Isso facilita o movimento do cirurgião e do auxiliar que opera o videoscópio. Em geral, o cabo de fibra óptica e o tubo de insuflação são colocados na cabeceira da mesa, o monitor de vídeo é colocado no lado oposto ao da equipe cirúrgica e o eletrocautério e o aspirador e irrigador ficam mais próximos do pé da mesa, onde estão o instrumentador e a mesa de Mayo com os instrumentos.

PREPARO OPERATÓRIO De modo geral, insere-se um cateter de Foley e prepara-se o abdome da maneira habitual. Os campos estéreis são aplicados de acordo com as especificações do cirurgião. Então, uma pausa cirúrgica (*time out*) é executada.

DETALHES DA TÉCNICA O posicionamento típico para os trocartes de acesso é no umbigo, no quadrante inferior esquerdo e na parte inferior da linha mediana (**FIGURA 1**). Alguns cirurgiões preferem um acesso no quadrante superior direito em vez de no quadrante inferior esquerdo. Como na maioria dos procedimentos laparoscópicos, emprega-se algum tipo de triangulação, com ângulo maior e mais amplo para os acessos operatórios e instrumentos. Além disso, evita-se a colocação de portais diretamente sobre a área de interesse, e, normalmente, é mantida uma distância de 10 a 15 cm de separação entre os portais e o local da operação. Em primeiro lugar, cria-se um acesso para o videoscópio. Embora alguns cirurgiões usem a insuflação inicial do abdome com uma agulha de Veress (ver Capítulo 14), a maioria dos cirurgiões emprega a técnica aberta de Hasson (ver Capítulo 13). O cirurgião pode fazer uma incisão vertical ou transversal semicircular na margem superior ou inferior do umbigo. Depois que o trocarte de Hasson é colocado e fixado com suturas de ancoragem, o abdome é insuflado com CO_2. O cirurgião ajusta a pressão máxima do gás ($\leq$ 15 mmHg) e a vazão enquanto monitora a pressão intra-abdominal real e o volume total de gás insuflado. O abdome aumenta e se torna timpânico.

Acopla-se o videoscópio ao telescópio, que pode ser reto (zero grau) ou angulado, de acordo com a preferência do cirurgião. Faz-se o balanço do branco do sistema e ajusta-se o foco. Depois de limpar a extremidade óptica do instrumento com solução antiembaçante, este é introduzido pelo trocarte de Hasson. Procede-se à inspeção cuidadosa dos quatro quadrantes do abdome e faz-se um registro de todos os achados normais e anormais.

Sob observação direta com o videoscópio, introduzem-se dois outros acessos de 5 mm no abdome. Um deles é posicionado no quadrante inferior esquerdo e lateral ao músculo reto com seus vasos epigástricos. A luz do videoscópio é usada para transiluminar a parede abdominal no local proposto de modo a evitar que o trocarte atravesse vasos nos músculos oblíquos. O cirurgião infiltra anestésico local nos locais de introdução dos acessos de 5 mm. Essa agulha de infiltração pode ser introduzida através da parede abdominal, e o videoscópio mostrará a agulha entrando no local previsto para esse acesso. Faz-se uma incisão cutânea de 5 mm, e o tecido subcutâneo é dilatado com uma pequena pinça hemostática até a altura da fáscia. O acesso de 5 mm é feito através da parede abdominal enquanto o cirurgião observa a entrada segura do trocarte pontiagudo no espaço intraperitoneal. O terceiro acesso é introduzido através da linha alba mediana, em posição suprapúbica para evitar a bexiga, previamente esvaziada com auxílio de um cateter de Foley. Agora se torna evidente um padrão triangular de área ampla (quatro dedos) de inserção dos acessos quando os três instrumentos disputam espaço de manobra.

O paciente é colocado em posição de Trendelenburg e o lado direito da mesa de operação pode ser elevado, usando a gravidade para afastar o intestino delgado do quadrante inferior direito. Caso o apêndice esteja normal, o cirurgião começa a procurar outros processos inflamatórios. São mais comuns as doenças tubo-ovarianas, a doença intestinal inflamatória e a diverticulite de Meckel. Uma vez confirmado o diagnóstico de apendicite, o apêndice é mobilizado. É preciso ver com clareza o apêndice e seu mesentério. O apêndice tem posição muito variável e pode estar coberto por peritônio ou até mesmo pelo ceco (**FIGURA 2**). Para abrir com segurança o revestimento peritoneal ou o equivalente da linha lateral de Toldt ao longo do ceco, talvez seja necessário mais um acesso operatório. Caso o cirurgião não consiga ver todo o apêndice, mesoapêndice e base do cedo para transecção segura, a operação é convertida em um procedimento aberto. **CONTINUA** ▶

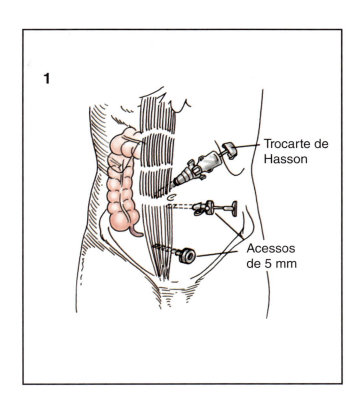

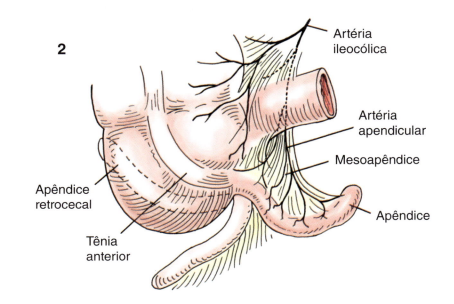

DETALHES DA TÉCNICA `CONTINUAÇÃO` A ressecção laparoscópica começa com a abertura do mesoapêndice com auxílio de pinça de preensão no mesentério (FIGURA 3). Não se apreende a extremidade inflamada do apêndice, pois isso poderia causar sua ruptura. O cirurgião abre o mesentério na base do apêndice com um instrumento de dissecção, como as garras Maryland. Quando houver dificuldade de manuseio do apêndice e seu mesentério com a pinça de preensão, alguns cirurgiões preferem laçar a extremidade inflamada do apêndice com fio de sutura bem ajustado. A pinça usada para manobra apreende a extremidade desse fio com maior segurança (FIGURA 4). O mesoapêndice é dividido (ver FIGURA 4) em uma ou mais transecções com auxílio de um grampeador vascular endoscópico introduzido através do trocarte de Hasson grande. Isso pressupõe que haja um videoscópio de 5 mm para inserir no acesso do quadrante inferior esquerdo. Caso contrário, o acesso no quadrante inferior esquerdo é aumentado para 10 mm, pois tanto o videoscópio quanto o grampeador vascular endoscópico necessitam de acessos grandes. A base do apêndice é dividida com o grampeador linear cortante endoscópico (FIGURA 5). Uma manobra importante em qualquer divisão feita com esse grampeador é girá-lo cerca de 180° para ver toda a extensão e conteúdo em suas mandíbulas (FIGURA 5A). Essa rotação também deve ser realizada durante o grampeamento do mesoapêndice.

É possível extrair com segurança um apêndice pequeno com inflamação mínima através de um portal de 10 mm. A maioria dos cirurgiões usa uma bolsa plástica para colocar um apêndice aumentado ou supurado e retirá-lo através da parede abdominal (FIGURA 6). Essa medida diminui o risco de infecção no local cirúrgico. Procede-se à inspeção do coto apendicular e do mesoapêndice grampeado para avaliar a segurança e a hemostasia. A área é lavada com irrigador e aspirada e faz-se a inspeção regional para verificar a integridade do ceco e do intestino delgado.

Todos os acessos de 5 mm são removidos sob visão direta com o videoscópio para garantir que não haja vasos com sangramento na parede abdominal.

FECHAMENTO O abdome é descomprimido e o trocarte de Hasson é retirado. Habitualmente, só é necessário fechar a fáscia nos acessos de 10 mm.

Alguns cirurgiões amarram as suturas de ancoragem se isso proporcionar um fechamento seguro à inspeção e à palpação digital. Outros fecham a fáscia com novos pontos com fio de absorção tardia 2-0. A fáscia de Scarpa e o tecido adiposo subcutâneo não são fechados. A pele é aproximada por sutura com fio absorvível fino 4-0. Aplicam-se esparadrapos microporosos e pequenos curativos estéreis secos.

CUIDADOS PÓS-OPERATÓRIOS O tubo orogástrico é retirado antes que o paciente desperte da anestesia. O cateter de Foley é retirado quando o paciente estiver lúcido o suficiente para urinar. Caso se tenha usado um anestésico local de ação prolongada nos acessos, é possível controlar a dor pós-operatória com medicamentos orais. Pode haver náuseas transitórias, mas a hidratação intravenosa pode ser suspensa e substituída pela ingestão simples em 1 dia para a maioria dos pacientes. Com frequência, a antibioticoterapia é peroperatória, mas pode continuar por alguns dias, dependendo do resultado da operação. A maioria dos pacientes recebe alta em 1 dia ou 2.

MÉTODOS ALTERNATIVOS Existem muitas variações da técnica descrita anteriormente, relacionadas com a colocação dos acessos e os métodos de secção do apêndice e mesoapêndice.

Quase todas as apendicectomias laparoscópicas começam com o posicionamento do videoscópio através de um acesso umbilical. Alguns cirurgiões preferem a insuflação com agulha de Veress, embora a maioria dos cirurgiões gerais use um acesso abdominal mais controlado e aberto pela técnica de Hasson. A instituição de outros acessos é determinada pela preferência do cirurgião. Em geral, deve haver amplo espaço entre os locais para evitar a competição entre os instrumentos.

A maioria dos cirurgiões divide o mesoapêndice antes de transeccionar o apêndice, mas alguns preferem realizar a apendicectomia na ordem inversa. O mesoapêndice pode ser dividido usando o grampeador vascular ou um dispositivo (ultrassônico, sistema de vedação de tecido bipolar etc.). Além disso, alguns cirurgiões usam clipes metálicos para secção completa do mesoapêndice e duas alças com fio de sutura absorvível para oclusão do coto do apêndice, cauterização do centro da mucosa. No entanto, o uso do grampeador de corte endoscópico é preferido pela maioria dos cirurgiões pela segurança e prevenção de lesão térmica que passe despercebida. ■

Capítulo 53 Apendicectomia Laparoscópica

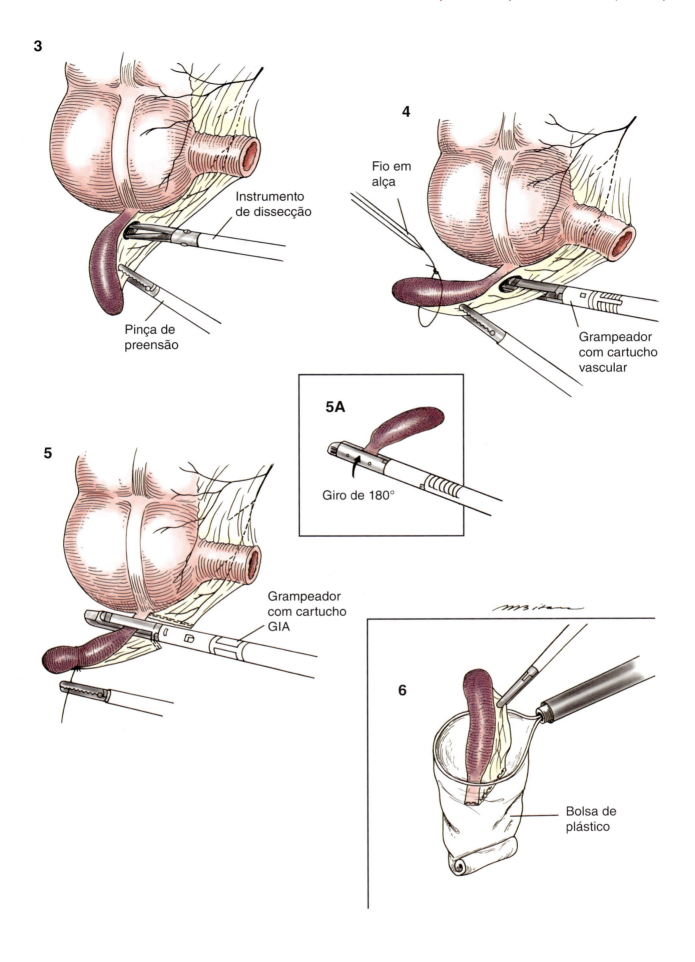

CAPÍTULO 54

ANATOMIA CIRÚRGICA PARA RESSECÇÃO DO CÓLON E DO RETO

Vários e importantes fatos anatômicos influenciam a técnica cirúrgica no intestino grosso. Em consequência do desenvolvimento embriológico, o cólon tem duas fontes principais de suprimento sanguíneo. O ceco, o cólon ascendente e a porção proximal do cólon transverso são irrigadas pela artéria mesentérica superior, enquanto a parte distal do cólon transverso, o ângulo esplênico, o cólon descendente, o sigmoide e a porção superior do reto são nutridos por ramos da artéria mesentérica inferior (ver Capítulo 9 para identificação do suprimento de sangue).

Para preservar a viabilidade de um longo segmento de intestino, pode-se aproveitar o suprimento sanguíneo anastomótico livre ao longo da borda medial do intestino, por secção da artéria mesentérica inferior ou da artéria cólica média e usando a circulação colateral através da artéria marginal de Drummond. A reflexão peritoneal na superfície lateral do cólon é praticamente avascular, exceto nas flexuras ou em caso de retocolite ulcerativa ou hipertensão porta, e o peritônio pode ser incisado por completo sem causar sangramento nem pôr em risco a viabilidade intestinal. Ao seccionar o peritônio lateral e separar o omento maior do cólon transverso, é possível obter uma grande mobilização, inclusive a desrotação do ceco para o quadrante superior direito ou esquerdo. É preciso ter cuidado para evitar a tração indevida da flexura esquerda do cólon a fim de não lacerar a cápsula esplênica e provocar sangramento inoportuno. No caso de neoplasia maligna do cólon transverso, o omento geralmente é ressecado adjacente ao suprimento sanguíneo da curvatura maior do estômago.

Depois de liberado de suas inserções no peritônio da parede abdominal, nas flexuras e no omento maior, o cólon pode ser deslocado em direção à linha mediana através da incisão cirúrgica, sendo a única limitação o comprimento de seu mesentério. Essa mobilidade do cólon torna a irrigação sanguínea mais acessível e, muitas vezes, possibilita a realização do procedimento fora da cavidade abdominal. A parte mais móvel do intestino grosso é o sigmoide, pois normalmente dispõe de um longo mesentério, enquanto o cólon descendente e a metade direita do cólon estão fixados na parede lateral do abdome.

A distribuição linfática do intestino grosso acompanha o suprimento vascular. O conhecimento desse fato tem grande importância cirúrgica, sobretudo no tratamento da neoplasia maligna, pois uma ressecção satisfatória de linfonodos potencialmente acometidos exige o sacrifício de uma porção muito maior do suprimento sanguíneo do que pareceria essencial à primeira vista. A disseminação linfática do carcinoma do intestino grosso, acompanhando a rede vascular principal, levou ao aparecimento das ressecções clássicas. Entretanto, a ressecção local "em luva" da neoplasia maligna pode ser indicada em caso de metástases ou em virtude do precário estado geral do paciente. Quando se planeja uma ressecção curativa, o tumor e o intestino adjacente devem ser suficientemente mobilizados para possibilitar a retirada da área imediata de drenagem linfática.

Em essência, ressecções do cólon devem incluir a área de drenagem linfática dos vasos mesentéricos superiores ou inferiores. Embora isso se aproxime do ideal, a experiência mostrou que geralmente se realizam quatro tipos de ressecção: (1) colectomia direita, (2) colectomia esquerda, (3) ressecção anterior do retossigmoide e (4) ressecção abdominoperineal.

As lesões de ceco, cólon ascendente e flexura direita do cólon foram ressecadas por colectomia direita com ligadura dos vasos ileocólicos, cólicos direitos e a totalidade ou parte dos vasos cólicos médios (**A**). A extensão dessa ressecção é delineada por uma linha sólida preta. As lesões da região cecal podem estar associadas a acometimentos de linfonodos ao longo dos vasos ileocólicos. Logo, é comum a ressecção de um segmento do íleo terminal com o cólon direito.

As lesões na região da flexura esquerda do cólon situam-se em uma área onde se pode realizar uma colectomia esquerda por ressecção "em luva". A extensão dessa ressecção é mostrada pela linha tracejada preta. Ressecções extensas podem ser realizadas com boa garantia de suprimento sanguíneo adequado, porque os vasos marginais são divididos mais perto de seus pontos de origem no cólon transverso e acima dos vasos sigmóideos. Além dos vasos marginais, a artéria cólica esquerda e a veia são ligadas perto de seu ponto de origem, mesmo antes de a manipulação do tumor ser realizada, para minimizar a disseminação venosa de células cancerígenas. É possível fazer uma anastomose terminoterminal sem tensão pela liberação do cólon direito de suas fixações peritoneais e rotação do ceco até sua posição embrionária no lado esquerdo do abdome. O suprimento sanguíneo é mantido pelos vasos cólicos médios e sigmóideos.

Se o cirurgião acreditar que uma linfadenectomia estendida seja necessária, então deve ser realizada uma ligadura alta da veia mesentérica inferior (**B**), o que, por sua vez, exigiria uma colectomia esquerda estendida até o reto proximal. Embora as veias tendam a ser paralelas às artérias, esse não é o caso da veia mesentérica inferior. Essa veia segue para a esquerda antes de mergulhar sob o corpo do pâncreas e se unir à veia esplênica (**B**).

As lesões da porção inferior do cólon descendente, do sigmoide e do retossigmoide podem ser removidas por uma ressecção anterior baixa. A extensão dessa ressecção é delineada pela linha tracejada roxa. A artéria mesentérica inferior é ligada em seu ponto de origem na aorta (**C**) ou apenas distal à origem da artéria cólica esquerda. O segmento superior para anastomose receberá o suprimento sanguíneo por meio de artérias marginais de Drummond originadas da artéria cólica média. Novamente, antes da manipulação do tumor, a veia mesentérica inferior é ligada o mais alto possível (**B**), e é retirada uma ampla margem de mesentério e linfonodos ao redor da veia mesentérica inferior. A artéria mesentérica inferior (**C**) é dividida em sua origem, assim como os vasos marginais descendentes logo acima de artéria e veia sigmóideas, com os vasos cólicos esquerdos e transecção dos vasos marginais descendentes logo acima de artéria e veia sigmóideas. Como a viabilidade do retossigmoide é incerta após a ligadura da artéria mesentérica inferior, faz-se a ressecção em posição suficientemente baixa para assegurar um bom suprimento sanguíneo a partir dos vasos retais médios e inferiores. Em geral, esse nível é tão baixo que é preciso realizar a anastomose na pelve, anterior ao sacro. Mais uma vez, pode ser necessário usar o princípio da mobilização das flexuras e do cólon direito para assegurar uma anastomose sem tensão.

A ressecção abdominoperineal envolve lesões da parte inferior do retossigmoide, do reto e do ânus. Em cânceres da parte inferior do reto com linfonodos negativos nos exames de estadiamento e baixo risco de metástases nodais, artéria e veia mesentéricas inferiores podem ser ligadas distalmente à origem da artéria cólica esquerda, após a identificação dos ureteres. Isso preserva os nervos hipogástricos e mantém melhor perfusão do cólon esquerdo, além da área divisora. A extensão dessa ressecção é destacada em verde. Para câncer retal baixo com linfonodos positivos aos exames de estadiamento ou alto risco de metástases nodais, a ligadura alta da artéria mesentérica inferior (**C**) deve ser concluída alguns centímetros mais perto da aorta, para preservar os nervos hipogástricos. Nesta situação, a ligadura alta da veia mesentérica inferior é necessária para obter margem oncológica. Após a ligadura alta de artéria e veia mesentéricas inferiores, o cirurgião deve obter mobilidade suficiente do cólon esquerdo para criar a colostomia.

Uma ressecção abdominoperineal requer ligadura dos vasos hemorroidais médios e inferiores, com uma ampla excisão do reto e do ânus. A excisão total do mesorreto é necessária, assim como a excisão lateral ampla de neoplasias retais e anais baixas, porque a drenagem linfática para o ânus e a parte inferior do reto pode drenar lateralmente até mesmo para a região inguinal. Como as anastomoses intestinais devem ser realizadas na ausência de tensão, é imperativo que seja realizada mobilização considerável do cólon, especialmente da flexura esquerda do cólon, se a continuidade for restaurada após ressecção extensa do cólon esquerdo. A presença de vasos pulsáteis adjacentes à margem mesentérica deve ser assegurada. Ocasionalmente, as pulsações não são aparentes porque a artéria cólica média pode estar comprimida como resultado da retração do intestino delgado. Pode-se usar um aparelho de Doppler para avaliar se o suprimento sanguíneo é satisfatório.

O intestino grosso mantém relações importantes com várias estruturas vitais. Assim, nas operações da metade direita do cólon, o ureter direito e os vasos acompanhantes são encontrados atrás do mesocólon. O duodeno situa-se posterior ao mesentério da flexura direita do cólon e é sempre exposto na mobilização dessa parte do intestino. O baço é lesionado com facilidade na mobilização da flexura esquerda do cólon. O ureter esquerdo e os vasos espermáticos ou ovarianos acompanhantes são sempre encontrados nas operações dos cólons sigmoide e descendente. Na ressecção abdominoperineal do reto, ambos os ureteres correm risco de lesão. O cirurgião deve não apenas estar ciente dessas estruturas, mas também identificá-las positivamente antes de seccionar os vasos no mesentério do cólon.

A disposição anatômica do cólon, que permite a mobilização de segmentos baixos, algumas vezes leva o cirurgião a reconstruir a continuidade normal do trânsito fecal sem extirpação satisfatória das áreas de drenagem linfática. É imprescindível a ampla excisão em bloco das áreas habituais de drenagem linfática, associada à excisão de um amplo segmento de intestino de aspecto normal nos dois lados de uma lesão maligna. A anastomose primária do intestino grosso requer intestino viável, ausência de tensão, sobretudo quando distendido no pós-operatório, e uma parede intestinal de consistência quase normal. Embora tenha havido diminuição considerável do perigo de sepse nos últimos anos, o fato é que os problemas cirúrgicos referentes ao intestino grosso muitas vezes são complexos e exigem um julgamento mais criterioso, além de maior experiência, que qualquer outro campo da cirurgia geral. ■

Capítulo 54 Anatomia Cirúrgica para Ressecção do Cólon e do Reto 181

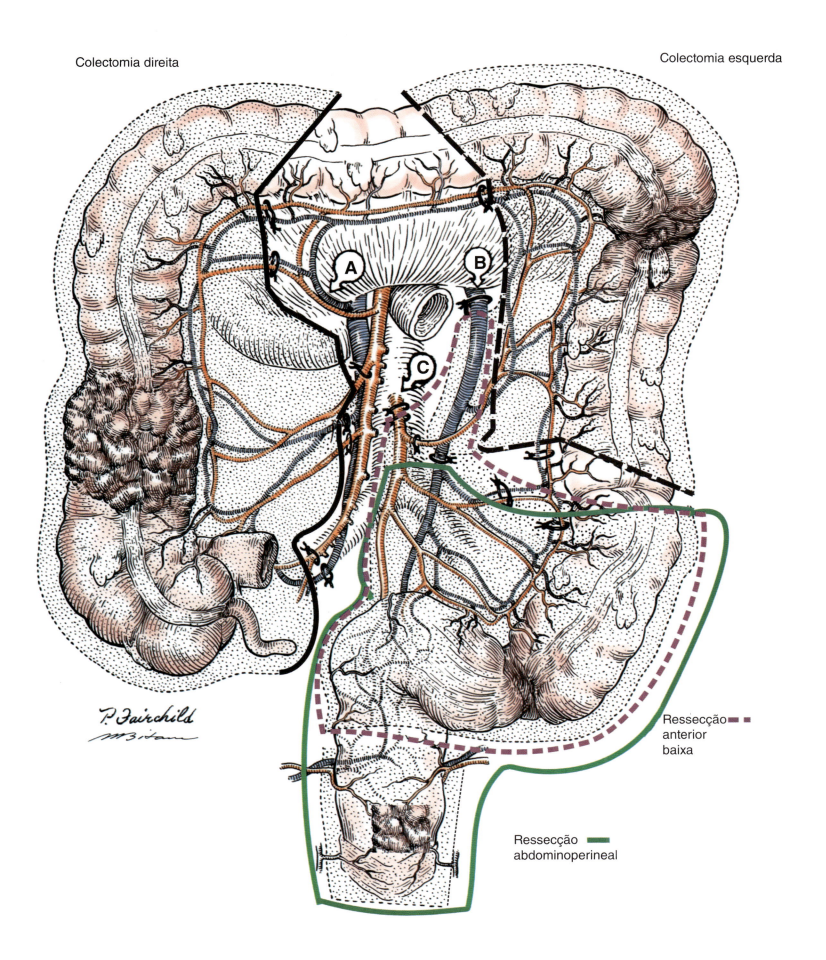

CAPÍTULO 55

ILEOSTOMIA EM ALÇA

INDICAÇÕES A ileostomia distal em alça é mais usada para desvio temporário do conteúdo gastrintestinal com a finalidade de proteger uma anastomose colônica. Quando é construída com um ramo proximal dominante, propicia o desvio completo do conteúdo. Em muitas circunstâncias, a ileostomia em alça substitui a tradicional colostomia em alça do cólon transverso direito, pois é mais fácil criar e fechar essa alça. Além disso, comprovou-se que não é mais difícil para o paciente cuidar de uma ileostomia em alça que de uma colostomia proximal. Entretanto, a ileostomia em alça não descomprime o cólon quando a válvula ileocecal está íntegra. Quando os pacientes necessitam de descompressão imediata do cólon, uma colostomia em alça possibilita tanto a descompressão quanto o preparo do cólon para um procedimento em estágios.

PREPARO PRÉ-OPERATÓRIO A maioria dos pacientes submetidos a operações de emergência ou complexas no cólon é orientada pelo cirurgião a respeito da possível necessidade de uma ostomia. Se houver disponibilidade, o estomaterapeuta visita o paciente antes da operação. O local do possível estoma deve ser marcado com tinta indelével (**FIGURA 1**). O melhor local para o estoma é perto da borda lateral do músculo reto do abdome e de sua bainha. Pode ser posicionado acima ou abaixo do umbigo. A posição escolhida deve levar em consideração o tamanho da base do estoma, de modo que haja uma superfície lisa e ampla para aderência. A margem costal, a cicatriz umbilical, as cicatrizes desniveladas e as pregas cutâneas impedem a fixação segura da bolsa. Em geral, deve-se evitar a linha da cintura, e o paciente deve ficar de pé e sentado com a base da bolsa no lugar durante a marcação. Em pacientes obesos, a exteriorização de uma alça intestinal muitas vezes pode ser um desafio devido à espessura da parede abdominal. A seleção de um local abdominal superior, onde a espessura da parede abdominal é geralmente menor do que a do abdome inferior, pode contornar esse problema. Os pacientes devem ser tranquilizados a respeito dos cuidados permanentes com o estomaterapeuta. Muitas vezes são oferecidos material para leitura e amostras. Se não houver disponibilidade de estomaterapeuta, o cirurgião deve educar o paciente com o auxílio desses textos e ilustrações.

DETALHES DA TÉCNICA O tipo de operação realizada no cólon determina a anestesia, a posição e a incisão abdominal e a exposição. Muitas vezes, as marcações pré-operatórias precisam ser atualizadas periodicamente com um marcador estéril durante uma cirurgia longa. Se isso não for feito, ao fim de uma operação demorada e difícil, as marcas de tinta provavelmente desaparecerão. Ao término da anastomose colônica e antes do fechamento do abdome, avalia-se novamente o local do estoma. A margem seccionada da parede abdominal, ou seja, a linha alba na incisão mediana, é apreendida com pinça de Kocher e afastada até a posição central que ocupará depois do fechamento. Em pacientes com parede abdominal espessa, outra pinça pode ser colocada na derme para manter o alinhamento habitual da parede abdominal. Excisa-se um círculo cutâneo de 3 cm e procede-se à dissecção através do tecido subcutâneo até a fáscia anterior do músculo reto. Faz-se uma abertura da largura de dois dedos através da fáscia. Alguns cirurgiões preferem uma incisão única, enquanto outros fazem uma incisão em cruz. O músculo reto do abdome é divulsionado ou afastado medialmente. É preciso ter cuidado para não lesionar os vasos epigástricos que seguem profundamente no centro desse músculo. Faz-se outra abertura da largura de dois dedos através da bainha posterior e do peritônio.

Seleciona-se um segmento adequado do íleo terminal, geralmente distante cerca de 30 cm proximal à válvula ileocecal. Essa parte de intestino delgado deve ter mobilidade suficiente para atravessar a parede abdominal sem distensão ou tensão. Também deve ser proximal o suficiente para permitir, confortavelmente, a ressecção e a anastomose laterolateral no momento do fechamento da ostomia, sem invadir a junção ileocecal. Usa-se uma pinça hemostática de Kelly romba para fazer a abertura do mesentério

logo abaixo da parede do íleo. Um segmento de fita umbilical ou um dreno de Penrose de borracha macia é inserido através da abertura (**FIGURA 2**) e um ponto seromuscular com fio absorvível é usado para marcar o ramo proximal do íleo. Mais uma vez, avalia-se o tamanho da abertura da parede abdominal em relação à espessura da alça ileal e de seu mesentério. Em geral, basta uma abertura da largura de dois dedos. A fita e a alça ileal são trazidas através da parede abdominal por meio de tração suave com um movimento de balanço (**FIGURA 3**). A alça é orientada de maneira vertical com seu ramo proximal ativo e a sutura de marcação em posição cefálica ou de 12 horas. A ileostomia em alça deve se protrair 5 cm acima do nível da pele. Um bastão plástico de ostomia substitui a fita umbilical ou o dreno de Penrose para evitar retração após o fechamento do abdome.

Em geral, o fechamento do abdome é concluído antes da maturação da colostomia para evitar a contaminação desnecessária do abdome por conteúdo ileal e tecido subcutâneo com conteúdo ileal. Frequentemente, a incisão é fechada com um curativo adesivo, para evitar a contaminação, muitas vezes inevitável, da ferida com conteúdo entérico no pós-operatório.

Abre-se o lado distal ou inativo da alça transversalmente em dois terços de seu diâmetro, aproximadamente no ponto médio entre o nível da pele até o local de penetração do dreno de Penrose no mesentério. Primeiro, é maturado o estoma inativo distal por sutura com fio absorvível que atravessa toda a espessura da parede ileal (**FIGURA 4**). Essa sutura é completada por uma pegada subcutânea transversal sob a borda da pele. São necessários três ou quatro pontos para a eversão total do estoma (**FIGURA 4A**). Para criar uma ileostomia de Brooke, a sutura inclui a camada de espessura total na borda aberta do intestino, bem como uma porção seromuscular mais proximal, para permitir maior eversão. O ponto de reparo é cortado ou retirado e everte-se o estoma ativo proximal. Essa manobra é feita com auxílio da ponta arredondada e romba do cabo do bisturi. A ponta do cabo aplica contratração à medida que a borda livre da mucosa é levada para baixo, até a pele, com uma pinça ou instrumento de preensão semelhante (**FIGURA 5**). A parede intestinal cefálica é fixada em todo o perímetro à pele subcutânea com sutura interrompida com fio fino e absorvível. Não é necessário fixar os bastões com extremidades em "T". Outros devem ser fixados com fio de sutura monofilamentar não absorvível em cada extremidade do bastão (**FIGURA 6**). Para evitar dificuldade com a aplicação do dispositivo, alguns cirurgiões preferem não suturar o bastão na pele, mas colocar o fio de sutura em cada extremidade do bastão e amarrar para evitar a migração para o abdome.

A viabilidade do estoma é reavaliada e a porção intra-abdominal da alça examinada. Não deve haver angulação nem tensão na alça, uma vez que o íleo pós-operatório pode distender o abdome. Por fim, a abertura para a alça ileal através da parede abdominal é reavaliada para verificar o ajuste. Recomenda-se uma abertura que permita passagem da alça e mais um dedo para minimizar a constrição ou herniação.

FECHAMENTO Coloca-se uma bolsa estéril após o fechamento da incisão abdominal principal.

CUIDADOS PÓS-OPERATÓRIOS Observa-se a viabilidade da ostomia e mede-se o seu débito. À medida que o paciente retoma a dieta oral, o volume do conteúdo intestinal aumenta. É necessário o monitoramento cuidadoso do balanço hidreletrolítico, sobretudo se o débito for excessivo (≥ 2 ℓ/dia). A regulação da dieta pode exigir suplementação com fármacos para diminuir a motilidade. O estomaterapeuta deve ensinar o paciente a cuidar do estoma. A visita domiciliar de um enfermeiro ou terapeuta é proveitosa para muitos pacientes; nela o paciente e o cuidador aprendem a trocar a bolsa. O bastão de plástico é retirado 3 a 5 dias após a operação, quando já tiver havido tempo suficiente para a aderência da serosa à gordura subcutânea e à pele. O tempo de fechamento dessa ileostomia em alça para derivação temporária é determinado pela cicatrização da anastomose do cólon protegida. ■

Capítulo 55 Ileostomia em Alça

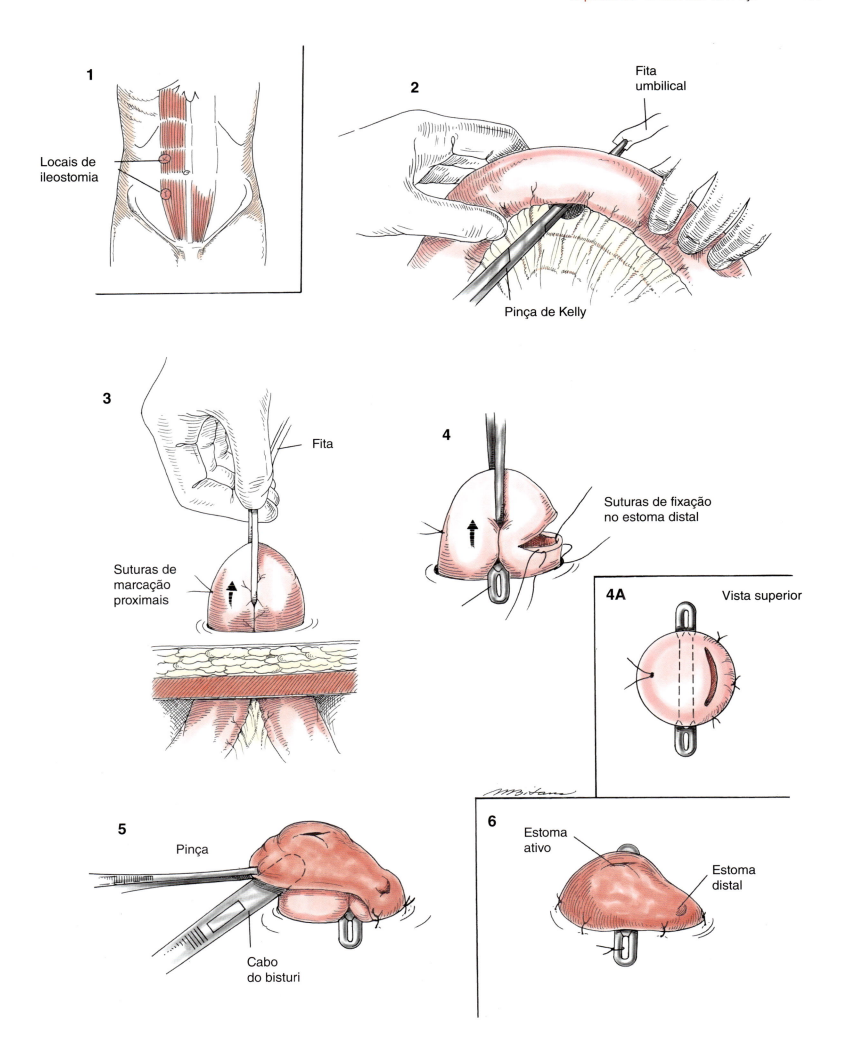

CAPÍTULO 56
COLOSTOMIA TRANSVERSA

INDICAÇÕES Muitos cirurgiões preferem a colostomia transversa direita à cecostomia para descompressão do cólon obstruído por uma lesão no lado esquerdo. Esse procedimento desvia completamente o fluxo fecal e permite a descompressão do cólon obstruído proximal à lesão. Ela também pode ser deixada no local como um estoma de desvio, se uma ressecção anterior baixa for necessária para os casos de câncer retal médio a baixo. Quando for necessário o simples desvio do trânsito fecal como complemento de uma operação colônica eletiva, o cirurgião deve cogitar uma ileostomia em alça proximal para derivação (ver Capítulo 55).

PREPARO PRÉ-OPERATÓRIO Como esse procedimento geralmente é realizado para aliviar a obstrução aguda do cólon esquerdo, o preparo pré-operatório se limita a corrigir o desequilíbrio hidreletrolítico e o déficit de volume sanguíneo. Roentgenogramas planos e verticais do abdome podem ser suficientes para fazer o diagnóstico, embora um enema de contraste solúvel em água possa ser realizado para localizar conclusivamente o ponto de obstrução do lado esquerdo. Como alternativa, uma tomografia computadorizada do abdome e da pelve, frequentemente, pode fornecer todas as informações necessárias. Antibióticos profiláticos são administrados por via intravenosa em um intervalo de 1 hora após a incisão. Quando indicado, a marcação pré-operatória de possíveis locais de estoma por um fisioterapeuta pode diminuir muito a morbidade do estoma. O local provisório deve ser verificado com o paciente em pé e sentado, observando-se especialmente a proximidade da cintura do paciente, que deve ser evitada.

ANESTESIA Em geral, está indicada a anestesia endotraqueal, com tubo de intubação com balonete para fechar a traqueia e evitar aspiração do conteúdo gastrintestinal regurgitado.

POSIÇÃO O paciente é colocado em confortável posição de decúbito dorsal, com apresentação do local proposto para incisão. Então, é feita uma pausa cirúrgica (*time out*).

INCISÃO E EXPOSIÇÃO Muitas vezes é necessária uma laparotomia para obter visualização adequada do cólon distendido. Ela também permite a inspeção do ceco, que é a porção do cólon com maior risco de já ter sofrido perfuração ou necrose devido à obstrução. A mobilização do cólon transverso durante uma laparotomia é semelhante às etapas mostradas nas **FIGURAS 1** a **3**, com uma trefinação separada feita na parede abdominal para a colostomia em um local marcado no pré-operatório.

Como alternativa, conforme mostrado nas **FIGURAS 1** a **3**, pode ser criada uma colostomia por meio de uma incisão de minilaparotomia. A incisão é feita no quadrante superior direito. Uma incisão vertical ou transversal pode ser feita em um local sobre o cólon distendido, com base nos estudos de imagens abdominais. Atualmente, acredita-se que a abertura deva ser feita através do músculo reto, considerando-se a forma do bocal do dispositivo de ostomia, que deve ficar longe de dobras cutâneas, proeminências ósseas ou cicatriz umbilical. A abertura no abdome, embora limitada em comprimento, deve ser grande o suficiente para permitir a fácil identificação e mobilização do cólon transverso fortemente distendido. Se o intestino estiver muito distendido, é essencial esvaziá-lo por meio de uma agulha grande ou trocarte inserido no local da ostomia planejada, porque o intestino colapsado pode ser manuseado com mais facilidade e segurança.

DETALHES DA TÉCNICA Um segmento de cólon transverso é levado até a incisão, e o omento é afastado superiormente. Se houver grande distensão intestinal, introduz-se uma agulha de grosso calibre, acoplada a uma seringa, obliquamente através da parede para permitir a saída de gás. Pode ser indicada a descompressão por um pequeno trocarte acoplado a um aspirador antes de mobilizar com segurança o intestino distendido. Se necessário para evitar contaminação, fecha-se a pequena abertura com uma sutura em bolsa de tabaco. Esses orifícios devem ser usados posteriormente como parte da abertura para a colostomia. Nessas circunstâncias, a descompressão intestinal possibilita mobilizar com segurança um maior segmento de cólon transverso por meio de uma incisão menor. O omento maior, que nessas circunstâncias costuma estar mais vascularizado que o habitual, deve ser liberado do cólon que será usado como colostomia

(**FIGURA 1**). Todos os pontos de sangramento devem ser ligados antes de recolocar o omento no abdome. O princípio usado é semelhante ao descrito no Capítulo 30, **FIGURAS 1** e **2**. Alguns cirurgiões preferem introduzir uma pinça curva através de uma porção avascular do omento e mesocólon transverso sob o cólon e, depois, introduzir um dedo como guia (**FIGURA 2**). O omento é dividido sobre a porção exposta do cólon transverso e rebatido para os lados (**FIGURA 3**). Pode ser necessário seccionar vários pequenos vasos sanguíneos nos locais de fixação do omento ao cólon acima da tênia anterior. Após fazer uma abertura suficiente de um lado a outro sob o cólon transverso, introduz-se um grande cateter de borracha estéril (igual ao 32 French) enquanto se retira o dedo (**FIGURA 4**). A extremidade do cateter de borracha é cortada e uma extremidade é introduzida na outra. Essa união é fixada com um ponto com fio não absorvível (**FIGURA 5**). O uso de um tubo de borracha, em vez de um bastão sólido de vidro ou plástico, permite dobrá-lo dentro de um dispositivo de ostomia. Deve-se exteriorizar uma boa porção do cólon transverso para obter o desvio de todo o trânsito fecal.

FECHAMENTO Os apêndices epiploicos presentes na alça intestinal são fixados no peritônio adjacente por sutura com fio fino, com grande cuidado para não penetrar no lúmen intestinal (**FIGURA 6**). O uso de fios para ancorar o intestino na parede é vantajoso, pois estes servem como guia para os planos individuais ao fechar a colostomia. Em caso de grande distensão, quando a parede intestinal estiver muito fina, é mais prudente usar a fixação do intestino com tubo de borracha e inflamação pós-operatória, pois pode haver perfuração intestinal com extravasamento e peritonite se forem dados pontos para fixar o intestino na parede abdominal.

Se for necessária uma incisão muito ampla para exteriorizar o intestino dilatado, pode-se fechar parcialmente a abertura peritoneal por sutura interrompida com fio fino (**FIGURA 7**). O fechamento peritoneal não deve constringir os ramos da alça intestinal, mas permitir a introdução do dedo indicador diretamente na cavidade peritoneal em torno do intestino. A fáscia é aproximada por sutura interrompida com fio 2-0 (ver **FIGURA 7**). De modo geral, esse fechamento da fáscia deve permitir a passagem de um dedo mais a alça. O tecido subcutâneo e a pele são fechados de modo semelhante. A sutura interrompida subcutânea com fio absorvível pode ser usada para obter fechamento seguro e diminuir a probabilidade de irritação da ferida pela constante contaminação fecal que se segue. Na maioria dos casos, o estoma é maturado. Faz-se uma incisão transversal somente depois de concluir o fechamento (**FIGURA 8**). Às vezes o intestino necessita de descompressão com um tubo fixado por sutura em bolsa de tabaco, como mostra a **FIGURA 9**. O estoma distal ou inativo é maturado primeiramente por sutura com fio 4-0 absorvível através da espessura da parede do cólon. A sutura é concluída com um pegada subcutânea transversal sob as bordas cutâneas (**FIGURA 10**). O estoma proximal ou ativo é maturado de maneira semelhante. Quando o intestino é saudável, pode-se deixar a extremidade proximal mais proeminente mediante incisão mais perto da extremidade distal da alça exposta, como observado no Capítulo 55. Em alguns casos, pode ser preferível adiar a abertura do estoma, quando às vezes se usa drenagem do ramo proximal por tubo.

CUIDADOS PÓS-OPERATÓRIOS Em geral, é melhor abrir a colostomia antes de fazer o primeiro curativo, em vez de adiar 2 ou 3 dias para evitar possível infecção da ferida, pois os perigos da obstrução persistente são maiores que as possíveis complicações de infecção da ferida. Nos casos de obstrução aguda, pode ser desejável manter uma aspiração gástrica constante durante vários dias. Em seguida, o paciente recebe líquido no primeiro dia e dieta branda nos dias subsequentes, com aumento progressivo para uma dieta rica em vitaminas, calorias e proteínas, mas pobre em resíduos.

Encoraja-se a deambulação precoce. Podem ser feitas irrigações do cólon proximal através da abertura da colostomia, em preparo para procedimentos cirúrgicos secundários ou para estabelecer o esvaziamento regular de uma colostomia permanente. Após a derivação do trânsito fecal, a reação em torno do tumor obstrutivo tende a ceder e a obstrução pode ser aliviada. Então é possível fazer irrigações de um lado a outro para limpeza. Quando necessário, administram-se transfusões sanguíneas, soluções hipercalóricas e solução de Ringer com lactato, dependendo do grau de debilidade do paciente. ■

Capítulo 56 Colostomia Transversa

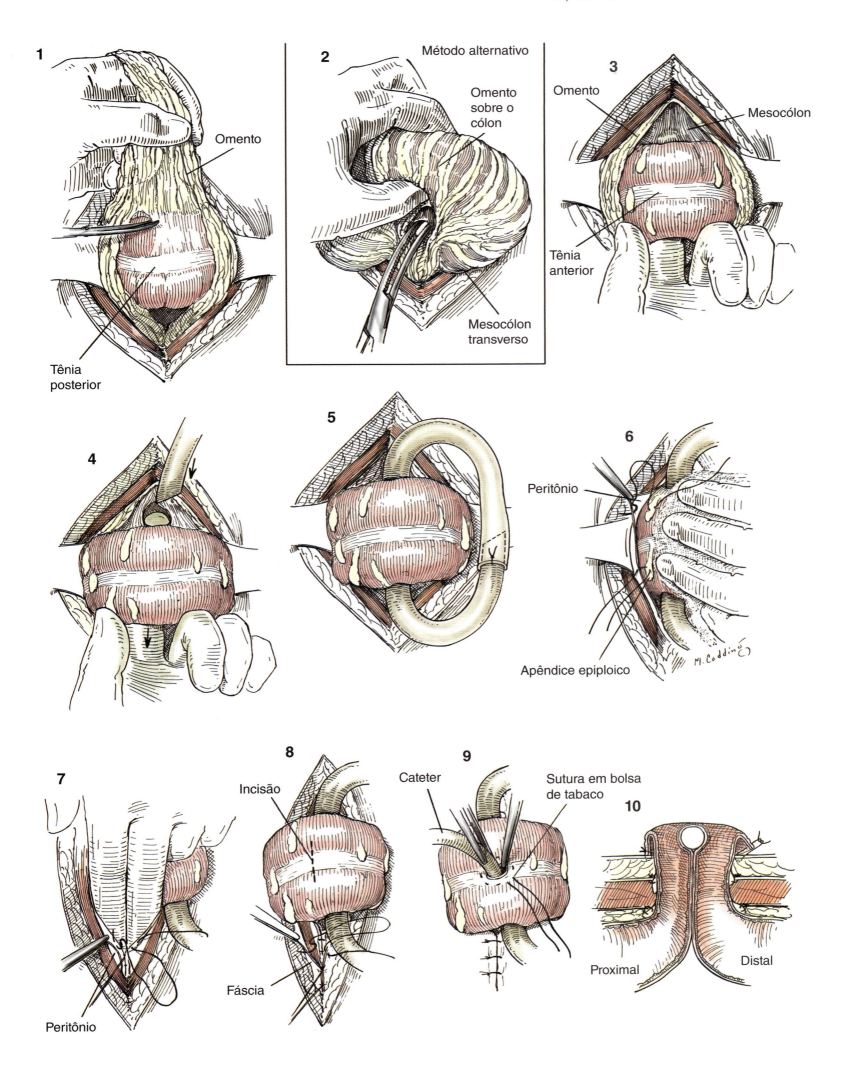

CAPÍTULO 58
CORREÇÃO DE HÉRNIA PARAESTOMAL POR ABORDAGEM LAPAROSCÓPICA

INDICAÇÕES A hérnia paraestomal é a complicação tardia mais comum após a criação do estoma. Na verdade, com tempo suficiente, quase todos os estomas desenvolverão algum grau de herniação através da abertura da parede abdominal. Além da natureza prevalente das hérnias paraestomais, tentativas de correção são frequentemente seguidas de taxas muito altas de recidiva, aproximando-se de 60 a 70% em algumas séries. Considerando-se o risco elevado de falha, a mera presença de uma hérnia paraestomal não deve ser considerada uma indicação para correção. Portanto, a abordagem inicial deve sempre incluir medidas de senso comum, incluindo a redução de peso e a interrupção do tabagismo. Recomenda-se fortemente a realização do teste com um cinto para hérnia após a ostomia, disponível comercialmente, cintas de ajuste personalizadas e outros acessórios de suporte. A consulta com enfermeiro treinado em estomatoterapia desempenha um papel inestimável durante a avaliação dessas medidas não operatórias. As correções de hérnia paraestomal devem ser oferecidas somente para pacientes que apresentem dor significativa ou obstruções intestinais recorrentes e para aqueles que falharem em testes com dispositivos de suporte externo. Outra indicação comum para a correção do estoma é a dificuldade em manter a vedação da bolsa de estoma e outros problemas com a bolsa coletora causados pela parede abdominal deformada. Certamente, como uma hérnia em qualquer outro local, a hérnia paraestomal encarcerada constitui indicação absoluta de intervenção cirúrgica.

Várias técnicas foram descritas para a correção da hérnia paraestomal. A grande variedade de opções cirúrgicas serve como prova de que não há reparo ideal. Essas técnicas incluem reparos primários de tecidos, translocação do estoma para o lado contralateral e correções com telas, utilizando o método de buraco de fechadura (ou *keyhole*) ou de Sugarbaker. As correções primárias estão associadas a uma incidência inaceitavelmente alta de recidiva precoce e, em sua maioria, foram abandonadas. A translocação para o lado contralateral é uma opção atrativa, devido à sua simplicidade técnica. No entanto, a translocação é inevitavelmente seguida pelo desenvolvimento de hérnia no local do novo estoma, deixando o paciente com uma cicatriz significativa na parede abdominal e potencial para hérnias bilaterais no sítio do estoma. A literatura mais recente sugere que a técnica de Sugarbaker está associada à menor incidência de recidiva, de modo que esse procedimento agora emergiu como a técnica preferida para correção de hérnia paraestomal. A discussão que abrange todo o panorama de técnicas de correção de hérnia paraestomal está além do escopo deste capítulo. Portanto, limitamos a descrição operatória à técnica de Sugarbaker.

PREPARO PRÉ-OPERATÓRIO Dois elementos fundamentais no período pré-operatório são a interrupção do tabagismo e a perda de peso em pacientes obesos. Esses dois fatores podem piorar consideravelmente os desfechos clínicos já desanimadores da correção de hérnia paraestomal e devem ser abordados antes de prosseguir para a sala de operação. O preparo pré-operatório inclui a análise de imagem por tomografia computadorizada (TC) para delinear o tamanho e a natureza da hérnia. O exame de TC também ajuda a diferenciar hérnias paraestomais verdadeiras de prolapso intestinal subcutâneo. Essa distinção é essencial, uma vez que ambos têm aparências semelhantes nos exames físicos, mas exigem um ajuste considerável da técnica cirúrgica, conforme discutido nas próximas seções. Pacientes com lesão residual do cólon devem ser submetidos a uma avaliação colonoscópica para rastrear a patologia proximal antes de prosseguir com a cirurgia. Pacientes com doença de Crohn devem ser cuidadosamente avaliados com estudos de imagem e avaliações endoscópicas para excluir a presença de doença ativa. Uma intervenção cirúrgica durante a exacerbação da doença de Crohn ativa pode ser desastrosa e inevitavelmente resulta em mau prognóstico. Como regra geral, é preferível um período de pelo menos 6 meses de doença quiescente antes de prosseguir com a correção de hérnia paraestomal na população de pacientes com doença de Crohn. Da mesma maneira, pacientes com história de câncer devem ser avaliados para excluir a doença recorrente, caso em que o tratamento do câncer tem precedência sobre a correção da hérnia. As colostomias requerem preparo intestinal mecânico e antibioticoterapia completos, além de jejum noturno. Em contrapartida, o preparo intestinal normalmente não é necessário em ileostomias. O jejum noturno é suficiente nesses casos. Como em qualquer cirurgia de hérnia, é imprescindível que o cirurgião garanta a disponibilidade da tela desejada no dia do procedimento planejado.

ANESTESIA A anestesia geral endotraqueal é necessária para esse procedimento.

POSIÇÃO O paciente é colocado em decúbito dorsal, e ambos os braços ficam dobrados ao lado do paciente (**FIGURA 1A**). Para minimizar a contaminação intraoperatória, a ostomia é ocluída com uma sutura em bolsa, colocada imediatamente no interior da junção mucocutânea (**FIGURA 1B**).

PREPARO OPERATÓRIO O cateter de Foley é colocado para descomprimir a bexiga, e antibióticos intravenosos de amplo espectro com cobertura contra microrganismos entéricos são administrados. A descompressão gástrica é realizada com sonda orogástrica. Depois, realiza-se o preparo da parede abdominal com técnica estéril padrão, e o estoma é coberto com curativo oclusivo estéril (não mostrado). Campos de incisão adesivos impregnados com antibióticos são utilizados rotineiramente para minimizar ainda mais o risco de contaminação da tela cirúrgica. Em seguida, realiza-se a pausa cirúrgica.

INCISÃO E EXPOSIÇÃO O pneumoperitônio pode ser estabelecido usando qualquer uma das técnicas de acesso laparoscópico com base na preferência e no nível de conforto do cirurgião. Dois portais cirúrgicos são colocados nos quadrantes superior e inferior contralaterais ao estoma. Esses portais estão ao longo da linha axilar anterior. O portal da câmera é disposto entre os dois portais cirúrgicos, imediatamente mediais à linha axilar anterior, para mimetizar frouxamente a triangulação característica para uma abordagem laparoscópica. Por fim, um quarto portal é colocado na linha axilar anterior do quadrante superior ipsilateral para estomas situados no quadrante inferior do abdome. Para estomas situados no quadrante superior do abdome, o quarto portal é colocado no quadrante inferior ipsilateral (**FIGURA 2**). Deve haver espaço suficiente entre o estoma e os portais para fornecer espaço para colocação da tela. O paciente é então inclinado na direção oposta ao estoma, e, em casos de estomas abdominais inferiores, uma leve posição de Trendelenburg ajuda a aumentar ainda mais a exposição (**FIGURA 3**).

DETALHES DO PROCEDIMENTO O procedimento é iniciado pela lise de aderências da parede anterior do abdome para isolar o estoma. O conteúdo da hérnia é reduzido por tração suave, e a dissecção cortante é utilizada para liberar as aderências, quando necessário. Com frequência, a compressão externa é um adjuvante valioso durante a redução do conteúdo da hérnia (**FIGURA 4**). Na redução completa do conteúdo da hérnia, realiza-se a excisão do saco herniário, na medida do possível, sem causar lesões intestinais (**FIGURA 5**). Em seguida, a abertura fascial aumentada é estreitada até que as bordas fasciais estejam bem ajustadas ao redor do intestino (**FIGURA 6**). Isso pode ser feito por sutura laparoscópica à mão livre ou pela colocação percutânea de suturas usando um dispositivo de passagem de sutura. Normalmente, suturas absorvíveis de longa duração são utilizadas para esse fim. Deve-se ter atenção para evitar o estreitamento exagerado da abertura da fáscia, que pode levar ao estrangulamento e à necrose do estoma. **CONTINUA**

Capítulo 58 Correção de Hérnia Paraestomal por Abordagem Laparoscópica

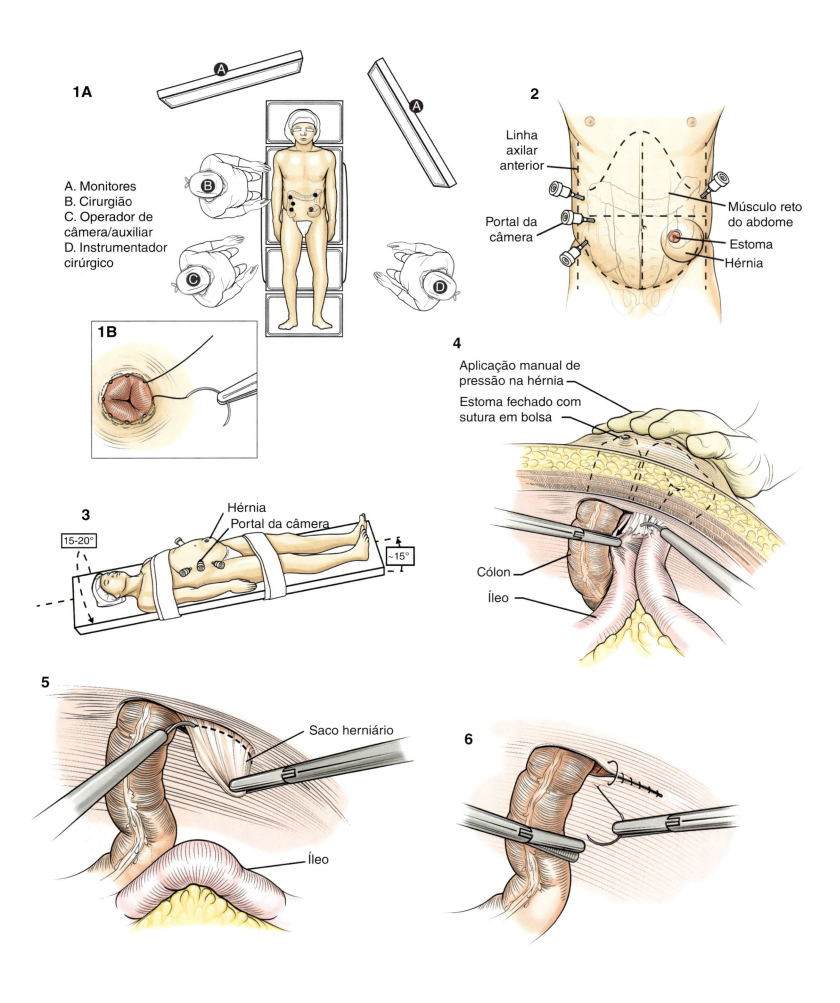

DETALHES DO PROCEDIMENTO ◀ CONTINUAÇÃO A partir do estreitamento da abertura da fáscia ao redor do intestino, são realizados os preparativos para a colocação da tela. Uma tela biológica ou permanente pode ser utilizada, dependendo da preferência do cirurgião. O defeito da hérnia é estimado usando a ponta da pinça laparoscópica como guia ou medições externas. De modo alternativo, uma régua estéril pode ser utilizada. Para correção da hérnia, seleciona-se uma tela suficientemente grande para fornecer pelo menos 5 cm de cobertura circunferencialmente ao redor do defeito da hérnia. Um dos portais de 5 mm é aumentado para 15 mm, e a tela enrolada é introduzida na cavidade peritoneal por meio desse portal (FIGURA 7). É prática comum colocar pontos de sutura de canto com pontas longas na tela antes de sua introdução na cavidade peritoneal. Essas suturas são utilizadas como âncoras transfasciais para suspender a tela na parede anterior do abdome (FIGURA 8). A suspensão é realizada usando um passador de sutura introduzido percutaneamente por pequenas incisões perfurantes. É preferível o uso de tela quadrada ou retangular centralizada ao redor do estoma. Uma vez que a tela tenha sido suspensa com sucesso na parede anterior do abdome, suturas transfasciais adicionais são colocadas entre as suturas originais nos quatro cantos. As bordas medial, superior e inferior da tela são aderidas ao longo de todo o seu comprimento com grampos fasciais absorvíveis colocados a 1 cm de distância. Isso leva à lateralização do intestino, que agora entra na cavidade peritoneal sobre a borda lateral da tela. Por fim, a borda lateral da tela é fixada, deixando espaço para o intestino conforme ele entra na cavidade peritoneal (FIGURA 9). A fixação, então, continua em ambos os lados do intestino, enquanto segue seu curso atrás da face lateral da tela. Nessa fase, é necessário ter extremo cuidado para evitar a aderência na alça intestinal.

Atenção especial deve ser dada a pacientes com um elemento importante de prolapso subcutâneo, que ocorre quando o intestino desliza para os tecidos subcutâneos extrafasciais. Isso leva ao enrolamento do intestino no tecido subcutâneo, causando desconforto, obstrução da via de saída e deformidade da parede abdominal. O prolapso subcutâneo pode ocorrer isoladamente. Com frequência, observa-se em combinação com uma hérnia paraestomal (FIGURA 10). O prolapso subcutâneo isolado pode ser corrigido simplesmente dissecando-se o estoma até o nível da fáscia usando uma técnica semelhante à utilizada para reversão do estoma. Dependendo do grau de fixação na fáscia, o segmento redundante é ressecado ou devolvido à cavidade peritoneal, e o estoma é desenvolvido.

Por outro lado, o prolapso subcutâneo representa um grande desafio quando em associação com uma hérnia paraestomal. Nesses casos, é imprescindível dissecar o segmento intestinal prolapsado para fora do saco herniário, além de reduzir o conteúdo da hérnia. Não o fazer resulta em sintomas persistentes e protuberância residual ao redor do estoma, levando, por sua vez, à baixa satisfação do paciente. Em muitos casos, particularmente em pacientes com grandes sacos herniários paraestomais, é muito difícil dissecar completamente o intestino prolapsado usando a abordagem laparoscópica. Nessa situação, deve-se considerar a técnica híbrida, em que o conteúdo da hérnia é reduzido por via laparoscópica (FIGURA 11A). O estoma, então, é dissecado circunferencialmente usando uma abordagem aberta para liberar o segmento subcutâneo prolapsado (FIGURA 11B). O segmento prolapsado é devolvido à cavidade peritoneal, e o estoma é novamente confeccionado (FIGURA 12). Em seguida, a abertura fascial é estreitada, e a tela é colocada usando a técnica descrita na discussão anterior.

CUIDADOS PÓS-OPERATÓRIOS A sonda orogástrica e o cateter de Foley são removidos após a conclusão da operação. O paciente é internado, e a dieta avança de acordo com a tolerância. A prática comum é manter os pacientes internados até que haja evidência clara de retorno da função intestinal, que geralmente é tardia. Na alta médica, os pacientes são instruídos a abster-se de levantar-se, dobrar, empurrar, puxar ou realizar atividades extenuantes por 8 a 12 semanas. ■

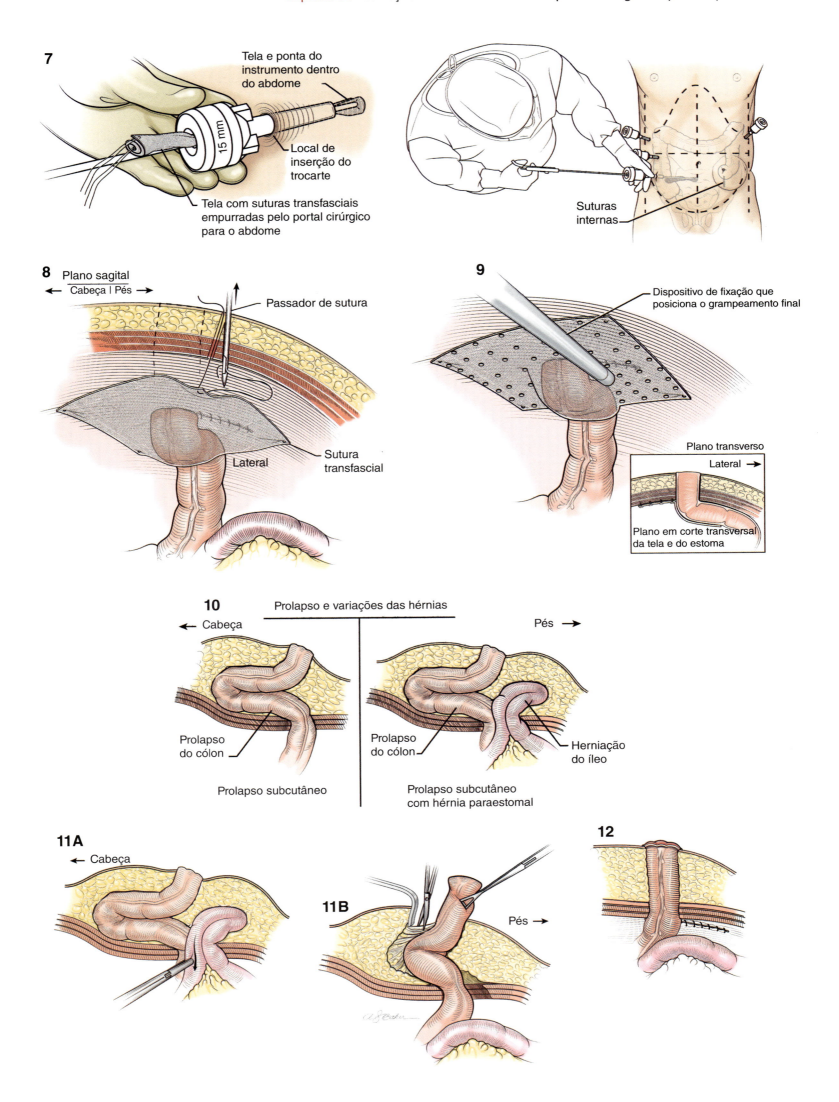

CAPÍTULO 59

ANASTOMOSE COLÔNICA COM GRAMPEADOR

MÉTODO ALTERNATIVO: TRIANGULAÇÃO Uma técnica alternativa de anastomose aberta do intestino grosso é o método da triangulação, que usa três linhas de grampeamento. É particularmente útil na colocolostomia e nas colectomias do lado esquerdo, pois não exige a rotação do mesentério. Pode ser usado também para fechar uma colostomia em alça como alternativa à técnica com sutura no Capítulo 57. Se houver comprimento adequado para girar o mesentério, pode ser criada uma anastomose laterolateral, semelhante à descrita no Capítulo 49.

DETALHES DA TÉCNICA A porção do intestino a ser excisada é isolada com pinças de Kocher, enquanto são colocadas pinças retas e delgadas, como as de Glassman, transversalmente ao cólon (**FIGURA 1**). Vários centímetros além delas, aplicam-se pinças atraumáticas de Scudder ou revestidas de borracha para evitar franca contaminação. A peça é excisada entre as pinças de Kocher e pinças retas. O campo é protegido com compressas de laparotomia e as pinças são abertas. Os pontos de sangramento evidentes são controlados por ligaduras com fio fino. Os dois ramos do intestino aberto são aproximados, com correto alinhamento de mesentério a mesentério (**FIGURA 2**). A abertura mesentérica é fechada por sutura interrompida com fio de seda fino (**FIGURA 3**). Suturas de tração anterior e posterior (**A** e **B**) são feitas a meio caminho entre as bordas mesentérica e antimesentérica. Toda a espessura da parede intestinal ao longo da borda mesentérica é alinhada por vários pontos de tração em plano único ou por uma série de pinças de Allis (**FIGURA 4**). O grampeador linear não cortante (TL 60) é colocado em posição transversal abaixo das pinças de Allis e das suturas de tração (**FIGURA 5**), o que assegura a inclusão de toda a parede intestinal na linha de grampeamento profunda. Após disparar o grampeador, o excesso de tecido acima das mandíbulas do instrumento é seccionado, preservando-se as suturas de tração dos dois lados (**FIGURA 6**).

Uma terceira sutura de tração divisora (**C**) é feita através de cada estoma, em uma posição correspondente ao ápice da borda antimesentérica (**FIGURA 7**). As mandíbulas abertas do grampeador linear não cortante (TL 60) são posicionadas no segundo lado do triângulo, utilizando-se a sutura de tração (**B**) para elevar a extremidade da linha grampeada posterior dentro das mandíbulas (**FIGURA 8**). Após disparar o grampeador, o excesso de tecido acima das mandíbulas é excisado, deixando intacta a sutura de tração apical (**C**).

O procedimento é o repetido com as duas suturas de tração remanescentes (**C** e **A**). Esse ramo final da triangulação tem de cortar cada uma das outras duas linhas de grampeamento (**FIGURA 9**). Após o término, o tecido em excesso é excisado. O intestino é inspecionado para avaliar a hemostasia e eventuais pontos hemorrágicos são ligados com fio de seda fino. Qualquer abertura mesentérica residual é fechada por sutura interrompida. Palpa-se a anastomose para avaliar a perviedade (**FIGURA 10**), e o intestino de ambos os lados pode ser comprimido para confirmar a inexistência de extravasamento. ■

Capítulo 59 Anastomose Colônica com Grampeador

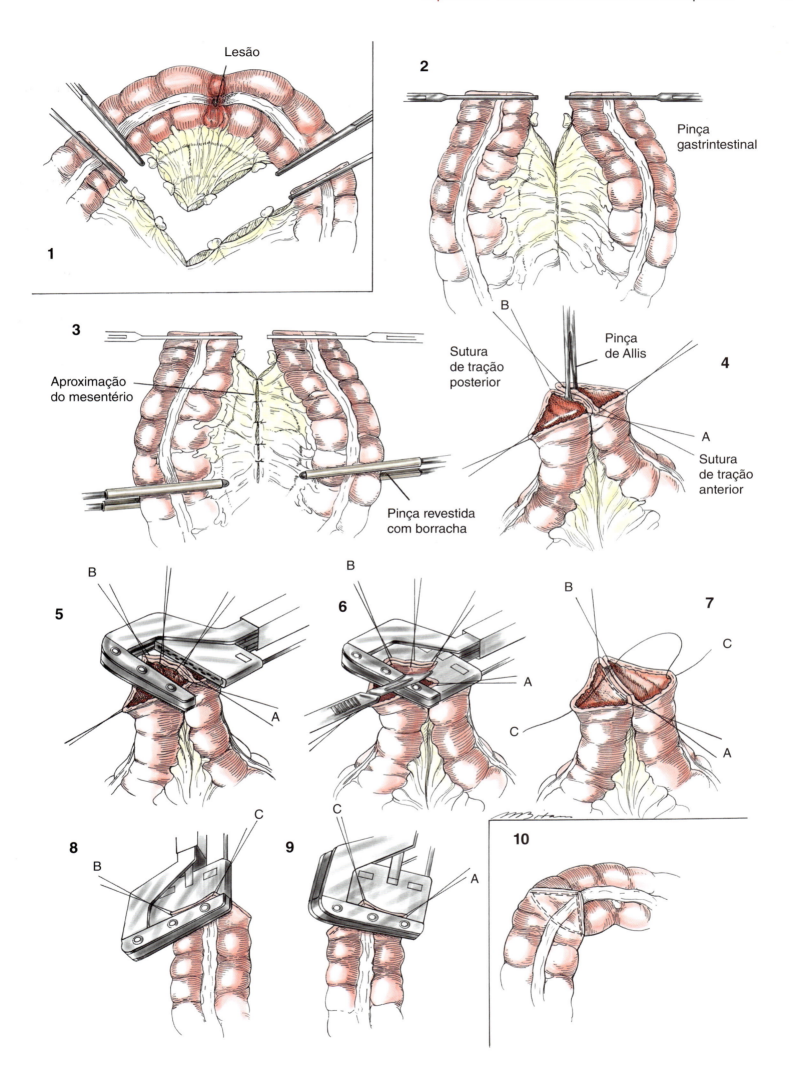

CAPÍTULO 60

COLECTOMIA DIREITA

INDICAÇÕES A ressecção do cólon direito é uma indicação comum no carcinoma, na doença intestinal inflamatória e, mais raramente, na tuberculose ou no vólvulo do ceco, cólon ascendente ou flexura direita do cólon.

PREPARO PRÉ-OPERATÓRIO Alguns tumores do cólon direito causam obstrução e podem exigir uma operação com relativa urgência em virtude da distensão excessiva do ceco (≥ 15 cm) na vigência de uma válvula ileocecal competente. Esses pacientes são tratados com correção de desequilíbrios hidreletrolíticos. A porção proximal do intestino é descomprimida com tubo nasogástrico. Se a condição fisiológica do paciente for otimizada, pode-se proceder à operação de urgência, com colectomia direita sem preparo intestinal. O cirurgião prudente deve verificar se existe ou não uma lesão colorretal secundária ou metacrônica. Caso a colectomia direita seja eletiva, deve-se avaliar todo o cólon por colonoscopia ou clister opaco. As transfusões sanguíneas podem ser aconselháveis, sobretudo em idosos com doença cardiovascular, quando uma neoplasia silenciosa do cólon direito tiver causado anemia ferropriva silenciosa e não diagnosticada. Qualquer tratamento com esteroides preexistente é mantido com reposição intravenosa enquanto o paciente se prepara para a operação. Administram-se antibióticos sistêmicos peroperatórios.

ANESTESIA A anestesia geral por inalação ou a raquianestesia são satisfatórias.

POSIÇÃO O paciente é colocado em posição de decúbito dorsal confortável. O cirurgião fica do lado direito do paciente.

PREPARO OPERATÓRIO A pele é preparada da maneira habitual. Os campos estéreis são aplicados de acordo com as especificações do cirurgião. Em seguida, uma pausa cirúrgica (*time out*) é executada.

INCISÃO E EXPOSIÇÃO É feita uma incisão mediana ampla com o centro próximo do umbigo. Uma incisão transversal logo acima da altura do umbigo também proporciona excelente exposição. A lesão do cólon direito é inspecionada e palpada para determinar a possibilidade de sua ressecção. Em caso de neoplasia maligna, deve-se também palpar o fígado à procura de metástases. Se a lesão for inoperável, pode-se realizar uma anastomose laterolateral entre a porção terminal do íleo e o cólon transverso sem qualquer ressecção (ver Capítulo 50). Após decidida a ressecção, isola-se o intestino delgado com compressa e expõe-se o ceco.

DETALHES DA TÉCNICA Faz-se uma incisão na reflexão peritoneal, perto da parede lateral do intestino, em sentido superior, desde a extremidade do ceco até a região da flexura direita do cólon (FIGURA 1). Deve-se assegurar uma ampla margem na região do tumor. Por vezes, toda a espessura da parede abdominal adjacente pode exigir a excisão para incluir a disseminação local do tumor. Como geralmente toda a flexura direita do cólon é ressecada como parte da colectomia direita, deve-se seccionar e ligar o ligamento hepatocólico, que contém alguns pequenos vasos sanguíneos, mas não há vasos sanguíneos de importância nas fixações peritoneais que acompanham o sulco paracólico direito. Com a secção dos ligamentos peritoneais laterais, o intestino grosso pode ser levantado medialmente com a mão esquerda, enquanto o tecido areolar frouxo sob ele é dissecado com o dedo indicador envolvido em gaze úmida (FIGURA 2). Ao elevar o cólon direito no sentido da linha média, o cirurgião deve identificar o ureter direito e ter certeza de que não foi lesionado. Há cuidado também na porção superior do cólon ascendente e perto da flexura direita do cólon para evitar lesão da terceira porção do duodeno, que fica sob o intestino grosso (FIGURA 3). A superfície cruenta remanescente, após o intestino ter sido liberado e trazido para fora da cavidade peritoneal, é coberta com gaze umedecida e aquecida. Os vasos cólicos médios são identificados, juntamente com seus ramos à direita que seguem em direção à flexura direita do cólon e à região que se pretende transeccionar. O mesentério do intestino grosso é pinçado e dividido em posição logo distal à flexura direita do cólon ou no local de ressecção do cólon. Os ramos direitos ou todos os vasos cólicos médios são seccionados e duplamente ligados. Na altura escolhida para secção, o intestino é separado de todo o mesentério, omento e gordura de ambos os lados. É preciso ligar todos os vasos com cuidado. A metade direita do omento maior é seccionada, perto da curvatura maior do estômago, e excisada ao longo do cólon direito.

O íleo terminal é preparado para ressecção a certa distância da válvula ileocecal, dependendo da irrigação sanguínea que é preciso sacrificar para assegurar a excisão da área de drenagem dos linfonodos do cólon direito. Após o preparo do intestino delgado em sua borda mesentérica, realiza-se uma excisão em leque do mesentério do cólon direito. Em geral, isso inclui parte dos ramos direitos dos vasos cólicos médios. Em caso de neoplasia maligna, a dissecção dos linfonodos deve descer o máximo possível ao longo do trajeto dos vasos cólicos e ileocólicos direitos sem comprometer os vasos cólicos médios nem o suprimento vascular mesentérico superior para o intestino delgado remanescente (FIGURA 4). Os vasos sanguíneos do mesentério são duplamente ligados.

Aplica-se uma pinça vascular reta, ou algum outro tipo de pinça reta, obliquamente no intestino delgado a cerca de 1 cm da borda mesentérica para garantir uma superfície serosa para a aplicação de suturas para a anastomose subsequente. Em seguida, pinças de Stone, Kocher ou Pace-Potts são aplicadas em posição transversal no intestino grosso, que é seccionado entre essas pinças. Resseca-se a porção intermediária do cólon com o segmento de mesentério em forma de leque e os linfonodos. A extremidade proximal seccionada do intestino delgado é coberta com gaze umedecida com solução salina e se inicia o fechamento do coto do intestino grosso, a menos que se esteja planejando uma anastomose terminoterminal ou terminolateral. Muitos cirurgiões preferem usar grampeadores, quando o cólon e a parte terminal do intestino delgado são ressecados com um grampeador linear. Pode-se então fazer a anastomose laterolateral antimesentérica do íleo e do cólon transverso pela técnica mostrada no Capítulo 49, Ressecção do Intestino Delgado com Grampeador. Como os grampeadores nem sempre estão disponíveis, as técnicas de anastomose manual são mostradas nas figuras subsequentes do Capítulo 60. **CONTINUA**

Capítulo 60 Colectomia Direita 195

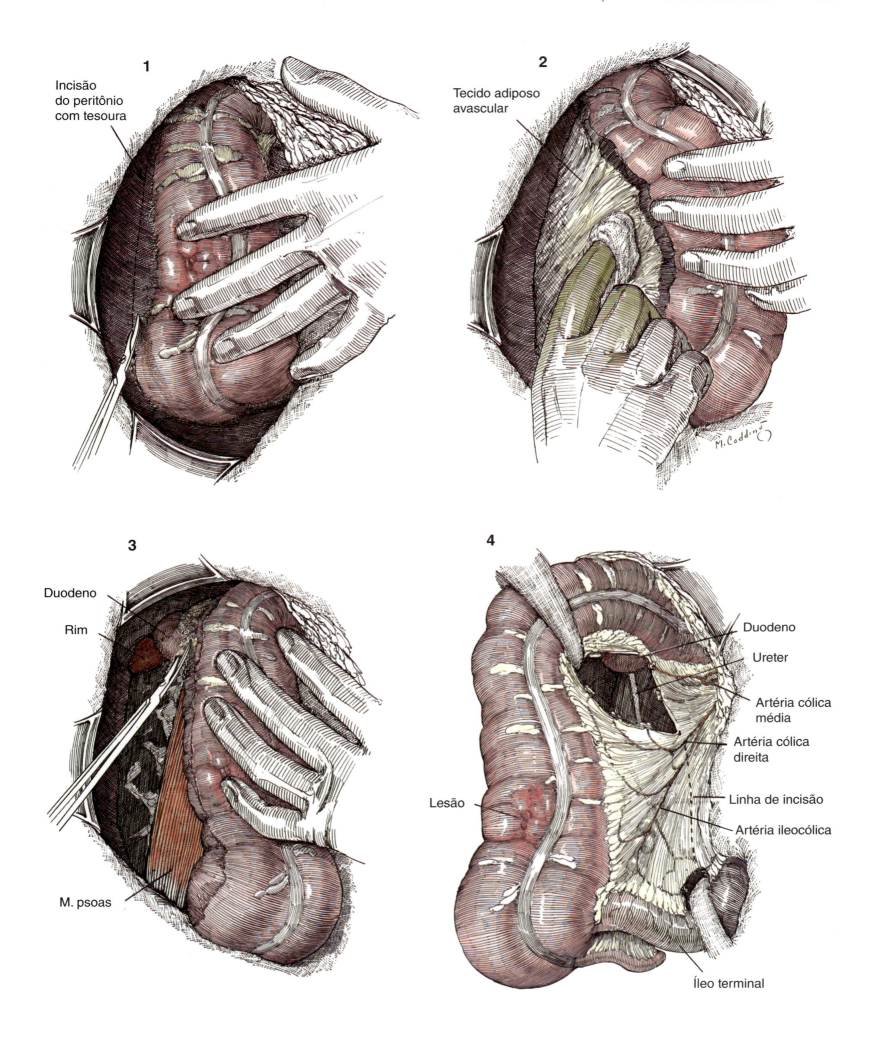

Parte 5 Intestino Delgado, Cólon e Reto

DETALHES DA TÉCNICA `CONTINUAÇÃO` Fecha-se a extremidade do cólon por sutura contínua com fio absorvível montado em agulha atraumática e enrolado frouxamente sobre uma pinça de Pace-Potts ou outra pinça atraumática semelhante (**FIGURA 5**). Podem ser usados pontos separados com fio de seda 3-0 sob a pinça, que é então aberta e retirada. Quando se usa sutura contínua, esta deve ser tracionada com firmeza e atada. Faz-se um plano único de suturas de colchoeiro de Halsted, com fio de seda 3-0, a cerca de 2 a 3 cm da linha de sutura original, com cuidado para não incluir a gordura. À medida que esses pontos são atados, a linha original de sutura é invaginada, de modo que as serosas se encontrem (**FIGURA 6**). O cirurgião deve determinar, antes de fechar as extremidades do cólon, qual o melhor tipo de anastomose: terminoterminal, terminolateral, lateroterminal ou lateral (ver **FIGURAS 14, 16** a **18**).

A aproximação terminolateral é fisiológica, simples e segura. O intestino delgado, ainda mantido em sua pinça, é apresentado adjacente à tênia anterior do cólon (**FIGURA 7**). O intestino delgado deve apresentar uma boa coloração e mostrar irrigação sanguínea satisfatória antes de tentar fazer a anastomose. Se a coloração indicar irrigação sanguínea insuficiente, o cirurgião não deve hesitar em ressecar um segmento suficiente até que a viabilidade seja inquestionável. Em seguida, o omento, se não tiver sido previamente excisado, é afastado superiormente e a tênia anterior do cólon transverso é apreendida, com pinça de Babcock, no local escolhido para anastomose (ver **FIGURA 7**). Depois disso, a borda do mesentério do intestino delgado deve ser aproximada da borda do mesentério do intestino grosso, de modo que não haja herniação do intestino delgado sob a anastomose para o sulco paracólico direito (ver **FIGURA 14**). Essa abertura é fechada antes de iniciar a anastomose, uma vez que em raras ocasiões o procedimento pode causar lesão dos vasos sanguíneos e pôr em risco a viabilidade da anastomose. Usa-se uma pinça reta, pequena, traumática na tênia anterior, com inclusão de uma pequena porção da parede intestinal (**FIGURA 8**). Em seguida, as pinças no íleo terminal, bem como na tênia anterior do cólon transverso, são colocadas que modo que se possa fazer na serosa uma fileira de pontos de colchoeiro separados com fio 3-0 ou sutura com fio sintético não absorvível, fixando o íleo terminal ao cólon transverso (**FIGURA 9**). Os dois pontos dos ângulos não são cortados e servem como suturas de tração (**FIGURA 9**). Faz-se uma abertura no intestino grosso com excisão do conteúdo que se projeta da pinça traumática aplicada na tênia anterior (**FIGURA 10**). Usa-se então uma pinça de enterostomia atrás de cada pinça traumática. Essas pinças são retiradas e o íleo terminal é aberto; do mesmo modo, o conteúdo esmagado do cólon transverso é separado. Às vezes, é necessário ampliar a abertura da mucosa do cólon, pois a excisão prévia do conteúdo da pinça não garantiu um estoma de tamanho suficiente para a anastomose satisfatória. Aproxima-se então a mucosa por sutura contínua ancorada com fio não absorvível em agulha atraumática, que se inicia posteriormente na linha mediana. As suturas, **A** e **B**, continuam na forma de uma sutura invaginante de Connell, ao redor dos ângulos e anteriormente, para obter a inversão da mucosa (**FIGURAS 11** e **12**). Alguns cirurgiões preferem usar pontos separados com fio de seda 3-0 para o fechamento da mucosa. Uma fileira anterior de pontos de colchoeiro completa a anastomose. Os ângulos podem ser reforçados com vários outros pontos de colchoeiro (**FIGURA 13**). A anastomose completa é mostrada na **FIGURA 14**. A patência do estoma é testada. Verifica-se a perviedade do estoma, que deve permitir a introdução do dedo indicador. Se a tensão não for excessiva, a superfície cruenta sobre o músculo iliopsoas pode ser coberta por aproximação do peritônio da parede abdominal lateral ao mesentério.

O segundo método mostrado é uma anastomose terminoterminal direta (**FIGURAS 15** e **16**). A discrepância de tamanho do íleo terminal e do cólon transverso pode ser superada com segurança pela observação de certos detalhes técnicos. Pode-se obter maior circunferência do lúmen pela extensão da secção oblíqua do íleo terminal. Durante a anastomose, tomam-se porções um pouco maiores no lado do cólon para compensar a diferença entre os dois lados da anastomose. Concluída a anastomose, aproximam-se eventuais brechas remanescentes entre os mesentérios. A perviedade do lúmen é verificada por palpação.

Se o cirurgião preferir uma anastomose lateroterminal, o coto do intestino delgado é fechado como se descreveu antes para o intestino grosso. O intestino delgado é trazido até a extremidade aberta do intestino grosso (**FIGURA 17**), faz-se a fileira posterior de sutura serosa, abre-se o intestino delgado e faz-se a sutura mucosa contínua ou a sutura de inversão, bem como, por fim, a sutura serosa anterior interrompida com fio de seda 3-0 ou fio sintético não absorvível. Sempre que se lança mão desse tipo de procedimento, é preciso cuidado para garantir que apenas uma porção muito pequena do intestino delgado se projete além da linha de sutura, pois extremidades cegas de intestino na linha peristáltica formam uma bolsa com estagnação contra a qual a peristalse tende a trabalhar, o que aumenta a chance de ruptura.

No quarto método, são fechadas as extremidades do intestino grosso e delgado e se faz uma anastomose lateral. Apenas uma pequena porção do intestino delgado deve se projetar além da linha de sutura. Deve-se fixar o intestino delgado no cólon por sutura interrompida com fio de seda ou fio sintético não absorvível, englobando os dois ângulos do estoma e a extremidade fechada do intestino delgado (**FIGURA 18**). O equivalente grampeado de cada variação é apresentado em capítulos anteriores, ilustrando o uso de vários grampeadores em anastomose do intestino delgado.

FECHAMENTO Não é aconselhável o uso de drenos, a menos que se identifique infecção franca. O local da anastomose é coberto com omento. A parede abdominal é fechada de modo rotineiro e faz-se um curativo estéril.

CUIDADOS PÓS-OPERATÓRIOS O paciente deve estar em posição confortável. Os casos de diarreia ou evacuações frequentes podem ser controlados satisfatoriamente com medicamentos e dieta. Não se deve negligenciar, no período pós-operatório imediato, a necessidade de manter o tratamento com esteroides, sobretudo em pacientes com ileíte regional. ■

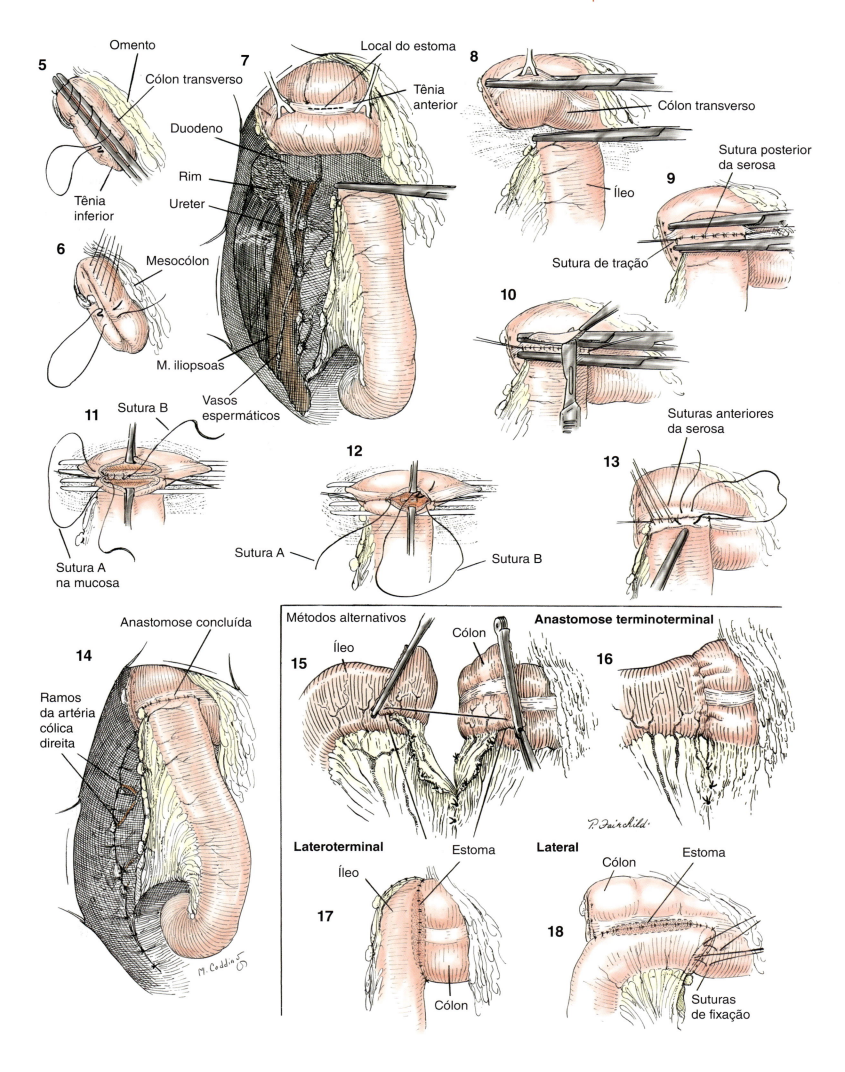

CAPÍTULO 61

COLECTOMIA LAPAROSCÓPICA DIREITA

INDICAÇÕES A colectomia laparoscópica está indicada tanto nas condições benignas quanto malignas do cólon, desde que realizada por cirurgiões qualificados com recursos apropriados. De modo geral, a técnica não é recomendada em condições de emergência, como obstrução, perfuração ou hemorragia maciça.

PREPARO PRÉ-OPERATÓRIO No caso de cirurgia para retirada de pólipos e da maioria das neoplasias, é essencial tatuar a lesão durante a colonoscopia. Em geral, é difícil identificar o tumor durante a laparoscopia. O uso de colonoscopia intraoperatória é difícil durante procedimentos laparoscópicos; daí a necessidade de localização pré-operatória acurada. Caso haja necessidade de colonoscopia intraoperatória, a insuflação com dióxido de carbono em vez de ar acelera a resolução da distensão colônica que pode ser um grande obstáculo para a laparoscopia. O paciente deve ser submetido a preparo mecânico convencional do cólon e administram-se antibióticos profiláticos dentro de 1 hora da incisão, que serão suspensos dentro de 24 horas após a operação. Administra-se heparina subcutânea, em pacientes de alto risco, e são colocados dispositivos de compressão sequencial para evitar tromboembolismo venoso.

ANESTESIA É necessária a anestesia geral. Introduz-se um tubo orogástrico ou nasogástrico.

POSIÇÃO Coloca-se o paciente em posição de litotomia modificada com as pernas apoiadas em suportes acolchoados para proteger todos os pontos de pressão. O braço esquerdo é mantido ao lado do corpo do paciente. O paciente deve ser contido na mesa de operação com cintos, pois pode ser necessário mover a mesa para melhorar a exposição durante a operação. A organização da sala de operação é mostrada na FIGURA 1A. O cirurgião e o operador da câmera ficam à esquerda do paciente. O auxiliar fica entre as pernas do paciente. Usam-se dois monitores de vídeo, conforme mostrado.

PREPARO OPERATÓRIO A pele é preparada da maneira habitual. Os campos estéreis são aplicados de acordo com as especificações do cirurgião. Em seguida, uma pausa cirúrgica (*time out*) é executada.

INCISÃO E EXPOSIÇÃO O acesso à cavidade peritoneal é obtido por técnica aberta ou de Hasson. Faz-se uma incisão infraumbilical para a introdução de um trocarte de Hasson de 10 a 12 mm. O abdome é insuflado a 15 mmHg. Geralmente, é utilizado um endoscópio com ângulo de 30°. Há inúmeras configurações de colocação de portais descritas para hemicolectomia direita laparoscópica. A configuração mais comumente empregada, mostrada na FIGURA 1B, tem um trocarte de 10 a 12 mm à esquerda da linha média no quadrante inferior esquerdo, com um portal de 5 mm no quadrante superior esquerdo e, se necessário, outro portal de 5 mm no quadrante inferior direito. Usando esse método, a incisão de extração é feita como uma linha média vertical no nível do umbigo. Embora a utilização de um portal manual possa ser benéfica na parte inicial da curva de aprendizado do cirurgião, seu uso rotineiro é desencorajado devido ao maior risco de complicações da ferida associadas a essa abordagem.

DETALHES DA TÉCNICA A mobilização do cólon direito é mostrada por um acesso lateromedial. O acesso mediolateral pode ser usado, porém não é descrito aqui. No acesso lateromedial, a mobilização começa no ceco. O paciente é colocado em posição de Trendelenburg e inclinado 30° para a esquerda. Pinça-se o ceco com instrumento atraumático e afasta-se medial e anteriormente (FIGURA 2). Com uma endotesoura com cautério monopolar ou outro dispositivo de energia, faz-se uma incisão na reflexão peritoneal, perto da parede lateral do intestino, na extremidade do ceco (FIGURA 2). O cólon ascendente é, então, pinçado e retraído na porção medial cranial, permitindo que a incisão seja prolongada para cima até a região da flexura direita do cólon por uma técnica de tração-contratração (FIGURA 3).

Ao iniciar a dissecção, deve-se ter cuidado para evitar a lesão do ureter. À medida que se aproxima a flexura direita do cólon, pode-se visualizar e proteger o duodeno (FIGURA 3). Para a mobilização da flexura direita do cólon, o paciente deve ser colocado em posição de Trendelenburg invertida. A flexura direita do cólon é então retraída medial e inferiormente.

Um dispositivo de energia é usado para dividir os anexos peritoneais (FIGURA 4). Em seguida, o cólon transverso proximal é mobilizado dividindo-se as fixações omentais ao longo da linha de dissecção da FIGURA 2. O auxiliar segura o omento e o mantém para cima. O cirurgião segura o lado mesentérico do cólon transverso para impor tensão aos anexos omentais. Os anexos omentais são seccionados com tesoura ultrassônica ou eletrocautério, tomando cuidado para não lesionar o cólon.

Um método alternativo para mobilização da flexura direita do cólon envolve a retração do cólon transverso em direção caudal, para expor o omento gastrocólico (ligamento). O ligamento é, então, dividido em extensões variadas, dependendo da localização da lesão e do grau de alcance necessário. Essa abordagem evita a necessidade de descolamento do cólon do omento, levando à redução no tempo de cirurgia.

O mesentério, agora, pode ser seccionado extracorporalmente após a exteriorização do intestino, conforme descrito neste capítulo, ou intracorporalmente antes da exteriorização. Durante a secção intracorpórea, os vasos ileocólicos são pinçados e retraídos em direção à parede abdominal anterior. O peritônio sobre o mesentério é incisado em um ponto perto da origem dos vasos ileocólicos com endotesoura com eletrocautério para criar uma janela. Pinça-se o ceco, que é afastado lateralmente para elevar os vasos ileocólicos. Os vasos são esqueletizados e seccionados com um grampeador laparoscópico linear de 2,5 mm ou clipes (FIGURAS 4A e 4B). A dissecção prossegue em direção à flexura direita do cólon, e o grampeamento é repetido até que o mesentério seja seccionado. A dissecção continua para incluir o ramo direito da artéria cólica média.

A FIGURA 4A mostra a dissecção da artéria cólica direita. A FIGURA 4B mostra a artéria ileocólica, a artéria cólica direita e o ramo direito da artéria cólica média ligados. A linha de ressecção é mostrada na FIGURA 5. Após a mobilização completa, o intestino é exteriorizado através de uma incisão de 6 a 10 cm por ampliação da incisão no quadrante inferior direito ou da incisão umbilical. Usa-se um protetor plástico para ferida. A porção terminal do íleo e o cólon são exteriorizados através dessa abertura. As margens proximal e distal da peça são seccionadas com um grampeador linear (grampos de 3,5 mm). Podem ser necessários grampos maiores, dependendo da espessura da parede intestinal. Pode-se realizar uma anastomose laterolateral manual ou com grampeador. Para realizar uma anastomose laterolateral com grampeador, usam-se suturas de ancoragem para fixar as duas paredes antimesentéricas do íleo e do cólon. A enterotomia para introdução do grampeador é criada com a tesoura curva de Mayo pela excisão de uma porção das linhas de grampo localizadas nas bordas antimesentéricas do íleo e no cólon transverso (FIGURA 6A).

O grampeador linear é introduzido e fechado (FIGURA 6A). A face posterior do intestino é examinada para confirmar que não haja inclusão de mesentério no grampeador fechado. Depois dessa verificação, dispara-se o grampeador e faz-se a anastomose. Através das enterotomias, inspeciona-se a linha de grampeamento à procura de sangramento. Pequenos pontos de sangramento são fechados por sutura em oito com fio de seda 3-0. Fecha-se a enterotomia com grampeador (FIGURA 6B). O aspecto final é mostrado na FIGURA 6B. Não é necessário fechar a abertura no mesentério e o intestino é colocado de volta na cavidade peritoneal.

Um método alternativo, não descrito aqui, inclui a criação de uma anastomose ileocolônica isoperistáltica intracorpórea.

FECHAMENTO A incisão usada para exteriorizar o intestino e completar a anastomose extracorpórea é fechada por sutura contínua ou interrompida. As vias de acesso acima de 5 mm também são fechadas por sutura.

CUIDADOS PÓS-OPERATÓRIOS O tubo orogástrico ou nasogástrico é retirado no centro cirúrgico. Administram-se líquidos intravenosos e os sinais vitais e o débito urinário são monitorados a cada 4 horas. Os antibióticos profiláticos são suspensos dentro de 24 horas após a operação. O cateter vesical é retirado no primeiro ou segundo dia de pós-operatório. Uma dieta líquida sem resíduos pós-operatória é iniciada de imediato ou no primeiro dia de pós-operatório se não houver distensão nem indícios de complicações; o progresso da dieta ocorre conforme a tolerância. ■

Capítulo 61 Colectomia Laparoscópica Direita

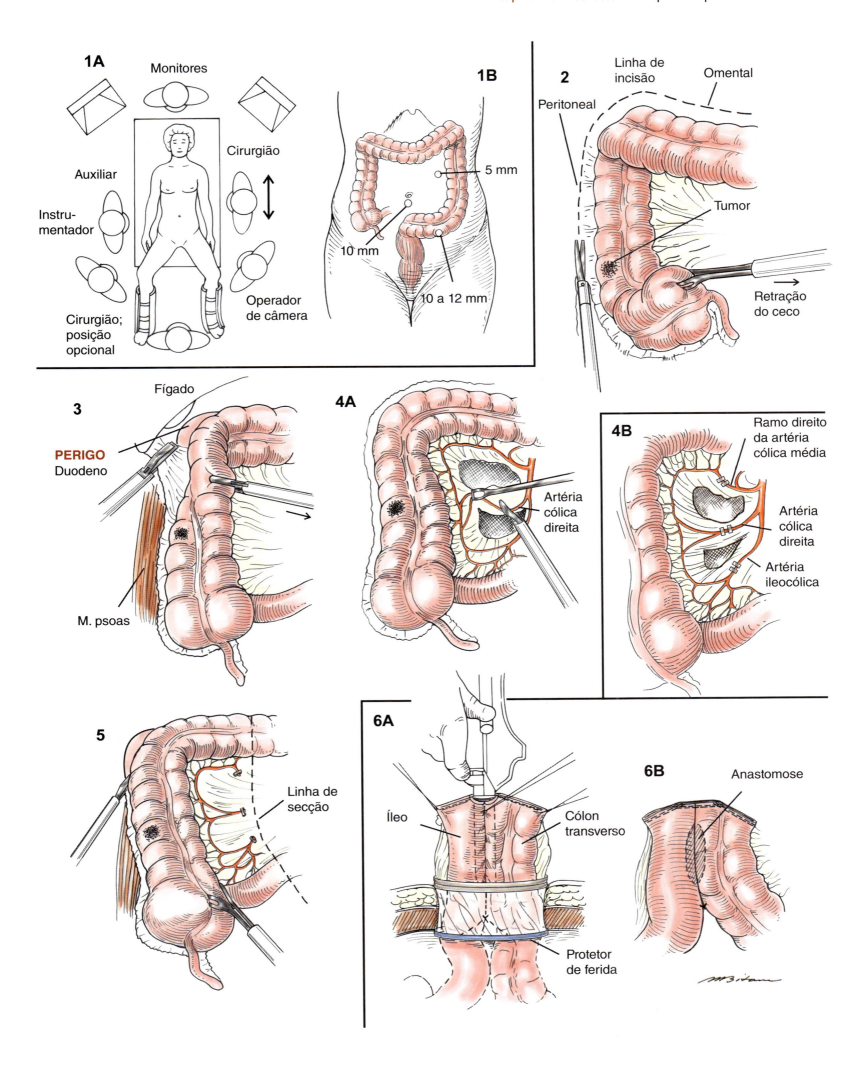

CAPÍTULO 62

COLECTOMIA ESQUERDA COM ANASTOMOSE TERMINOTERMINAL

INDICAÇÕES A operação é realizada principalmente em caso de tumor no cólon esquerdo ou complicação de diverticulite.

PREPARO PRÉ-OPERATÓRIO Os tumores do cólon esquerdo costumam ser do tipo estenosante. Os pacientes com essa doença frequentemente chegam ao cirurgião com sintomas de obstrução intestinal iminente.

Quando a obstrução não for completa, é possível preparar melhor o intestino durante um período de dias ou por administração de catárticos e dieta de líquidos sem resíduos nas 24 horas que precedem a intervenção. A frequência de administração de catárticos e agentes de limpeza varia de acordo com o grau de obstrução. A altura e a natureza da obstrução podem ser confirmadas por clister opaco, mas a colonoscopia possibilita a biopsia para exame histopatológico, lesões por tinta de tatuagens, retirada de outras lesões, como pólipos, e possível avaliação do cólon proximal. No caso de obstrução total, insere-se um tubo nasogástrico para descompressão e se esvazia o cólon com enemas. A avaliação da parte distal do cólon por colonoscopia é útil. Uma colonoscopia virtual pode ser obtida com tomografia computadorizada (TC) especial para avaliar o cólon proximal, embora exija preparo intestinal e insuflação de ar e não possa ser realizada em pacientes com obstrução próxima ou completa. Deve ser obtido um exame de sangue basal para antígeno carcinoembrionário. Devem ser obtidas TCs de tórax, abdome e pelve para avaliar a disseminação metastática. Administram-se antibióticos peroperatórios. Após a indução da anestesia, insere-se um cateter de Foley.

ANESTESIA É preferível a anestesia geral.

POSIÇÃO O paciente é colocado em posição de decúbito dorsal confortável e ligeiramente voltado para o cirurgião. Pode-se usar uma posição de Trendelenburg leve, embora esta raramente possa acarretar síndrome compartimental do membro inferior. Se o tumor ou processo colônico estiver localizado na porção inferior do cólon esquerdo ou na região sigmoide, a maioria dos cirurgiões coloca o paciente em posição de litotomia modificada com os joelhos e tornozelos sobre suportes de Allen. Assim será possível preparar e colocar os campos na região retal para potencial passagem de um grampeador circular. As pernas são afastadas e os joelhos elevados o suficiente para propiciar esse acesso ao reto, porém a altura e a abertura não devem interferir com a parte abdominal da operação. Se houver alguma dúvida quanto à localização do tumor, recomenda-se a posição de litotomia.

PREPARO OPERATÓRIO A pele é preparada da maneira habitual. Os campos estéreis são aplicados de acordo com as especificações do cirurgião. Em seguida, uma pausa cirúrgica (*time out*) é executada.

INCISÃO E EXPOSIÇÃO O cirurgião fica do lado esquerdo do paciente. Faz-se uma ampla incisão cutânea mediana abaixo do nível do umbigo. O fígado e outros locais de possível metástase são explorados. O intestino delgado é afastado em sentido medial com compressas úmidas aquecidas. Coloca-se uma compressa em direção à pelve e outra ao longo da parede lateral até o baço.

DETALHES DA TÉCNICA As precauções contra a possível disseminação do tumor devem incluir sua manipulação limitada. Logo que possível, deve-se cobrir o tumor com gaze e pinçar seu principal suprimento sanguíneo.

Segurando com a mão esquerda o intestino no ponto da lesão, faz-se a incisão da reflexão peritoneal do mesocólon perto do intestino, exceto na região do tumor, sobre uma área do tamanho que pareça essencial para sua livre mobilização (**FIGURA 1**). Depois disso, o intestino é afastado em direção à linha mediana e o mesentério é separado da parede abdominal posterior por dissecção romba com gaze. Pode haver hemorragia em caso de laceração, sem ligadura, da veia espermática ou ovariana esquerda. Identifica-se ureter esquerdo para que não seja tracionado superiormente com o mesentério do intestino e seccionado por acidente. Faz-se uma incisão em leque de tamanho suficiente para remover inteiramente artéria e veia cólicas esquerdas desde sua origem com o objetivo de maximizar a retirada de linfonodos regionais (**FIGURA 2**). Alguns cirurgiões fazem essa secção logo que possível para minimizar a disseminação angiolinfática do tumor em decorrência da manipulação e tração da peça. Nessa técnica, originalmente denominada na técnica *no-touch*, é essencial que o cirurgião já tenha identificado o ureter esquerdo e os vasos mesentéricos inferiores e sigmóideos (ver vasos 8 e 9 no Capítulo 9). É necessário deixar pelo menos 10 cm de margem desde a borda macroscópica de todos os lados da lesão. O conteúdo das pinças aplicadas no mesentério é ligado. Retira-se a gordura da borda mesentérica do intestino no local escolhido para ressecção em preparo para a anastomose (**FIGURA 3**). Se o cirurgião acreditar que é necessária uma linfadenectomia estendida, então deve ser realizada uma ligadura alta do vaso mesentérico inferior, o que, por sua vez, requer uma colectomia esquerda estendida até o reto proximal.

Na maioria dos pacientes, a flexura esquerda do cólon é mobilizada para evitar anastomose sob tensão. É mais fácil e mais seguro realizar essa manobra se a incisão mediana for ampliada até o processo xifoide. Essa técnica é apresentada nas **FIGURAS 15** a **17**. Outra opção é remover o omento em sua junção relativamente avascular ao longo do cólon esquerdo até alcançar a região esplenocólica. A porção descendente do cólon esquerdo é mobilizada superiormente ao longo da linha lateral de Toldt. Ao aproximar-se das duas extremidades da linha mediana, é possível ver e seccionar com segurança as fixações omentais esplenocólicas, às vezes difíceis, com risco mínimo de lesão esplênica.

Atualmente, a maioria dos cirurgiões usa um fechamento com grampos na hemicolectomia esquerda ou sigmoidectomia, conforme descrição no Capítulo 66. Em qualquer caso, é preciso ter cuidado para que a secção distal seja feita abaixo da junção retossigmoide, tanto para evitar que restem divertículos sigmoides quanto para permitir maior mobilidade do reto e facilitar o avanço do grampeador circular. Quando o cirurgião não tem acesso a grampeadores, usa-se o seguinte método de sutura manual. Duas pinças traumáticas de Stone ou semelhantes são posicionadas obliquamente no intestino acima da lesão, a 1 cm dos limites do mesentério preparado (**FIGURA 4**). O campo é isolado com gaze e o intestino é seccionado. Então, coloca-se uma pinça não traumática na região preparada abaixo da lesão, e o intestino é seccionado de modo semelhante. Procede-se à aproximação terminoterminal das extremidades do intestino grosso para verificar se é possível realizar a anastomose sem tensão. As pinças são aproximadas e manipuladas de modo que a superfície serosa posterior do intestino seja apresentada para facilitar a realização de uma camada de sutura de colchoeiro interrompida com fio de seda 3-0 (**FIGURA 5**). A borda mesentérica não deve conter gordura para obter aproximação correta da serosa. As suturas nos ângulos não são seccionadas e são usadas para tração (**FIGURA 6**).

Pinças de enterostomia são colocadas a vários centímetros das pinças traumáticas, e estas são retiradas (**FIGURA 6**). As porções excessivas de intestino, além das pinças, podem ser excisadas. O campo é totalmente isolado com compressas estéreis e úmidas e, em seguida, faz-se uma anastomose aberta direta. A mucosa é aproximada por sutura contínua festonada com agulha atraumática a partir do meio da camada posterior (**FIGURA 7**). No ângulo, a sutura festonada é substituída por sutura de Connell para inversão do ângulo e da mucosa anterior (**FIGURAS 8** e **9**). Uma segunda sutura contínua é iniciada adjacente à primeira, realizada de modo semelhante (**FIGURA 10**). Após aproximação acurada da mucosa, as duas suturas contínuas (**A** e **B**), são atadas com o nó para dentro (**FIGURA 11**). O plano seroso anterior é aproximado com uma camada de sutura interrompida com fio de seda 3-0 ou sutura com fio não absorvível. É preciso ter atenção especial aos ângulos para garantir aproximação acurada e segura.

Outras técnicas de anastomose do cólon são o uso de um plano único de sutura interrompida com fio de absorção tardio, com nós dentro do lúmen e uso de grampeadores. Essa última técnica é apresentada no Capítulo 59. **CONTINUA ▶**

Capítulo 62 Colectomia Esquerda com Anastomose Terminoterminal 201

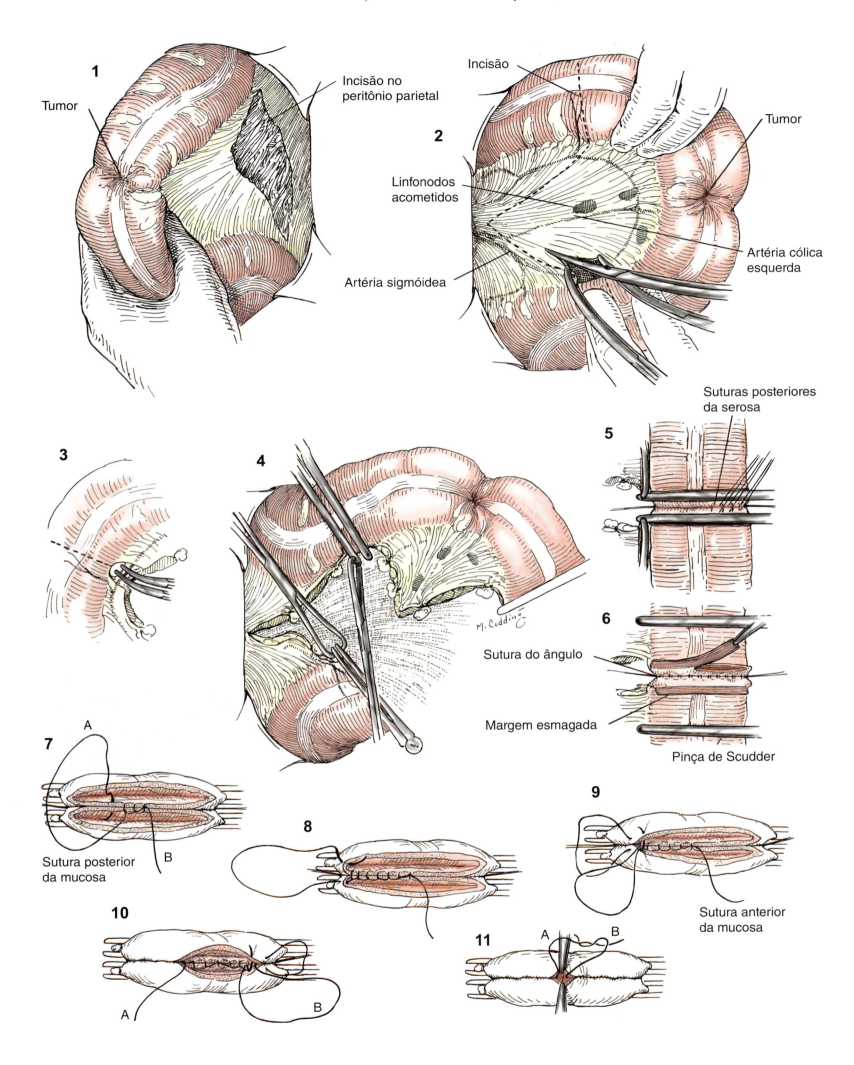

Parte 5 Intestino Delgado, Cólon e Reto

DETALHES DA TÉCNICA `CONTINUAÇÃO` Depois da aproximação do plano da mucosa, todos os instrumentos contaminados são postos de lado. O campo é coberto com compressas úmidas e campos limpos. É desejável que os membros da equipe cirúrgica troquem as luvas. A anastomose é reforçada ainda mais por sutura interrompida com fio de seda 3-0 no plano seroso anterior (FIGURA 12). Às vezes é aconselhável reforçar o ângulo mesentérico com mais uma ou duas suturas de colchoeiro. Qualquer abertura remanescente do mesentério é fechada por sutura interrompida com fio de seda fino. Se houver muita gordura no mesentério, que tende a ocultar a localização dos vasos sanguíneos, não é prudente introduzir uma agulha às cegas através dela, pois há risco de formação de um hematoma entre as lâminas do mesentério. É mais seguro apreender as margens peritoneais do mesentério com pinças pontiagudas pequenas e fechar por ligadura simples do conteúdo. Por fim, deve-se verificar se a irrigação sanguínea do local de anastomose é suficiente. Deve haver vasos com pulsação ativa, adjacentes à anastomose nos dois lados (FIGURA 13). Caso pareça haver interferência com o suprimento sanguíneo e a cor do intestino esteja alterada, é melhor ressecar a anastomose que correr o risco de extravasamento e peritonite fatal. A perviedade do estoma é avaliada com cuidado por compressão entre o polegar e o indicador (FIGURA 14). Em geral, é possível obter um estoma com a largura de dois dedos.

Para assegurar a aproximação fácil das extremidades abertas do intestino grosso, sobretudo se a lesão estiver perto da flexura esquerda do cólon, é necessário liberar o intestino de estruturas adjacentes. Pode ser necessário ampliar a incisão abdominal até a borda costal, pois a exposição da parte superior da flexura esquerda do cólon pode ser difícil. Depois da secção de fixações peritoneais relativamente avasculares ao cólon descendente, é necessário liberar a flexura esquerda do cólon do diafragma, do baço e do estômago. O ligamento esplenocólico é dividido entre pinças curvas e o conteúdo é ligado para evitar possível lesão esplênica, com hemorragia problemática (FIGURA 15). Depois disso, coloca-se um par de pinças curvas no ligamento gastrocólico a distância necessária para mobilizar o intestino ou remover intestino suficiente além do tumor. Às vezes, em caso de tumores nessa área, é necessário fazer a secção adjacente à curvatura maior do estômago. O cirurgião não deve hesitar em retirar uma parte da artéria gastromental esquerda, se indicado, pois o estômago tem um bom suprimento sanguíneo colateral. Em alguns casos, pode haver um ligamento frenocólico verdadeiro, que tem de ser seccionado para liberar a flexura esquerda do cólon (FIGURA 16).

É necessário liberar uma parte do cólon transverso, e o omento pode ser separado do intestino por incisão de suas fixações avasculares adjacentes ao cólon (FIGURAS 15 a 17; ver também Capítulo 30). Em alguns casos, o omento pode ser acometido pelo tumor e é desejável removê-lo total ou parcialmente. A flexura esquerda do cólon é refletida medialmente após a secção de suas fixações, com cuidado para evitar o rim e o ureter subjacente. Em geral, é necessário dividir uma parte do mesocólon transverso (FIGURA 18), o que deve ser feito com cuidado, levando em consideração a possível lesão do jejuno subjacente na região do ligamento de Treitz. A grande veia mesentérica inferior também exige a secção e a ligadura dupla quando mergulha sob a margem inferior do corpo do pâncreas e se une à veia esplênica. O intestino é liberado de todas as fixações adiposas no local escolhido para anastomose. Colocam-se pinças não traumáticas e o intestino é seccionado (FIGURA 19). Devem ser verificadas as pulsações arteriais no mesentério nos dois lados. A anastomose é realizada da maneira descrita anteriormente. É necessário ligar a artéria cólica média; pode ser preciso ressecar todo o cólon transverso, inclusive as flexuras direita e esquerda do cólon, para garantir a irrigação sanguínea satisfatória no local da anastomose. Nessa situação, a viabilidade do cólon depende da artéria cólica direita de um lado e da artéria cólica esquerda do outro.

FECHAMENTO Realiza-se o fechamento da maneira habitual.

CUIDADOS PÓS-OPERATÓRIOS O paciente é incentivado a tossir, sentar e deambular logo que possível. Os fluidos parenterais e a alimentação enteral são administrados de acordo com os protocolos pós-operatórios locais para casos de cirurgia colônica. ■

Capítulo 62 Colectomia Esquerda com Anastomose Terminoterminal 203

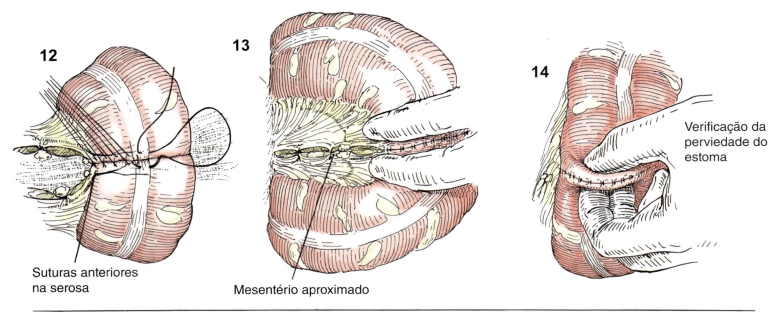

Ressecção de lesão alta

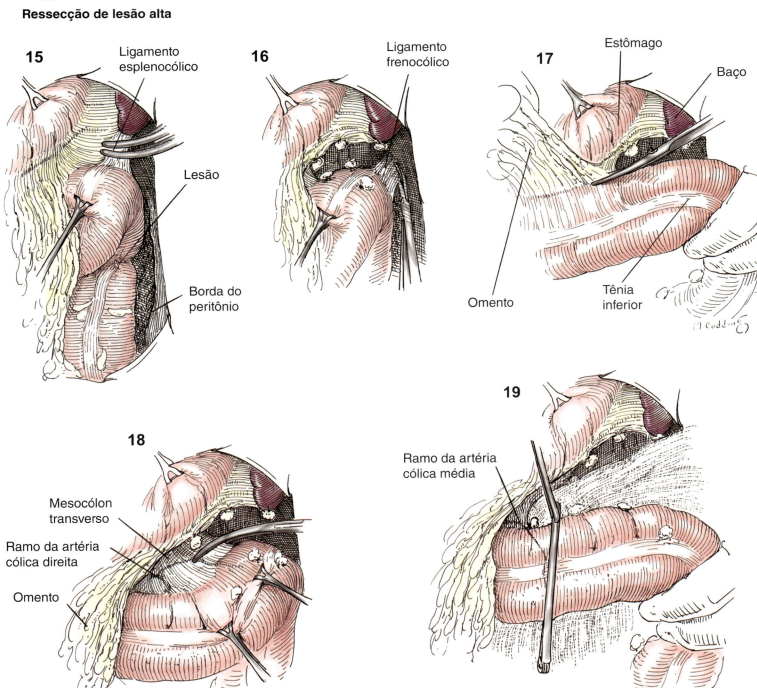

CAPÍTULO 63 — Retossigmoidectomia Laparoscópica

INDICAÇÕES A retossigmidectomia laparoscópica está indicada tanto nas condições benignas quanto malignas do cólon, desde que realizadas por cirurgiões qualificados com recursos apropriados. De modo geral, a técnica não é recomendada em condições de emergência, como obstrução, perfuração ou hemorragia maciça.

PREPARO PRÉ-OPERATÓRIO No caso de cirurgia para retirada de pólipos e de neoplasias, é essencial tatuar a lesão durante a colonoscopia, pois é difícil identificar o tumor durante a laparoscopia. O uso de colonoscopia intraoperatória é difícil durante procedimentos laparoscópicos; daí a necessidade de localização pré-operatória acurada. O paciente deve receber um antibiótico padrão e uma preparação intestinal mecânica, e antibióticos parenterais profiláticos são administrados 1 hora após a incisão e são descontinuados 24 horas após a cirurgia. Administra-se heparina subcutânea em pacientes de alto risco, e são colocados dispositivos de compressão sequencial para evitar tromboembolismo venoso. Então, uma pausa cirúrgica (*time-out*) é executada.

INCISÃO E EXPOSIÇÃO A organização é semelhante à empregada na colectomia direita laparoscópica. Entretanto, o cirurgião e o operador de câmera ficam à direita do paciente, e o primeiro auxiliar à esquerda do paciente (**FIGURA 1**). O braço direito é dobrado. O cirurgião e o operador de câmera podem trocar de lugar durante o procedimento para facilitar a exposição e os ângulos de operação. O cirurgião se move entre as pernas durante partes da operação, sobretudo durante mobilização da flexura esquerda do cólon e a criação da anastomose colorretal. A colocação inclui um portal de 10 mm na região infraumbilical, um trocarte de 5 mm no quadrante superior direito na linha hemiclavicular e um trocarte de 10 a 12 mm no quadrante inferior direito na linha hemiclavicular (**FIGURA 2A**). Finalmente, pode ser colocado um trocarte opcional de 5 mm no quadrante superior esquerdo para facilitar a mobilização da flexura esquerda do cólon. A **FIGURA 2B** mostra a posição alternativa do acesso.

DETALHES DA TÉCNICA Para mobilização inicial do cólon sigmoide, o paciente é girado para a direita. Apreende-se o cólon sigmoide com pinça atraumática e afasta-se medialmente. As fixações peritoneais são seccionadas por dissecção ultrassônica e divulsão (**FIGURA 3**). É necessário identificar o ureter para evitar sua lesão. A fixação peritoneal é dividida até a flexura esquerda do cólon. A contratração do cólon pelo primeiro auxiliar ou cirurgião facilita essa etapa. À medida que a dissecção se aproxima da flexura esquerda do cólon, é melhor continuar sob o omento e criar um plano entre o omento e a flexura esquerda do cólon (**FIGURA 4**). Alternativamente, o ligamento gastrocólico pode ser seccionado usando tesouras ultrassônicas ou um dispositivo de vedação de vasos, mantendo o omento ligado ao cólon. O omento é separado por uma distância variável ao longo do cólon transverso, de acordo com o tamanho do segmento do cólon a ser removido e o grau de mobilidade que será necessário para completar uma anastomose sem tensão. A mobilização da flexura esquerda do cólon e do cólon transverso pode ser facilitada pela posição de Trendelenburg invertida.

Uma excisão mesentérica formal não é necessária para indicações benignas (ou seja, diverticulite ou doença de Crohn). O reto pode ser seccionado distalmente à junção retossigmoide e o mesentério é seccionado próximo à parede do intestino, usando grampeadores vasculares ou um dispositivo de vedação de vasos. Para a extensão proximal da ressecção, em geral, basta incluir a porção do cólon macroscopicamente anormal, sem a necessidade de uma ampla margem negativa.

Ao contrário das indicações benignas, uma excisão mesentérica oncológica formal é necessária para casos de câncer e em situações em que a etiologia subjacente seja incerta e a malignidade não possa ser descartada. Mobiliza-se a porção proximal do reto (**FIGURA 5**). Na **FIGURA 5**, a orientação da dissecção está girada de modo que a cabeça esteja à esquerda do leitor e os pés à direita. A ilustração mostra a linha de incisão mesentérica. O cirurgião precisa conhecer a posição prevista dos ureteres esquerdo e direito. **CONTINUA ▶**

Capítulo 63 Retossigmoidectomia Laparoscópica   205

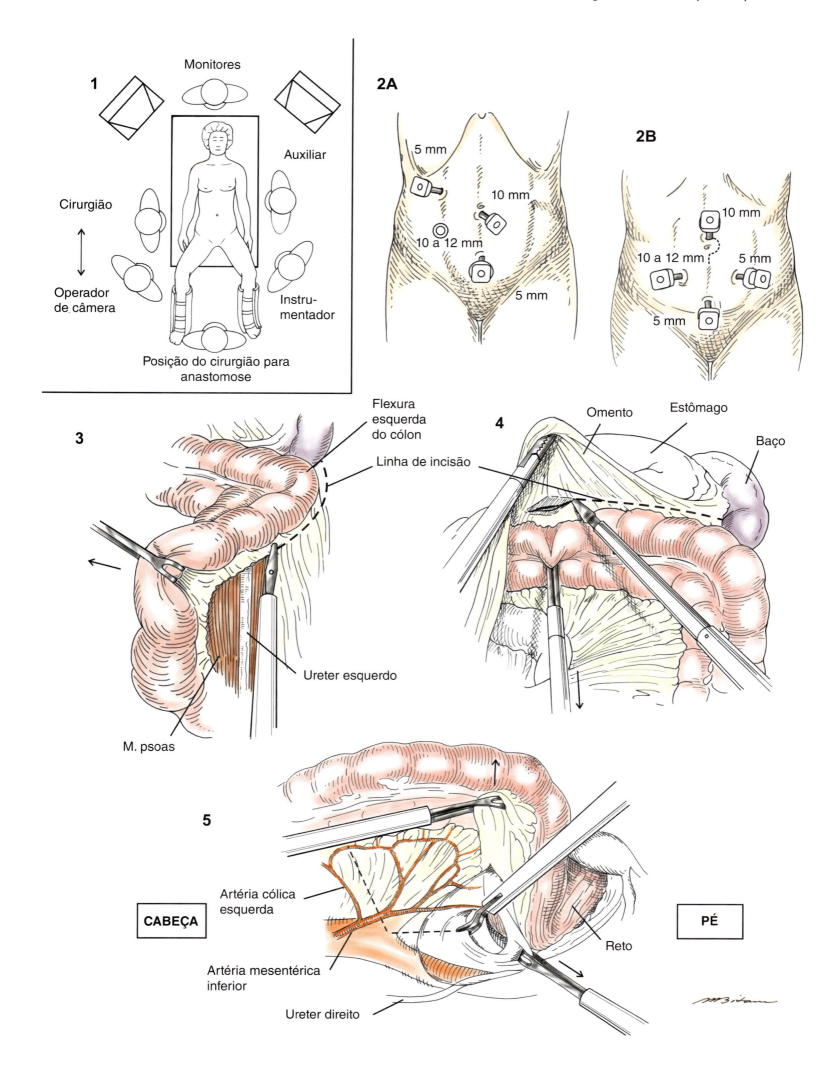

DETALHES DA TÉCNICA **CONTINUAÇÃO** Em seguida, procede-se ao controle e à secção dos vasos mesentéricos. É feita uma janela no peritônio, próximo aos vasos mesentéricos inferiores, e uma dissecção medial-lateral é continuada no local retroperitoneal usando tração suave para cima no mesentério colônico. Nesse ponto, deve-se confirmar o trajeto do ureter. A artéria mesentérica inferior pode ser seccionada com grampos vasculares lineares, duplamente clipados, ou com dispositivo de coagulação projetado para esse fim (**FIGURA 6**). A **FIGURA 6** mostra a linha de divisão do mesentério. Da mesma maneira, a veia mesentérica inferior é dividida perto do ligamento de Treitz. Finalmente, os anexos colônicos laterais são divididos e o cólon transverso é trazido para a pelve, garantindo mobilidade adequada para uma anastomose sem tensão. O reto proximal é dividido usando um grampeador linear reticulado colocado transversalmente (**FIGURA 7**). Isso resulta na linha de grampeamento distal (identificada como B nas figuras). A porção proximal do cólon pode ser seccionada dentro do corpo com um grampeador endoscópico ou depois da exteriorização do intestino com grampeador linear através de uma ampliação das incisões do trocarte na linha mediana ou no quadrante inferior esquerdo. O resultado é a linha de grampeamento proximal (identificada como A). A incisão umbilical é ampliada inferiormente para permitir a extração da amostra, a secção extracorpórea do intestino e o preparo da porção proximal do cólon para a anastomose.

Por outro lado, pode-se fazer uma incisão transversal no quadrante inferior esquerdo ou uma incisão de Pfannenstiel. Antes de exteriorizar o cólon através da parede abdominal, usa-se um protetor de ferida de plástico para evitar a contaminação do tecido subcutâneo e da pele. A anastomose entre A e B é criada pela técnica de grampeamento duplo. A porção proximal do cólon exteriorizada é limpa e a linha de grampeamento é retirada. Usam-se dilatadores para ampliar a abertura do cólon proximal (A). Faz-se uma sutura em bolsa de tabaco na colostomia proximal (**FIGURA 8**).

Alternativamente, pode ser usado um dispositivo automático de sutura em bolsa. A ogiva do grampeador circular é colocada no intestino (**FIGURA 9**). A sutura em bolsa de tabaco é atada e o cólon é recolocado na cavidade peritoneal. O restabelecimento do pneumoperitônio, geralmente, requer o fechamento da linha média da fáscia ou a oclusão do dispositivo protetor de ferida com uma pinça Kelly aplicada sobre a pele. O grampeador circular é inserido por via transnasal, e a ponta do grampeador é colocada através da linha de grampeamento distal ou posterior a ela, sob visão direta (B). A ponta é segurada com pinça laparoscópica. A extremidade da ogiva é introduzida no grampeador circular. O grampeador é fechado e disparado (**FIGURA 10**). O grampeador é retirado e inspecionam-se os anéis de tecido para verificar sua integridade. Um anel incompleto indica uma linha de sutura incompleta, com necessidade de sobressutura. O abdome é preenchido com solução salina e é realizada a insuflação de ar com um sigmoidoscópio flexível para examinar a anastomose e detectar o extravasamento de ar. Caso se encontrem bolhas de ar, a anastomose é sobressuturada com fio 3-0 não absorvível e a insuflação de ar é repetida para verificar a integridade da anastomose. Não é necessário fechar a abertura no mesentério. É preciso fazer a inspeção visual do abdome à procura de sangramento.

FECHAMENTO A incisão é fechada por sutura contínua ou interrompida com fio absorvível. Não é aconselhado o uso rotineiro de drenos. As fáscias em todos os locais de grandes trocartes (> 5 mm) são fechadas por sutura. A pele é fechada com grampos.

CUIDADOS PÓS-OPERATÓRIOS O tubo orogástrico ou nasogástrico é retirado imediatamente após a conclusão da cirurgia. Administram-se líquidos intravenosos e monitoram-se os sinais vitais e o débito urinário a cada 4 horas. Os antibióticos profiláticos são suspensos dentro de 24 horas após a operação. O cateter vesical é retirado no primeiro ou segundo dia de pós-operatório. A administração de líquidos sem resíduos é iniciada segundo o protocolo institucional (dias 0 a 2), com avanço conforme a tolerância. ■

Capítulo 63 Retossigmoidectomia Laparoscópica

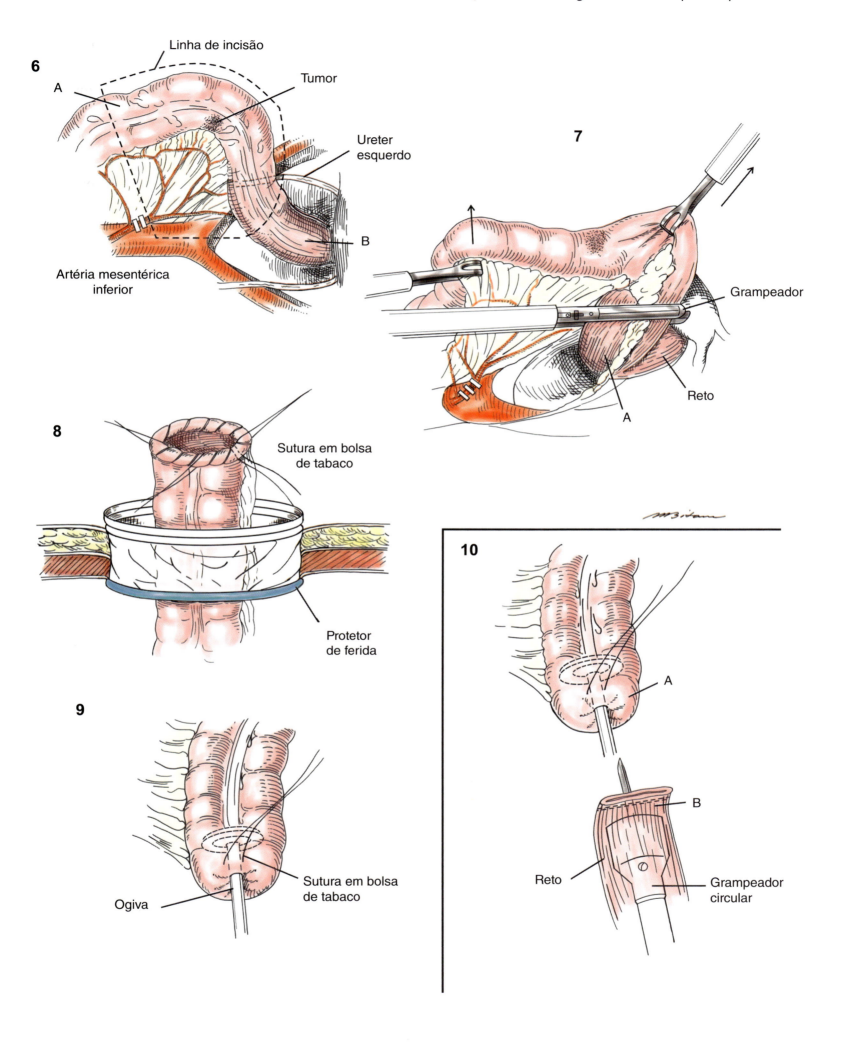

CAPÍTULO 64

RESSECÇÃO ABDOMINOPERINEAL

INDICAÇÕES A ressecção abdominoperineal da porção inferior do intestino é a operação de escolha para as neoplasias malignas retais muito baixas que acometem o complexo esfincteriano ou não podem ser removidas com margem distal de 2 cm. Em circunstâncias especiais, pacientes jovens podem ser candidatos à anastomose coloanal, enquanto outros podem ser candidatos a excisão ampla local e tratamento adjuvante de lesões superficiais de baixo grau. O cirurgião tem de conhecer bem todos os métodos, inclusive a ressecção do tumor e a anastomose do intestino na concavidade do sacro.

PREPARO PRÉ-OPERATÓRIO É preciso avaliar e melhorar o máximo possível a condição geral dos pacientes, já que a magnitude da operação é considerável. Exceto se houver indícios de obstrução aguda ou subaguda, administra-se dieta líquida durante um dia. A maioria dos pacientes é submetida a preparo intestinal na tarde ou noite antes da cirurgia. Após o esvaziamento completo do cólon com laxantes ou purgantes, podem-se administrar antibióticos não absorvíveis apropriados. Administra-se cobertura com antibióticos parenterais logo antes da cirurgia. Em caso de tumores de localização baixa, pode ser aconselhável avaliar, com auxílio de cistoscopia, se há ou não acometimento da bexiga ou de outras partes do trato geniturinário. Os níveis de antígeno carcinoembrionário são determinados antes e após a ressecção da neoplasia. A extensão de disseminação extramural ou fixação a órgãos adjacentes pode ser avaliada por ultrassonografia ou ressonância magnética endorretal mais tomografia computadorizada (TC).

No sexo masculino, um cateter de longa permanência é introduzido na bexiga no início do procedimento para manter a drenagem urinária completa durante todo o procedimento e para ajudar a identificar a parte membranácea da uretra. Da mesma maneira, é aconselhável a drenagem vesical por cateter de longa permanência em mulheres.

Na atualidade, os carcinomas retais abaixo da altura da reflexão peritoneal no fundo de saco de Douglas geralmente são tratados com radioterapia e quimioterapia combinadas antes da operação.

ANESTESIA A anestesia geral com intubação endotraqueal e relaxantes musculares é o método preferido.

A. RESSECÇÃO ABDOMINAL

POSIÇÃO O cirurgião fica do lado esquerdo do paciente. A maioria dos cirurgiões prefere empregar duas equipes com o paciente em posição de semilitotomia usando estribos de Allen. Isso possibilita a realização da porção perineal do procedimento simultaneamente ou depois da porção abdominal sem colocação de novos campos etc. Coloca-se um lençol dobrado sob a região lombar do paciente de modo que as nádegas sejam levantadas do leito, possibilitando maior acesso à parte posterior da dissecção peritoneal. Após um enema com solução de iodopovidona, o ânus é fechado na borda anal (não distal a ela) por sutura contínua festonada com fio de seda. A posição de Trendelenburg invertida pode facilitar a retração, desde que seja bem tolerada pelo paciente.

PREPARO OPERATÓRIO As áreas abdominal inferior, perineal e retal são preparadas da maneira habitual. Os campos estéreis são aplicados de acordo com as especificações do cirurgião. Em seguida, uma pausa cirúrgica (*time out*) é executada.

INCISÃO E EXPOSIÇÃO Faz-se uma incisão mediana, que é ampliada para a esquerda e acima do umbigo. Insere-se um afastador autoestático.

DETALHES DA TÉCNICA Com a mão esquerda, o cirurgião explora todo o abdome de cima para baixo, palpando primeiro o fígado para determinar a presença ou ausência de metástases e, depois, a região da aorta e dos vasos ilíacos comuns e retais para verificar se há acometimento dos linfonodos. Finalmente, por palpação e inspeção, o cirurgião determina a extensão e a ressecabilidade do próprio tumor (**FIGURA 1**). Em cânceres de parte inferior

do reto com linfonodos clinicamente negativos e baixo risco de metástases nodais, artéria e veia mesentéricas inferiores podem ser ligadas distalmente à origem da artéria cólica esquerda, após a identificação dos ureteres. Isso preserva os nervos hipogástricos e mantém melhor perfusão do cólon esquerdo além da área de secção. Para casos de câncer de parte inferior do reto com linfonodos clinicamente positivos, a ligadura alta da artéria mesentérica inferior deve ser concluída perto da aorta, antes que o tumor seja mobilizado, mas após a identificação dos ureteres. Na última situação, a ligadura alta da veia mesentérica inferior pode ser necessária para obter margens oncológicas e mobilidade suficiente do cólon esquerdo para criar a colostomia.

Após a retração do intestino delgado com gaze úmida, o próximo procedimento é a mobilização do sigmoide, que geralmente é fixado na fossa ilíaca esquerda. O sigmoide é apreendido e refletido medialmente para que o cirurgião possa obter uma visão nítida das faixas fibrosas que fixam o sigmoide na reflexão do peritônio da parede pélvica esquerda (**FIGURA 2**). As aderências adjacentes são seccionadas com tesouras curvas longas ou eletrocautério, e a reflexão peritoneal é afastada lateralmente com pinças. Depois desse procedimento, o sigmoide geralmente é mobilizado com facilidade em direção à linha mediana. A superfície peritoneal do lado esquerdo é suspensa com pinça e dividida com tesoura de Metzenbaum longa, curva e de ponta romba, que é introduzida delicadamente para baixo, sob o peritônio, para separar as estruturas subjacentes, como os vasos espermáticos ou ovarianos esquerdos ou o ureter, do peritônio e evitar sua lesão acidental. O peritônio é incisado para baixo até o fundo de saco no lado esquerdo (**FIGURA 3**).

O próximo passo importante na operação é a visualização do ureter esquerdo em todo o trajeto sobre a borda pélvica até a bexiga. Isso é muito importante porque, no lado esquerdo, o ureter pode estar muito próximo da raiz do mesentério do retossigmoide e pode ser incluído na secção das últimas estruturas, a menos que seja cuidadosamente afastado para o lado esquerdo da pelve (**FIGURA 4**). O ureter responde com ondas peristálticas que avançam ao longo de sua extensão após ser pinçado.

A próxima etapa é a secção do peritônio no lado direito do retossigmoide. Pode-se usar a mesma técnica descrita para o lado esquerdo. Outra opção é o cirurgião mobilizar o retossigmoide sobre a borda pélvica desde o lado esquerdo por dissecção digital romba, com cuidado para deixar intacta a gordura mesorretal. Os dedos da mão esquerda do cirurgião podem ser totalmente passados atrás do intestino em direção ao lado direito. Com os dedos usados para dissecção romba, a reflexão peritoneal direita pode ser levantada, separando-a das estruturas subjacentes, inclusive do ureter direito. Assim, o cirurgião consegue, com facilidade e segurança, seccionar o peritônio com tesoura ou eletrocautério (**FIGURA 5**).

B. EXCISÃO MESORRETAL TOTAL

Durante quase 100 anos, as dissecções pélvicas para tratamento de câncer retal que necessitavam de ressecção anterior baixa ou abdominoperineal foram realizadas por divulsão. Conforme descrição do cirurgião inglês Miles, as mãos e os dedos do cirurgião mobilizavam esse segmento do reto. É necessária pouca dissecção cortante, exceto pela secção dos ligamentos suspensores laterais, como mostraram edições anteriores deste *Atlas*. As complicações conhecidas dessa divulsão incluem hemorragia por laceração de veias pré-sacrais, perfuração retal e lesão dos nervos autônomos pélvicos. Uma dissecção aperfeiçoada, a excisão mesorretal total (EMT), diminui comprovadamente essas complicações e propicia melhor margem radial de ressecção do tumor. A EMT demanda meticulosa dissecção cortante ou com eletrocautério sob visão direta. O procedimento é bem mais demorado, mas está associado a menor taxa de recorrência local de câncer retal. A técnica de EMT é muito usada tanto para preservação do esfíncter em anastomoses retais muito baixas quanto para ressecção abdominoperineal. **CONTINUA**

Capítulo 64 Ressecção Abdominoperineal 209

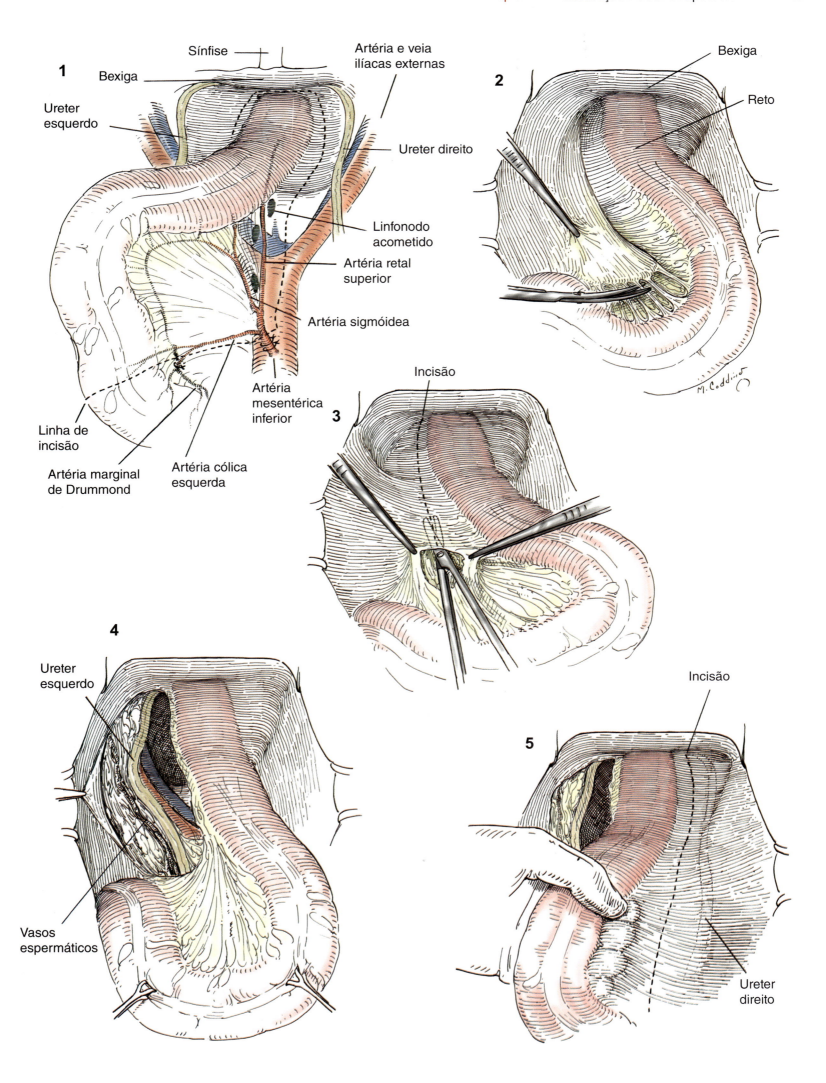

DETALHES DA TÉCNICA **CONTINUAÇÃO** O peritônio que acompanha o lado direito da junção retossigmóidea é incisado lateralmente aos vasos mesentéricos inferiores e retais superiores (**FIGURA 6**). A incisão se estende para baixo até o fundo de saco de Douglas. O ureter direito é identificado sob o peritônio residual, e seu trajeto sobre os vasos ilíacos é exposto por dissecção romba com gaze. A porção proximal do intestino é afastada anterior e lateralmente. Por outro lado, a secção proximal do intestino e dos pedículos vasculares pode ser completada, permitindo a movimentação da extremidade proximal da peça para auxiliar a visualização. Se o tumor for excepcionalmente grande, isso deve ser evitado nesse momento, pois obriga o cirurgião a fazer uma excisão antes da mobilização completa do tumor. Os nervos hipogástricos superiores são observados logo abaixo dos vasos ilíacos e dos ureteres. A dissecção prossegue atrás dos vasos retais superiores em direção à entrada do espaço pré-sacral, atrás do promontório do sacro. A secção da fáscia ou ligamento retrossacral logo abaixo da curvatura sacral, na altura aproximada de S2, é realizada na linha mediana com tesoura ou eletrocautério de ponta longa e isolada (**FIGURA 7**). O reto é deslocado anteriormente com afastador pélvico profundo de fibra óptica iluminado, reto ou curvo. Sob visão direta, a dissecção posterior continua para baixo até a altura do cóccix. As veias sacrais são observadas com clareza sob a fáscia parietal, que é mantida intacta, assim minimizando o sangramento.

A reflexão peritoneal na fundo de saco de Douglas é incisada cerca de 1 cm acima de sua reflexão anterior sobre a bexiga em homens (mostrada na **FIGURA 7**) ou atrás do útero em mulheres. A bexiga ou o útero são deslocados anteriormente com afastador pélvico profundo de fibra óptica iluminado. A dissecção cortante prossegue anterior à fáscia própria dos órgãos pélvicos (fáscia de Denonvilliers) até que se observem a próstata e os vasos seminais (**FIGURA 8**) ou o septo retovaginal. Os trajetos das dissecções anterior e posterior (**FIGURA 9**) mostram a íntima aderência à fáscia pré-sacral posteriormente e à próstata e às glândulas seminais anteriormente. **CONTINUA**

Capítulo 64 Ressecção Abdominoperineal 211

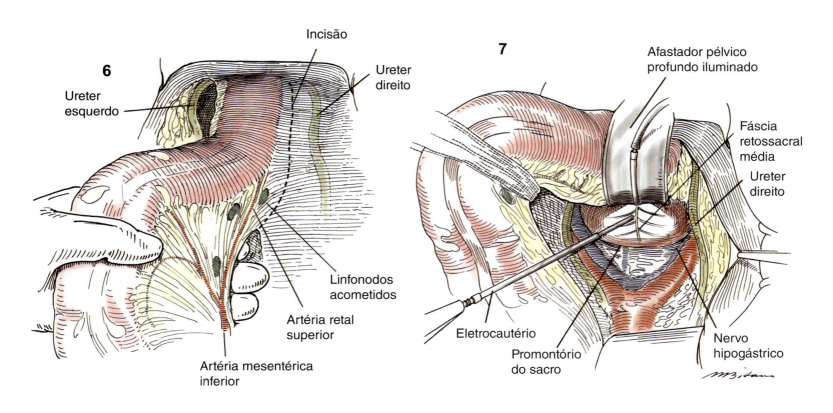

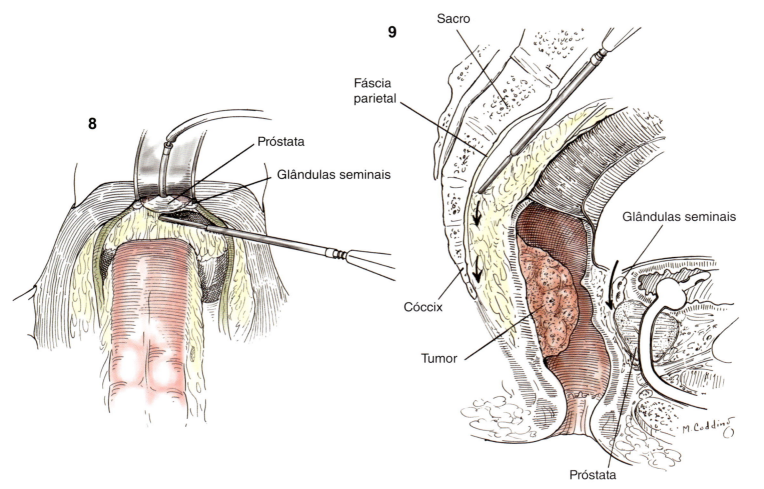

212 Parte 5 Intestino Delgado, Cólon e Reto

DETALHES DA TÉCNICA CONTINUAÇÃO A EMT é demorada, pois o cirurgião prossegue com cuidado para expor a fáscia parietal sobre as estruturas laterais da parede pélvica. Os afastadores pélvicos profundos iluminados de fibra óptica são úteis para visualização nítida durante a retração lateral do reto e a elevação anterior da bexiga ou do útero e da vagina. Também é possível obter melhor iluminação com o uso de um fotóforo. A preservação do plexo nervoso autônomo pélvico e das raízes anteriores dos nervos sacrais S2, S3 e S4 é essencial para a continência anal e a função sexual. O plexo é observado como uma placa densa de tecido neural que se aproxima do reto na altura da próstata ou da parte superior da vagina. A EMT não encontra ligamentos suspensores laterais, mas uma fusão do mesorreto lateral com tecido que pode conter as artérias retais médias à medida que a dissecção prossegue em direção ao plexo nervoso autônomo. Esse tecido é seccionado com eletrocautério, e os vasos retais médios podem exigir ligadura. O trajeto dos ureteres e do plexo autônomo é observado à medida que a dissecção prossegue para baixo até os levantadores (**FIGURA 10**).

Depois da mobilização do reto, a peça deve ter uma ampla zona de gordura relativamente uniforme em torno das porções média e superior do reto. Em pacientes magros, os plexos de nervos pélvicos e autônomo podem ser apenas visíveis sob a fáscia parietal, enquanto a próstata e as glândulas seminais estão descobertas.

Depois de determinar que o tumor retal pode ser completamente separado das estruturas adjacentes, secciona-se o suprimento sanguíneo para o retossigmoide. A drenagem venosa deve ser ligada o mais cedo possível para manter em grau mínimo a disseminação vascular de células tumorais. Embora os linfonodos acometidos possam não ser evidentes no mesentério sobre a bifurcação da aorta, é desejável ligar a artéria mesentérica inferior em posição logo distal à origem da artéria cólica esquerda (**FIGURA 11**). O conteúdo das pinças proximais é ligado, com reforço por sutura transfixante. Alguns cirurgiões preferem ligar a artéria mesentérica inferior o mais perto possível de sua origem da aorta. Em geral, essa altura é muito próxima do ligamento de Treitz. O suprimento sanguíneo do sigmoide a ser usado na colostomia agora provém da artéria média, através da artéria marginal de Drummond.

Depois disso, a cavidade abdominal e a pelve são totalmente isoladas com gaze, como preliminar para a transecção com um instrumento de grampeamento, como um grampeador linear de corte que divide o intestino entre fileiras duplas de grampos (**FIGURA 12**). O cólon sigmoide redundante, que foi afastado superiormente sobre a parede abdominal, é inspecionado a fim de determinar o melhor local (**FIGURA 11**) de secção do intestino para servir como colostomia permanente. O sigmoide é seccionado onde parecer viável e se estende além da superfície da pele por 5 a 8 cm sem tensão indevida. É melhor errar por ter excesso de cólon além da margem cutânea do que ter pouco cólon. É preciso considerar a espessura dos tecidos subcutâneos, assim como a distensão pós-operatória na avaliação da extensão do cólon mobilizada para a colostomia permanente.

A extremidade proximal da peça é seccionada nesse ponto com grampeador linear cortante (**FIGURA 13**). Os apêndices epiploicos excessivos e a gordura mesentérica espessa, se presentes, devem ser excisados perto da extremidade terminal do cólon, na expectativa de inversão da mucosa com fixação imediata na pele adjacente. Agora o cirurgião está pronto para iniciar a parte perineal da ressecção. Se disponível, uma segunda equipe cirúrgica pode iniciar a parte perineal da operação enquanto a equipe abdominal completa a mobilização retal. CONTINUA

Capítulo 64 Ressecção Abdominoperineal 213

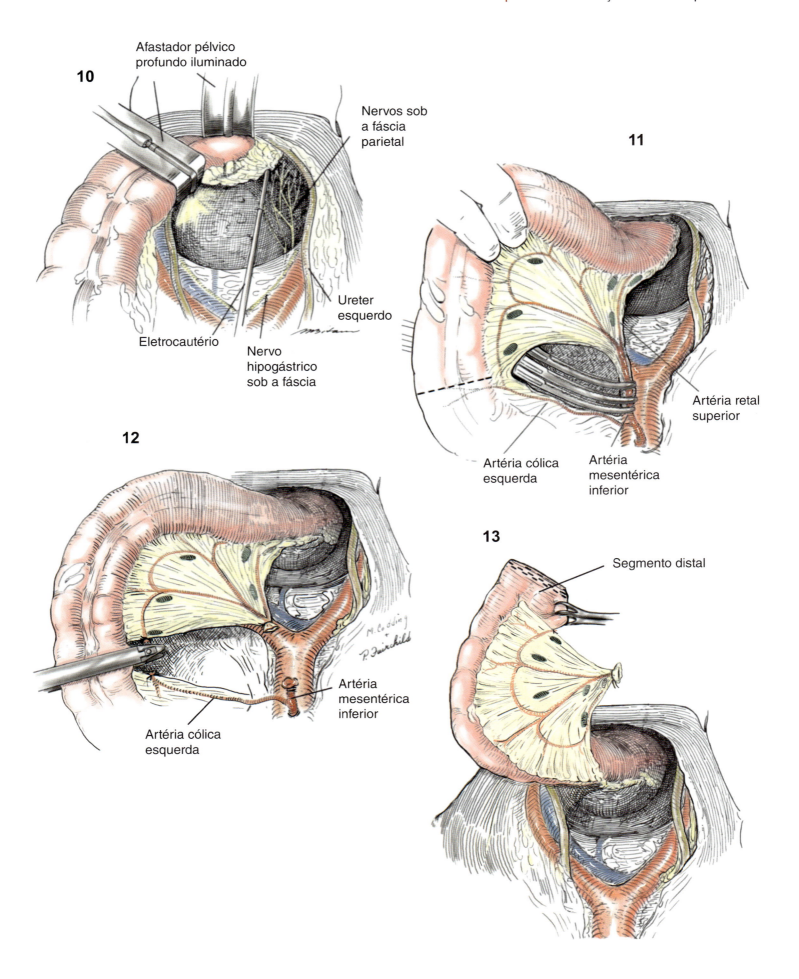

C. RESSECÇÃO PERINEAL `CONTINUAÇÃO`

O cirurgião deve estar satisfeito com a condição do paciente antes de prosseguir com a excisão perineal do retossigmoide. A perda de sangue estimada do procedimento abdominal, muitas vezes maior do que se percebe, a menos que o enfermeiro circulante faça uma determinação acurada, deve ser reposta com transfusões sanguíneas, e o pulso e a pressão arterial devem ser estabelecidos em um nível satisfatório. Alguns cirurgiões preferem uma conduta com duas equipes, de modo que a excisão perineal seja realizada simultaneamente com o procedimento abdominal.

POSIÇÃO Em outros tempos, o cirurgião inglês Miles colocava o paciente em decúbito lateral esquerdo, em posição de Sims modificada. Alguns cirurgiões preferem colocar o paciente em posição de litotomia por ajuste dos estribos para sustentar as pernas. Alguns cirurgiões colocam o paciente em uma posição de decúbito ventral-canivete para completar a ressecção perineal. A mudança de posição deve ser realizada com delicadeza e cuidado; as mudanças súbitas precipitam a hipotensão e o choque. O pulso e a pressão devem ser estabilizados depois da mudança de posição antes do início da ressecção final. Hoje, a maioria dos cirurgiões prefere realizar essa operação em um estágio. O paciente é colocado em posição de litotomia.

PREPARO OPERATÓRIO O ânus e as superfícies cutâneas adjacentes são preparados com os antissépticos cutâneos habituais. As pernas e nádegas são cobertas com campos estéreis. No caso de um procedimento em um estágio, o períneo é preparado e coberto com campos como parte do preparo inicial. Grampear os campos cirúrgicos na pele do paciente ajuda a evitar lacunas que expõem o leito à medida que a gravidade puxa os campos cirúrgicos para baixo.

INCISÃO E EXPOSIÇÃO O reto é dissecado do abdome até a pelve na maior extensão possível (**FIGURA 14**). É preciso incluir uma excisão mesentérica ampla. A **FIGURA 14** mostra a extensão da excisão perineal. Se a lesão estiver em posição baixa e perto do ânus, faz-se uma excisão mais radical. As operações de câncer anal devem ser suficientemente extensas para excisar o tumor com margens negativas. Caso se contemple uma excisão grande, deve-se solicitar o parecer pré-operatório do cirurgião plástico, pois pode ser necessária a reconstrução com um retalho miocutâneo. Se a extensão da dissecção for suficiente, a excisão perineal do reto e do ânus deve ser realizada com facilidade sem perda de sangue indevida (**FIGURA 14**). Para evitar a contaminação, o ânus é fechado com segurança, seja por vários pontos separados com fio de seda grosso ou por sutura em bolsa de tabaco (**FIGURAS 15** e **16**). Faz-se uma incisão ao redor do ânus com extensões medianas anterior e posterior (**FIGURA 16**). A pele na região do orifício anal é apreendida com várias pinças de Allis, e faz-se a incisão através da pele e do tecido subcutâneo distante no mínimo 2 cm do orifício anal fechado (**FIGURA 17**). Todos os vasos sanguíneos são pinçados e ligados para evitar perda adicional de sangue durante a operação (**FIGURA 18**). Toda a dissecção pode ser realizada com um dispositivo elétrico como o eletrocautério, com pinçamento e ligadura dos vasos maiores. As margens da ferida são afastadas lateralmente para auxiliar a exposição.

DETALHES DA TÉCNICA A porção posterior da incisão é estendida para trás sobre o cóccix, e o ânus é inclinado superiormente para que suas fixações no cóccix sejam seccionadas com mais facilidade. Depois da secção da rafe anococcígea e da abertura do espaço pré-sacral, aspira-se o sangue acumulado proveniente de cima. O cirurgião pode então introduzir o dedo indicador no espaço pré-sacral (**FIGURA 19**). O dedo é movido lateralmente para identificar os músculos levantadores dos dois lados. O músculo levantador é exposto de um lado e, com o dedo sob ele, é seccionado entre duas pinças o mais distante possível do reto (**FIGURA 20**). É preciso ter cuidado para evitar aproximar muito a dissecção do reto nesse momento, com a criação de uma amostra com uma "cintura", pois isso arrisca o comprometimento da margem circunferencial. A dissecção do períneo encontra a dissecção proximal acima dos músculos levantadores. Devem-se usar pinças curvas nos músculos levantadores do ânus, pois eles são seccionados para evitar retração de pontos hemorrágicos. Após a ligadura de todos os pontos hemorrágicos de um lado, uma secção semelhante é realizada nos músculos levantadores do ânus do lado oposto. Por outro lado, os músculos levantadores podem ser completamente seccionados com eletrocautério, que também pode controlar os vasos com sangramento. Os vasos que não sejam coagulados facilmente com eletrocautério devem ser ligados individualmente por suturas de colchoeiro ou em oito com fio absorvível. `CONTINUA`

Capítulo 64 Ressecção Abdominoperineal 215

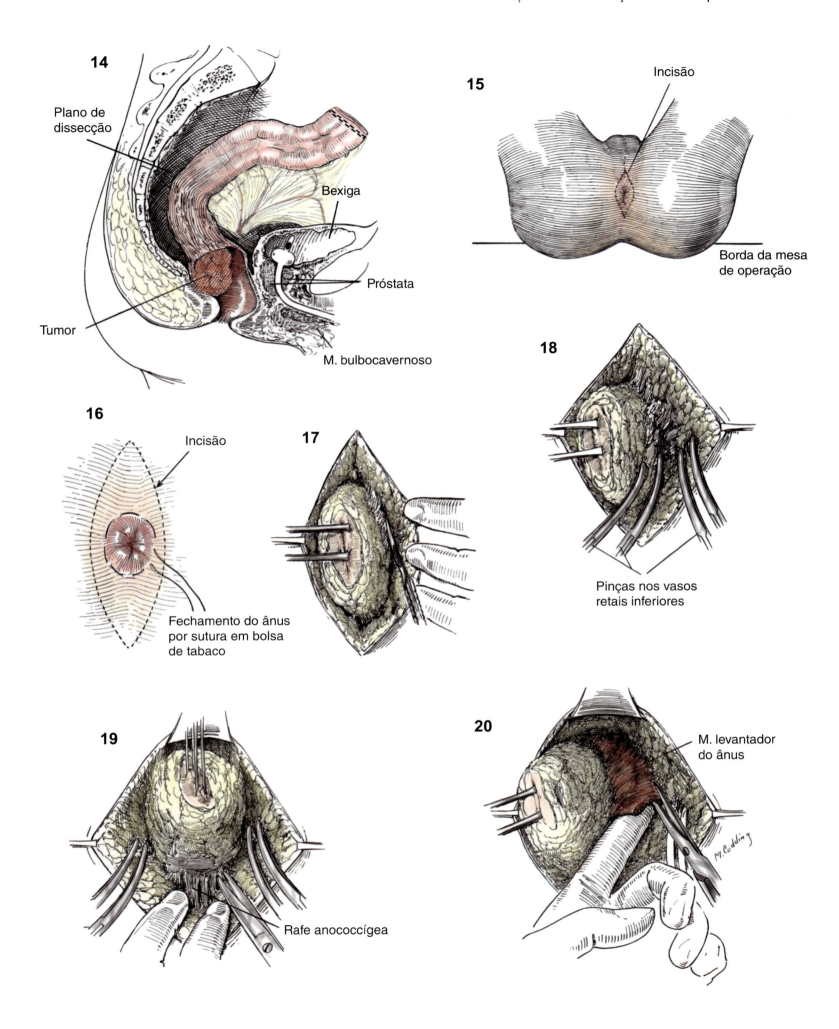

DETALHES DA TÉCNICA **CONTINUAÇÃO** O procedimento no sexo masculino é ilustrado aqui porque a dissecção entre o reto, a uretra membranosa e a próstata causa mais problemas que a dissecção no sexo feminino. A palpação do cateter uretral facilita o procedimento por localização da uretra e prevenção de lesão acidental das estruturas supracitadas (**FIGURA 21**). A pele e o tecido subcutâneo do períneo são afastados superiormente, enquanto o ânus é tracionado para baixo e para trás a fim de auxiliar a exposição. O reto é puxado para baixo, as fixações remanescentes dos músculos levantadores do ânus e transversos do períneo são seccionadas, e todos os pontos de sangramento são ligados. No sexo feminino, a dissecção entre o reto e a vagina é mais fácil quando o cirurgião aplica, com os dedos, contrarresistência à parede posterior da vagina. No caso de extenso crescimento infiltrativo, pode ser necessário excisar o corpo do períneo e uma parte da parede posterior da vagina.

A extremidade superior do segmento intestinal é apreendida e apresentada posteriormente sobre o cóccix (**FIGURA 22**). Um afastador é introduzido anteriormente para auxiliar a exposição, enquanto são seccionadas eventuais fixações anteriores remanescentes do reto (**FIGURA 23**). O grande espaço pélvico é totalmente inspecionado sob iluminação direta para pinçar e ligar qualquer ponto de sangramento ativo. A cavidade é tamponada com compressas secas até que não haja mais porejamento no campo (**FIGURA 24**). Quando se usam duas equipes, a irrigação pode ser feita de cima para baixo.

FECHAMENTO Em geral, é possível aproximar os músculos levantadores do ânus seccionados na linha mediana (**FIGURA 25**). O tecido subcutâneo e a pele são fechados com suturas de colchoeiro verticais interrompidas muito grandes e muito separadas com fio de náilon ou seda nº 1, que são atadas frouxamente (**FIGURA 26**). **CONTINUA**

Capítulo 64 Ressecção Abdominoperineal

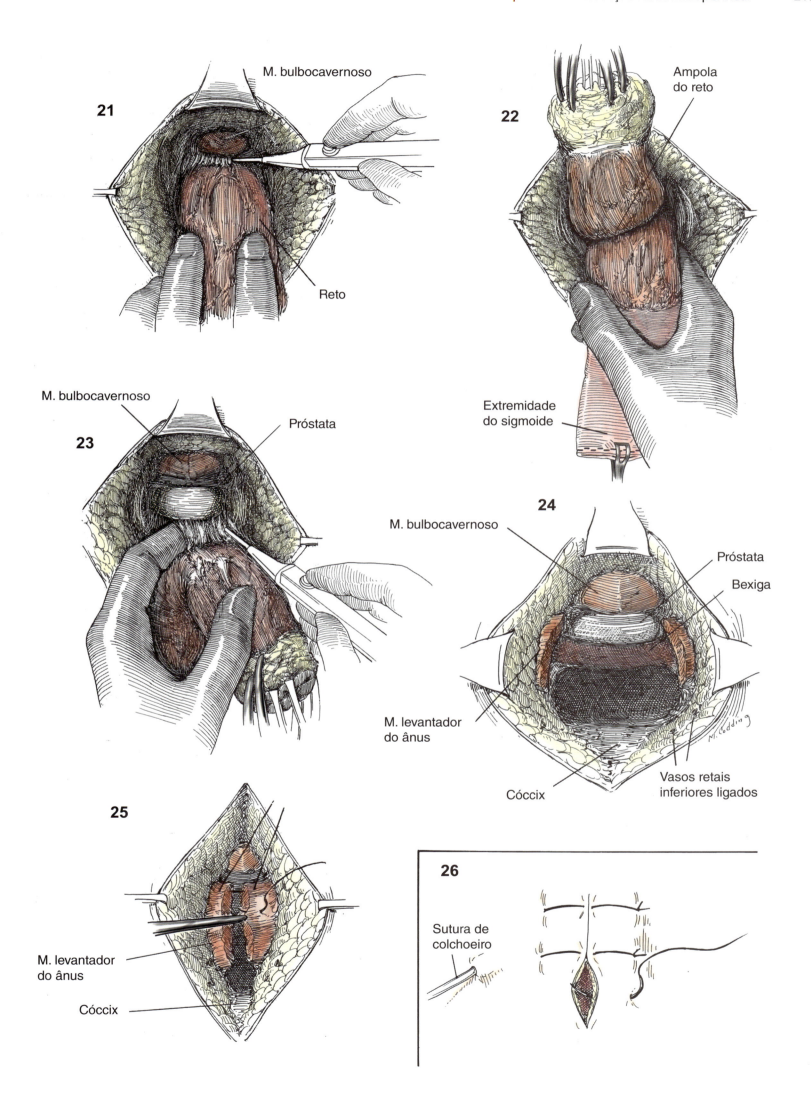

D. COLOSTOMIA E FECHAMENTO `‹CONTINUAÇÃO›`

DETALHES DA TÉCNICA Concluída a ressecção perineal, examina-se a pelve à procura de sangramento e se obtém hemostasia meticulosa. Um dreno de sucção fechado é colocado profundamente na pelve, apoiado no assoalho pélvico fechado e retirado através da parede abdominal. O espaço pélvico pode ser deixado aberto, embora alguns cirurgiões prefiram fechar esse peritônio. As margens do peritônio são mobilizadas para fechar com segurança o assoalho peritoneal. O peritônio é apreendido com pinça dentada e mobilizado com a mão ou dissecção romba com gaze (**FIGURA 27**). O peritônio no fundo de saco de Douglas é mobilizado da maneira mais ampla possível para facilitar o fechamento do assoalho pélvico. A localização dos ureteres é confirmada periodicamente para evitar a ligadura ou lesão acidental. No sexo feminino, o útero e os anexos podem ser usados, se necessário, para fechar o novo assoalho pélvico. Às vezes, pode ser possível fechar o assoalho pélvico em linha reta, porém, com maior frequência, é necessário um tipo radial de fechamento para evitar tensão indevida da linha de sutura (**FIGURA 28**). Todas as superfícies cruentas devem ser cobertas sempre que possível. O omento é colocado sobre o fechamento peritoneal (**FIGURA 29**). Alguns cirurgiões não tentam fechar o peritônio e usam apenas o fechamento muscular.

Quando a anatomia do paciente permite, um retalho omental pediculado suprido pela artéria gastromental esquerda ou direita pode ser criado e colocado sobre o defeito pélvico. Quando há omento suficiente disponível, este preenche o volume da pelve e também cobre as superfícies cruentas da dissecção. Alguns cirurgiões preferem fixar o sigmoide no peritônio parietal lateral para fechar o sulco lombar esquerdo e evitar a possibilidade de hérnia interna. Sempre que possível, essas suturas devem incluir os apêndices epiploicos ou mesentério para evitar possível perfuração intestinal.

FECHAMENTO O omento é recolocado na região do novo assoalho pélvico e a mesa é nivelada. A colostomia é criada através de uma abertura separada de 3 cm escolhida e marcada antes da operação. Em geral, está a meio caminho entre o umbigo e a espinha ilíaca anterossuperior esquerda (**FIGURA 30**). Como essa colostomia será permanente, convém escolher e marcar o local na consulta com o estomaterapeuta antes da cirurgia. O anel adesivo da bolsa de colostomia deve se ajustar ao contorno do abdome e se manter seguro com o paciente de pé, curvado ou sentado. Depois da excisão do círculo de pele, faz-se uma abertura de dois dedos através da parede abdominal. O cólon é apreendido com pinça de Babcock e exteriorizado através da abertura sem rotação indevida do suprimento sanguíneo mesentérico. É possível minimizar a herniação tardia ao redor da colostomia pela criação da abertura na parede abdominal de tal modo que haja passagem ajustada do cólon mais um dedo.

A parede abdominal é fechada por sutura interrompida com fio absorvível sintético 1-o. Deve-se considerar o fechamento subcutâneo da pele, que garante vedação em torno de uma área repetidamente contaminada pela colostomia adjacente. Em pacientes com obesidade ou caquexia acentuada, podem-se usar suturas de retenção. Em seguida, a porção exteriorizada do intestino é inspecionada para garantir que haja pulsação ativa em seu suprimento sanguíneo. É preciso que haja uma porção suficiente de intestino para garantir a protração de no mínimo 5 a 6 cm de intestino viável acima do nível da pele (**FIGURA 31**).

É preferível a abertura imediata da colostomia depois de cobrir o restante da ferida do que a permanência de uma pinça na área exposta do intestino totalmente obstruído por vários dias. A linha de sutura grampeada é excisada e a mucosa no lúmen do intestino é apreendida com uma ou duas pinças de Babcock para garantir fixação para eversão da mucosa (**FIGURA 31**). Pode ser necessário excisar vários apêndices epiploicos grandes e mesentério espessado adicional, sobretudo em pacientes obesos, para facilitar a eversão da mucosa. A mucosa é fixada na margem cutânea por sutura interrompida ou sutura com fio sintético 3-o montado em uma agulha curva cortante (**FIGURA 32**). O número de pontos deve ser suficiente para controlar o sangramento e para isolar o tecido subcutâneo em torno da colostomia (**FIGURA 33**). A cor da mucosa deve ser rosada para garantir a viabilidade. O cirurgião pode introduzir um dedo enluvado na colostomia para garantir que o lúmen esteja livre e seja suficiente, sem constrição indevida na parede abdominal. Ao término da cirurgia, coloca-se um dispositivo de ostomia.

CUIDADOS PÓS-OPERATÓRIOS A perda de sangue deve ser reposta durante a cirurgia e após a operação. Administra-se solução de Ringer com lactato e monitora-se o débito urinário horário. Com a aceleração das vias de cuidados pós-operatórios, agora é frequente a retirada dos cateteres vesicais no primeiro dia pós-operatório. Isso não dispensa a atenção cuidadosa à micção, conforme a descrição da conduta mais tradicional adiante.

Tradicionalmente, o paciente é mantido em drenagem vesical constante por 5 a 7 dias. Em homens, a perda de tônus vesical pode causar uma das complicações pós-operatórias mais angustiantes. A avaliação frequente e completa da capacidade do paciente de esvaziar a bexiga é essencial até o retorno do bom funcionamento. O cateter deve ser pinçado por várias horas para verificar se o paciente preservou a sensação provocada pela plenitude vesical. Em muitos casos, sobretudo no sexo masculino, deve-se considerar a cistometria antes de retirar o cateter. O cateter deve ser retirado no início da manhã para permitir observações da capacidade de micção do paciente durante todo o dia. Deve-se evitar com rigor a distensão excessiva por cateterização para a retirada de urina residual a cada 4 a 6 horas, de acordo com o aporte de líquidos. Líquidos diuréticos, como café e chá, devem ser suspensos a partir da refeição noturna na tentativa de evitar a distensão excessiva da bexiga durante a noite. A eliminação frequente de pequenas quantidades de urina indica retenção e deve-se considerar a reinserção do cateter durante alguns dias. A atenção rigorosa com a bexiga, com assistência do cirurgião urológico, tem resultados muito positivos no progresso pós-operatório do paciente. Os cateteres de aspiração são retirados em alguns dias quando houver acentuada diminuição da drenagem. O paciente é ensinado a cuidar da colostomia antes da alta hospitalar. ■

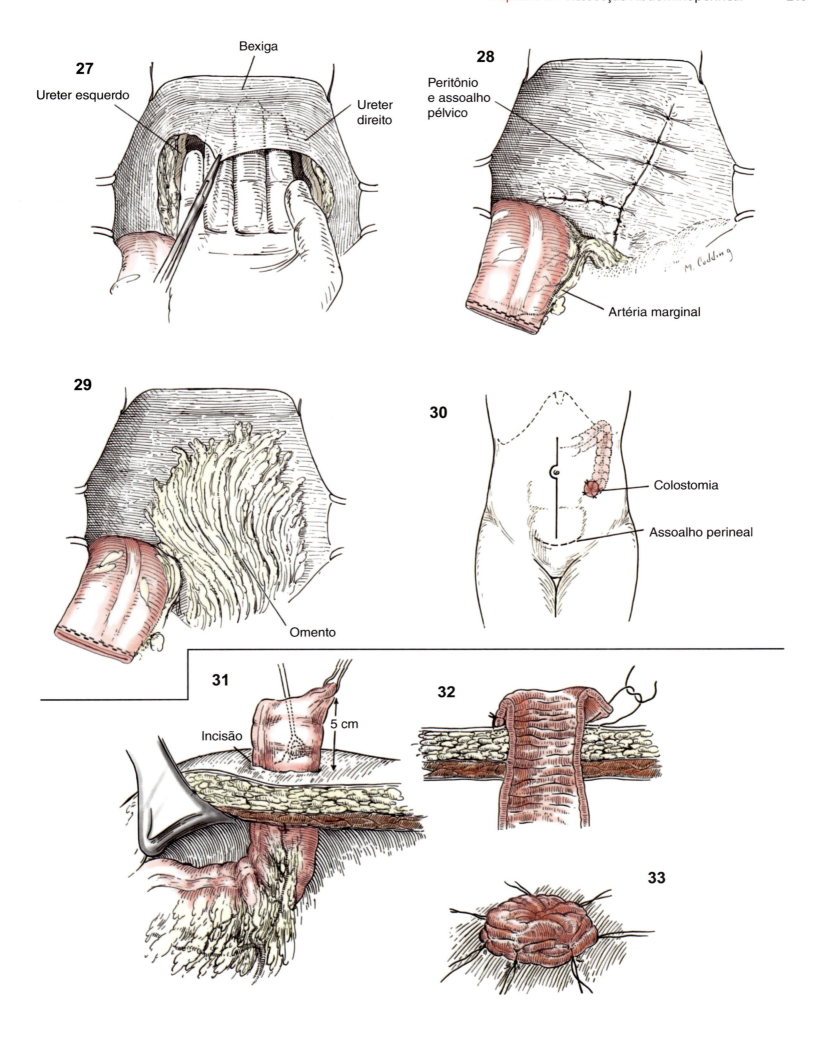

CAPÍTULO 65

COLECTOMIA TOTAL E PROCTOCOLECTOMIA TOTAL

INDICAÇÕES As indicações eletivas mais comuns de colectomia total são retocolite ulcerativa e polipose familiar. No entanto, os procedimentos de conservação do esfíncter como a anastomose ileoanal (ver Capítulo 68) devem ser considerados em pacientes com bom risco cirúrgico. Em pacientes com retocolite ulcerativa e risco muito alto, sobretudo quando houver uma complicação como a perfuração livre, é prudente realizar a proctocolectomia em duas etapas. A ressecção do reto é adiada até que a condição do paciente seja menos grave. Não se pode deixar de considerar a possibilidade de neoplasia maligna em pacientes com retocolite ulcerativa há muitos anos. A conservação do ânus e do reto inferior com ileorretoanastomose pode ser considerada em pacientes selecionados com polipose familiar com envolvimento retal limitado, em que os pólipos no reto remanescente podem ser tratados por fulguração repetida. A colectomia total também é realizada na colite grave de outras etiologias, sobretudo na colite pseudomembranosa.

PREPARO PRÉ-OPERATÓRIO Exceto se a colectomia total for uma intervenção de emergência, deve-se tentar melhorar o estado nutricional do paciente com dieta hiperproteica e hipercalórica. Pode-se usar nutrição parenteral total. A transfusão de sangue pré-operatória é considerada para pacientes gravemente anêmicos. O cirurgião deve avaliar com atenção a condição da terapia com esteroides. O paciente necessita de preparo psicológico especial para a ileostomia. Isso deve incluir a consulta a um estomaterapeuta, que pode demonstrar o êxito da reabilitação após esse procedimento. Deve-se apresentar ao paciente o tipo permanente de dispositivo para ileostomia e incentivá-lo a procurar material educacional como preparação para o manejo pós-operatório. Além disso, o local escolhido para a ileostomia deve estar distante de proeminências ósseas e cicatrizes anteriores, conforme descrito no Capítulo 55. Embora não seja uma prática frequente, descobriu-se que, em alguns casos, é útil colar um tipo de curativo permanente à pele do paciente por 1 a 2 dias, para que este possa se movimentar, sem que aquele saia do lugar e para que se possa fazer qualquer alteração para ajustes finais em sua eventual localização. Esse local é marcado com tinta indelével para garantir o posicionamento exato do estoma. Administra-se dieta líquida por 1 ou 2 dias, seguida por antibiótico e preparo intestinal mecânico na véspera da cirurgia. O paciente do sexo masculino deve ser informado sobre a possibilidade pós-operatória de impotência, ejaculação retrógrada e dificuldade miccional. As mulheres em idade fértil devem ser aconselhadas sobre o risco de diminuição da fertilidade após a dissecção pélvica.

ANESTESIA É preferível a anestesia geral endotraqueal.

POSIÇÃO O paciente é colocado em posição de Trendelenburg moderada. Na proctocolectomia total, durante a parte perineal da operação, o paciente pode ser recolocado na posição de litotomia com grande extensão das coxas. Por outro lado, as pernas podem ser colocadas na posição de litotomia modificada, usando suportes de Allen para apoio dos pés e joelhos. Assim é possível manter uma posição única para preparo e colocação dos campos. Os enemas de iodopovidona pré-operatórios são opcionais. Um grande tubo retal é usado para este propósito e pode ser mantido para drenagem gravitacional até o início da ressecção perineal; outra opção é fechar o ânus por sutura depois do enema e antes do preparo da pele.

PREPARO OPERATÓRIO A pele é preparada da maneira habitual, e o local da ileostomia é retocado com um marcador estéril, para minimizar o desbotamento dessa marca durante a cirurgia. Alternativamente, a pele nesse local pode ser arranhada com a lateral de uma agulha hipodérmica. Os campos estéreis são aplicados de acordo com as especificações do cirurgião. Em seguida, uma pausa cirúrgica (*time out*) é executada.

INCISÃO E EXPOSIÇÃO O cirurgião fica do lado esquerdo do paciente. A incisão deve chegar até uma altura suficiente no epigástrio para propiciar uma exposição fácil das flexuras colônicas e evitar que a tração indevida do intestino friável cause perfuração e contaminação maciça (**FIGURA 1**).

A dissecção é iniciada na região da extremidade do ceco (**FIGURA 2**). O cólon direito é afastado medialmente enquanto se faz a incisão do peritônio no sulco lombar direito com tesoura curva (ver **FIGURA 2**). Em vista da tendência de aumento da vascularização, pode ser necessário ligar muitos vasos sanguíneos na margem livre do peritônio ao longo do sulco lombar direito.

As fixações peritoneais do íleo terminal são seccionadas, e o ceco e o íleo terminal são mobilizados bem para fora da ferida (**FIGURA 3**). O peritônio é pinçado e levantado antes da incisão para evitar a lesão dos vasos gonadais e do ureter direitos subjacentes. Essas estruturas são afastadas do mesentério adjacente por dissecção romba com gaze. É preciso identificar o ureter direito em todo o seu trajeto desde o rim direito até a borda pélvica. Eventuais aderências entre a vesícula biliar, o fígado e a flexura direita do cólon são seccionadas. Durante a mobilização do cólon ascendente e da flexura direita do cólon, é preciso ter cuidado para identificar a porção retroperitoneal do duodeno, que pode se apresentar no campo inesperadamente. Usa-se dissecção romba com gaze para afastar o duodeno do mesocólon sobrejacente. O omento maior espessado, contraído e altamente vascularizado é seccionado entre pinças curvas e ligado (**FIGURA 4**). Afasta-se o omento maior superiormente e abre-se a bolsa omental à direita. **CONTINUA**

Capítulo 65 Colectomia Total e Proctocolectomia Total   221

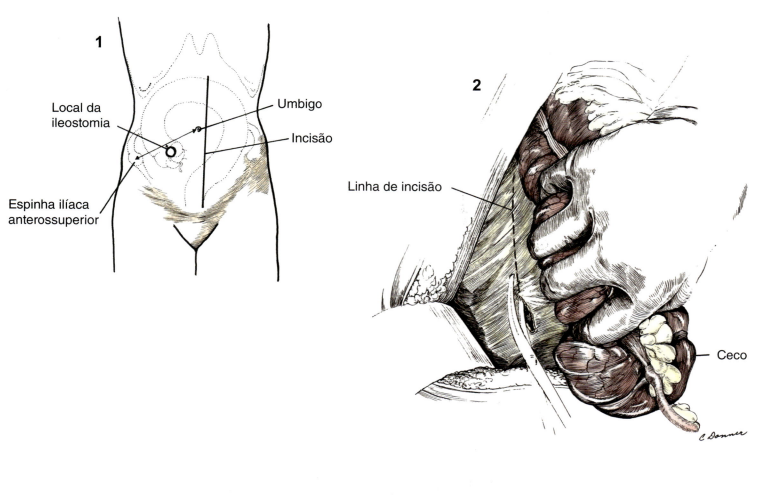

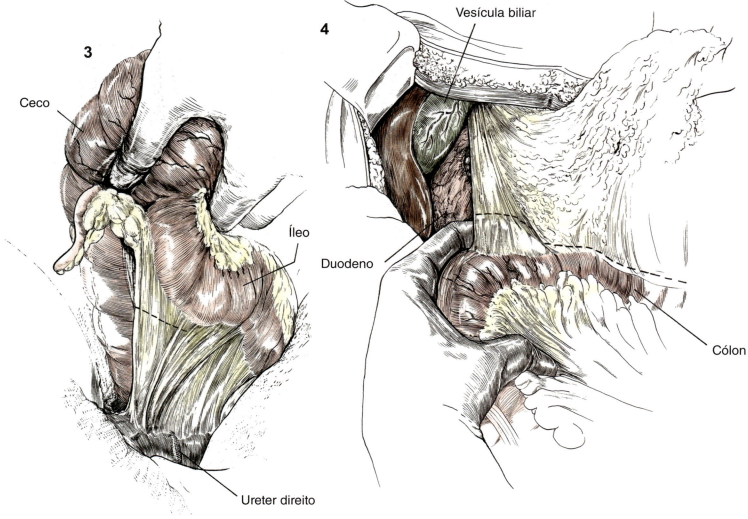

INCISÃO E EXPOSIÇÃO `CONTINUAÇÃO` O omento maior espessado e vascularizado é afastado para cima em preparo para sua separação do cólon transverso. Faz-se uma incisão na reflexão omental ao longo da superfície superior do cólon (**FIGURA 5**). Como o omento pode estar muito aderido ao cólon, pode ser mais fácil seccionar o omento gastrocólico perto do estômago que do cólon transverso. Isso pode ser mais fácil se o cirurgião colocar a mão esquerda com a palma voltada para cima, na bolsa omental para definir melhor o omento gastrocólico. A maior parte da dissecção pode ser feita com eletrocautério, sobretudo se houver um plano relativamente avascular em que o omento se una ao cólon transverso. Caso se encontrem grandes vasos, estes são apreendidos com pinças curvas e ligados.

É necessário ter atenção especial durante a secção do ligamento esplenocólico espessado para evitar a laceração da cápsula esplênica por tensão indevida (**FIGURA 6**). O ligamento esplenocólico é seccionado a certa distância, se possível, a partir do polo inferior do baço (**FIGURA 7**). Depois de liberar parcialmente a flexura esquerda do cólon e o cólon descendente até a região do sigmoide, o cirurgião pode desejar voltar à região do cólon direito e controlar o suprimento sanguíneo intestinal antes de ressecá-lo a fim de facilitar a exposição final da pelve para exploração do reto. O cólon direito mobilizado é retirado da cavidade peritoneal, e os vasos mesentéricos podem ser identificados com facilidade (**FIGURA 8**). Com frequência, os arcos em torno da borda mesentérica são preenchidos por linfonodos aumentados. A menos que tenha sido encontrada malignidade no pré-operatório, o suprimento sanguíneo pode ser ligado perto da parede intestinal, como mostra a **FIGURA 8**. Antes da ligadura do suprimento sanguíneo, o ureter é protegido posteriormente por compressas úmidas aquecidas. `CONTINUA`

Capítulo 65 Colectomia Total e Proctocolectomia Total 223

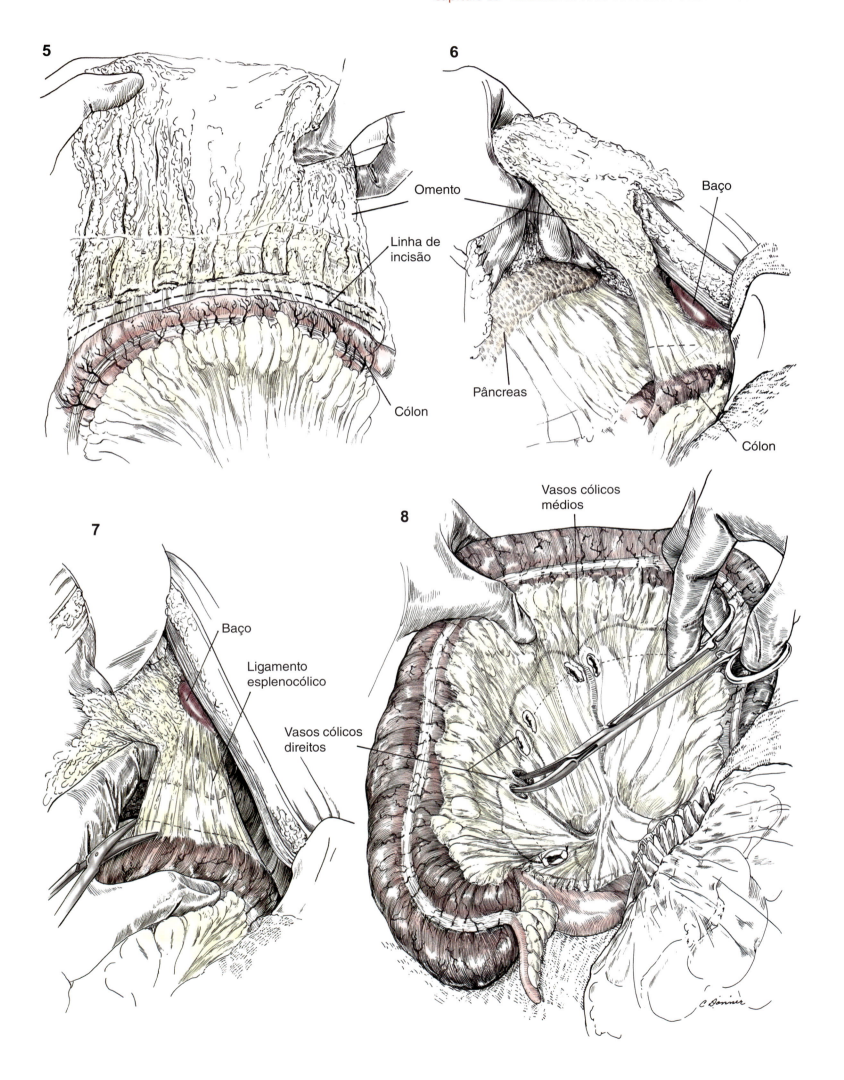

Parte 5 Intestino Delgado, Cólon e Reto

INCISÃO E EXPOSIÇÃO `CONTINUAÇÃO` Depois da secção do suprimento sanguíneo para a região do apêndice e do cólon direito, pode-se mobilizar melhor o íleo terminal. Faz-se uma incisão no mesentério do íleo terminal, sempre mantendo nítida visão do ureter para evitar sua lesão. Com frequência, é necessário ressecar uma porção do íleo terminal por causa de seu possível acometimento pelo processo inflamatório (**FIGURA 9**).

É necessário tempo considerável para separar o suprimento sanguíneo proximal do local em que o íleo será seccionado. Pode-se retirar o suprimento sanguíneo de vários centímetros de íleo em preparo para ileostomia (ver **FIGURA 9**). O suprimento sanguíneo para essa parte do íleo deve ser seccionado com muito cuidado, quase um vaso de cada vez, mantendo o grande arco vascular a certa distância da borda mesentérica. Se possível, os vasos ileocólicos devem ser preservados para garantir a vascularização adequada para a futura criação de uma bolsa ileal em J. Aplica-se uma pinça tipo vascular atraumática na extremidade ileal e uma pinça de Kocher reta na extremidade cecal em preparo para secção do intestino (**FIGURA 10**). Na maioria das vezes, porém, o íleo é seccionado com grampeador linear cortante. O conteúdo da pinça de Kocher pode ser ligado com fio de seda grosso ou fio absorvível para facilitar o manuseio do cólon direito (**FIGURA 11**).

Em seguida, o cólon é afastado medialmente e o mesentério é seccionado até a região do vaso cólico médio (**FIGURA 12**). Devem-se usar duas pinças médias na parte proximal, sobre os vasos cólicos médios, por causa de seu tamanho e do aumento da vascularização na retocolite ulcerativa. O mesentério do cólon transverso é seccionado com razoável facilidade entre as pinças e o conteúdo é ligado com cuidado. Isso pode ser feito a certa distância da superfície inferior do pâncreas. À medida que se liberam partes adicionais do cólon, estas são envoltas em compressas para evitar laceração da parede intestinal e possível contaminação maciça. `CONTINUA`

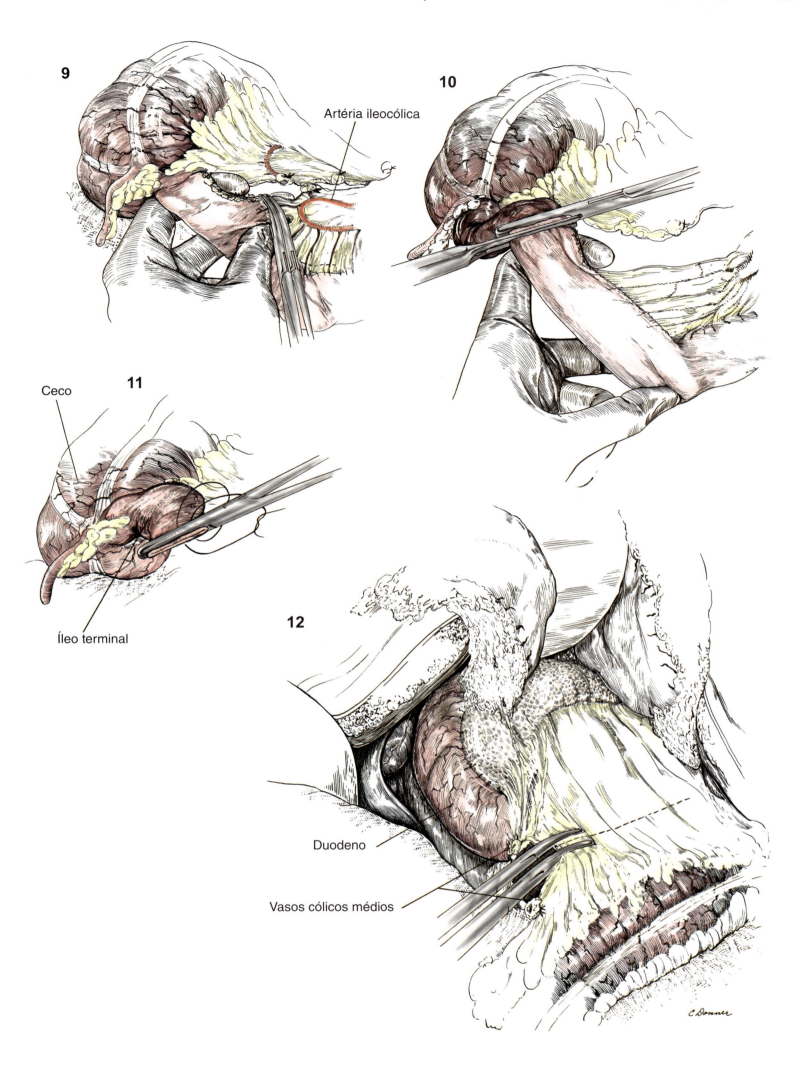

PROCTOCOLECTOMIA TOTAL <CONTINUAÇÃO>

Depois da reperitonização da pelve, algumas das superfícies cruentas do sulco lombar esquerdo também podem ser cobertas se os tecidos estiverem suficientemente frouxos (FIGURA 18). Mais uma vez, a posição das suturas deve evitar a lesão dos ureteres e vasos gonadais subjacentes. Para completar a proctocolectomia total, excisa-se o ânus conforme a descrição na seção perineal de ressecção abdominoperineal (ver Capítulo 64). A única exceção é que não é necessário ampliar a ressecção até os músculos levantadores, quando se faz uma simples extirpação dos músculos esfincterianos e da própria parede intestinal. Alternativamente, o esfíncter externo pode ser preservado para minimizar as complicações da ferida perineal com uma dissecção interesfincteriana realizada para cima para incluir o coto retal. A FIGURA 19 mostra a incisão para excisão do ânus. O fechamento pode ser primário com aspiração por cateter.

ILEOSTOMIA

A criação da ileostomia é importantíssima. Avalia-se o local previamente marcado para a ileostomia. Se a ileostomia não tiver sido marcada previamente, o ponto a meio caminho entre o umbigo e a espinha ilíaca anterior é confirmado mais uma vez com régua esterilizada. O local da ileostomia é posicionado um pouco abaixo do ponto intermediário (ver FIGURA 1 deste capítulo). Com pinças de Kocher na borda fascial da incisão após retirada do afastador autoestático, excisa-se um círculo cutâneo de 3 cm. Após a retirada da pele e do tecido adiposo subjacente, controlam-se todos os pontos de sangramento. Depois, enquanto traciona por baixo, com a mão esquerda, a parede abdominal, o cirurgião faz uma incisão estrelada em toda a espessura da parede abdominal. Qualquer ponto de sangramento encontrado, sobretudo no músculo reto, é pinçado e ligado. Em geral, uma abertura que possibilite a introdução fácil de dois dedos é mais do que suficiente.

Pinças vasculares atraumáticas são introduzidas através do local de ileostomia e posicionadas imediatamente proximais à pinça semelhante no íleo terminal (FIGURA 20). As pinças originais são retiradas e o íleo é retirado através da parede abdominal com o mesentério em posição cefálica. Deve haver um segmento mínimo de 5 a 6 cm de íleo sem mesentério acima do nível da pele, de modo que se possa criar uma ileostomia de comprimento satisfatório. Pode ser necessário, sobretudo no paciente obeso, seccionar o íleo terminal sob o suprimento sanguíneo mesentérico para obter esse comprimento essencial. A viabilidade é reavaliada depois que o íleo é tracionado através da parede abdominal. O mesentério pode ser fixado na parede abdominal ou levado até o tecido subcutâneo (FIGURA 21). Pode ser aconselhável fixar o mesentério do íleo à parede lateralmente antes de criar a ileostomia em virtude da possibilidade de interferir no suprimento sanguíneo do íleo terminal. O sulco lombar direito deve ser fechado para evitar a possibilidade de hérnia interna pós-operatória. Às vezes é difícil aproximar do sulco lombar direito o mesentério do cólon direito e do íleo e fazer o fechamento (FIGURAS 21 e 22). O cirurgião deve palpar o sulco direito várias vezes e fazer as suturas necessárias para o fechamento completo ou, se for o caso, deixá-lo totalmente aberto. A ileostomia maturada deve se estender no mínimo 2,5 a 3 cm acima do nível da pele. A mucosa é fixada, por sutura interrompida com fio sintético fino absorvível, na margem serosa do intestino no nível da pele e, depois, na pele (FIGURA 22). Do mesmo modo, o mesentério pode ser fixado no peritônio, mas não se devem fazer suturas entre a túnica seromuscular do íleo terminal e o peritônio. Quando o íleo terminal é seccionado com grampeador linear cortante, a maturação do estoma é adiada até depois do fechamento das feridas abdominais, a linha de grampeamento é excisada e o estoma é amadurecido conforme a descrição. Em pacientes nos quais a ileostomia esteja maturada antes do fechamento abdominal, deve ser dada atenção máxima para excluir o efluente do estoma da incisão aberta, para minimizar o risco de infecção do local cirúrgico.

FECHAMENTO

Usa-se um fio duplo (nº 0 ou 1) de absorção tardia para sutura contínua da incisão na linha alba mediana. Em pacientes muito grandes, usam-se duas suturas que começam em cada extremidade da incisão. Na fáscia de Scarpa pode-se fazer sutura interrompida com fio fino absorvível. A pele é fechada com grampos, embora alguns cirurgiões prefiram usar suturas subcutâneas com fio absorvível seguidas por tiras adesivas ou cola de pele. No fim, cobre-se a incisão abdominal com curativo seco estéril e coloca-se um dispositivo de ostomia em torno da ileostomia. Caso haja emagrecimento excessivo e terapia prolongada com esteroides, deve-se considerar o uso de suturas de retenção.

CUIDADOS PÓS-OPERATÓRIOS

Deve-se fazer reposição de sangue de acordo com a perda durante o procedimento. Pode ser necessário administrar maior quantidade de sangue ou soluções coloides na tarde da cirurgia e durante o período pós-operatório imediato. A drenagem constante da bexiga é mantida no período pós-operatório imediato e, geralmente, removida no primeiro dia pós-operatório, se não houver uma indicação diferente. Atualmente, alguns cirurgiões retiram o cateter no primeiro dia após a operação. Se for o caso, a terapia com esteroides é mantida durante o período pós-operatório. Coloca-se um dispositivo de ileostomia transparente temporário sobre a ileostomia antes de transferir o paciente para a sala de recuperação. Isso permite observação frequente do estoma para verificar se mantém a cor rósea e viável. É imprescindível manter controle rigoroso do balanço hídrico durante todo o tempo após uma ileostomia. Do mesmo modo, as dosagens diárias de eletrólitos são essenciais por causa das perdas excessivas de líquidos ricos em eletrólitos. Às vezes há perda de quantidades excessivas de líquido, e serão necessárias grandes quantidades de líquidos intravenosos, eletrólitos e soluções coloides para manter o equilíbrio hídrico. O tubo de descompressão gástrica é retirado precocemente e a ingestão de líquidos é avançada conforme a tolerância. Retiram-se também os drenos, com observação seriada, conforme a descrição na discussão sobre ressecção abdominoperineal (ver Capítulo 64). Esses pacientes necessitam de observação frequente e prolongada por causa da tendência a diversas complicações, que variam desde a formação de abscesso até a obstrução intestinal. Os pacientes devem consultar um estomaterapeuta durante sua hospitalização e fazer consultas ambulatoriais com o cirurgião. ■

Capítulo 65 Colectomia Total e Proctocolectomia Total

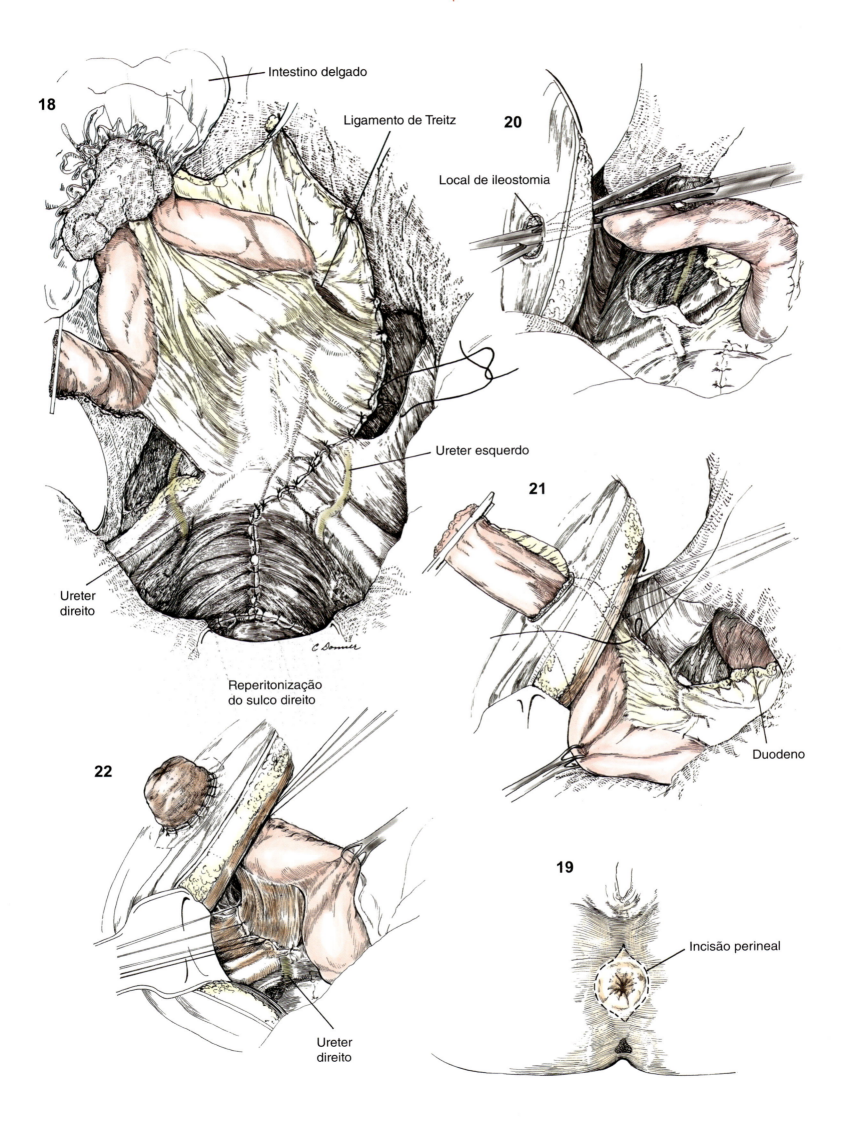

CAPÍTULO 66
RESSECÇÃO ANTERIOR BAIXA

INDICAÇÕES A ressecção anterior baixa pode ser a operação de escolha em indivíduos selecionados com lesões malignas na região retossigmoide ou sigmóidea baixa para restabelecer a continuidade do intestino. A operação baseia-se nas premissas (1) de que a viabilidade do reto inferior pode ser mantida a partir dos vasos retais médios ou inferiores e (2) de que o carcinoma nessa região, como regra, tem metástases cefálicas, com raras metástases 3 a 4 cm abaixo do crescimento primário. Embora a maioria dos pacientes prefira a restauração da continuidade à colostomia permanente, anastomoses colorretais baixas apresentam risco considerável de disfunção intestinal pós-operatória (síndrome da ressecção anterior baixa), que é maior em pacientes com anastomoses abaixo de 3 cm da borda anal e naqueles com disfunção pré-operatória, como incontinência. As indicações absolutas para ressecção abdominoperineal são discutidas no Capítulo 64, porém, muitas vezes, o crescimento pode ser mobilizado muito mais que o previsto, sobretudo quando o intestino é liberado até os músculos elevadores do ânus. A exposição é outro fator que pode influenciar o cirurgião a favor ou contra uma anastomose baixa. A anastomose baixa é muito mais fácil e segura nas mulheres do que nos homens, principalmente se os órgãos pélvicos tiverem sido removidos anteriormente. Às vezes, realiza-se a ileostomia em alça (ver Capítulo 55) para o desvio temporário do trânsito fecal da anastomose terminoterminal.

Embora os princípios da ressecção permaneçam constantes, várias abordagens para a restauração da continuidade intestinal foram descritas. A anastomose terminoterminal com grampeador é de longe a técnica mais popular, e as anastomoses com sutura manual são realizadas com menos frequência. O sucesso de uma anastomose realizada apropriadamente depende de um suprimento sanguíneo adequado para os segmentos intestinais residuais, que podem ser unidos facilmente sem tensão.

PREPARO PRÉ-OPERATÓRIO A localização da lesão (anterior *versus* posterior, distância da borda anal) é confirmada, e os pólipos ou lesões secundárias são descartados por uma colonoscopia completa. Lesões pequenas e planas muitas vezes podem escapar da palpação durante a cirurgia, e a colocação de tatuagem endoscópica pode ser prudente para a localização tumoral nesses casos. O paciente é encaminhado para tomografia computadorizada adequada e ultrassonografia endorretal ou ressonância magnética pélvica para estadiamento locorregional do tumor. Se indicado, os pacientes são encaminhados para quimiorradioterapia neoadjuvante. O preparo intestinal mecânico e com antibiótico oral habitual é administrado no dia anterior à cirurgia, ao passo que os antibióticos intravenosos são administrados pouco antes do início do procedimento. O enema de iodopovidona é opcional. Normalmente, insere-se um tubo de descompressão gástrica antes da incisão e um cateter vesical de demora.

ANESTESIA A anestesia geral endotraqueal é indicada para essa operação.

POSIÇÃO O paciente é colocado em posição de litotomia usando suportes de Allen. Em seguida, adota-se uma leve posição de Trendelenburg para aumentar a exposição da parte profunda da pelve e permitir a introdução do grampeador pelo ânus.

PREPARO OPERATÓRIO A parede abdominal, do xifoide ao púbis, é degermada. A pele do períneo, da região inguinal e, sobretudo, da região anal também deve ser degermada. Deve-se considerar a inserção seletiva de *stent* ureteral em casos reoperatórios e em pacientes nos quais os exames de imagem pré-operatórios indicarem envolvimento potencial da estrutura urológica. Campos estéreis são aplicados de acordo com as especificações do cirurgião. Então, a pausa cirúrgica (*time out*) é executada.

INCISÃO E EXPOSIÇÃO Uma incisão na linha mediana é feita a partir da sínfise púbica a uma altura acima e à esquerda do umbigo (**FIGURA 1**). O fígado e a parte superior do abdome são cuidadosamente palpados para determinar a existência de quaisquer metástases. O sítio do tumor é examinado com consideração especial quanto ao seu tamanho e à sua localização, ao grau de dilatação do intestino proximal ao crescimento e à facilidade de exposição. Em muitos casos, o tipo de ressecção não pode ser determinado até a mobilização do segmento inferior do intestino.

DETALHES DO PROCEDIMENTO O intestino delgado é afastado, e um afastador de autorretenção é inserido na incisão. O peritônio do cólon pélvico é liberado inferiormente da região do sigmoide de cada lado (**FIGURAS 2 e 3**). Nesse momento, é importante identificar e isolar os ureteres e os vasos gonadais. O reto é então mobilizado seguindo os princípios da excisão total do mesorreto (ETM), uma técnica que demonstrou diminuir as taxas de recidiva local e agora é reconhecida como um componente essencial de uma ressecção retal oncológica. Normalmente, inicia-se a ETM no plano areolar posterior, deixando o mesorreto intacto ao longo de seu envelope brilhante. A dissecção posterior é, muitas vezes, auxiliada pelo uso de afastadores pélvicos longos (p. ex., São Marcos) e deve ser prosseguida posteriormente, no nível mais baixo possível. A dissecção posterior pode ser continuada sem restrições até atingir a fáscia retossacral. Essa fáscia normalmente requer dissecção cortante, a fim de promover a retificação do reto. A mobilização posterior não só ajuda a trazer o tumor para o campo operatório, como também auxilia a dissecção anterolateral subsequente. A dissecção retal lateral envolve a dissecção dos chamados ligamentos laterais do reto, que, muitas vezes, contêm ramos dos vasos retais médios.

O uso de um dispositivo selante de vasos é altamente recomendado para essa dissecção. Os ligamentos laterais podem ser mantidos intactos ao lidar com tumores retais superiores ou do retossigmoide. Com frequência, a dissecção anterior é o componente mais difícil e demorado de uma ressecção anterior baixa, principalmente em pacientes do gênero masculino. O peritônio é dissecado anteriormente ao reto no nível da base da bexiga ou do colo do útero. A tração manual posterior cuidadosa no reto, com a retração anterior da bexiga e das vesículas seminais com um afastador pélvico profundo, ajuda a melhorar a exposição. A artéria mesentérica inferior é ligada à medida que surge da aorta (**FIGURA 4**), ao passo que a veia mesentérica inferior é seccionada junto à borda inferior do pâncreas (**FIGURA 5**). Isso fornece a remoção máxima de linfonodos linfáticos e dá mobilidade adicional ao cólon descendente. O suprimento de sangue para o cólon agora deve vir da artéria cólica média através dos vasos marginais de Drummond (arcos justacólicos).

De preferência, o reto deve ser preparado para secção 5 cm abaixo dos limites inferiores macroscópicos do tumor, visando garantir a remoção de todos os linfonodos adjacentes e a margem distal negativa. No entanto, com tumores retais baixos, a margem distal do reto de 2 cm é aceitável. A secção do cólon proximal ao tumor segue a secção distal do reto. Para a maioria das neoplasias malignas do reto e do retossigmoide, a margem proximal da ressecção cai no cólon descendente médio, pois alcançar uma ressecção mesentérica oncológica envolve a remoção dos vasos sigmóideos e cólicos esquerdos, além dos vasos mesentéricos inferiores (ver **FIGURA 5**). Agora, o cirurgião deve determinar que o segmento superior do intestino tenha mobilidade suficiente para ser levado para anastomose sem tensão. Para isso, pode ser necessário seccionar a goteira peritoneal lateral do cólon esquerdo até a flexura esquerda do cólon (ver Capítulo 62). A metade esquerda do cólon transverso, com a flexura esquerda do cólon, também deve ser mobilizada. A incisão mediana é estendida nesse ponto para garantir uma boa exposição, uma vez que a tração indevida no cólon pode causar laceração da cápsula esplênica. Obtém-se mais mobilidade e comprimento do intestino até que testes repetidos demonstrem claramente que o segmento alcançará facilmente o local da anastomose. É tranquilizante para o cirurgião, sobretudo em pacientes obesos, verificar as pulsações ativas no sítio da anastomose. O cirurgião deve levar o tempo necessário para liberar o cólon mobilizado e afrouxar qualquer tensão nos vasos cólicos médios. Em situações em que a vascularização do tecido seja incerta, um aparelho Doppler pode ser utilizado, ou a análise de imagem no infravermelho próximo pode ser usada para verificar se a irrigação sanguínea é satisfatória.

A anastomose colorretal é então realizada usando uma das técnicas descritas na próxima seção. A integridade da anastomose é confirmada preenchendo a pelve com solução salina estéril e injetando ar por meio de um proctoscópio ou sigmoidoscópio flexível no reto. O surgimento de bolhas de ar identifica a presença de extravasamento, que deve ser reparado por suturas interrompidas. Se houver qualquer dúvida sobre a segurança da anastomose final ou se o paciente tiver recebido quimiorradiação neoadjuvante, deve-se considerar a ileostomia em alça proximal temporária para derivação (ver Capítulo 55). Alguns cirurgiões preferem colocar um tubo retal, o que pode ser guiado para além da anastomose para auxiliar a descompressão do intestino no pós-operatório imediato. A maioria dos cirurgiões prefere a drenagem temporária do espaço pré-sacral com drenos Silastic® de aspiração fechada. Os drenos são mantidos no local por alguns dias até que o líquido se torne mais seroso e menor em volume. Se forem observados grandes volumes de líquidos transparentes, deve-se, então, verificar o nível de ureia ou creatinina e avaliar a bexiga e os ureteres. **CONTINUA**

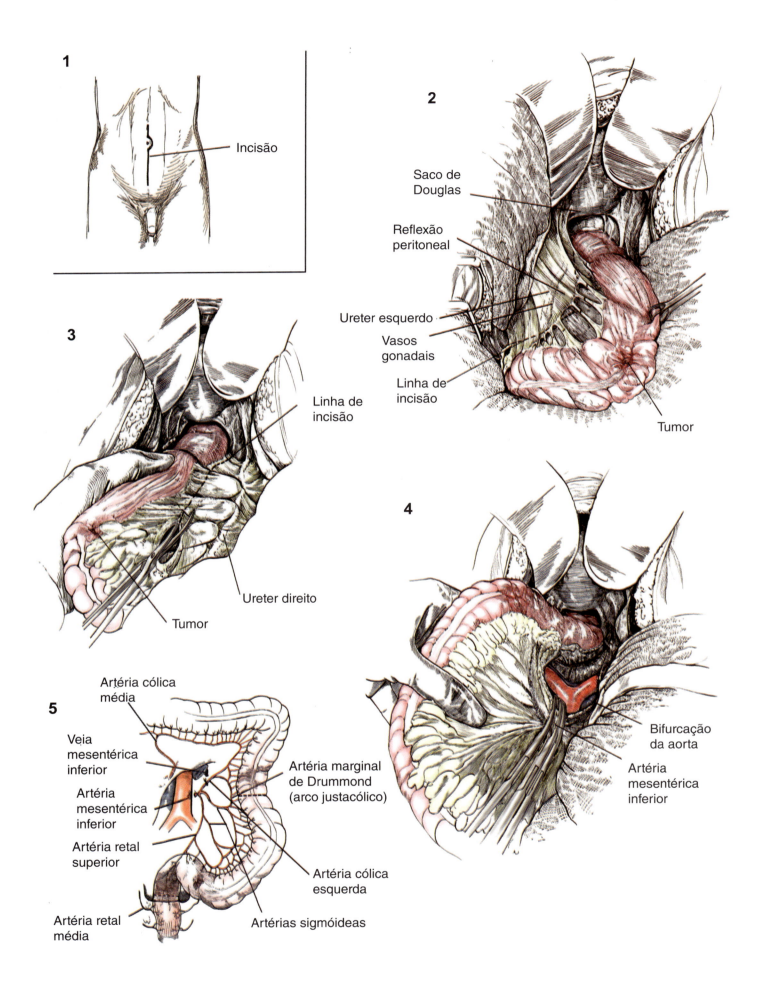

RESTAURAÇÃO DA CONTINUIDADE INTESTINAL `CONTINUAÇÃO` A continuidade intestinal pode ser restaurada usando-se uma variedade de técnicas, conforme descrito aqui. Cada técnica tem seu próprio conjunto de méritos e deméritos, e a decisão sobre o tipo de anastomose a ser aplicado deve ser individualizada para cada paciente.

A. ANASTOMOSE COM SUTURA MANUAL

A técnica testada e aprovada de anastomose com sutura manual foi largamente abandonada em favor da técnica de grampeamento, devido à sua facilidade técnica e ao tempo mais curto para a conclusão. No entanto, continua sendo uma técnica valiosa em algumas situações ou se os dispositivos de grampeamento não estiverem disponíveis ou apresentarem mau funcionamento. Portanto, cabe ao cirurgião ter conhecimento e experiência com as técnicas de sutura manual.

ANASTOMOSE TERMINOTERMINAL: SUTURA MANUAL Aplica-se a pinça de anastomose de Stone ou de Pace-Potts ao longo do local de secção do reto previamente preparado, e uma pinça de ângulo reto longo pode ser usada para a pinça proximal (**FIGURA 6**). O reto é seccionado entre os grampos. O intestino contendo o tumor é, então, trazido para fora da ferida, e pinças são aplicadas no local previamente preparado acima da lesão (**FIGURA 7**). A gordura da serosa ao longo da borda mesentérica do segmento superior deve ser retirada de uma porção mínima de 1 cm proximal às pinças de Pace-Potts (ver **FIGURA 7**). Da mesma maneira, deve-se remover a gordura adjacente à pinça de Pace-Potts nas margens e, principalmente, na parede posterior do segmento inferior (ver **FIGURA 7**). A dissecção cuidadosa com aplicação repetida de pinças pequenas pode ser necessária para obter um limite seroso limpo de 1 cm adjacente à pinça no preparo de uma anastomose segura.

A seguir, as duas extremidades das pinças são aproximadas e manipuladas para que uma camada serosa posterior de seda 3–0 possa ser facilmente colocada (**FIGURA 8**). As extremidades dessas suturas são cortadas, exceto aquelas em qualquer ângulo que sejam retidas para tração. Antes de remover a pinça, o campo é isolado com gaze, e uma pinça de enterostomia é aplicada suavemente no segmento superior para evitar contaminação maciça (ver **FIGURA 8**). O conteúdo comprimido das pinças pode ser removido. A pinça inferior é removida, e a margem comprimida do intestino é retirada e aberta (**FIGURA 9**). A aspiração é instituída para evitar qualquer contaminação maciça do campo. Suturas finas de seda podem ser inseridas para tração na porção média da abertura inferior e em qualquer ângulo. Essas suturas de tração tendem a facilitar a anastomose. A camada posterior da mucosa é aproximada com várias pinças Babcock, e a mucosa é aproximada com suturas de seda 3–0 interrompidas. A superfície anterior da mucosa é fechada com suturas interrompidas do tipo Connell, com fios de seda 3–0, com o nó na parte externa. A mucosa pode ser fechada com uma sutura contínua com fio absorvível sintético 3–0 (**FIGURA 10**), em vez de suturas de seda interrompidas.

Depois disso, a camada serosa anterior é cuidadosamente posicionada com suturas interrompidas de Halsted, com fios de seda fina 3–0 (**FIGURA 11**). O peritônio é fixado adjacente à linha de sutura. É necessário avaliar a perviedade da anastomose, bem como a ausência de tensão na linha de sutura. O assoalho peritoneal pode ser fechado com suturas absorvíveis interrompidas (**FIGURA 12**). As superfícies cruentas podem ser cobertas, aproximando-se a margem mesentérica do sigmoide da margem peritoneal direita (ver **FIGURA 12**). O sigmoide é frouxamente fixado à parede pélvica esquerda, ancorando os coxins adiposos, não a parede intestinal, à margem peritoneal esquerda para evitar tensão subsequente na anastomose, bem como para cobrir as superfícies cruentas. `CONTINUA`

Capítulo 66 Ressecção Anterior Baixa 233

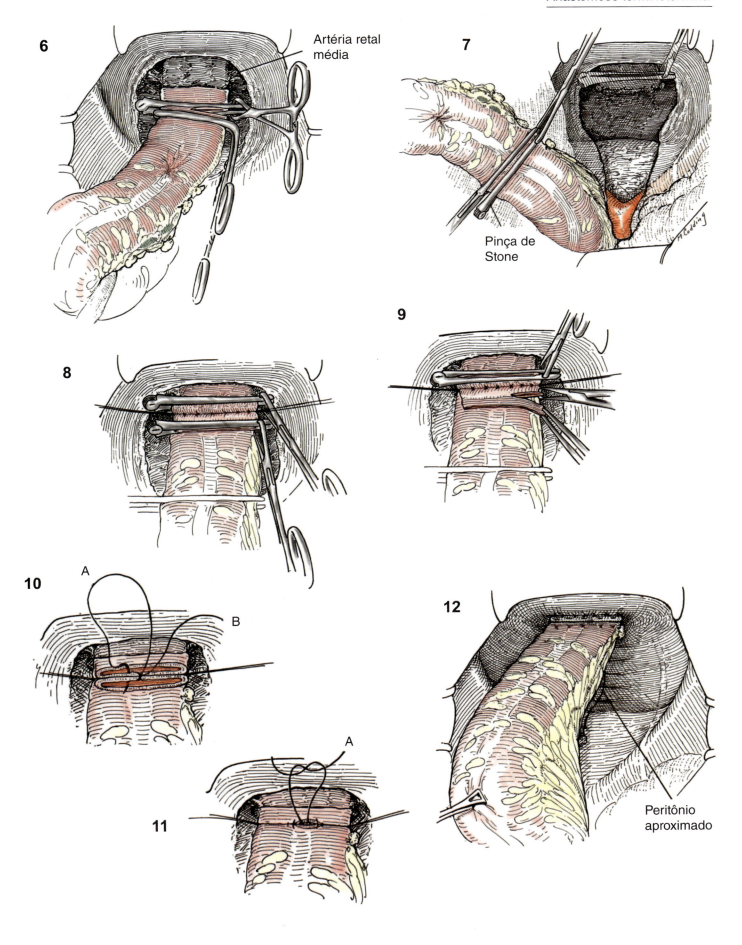

ANASTOMOSE LATEROTERMINAL (BAKER): SUTURA MANUAL

CONTINUAÇÃO A anastomose lateroterminal é vantajosa em pacientes com considerável discrepância de tamanho entre o intestino ressecado e o coto retal, particularmente em pacientes obesos. Às vezes, essa abordagem pode ser necessária no fechamento da colostomia (de Hartmann), e uma anastomose ileorretal semelhante pode ser usada no fechamento de uma ileostomia (p. ex., após uma colectomia total para colite pseudomembranosa). As vantagens da anastomose lateroterminal incluem a garantia de uma anastomose maior e mais segura do que pode ser possível pelo método terminoterminal.

Após a ligadura dos vasos mesentéricos e a mobilização adequada do reto, realizam-se as secções distal (reto) e proximal (cólon) de maneira semelhante à descrita na seção sobre anastomose com sutura manual (ver FIGURAS 6 e 7).

A extremidade do intestino é fechada usando-se uma sutura contínua absorvível, seguida de suturas interrompidas em colchoeiro de Halsted, com fios de seda 3–0. De modo alternativo, pode ser aplicado o fechamento com grampos e a secção com um grampeador linear cortante. Alguns cirurgiões sobressuturam a linha de grampeamento utilizando suturas interrompidas com fios de seda 3–0 para melhores segurança e inversão.

A tênia adjacente ao mesentério, ao longo da superfície antimesentérica do segmento mobilizado, é apreendida com pinça de Babcock, e suturas de tração (A e B) são colocadas em cada extremidade da abertura proposta (FIGURA 13). Essas suturas mantêm a tração da tênia inferior durante a colocação subsequente de suturas interrompidas no plano seroso posterior com fios de seda 2–0 (ver FIGURA 13). A sutura de tração (B) deve estar a 2 cm da extremidade fechada do intestino, pois não é desejável deixar um coto longo e cego do cólon além do sítio de anastomose. Depois disso, retira-se a pinça de Pace-Potts. As margens do coto retal são protegidas por compressas de gaze, para evitar extravasamento acentuado e contaminação. É aconselhável remover a margem do coto retal, caso tenha sido lesionada pela pinça. A cor da mucosa e a viabilidade do coto retal devem ser reavaliadas. Quaisquer pontos de sangramento na margem do coto retal são apreendidos e ligados com suturas absorvíveis 4–0. Considera-se útil para a exposição inserir uma sutura de tração (C) na porção média da parede anterior do reto (FIGURA 14). Isso mantém a tração moderada do intestino e ajuda na realização subsequente de suturas da mucosa. Uma pinça atraumática pode ser aplicada ao longo do cólon para evitar a possibilidade de contaminação maciça. Realiza-se a incisão entre as suturas de tração (A e B) ao longo da tênia e abre-se o lúmen da porção proximal do intestino (ver FIGURA 14). Toda a contaminação é removida em ambos os ângulos das aberturas. O mesmo tipo de sutura de tração (B) pode ser colocado na porção média da parede do sigmoide. Suturas interrompidas com fios de seda 3–0 são colocadas em toda a espessura das margens posteriores do cólon descendente e do coto retal (ver FIGURA 14). Os nós são atados dentro do lúmen e, depois, seccionados. Esse plano fornece controle absoluto em espessura total para o plano da sutura posterior. Uma sutura contínua de ponta dupla com fio absorvível 2–0 é amarrada na linha mediana posterior, que prossegue lateralmente como uma sutura contínua até que cada linha de sutura chegue ao ângulo (FIGURA 15). Em seguida, aplica-se a sutura de inversão de Connell à medida que o fechamento prossegue de ambos os ângulos até a linha mediana (FIGURA 16). A seguir, uma fileira de suturas de colchoeiro interrompidas não absorvíveis 2–0 é colocada no plano submucoso para inversão e segurança da anastomose anterior concluída (ver FIGURA 16).

Esse procedimento fornece uma grande anastomose, e a patência pode ser confirmada por palpação. Após concluída a anastomose, o cirurgião deve reavaliar a adequação do suprimento sanguíneo distal e certificar-se de que o cólon proximal não esteja sob tensão. A concavidade do sacro é irrigada com solução salina, e é opcional a colocação de dreno em sistema fechado nessa região.

Para liberar a tensão na linha de sutura à medida que o intestino se dilata no período pós-operatório imediato, é útil fixar alguns coxins adiposos na reflexão peritoneal na fossa ilíaca. Isso promove o fechamento da entrada na pelve, pois fixa o intestino nessa área. Da mesma maneira, a margem medial livre do mesentério pode ser aproximada da margem peritoneal direita para cobrir todas as superfícies cruentas. Se esse peritônio estiver fechado, o trajeto e a localização de ambos os ureteres devem ser identificados repetidamente para evitar a sua inclusão em uma sutura.

B. ANASTOMOSE COM GRAMPEAMENTO

O uso de dispositivos de grampeamento gastrintestinal fornece algumas vantagens na realização de uma ressecção anterior baixa, desde que o cirurgião esteja bem familiarizado com a técnica. Aqueles a favor desse método de aproximar o sigmoide de um coto retal curto enfatizam a facilidade da anastomose, particularmente na pelve masculina estreita, e o fato de que o tempo necessário para a operação pode ser reduzido. O uso do grampeador não altera os princípios oncológicos da ressecção cirúrgica dos tumores.

ANASTOMOSE TERMINOTERMINAL: GRAMPEADA Um ponto no cólon é selecionado para secção, e a borda mesentérica é meticulosamente desobstruída por uma distância de aproximadamente 2 cm (FIGURA 17). Pulsações ativas devem estar presentes no mesentério, e a área limpa deve estar livre de divertículos. Dispara-se o grampeador linear através do reto (FIGURA 18), e o mesorreto é seccionado. Alguns grampeadores fecham ambos os lados enquanto cortam entre as linhas de grampeamento, ao passo que outros disparam apenas uma linha de grampeamento e, portanto, necessitam de uma pinça na porção proximal ("peça"). A peça do retossigmoide é então retirada da pelve. **CONTINUA**

Capítulo 66 Ressecção Anterior Baixa

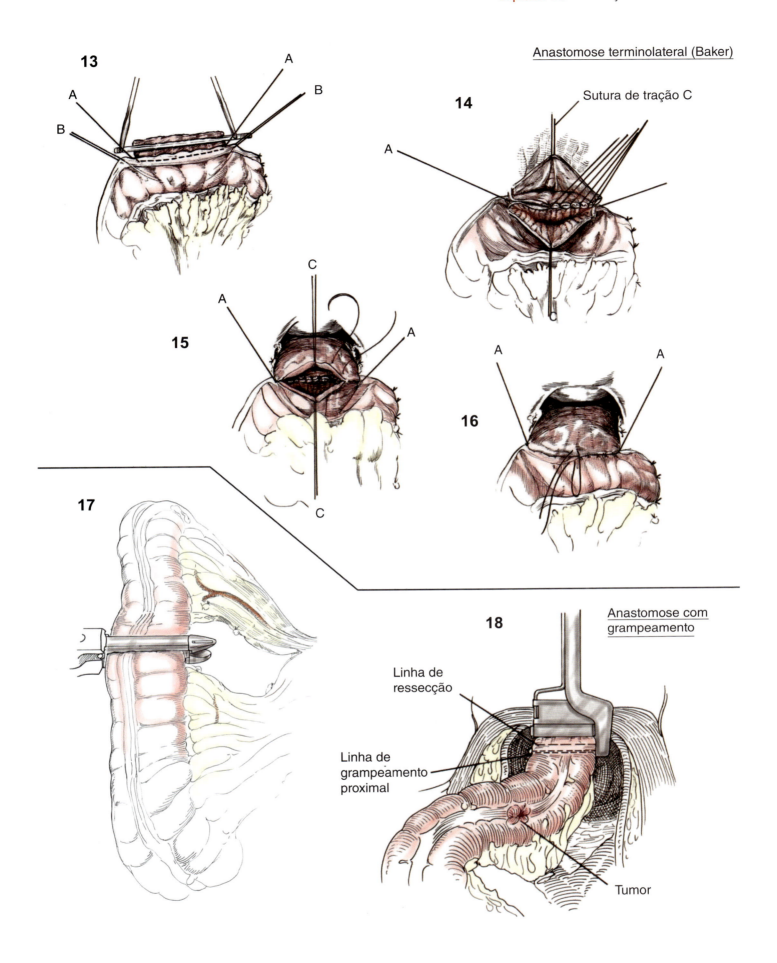

CONTINUAÇÃO DA ANASTOMOSE TERMINOTERMINAL: GRAMPEADA

CONTINUAÇÃO A extremidade do sigmoide é aberta. Se houver dúvida quanto ao tamanho do grampeador necessário, são colocadas suturas de ancoragem, e medidores do grampeador circular podem ser inseridos no sigmoide para determinar o maior tamanho que se encaixa com facilidade (**FIGURA 19**). Coloca-se uma sutura circunferencial em bolsa de tabaco com fio de polipropileno 2–0 (**FIGURA 20**). De modo alternativo, um dispositivo automático em bolsa de tabaco pode ser utilizado. A extremidade aberta do sigmoide é delicadamente manipulada sobre a extremidade da ogiva, e a sutura é atada firmemente (**FIGURA 21**). O auxiliar dilata suavemente o ânus e insere o grampeador curvo de diâmetro apropriado (**FIGURA 22**). Por cima, o cirurgião auxilia a passagem do instrumento à medida que a extremidade avança pelo reto. É preferível incluir a linha de grampeamento retal no anel anastomótico, posicionando a extremidade muito próximo ou através da linha de grampeamento retal.

A adequação da sutura em bolsa de tabaco previamente realizada é cuidadosamente determinada. O fechamento completo da mucosa é reavaliado para garantir que não haja lacunas entre os raios do fechamento em bolsa de tabaco. O enrugamento volumoso por excesso de tecido deve ser evitado, visto que impediria a compressão adequada dos tecidos e prejudicaria a anastomose. Enquanto o auxiliar fecha o instrumento embaixo (**FIGURA 23**), o cirurgião, por cima, evita que os tecidos adiposos ou a parede posterior da vagina/das vesículas seminais sejam aprisionados entre as extremidades intestinais. O auxiliar verifica se o grampeador está ajustado à espessura correta para a altura de seus grampos, conforme mostrado por um indicador de barras coloridas no cabo do grampeador. Libera-se a trave de segurança e o gatilho é apertado para acionar o instrumento e criar a anastomose.

Depois de acionar o grampeador, a rotina do fabricante para liberar o instrumento é seguida cuidadosamente para evitar a possibilidade de ruptura da linha de grampos durante a retirada do grampeador (**FIGURA 24**). Suturas interrompidas adicionais podem ser posicionadas em torno da anastomose. A reperitonização das superfícies pélvicas cruentas é opcional.

Antes do fechamento do abdome, os *donuts* ou anéis anastomóticos criados pelo grampeador devem ser cuidadosamente inspecionados quanto à integridade (**FIGURA 25**). Um anel incompleto indica um possível extravasamento, que exigirá suturas externas interrompidas adicionais e, possivelmente, derivação fecal proximal.

ANASTOMOSE LATEROTERMINAL (BAKER): GRAMPEADA

A anastomose lateroterminal de Baker, conforme ilustrado aqui, é uma abordagem muito segura quando o cirurgião precisar realizar uma ressecção anterior com sutura manual ou anterior baixa. No entanto, a maioria dos cirurgiões tem proficiência com instrumentos de grampeamento. Nessas circunstâncias, as divisões proximal e distal do intestino são realizadas de maneira semelhante à descrita na seção sobre anastomose grampeada (ver **FIGURAS 13** e **14**). A linha de grampeamento do cólon proximal é parcialmente ressecada ao longo da borda antimesentérica, de modo a criar uma abertura que permita a passagem de uma ogiva do grampeador circular, cuja haste sairá pela tênia aproximadamente 5 cm proximal a essa abertura. Uma sutura em bolsa de tabaco é então aplicada ao redor do eixo da ogiva e amarrada de modo confortável (**FIGURA 26**). A extremidade aberta do cólon proximal é fechada com o grampeador linear não cortante. Em seguida, a anastomose terminoterminal é realizada, conforme descrito na seção anterior.

FECHAMENTO

O fechamento é realizado de modo rotineiro.

CUIDADOS PÓS-OPERATÓRIOS

Pode ocorrer algum sangramento retal pós-operatório, mas geralmente cessa espontaneamente. A dieta é retomada lentamente de acordo com a preferência do cirurgião e o protocolo institucional. Alguns cirurgiões preferem inserir um cateter no ânus além da anastomose para a eliminação dos gases e fixam o cateter com uma sutura de seda na pele perianal. De modo geral, remove-se o cateter de Foley após 2 a 3 dias, com observação cuidadosa do volume e dos padrões de micção, ou antes, dependendo dos protocolos institucionais. Os pacientes podem se queixar de aumento da frequência e urgência, que podem persistir por vários meses. Eventuais dilatações delicadas serão necessárias em casos de anastomose estreita. ■

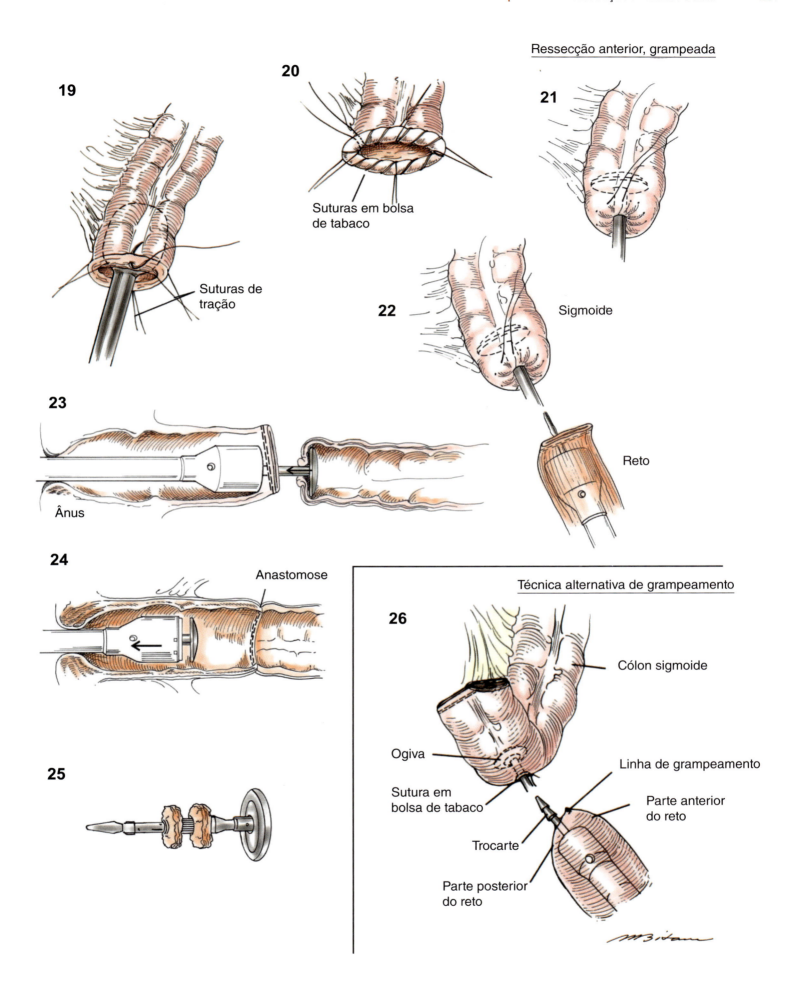

CAPÍTULO 67

RESSECÇÃO ANTERIOR BAIXA ROBÓTICA

INDICAÇÕES A cirurgia minimamente invasiva assistida por robótica assumiu um papel cada vez mais importante na prática moderna da cirurgia com a expansão de aplicações em disciplinas de cirurgia. A visualização tridimensional (3D) aprimorada de alta definição, acompanhada de instrumentação avançada com destreza do punho totalmente articulado, torna a tecnologia robótica uma ferramenta ideal para cirurgias que necessitam de máxima precisão. Esses atributos são particularmente pertinentes em áreas em que as restrições anatômicas levam à exposição limitada e à manobrabilidade. Embora a crescente adoção da plataforma robótica seja constatada em todos os procedimentos cirúrgicos gerais, em nenhuma área foi mais relevante do que nas cirurgias pélvicas profundas. A cavidade pélvica não só apresenta os desafios já mencionados em termos de exposição cirúrgica e restrições anatômicas pela pelve óssea, como também coloca o cirurgião em tensão ergonômica considerável, seja por técnica aberta ou laparoscópica. O robô efetivamente atenua alguns desses desafios ergonômicos, tornando-se uma ferramenta ideal para cirurgias da pelve. A tecnologia robótica deve ser considerada uma ferramenta adicional no arsenal do cirurgião, não devendo ser utilizada na tentativa de superar a experiência inadequada ou as habilidades técnicas abaixo do ideal.

É importante ter em mente que os princípios e as orientações inerentes às abordagens cirúrgicas abertas e laparoscópicas permanecem essenciais para a cirurgia assistida por robótica. É fundamental que os princípios oncológicos nunca sejam comprometidos na abordagem operatória e no uso de plataformas de tecnologia avançada. Em especial, os princípios que regem a excisão mesorretal total e a liberação da margem distal para operações abertas se aplicam igualmente às abordagens minimamente invasivas. Além disso, é fundamental estar ciente de que o treinamento adequado, a competência em habilidades e a experiência com tecnologia robótica são necessárias para o sucesso técnico e os desfechos ideais para os pacientes.

As indicações para ressecção anterior baixa assistida por robô permanecem as mesmas daquelas para abordagens laparoscópicas e abertas descritas nos Capítulos 63 e 66. Essas operações são normalmente realizadas para adenocarcinomas envolvendo o reto ou o cólon no segmento retossigmoide. Às vezes, pode ser necessária a ressecção anterior baixa em pacientes com outros tumores malignos (p. ex., tumores neuroendócrinos, melanoma, sarcoma e do estroma gastrintestinal, para citar alguns) ou tumores retais benignos que são considerados muito grandes para remoção endoscópica.

PREPARO PRÉ-OPERATÓRIO Em pacientes nos quais a derivação fecal proximal é provável, a necessidade de consulta pré-operatória e educação sobre o estoma com uma equipe de terapia enterostomal não pode ser superestimada. Essa consulta não apenas permite a identificação ideal do local do estoma, mas também fornece aos pacientes o conhecimento primordial e ajuda a definir as expectativas pós-operatórias.

A localização exata do tumor, sua relação com a tatuagem endoscópica e sua distância da borda anal devem ser avaliadas e claramente documentadas no pré-operatório. Um carrinho de endoscopia deve estar disponível em caso de necessidade de um exame endoscópico intraoperatório para a localização exata do tumor e a confirmação da margem distal. Para tumores de maior diâmetro com envolvimento de múltiplos órgãos, a montagem pré-operatória de uma equipe operatória multidisciplinar é fundamental para evitar consultas intraoperatórias urgentes e para planejamento operatório com o intuito de alcançar desfechos cirúrgicos ideais para o paciente.

ANESTESIA A anestesia geral endotraqueal é necessária para esse procedimento. Como parte de um protocolo de recuperação aprimorada após a cirurgia (ERAS, do inglês *enhanced recovery after surgery*) colorretal, nossa estratégia analgésica multimodal inclui a injeção pré-operatória de morfina intratecal em dose única para pacientes submetidos à cirurgia colorretal por abordagem robótica.

POSIÇÃO O posicionamento do paciente é um componente essencial da ressecção anterior baixa com abordagem robótica. O posicionamento ideal do paciente não só facilita o procedimento cirúrgico, mas também minimiza o risco de lesões relacionadas. O paciente é colocado em posição de litotomia usando perneiras em botas. Os nervos fibulares comuns são cuidadosamente acolchoados, e os pés são inspecionados para assegurar que não haja inversão na articulação do tornozelo. Vários materiais de espuma estão disponíveis comercialmente para minimizar o deslizamento do paciente na posição de Trendelenburg. Ambos os braços são protegidos e dobrados ao lado do paciente, e uma cinta é colocada no tórax. Finalmente, o paciente é colocado em posição de Trendelenburg (FIGURA 1A).

PREPARO OPERATÓRIO Os pacientes geralmente recebem preparo intestinal mecânico e com antibióticos orais, além de antibióticos intravenosos de amplo espectro, que são administrados pouco antes da incisão. Após a indução da anestesia geral, insere-se um cateter de Foley, e a descompressão gástrica é realizada com sonda orogástrica. A parede abdominal é, então, preparada e coberta usando a técnica estéril padrão. Então, uma pausa cirúrgica (*time out*) é executada.

INCISÃO E EXPOSIÇÃO O pneumoperitônio pode ser estabelecido usando qualquer uma das técnicas de acesso laparoscópico com base no conforto e na preferência do cirurgião. Para o sistema Xi™, os portais de acesso são colocados em uma posição mais ou menos em linha reta acima do umbigo (FIGURA 1B). O posicionamento do local de acesso para o sistema Si™ inclui um portal supraumbilical para a câmera, um acesso cirúrgico primário no quadrante inferior direito, um portal com acesso do afastador primário no quadrante superior esquerdo, um portal com acesso do afastador secundário no flanco esquerdo e um portal auxiliar no quadrante superior direito.

Há uma variação considerável nos tipos de pinças de preensão (*grasper*) e dissectores robóticos utilizados para a dissecção retal. Para o sistema Xi™, normalmente atribui-se o braço 1 a uma pinça de preensão (*grasper*) fenestrada com a ponta para cima. O braço 2 é atribuído à pinça de preensão bipolar fenestrada ou de Cadiere, ao passo que o braço 3 é geralmente usado para a câmera. O braço 4, o braço cirúrgico primário para um cirurgião destro, é atribuído a uma tesoura monopolar ou a um dispositivo de energia com *vessel sealer*, com base na preferência do cirurgião. A atribuição do braço para o sistema Si™ inclui uma tesoura monopolar ou um dispositivo de energia com *vessel sealer* no braço 1 (braço cirúrgico primário para um cirurgião destro), uma pinça de preensão bipolar fenestrada ou de Cadiere no braço 2 e uma pinça fenestrada dupla no braço 3. O portal de acesso auxiliar é aplicado para aspiração e retração, quando necessário.

ACOPLAMENTO DO ROBÔ (*DOCKING*) Com o planejamento da posição de Trendelenburg, é importante lembrar-se de que a mesa de cirurgia com o paciente deve ser posicionada antes do acoplamento, a menos que o sistema robótico Xi™ seja usado com a mesa de Trumpf, que permite o movimento integrado da mesa enquanto acoplado. Após colocar adequadamente a mesa em posição de Trendelenburg, o sistema robótico Si™ é acoplado sobre o quadril esquerdo do paciente, em um ângulo de aproximadamente 45°, conforme mostrado na figura. Em contrapartida, o sistema Xi™ é acoplado do lado esquerdo do paciente, permitindo que haja espaço ergonômico e dando conforto ao auxiliar no lado direito do paciente. O carrinho do paciente no sistema Xi™ é preparado para o acoplamento do lado esquerdo com seleção do alvo anatômico na pelve. Isso posiciona os braços do robô em direção à pelve. O robô avança em direção ao paciente, com o alvo do *laser* guiado para o portal de acesso da câmera planejado. Em seguida, o braço da câmera é encaixado, e a câmera de 0° é inserida no portal de acesso. O carrinho do paciente no sistema Xi™ é direcionado ao focar na anatomia-alvo, pressionando-se e segurando-se o botão para o alvo na câmera do sistema robótico. Finalmente, os demais braços do instrumento são acoplados.

DETALHES DO PROCEDIMENTO A exposição ideal da pelve e do mesentério retal é um passo inicial essencial para facilitar a condução dessa operação. Com o paciente em posição de Trendelenburg, o omento é apreendido e estendido sobre o cólon transverso. A seguir, o intestino delgado é retraído para fora da pelve. É importante evitar a torção do mesentério do intestino delgado durante essa etapa, o que leva ao recuo intestinal para a cavidade pélvica. Comumente, o cólon retossigmoide é aderido à porção anterior da pelve superior esquerda, o que possibilita uma boa exposição ao mesentério retossigmoide, recomendando-se deixar essa retração natural no local para ajudar a facilitar a dissecção pélvica inicial. No entanto, a redundância excessiva do cólon sigmoide às vezes pode obscurecer o campo operatório. Ao enfrentar essa situação, muitas vezes, é útil fechar a junção retossigmoide e colocar o sigmoide redundante à esquerda do reto. Essa manobra ajuda a expor o lado direito do mesorreto e os vasos mesentéricos inferiores, permitindo ao cirurgião iniciar a dissecção mesorretal.

DISSECÇÃO MESORRETAL A extensão da dissecção mesorretal na parte profunda da pelve depende da localização do tumor. Para tumores localizados no cólon retossigmoide ou no reto proximal, a dissecção mesorretal completa para baixo do assoalho pélvico pode não ser necessária. Tumores localizados nas porções média e inferior do reto normalmente requerem mobilização mesorretal completa.

A dissecção é iniciada marcando-se o lado direito do mesorreto próximo do nível do promontório do sacro. Para isso, a junção retossigmoide é apreendida e retraída em direção anterior e cefálica usando o afastador secundário, enquanto o afastador primário apreende o peritônio (FIGURA 2). Realiza-se a dissecção cuidadosa paralelamente aos nervos hipogástricos.

Ao garantir um amplo campo operatório e tração/contratração apropriadas, é importante, idealmente, manter a visualização de toda a instrumentação em todos os momentos ou ter consciência da posição do instrumento, para não incorrer em lesão inadvertida das estruturas pélvicas com movimentos não visualizados do instrumento. Por isso, é extremamente importante que a câmera seja recuada com frequência para manter a consciência posicional dos instrumentos robóticos. A conscientização vigilante também é necessária para evitar lesões por pressão pelas hastes dos instrumentos nas estruturas circundantes. Os vasos ilíacos na borda pélvica são particularmente vulneráveis a esse tipo de lesão. CONTINUA ▶

Capítulo 67 Ressecção Anterior Baixa Robótica   239

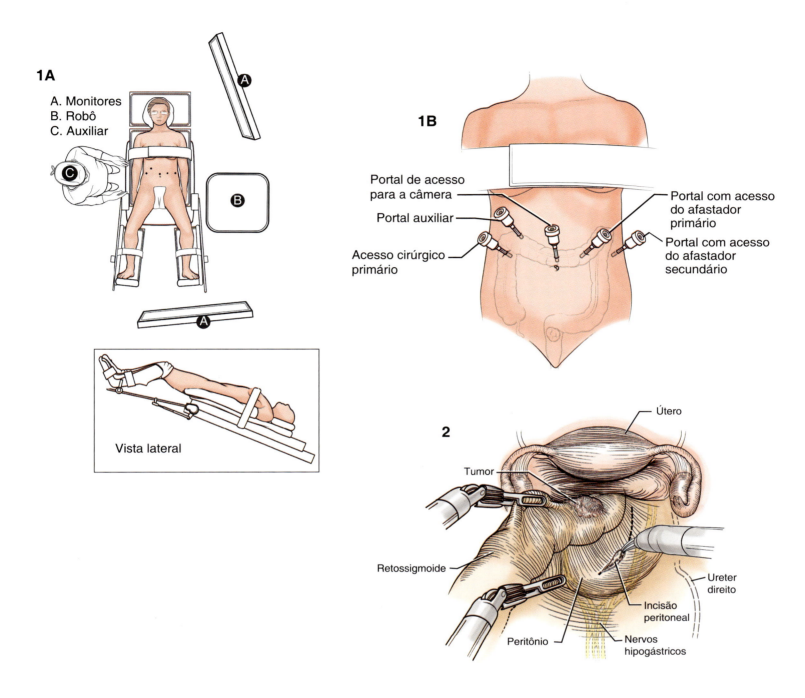

DISSECÇÃO MESORRETAL **CONTINUAÇÃO** A dissecção continua, e os nervos hipogástricos direitos são cuidadosamente dissecados do mesentério retal. Conforme a operação avança mais profundamente na pelve, muitas vezes, é útil rebater o mesorreto na direção anterior (**FIGURA 3**). Isso fornece uma excelente exposição aos componentes posteriores da dissecção mesorretal. Nossa preferência é continuar a dissecção posterior do lado direito do reto o mais profundamente e o mais à esquerda possível sobre o sacro. O plano areolar é seguido ao redor do mesorreto, e o uso cuidadoso da cauterização ajuda a manter o plano cirúrgico e evita a violação do envelope mesorretal (ver **FIGURA 3**). Novamente, é importante avaliar periodicamente as hastes dos instrumentos para evitar lesões nos vasos da entrada da pelve. Uma vez concluída a dissecção posterior, o cólon é girado para a direita, e o assoalho peritoneal esquerdo do fundo de saco é dissecado. Como a maior parte da dissecção já foi concluída do lado direito, o operador logo encontra o plano de dissecção do lado esquerdo. Aqui, é útil pedir ao auxiliar para retrair o mesorreto para a direita (**FIGURA 4**). Uma vez que o revestimento peritoneal no lado esquerdo do mesorreto esteja completamente dividido, o reto é retraído anteriormente, e a dissecção posterior continua. Os nervos hipogástricos no lado esquerdo também são liberados do mesorreto, e tem-se atenção cuidadosa para evitar lesões no ureter esquerdo (**FIGURA 5**).

Após a conclusão da dissecção posterolateral do mesorreto, prossegue-se com a dissecção anterior. O revestimento peritoneal anterior da fáscia própria dos órgãos pélvicos (fáscia de Denonvilliers) é demarcado com o eletrocautério. Aqui, é útil utilizar o afastador secundário para retrair o útero/a vagina ou as glândulas seminais anteriormente (**FIGURA 6**). A dissecção continua a se mover de um lado do reto para o outro para dividir os ligamentos laterais e expor o assoalho pélvico. A dissecção também alterna entre os planos retais anterior e posterior até atingir o assoalho pélvico.

A dissecção mesorretal posterior na parte profunda da pelve geralmente é facilitada pelo uso da pinça de preensão secundária, para puxar o reto para fora da pelve, e da pinça de preensão primária, para retrair o reto na direção anterolateral, conforme mostrado aqui. Esse posicionamento permite uma excelente exposição da área e resulta em visualização clara dos planos de dissecção, que podem ser definidos pela aplicação delicada do eletrocautério e da dissecção romba. O lado direito do assoalho pélvico é exposto usando o eletrocautério e por meio de dissecção romba delicada (**FIGURA 7**). O reto é retraído para o lado direito usando a pinça de preensão secundária e o instrumento do auxiliar, enquanto a pinça de preensão primária retrai o tecido adiposo pélvico medialmente para expor todo o assoalho pélvico no lado esquerdo do reto. Com o eletrocautério e movimentos delicados da tesoura realizados de maneira criteriosa, a musculatura do assoalho pélvico é liberada do tecido adiposo sobrejacente. Depois de limpar o assoalho pélvico em ambos os lados do reto, o ligamento anococcígeo é dividido enquanto o reto é retraído anteriormente.

Em seguida, o reto é preparado para divisão com grampeamento. O mesorreto é limpo usando eletrocautério ou um dispositivo com *vessel sealer*, de acordo com a preferência do cirurgião, e o reto é dividido com o grampeador robótico (**FIGURA 8**). Em muitos casos, a avaliação endoscópica intraoperatória pode ser executada com a tatuagem endoscópica pré-operatória para confirmar a localização do tumor e garantir margem distal adequada antes da transecção distal.

DIVISÃO MESENTÉRICA Alguns cirurgiões preferem completar a mobilização e a divisão do mesentério do cólon antes de prosseguir com a dissecção mesorretal e a secção retal distal. Nossa preferência é completar a dissecção mesorretal e a divisão distal do reto antes de prosseguir com a secção dos vasos mesentéricos inferiores.

A junção retossigmoide é retraída anteriormente, expondo artéria e veia mesentéricas. A veia mesentérica inferior com frequência pode ser vista em paralelo à aorta. O peritônio ao longo da veia mesentérica inferior é dividido, e o mesocólon sigmoide é liberado das inserções retroperitoneais de maneira mediolateral (**FIGURA 9**). Alguns operadores seccionam a artéria mesentérica inferior antes de prosseguirem com a dissecção da veia mesentérica. Assim como na dissecção mesorretal, é indispensável identificar e preservar cuidadosamente o ureter esquerdo durante a dissecção. O robô do sistema Xi™ permite que o operador leve essa dissecção até a flexura esquerda do cólon e que o cirurgião mobilize a flexura esquerda do cólon sem ter de reacoplar o robô. A mobilização da flexura esquerda do cólon costuma ser difícil com um único acoplamento no sistema Si™. Portanto, é preferível concluir a mobilização laparoscópica da flexura esquerda do cólon antes do acoplamento no sistema Si™.

Nossa preferência é isolar a artéria mesentérica inferior de ambas as faces superior e inferior antes de prosseguir com a secção da artéria. Uma vez que o mesentério do cólon esteja adequadamente mobilizado, a artéria mesentérica inferior é dissecada circunferencialmente e seccionada. Novamente, o ureter esquerdo é claramente identificado e preservado antes de continuar com qualquer secção vascular. Em geral, usamos uma carga vascular do grampeador linear GIA™ para a divisão arterial, embora um dispositivo com *vessel sealer* também possa ser utilizado para essa finalidade (**FIGURA 10**). **CONTINUA**

Capítulo 67 Ressecção Anterior Baixa Robótica

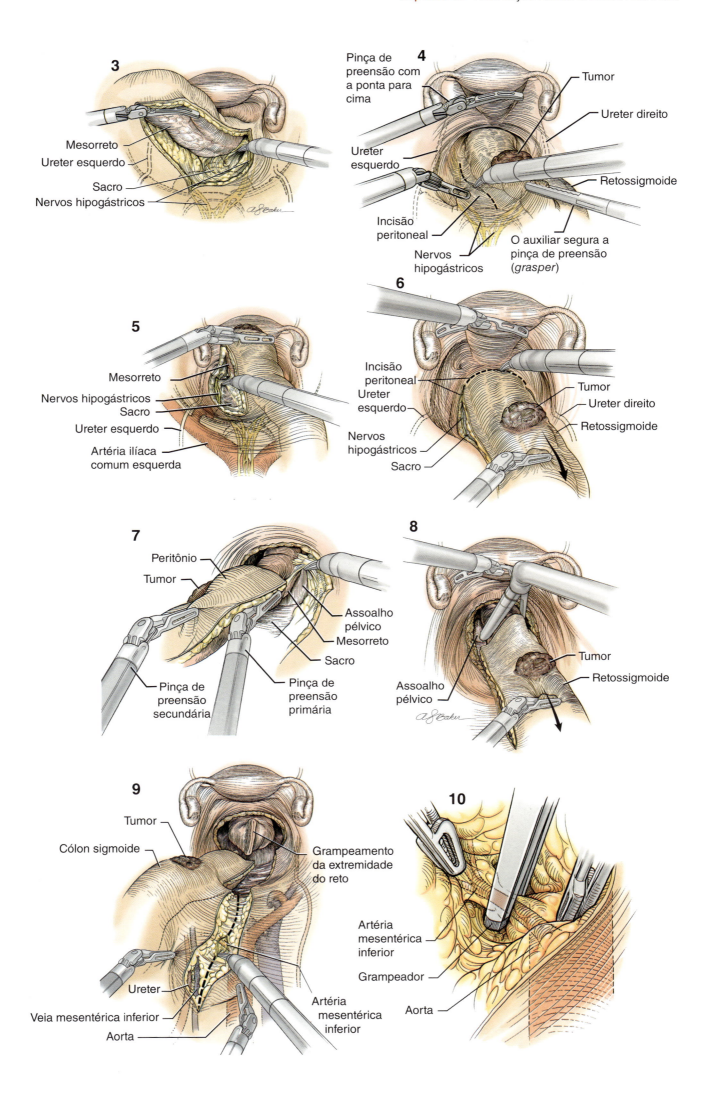

DIVISÃO MESENTÉRICA — CONTINUAÇÃO

Uma vez concluída a secção da artéria mesentérica, as inserções mesentéricas remanescentes são removidas usando um dispositivo de selagem de vasos. A veia mesentérica inferior é então dividida perto da borda inferior do pâncreas, próximo ao ligamento de Treitz (FIGURA 11). Um ramo da artéria cólica esquerda também corre próximo à veia mesentérica inferior nesse local e requer secção para fornecer mobilização máxima do cólon, resultando em uma anastomose colorretal livre de tensão. As inserções retroperitoneais remanescentes do sigmoide e do cólon esquerdo são, então, removidas. Em seguida, realiza-se a rotação medial do cólon, bem como a secção das inserções peritoneais laterais, tornando o cólon completamente mobilizado (FIGURA 12). Uma dissecção mesorretal mediolateral libera as inserções retroperitoneais, facilitando bastante a divisão peritoneal lateral. Nesse ponto, o robô é desacoplado, e o intestino é exteriorizado por meio de uma pequena incisão.

EXTERIORIZAÇÃO DA PEÇA

A peça pode ser exteriorizada por meio de uma incisão de Pfannenstiel, uma incisão na linha mediana ou uma incisão no local do estoma, dependendo da preferência do cirurgião e do biotipo corporal do paciente. Usamos rotineiramente um dispositivo protetor de ferida durante a exteriorização para minimizar a contaminação. A seguir, seleciona-se uma porção adequada do cólon esquerdo, com a secção do cólon com um grampeador GIA™. O mesentério remanescente é dividido para deixar a peça completamente livre e, então, é retirado para fora do campo operatório. Uma ogiva EEA™ é inserida no cólon, e o intestino é devolvido à cavidade peritoneal. De modo geral, utilizamos um grampeador EEA™ de 31 mm, porém um grampeador de 28 mm também pode ser utilizado, se necessário. Depois, o intestino é devolvido à cavidade peritoneal, e o pneumoperitônio é restabelecido pela oclusão do dispositivo de proteção da ferida com uma pinça de Kelly.

ANASTOMOSE

O trajeto do cólon é avaliado para garantir que ele siga um curso direto para a pelve e que não haja torções no mesentério do cólon. O grampeador é inserido no coto retal, e a ponta é avançada na cavidade peritoneal (FIGURA 13). Em vez de reacoplar o robô, nossa preferência é realizar a anastomose por via laparoscópica. A ogiva está encaixada na ponta do grampeador. O fechamento do grampeador mantém a retração anterior na vagina ou nas glândulas seminais, garantindo que essas estruturas não fiquem presas no grampeador durante o fechamento. Antes de disparar o grampeador EEA™, o cólon é reavaliado novamente para confirmar a orientação correta sem a torção. O grampeador é acionado, e, em seguida, a integridade anastomótica é avaliada. A anastomose é insuflada sob a água para confirmar a ausência de qualquer extravasamento de ar, e os anéis anastomóticos são analisados quanto à integridade.

FECHAMENTO DA FÁSCIA E CRIAÇÃO DO ESTOMA

A fáscia é fechada usando a técnica padrão, e a ileostomia em alça pode ser criada usando a técnica descrita no Capítulo 55, se o cirurgião acreditar que a derivação seja necessária.

CUIDADOS PÓS-OPERATÓRIOS

A sonda orogástrica é removida após a conclusão da operação. Considerando-se o risco de retenção urinária pós-operatória após a dissecção pélvica profunda, muitos cirurgiões mantêm o cateter de Foley até o terceiro dia de pós-operatório, mas a remoção precoce do cateter de Foley no primeiro dia de pós-operatório demonstrou ser uma abordagem segura e eficaz. O paciente é internado, e a dieta avança de acordo com a tolerância, em conformidade com os protocolos institucionais ERAS, desenvolvidos para cirurgias colorretais. Nossa prática é manter os pacientes internados até que haja retorno da função intestinal. ■

Capítulo 67 Ressecção Anterior Baixa Robótica   243

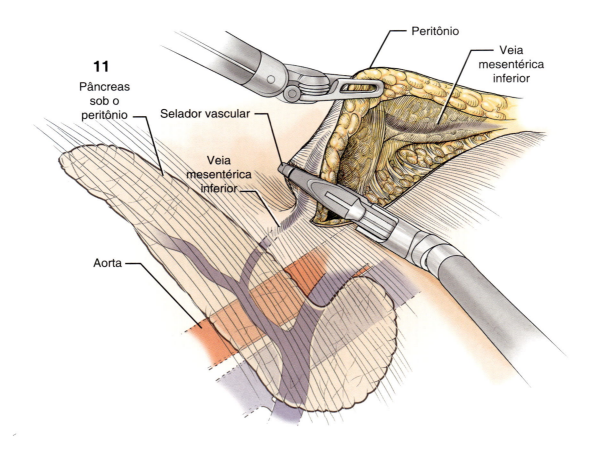

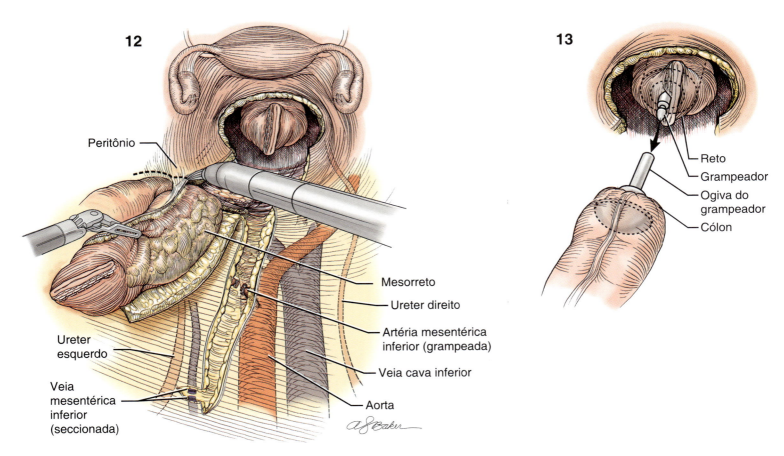

CAPÍTULO 68
ANASTOMOSE ILEOANAL

INDICAÇÕES Em pacientes selecionados, é possível evitar uma ileostomia permanente após ressecção do cólon mediante a retirada de todo o cólon e o reto acometidos até o topo das colunas de Morgagni ou da linha pectinada, seguida por construção de um reservatório ileal, com anastomose do canal anal (FIGURA 1). Os pacientes com retocolite ulcerativa e polipose são candidatos a esse procedimento, mas geralmente não aqueles com doença de Crohn por causa da possibilidade de acometimento do intestino delgado. É preciso que o paciente tenha um esfíncter anal satisfatório, verificado por toque retal ou, ainda melhor, por manometria. O reto deve estar livre de ulcerações, abscessos, estreitamento, fissuras ou fístulas. Isso é ainda mais importante em pacientes com retocolite ulcerativa. Esse procedimento pode ser cogitado em pacientes que se opõem fortemente a uma ileostomia e que estiverem disponíveis para acompanhamento meticuloso e prolongado. O paciente deve compreender perfeitamente as incertezas do controle anal pós-operatório e a necessidade de ter paciência durante os meses iniciais após a operação. O procedimento não é recomendado para pacientes idosos e frágeis nem para aqueles com incontinência fecal. A obesidade pode tornar impossível a anastomose da bolsa anal. Em pacientes com polipose adenomatosa familiar (PAF), tumores desmoides que acometam o mesentério do intestino delgado podem dificultar a obtenção de comprimento suficiente para alcançar o ânus com a bolsa. Todos os pacientes devem compreender que, às vezes, fatores desconhecidos até que se inicie o procedimento determinam a necessidade de uma ileostomia permanente.

Vários procedimentos cirúrgicos foram usados na tentativa de melhorar a continência anal a longo prazo. É questionável se algum procedimento em uso atualmente sempre alcança êxito total, e o paciente deve ser informado sobre essa incerteza. A experiência crescente sugere que o uso de algum tipo de procedimento transanal tem uma chance razoável de propiciar maior conforto que a ileostomia terminal ou a bolsa abdominal ileal.

Embora uma bolsa ileoanal possa ser criada no momento da proctocolectomia total sem um estoma protetor como um procedimento de estágio único, a maioria dos especialistas recomenda um procedimento em dois estágios, com uma ileostomia em alça de desvio. É prudente realizar um procedimento de três estágios em condições emergentes e diante de má nutrição ou instabilidade hemodinâmica e imunossupressão profunda. Faz-se uma ileostomia permanente com colectomia subtotal, mantendo o reto no lugar e sem secção dos vasos retais superiores. Isso também oferece a chance de exame anatomopatológico do cólon para descartar ainda mais a doença de Crohn. Depois de vários meses, considera-se uma anastomose ileoanal e cria-se uma ileostomia para derivação por ocasião da confecção da bolsa. Após uma recuperação adequada, a ileostomia temporária é fechada, fazendo com que esse procedimento seja feito em três tempos. Foram preconizadas várias bolsas, entre as quais estão a bolsa em J (FIGURA 2A), a bolsa em S com três alças (FIGURA 2B), o reservatório ileal isoperistáltico lateral (FIGURA 2C) e o reservatório W de quatro alças (FIGURA 2D).

PREPARO PRÉ-OPERATÓRIO A documentação do processo anatomopatológico é realizada por biopsias do canal anal, do reto ou do cólon. Pacientes com polipose e pacientes com retocolite ulcerativa com displasia de alto grau devem ser informados sobre a possibilidade de neoplasia maligna. É importante ter uma concordância clínica e cirúrgica de que a ressecção cirúrgica de todo o cólon visa ao melhor interesse do paciente a longo prazo. Em geral, é necessário tempo para que o paciente aceite a recomendação e a conversa com outro paciente submetido a esse procedimento pode ser vantajosa. Os medicamentos do paciente, inclusive os esteroides usados no tratamento da retocolite ulcerativa, devem ser avaliados, e os esteroides devem ser mantidos. Os antibióticos intravenosos são administrados antes da operação, e qualquer importante déficit de volume sanguíneo é corrigido. Os pacientes recebem uma dieta líquida sem resíduos durante 1 ou 2 dias e são submetidos a preparo oral do intestino na véspera.

A consulta pré-operatória com enfermeiro estomaterapeuta é inestimável para melhorar a compreensão do paciente sobre a ileostomia temporária e, possivelmente, permanente, além de ajudar a posicionar o estoma apropriadamente. O paciente também pode obter excelente literatura e material multimídia em grupos de apoio profissionais e para pacientes, que podem ajudar a compreender o procedimento e a grande variedade de possíveis complicações.

Os homens devem ser orientados acerca do risco de impotência e ejaculação retrógrada como resultado da dissecção pélvica, e as mulheres devem ser orientadas sobre o risco de diminuição da fertilidade por formação de tecido cicatricial na pelve.

ANESTESIA É preferível a anestesia geral endotraqueal.

POSIÇÃO O paciente é colocado em posição de litotomia modificada com suportes de Allen. Isso permite realizar dissecções abdominais e perineais sem mudar a posição do paciente.

PREPARO OPERATÓRIO Pode-se fazer uma irrigação retal de baixa pressão muito limitada, e o preparo da pele perineal e das nádegas é feito da maneira habitual. Institui-se drenagem vesical constante e insere-se um tubo de descompressão gástrica. A pele da região púbica e abdominal também é preparada da maneira habitual e colocam-se campos estéreis. Então uma pausa cirúrgica (*time out*) é executada.

INCISÃO E EXPOSIÇÃO Faz-se uma incisão mediana inferior, que é ampliada para a esquerda do umbigo, e o abdome é explorado. O cirurgião dá atenção especial a todo o intestino delgado para confirmar que não haja indícios de doença de Crohn, o que contraindicaria a operação. Avalia-se o acometimento do cólon por inflamação ou polipose. Quando houver polipose, sempre existe a possibilidade de encontrar um local ignorado de neoplasia maligna ou metástases no fígado. Se houver alguma suspeita de colite de Crohn, o cólon é ressecado e enviado ao patologista para exame macro e microscópico de inflamação transmural.

DETALHES DA TÉCNICA O cólon pode estar estreitado, friável e muito vascularizado, com firmes fixações no omento. Aplica-se tração suave para evitar a laceração do intestino friável com contaminação maciça. O mesentério do cólon pode ser seccionado e os vasos sanguíneos podem ser ligados relativamente perto da parede intestinal, exceto em pacientes com malignidade conhecida ou suspeita.

Antes de prosseguir com a retirada da mucosa do segmento inferior e antes de construir o reservatório ileal, é essencial que haja mobilização de íleo suficiente para construir a bolsa. São necessários cerca de 50 cm do íleo terminal para criação do reservatório ileal. Essa mobilização é realizada liberando as fixações retroperitoneais dos vasos ileocólicos e mesentéricos superiores até a borda inferior do duodeno. Todo esforço deve ser feito para preservar os vasos ileocólicos (FIGURA 3), mas, em alguns casos, é necessário sacrificar esses vasos para ganhar comprimento adicional na bolsa. Pode ser necessário avaliar a mobilidade do intestino delgado até o ligamento de Treitz, com secção de quaisquer bridas que tendam a limitar sua mobilidade (FIGURA 4). Incisões no peritônio posterior podem ajudar a aumentar a mobilidade. Alguns cirurgiões seccionam a última arcada ileal (ver FIGURA 4). Deve-se avaliar com frequência se o suprimento sanguíneo é satisfatório para ter certeza da manutenção de irrigação sanguínea vigorosa até a extremidade do íleo terminal mobilizado. A extremidade da bolsa proposta deve alcançar pelo menos o púbis.

A dissecção abaixo da junção retossigmoide é realizada perto da parede intestinal para evitar a lesão dos nervos pré-sacrais e parassimpáticos. O coto retal é lavado com iodopovidona, e o intestino é seccionado na junção anorretal. Assim, cria-se um coto com cerca de 3 a 4 cm de comprimento (FIGURA 5). Alguns cirurgiões preferem um coto retoanal mais longo, o que demanda a ressecção da mucosa retal por cima, em vez de totalmente pelo ânus. Outros usam um grampeador para fechar o coto retal. **CONTINUA**

Capítulo 68 Anastomose Ileoanal

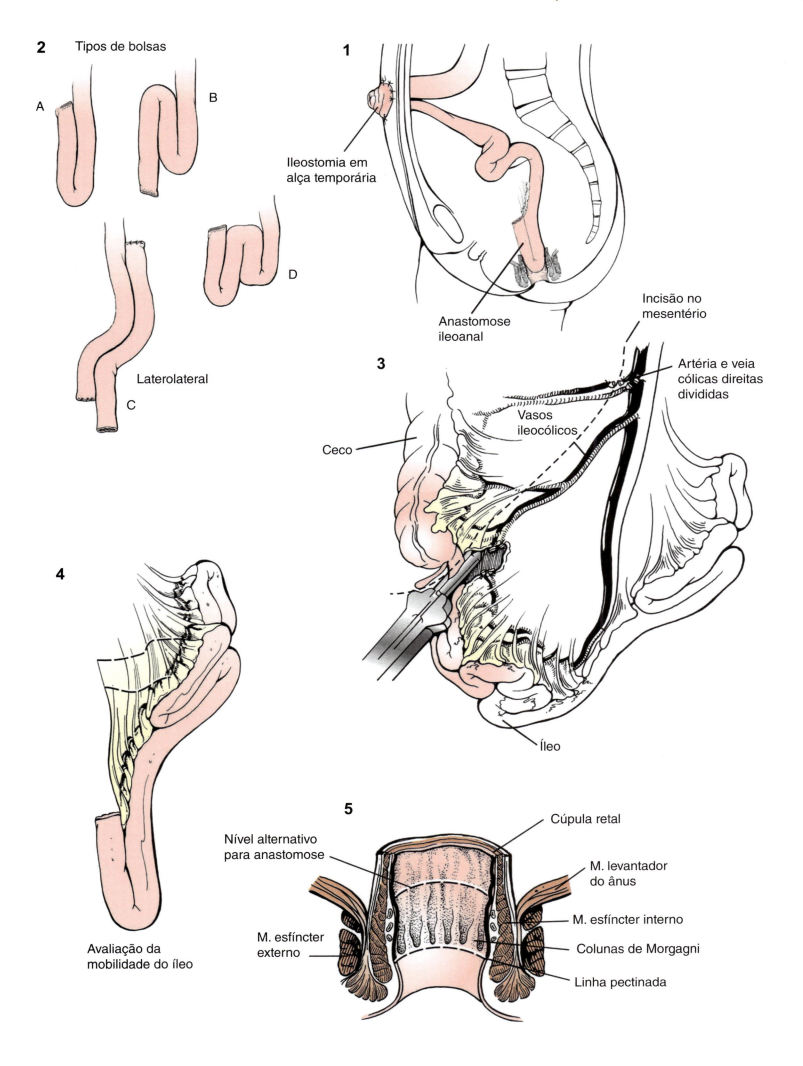

246   Parte 5 Intestino Delgado, Cólon e Reto

DETALHES DA TÉCNICA `CONTINUAÇÃO` Muitos cirurgiões preconizam a preservação de cerca de 2 cm de mucosa acima das colunas. É possível que haja recidiva de doença intestinal inflamatória e degeneração maligna; o acompanhamento meticuloso é essencial. De modo geral, obtém-se melhor continência fecal quando se evita a dilatação retal ou a eversão do coto e se faz uma anastomose alta. A mucosectomia pode ser uma opção melhor para pacientes com displasia de alto grau no reto, pois retira toda a mucosa. Essa técnica demanda anastomose ileoanal com sutura manual. A bolsa em J é confeccionada por rotação do íleo terminal em sentido horário para criar o formato da letra "J" (em vista anterior) com 15 cm de comprimento. As extremidades anteriores são mantidas por suturas semicirculares com fio de seda 3-0 (**FIGURA 6**). Em seguida, avalia-se o comprimento, conforme descrição anterior, para garantir que alcance a pelve. A extremidade antimesentérica distal da bolsa é aberta com eletrocautério. Um grampeador linear é introduzido e acionado, criando-se uma bolsa com as duas alças (**FIGURA 7**). É necessário disparar o grampeador várias vezes para completar toda a extensão da bolsa (para alcançar a extremidade superior, a extremidade distal é telescopada no grampeador). Em seguida, usa-se um fio de sutura Prolene® 2-0 para criar uma sutura contínua em bolsa de tabaco em torno da abertura na extremidade da bolsa. A ogiva do grampeador circular é introduzida e a sutura em bolsa de tabaco é atada ao seu redor (**FIGURA 8**). A superfície antimesentérica do íleo deve estar sobre a ogiva. O auxiliar introduz com delicadeza o grampeador circular no reto e empurra até a altura do coto retal grampeado. A extremidade afilada perfura o coto logo posterior à linha de grampeamento e este se aproxima da ogiva (**FIGURA 9**).

O grampeador é fechado e acionado, com o cuidado de não incluir estruturas adjacentes como a vagina ou vesículas seminais. A inserção impulsiva ou muito vigorosa do grampeador circular rompe o coto retal muito curto e dificulta muito o procedimento. A **FIGURA 10** mostra a bolsa em J concluída com anastomose do coto ileorretal.

Em caso de distúrbio acentuado da mucosa retal, pode ser indicada a protectomia mucosa total. Excisa-se a mucosa desde a linha pectinada para cima, com inclusão de 3 ou 4 cm de mucosa no coto retal. Alguns cirurgiões preferem delimitar a linha pectinada com eletrocoagulação seguida por injeção submucosa de solução de epinefrina a 1:300.000 (**FIGURA 11**). Isso tende a elevar a mucosa e facilitar a dissecção em um campo com menos sangue. É preciso remover toda a mucosa. Essa dissecção costuma ser a parte mais demorada do procedimento técnico e deve ser realizada com o máximo cuidado (**FIGURA 12**). O músculo e os nervos subjacentes não podem ser lesionados. É essencial que o campo esteja seco.

Alguns cirurgiões preferem apreender o coto com pinça de Babcock no ânus e everter o coto através do ânus (**FIGURA 13**). Isso facilita a retirada da mucosa sob visão direta, mas pode prejudicar a continência fecal (**FIGURA 14**). Outros podem preferir seccionar a mucosa na parte superior das colunas de Morgagni (ver **FIGURA 5**). Isso evita a telescopagem do coto retal e diminui a possibilidade de lesão de nervo, o que tornaria o paciente incapaz de diferenciar fezes de flatos após a operação.

Caso seja realizada proctectomia mucosa, é preciso fazer uma anastomose ileoanal com sutura manual, conforme ilustrado a seguir neste capítulo. `CONTINUA`

Capítulo 68 Anastomose Ileoanal

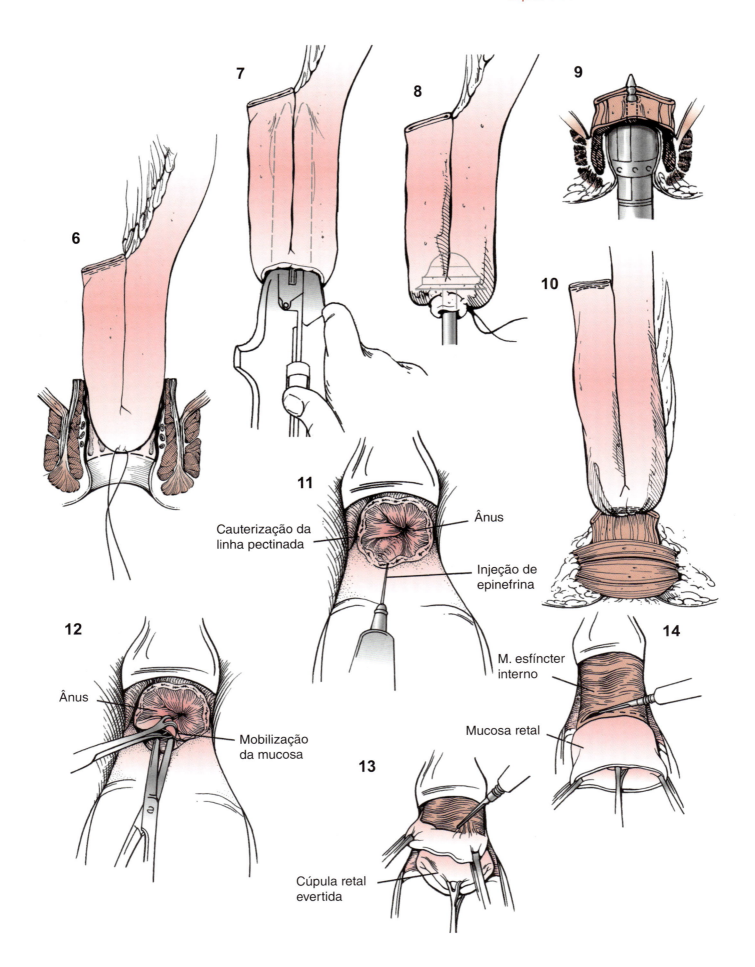

DETALHES DA TÉCNICA ◀CONTINUAÇÃO▶ Mais uma vez, verifica-se se a irrigação sanguínea do reservatório é suficiente. Fazem-se dois pontos separados com fios agulhados (FIGURA 15) de cada lado da abertura de dois dedos no reservatório. O cirurgião passa esses fios por baixo através do ânus, e o reservatório é colocado na posição adequada por cima.

Em seguida, os dois fios de cada lado são fixados de cada lado da abertura, na altura da linha pectinada (FIGURA 16). Outra sutura é feita na linha mediana, anterior e posteriormente. Podem ser necessários mais oito ou dez pontos para que a anastomose seja correta. Essas suturas incluem toda a espessura da parede ileal, bem como uma parte do esfíncter interno (FIGURA 17).

Quaisquer aberturas no mesentério são fechadas com sutura interrompida para evitar hérnia intestinal. O peritônio pélvico pode ser fechado em torno da bolsa para evitar rotação ou deslocamento. Pode-se usar uma sutura para fixar a bolsa de cada lado da cúpula retal muscular para manter a bolsa em posição e diminuir a possível tensão sobre a sutura na anastomose na linha pectinada. Alguns cirurgiões preferem introduzir um dreno de borracha entre a parede da bolsa e a cúpula retal. O dreno de borracha é exteriorizado anteriormente.

Ainda que seja tentador evitar uma ileostomia, a derivação completa do trânsito fecal por ileostomia acarreta menos complicações pós-operatórias. Uma ileostomia em alça é feita por uma pequena abertura no quadrante inferior esquerdo, distante cerca de 40 cm da bolsa (FIGURA 18). É aconselhável garantir a derivação completa do trânsito fecal (FIGURA 19) por intussuscepção do ramo proximal ou estoma sobre o bastão (ver também Capítulo 55).

CUIDADOS PÓS-OPERATÓRIOS A terapia com esteroides é diminuída aos poucos até que possa ser suspensa por completo. O cateter vesical é retirado depois de avaliar a sensibilidade após alguns dias. A dieta é aumentada lentamente, mas pode ser necessário ajuste ou limitação de acordo com a incidência de diarreia.

A obstrução incidental, a sepse pélvica e problemas locais em torno da ileostomia são complicações esporádicas após a operação. Antes do fechamento da ileostomia desviante, avalia-se a integridade da bolsa e da anastomose anal por exames de imagem com material de contraste hidrossolúvel. É necessária também a avaliação direta da perviedade da anastomose. Muitas vezes, ocorrem estreitamentos ou surgem membranas transversais que exigem dilatação digital suave com sedação no laboratório gastrintestinal. Nessa ocasião também se pode fazer o exame endoscópico da bolsa. Se não houver problemas, a ileostomia é fechada no decorrer de 4 meses.

A principal consideração é o grau de continência anal alcançado. É necessário paciência durante o primeiro ano, pois o aumento da capacidade da bolsa e do controle do esfíncter é gradual. O controle da diarreia durante o dia e do escape fecal à noite são as preocupações principais e podem exigir ajuste do volume e do tipo de alimento, bem como medicamentos especiais. O número de evacuações diárias varia, com uma média de seis por dia e uma ou duas por noite. Os pacientes com polipose geralmente defecam menos vezes por dia que os pacientes com retocolite ulcerativa.

Uma complicação problemática é uma síndrome mal definida conhecida como *bolsite*. Há aumento da frequência de evacuação, acompanhada por mal-estar, febre, sangue nas fezes e cólica abdominal. Essa complicação é muito mais comum em pacientes com retocolite ulcerativa que naqueles com polipose múltipla. Estão indicados medicamentos específicos e ajustes da dieta. Acredita-se que esse procedimento esteja associado a estase residual crônica. Mais de 10% dos pacientes podem apresentar obstrução intestinal.

Os pacientes submetidos a essa operação necessitam de avaliações frequentes, com acompanhamento a longo prazo. ■

Capítulo 68 Anastomose Ileoanal

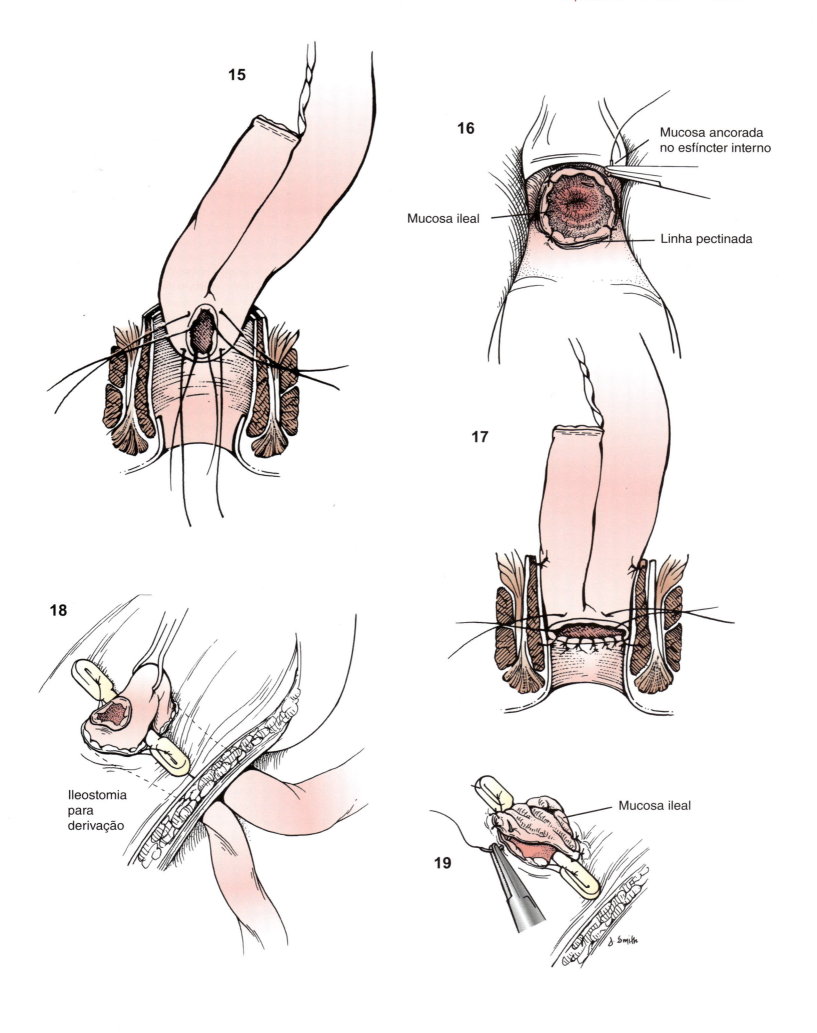

CAPÍTULO 69

PROLAPSO RETAL, CORREÇÃO PERINEAL

INDICAÇÕES A correção cirúrgica de prolapso retal completo em crianças raramente é indicada. Entretanto, a correção cirúrgica efetiva vale a pena em adultos (sobretudo em idosos). Relativamente comum, o prolapso retal está associado ou relacionado a distúrbios neurológicos e psiquiátricos e também a doenças arterioscleróticas degenerativas. O prolapso retal verdadeiro abrange a herniação do fundo de saco de Douglas através dos músculos esfíncteres dilatados e incompetentes. Para corrigir esse defeito, é preciso eliminar a bolsa herniária e fortalecer o assoalho pélvico enfraquecido. A obliteração do fundo de saco de Douglas e a fixação do reto podem ser realizadas por via perineal, abdominal ou combinada.

O prolapso retal verdadeiro começa como uma intussuscepção interna na altura dos músculos levantadores, anteriormente. O reto desliza a partir desse ponto de fraqueza através do canal anal. O prolapso verdadeiro é identificado por anéis circulares do reto exteriorizado, pois todas as camadas do intestino estão presentes. No prolapso de primeiro grau, há exteriorização apenas da mucosa intestinal, que geralmente é identificada por três pregas radiais, em vez de pregas circunferenciais. Se não tratado, o prolapso retal pode dar lugar a dilatação e incompetência dos esfíncteres anais. O prolapso é frequente em mulheres idosas com descenso do períneo e fraqueza dos músculos do assoalho pélvico. Muitas vezes o descenso do períneo está associado a retocele ou cistocele. É frequente uma história prévia de múltiplas gestações e cirurgia da pelve, inclusive histerectomia. A correção cirúrgica por acesso perineal geralmente é reservada para indivíduos idosos, que seriam incapazes de tolerar uma colectomia sigmoide e retopexia, o método ideal de reparo desse problema.

PREPARO PRÉ-OPERATÓRIO A colonoscopia ou um clister opaco e sigmoidoscopia são essenciais. É necessário usar dieta com pouco resíduo, catárticos e enemas para limpar e esvaziar o intestino grosso. Reduz-se o prolapso e mantém-se a redução com aplicação de atadura em T para minimizar o edema associado e promover a cicatrização de eventuais úlceras superficiais. O procedimento demanda preparo intestinal completo, inclusive com limpeza mecânica e antibióticos orais e intravenosos no pré-operatório.

ANESTESIA A anestesia geral ou a raquianestesia são satisfatórias, mas habitualmente se prefere a anestesia geral.

POSIÇÃO O paciente é colocado em posição de litotomia com as pernas bem afastadas. A mesa está em discreta posição de Trendelenburg para diminuir o porejamento venoso e melhorar a dissecção anatômica. Alguns cirurgiões realizam o procedimento com o paciente em decúbito ventral, em vez da posição litotômica.

PREPARO OPERATÓRIO O prolapso é reduzido e o reto é irrigado com solução salina estéril. A pele ao redor do períneo é limpa da maneira habitual e campos estéreis aplicados. Pode-se secar a área e usar um campo plástico, se desejado. A bexiga é cateterizada, e o cateter é mantido no lugar. Então uma pausa cirúrgica (*time out*) é executada.

INCISÃO E EXPOSIÇÃO O prolapso tende a se apresentar sem dificuldade (**FIGURA 1**) e são usadas pinças de Babcock ou Allis para tração com o objetivo de avaliar a extensão do prolapso. A **FIGURA 2** mostra a relação do prolapso com o fundo de saco de Douglas e os músculos esfíncteres do ânus. A massa saliente do reto é palpada para confirmar que o intestino delgado não esteja aprisionado no saco herniário anteriormente. Fazem-se suturas com fio absorvível 3-0 na linha mediana (**FIGURA 3A**) em posições anteriores, posterior e no ponto intermediário de cada lado (**FIGURA 3B** e **B₁**) perto da margem anal, não apenas para servirem como afastadores, mas também como pontos de referência subsequentes ao término do procedimento. A identificação da linha pectinada é importante, pois a incisão através da mucosa retal que se apresenta é feita 3 mm proximal a esse ponto de referência anatômico. Com o prolapso do reto, a incisão é anatomicamente proximal à linha pectínea, mas, na verdade, está mais distante do ânus. Essa quantidade mínima de mucosa é satisfatória para a anastomose final e é suficientemente curta para evitar protrusão pós-operatória. Pode-se usar um bisturi afiado ou eletrocautério (**FIGURA 3**). Essa área tende a ser muito vascularizada e a hemostasia meticulosa por eletrocoagulação ou ligadura individual é essencial (**FIGURA 4**). A incisão através da bainha externa deve seccionar toda a espessura da parede intestinal, inclusive a mucosa e a muscular. Não se abre o fundo de saco de Douglas. A dissecção é facilitada se o cirurgião introduzir o dedo indicador em um plano de clivagem criado entre as duas camadas da parede intestinal saliente (**FIGURA 5**). **CONTINUA ▶**

Capítulo 69 Prolapso Retal, Correção Perineal 251

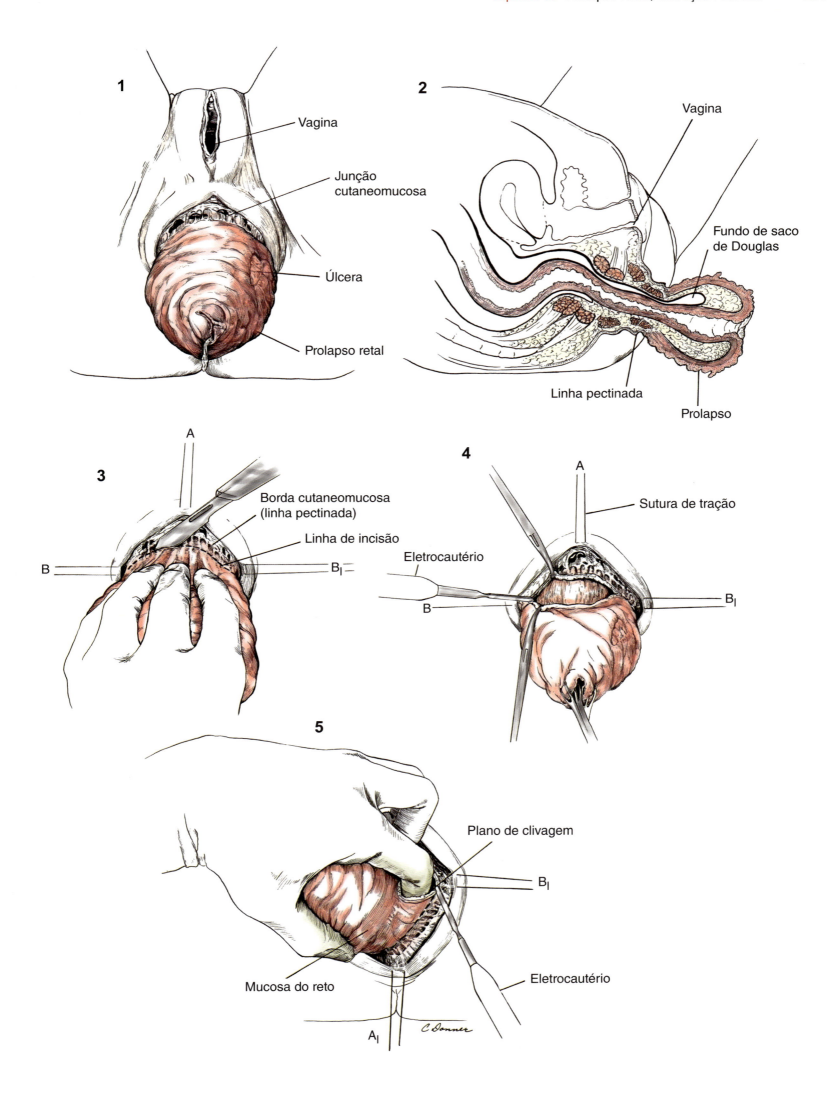

INCISÃO E EXPOSIÇÃO CONTINUAÇÃO

Depois da secção completa das túnicas mucosa e muscular do segmento protruso, mantém-se o retalho da mucosa e muscular incisadas tracionado para baixo (FIGURA 6). Quaisquer fixações entre a parede intestinal e o segmento subjacente são seccionadas com a unidade de eletrocoagulação ou um bisturi, e todos os pontos de sangramento são controlados. Esse retalho é retirado com facilidade e resulta em um segmento que tem o dobro do comprimento da protrusão original (FIGURA 7). A parede intestinal não é amputada nesse momento, mas se mantém tração para baixo e se tenta identificar o fundo de saco de Douglas saliente (ver FIGURA 7). A ressecção pode ser iniciada na linha mediana anteriormente, continuando para cima através do tecido adiposo até identificar a parede peritoneal brilhante. Abre-se com delicadeza o peritônio (FIGURA 8) e explora-se o fundo de saco de Douglas com o dedo. Quaisquer fixações entre o intestino delgado ou os anexos no sexo feminino devem ser separadas para garantir a liberação da maior porção possível do fundo de saco de Douglas e possibilitar a mobilização do retossigmoide redundante até a incisão.

Depois da abertura do peritônio, o intestino que se apresenta na parte posterior da hérnia por deslizamento é pinçado para verificar a extensão do intestino grosso móvel que deverá ser amputada para corrigir a tendência ao prolapso recorrente. A abertura peritoneal deve ser ampliada para os dois lados. Em geral, o suprimento sanguíneo, circundado por uma espessa camada de tecido adiposo, é identificado posteriormente e à direita do intestino que se apresenta no campo (FIGURA 9). O cirurgião usa pinças médias e o dedo indicador para divulsão até que o mesentério desse segmento do intestino tenha sido separado sem lesionar a parede intestinal propriamente dita. Aplicam-se no mínimo três pinças médias para garantir uma ligadura dupla segura com fio absorvível 1-0 (FIGURA 10). A sutura mais proximal deve ser transfixante, pois os tecidos estão sob alguma tensão e pode haver sangramento se não houver ligadura segura do conteúdo das pinças. Não se deve tentar separar o intestino do mesentério, mas pode ser necessário reaplicar as pinças de cada lado, bem como na linha mediana posteriormente, até que haja livre exteriorização de todo o intestino grosso redundante na incisão.

Depois de ligar o suprimento sanguíneo e mobilizar o intestino necessário até a incisão, o fundo de saco de Douglas pode ser fechado de várias maneiras. Se a abertura for grande e o prolapso tiver incluído um segmento do intestino grosso bem acima da base do fundo de saco de Douglas, pode-se realizar o fechamento do peritônio em T invertido (FIGURA 11). O peritônio é fechado na linha mediana anteriormente por sutura interrompida ou contínua com fio absorvível 2-0.

O fechamento aproxima o peritônio em torno da parede intestinal, e a sutura contínua é atada. Uma sutura iniciada nesse ponto, que englobe o peritônio e a parede intestinal, continua em direção ao lado direito até ser fixada na região dos vasos sanguíneos mesentéricos ligados (ver FIGURA 11). A fixação do peritônio é assegurada de maneira semelhante no lado esquerdo. Esse é o denominado fechamento em T invertido do peritônio. CONTINUA

Capítulo 69 Prolapso Retal, Correção Perineal 253

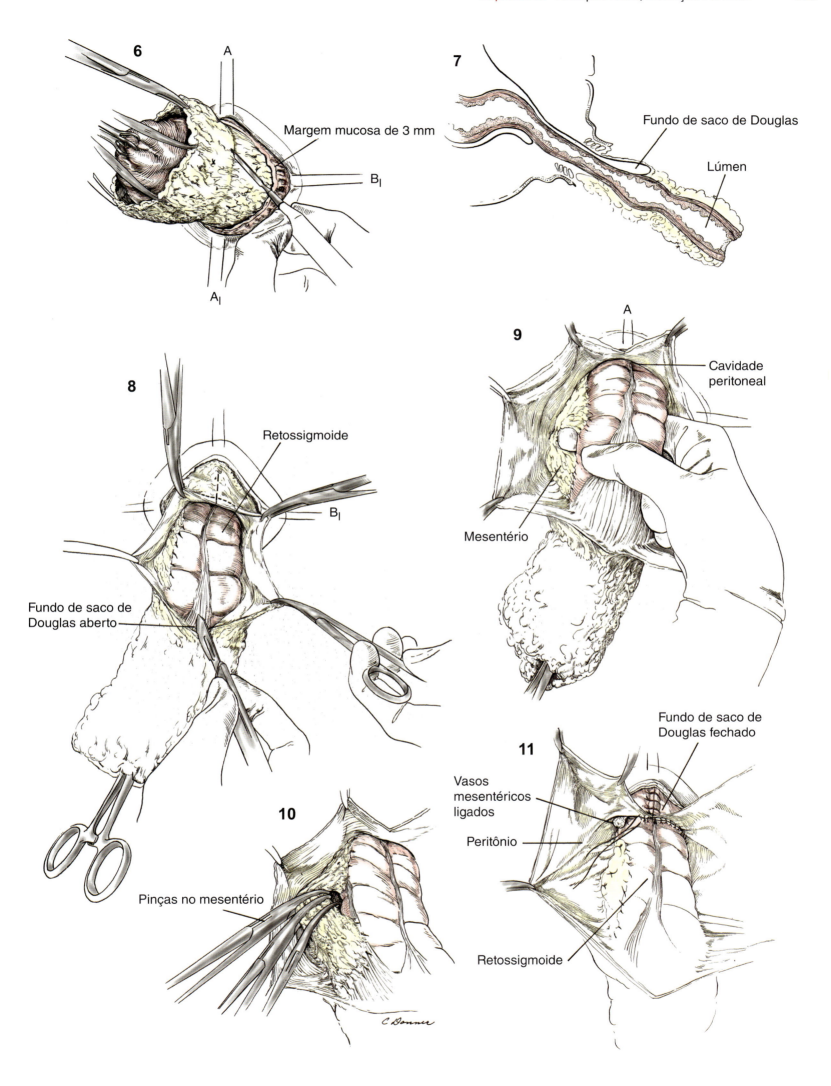

INCISÃO E EXPOSIÇÃO `CONTINUAÇÃO` Em alguns casos, sobretudo quando o prolapso não for muito acentuado, o fundo de saco de Douglas pode se desenvolver a partir da parede retal anterior, semelhante a um saco herniário direto (FIGURA 12). Em seguida, faz-se a incisão cuidadosa do peritônio, mantendo as margens separadas por tração com duas ou três pinças (FIGURA 13). O cirurgião deve introduzir seu dedo indicador para verificar se o fundo de saco de Douglas não está fixado ao intestino delgado ou aos anexos nas mulheres. Pode ser necessário aumentar essa abertura e introduzir um pequeno afastador para fazer isso com boa visualização. O fundo de saco de Douglas é fechado na posição mais alta possível, com sutura em bolsa de tabaco com fio absorvível 2-0 (FIGURA 14). Pode ser necessário tempo considerável para ter certeza de que o fundo de saco de Douglas foi obliterado na posição mais alta possível. Caso não seja possível fazer a obliteração de maneira satisfatória, pode ser prudente fazê-la por acesso transabdominal, como parte de um plano para uma segunda etapa ou um procedimento em duas etapas. Uma vez fechado o peritônio, amputa-se a parte redundante e fazem-se outras suturas para controlar o sangramento e reforçar o fundo de saco de Douglas (FIGURA 15).

A próxima etapa inclui a identificação dos músculos levantadores, já que o reforço do assoalho pélvico é essencial para evitar recidiva. O procedimento a ser seguido não é diferente da aproximação dos músculos levantadores na perineorrafia posterior. Pode-se introduzir um afastador pequeno e estreito anteriormente enquanto o cirurgião insere os dedos indicador e médio da mão esquerda para identificar melhor os músculos levantadores do ânus no lado esquerdo. Com uma pinça de Allis ou Babcock, apreendem-se os músculos levantadores para identificar melhor suas margens e faz-se uma sutura profunda com fio absorvível 2-0 (FIGURA 16). O primeiro ponto pode ser dado na parte superior ou inferior do fechamento planejado, onde for mais fácil. Na FIGURA 17, o primeiro ponto mostrado é colocado na parte inferior da aproximação, e uma pinça em posição perpendicular empurra a parede intestinal a fim de obter uma boa aproximação dos levantadores. São necessários mais três ou quatro pontos para aproximar os levantadores mais acima na linha mediana (FIGURA 18).

Somente depois da aproximação dos levantadores se deve preparar o intestino prolapsado para amputação. É essencial conservar a posição anatômica normal do intestino. Por essa razão, constatou-se que é prudente dividir as paredes anterior e posterior do intestino grosso prolapsado quase até a região onde o intestino será seccionado. Isso deve ser feito com cuidado para que haja intestino suficiente para aproximá-lo da linha pectinada, mas seja ressecada uma porção suficiente para evitar recidiva (FIGURA 18). Depois de seccionar o intestino, o cirurgião deve introduzir um dedo no lúmen intestinal para verificar mais uma vez o grau de aproximação dos músculos levantadores. O espaço deve ser suficiente para introduzir com facilidade os dedos indicador e médio. Caso a aproximação dos levantadores esteja apertada demais e haja comprometimento da irrigação sanguínea do intestino, pode-se retirar um dos pontos, ou, se a abertura estiver muito grande, deve-se considerar a aproximação adicional dos levantadores.

Antes da secção da parede intestinal até a altura necessária, deve-se verificar o comprimento na linha mediana anterior. A parede intestinal é seccionada até um ponto em que se possa fazer uma sutura de retração na linha mediana, aproximando a mucosa da linha pectinada sem tensão (FIGURA 19). Em seguida, secciona-se um quadrante da mucosa, que é aproximada da linha pectinada por sutura contínua festonada ou sutura interrompida com fio absorvível 2-0. A mucosa pode ser aproximada com mais exatidão se for realizada uma fixação anatômica planejada no quadrante, como mostram as FIGURAS 19 e 20. A importância das suturas de tração na linha mediana e no ponto intermediário de cada lado torna-se clara quando finalmente se faz uma aproximação satisfatória da mucosa da linha pectinada (FIGURA 20). Deve haver fácil aproximação da mucosa e da linha pectinada, que deve ter uma cor rosada. As suturas não devem ser atadas com tanta firmeza que produza palidez da mucosa. Concluído o procedimento, o cirurgião deve introduzir, com cuidado, um dedo bem lubrificado através da anastomose para confirmar sua perviedade e adequação (FIGURA 21). Não há indicação de drenagem.

CUIDADOS PÓS-OPERATÓRIOS O balanço hídrico é mantido por administração intravenosa de água, glicose e eletrólitos. Há um avanço gradual da dieta líquida para a dieta com pouco resíduo. O toque retal é adiado, exceto se houver desconforto na região operada. A possibilidade de abscesso perirretal ou supraelevador, com necessidade de incisão e drenagem, é uma ameaça permanente. Pode ocorrer deiscência anastomótica, que pode exigir laparotomia e derivação proximal. ■

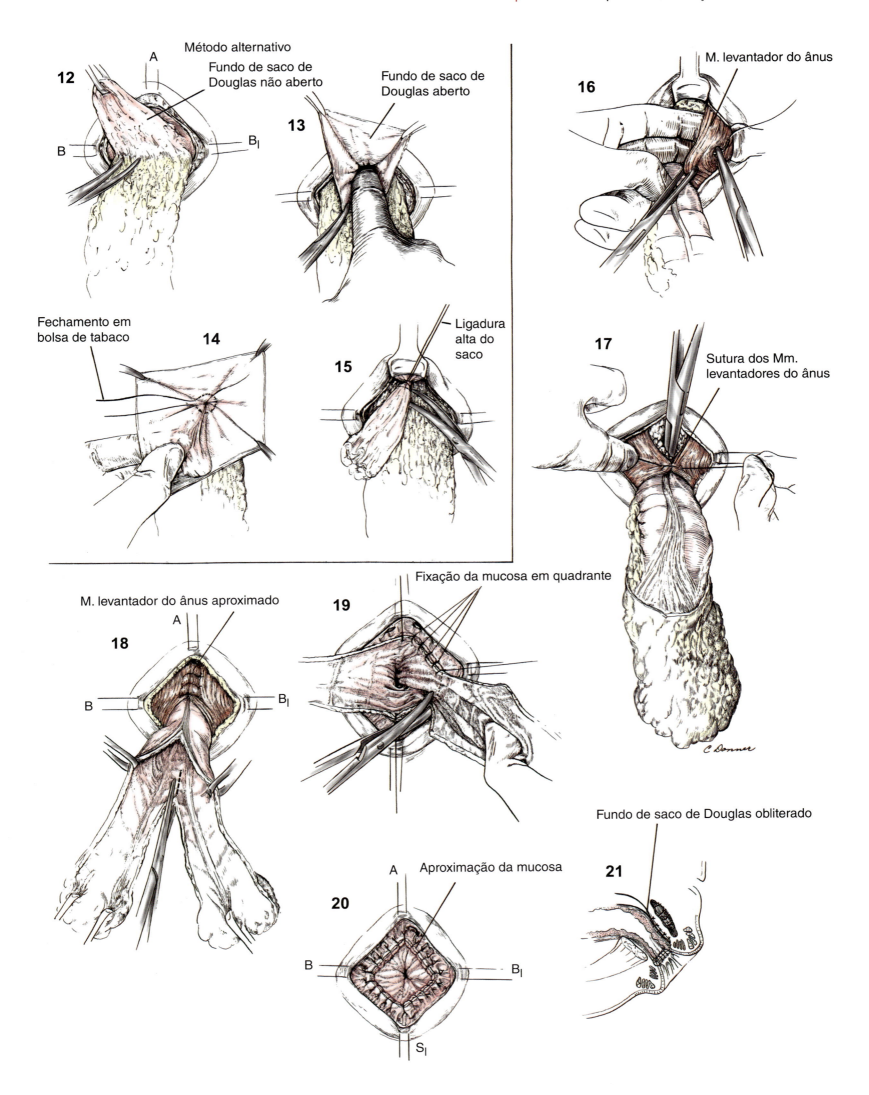

CAPÍTULO 70

HEMORROIDAS, LIGADURA ELÁSTICA E EXCISÃO

A. LIGADURA ELÁSTICA DE HEMORROIDAS

INDICAÇÕES Essa intervenção é ambulatorial e geralmente é reservada para hemorroidas de grau 1 ou 2 com sintomas mínimos. A **FIGURA 1** mostra a anatomia das hemorroidas internas e externas.

PREPARO Não é necessário usar anestésico. A preparação do enema raramente é necessária.

POSIÇÃO De modo geral, o paciente é colocado em posição tradicional ajoelhado sobre uma mesa de Ritter, embora o procedimento também possa ser realizado em decúbito lateral esquerdo.

DETALHES DA TÉCNICA Uma pausa cirúrgica (*time out*) é executada. O aparelho para ligadura elástica é preparado com o carregamento de dois anéis elásticos. Após toque retal, introduz-se um anuscópio de Hirschman no canal anal, retira-se o obturador e avaliam-se as hemorroidas internas. Depois do exame, que inclui a inspeção das hemorroidas internas nas posições principais (anterior direita, posterior direita e lateral), decide-se qual hemorroida é mais adequada para ligadura elástica. Em geral, é a maior delas. O anuscópio de Hirschman é colocado sobre a hemorroida de interesse, que se salienta para o interior do aparelho. É preciso ter cuidado para que o local da ligadura elástica (todo o tecido englobado pelo anel) esteja acima da linha pectinada. Em primeiro lugar, coloca-se uma pinça de Allis através do anuscópio de Hirschman para avaliar a área (**FIGURA 2A**). A hemorroida em questão é apreendida com a pinça de Allis. Se o paciente apresentar desconforto significativo, a pinça está em posição muito distal e deve ser levada para um ponto mais proximal. Uma vez identificada a posição correta da pinça, o aparelho é introduzido através do anuscópio de Hirschman e a hemorroida é levada ao seu interior com a pinça de Allis (**FIGURA 2B**). Se não houver desconforto, o aparelho é acionado e o anel elástico é colocado na hemorroida. Em seguida, os instrumentos são retirados.

Se o paciente sentir dor aguda e intensa logo após a colocação do anel, este deve ser retirado. Para isso, o anel é cortado com a ponta de uma lâmina de bisturi nº 11 ou com tesoura para retirada de sutura.

De modo geral, não é seguro colocar mais de um ou dois anéis em uma sessão. No caso de ligadura de mais de duas hemorroidas, esta deve ser realizada em duas ou mais consultas ao longo de alguns meses. Não é incomum a melhora dos sintomas após uma única ligadura elástica. Às vezes, a ligadura da hemorroida maior resolve os sintomas do paciente durante um período significativo.

CUIDADOS PÓS-OPERATÓRIOS Pacientes costumam relatar algum sangramento quando o esfacelo se desprende em 4 a 7 dias, o que é totalmente normal. Entretanto, devem ser instruídos a informar imediatamente a ocorrência de retenção urinária ou febre, pois podem ser indicações iniciais de sepse pélvica. O procedimento pode ser repetido em 6 semanas se não houver resolução completa dos sintomas.

B. EXCISÃO DE HEMORROIDAS

INDICAÇÕES Em geral, a hemorroidectomia é um procedimento eletivo realizado em pacientes de baixo risco com sintomas persistentes atribuíveis a hemorroidas comprovadas. Sangramento, protrusão, dor, prurido e infecção são as indicações mais comuns quando as medidas clínicas paliativas não surtirem efeito. Grandes plicomas externos podem exigir ressecção por causa do prurido local. Nos idosos, é obrigatório fazer uma colonoscopia ou sigmoidoscopia e clister opaco. A existência de uma doença sistêmica grave, como cirrose hepática, ou uma provável expectativa de vida curta por idade avançada ou qualquer outra causa deve ser uma contraindicação geral à operação, exceto se houver sintomas anais intensos.

As hemorroidas internas simples com prolapso podem ser tratadas por ligadura elástica pela técnica mostrada nas **FIGURAS 2A** a **2C**. Hemorroidas maiores podem exigir excisão como primeiro procedimento ou em caso de insucesso da ligadura elástica.

PREPARO Administra-se um enema de limpeza completo na noite anterior ou na manhã da operação, de preferência várias horas antes da operação, pois o líquido residual do enema atrapalha mais que a existência de uma pequena quantidade de material fecal seco.

ANESTESIA A anestesia raquidiana, peridural ou local é satisfatória. Caso se administre anestesia inalatória, é preciso lembrar que a dilatação do ânus estimula os centros respiratórios. É necessário cautela no uso da raquianestesia, pois o relaxamento do esfíncter anal pode ser tão completo que impossibilita sua identificação apropriada por palpação.

POSIÇÃO O posicionamento do paciente depende do risco anestésico do paciente e da preferência do cirurgião. Muitos cirurgiões preferem uma posição de canivete de bruços para facilitar a operação, mas a posição de litotomia é mais fácil para a equipe da sala de cirurgia realizar e pode ser mais segura para pacientes com alto risco anestésico.

PREPARO OPERATÓRIO A ampla dilatação do ânus antes da hemorroidectomia é indesejável, pois distorce a anatomia e impede a retirada de todas as hemorroidas em uma operação sem medo de estenose. Pode-se usar dilatação suave se não forem retiradas mais de três hemorroidas em um procedimento. Os campos estéreis são aplicados. Então, uma pausa cirúrgica (*time out*) é executada.

DETALHES DA TÉCNICA Faz-se a anuscopia e qualquer doença associada é identificada de maneira que se possam remover as papilas hipertrofiadas ou as criptas profundas. O canal anal pode ser dilatado com delicadeza até cerca de dois dedos de largura para possibilitar exposição satisfatória. Introduz-se no canal um afastador autoestático adequado e procede-se à inspeção complementar. Uma compressa de gaze é inserida no reto e o afastador é retirado (**FIGURA 3**). O cirurgião aplica tração suave sobre a esponja, reproduzindo o efeito da passagem do bolo fecal através do canal. Ao retirar a compressa, é possível identificar as hemorroidas salientes e apreendê-las com pinças apropriadas (**FIGURA 4**). Colocam-se pinças em todas as hemorroidas salientes, mantendo-as como marcadores durante a operação. No lado oposto à hemorroida coloca-se uma pinça hemostática reta na borda anal, que é o limite externo do canal anal. A hemorroida é tensionada por tração simultânea da pinça hemostática e da pinça para hemorroida (**FIGURA 5**). Faz-se uma incisão triangular desde a borda anal até a linha pectinada (**FIGURA 6**). Com tração das duas pinças para hemorroidas e cuidadosa dissecção romba e cortante com o bisturi, é possível dissecar a área triangular de pele e o tecido hemorroidário da margem externa do músculo esfíncter externo. Muitas bridas fibrosas pequenas serão encontradas ascendendo até a massa hemorroidária. Estas representam a continuação do músculo longitudinal para baixo e podem ser divididas sem problema (**FIGURA 7**). A dissecção prossegue até a margem externa do esfíncter externo. É preciso seccionar a pele anal até um pouco além da linha pectinada.

Nesse ponto restam a mucosa e as veias profundas que entram na massa hemorroidária. O tecido é apreendido com pinça reta e faz-se uma sutura transfixante no ápice da massa hemorroidária (**FIGURA 8**). O tecido hemorroidário é retirado com bisturi e faz-se uma sutura contínua em chuleio na mucosa (**FIGURA 9**). Retira-se a pinça para hemorroida e uma sutura contínua aproxima a mucosa, com inclusão das duas bordas da linha pectinada. À medida que a sutura continua externamente, englobam-se pequenas porções do músculo esfíncter externo (**FIGURA 10**). A porção profunda da pele é fechada por aproximação subcutânea (**FIGURA 11**) e as margens cutâneas são mantidas abertas para garantir melhor drenagem e evitar o edema pós-operatório (**FIGURA 12**). **CONTINUA**

Capítulo 70 Hemorroidas, Ligadura Elástica e Excisão 257

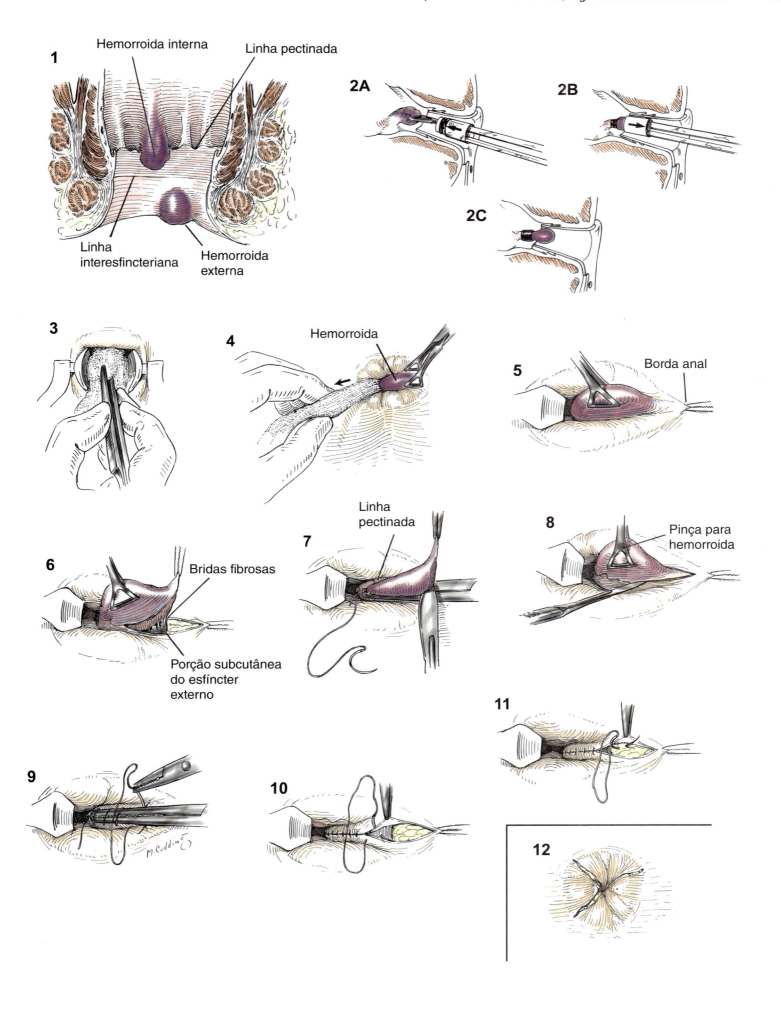

DETALHES DA TÉCNICA ◄ CONTINUAÇÃO Cada massa hemorroidária é ressecada do mesmo modo. É preciso preservar toda a mucosa possível para evitar estenose. No entanto, áreas relativamente grandes de pele podem ser ressecadas com segurança na incisão triangular.

Quando as hemorroidas são extensas, pode ser necessário excisar dessa maneira metade da mucosa de todo o canal. A incisão triangular pode se estender desde a borda anal e alcançar a linha pectinada anterior e posteriormente. A mucosa é seccionada no plano horizontal, englobando pequenas porções de tecido em uma série de pinças hemostáticas (FIGURA 13). Esse retalho de mucosa é suturado no esfíncter externo no plano horizontal para evitar a estenose (FIGURA 14). Todas as margens cutâneas incisionais redundantes devem ser ressecadas para minimizar o surgimento subsequente de plicomas perianais possivelmente prejudiciais.

CUIDADOS PÓS-OPERATÓRIOS Aplica-se um curativo estéril protetor no ânus. Pode-se aplicar vaselina no local. A dieta é restrita nos 2 ou 3 primeiros dias, mas o paciente pode ser alimentado com dieta livre no terceiro dia. Administra-se óleo mineral (30 mℓ). O paciente é incentivado a evacuar e geralmente isso ocorre no terceiro dia. A aplicação de calor local ajuda a aliviar o desconforto. O paciente pode tomar banhos de assento à vontade.

C. TRATAMENTO DE HEMORROIDAS TROMBOSADAS

INDICAÇÕES A trombose hemorroidária geralmente decorre de esforço ou pressão significativa para baixo. Com frequência, indivíduos que levantaram muito peso ou mulheres no fim da gravidez podem apresentar trombose. Esses pacientes geralmente se queixam de dor considerável. O diagnóstico é feito por inspeção. A hemorroida trombosada geralmente está localizada na posição lateral direita ou esquerda. De acordo com o tamanho da hemorroida, pode-se fazer a retirada no ambulatório. Caso a trombose tenha ocorrido há mais de alguns dias, o tratamento pode ser desnecessário, pois a condição se resolverá com o tempo. Por vezes, a trombose hemorroidária causa extrusão do coágulo e possível contaminação; nesses casos, há indicação de retirada.

TÉCNICA Uma vez tomada a decisão de remover a hemorroida trombosada no consultório, o paciente deve ser colocado sobre a mesa de Ritter na posição ajoelhada tradicional. Uma pausa cirúrgica (*time out*) é executada. Com um auxiliar, afastar as nádegas para expor o canal anal e a hemorroida trombosada. Primeiro, a área é pincelada com iodopovidona; depois, injetam-se 2 a 3 mℓ de lidocaína a 1,0% com epinefrina. Isso propicia boa analgesia e conforto do paciente ao voltar para casa. A hemorroida é apreendida com uma pinça hemostática pequena e, com o auxílio de tesoura de dissecção, é ressecada com uma incisão elíptica (FIGURA 15). É importante excisar, e não apenas incisar, a hemorroida ao máximo possível para evitar o acúmulo de outros coágulos. Uma cureta pequena pode facilitar esse procedimento (FIGURA 16). A ferida aberta não é fechada. É tratada com nitrato de prata e curativo compressivo. O paciente é instruído a manter o curativo até a manhã seguinte ou a defecação e a iniciar banhos de assento no dia subsequente. ■

Tratamento de massa hemorroidária extensa

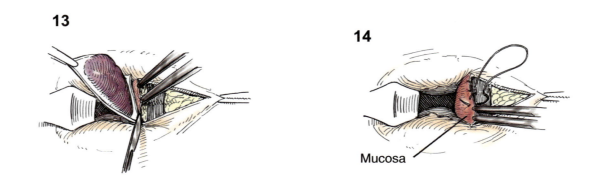

Tratamento de hemorroida externa trombosada

CAPÍTULO 71

ABSCESSO PERIRRETAL, FÍSTULA ANAL E FISSURA ANAL

INDICAÇÕES A anatomia da região anal é mostrada na **FIGURA 1**. Abscessos em torno do canal anal são causados por infecção da cripta anal de Morgagni (**FIGURA 2**) e podem ser abscessos perianais superficiais (80%) ou abscessos isquiorretais profundos (20%) (**FIGURA 3**). Um abscesso perianal é encontrado adjacente ao canal anal, no lado direito ou esquerdo, anterior ou posterior. Em geral, o paciente se queixa de dor, às vezes associada a febre. O diagnóstico é feito por inspeção da região perianal, que apresentará um abscesso com hiperemia, inflamação e, muitas vezes, flutuação. Não se deve realizar o toque retal por causa da natureza dolorosa do problema. A **FIGURA 3** mostra a localização de abscessos perianais e perirretais.

Os abscessos são classificados de acordo com os espaços que ocupam. Os abscessos perianais mais superficiais são drenados com segurança no consultório e não demandam drenagem cirúrgica. É mais difícil tratar os abscessos com trajeto proximal ou circunferencial no plano interesfincteriano ou na fossa isquiorretal ou espaço pós-anal. Pode ser necessário exame sob anestesia para identificar a localização e a extensão do abscesso. Um abscesso isquiorretal, porém, é grande, acomete o espaço isquiorretal direito ou esquerdo ou ainda o espaço pós-anal profundo e demanda drenagem cirúrgica.

PREPARO Para drenagem ambulatorial, o paciente é colocado em posição tradicional ajoelhado sobre mesa de Ritter. Para drenagem cirúrgica, é melhor a posição de canivete, em decúbito ventral. Se realizada no centro cirúrgico, é desejável a anestesia geral ou raquidiana.

TÉCNICA AMBULATORIAL No caso de abscesso perianal, a pele sobre o abscesso é anestesiada com cloreto de etila seguido por uma injeção local de lidocaína. Depois de obter anestesia cutânea suficiente, faz-se uma incisão com a ponta do bisturi sobre o abscesso para drenar o pus. O tamanho deve ser suficiente para propiciar drenagem adequada. Não é necessário explorar excessivamente esse abscesso. A incisão deve ser feita o mais perto possível do canal anal, de modo que, caso haja surgimento de uma fístula anal, seu trajeto seja o mais curto possível.

A. DRENAGEM CIRÚRGICA DE ABSCESSO ISQUIORRETAL

INDICAÇÕES Os abscessos isquiorretais são drenados de imediato. Com frequência, a palpação meticulosa mostra indícios de flutuação não encontrada no tecido perianal. A operação não é adiada até que a flutuação seja óbvia, pois um abscesso perirretal pode se romper através do músculo levantador para o espaço retroperitoneal.

PREPARO PRÉ-OPERATÓRIO Não é necessário preparo pré-operatório especial. Administra-se antibioticoterapia.

ANESTESIA Pode-se usar anestesia geral com intubação endotraqueal, mas a anestesia regional, seja raquidiana ou peridural, é satisfatória.

POSIÇÃO A posição de decúbito ventral ou canivete é preferida para drenagem.

INCISÃO E EXPOSIÇÃO Uma pausa cirúrgica (*time out*) é executada antes de começar a técnica. A **FIGURA 3** mostra as localizações comuns dos abscessos isquiorretais. Os abscessos podem ocupar posição extraperitoneal acima dos músculos levantadores do ânus. Deve-se realizar exame retal e sigmoidoscópico meticuloso para detectar processos patológicos associados depois de anestesiar o paciente. Faz-se a incisão no ponto de dor máxima (ver **FIGURA 3**), paralela ou radial ao ânus. Se o abscesso estiver acima do músculo levantador do ânus, é preciso ter muito cuidado em sua drenagem. Com frequência, os abscessos supralevantadores têm causa abdominal (p. ex., diverticulite), que deve ser tratada através do abdome, e não transformada em um abscesso extraesfincteriano por drenagem perianal.

DETALHES DA TÉCNICA Após incisão e drenagem, a cavidade é explorada com o dedo indicador para garantir drenagem completa e confirmar que não haja corpo estranho no espaço isquiorretal. Obtém-se uma amostra do material de drenagem para exame bacteriológico. Em geral, não há comunicação com o reto. Se o abscesso for pequeno e se identificar uma comunicação evidente com o reto, pode-se excisar o trajeto.

A abertura externa tem de ser suficiente, pois um erro comum é drenar uma cavidade grande por uma incisão relativamente pequena, o que tem como consequência o surgimento de um abscesso crônico.

FECHAMENTO A cavidade é levemente tamponada com atadura de gaze.

CUIDADOS PÓS-OPERATÓRIOS Compressas úmidas e banhos de assento reduzem a inflamação e promovem a cicatrização rápida. Os curativos pós-operatórios para garantir a cicatrização a partir da parte profunda são tão importantes quanto a operação. Um abscesso isquiorretal tende a levar a uma fístula anal, mas em cerca de metade dos casos há cicatrização primária com cuidados pós-operatórios apropriados. Convém discutir a possibilidade de formação de fístula com o paciente no período pré-operatório para que ele não pense que a fístula indica insucesso do procedimento de drenagem.

B. FISTULOTOMIA

INDICAÇÕES A maioria das fístulas anais é causada por infecção em uma cripta, que se estende para a musculatura perianal e depois se rompe para a fossa isquiorretal ou para os tecidos perirretais superficiais. Sempre é indicada a obliteração operatória da fístula se a condição geral do paciente for boa.

CONSIDERAÇÕES ANATÔMICAS O tratamento das fístulas anais pressupõe o conhecimento de anatomia anal, sobretudo dos músculos esfíncteres e sua relação com as criptas anais. A **FIGURA 1** esclarecerá vários pontos importantes. Como mostrado na figura, o músculo esfíncter externo pode ser dividido em três partes: subcutânea, superficial e profunda. A porção subcutânea está logo abaixo da pele e da margem inferior do músculo esfíncter interno (ver **FIGURA 1**). As porções superficial e profunda circundam a parte mais profunda do esfíncter interno e continuam para cima até se unirem ao músculo levantador (ver **FIGURA 1**). O músculo levantador do ânus circunda o canal anal nas partes lateral e posterior, mas está ausente anteriormente (ver **FIGURA 1**). O músculo longitudinal do ânus é a continuação inferior do músculo longitudinal do intestino grosso (ver **FIGURA 1**). O músculo esfíncter interno é um espessamento bulboso da túnica muscular circular do intestino grosso. O músculo esfíncter externo, superficial, é palpado como uma faixa que circunda o canal anal logo abaixo da pele (ver **FIGURA 1**). Logo acima dele, percebe-se uma leve depressão, o sulco interesfincteriano, e a leve protuberância acima desse ponto é a margem inferior do esfíncter interno (ver **FIGURA 1**). Ao introduzir um dedo no canal e passá-lo, como um gancho, ao redor de todo o anel anorretal anteriormente, toca-se a porção profunda do esfíncter externo, pois o levantador está ausente nesse local (ver **FIGURA 1**). Ao girar o dedo posteriormente, em contato com a linha mediana do canal lateralmente, percebe-se um espessamento claro quando o levantador do ânus (ver **FIGURA 1**) se une ao canal, e a parte posterior do canal anal é mais espessa que a anterior.

A maioria das fístulas tem origem nas glândulas anais na base das criptas de Morgagni como um resultado de infecção; portanto, o abscesso geralmente está dentro da substância do esfíncter interno (ver **FIGURA 2**). Ele extravasa através do músculo, tendendo a acompanhar os planos teciduais criados pelos septos fibromusculares no músculo longitudinal. A abertura interna pode estar acima da linha pectinada e atravessar todo o esfíncter ou partes do músculo levantador (**FIGURA 4**). Os locais de apresentação cutânea da fístula podem variar, desde muito próximos à borda anal (**FIGURA 4A**) até mais afastados (**FIGURA 4F**). Nesses casos, pode ser necessário operar em etapas ou usar a técnica de Sedenho (ver **FIGURA 14**) para evitar incontinência.

Em geral, uma fístula anal segue a regra de Salmon-Goodsall. Se anteriores, o trajeto é radial (**FIGURA 5a**); se posteriores, o trajeto é curvo (**FIGURA 5b** a **5d**). As fístulas anais simples (**FIGURA 5a**) seguem um trajeto direto no ânus. As fístulas complicadas (**FIGURA 5b** e **5c**) têm um trajeto mais tortuoso, muitas vezes em formato de ferradura e com muitas aberturas. A maioria dos trajetos fistulosos complicados se abre na metade posterior do ânus. Caso a fístula tenha múltiplos seios, a principal saída costuma ser posterior, embora uma das aberturas seja anterior à linha tracejada (**FIGURA 5**); em geral, uma abertura fistulosa única anterior à linha tracejada se estende diretamente até a metade anterior do ânus (regra de Salmon-Goodsall; **FIGURA 5a**). **CONTINUA**

Capítulo 71 Abscesso Perirretal, Fístula Anal e Fissura Anal   261

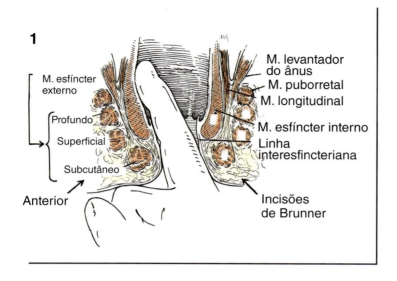

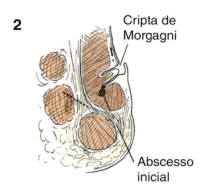

Tipos de abscesso isquiorretal

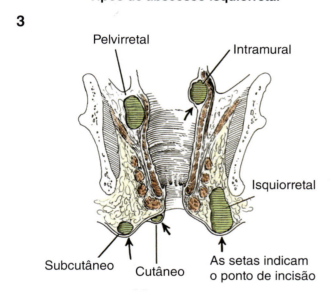

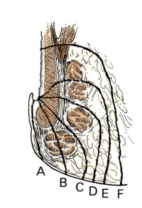

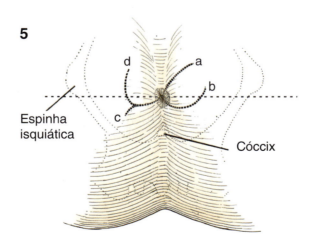

PREPARO PRÉ-OPERATÓRIO ◀CONTINUAÇÃO A preparação intestinal não é necessária, e a maioria dos pacientes é incapaz de tolerar enemas na presença de um abscesso perirretal. Os antibióticos intravenosos são usados apenas em pacientes com celulite perianal extensa ou em pacientes com estado imunológico comprometido.

ANESTESIA A anestesia inalatória é o procedimento de escolha em casos de fístulas complicadas. A raquianestesia é satisfatória nas fístulas simples e pode ser usada nas fístulas mais complicadas, mas produz relaxamento tão completo da musculatura que às vezes torna impossíveis a palpação e o reconhecimento das divisões do músculo esfíncter externo e do levantador.

POSIÇÃO Ver Capítulo 70.

1. TRATAMENTO DE FÍSTULAS SIMPLES

DETALHES DA TÉCNICA O canal anal pode ser dilatado apenas o suficiente para a introdução de um afastador autoestático. É possível ver diretamente a linha pectinada e inspecionam-se as criptas anais, que podem revelar a abertura interna. A sondagem delicada das criptas suspeitas pode mostrar uma cripta excessivamente profunda, que, pela posição de sua abertura externa, pode ser reconhecida como a origem da fístula (**FIGURA 6**). Caso se encontre uma linha pectinada normal, com criptas superficiais ou sem criptas, é provável que haja um abscesso perianal local sem comunicação direta com o canal anal. Alguns cirurgiões preferem injetar peróxido de hidrogênio na abertura externa para acompanhar o trajeto fistuloso até sua abertura interna.

Depois de se identificar a abertura interna de uma fístula simples, uma sonda é introduzida na abertura externa e avançada com delicadeza no trajeto até a abertura interna (**FIGURA 7**). É preciso cuidado para evitar a criação de uma falsa passagem. Faz-se a incisão sobre a sonda e o trajeto é deixado aberto (**FIGURA 8**). Não é necessário excisar a fístula. O trajeto deve ser mantido aberto como mostra a **FIGURA 9**. No caso de uma fístula superficial simples, pode-se estabilizar todo o trajeto com uma sonda enquanto se faz a excisão com tesoura ou eletrocautério.

2. TRATAMENTO DE FÍSTULAS COMPLICADAS

DETALHES DA TÉCNICA No caso de fístulas complexas, como a fístula em ferradura com uma abertura externa anterior à linha medioanal e uma abertura interna na linha mediana posterior, evitam-se as incisões extensas. O principal trajeto posterior é identificado com uma sonda (**FIGURA 10**). Uma porção posterior curta do trajeto é aberta e a cripta acometida é excisada (**FIGURA 11**). Procede-se à curetagem dos trajetos anteriores e drenagem com drenos de borracha macia (Penrose) ou cadarços vasculares através de incisões secundárias ao longo dos trajetos (**FIGURA 12**). O trajeto posterior pode ser marsupializado (**FIGURA 13**). CONTINUA ▶

Capítulo 71 Abscesso Perirretal, Fístula Anal e Fissura Anal

Tratamento de fístula simples do tipo A

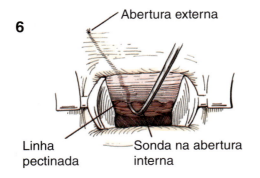
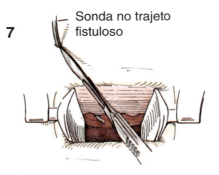
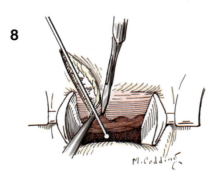
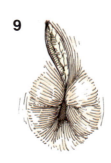

Tratamento de fístula complicada

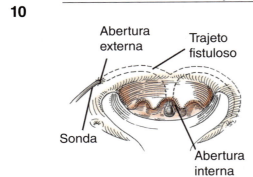
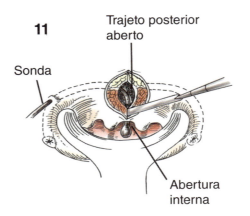
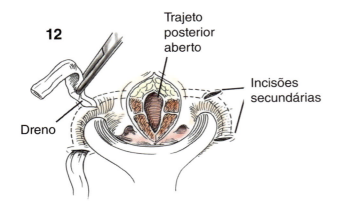
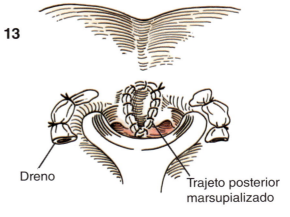

A. COLOCAÇÃO DE SEDENHO `CONTINUAÇÃO`

DETALHES DA TÉCNICA Se houver uma grande fístula transesfincteriana e acometimento de uma porção significativa do músculo esfíncter externo, deve-se colocar um sedenho (dreno). Inicialmente, a sonda é introduzida da abertura externa até a abertura interna, e um fio de seda zero é atado ao redor do sulco na sonda (**FIGURA 14**). Depois, a sonda com o fio de sutura é puxada para trás, através do trajeto fistuloso, e o fio de seda zero é atado com firmeza em torno do músculo. Toda a gordura e a pele são removidas, de modo que o sedenho comprima apenas o músculo esfíncter. A seda causa irritação e, com o tempo, secciona o músculo esfíncter. No entanto, faz-se também uma fistulotomia, o que dá tempo para a cicatrização do esfíncter. A fístula é lentamente eliminada pelo sedenho. Isso protege contra a incontinência, impedindo a separação do músculo esfíncter, como ocorreria durante uma fistulotomia. Na doença perianal crônica é indicado o uso de um sedenho não cortante, com uma fita vascular.

CUIDADOS PÓS-OPERATÓRIOS O paciente pode sair do leito assim que cessar o efeito da anestesia. O paciente pode receber uma dieta leve e não há tentativa de restringir a defecação. Prescrevem-se emolientes fecais. Banhos de assento podem ser iniciados no segundo dia após a operação. Os pacientes podem receber alta no dia da operação e são avaliados dentro de 1 semana.

B. RETALHO DE AVANÇO ENDORRETAL

Outra técnica para o tratamento de uma fístula complexa é o retalho de avanço endorretal (**FIGURA 15**). Cria-se um retalho com mucosa e submucosa para incluir a abertura interna (**FIGURA 16**). A dissecção é realizada até um ponto proximal o suficiente para o avanço distal do retalho sem tensão. Excisa-se a abertura interna e há maturação do retalho até o sulco interesfincteriano (**FIGURA 17**). O esfíncter externo pode ser plicado para fechar a abertura da fístula; depois, o retalho é suturado ao sulco interesfincteriano por pontos separados com fio absorvível (**FIGURA 17**). Esse é um tratamento efetivo de uma fístula anal complexa com mínimo risco de lesão dos músculos esfincterianos.

C. PROCEDIMENTO DE LIGAÇÃO DE FÍSTULA INTERESFINCTERICA (LIFT)

O procedimento LIFT (*ligation of intersphincteric fistula*) é tipicamente empregado para fístulas transesfincterianas. Esse procedimento envolve a inserção de um sedenho de drenagem (como um cadarço vascular), para ajudar a "amadurecer" o trajeto da fístula em um cordão fibroso facilmente identificável. Uma incisão é feita sobre o sulco interesfincteriano e a dissecção é realizada no plano interesfincteriano, separando o esfíncter interno do esfíncter externo circundante, até que o trajeto da fístula seja isolado circunferencialmente. O trato é, então, dissecado e ligado no espaço interesfincteriano, e a porção distal do trato é curetada. A abertura externa do trajeto é tipicamente ampliada para promover a drenagem. A incisão cutânea no sulco interesfincteriano é, então, fechada. Esse procedimento traz o benefício de evitar qualquer secção muscular do esfíncter e, normalmente, não ameaça o estado de continência do paciente. Taxas de sucesso aceitáveis foram relatadas e, mesmo em casos de recorrência, a maioria dos pacientes apresenta fístula interesfincteriana que pode ser tratada com uma simples fistulotomia.

D. FISSURA ANAL

INDICAÇÕES A fissura anal é uma condição dolorosa comum encontrada igualmente em crianças e adultos. Em geral, ocorre cicatrização espontânea em crianças, mas pode haver necessidade de correção cirúrgica em adultos. É causada por constipação intestinal ou eliminação traumática de fezes volumosas e quase sempre tem localização posterior. A fissura, que segue entre a linha pectinada e a borda anal, se suficientemente profunda, expõe o músculo esfíncter interno do ânus, o que causa espasmo e dor consideráveis. As fissuras crônicas podem estar associadas a hipertrofia da papila anal e a um plicoma. Com o tempo, ocorre hipertrofia do músculo esfíncter interno, que mantém a ferida aberta e impede o fechamento espontâneo da fissura. Pomadas tópicas e fibras costumam ser efetivas no início. Antiinflamatórios tópicos/anestésicos locais e relaxantes da musculatura lisa (nitroglicerina e diltiazem) constituem a primeira linha de tratamento. As injeções de toxina botulínica podem ser efetivas em pacientes nos quais as terapias tópicas falham, mas a maioria dos pacientes deve ser avaliada para esfincterotomia após falha da terapia tópica.

PREPARO PRÉ-OPERATÓRIO Não é necessário preparo pré-operatório. Não se faz enema de limpeza, que é um procedimento penoso para o paciente.

ANESTESIA A anestesia raquidiana, peridural ou local é satisfatória.

PREPARO OPERATÓRIO O campo é preparado com solução antisséptica local. Não há tentativa de dilatar o canal e irrigar o reto.

DETALHES DA TÉCNICA O paciente é posicionado conforme descrito no Capítulo 70 e procede-se ao preparo e à colocação de campos da maneira habitual. Pode-se usar a posição de decúbito ventral em canivete. Coloca-se um afastador de Hill-Ferguson no canal anal para inspeção. Em geral, a fissura é posterior e pode estar associada a uma hemorroida posterior direita. A excisão da fissura normalmente não é necessária, a menos que esteja associada a um grande acrocórdone ou papila anal hipertrofiada. Faz-se então uma esfincterotomia interna lateral para reduzir o espasmo do esfíncter.

O procedimento pode ser realizado por técnica fechada. Com um dedo no canal anal, introduz-se uma lâmina de número 11 no plano interesfincteriano, permanecendo abaixo da linha pectinada (**FIGURA 18**). A lâmina é deslocada medialmente, seccionando o terço ou a metade inferior do esfíncter interno (**FIGURA 19**).

Pode-se empregar técnica aberta. Faz-se uma incisão cutânea sobre o anoderma lateral esquerdo (**FIGURA 20**). Desprende-se e eleva-se uma faixa hipertrofiada do esfíncter interno (**FIGURA 21**). Depois, o esfíncter interno é parcialmente seccionado (**FIGURA 22**). A ferida pode ser deixada aberta ou fechada com uma sutura contínua crômica 2-0. A esfincterotomia é realizada na posição lateral para evitar a criação de uma deformidade em buraco de fechadura, uma complicação do procedimento cuja correção pode ser difícil. Esse procedimento elimina a fissura anal crônica e retira a tensão sobre o canal anal suficientemente para permitir a cicatrização da fissura.

CUIDADOS PÓS-OPERATÓRIOS Os pacientes podem sair do leito e são incentivados a defecar logo que possível após a operação. Normalmente é feita a prescrição de fibras suplementares e laxativos. Os banhos de assento podem ser efetivos no controle da dor. O paciente deve ser mantido em observação semanal após a alta até a completa cicatrização. ■

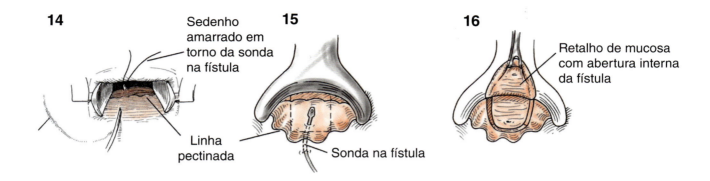

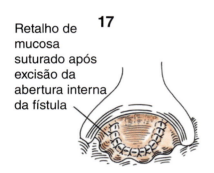

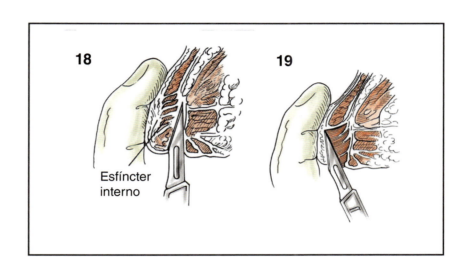

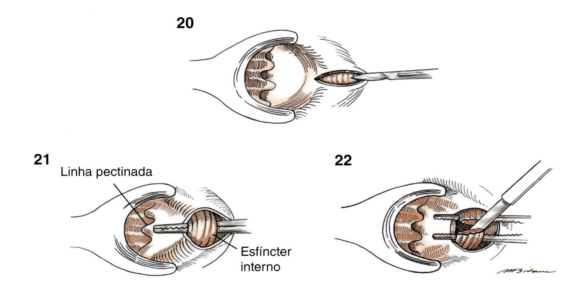

CAPÍTULO 72

EXCISÃO DE SEIO PILONIDAL

INDICAÇÕES Os cistos e seios pilonidais devem ser completamente excisados ou exteriorizados (**FIGURAS 1A** e **1B**). Em caso de infecção aguda, os seios devem ser incisados, drenados e, quando não houver mais infecção aguda, excisados completamente. O procedimento mais limitado de exteriorização (marsupialização) é efetivo quando o trajeto do seio é bem definido (**FIGURA 1B**). A despeito das várias técnicas cirúrgicas, pode haver recidiva dessas lesões.

PREPARO PRÉ-OPERATÓRIO Nos seios complicados com vários trajetos, pode-se injetar um corante como o azul de metileno para melhor identificação; entretanto, se for realizada dissecção cuidadosa em um campo sem sangue, o cirurgião consegue identificar os trajetos do seio. É importante que isso seja realizado vários dias antes da operação para evitar a coloração excessiva da região operada, o que pode ocorrer se a injeção for administrada no momento da operação. Antibióticos pré-operatórios geralmente não são necessários.

ANESTESIA A anestesia geral leve é satisfatória. A posição do paciente demanda cuidado especial para manter as vias respiratórias desobstruídas. A presença de doença extensa pode exigir o uso de anestesia geral ou espinal. Não se deve usar raquianestesia em caso de infecção perto do local de punção lombar.

POSIÇÃO O paciente é colocado em decúbito ventral, com os quadris elevados e a mesa fletida no meio (**FIGURA 2**).

PREPARO OPERATÓRIO Duas tiras de fita adesiva são fixadas com firmeza e simetricamente a cerca de 10 cm da linha mediana, na altura do seio, e tracionadas para baixo e fixadas sob a mesa (**FIGURA 3**). Assim, há abertura da fenda interglútea para melhor visualização do campo operatório. Depois da tricotomia, procede-se ao preparo habitual da pele. Os campos estéreis são aplicados de acordo com as especificações do cirurgião. Em seguida, uma pausa cirúrgica (*time out*) é executada.

DETALHES DA TÉCNICA Faz-se uma incisão oval ao redor da abertura do trajeto do seio, cerca de 1 cm distante da linha mediana de cada lado (**FIGURA 4**). A pressão firme e a tração externa tensionam a pele e controlam o sangramento.

A pinça de Allis é colocada no ângulo superior da pele a ser removida, e o seio é ressecado em bloco (**FIGURA 5**). O tecido subcutâneo é excisado para baixo e lateralmente à fáscia subjacente. O cirurgião tem grande cuidado para proteger essa fáscia da incisão, pois constitui a única defesa contra a disseminação profunda da infecção (**FIGURA 6**). Devem-se usar pequenas pinças hemostáticas pontiagudas para pinçar os vasos sangrantes de modo que o grau de reação tecidual seja o menor possível. A eletrocoagulação pode ser usada para controlar o sangramento e manter quantidade mínima de fio de sutura sepultado. Alguns cirurgiões preferem evitar totalmente o sepultamento do fio de sutura e usam compressão ou eletrocoagulação para controlar todos os pontos de sangramento. É necessário extremo cuidado na dissecção da extremidade inferior da incisão, pois é frequente encontrar muitos vasos pequenos e problemáticos que tendem a se retrair quando seccionados. Após a inspeção meticulosa da incisão para ter certeza da remoção de todos os trajetos do seio, a gordura subcutânea é seccionada em sua junção com a fáscia subjacente

(**FIGURA 7**). Essa secção só deve se estender o suficiente para que haja aproximação das bordas sem tensão (**FIGURA 8**).

FECHAMENTO Após controle de todos os pontos de sangramento, a incisão deve ser bem lavada com solução salina. As chances de cicatrização primária são muito maiores se o campo estiver absolutamente seco. Caso se encontre infecção inesperada, deve-se manter a ferida aberta. No caso de seios não complicados, a ferida é fechada depois de controlar todo o sangramento. O fechamento deve ser realizado fora da linha mediana. Em vez de sepultar os fios, a pele pode ser fechada e o espaço morto eliminado por uma série de suturas de colchoeiro verticais interrompidas (**FIGURA 9**). O fio de sutura é introduzido a 1 cm ou pouco mais das bordas da ferida para incluir toda a espessura do retalho mobilizado da pele e do tecido subcutâneo. Uma segunda passagem do fio inclui a fáscia na base da ferida (ver **FIGURA 9**). Depois, o fio é passado profundamente no retalho oposto. O fio é levado de volta ao local original, retornando através das bordas cutâneas (**FIGURA 10**). Depois de atar o fio, há obliteração do espaço morto e aproximação exata das bordas cutâneas (**FIGURA 11**). Os pontos devem ser posicionados a intervalos máximos de 1 cm. A aproximação cutânea tem de ser exata, pois qualquer superposição, por menor que seja, terá um período de cicatrização mais longo que o esperado. Aplica-se um curativo compressivo com grande cuidado, e as suturas são mantidas por 10 a 14 dias.

EXTERIORIZAÇÃO (MARSUPIALIZAÇÃO) Quando o seio parecer pequeno e houver recorrência, pode-se introduzir uma sonda no seio, e a pele e o tecido subcutâneo são seccionados (ver **FIGURA 1A**). Todo o seio, inclusive as ramificações, devem ser amplamente abertos e todo o tecido de granulação deve ser retirado repetidamente com gaze estéril ou cureta. O revestimento espesso do seio forma o assoalho da ferida. Excisa-se uma cunha de tecido subcutâneo para facilitar a sutura das margens cutâneas mobilizadas à parede espessa do seio mantido. Isso cria uma cavidade que pode ser facilmente protegida por curativo com grau mínimo de drenagem e desconforto para o paciente. As margens cruentas da ferida são mantidas afastadas por gaze até que a cicatrização esteja completa (ver **FIGURA 1B**). Esse método tem a vantagem de ser um procedimento de menor magnitude que a excisão completa. O período de reabilitação é menor e há maior segurança contra recidiva.

CUIDADOS PÓS-OPERATÓRIOS A imobilização completa da região e a proteção contra contaminação são essenciais. É aconselhável a deambulação precoce, mas não se sentar sobre a incisão em cadeiras duras. O paciente deve ser incentivado a se sentar sempre sobre uma almofada ou de lado, sobre uma das nádegas. A dieta é restrita a líquidos sem resíduos durante vários dias, seguida por dieta pobre em resíduos para reduzir as chances de contaminação por defecação. Quando o seio é tamponado aberto ou exteriorizado, o paciente não é imobilizado. Qualquer que seja o método usado, há indicação de curativos frequentes e repetidos para evitar a possibilidade de criação precoce de pontes cutâneas com recorrência e desconforto prolongado com incapacidade. É importantíssimo remover todos os pelos da fenda interglútea até que a cicatrização seja completa. Podem-se usar substâncias depilatórias várias vezes por mês desde que os testes prévios de sensibilidade à substância tenham sido negativos. ■

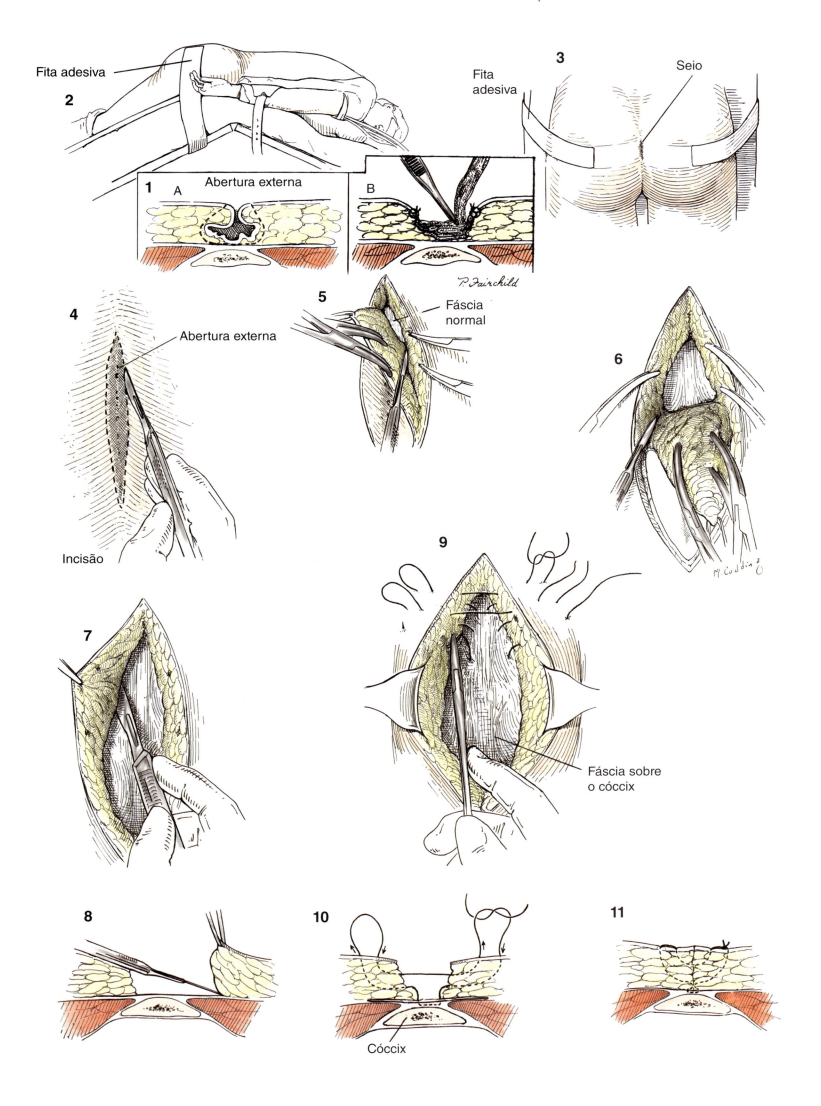

CAPÍTULO 73

COLECISTECTOMIA LAPAROSCÓPICA

INDICAÇÕES As indicações para a colecistectomia laparoscópica são similares às da colecistectomia aberta. Incluem a colelitíase sintomática, a colecistite calculosa e acalculosa aguda, a pancreatite com cálculos biliares, a discinesia biliar e massas e pólipos da vesícula biliar que estejam relacionados com neoplasias malignas, entre outras indicações. Para a pancreatite biliar leve deve ser realizada durante a admissão inicial para a pancreatite e adiada por várias semanas em pacientes com pancreatite grave. As contraindicações incluem obstrução do intestino delgado secundária a íleo biliar (o que exigiria uma abordagem cirúrgica aberta), coagulopatia e comorbidades clínicas que proíbam a realização de cirurgia. As contraindicações relativas a uma abordagem laparoscópica, principalmente no caso de cirurgia intra-abdominal anterior, resultando em aderências e colecistite grave, estão diminuindo à medida que aumenta a experiência do cirurgião com cirurgia minimamente invasiva. Os fatores associados ao aumento do risco cirúrgico incluem idade avançada, comorbidades específicas (como diabetes melito), sexo masculino, cirrose com ou sem hipertensão portal e colecistite gangrenosa aguda.

PREPARO PRÉ-OPERATÓRIO Após a obtenção de uma anamnese e realização de exame físico, o diagnóstico de doença biliar é tipicamente documentado por meio de exame ultrassonográfico do quadrante superior direito. O restante do sistema digestório pode exigir exames adicionais. Uma radiografia de tórax e eletrocardiograma podem ser realizados, quando indicado. São obtidos exames laboratoriais habituais de sangue, que devem incluir provas de função hepática. Os exames para coagulação devem ser solicitados se houver suspeita de insuficiência hepática ou outras causas de coagulopatia. Os riscos da colecistectomia laparoscópica incluem sangramento, infecção, lesões de vísceras ou vasos sanguíneos pelos trocartes e lesão do ducto colédoco. Esses riscos devem ser discutidos com o paciente, assim como a possibilidade de conversão para uma cirurgia aberta. O manejo dos pacientes com cálculos biliares e suspeita de cálculos no ducto colédoco baseia-se na estratificação dos riscos. A colangiopancreatografia retrógrada endoscópica (CPRE) pré-operatória com esfincterotomia e extração de cálculo, se necessário, está indicada em pacientes com icterícia. CPRE pré-operatória ou colangiopancreatografia por ressonância magnética deve ser considerada para pacientes com ducto colédoco dilatado nos exames de imagem e/ou elevação das provas de função hepática.

ANESTESIA A anestesia geral com intubação endotraqueal é obrigatória. Antibióticos profiláticos pré-operatórios para patógenos biliares antecipados podem ser administrados, embora haja evidências de que o uso rotineiro de antibióticos pré-operatórios para colecistectomia laparoscópica eletiva seja desnecessário para pacientes de baixo risco.

POSIÇÃO Como a colecistectomia laparoscópica utiliza de maneira extensa equipamento de suporte, é importante posicionar esse equipamento de modo que seja facilmente visualizado por todos os membros da equipe cirúrgica (**FIGURA 1**). O cirurgião precisa ter um campo de visão clara tanto para o monitor de vídeo quanto para o insuflador de CO_2 de alto fluxo, de modo que possa monitorar tanto a pressão intra-abdominal quanto a taxa de fluxo de gás. Em geral, todos os membros da equipe têm o seu olhar cruzando a mesa de cirurgia direcionado para os monitores de vídeo. As posições desses monitores podem necessitar de ajuste quando todos os membros assumem suas posições definitivas para a cirurgia. O paciente é colocado em decúbito dorsal com os braços fixados ao seu lado ou em ângulos retos, de modo a possibilitar um acesso máximo pelo anestesiologista aos aparelhos de monitoramento na cabeceira da mesa. Um tubo orogástrico é introduzido após o paciente adormecer. Devem-se colocar meias de compressão pneumática sequencial para profilaxia da trombose venosa profunda (TVP). O eletrodo dispersivo (placa de aterramento do eletrocautério) é colocado perto do quadril, evitando qualquer região onde próteses ortopédicas metálicas internas ou aparelhos eletrônicos possam ter sido implantados. Quando for posicionar a maca e o paciente, deve-se considerar a possível necessidade colangiografia intraoperatória (COI). As pernas, os braços e a parte superior do tórax são protegidos com cobertores para reduzir ao máximo a perda de calor.

PREPARO OPERATÓRIO A pele de todo o abdome e da parte anterior inferior do tórax é preparada de modo habitual. Então, uma pausa cirúrgica (*time out*) é executada.

INCISÃO E EXPOSIÇÃO O abdome é palpado para verificar a borda do fígado ou massas intra-abdominais não suspeitas. O paciente é colocado em posição de Trendelenburg leve, e escolhe-se um local adequado para realizar o pneumoperitônio. O portal inicial pode ser colocado por uma técnica aberta ou de Hasson, que é geralmente preferida. Como alternativa, pode-se utilizar uma técnica de Veress com agulha. Essas técnicas são descritas nos Capítulos 13 e 14.

DETALHES DA TÉCNICA O uso de um laparoscópio com ângulo de 30°, normalmente, é mais vantajoso para a condução da cirurgia (**FIGURA 2**). Procede-se a um exame geral dos órgãos intra-abdominais, dispensando uma atenção especial para qualquer patologia ou aderências dos órgãos. O achado de qualquer lesão das vísceras intra-abdominais ou de vasos sanguíneos por trocartes exige reparo imediato, utilizando técnicas laparoscópicas avançadas ou, com mais frequência, laparotomia aberta.

São colocados três acessos adicionais para trocarte, utilizando uma visualização direta de seus locais de entrada intra-abdominal. O segundo acesso de 10 mm é colocado no epigástrio, a uma distância de cerca de 1 a 2 cm abaixo do processo xifoide, com o seu local de entrada intra-abdominal logo à direita do ligamento falciforme (**FIGURA 3**). Alguns cirurgiões utilizam um acesso de 5 mm nesse local. Em seguida, são colocados dois acessos menores de 5 mm: um no quadrante superior direito, próximo à linha medioclavicular, vários centímetros abaixo do arco costal, e outro bem lateral, próximo à linha axilar anterior e quase na altura do umbigo. Esses locais podem variar de acordo com a anatomia do paciente e a experiência do cirurgião. O paciente é colocado em ligeira posição invertida de Trendelenburg (10 a 15°), com leve rotação para a esquerda (lado direito para cima) para melhor visualização da região da vesícula biliar.

O ápice do fundo da vesícula biliar é pinçado com uma pinça atraumática com catraca (**A**) através do acesso lateral. Em seguida, a vesícula biliar e o fígado são suspensos superiormente (**FIGURA 4**). Essa manobra proporciona uma boa exposição da superfície inferior do fígado e da vesícula biliar. O omento ou outras aderências frouxas na vesícula biliar são delicadamente afastados pelo cirurgião (**FIGURA 5**).

O infundíbulo da vesícula biliar é pinçado com uma pinça (**B**) através do acesso médio. Uma tração lateral com a pinça média proporciona a exposição da região do ducto cístico e artéria cística. O cirurgião utiliza uma pinça de dissecção ou cautério (**C**) através do acesso subxifoide para abrir o peritônio sobre a suposta junção da vesícula biliar e ducto cístico (**FIGURA 6**). Com movimentos suaves de afastamento e separação, o ducto cístico e a artéria cística são expostos (ver **FIGURA 6**). Cada estrutura é exposta e isolada em sua circunferência. Em geral, ambas as estruturas são dissecadas e identificadas antes da aplicação dos clipes e da secção. Para minimizar a lesão do ducto biliar, a *visão crítica de segurança* deve ser alcançada. Nessa técnica, a dissecção completa do triângulo de Calot é realizada até que duas estruturas (o ducto cístico e a artéria cística), e apenas as duas estruturas, sejam visualizadas entrando na vesícula biliar. Na visão clássica, a placa cística (o fígado posterior ao triângulo de Calot) é visualizada para garantir a interpretação adequada da anatomia do ducto biliar (**FIGURA 7**). A divisão do peritônio à esquerda do infundíbulo do paciente e ducto cístico pode ser útil para a dissecção inicial e minimiza o uso de dissecção às cegas mais próximo da área do ducto colédoco.

A janela pode ser verificada e alongada por meio de movimento de um instrumento em vaivém através do espaço (ver **FIGURA 7**). Se a dissecção for difícil, devido a inflamação e/ou cicatrizes, o cirurgião deve considerar a conversão para cirurgia aberta. Além disso, sempre que houver algum problema quanto à anatomia incerta, deve-se considerar a realização de colangiografia intraoperatória ou conversão para uma cirurgia aberta. **CONTINUA** ▶

Capítulo 73 Colecistectomia Laparoscópica

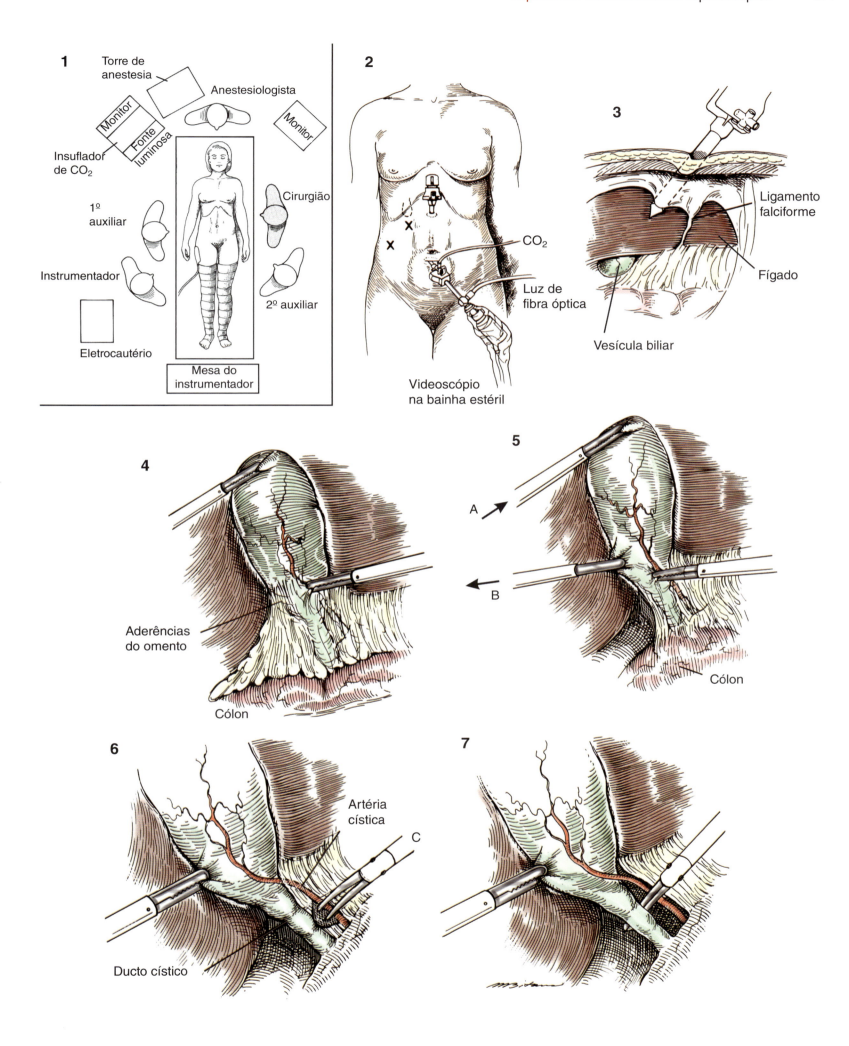

DETALHES DA TÉCNICA

CONTINUAÇÃO A artéria cística é liberada por uma distância de 1 cm, e seu percurso é acompanhado até a superfície da vesícula biliar. A zona livre é então ligada com clipes metálicos tanto proximal quanto distalmente (**FIGURA 8**). A artéria cística pode ser seccionada com tesoura endoscópica. O ducto cístico também é liberado por uma distância de cerca de 2 cm, de modo que o cirurgião possa identificar claramente a sua continuidade com a vesícula biliar e obter uma vista crítica de segurança. Aplica-se um clipe metálico o mais alto possível sobre o ducto cístico, onde ele começa a se dilatar e a formar a vesícula biliar (**FIGURA 9**). Se não for realizada nenhuma colangiografia, são colocados então dois clipes sobre o ducto cístico proximal, que é seccionado.

Se for realizada uma colangiografia, o cirurgião deve certificar-se de que todo o equipamento esteja disponível. Isso inclui uma sonda de escolha, duas seringas (uma para soro fisiológico e outra para o meio de contraste), uma válvula reguladora e um tubo de extensão. Todo ar precisa ser retirado do tubo antes de realizar a colangiografia. No preparo para a inserção do cateter de colangiografia, o ducto cístico é aberto, e observa-se a bile (**FIGURA 10**). Se houver necessidade, a abertura pode ser dilatada com a ponta de uma tesoura. O cateter da colangiografia é introduzido através do acesso médio ou através de um angiocateter de calibre 14 inserido na parede abdominal entre o trocarte medioclavicular e aquele da linha axilar anterior. O ducto é canulado, e o cateter, fixado (ver **FIGURA 10**). Alguns cateteres são fixados por clipes metálicos, enquanto outros dependem de um balão tipo Fogarty intraluminal insuflado. Um cateter retilíneo simples de plástico, como um cateter ureteral 4 French, pode ser fixado com um clipe metálico delicadamente aplicado sobre a parte inferior do ducto cístico contendo o cateter. Isso deve ser ajustado o suficiente para evitar qualquer extravasamento, porém deve ser frouxo o suficiente para evitar enrugar o cateter e impedir a injeção do corante. No preparo para a colangiografia, o videoscópio e os instrumentos metálicos são retirados. Os acessos radiotransparentes são alinhados em um eixo vertical, de modo a minimizar o seu aparecimento na radiografia. A área é coberta com campo estéril, e posiciona-se o equipamento de raios X. São realizadas injeções simples de corante sob fluoroscopia. Os ductos principais são visualizados, de modo a assegurar a integridade anatômica, a ausência de cálculos ductais e o fluxo no duodeno. No término de uma colangiografia satisfatória, a parte inferior do ducto cístico é duplamente fixada com clipes, e o ducto cístico é seccionado com tesoura endoscópica (**FIGURA 11**). No caso de uma colangiografia anormal ou duvidosa, o cirurgião deve converter o procedimento em técnica aberta, com verificação anatômica completa. Se for identificada coledocolitíase, o cirurgião pode decidir realizar uma exploração laparoscópica do ducto biliar ou completar a colecistectomia e planejar uma CPRE pós-operatória.

A junção do ducto cístico com a vesícula biliar é pinçada com uma pinça introduzida pelo acesso médio, e a vesícula biliar é liberada de seu leito, começando inferiormente e prosseguindo a dissecção até a fossa da vesícula biliar. A maioria dos cirurgiões passa o eletrocautério no peritônio lateral por uma distância de 1 cm ou mais (**FIGURA 12**) e, em seguida, suspende a vesícula biliar do leito hepático. Há necessidade de uma tração adequada, frequentemente pelos lados, para obter a exposição da zona de dissecção com eletrocautério entre a vesícula biliar e o seu leito (**FIGURA 13**). Uma tração vigorosa com pinça ou a dissecção da parede da vesícula biliar podem produzir uma abertura, com vazamento de bile e cálculos. Essas aberturas precisam ser fechadas, se possível, utilizando pinças, clipes metálicos ou uma alça de sutura, que é inicialmente colocada sobre a pinça e, em seguida, fechada como um laço sobre o orifício e a parede adjacente da vesícula biliar, que é tracionada pela pinça. **CONTINUA**

Capítulo 73 Colecistectomia Laparoscópica 273

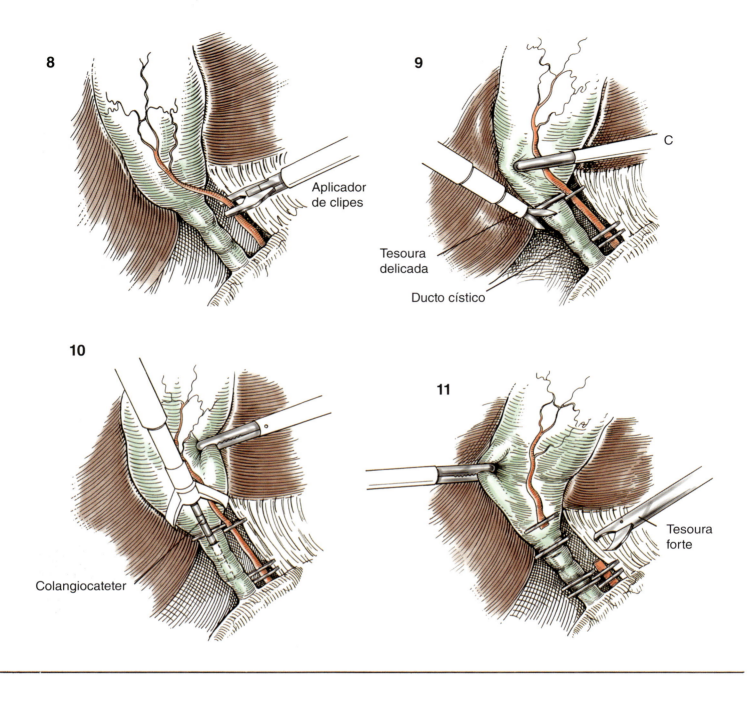
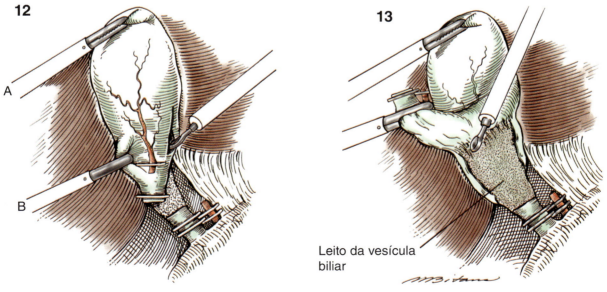

274 Parte 6 Vesícula Biliar, Ducto Colédoco e Fígado

DETALHES DA TÉCNICA `CONTINUAÇÃO` À medida que a dissecção prossegue até o leito da vesícula biliar, pode ser necessário que o primeiro auxiliar posicione e reposicione ativamente as duas pinças na vesícula biliar, de modo a proporcionar uma boa exposição para o cirurgião. Quando a dissecção estiver quase completa, e a tração na vesícula biliar ainda possibilitar o deslocamento superior do fígado, com visão clara do leito da vesícula biliar e do sítio operatório, o cirurgião deve novamente examinar os clipes no ducto cístico e na artéria cística quanto à sua segurança, bem como o leito hepático à procura de quaisquer pontos de sangramento. A região é irrigada com soro fisiológico (FIGURA 14), e a bile diluída e o sangue são aspirados a partir da goteira lateral, logo acima da borda do fígado. As aderências finais ao fígado são, então, seccionadas, e a vesícula biliar é preparada para que seja removida do abdome.

O videoscópio é retirado pelo acesso umbilical e introduzido no acesso epigástrico. Caso tenha sido utilizado um acesso de 5 mm no local subxifoide, de modo a reduzir a incidência de hérnia incisional, o laparoscópio de 10 mm é então substituído por um de 5 mm. Deve-se considerar a possibilidade de colocar e manter a vesícula biliar em uma bolsa de coleta laparoscópica antes de sua retirada, particularmente se houver qualquer preocupação quanto à ocorrência de neoplasia maligna, infecção ou extravasamento. Uma pinça de preensão é introduzida pelo acesso umbilical, de modo a segurar a extremidade da peça na região do ducto cístico ou da bolsa de coleta (FIGURA 15). Essa troca pode ser um tanto desorientadora para o cirurgião e o primeiro auxiliar, visto que as posições da esquerda e da direita são agora invertidas de modo especular na tela do monitor. Se os cálculos biliares forem pequenos, é habitualmente possível retirar a vesícula, a pinça e o acesso umbilical até o nível da pele, onde a vesícula biliar é pinçada com uma pinça de Kelly (FIGURA 16). A bile e os pequenos cálculos podem ser facilmente aspirados, após o que a vesícula biliar irá sair com facilidade através do umbigo, sob visão direta do videoscópio no acesso epigástrico. A extração de grandes cálculos ou de numerosos cálculos de tamanho médio pode exigir o seu esmagamento antes da extração (FIGURA 17) ou a ampliação da abertura da linha alba. Após a extração, o sítio umbilical é temporariamente ocluído com o dedo enluvado do auxiliar, de modo a manter o pneumoperitônio. Como alternativa, a vesícula biliar pode ser retirada através do acesso subxifoide se uma incisão de 10 mm tiver sido usada lá.

Após a retirada da vesícula biliar e inspeção final do abdome, todos os acessos são retirados, e os sítios completamente inspecionados à procura de sangramento. O videoscópio é retirado e o pneumoperitônio é evacuado, de modo a diminuir o desconforto pós-operatório. Pode-se considerar o uso de drenos peritoneais em caso de inflamação considerável, sangramento, ducto cístico largo ou cálculos no ducto colédoco identificados na colangiografia intraoperatória.

FECHAMENTO Os sítios cirúrgicos podem ser infiltrados com anestésico local de ação longa (p. ex., bupivacaína; FIGURA 18), e a fáscia nos locais dos acessos de 10 mm é suturada com um ou dois pontos de fio absorvível 1-0 (FIGURA 19). A pele é aproximada com suturas subcuticulares com fio absorvível. Aplicam-se fitas cutâneas adesivas. São aplicados curativos estéreis secos e/ou cola cirúrgica estéril.

CUIDADOS PÓS-OPERATÓRIOS O tubo orogástrico é retirado no centro cirúrgico, antes da emergência da anestesia geral. A dor no sítio cirúrgico é habitualmente bem controlada com medicação oral. Embora os pacientes tenham náuseas transitórias, a maioria é capaz de ingerir líquidos orais pouco depois da cirurgia, podendo receber alta no próprio dia da operação. A dor inesperada, prolongada ou recente deve ser avaliada por meio de exame físico, exames laboratoriais e exames de imagem adequados. ■

Capítulo 73 Colecistectomia Laparoscópica 275

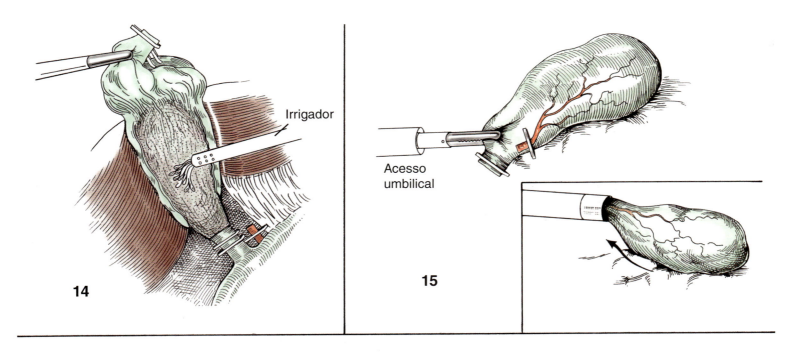

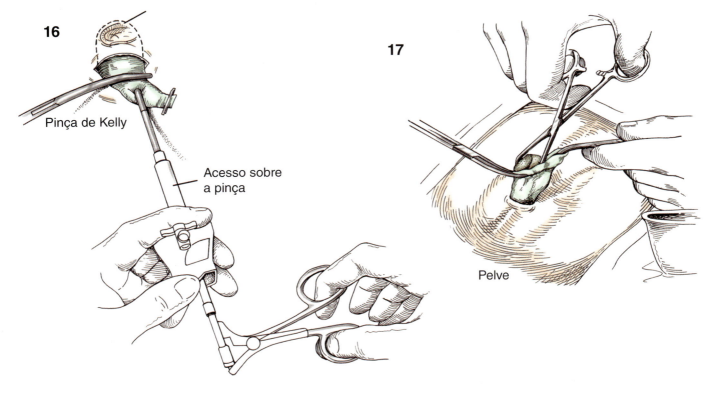

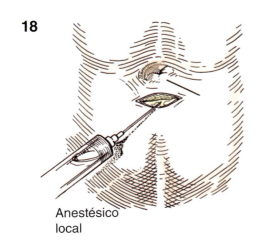

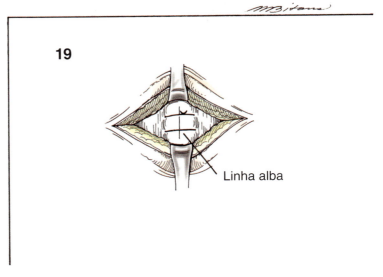

CAPÍTULO 74

COLECISTECTOMIA ABERTA

INDICAÇÕES As indicações para colecistectomia são semelhantes, seja uma abordagem laparoscópica, seja uma aberta tradicional (ver Capítulo 73). Atualmente, a maioria dos pacientes passa por um procedimento laparoscópico para remover a vesícula biliar. A técnica descrita aqui é denominada aberta e é mais frequentemente realizada durante a conversão para a cirurgia aberta, quando o acesso laparoscópico inicial depara-se com problemas técnicos complexos (p. ex., edema, vesícula biliar gangrenosa, anatomia confusa, colangiografia anormal) ou complicações graves (p. ex., lesão de ductos, vascular ou do intestino), que são mais bem tratados com procedimento aberto. Embora a colecistectomia aberta não seja mais a cirurgia primária de escolha, o domínio de sua técnica é fundamental para os cirurgiões que realizam a colecistectomia laparoscópica. Um cirurgião experiente sabe quando é adequado converter a colecistectomia laparoscópica em cirurgia aberta em vez de arriscar a segurança do paciente para completar o procedimento laparoscópico a todo custo.

A colecistectomia aberta pode ser realizada de duas maneiras: (1) abordagem retrógrada (ou seja, dissecção do triângulo de Calot com identificação e secção do ducto cístico e da artéria, seguida de remoção da vesícula biliar) ou (2) abordagem de cima para baixo (ou seja, separação da vesícula biliar do fígado com divisão do ducto cístico e da artéria como etapa final).

PREPARO PRÉ-OPERATÓRIO Após a obtenção de uma anamnese e exame físico, o diagnóstico de doença biliar é tipicamente documentado por meio de ultrassonografia do quadrante superior direito. O restante do sistema digestório pode exigir exames adicionais. Podem-se realizar uma radiografia de tórax e eletrocardiograma, quando indicado. Os exames laboratoriais de sangue de rotina são obtidos e devem incluir provas de função hepática. Deve-se solicitar um coagulograma se houver alguma preocupação quanto a insuficiência hepática ou outras causas de coagulopatia. Os riscos da colecistectomia incluem sangramento, infecção, lesões viscerais e lesão do ducto colédoco. O manejo de pacientes com suspeita de cálculos no ducto comum é baseado na estratificação de risco. Colangiopancreatografia retrógrada endoscópica (CPRE) pré-operatória com esfincterotomia e extração de cálculos, se necessário, é indicada em pacientes com icterícia. A CPRE pré-operatória ou a colangiopancreatografia por ressonância magnética devem ser consideradas para pacientes com ductos biliares dilatados em exames de imagem e/ou testes de função hepática elevados.

ANESTESIA Recomenda-se a anestesia geral com intubação endotraqueal. Deve-se evitar uma anestesia profunda pelo uso de um relaxante muscular adequado. Nos pacientes que sofrem de lesão hepática extensa, deve-se evitar o uso de barbitúricos, bem como de outros agentes anestésicos com suspeita de hepatotoxicidade. Nos pacientes idosos ou debilitados, a anestesia infiltrativa local é satisfatória, embora algum tipo de analgesia habitualmente seja necessário como suplemento em determinadas fases do procedimento.

POSIÇÃO O posicionamento adequado dos pacientes na mesa de cirurgia é fundamental para garantir uma exposição suficiente (**FIGURA 1**). Devem-se tomar as providências para uma colangiografia operatória, se houver necessidade. Um arco "C" fluoroscópico necessita de espaço suficiente para estar localizado sob o paciente, de modo a assegurar a cobertura de fígado, duodeno e cabeça do pâncreas. A exposição pode ser ampliada pela inclinação da mesa até que o corpo esteja em posição semiortostática. O peso do fígado tende então a levar a vesícula biliar para baixo do arco costal. O afastamento também é auxiliado nessa posição, visto que os intestinos têm tendência a se afastar do sítio da cirurgia.

PREPARO OPERATÓRIO A pele é preparada de modo habitual. São administrados antibióticos profiláticos adequados antes do momento da incisão. O uso de antibióticos profiláticos parece ser mais eficaz em pacientes submetidos a colecistectomia aberta, em comparação com a cirurgia laparoscópica, particularmente para pacientes de baixo risco. Então uma pausa cirúrgica (*time out*) é executada.

INCISÃO E EXPOSIÇÃO Em geral, são utilizadas duas incisões: a vertical mediana alta e a oblíqua subcostal (**FIGURA 2**). Utiliza-se uma incisão mediana se outra patologia, como hérnia hiatal ou úlcera duodenal, exigir consideração cirúrgica. Os benefícios da incisão subcostal incluem boa exposição, desconforto mínimo da ferida no pós-operatório imediato e risco diminuído de hérnia incisional. A escolha da incisão baseia-se na preferência e na experiência do cirurgião. Realizada a incisão, os detalhes da técnica são idênticos, independentemente do tipo de incisão realizada.

DETALHES DA TÉCNICA *TÉCNICA RETRÓGRADA* Uma vez aberta a cavidade peritoneal, utiliza-se uma das mãos enluvada e umedecida com soro fisiológico aquecido para explorar a cavidade abdominal, a não ser que haja alguma infecção supurativa aguda acometendo a vesícula biliar. O estômago e o duodeno são inspecionados e palpados. Realiza-se uma exploração geral do abdome. Em seguida, o cirurgião passa a mão direita sobre a cúpula do fígado, possibilitando a entrada de ar entre o diafragma e o fígado para ajudar a deslocar o fígado para baixo (**FIGURA 3**).

Pode-se utilizar com vantagem um afastador de autorretenção em anel externo com lâminas ajustáveis (como do tipo Bookwalter). A maioria dos cirurgiões prefere seccionar o ligamento redondo entre pinças. Uma pinça é aplicada no ligamento redondo e outra no fundo da vesícula biliar (**FIGURA 4**). O ligamento falciforme pode ser parcialmente seccionado para facilitar a mobilidade do fígado. A tração para baixo é mantida pelas pinças no fundo da vesícula biliar e no ligamento redondo. Essa tração é aumentada a cada inspiração, quando o fígado é projetado para baixo (ver **FIGURA 4**). Após a tração do fígado para baixo até onde permitir uma tração fácil, as pinças de tamanho médio são tracionadas em direção ao arco costal para expor as superfícies inferiores do fígado e da vesícula biliar (**FIGURA 5**). Em seguida, um auxiliar segura essas pinças, enquanto o cirurgião prepara o isolamento do campo. Alternativamente, pode ser colocado suavemente um afastador contra a face medial da superfície inferior do fígado esquerdo. Se a vesícula biliar estiver agudamente inflamada e distendida, pode ser desejável aspirar parte do conteúdo através de um trocarte antes que a pinça seja aplicada ao fundo. Essa manobra ajudará na manipulação da vesícula biliar e pode impedir que pequenos cálculos sejam forçados para dentro dos ductos císticos e comuns.

Com frequência, são encontradas aderências entre a superfície inferior da vesícula biliar e as estruturas adjacentes, trazendo o duodeno ou o cólon transverso até a região da ampola. Uma exposição adequada é mantida pelo auxiliar, que exerce tração para baixo com uma compressa úmida e morna. As aderências são seccionadas com tesoura curva ou eletrocautério até criar um plano de clivagem avascular adjacente à parede da vesícula biliar (**FIGURA 6**). Após a realização da incisão inicial, é habitualmente possível afastar essas aderências com compressas mantidas com pinça digital (**FIGURA 7**). Uma vez liberada de suas aderências, a vesícula biliar pode ser suspensa para proporcionar melhor exposição. Para que as estruturas adjacentes possam ser afastadas com compressas úmidas, o cirurgião introduz a mão esquerda na ferida, com a palma para baixo, para direcionar as compressas inferiormente. As compressas são introduzidas com pinças longas e sem dentes. O estômago e o cólon transverso são afastados, e coloca-se uma compressa final na região do forame omental (forame de Winslow) (**FIGURA 8**). As compressas são mantidas na posição com um afastador ou pela mão esquerda do primeiro auxiliar que, com os dedos em ligeira flexão e abertos, mantém uma pressão moderada para baixo e ligeiramente para fora, definindo melhor a região do ligamento gastro-hepático. **CONTINUA** ▶

Capítulo 74 Colecistectomia Aberta 277

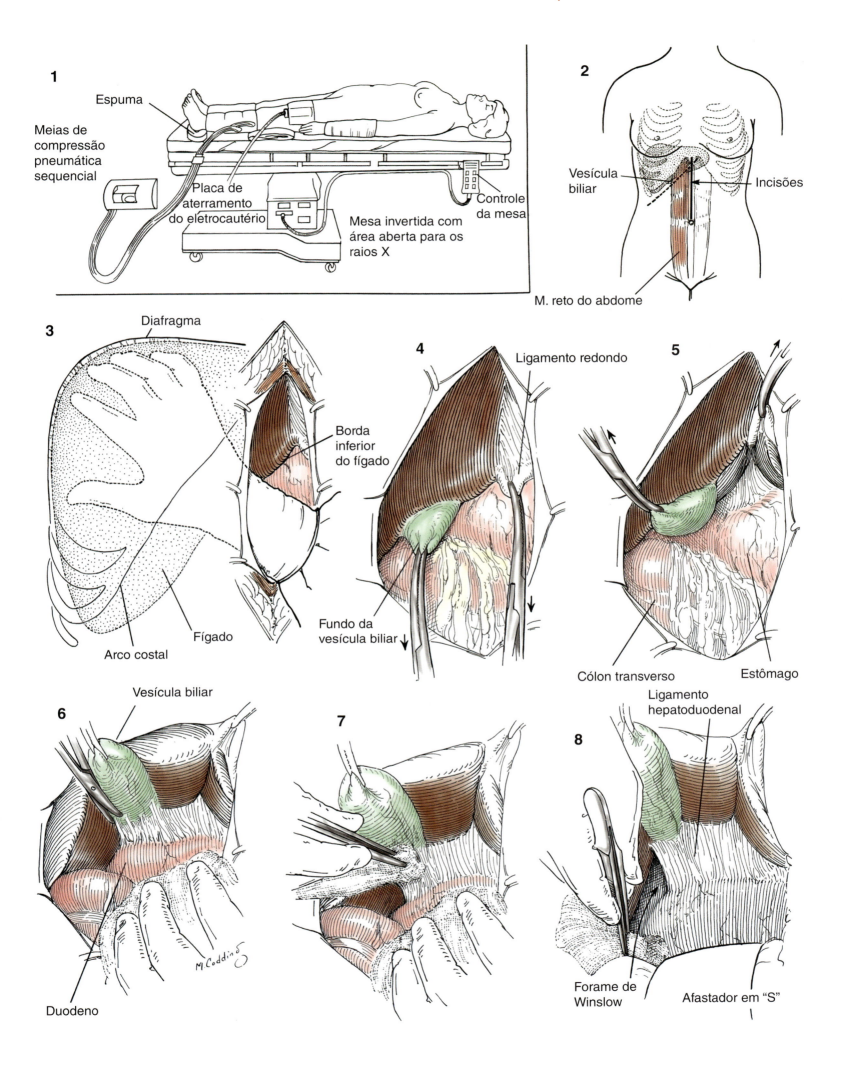

278 Parte 6 Vesícula Biliar, Ducto Colédoco e Fígado

DETALHES DA TÉCNICA `CONTINUAÇÃO` Após isolamento adequado do campo, o cirurgião introduz o dedo indicador esquerdo no forame de Winslow e, com o indicador e o polegar, palpa minuciosamente a região à procura de sinais de cálculos no ducto colédoco, bem como à procura de qualquer espessamento da cabeça do pâncreas. Uma pinça é utilizada para segurar o infundíbulo da vesícula biliar com retração cefálica e lateral (FIGURA 9). A aplicação precoce de pinças na região do colo da vesícula biliar é uma das causas frequentes de lesão acidental do ducto comum, por isso deve-se ter cuidado com a colocação de pinças às cegas na porta hepática (FIGURA 10). O peritônio sobre a vesícula biliar é seccionado com eletrocautério ou com a longa tesoura de dissecação Metzenbaum, e a incisão é cuidadosamente estendida para baixo em direção ao ligamento hepatoduodenal (FIGURAS 11 e 12). Por meio de dissecção romba com gaze, a região do colo é liberada até a região do ducto cístico (FIGURA 13).

Com tração cefálica e lateral mantida no infundíbulo, o ducto cístico é definido por meio de dissecção romba (ver FIGURA 13). O ducto cístico é, então, dissecado circunferencialmente e isolado do ducto comum e das estruturas adjacentes (FIGURA 14). Se a tração superior sobre a vesícula biliar for acentuada e o ducto colédoco for muito flexível, não é raro que ele fique acentuadamente angulado para cima, conferindo a aparência de um ducto cístico prolongado. Nessas circunstâncias, podem ocorrer lesão do ducto colédoco ou até mesmo a sua secção quando se aplica a pinça em ângulo reto ao que se acredita seja o ducto cístico (FIGURA 15 e **detalhe**). Esse tipo de problema pode ocorrer quando a exposição parecer ser muito fácil em um paciente magro, devido à frouxidão extrema do ducto colédoco. A artéria cística também é dissecada e isolada com uma longa pinça em ângulo reto. Sempre que possível, a menos que estejam obstruídos por inflamação grave, o ducto cístico e a artéria cística são isolados separadamente para permitir a ligadura individual. Sob nenhuma circunstância uma pinça de ângulo reto deve ser aplicada à região presumida do ducto cístico na esperança de que tanto a artéria cística quanto o ducto possam ser incluídos em uma ligadura em massa. É surpreendente a quantidade de ducto cístico adicional que, muitas vezes, pode ser desenvolvido mantendo a tração no ducto enquanto a dissecção romba com gaze é realizada.

Após o seu isolamento, o ducto cístico é minuciosamente palpado para assegurar que nenhum cálculo tenha sido forçado para dentro dele ou no ducto colédoco e que nenhum cálculo irá passar despercebido no coto do ducto cístico. O tamanho do ducto cístico é cuidadosamente observado antes de utilizar a pinça em ângulo reto. A colangiografia intraoperatória pode ser realizada de modo rotineiro ou seletivamente e é realizada através do ducto cístico após ter sido seccionado. Como é mais difícil seccionar o ducto cístico entre duas pinças em ângulo reto aplicadas muito próximo uma da outra, coloca-se uma pinça curva de tamanho médio adjacente à pinça em ângulo reto inicial. Em virtude de sua curvatura, a pinça de tamanho médio é idealmente adequada para guiar a tesoura inferiormente durante a secção do ducto cístico (FIGURA 16). Após a realização da colangiografia, se realizada, o ducto cístico é ligado com sutura de transfixação (FIGURA 17) ou ligadura, assegurando que o ducto colédoco não seja incluído. Em geral, o segmento livre além do nó deve aproximar-se do diâmetro do ducto ou do vaso. Pode ser útil reforçar as ligaduras de sutura com hemoclipes metálicos. `CONTINUA`

Capítulo 74 Colecistectomia Aberta 279

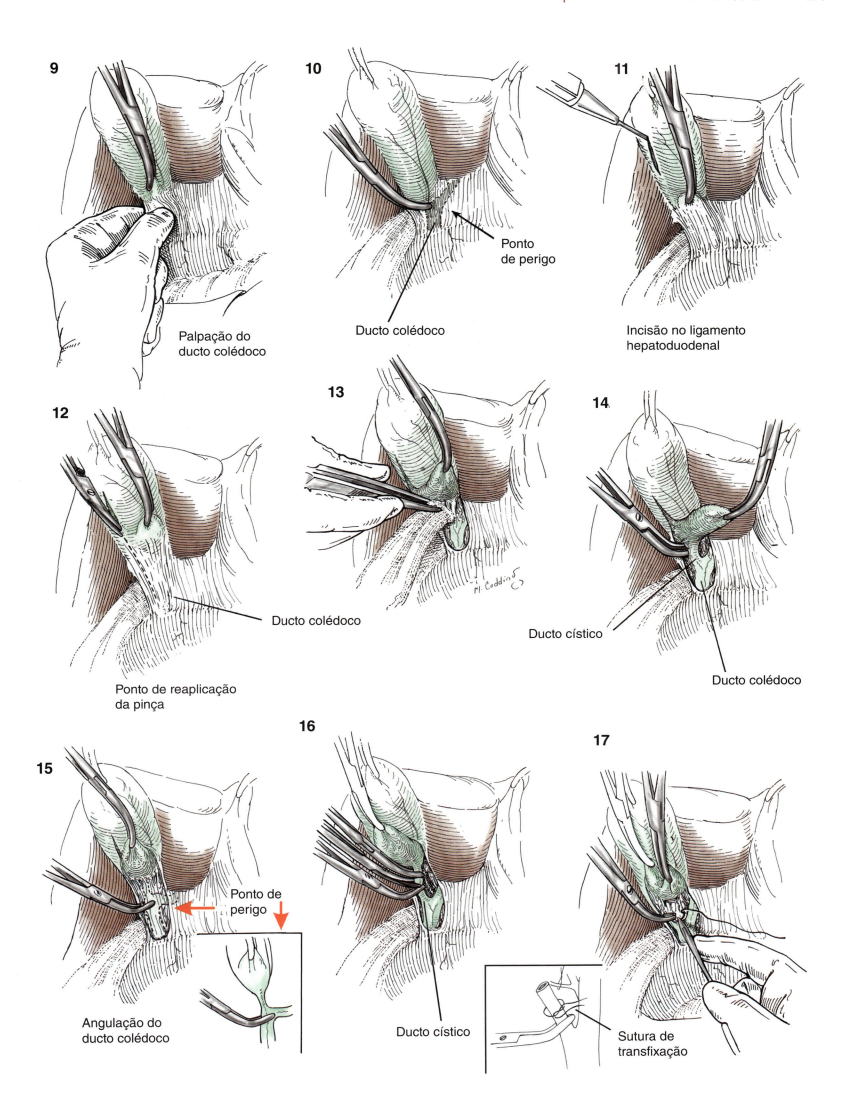

DETALHES DA TÉCNICA CONTINUAÇÃO

Se a artéria cística não tiver sido seccionada antes do ducto cístico, ela agora é cuidadosamente isolada com uma pinça em ângulo reto, semelhante àquela utilizada para isolar o ducto cístico (FIGURA 18). A artéria cística deve ser isolada o mais distante possível da região do ducto hepático. Nunca se deve aplicar uma pinça às cegas nessa região, visto que a artéria hepática pode ter uma localização anômala e ser pinçada e seccionada (FIGURA 19). As anomalias do suprimento sanguíneo nessa região são tão comuns que é preciso considerar essa possibilidade em todos os casos. A artéria cística é seccionada entre pinças semelhantes àquelas usadas na secção do ducto cístico (FIGURA 20). A artéria cística deve ser ligada assim que for seccionada, a fim de evitar possíveis dificuldades enquanto a vesícula biliar está sendo retirada (FIGURA 21). Mais uma vez, o uso de hemoclipes metálicos de reforço pode ser útil. Se a pinça ou a ligadura na artéria cística deslizarem, resultando em sangramento vigoroso, a artéria hepática pode ser comprimida no ligamento gastro-hepático (manobra de Pringle) pelo polegar e dedo indicador da mão esquerda, controlando temporariamente o sangramento (FIGURA 22). O auxiliar pode secar o campo com aspiração, e, à medida que o cirurgião libera a compressão da artéria hepática, pode-se aplicar uma pinça hemostática com segurança e exatamente no ponto de sangramento. Os cotos da artéria cística e do ducto cístico são inspecionados minuciosamente, e, antes de a operação prosseguir, o ducto colédoco é mais uma vez visualizado para certificar-se de que não esteja angulado ou alterado de outro modo. O pinçamento às cegas em um campo sangrante é, com muita frequência, responsável pela lesão dos ductos, resultando na complicação da estenose. As relações anatômicas clássicas nessa região nunca devem ser consideradas como garantia, visto que as variações normais são mais comuns nessa região crítica do que em qualquer outra parte do corpo.

Após a ligadura do ducto cístico e da artéria cística, inicia-se a retirada da vesícula biliar. A incisão, realizada inicialmente na superfície inferior da vesícula, a uma distância de cerca de 1 cm da borda da fígado, é ampliada superiormente em torno do fundo (FIGURA 23). Com a mão esquerda, o cirurgião mantém as pinças que foram aplicadas na vesícula biliar e, utilizando o eletrocautério, secciona o tecido areolar frouxo entre a vesícula biliar e o fígado. Isso possibilita a dissecção da vesícula biliar de seu leito, sem seccionar nenhum vaso de calibre. Alguns cirurgiões preferem ligar a artéria cística rotineiramente e deixar o ducto cístico intacto até que a vesícula biliar esteja completamente liberada do leito hepático. Essa abordagem minimiza possíveis lesões ao sistema ductal, porque a exposição completa é obtida antes que o ducto cístico seja dividido.

Pode-se realizar uma colangiografia operatória (FIGURA 24) para identificar cálculos no colédoco ou confirmar a anatomia biliar. Seringas de meio de contraste diluído em soro fisiológico devem ser conectadas a um adaptador de três vias em um sistema fechado, de modo a evitar a introdução de ar nos ductos. O cateter de colangiografia é preenchido com soro fisiológico e introduzido a uma curta distância no ducto cístico. O tubo é fixado no ducto cístico por um nó ou clipe. Todas as compressas, pinças e afastadores são retirados, à medida que o anestesiologista coloca a mesa em sua posição nivelada. Injetam-se 5 mℓ de meio de contraste hidrossolúvel diluído sob visualização fluoroscópica. Quantidades limitadas de solução diluída evitam a obliteração de quaisquer cálculos pequenos dentro dos ductos. Aplica-se uma segunda injeção de 15 a 20 mℓ para delimitar por completo o sistema ductal e assegurar a permeabilidade da ampola de Vater. O cateter deve ser deslocado lateralmente, e o duodeno afastado delicadamente para a direita, de modo a assegurar uma imagem nítida, sem interferência do sistema esquelético ou do tubo preenchido com meio de contraste. Se não houver necessidade de exames adicionais, o tubo é retirado e o ducto cístico, ligado. Se não for possível utilizar o ducto cístico para a colangiografia, pode-se inserir no ducto colédoco uma agulha fina, tipo escalpe (FIGURA 25). A agulha metálica pode ser curvada anteriormente, conforme ilustrado no detalhe em corte transversal, a fim de facilitar a sua colocação. O local de punção no ducto colédoco é suturado com fio absorvível 4-0, e alguns cirurgiões colocam um dreno de Silastic® de aspiração fechada no recesso hepatorrenal (bolsa de Morison). Deve-se realizar uma exploração do ducto colédoco em todos os pacientes nos quais se verifica coledocolitíase na colangiografia intraoperatória por ocasião da colecistectomia aberta. CONTINUA

Capítulo 74 Colecistectomia Aberta

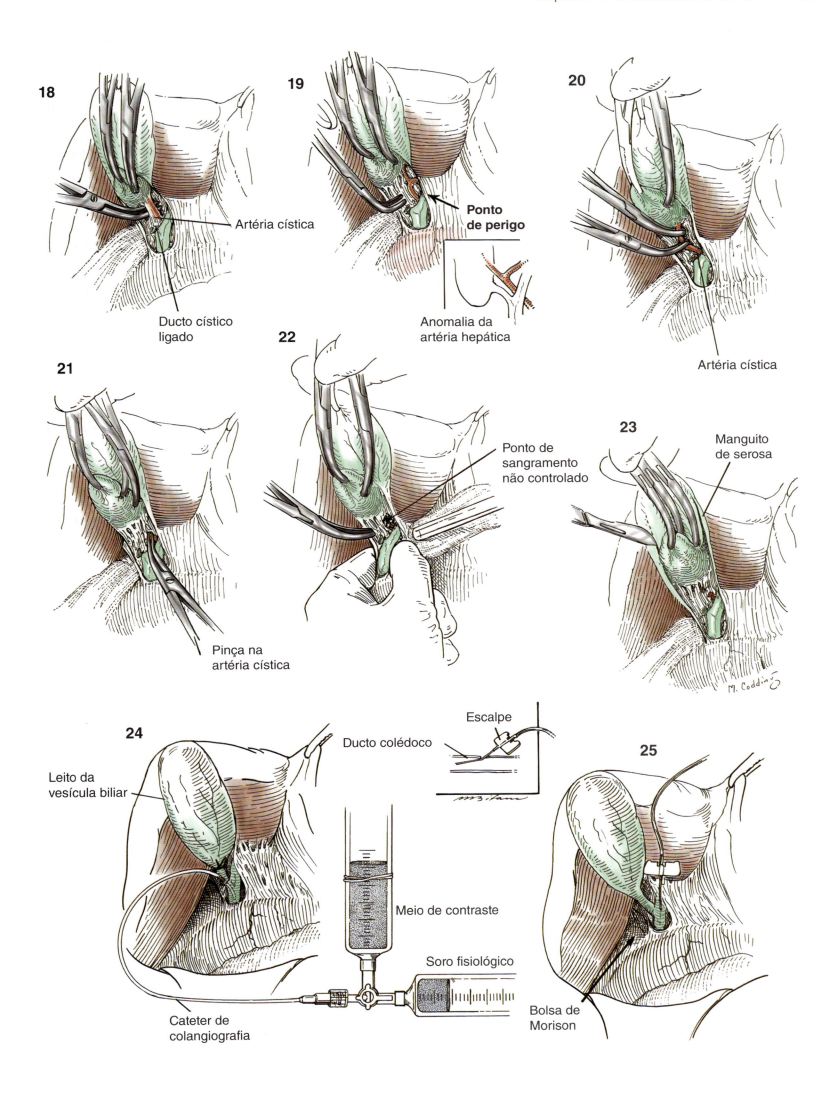

TÉCNICA DE CIMA PARA BAIXO (FUNDO-CÍSTICA) **CONTINUAÇÃO** A colecistectomia do fundo para baixo é o método desejável em muitos casos de colecistite aguda ou gangrenosa, em que a exposição do ducto cístico é difícil e perigosa. Aderências extensas; uma vesícula biliar grande, de paredes espessas e agudamente inflamada; ou um grande cálculo impactado no colo da vesícula torna este o procedimento mais seguro e sensato. É assegurada uma definição melhor do ducto cístico e da artéria cística, com muito menos chance de lesão do ducto comum. Alguns cirurgiões preferem este método de colecistectomia como procedimento de rotina.

As incisões são feitas na serosa da vesícula biliar ao longo de ambos os lados, a cerca de 1 cm da substância hepática, com um bisturi ou eletrocautério (**FIGURA 26**); caso contrário, a tração excessiva resultará na avulsão da vesícula biliar do leito hepático. A separação da fossa da vesícula biliar é, então, realizada por meio de eletrocautério no plano entre a parede da vesícula biliar e a substância hepática. Esse plano é relativamente avascular, mas apresenta ramificações cruzadas ocasionais, especialmente na presença de colecistite aguda, que deve ser controlada com ataduras, clipes ou eletrocautério (**FIGURA 27**). O manguito da serosa da vesícula biliar na região do fundo é mantido com pinças enquanto a vesícula biliar é posteriormente liberada por dissecção (**FIGURA 28**).

A vesícula biliar é separada do fígado de cima para baixo. O cirurgião deve ter cuidado enquanto prossegue distalmente, para acompanhar de perto a curvatura da parede da vesícula biliar conforme o infundíbulo é abordado, para não lesionar inadvertidamente o ducto hepático comum ou outras estruturas da porta hepática. Durante esse processo, o manguito restante da serosa da vesícula biliar pode ser reaproximado para auxiliar na hemostasia (**FIGURA 29**). A maioria dos cirurgiões, no entanto, deixa as bordas do manguito livres.

A vesícula biliar é retraída medialmente e para fora, para auxiliar na identificação do ducto cístico e da artéria cística. O ducto cístico é isolado com uma pinça de ângulo reto introduzida cautelosamente pela lateral para evitar lesão do ducto comum e da artéria hepática direita (**FIGURA 29**). A artéria cística é isolada com qualquer tecido endurecido que a acompanhe. A artéria pode ser muito maior do que o normal e a artéria hepática direita pode estar em uma posição anômala. É mais seguro isolar a artéria cística o mais próximo possível da parede da vesícula biliar. A artéria cística e os tecidos adjacentes são dissecados (**FIGURA 30**) e ligados.

O ducto cístico é palpado cuidadosamente, especialmente se houver colecistite aguda, para garantir que nenhum cálculo tenha sido esquecido. O ducto comum é palpado cuidadosamente e a exploração é evitada, a menos que a colangiografia mostre evidências claras de coledocolitíase. Se a exploração do ducto biliar comum não for indicada, o ducto cístico é dissecado e seccionado (**FIGURA 31**) e amarrado, a menos que uma colangiografia seja planejada através do ducto cístico. Após inspeção minuciosa da área em busca de exsudação, a pinça é removida da margem do fígado. Como a inflamação e/ou circunstâncias técnicas tornaram esse procedimento necessário, a colocação de um dreno deve ser considerada, principalmente se o parênquima hepático tiver sido exposto.

FECHAMENTO A porta hepática e o leito da vesícula biliar são inspecionados quanto à hemostasia. A cultura da bile da vesícula biliar é realizada em pacientes com suspeita de infecção. No caso de incisão subcostal direita, a fáscia é fechada em dois planos, utilizando uma sutura contínua com fio monofilamentar lentamente absorvível. A pele é suturada. A maioria dos cirurgiões não utiliza drenos a menos que uma infecção significativa esteja presente ou exista preocupação com lesão biliar.

CUIDADOS PÓS-OPERATÓRIOS Um tubo nasogástrico pode ser benéfico por 1 ou 2 dias em caso de infecção, íleo paralítico ou debilidade significativos. Os antibióticos perioperatórios devem ser interrompidos dentro de 24 horas, a não ser que o paciente tenha uma infecção que exija tratamento. A tosse e a deambulação são incentivadas imediatamente. A dieta é gradualmente liberada, de acordo com a tolerância do paciente, e a fluidoterapia é mantida até o paciente tolerar a ingestão adequada. ■

Capítulo 74 Colecistectomia Aberta   283

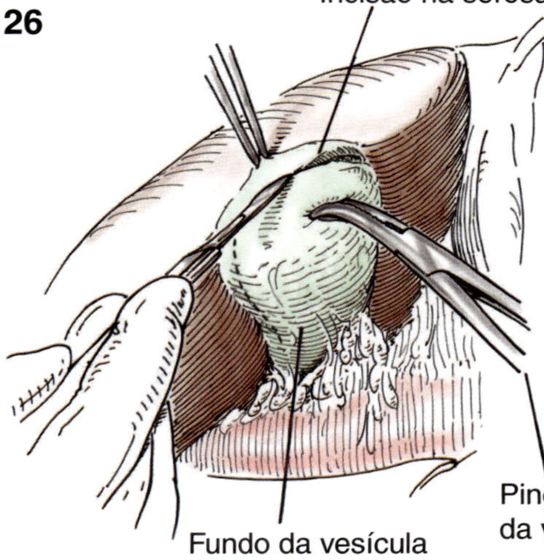

Colecistectomia fundo-cística

26 — Incisão na serosa — Fundo da vesícula biliar edematosa — Pinça no fundo da vesícula biliar

27 — Incisão na serosa — Aderências — Duodeno

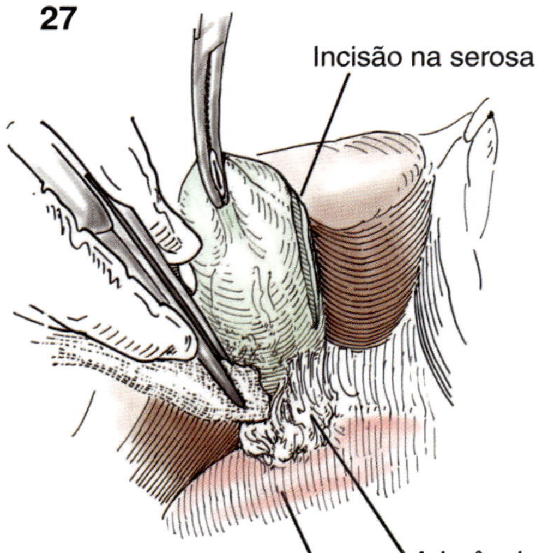

28 — Porção da serosa da vesícula biliar retida

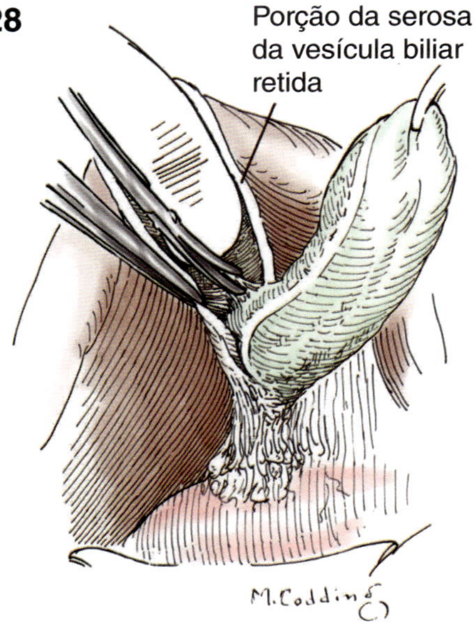

M.Codding

29 — Ducto cístico

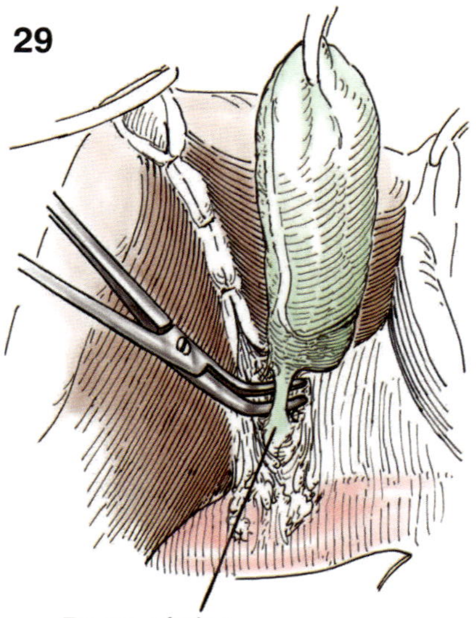

30 — Artéria cística

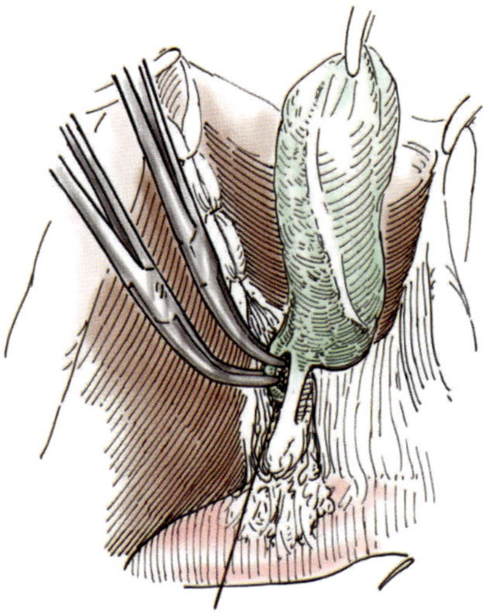

31 — Artéria cística com ligadura

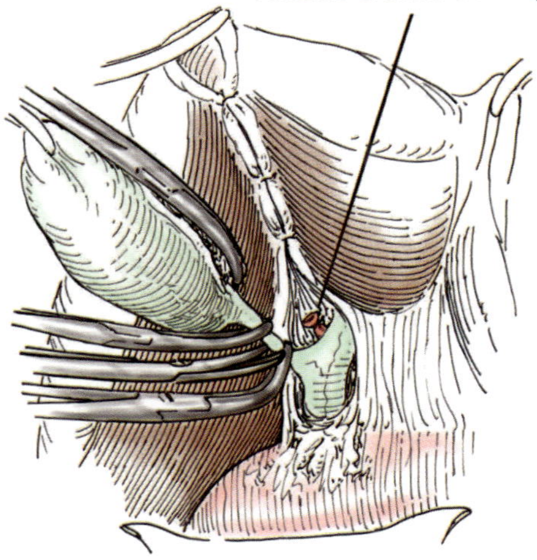

CAPÍTULO 75

EXPLORAÇÃO ABERTA DO DUCTO COLÉDOCO

INDICAÇÕES A exploração do ducto colédoco deve ser realizada em todos os pacientes com cálculos no colédoco que não tenham respondido ou que não sejam candidatos à terapia endoscópica e que não apresentem condições clínicas que proíbam uma intervenção cirúrgica. Outros tratamentos, como a litotripsia extracorpórea por ondas de choque e soluções de dissolução, não estão amplamente disponíveis e apresentam eficácia limitada. A colangiografia percutânea trans-hepática (CPT), a litotripsia eletro-hidráulica e a litotripsia a *laser* podem ser úteis em um pequeno número de pacientes selecionados que não sejam candidatos à cirurgia ou à terapia endoscópica. A exploração laparoscópica do ducto colédoco, a exploração aberta do ducto colédoco e a colangiopancreatografia retrógrada endoscópica (CPRE) pós-operatória com retirada dos cálculos são opções para o tratamento de cálculos do colédoco identificados na colangiografia intra-operatória, e a tomada de decisão deve ser orientada por considerações específicas do paciente, treinamento e experiência do cirurgião e disponibilidade de especialistas em endoscopia.

A exploração aberta do ducto colédoco continua sendo uma importante técnica, que deve fazer parte do arsenal de todo cirurgião gastrintestinal para o tratamento de doenças hepatobiliares. A exploração aberta do colédoco pode ser realizada em pacientes que necessitem de colecistectomia aberta, pacientes que apresentaram fracasso ou complicações da exploração laparoscópica do ducto colédoco e em circunstâncias nas quais o equipamento, a experiência e/ou os recursos necessários sejam limitados. A **FIGURA 1** mostra de modo esquemático as localizações mais comuns dos cálculos.

PREPARO PRÉ-OPERATÓRIO Os distúrbios metabólicos associados à hiperbilirrubinemia no contexto da coledocolitíase representam desafios significativos que devem ser abordados antes da intervenção cirúrgica. A coagulopatia deve ser corrigida com vitamina K e hemoderivados, e antibióticos devem ser administrados para sepse ou colangite. Exames pré-operatórios apropriados devem ser obtidos (p. ex., estudos laboratoriais, radiografia de tórax e eletrocardiograma) conforme indicado. Os pacientes devem ser bem hidratados e devem ser corrigidos quaisquer desequilíbrios eletrolíticos. Intervenções não cirúrgicas, quando equipamentos e especialistas estiverem disponíveis, devem ser considerados. Colangiografia via transparieto-hepática para descompressão foi amplamente substituída por CPRE, que permite a extração endoscópica dos cálculos, esfincterotomia e/ou colocação de *stent* para aliviar a obstrução.

ANESTESIA Recomenda-se a anestesia geral com intubação endotraqueal. Deve-se evitar os agentes anestésicos com suspeita de causar hepatotoxicidade.

PREPARO OPERATÓRIO A pele é preparada de modo habitual. São administrados antibióticos profiláticos adequados antes da realização da incisão. Então uma pausa cirúrgica (*time out*) é executada.

INCISÃO E EXPOSIÇÃO O abdome é mais comumente aberto por meio de uma incisão subcostal no quadrante superior direito, embora um acesso mediano também seja aceitável. O uso de afastadores de autorretenção facilita enormemente a visualização. A parte proximal do ducto cístico deve ser ligada para evitar a migração dos cálculos biliares da vesícula para o ducto e o ducto colédoco. O fígado deve ser afastado superiormente, o duodeno, inferiormente, enquanto o estômago é afastado para a esquerda.

DETALHES DA TÉCNICA A vesícula biliar, se presente, deve ser removida conforme descrito no Capítulo 74. A dissecção é realizada na face anterolateral do ducto biliar comum. O peritônio sobrejacente ao colédoco no ligamento hepatoduodenal é incisado distalmente ao ducto cístico (**FIGURA 2**). Pode-se realizar a aspiração de bile do ducto colédoco para confirmar a anatomia e evitar qualquer lesão vascular inadvertida (**FIGURA 3**). Então, são colocadas suturas de contenção com fio monofilamentar absorvível 4-0 no ducto colédoco, logo acima do nível do duodeno, e o ducto é aberto longitudinalmente com bisturi, preservando o suprimento sanguíneo lateral (**FIGURA 4**). A tração sobre essas suturas pode facilitar a visualização do conteúdo do ducto e a sua instrumentação (**FIGURA 5**). Em seguida, a coledocotomia pode ser ampliada com tesoura de Potts por um comprimento de aproximadamente 1,5 cm. Os cálculos podem ser inicialmente extraídos utilizando uma cureta ou pinça delicadamente inserida no ducto colédoco. Se isso não for possível, pode-se realizar a extração com balão por meio de cateter de Fogarty, limpando a parte proximal do ducto antes da parte distal. Esses cateteres são menos traumáticos do que pinças metálicas e podem ser preferidos. A irrigação com soro fisiológico pode facilitar a retirada de restos fragmentados por lavagem (**FIGURAS 6** e **7**). A coledocoscopia com cesto de coleta para cálculos pode ser realizada no caso improvável de fracasso da extração com balão.

Uma vez que todos os cálculos tenham sido removidos do trato biliar, um dreno em T 14 F ou maior deve ser colocado e fixado usando suturas absorvíveis de monofilamento 4-0 interrompidas (**FIGURAS 8** e **9**). A linha de sutura é testada pela injeção de soro fisiológico através do dreno em T (**FIGURA 10**). A finalização da colangiografia com dreno em T sempre deve ser realizada antes do fechamento, de modo a confirmar a permeabilidade do ducto e descartar a possibilidade de extravasamento biliar. A esfincteroplastia transduodenal ou coledocoduodenostomia podem ser realizadas para cálculos que não possam ser recuperados por meio da exploração aberta do ducto biliar comum (EADC). No período pós-operatório, cálculo retido pode ser acessível à extração percutânea através de um trato maduro do dreno em T.

FECHAMENTO O fechamento do leito da vesícula biliar pode ser realizado conforme ilustrado na **FIGURA 11**, porém não é habitualmente necessário. Um dreno de Silastic® de aspiração com sistema fechado é introduzido pelo forame de Winslon até a bolsa de Morison (ver **FIGURA 11**). O cateter e o dreno são exteriorizados através de uma contra-abertura em um nível que evite a angulação aguda do dreno ou do tubo em T (ver **FIGURA 9** no Capítulo 76). O dreno é fixado à pele do abdome com sutura cutânea e esparadrapo. O abdome é fechado de modo habitual.

CUIDADOS PÓS-OPERATÓRIOS Se houver perda excessiva de bile, devem-se acrescentar lactato ou bicarbonato de sódio para compensar a perda excessiva de sódio. O equilíbrio hídrico é mantido pela administração diária de aproximadamente 2.000 a 3.000 mℓ de solução lactato de Ringer. O dreno em T é conectado a uma bolsa de drenagem, e registra-se a quantidade drenada no decorrer de um período de 24 horas. Em caso de icterícia com tendência hemorrágica, são administrados hemoderivados e vitamina K. O paciente deambula e volta a uma dieta oral, de acordo com a sua tolerância. Na ausência de colangite, os antibióticos são interrompidos dentro de 24 horas. O dreno em T deve ser pinçado antes da alta, se não houver sinais de colangite, vazamento de bile ou obstrução biliar contínua. Os pacientes devem ser instruídos a irrigar o cateter com 10 mℓ de soro fisiológico estéril 1 a 2 vezes/dia. O dreno com aspiração fechada é retirado em 2 a 5 dias, a não ser que haja drenagem excessiva de bile. O dreno do colédoco pode ser retirado em 28 dias, contanto que a colangiografia com dreno em T revele um sistema ductal normal, sem cálculos retidos. ∎

Capítulo 75 Exploração Aberta do Ducto Colédoco

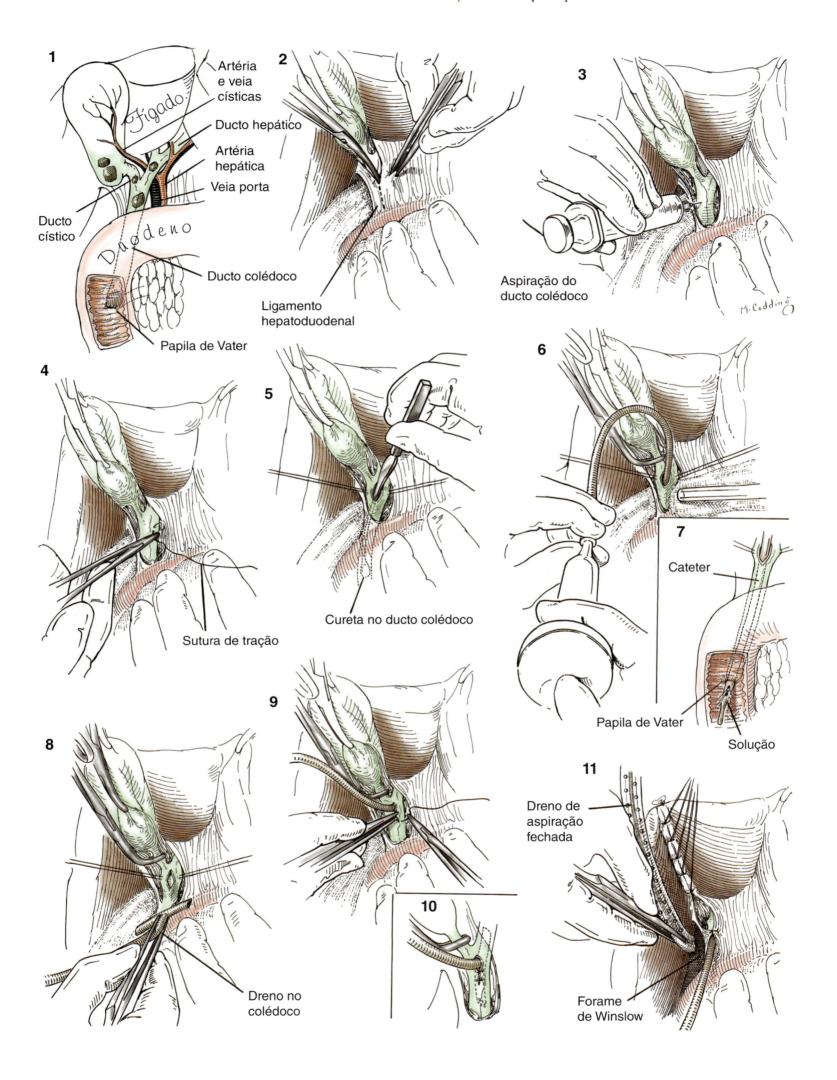

CAPÍTULO 76

EXPLORAÇÃO DO DUCTO COLÉDOCO, TÉCNICA TRANSDUODENAL

DETALHES DA TÉCNICA Algumas vezes, é impossível desalojar um cálculo impactado na ampola hepatopancreática (ampola de Vater) por meio de manipulação cuidadosa e repetida, tornando necessária a realização de um procedimento mais radical. Nessas circunstâncias, o duodeno é mobilizado pela manobra de Kocher, com exposição do ducto colédoco em todo o seu trajeto até a parede do duodeno. Efetua-se uma incisão na parte lateral da fixação peritoneal do duodeno, possibilitando, assim, a mobilização da segunda porção do duodeno (**FIGURA 1**). Após a incisão da fixação peritoneal, realiza-se uma dissecção romba com gaze para afastar o duodeno medialmente. Em certas ocasiões, essa manobra irá expor a parte retroduodenal do ducto colédoco, possibilitando uma palpação mais direta (**FIGURA 2**). Uma sonda de metal romba é introduzida para baixo até o ponto de obstrução, e a localização do cálculo é determinada de modo mais acurado por palpação. Passa-se uma cureta inferiormente até a região da ampola do ducto colédoco, sendo o seu trajeto direcionado de modo cuidadoso com o dedo indicador e o polegar da mão esquerda do cirurgião (**FIGURA 3**). Com os tecidos mantidos firmemente pelo polegar e dedo indicador, é habitualmente possível fragmentar o cálculo impactado com a cureta. Se essa tentativa não tiver sucesso, é necessário abrir a parede anterior do duodeno e expor a ampola da papila (**FIGURA 4**).

Como a abertura do duodeno tende a aumentar o risco de complicações, a sua realização só deve ser considerada após a tentativa de todos os métodos indiretos. De fato, muitos cirurgiões procedem diretamente à coledocoduodenostomia (ver Capítulo 77), particularmente em pacientes com dilatação do ducto colédoco.

Ao exercer uma pressão suave sobre uma sonda uterina ou um cateter de Fogarty biliar introduzido no colédoco, o cirurgião consegue determinar a localização exata da papila por meio de palpação da parede anterior do duodeno. Com a parede duodenal mantida sob tensão com pinça de Babcock ou com suturas de seda, realiza-se uma incisão de 3 a 4 cm de comprimento nessa região, paralelamente ao eixo longitudinal do intestino. Uma duodenotomia transversa também é aceitável se a localização da ampola foi identificada adequadamente, e o fechamento transverso do defeito resultar em menor estreitamento e menor deformidade do duodeno. O campo deve ser totalmente isolado por compressas de gaze, e deve-se manter uma aspiração constante para evitar a contaminação por bile e suco pancreático. Em seguida, são introduzidas pequenas esponjas de gaze superior e inferiormente dentro do lúmen do duodeno para evitar qualquer contaminação adicional. Suturas com longos fios de seda são realizadas em cada uma dessas esponjas, de modo a assegurar a sua retirada subsequente (**FIGURA 5**).

Mesmo nesse ponto, o cálculo pode ser desalojado por meio de palpação direta. Se isso ainda não for possível, a sonda é reintroduzida e dirigida firmemente contra a região da papila, a fim de determinar a direção do ducto, de modo que se possa realizar uma pequena incisão diretamente paralela a ela (ver **FIGURA 5**). Essa incisão aumenta a papila, de modo que o cálculo possa ser espremido ou retirado com pinça fenestrada para cálculo (**FIGURA 6**). Em seguida, verifica-se a permeabilidade do ducto colédoco, introduzindo uma pequena sonda de borracha vermelha macia (8 French) na abertura do ducto colédoco e inferiormente através da papila (**FIGURA 7**). Quaisquer pontos de sangramento a partir da incisão na papila são controlados com suturas separadas de fio absorvível fino 4-0 (ver **FIGURA 7**). O ducto pancreático não precisa ser ocluído por essas suturas. Não se deve fazer nenhum esforço para a reconstrução da papila no seu tamanho original, permitindo que a abertura permaneça aumentada em consequência da incisão. Pode-se realizar uma esfincterotomia ou esfincteroplastia por meio dessa exposição. Essas técnicas envolvem o ducto pancreático, bem como o ducto colédoco.

As pequenas esponjas de gaze que tampam o duodeno são retiradas e o intestino é fechado. O intestino é fechado na direção oposta à da realização da incisão. Isso evita o estreitamento do lúmen do intestino (**FIGURA 8**). O duodeno é normalmente fechado em duas camadas, usando suturas absorvíveis 3-0 interrompidas como uma camada interna de espessura total e suturas de seda interrompidas 3-0 como uma camada externa seromuscular. Esse fechamento precisa ser hermético, de modo a evitar a complicação da fístula duodenal. Coloca-se um dreno em T no ducto colédoco e o duodeno é distendido com soro fisiológico, de modo a assegurar que não haja nenhum extravasamento. Em seguida, um dreno em T nº 14-French é direcionado na abertura inicial do ducto colédoco, e a técnica a partir desse ponto feita conforme descrito no Capítulo 75. Um dreno de Silastic® de aspiração com sistema fechado é introduzido além do forame de Winslow no recesso hepatorrenal (bolsa de Morison) em todos os casos, permanecendo até não haver mais perigo de formação de fístula duodenal. É aconselhável exteriorizar o cateter e o dreno do ducto colédoco por meio de uma contra-abertura lateral à incisão (**FIGURA 9**). É mais seguro evitar o pinçamento do cateter do ducto colédoco, permitindo que ele drene em uma esponja de gaze estéril até que seja fixado a uma bolsa de plástico de drenagem. Efetua-se cultura da bile para o conteúdo de bactérias e antibiograma.

FECHAMENTO O abdome é fechado de modo habitual (ver Capítulo 12).

CUIDADOS PÓS-OPERATÓRIOS Se a perda de bile for excessiva, devemse adicionar lactato de sódio ou bicarbonato para compensar a perda excessiva de sódio. O equilíbrio hídrico é mantido pela administração diária de aproximadamente 2.000 a 3.000 mℓ de solução de lactato de Ringer. O dreno em T é acoplado a uma bolsa de drenagem e registra-se a quantidade de drenagem durante um período de 24 horas. Em caso de icterícia com tendência hemorrágica, são administrados hemoderivados e vitamina K. Os pacientes têm a permissão de deambular e retornar à ingestão, de acordo com a sua tolerância. Os antibióticos são interrompidos dentro de 24 horas. O dreno em T deve ser pinçado antes da alta, se não houver sinais de colangite, vazamento de bile ou obstrução biliar contínua. Os pacientes devem ser instruídos a lavar o cateter com 10 mℓ de soro fisiológico estéril, 1 a 2 vezes/dia. O dreno de Silastic® é retirado em 2 a 5 dias, a não ser que haja drenagem excessiva de bile. O cateter do ducto colédoco pode ser retirado após a realização de colangiografia com dreno em T mostrar um sistema ductal normal. A colangiografia pode ser realizada em 10 a 14 dias, porém mais frequentemente 4 a 6 semanas após a cirurgia. ■

Capítulo 76 Exploração do Ducto Colédoco, Técnica Transduodenal

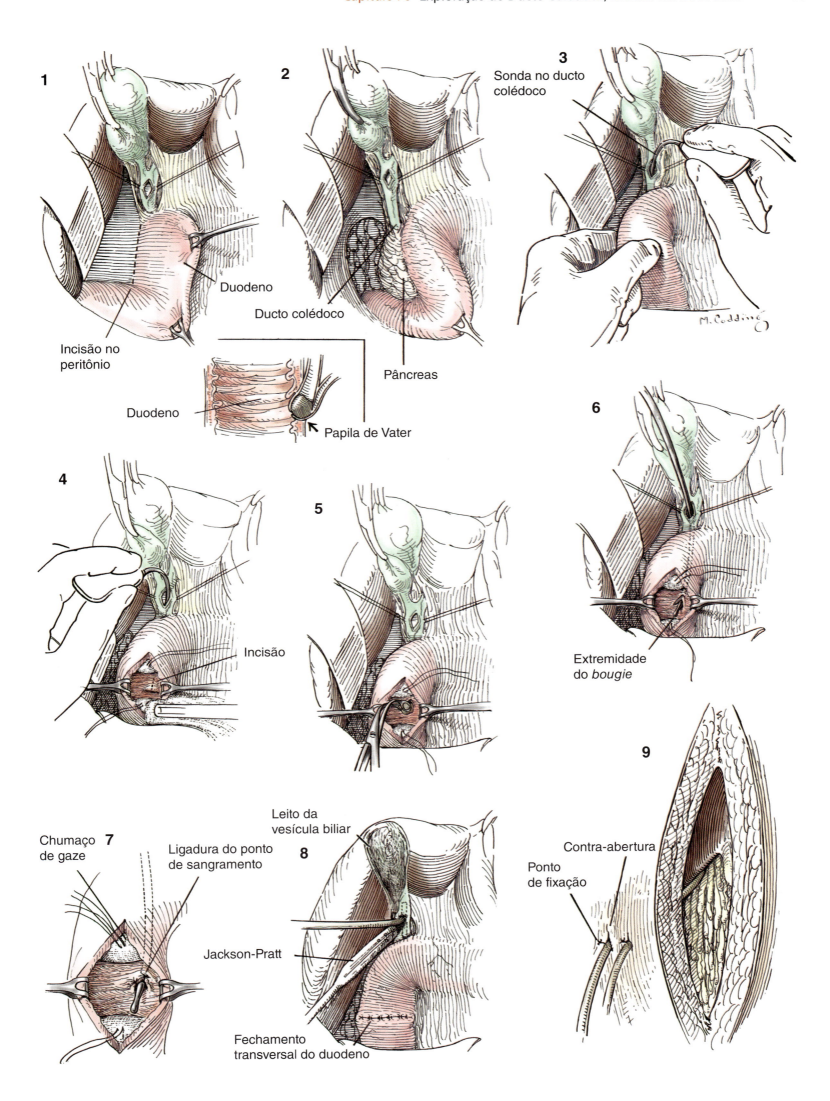

CAPÍTULO 77

COLEDOCODUODENOSTOMIA

INDICAÇÕES A coledocoduodenostomia está indicada para o tratamento de cálculos colédocos primários com ducto colédoco dilatado, assim como estenoses benignas da parte distal do ducto biliar. Ela é preferida por muitos cirurgiões no lugar da abordagem transduodenal para cálculos impactados na ampola. O procedimento não deve ser considerado para ducto colédoco não dilatado, pancreatite recorrente, colangite esclerosante e cálculo do colédoco acessível à retirada endoscópica. A técnica da coledocoduodenostomia em pacientes adequadamente selecionados pode ser muito mais segura, com resultados a longo prazo mais satisfatórios, do que os de procedimentos mais complicados.

PREPARO PRÉ-OPERATÓRIO As considerações, avaliação e otimização pré-operatórias são semelhantes às descritas nos Capítulos 75 e 76. São administrados antibióticos no pré-operatório.

ANESTESIA Prefere-se a anestesia geral. O anestesiologista deve levar em consideração as provas de função hepática, bem como a idade e o estado geral do paciente na escolha do tipo de anestésico a ser administrado.

POSIÇÃO O paciente é colocado em decúbito na mesa cirúrgica, com os pés mais baixos do que a cabeça. Uma leve rotação para o lado do cirurgião pode melhorar a exposição.

PREPARO OPERATÓRIO A pele é preparada desde a parte inferior do tórax até a parte inferior do abdome.

INCISÃO E EXPOSIÇÃO Efetua-se uma incisão subcostal direita ou uma incisão mediana superior. As aderências ao peritônio são cuidadosamente liberadas, incluindo aquelas que tendem a impedir a mobilização do fígado necessária para a exposição do ducto colédoco.

DETALHES DA TÉCNICA Após realizar a exploração geral do abdome, deve-se dispensar atenção especial para o tamanho do ducto colédoco, bem como para qualquer evidência de deformidade ulcerosa ou comprometimento inflamatório agudo da primeira parte do duodeno. Pode-se considerar a realização de uma biopsia de fígado, e obtém-se uma aspiração com agulha da bile do ducto colédoco para cultura, de modo a orientar a antibioticoterapia adequada. O diâmetro do ducto é medido e deve situar-se entre 2 e 2,5 cm. Caso a vesícula biliar não tenha sido retirada anteriormente, ela deve ser excisada, particularmente na ocorrência de cálculos. O ducto cístico e o ducto colédoco são cuidadosamente palpados à procura de possíveis cálculos. Quaisquer cálculos, particularmente na extremidade inferior do colédoco, devem ser retirados quando o ducto colédoco for aberto para a anastomose. Deve-se observar qualquer comprometimento inflamatório do duodeno, visto que pode contraindicar a técnica planejada.

O duodeno e a cabeça do pâncreas devem ser mobilizados por meio de incisão do peritônio, desde a região do forame omental (forame de Winslow) em torno da terceira porção do duodeno (**FIGURA 1**). Todo o duodeno deve ser liberado pela manobra de Kocher e mobilizado ainda mais pela mão colocada por baixo da cabeça do pâncreas.

A face anterior do ducto colédoco é limpa o mais baixo possível. O cirurgião não deve ser tentado a realizar uma anastomose laterolateral conveniente entre o ducto colédoco dilatado e o duodeno, visto que a pequena boca anastomótica resultante determina o fracasso do procedimento. O segredo do sucesso está relacionado com a mobilização adequada do duodeno, o tamanho conveniente da boca anastomótica e, por fim, a triangulação da anastomose, de acordo com a técnica de Gliedman. Esse tipo de anastomose diminui o potencial de desenvolvimento da "síndrome do coletor", devido ao depósito de partículas alimentares e cálculos no segmento cego da extremidade inferior do ducto colédoco.

Antes de realizar a incisão, o duodeno mobilizado é trazido para cima ao lado do ducto colédoco, de modo a assegurar que a anastomose esteja livre de tensão (**FIGURA 2**). Então uma incisão longitudinal de cerca de 2,5 cm é realizada cuidadosamente na porção média do ducto colédoco, abaixo da entrada do ducto cístico. A localização da anastomose naturalmente irá variar, dependendo da anatomia presente. Uma incisão ligeiramente menor é realizada no duodeno adjacente em direção longitudinal (ver **FIGURA 2**).

Convém lembrar que o sucesso inicial dessa operação pode depender da acurácia da aproximação em ângulo reto da incisão vertical do ducto colédoco com a incisão transversal do duodeno. São colocadas três suturas de tração (**A**, **B** e **C**), geralmente usando sutura absorvível de monofilamento 4-0, para assegurar que a incisão vertical do ducto colédoco tenha um comprimento semelhante à incisão transversal do duodeno. Deve-se dispensar atenção especial para a colocação da primeira sutura (ponto médio **A**), que envolve a porção média da incisão no duodeno e o ápice inferior da coledocotomia. Suturas semelhantes (ângulos **B**, **C**) são realizadas em ambas as extremidades da incisão duodenal (**FIGURA 3**). Essas suturas dos ângulos passam de qualquer extremidade da duodenotomia de fora para dentro e de dentro para fora, na porção média da incisão no ducto colédoco.

A tração nessas suturas dos ângulos (**B**, **C**) constata a triangulação da boca anastomótica no ducto colédoco. Podem-se utilizar suturas com fio de absorção tardia ou não absorvível de polipropileno. Deve-se evitar a seda, visto que ela pode resultar em foco de infecção ou formação de cálculos. A colocação adequada dessas suturas iniciais garante a acurácia subsequente da anastomose. A fileira posterior é aproximada utilizando suturas separadas, colocadas a uma distância de 2 a 3 mm. Os nós da fileira posterior estarão dentro da boca anastomótica. É mais adequado para o cirurgião começar em uma extremidade e suturar em direção ao próprio cirurgião. As suturas são fixadas com pinças atraumáticas até completar a fileira. Uma vez completada a fileira posterior, todas as suturas são amarradas e, em seguida, cortadas, exceto as suturas originais nos ângulos (**B**, **C**) (**FIGURA 4**).

Antes de fechar o plano anterior, pode-se passar uma sutura de tração de guia (ponto médio **D**) de fora para dentro da porção média da abertura duodenal, para dentro e para fora do ápice da sutura longitudinal no ducto colédoco. A tração sobre essa sutura garante uma colocação mais acurada das suturas interrompidas para fechamento do plano anterior (**FIGURA 5**). As suturas são então realizadas a uma distância de 2 a 3 mm e mantidas em posição com pinças atraumáticas, com o cirurgião trabalhando em direção a si mesmo. Uma vez realizadas todas as suturas, os nós são amarrados e, em seguida, cortam-se as suturas. As suturas devem ser feitas de modo que os nós estejam fora da fileira anterior (**FIGURA 6**).

Efetua-se uma sutura adicional em cada ângulo para fixar o duodeno à cápsula do fígado, lateralmente (x), ou ao ligamento hepatoduodenal, medialmente (x') (**FIGURA 7**). O platô da boca anastomótica é testado por meio de compressão digital contra a parede do duodeno (**FIGURA 8**). A anastomose deve estar livre de tensão e os ângulos, seguros. Pode-se colocar um dreno Silastic® com sistema de aspiração fechado adjacente à anastomose e até o recesso hepatorrenal (bolsa de Morison).

FECHAMENTO O fechamento da parede abdominal é realizado de modo habitual.

CUIDADOS PÓS-OPERATÓRIOS Na ausência de infecção, os antibióticos perioperatórios são descontinuados em 24 horas. Se houver um débito insignificante pelo dreno de aspiração fechada, é retirado depois de alguns dias. Pode-se indicar uma aspiração nasogástrica por 1 dia ou mais. Progride-se com a dieta, de acordo com a tolerância do paciente. As provas de função hepática devem ser novamente avaliadas, se necessário, durante a recuperação pós-operatória. ■

Capítulo 77 Coledocoduodenostomia

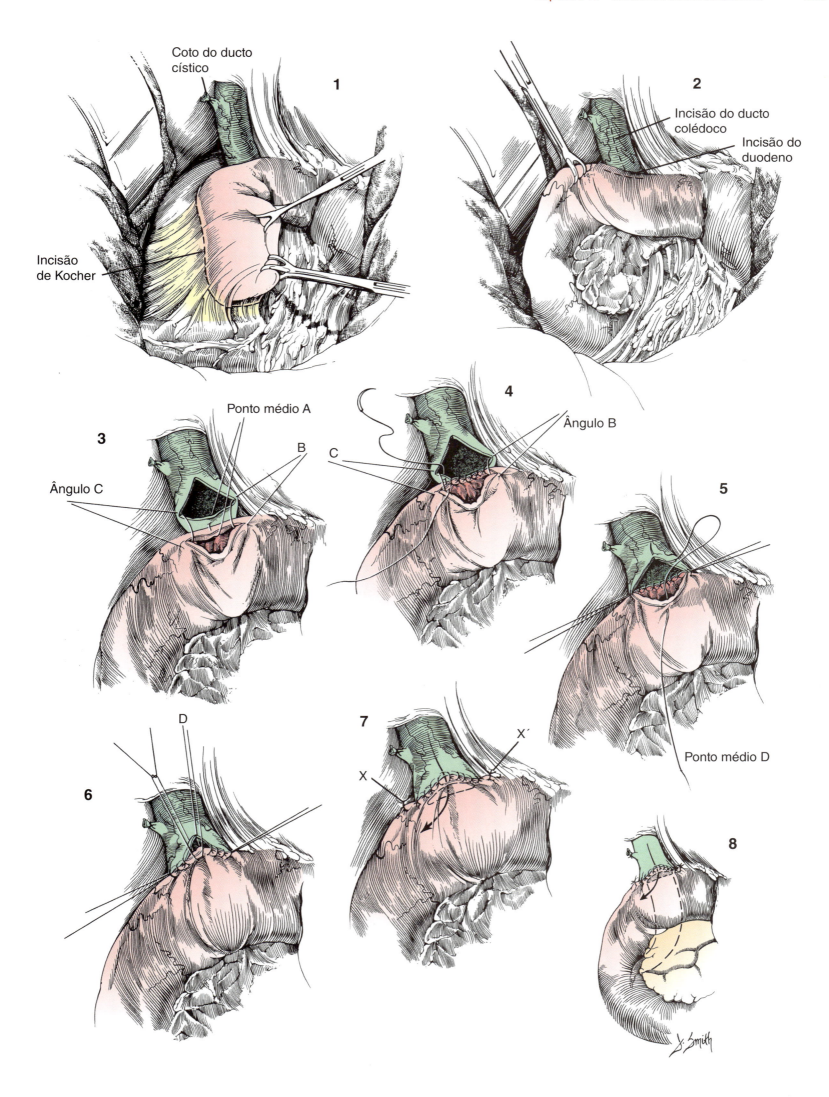

CAPÍTULO 78

COLECISTECTOMIA PARCIAL

INDICAÇÕES Se a colecistectomia, aberta ou laparoscópica, for considerada prejudicial devido à inflamação grave, se a vesícula biliar estiver parcialmente coberta pelo fígado ou se as estruturas na região do ducto cístico não puderem ser identificadas, uma colecistectomia subtotal pode ser o plano de ação mais seguro. A colecistectomia subtotal, também conhecida como *colecistectomia parcial*, também deve ser fortemente considerada para pacientes com cirrose e hipertensão portal, pois as tentativas de remover a parede posterior da vesícula biliar resultarão em hemorragia significativa, que pode ser extremamente difícil de controlar.

Na colecistectomia subtotal, o infundíbulo da vesícula biliar é deixado *in situ*, a fim de evitar lesão inadvertida do ducto biliar no cenário de inflamação grave. A parede posterior da vesícula biliar pode ser mantida fixada ao fígado ou removida parcial ou completamente com o lado peritoneal da parede da vesícula biliar. No entanto, dois tipos diferentes de colecistectomias parciais foram descritos com base no manejo do ducto cístico. Na colecistectomia subtotal fenestrada, o infundíbulo é mantido aberto, embora o ducto cístico possa ser fechado internamente. Já na colecistectomia subtotal reconstituída, o infundíbulo é fechado, geralmente com suturas absorvíveis 3–0. Embora o tipo reconstituído tenha menor incidência de extravasamento biliar, está associado à maior incidência de sintomas recorrentes de colelitíase.

PREPARO PRÉ-OPERATÓRIO Na presença de colecistite aguda, o tratamento pré-operatório depende da gravidade e da duração da crise. A operação precoce é indicada em pacientes atendidos dentro de 48 horas após o início, assim que o balanço hídrico e a cobertura antibiótica forem estabelecidos. Antecipar o grau ou a gravidade da inflamação é útil para o aconselhamento do paciente, assegurando a assistência e a competência necessárias, assim como considerar estratégias terapêuticas alternativas. Achados radiográficos, valores laboratoriais, sinais clínicos (p. ex., febre, sensibilidade e/ou taquicardia), comorbidades do paciente (p. ex., diabetes melito) e a duração dos sintomas podem sugerir a gravidade da inflamação, que pode ser prevista. A colecistostomia percutânea pode ser considerada para pacientes com colecistite grave prevista ou para aqueles que estão muito doentes para tolerar a cirurgia. Esses pacientes podem ser submetidos à colecistectomia em um intervalo de 6 semanas.

ANESTESIA Ver Capítulo 74.

POSIÇÃO O paciente é colocado na posição habitual para a cirurgia da vesícula biliar (ver Capítulo 74). Se for utilizada anestesia local, a posição pode ser modificada ligeiramente para deixar o paciente mais confortável.

PREPARO OPERATÓRIO A pele é preparada da maneira habitual. Em seguida, realiza-se a pausa cirúrgica (*time out*).

INCISÃO E EXPOSIÇÃO A incisão e a exposição são realizadas conforme descrito no Capítulo 74.

DETALHES DO PROCEDIMENTO A colecistectomia parcial pode ser realizada de forma aberta ou laparoscópica. Dada a gravidade da inflamação, que geralmente está presente quando a colecistectomia subtotal é considerada, a abordagem aberta é mais comum e será descrita aqui. Uma combinação de dissecção romba e cortante cuidadosa é utilizada para liberar o omento e outras estruturas da parede da vesícula biliar. É mais seguro esvaziar o conteúdo da vesícula biliar imediatamente para diminuir o volume e para dar mais exposição. Realiza-se uma pequena incisão através da serosa do fundo e introduz-se o trocarte, e o conteúdo líquido é removido por aspiração. São obtidas as culturas. Uma pinça fenestrada é introduzida profundamente na vesícula biliar para remover qualquer cálculo na ampola. A abertura é fechada com uma sutura em bolsa de tabaco, que impede contaminação adicional e serve como tração.

A superfície peritoneal da vesícula biliar é dissecada cuidadosamente até o infundíbulo, que pode estar densamente aderido às estruturas adjacentes (**FIGURA 1**). Cálculos impactados no colo ou no ducto cístico são removidos com pinça fenestrada (**FIGURA 2**). A parede da vesícula biliar para além da margem do fígado é retirada, e quaisquer pontos de sangramento são controlados com eletrocautério ou suturas interrompidas. A mucosa na porção retida da cabeça da vesícula biliar é cauterizada. De modo alternativo, o corpo e o fundo da vesícula biliar podem ser separados do fígado adjacente em um padrão de abordagem de cima para baixo (ver Capítulo 74). Uma vez que a dissecção posterior se aproxime do infundíbulo, a vesícula biliar deve ser seccionada, deixando o colo da vesícula biliar no lugar (**FIGURA 3**).

Se for possível cateterizar o ducto cístico com um pequeno cateter, então a colangiografia pode ser realizada, quando indicado. Para colecistectomia subtotal fenestrada, o infundíbulo é deixado aberto, mas o ducto cístico pode ser cuidadosamente fechado por dentro do lúmen da vesícula biliar em forma de bolsa de tabaco com fios de sutura absorvíveis (**FIGURA 4**). Isso é feito para minimizar o risco de extravasamento biliar pós-operatório. Na realidade, o ducto cístico é frequentemente ocluído no quadro de colecistite aguda, e isso pode não ser necessário. Na colecistectomia subtotal reconstituída, o infundíbulo é fechado. Se a vesícula biliar puder ser dissecada com segurança e completamente do leito hepático, então é possível realizar o fechamento do infundíbulo utilizando suturas interrompidas com fios absorvíveis 3–0 durante a dissecção da vesícula (ou com um grampeador linear no momento da divisão da vesícula biliar; **FIGURA 5**). Se a parede posterior da vesícula biliar não puder ser removida com segurança, então a reconstituição pode ser realizada pela parede anterior do remanescente da vesícula biliar até a sua parede, deixando uma parte de sua mucosa exposta (**FIGURA 6**). Nenhuma tentativa é feita em quaisquer das versões para dissecar o hilo hepático a fim de isolar a artéria ou o ducto cístico. Após qualquer procedimento, recomenda-se deixar um dreno de aspiração fechada no leito operatório.

FECHAMENTO O abdome é fechado de modo habitual. Os drenos devem ser exteriorizados através de contra-aberturas separadas.

CUIDADOS PÓS-OPERATÓRIOS A descompressão nasogástrica raramente é necessária. Os pacientes devem ser tratados com um regime terapêutico de 5 a 7 dias de antibióticos de amplo espectro, e culturas intraoperatórias podem ser utilizadas para orientar a terapia. Testes de função hepática devem ser monitorados. A dieta avança de acordo com a tolerância do paciente, e a fluidoterapia é mantida até que os pacientes possam tolerar a ingestão oral adequada. Os drenos devem permanecer até que o débito seja mínimo. Uma colangiografia por colangiopancreatografia por ressonância magnética ou colangiopancreatografia retrógrada endoscópica deve ser considerada em pacientes com drenagem biliar persistente ou valores elevados das provas de função hepática, embora a maioria dos casos de extravasamento biliar ocorra sem a necessidade de intervenção. ■

Capítulo 78 Colecistectomia Parcial

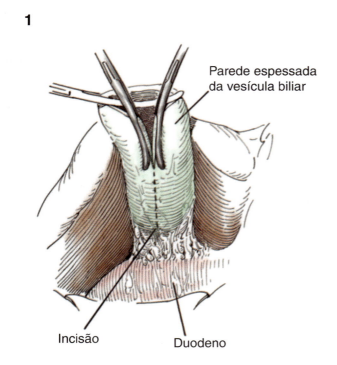

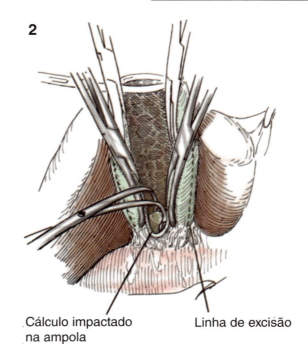

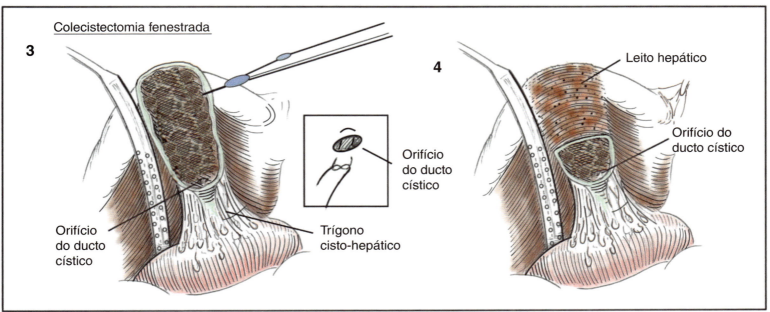

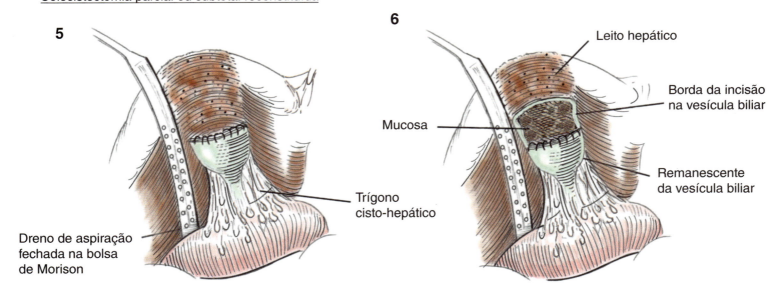

CAPÍTULO 79

COLECISTOSTOMIA

INDICAÇÕES A colecistostomia, apesar de não ser reconhecida como tratamento de rotina para a colelitíase, pode ser uma técnica que irá salvar a vida do paciente. A colecistostomia é indicada para o manejo da colecistite aguda calculosa ou acalculosa em pacientes com comorbidades médicas que impeçam a colecistectomia segura ou, devido ao momento da apresentação do paciente, quando houver previsão de inflamação grave para tornar a colecistectomia imediata insegura. Hoje em dia, a colecistostomia é habitualmente realizada sob orientação de uma técnica de imagem por via percutânea. No entanto, a colecistostomia cirúrgica pode ser necessária em algumas situações. As duas principais indicações para colecistostomia cirúrgica são a falta de equipamento ou experiência para realizar a colecistostomia percutânea, além de achados intraoperatórios no momento da colecistectomia planejada que tornam perigosas novas tentativas de remoção da vesícula biliar.

PREPARAÇÃO CIRÚRGICA A pele é preparada e coberta. Em seguida, uma pausa cirúrgica (*time out*) é executada.

INCISÃO E EXPOSIÇÃO Realiza-se uma pequena incisão, com a porção média diretamente sobre o ponto máximo de hipersensibilidade no quadrante superior direito. Em certas ocasiões, quando são encontradas dificuldades técnicas inesperadas ou inflamação mais grave do que o previsto, a operação é realizada por meio de incisão subcostal direita padrão. As aderências não são dissecadas da superfície inferior da vesícula biliar, a não ser que se possa realizar uma colecistectomia (**FIGURA 1**).

DETALHES DA TÉCNICA O fundo é isolado com compressa antes da evacuação do conteúdo. Realiza-se uma incisão através da serosa do fundo saliente (**FIGURA 2**). Um trocarte é inserido para retirar o conteúdo líquido (**FIGURA 3**). A aspiração é mantida adjacente à incisão no fundo, à medida que se retira o trocarte. Efetua-se rotineiramente uma cultura. A parede edemaciada é então pinçada com pinça de Babcock, e a abertura é ampliada (**FIGURA 4**). Efetua-se uma sutura em bolsa de tabaco com fio absorvível fino em torno da abertura no fundo, a fim de controlar o sangramento e

fechar o fundo em torno do dreno. Qualquer líquido ou resíduo que permaneça no lúmen da vesícula biliar é retirado por aspiração. Como existe habitualmente um cálculo impactado no colo da vesícula biliar, deve-se fazer um esforço para retirá-lo de modo a possibilitar a drenagem da vesícula biliar. Uma pequena cureta flexível, como a cureta hipofisária Cushing, é direcionada para baixo até o colo (**FIGURA 5**). Se a cureta não conseguir desalojar os cálculos, utiliza-se uma pinça fenestrada. O lúmen da vesícula biliar é repetidamente lavado com soro fisiológico. Uma pequena sonda de borracha ou uma sonda de fixação por cogumelo é introduzida no lúmen da vesícula biliar e fixada com sutura separada com fio de seda (**FIGURAS 6 e 7**), ou pode-se utilizar um cateter de Foley. A sutura em bolsa de tabaco previamente realizada é amarrada firmemente em torno do dreno (**FIGURA 7**). Se a inflamação for grave, se for constatada ocorrência de abscesso ou se houver contaminação em torno da parede, coloca-se um dreno de aspiração fechada ao longo da parede da vesícula biliar. Deve-se descomprimir o ducto colédoco se houver suspeita de colangite supurativa.

FECHAMENTO São dados pontos para fixar o fundo ao peritônio sobrejacente, de modo a evitar a contaminação da cavidade peritoneal, antes do isolamento da área (**FIGURA 8**). Efetua-se um fechamento de rotina. Após a aplicação de um curativo estéril, o dreno é fixado à pele com uma sutura ou fita adesiva e conectado a uma bolsa de drenagem.

CUIDADOS PÓS-OPERATÓRIOS Devem-se administrar antibióticos por 5 a 7 dias após a drenagem. Enquanto o tubo de drenagem estiver em posição, pode-se injetar um meio de contraste e pode-se realizar uma colangiografia à procura de evidências de cálculos não detectados. Se o paciente estiver em boa condição e a recuperação pós-operatória não for complicada, pode-se realizar uma colecistectomia subsequente por meio da ferida original dentro de 6 semanas. Não se recomenda uma operação secundária após colecistostomia em pacientes com risco extremamente alto. Para pacientes de alto risco que sobrevivam ao ataque de colecistite, o tubo de colecistostomia pode ser retirado se a colangiografia através do cateter demonstrar um ducto cístico permeável com fluxo adequado do meio de contraste no duodeno. ■

Capítulo 79 Colecistostomia

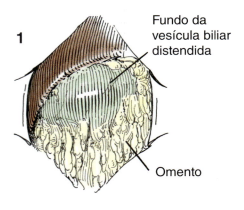

1 Fundo da vesícula biliar distendida
Omento

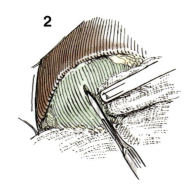

2

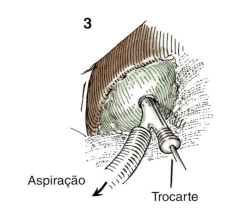

3
Aspiração
Trocarte

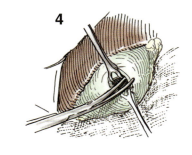

4

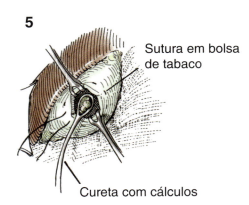

5
Sutura em bolsa de tabaco
Cureta com cálculos

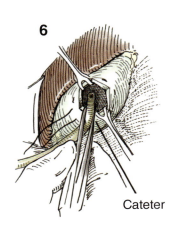

6
Cateter

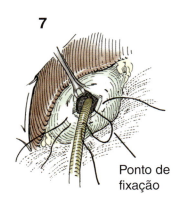

7
Ponto de fixação

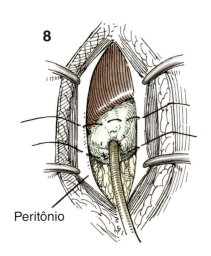

8
Peritônio

CAPÍTULO 80

HEPATICOJEJUNOSTOMIA EM Y DE ROUX

INTRODUÇÃO A hepaticojejunostomia em Y de Roux é indicada para reconstrução biliar em casos de estenose benigna do ducto biliar, para lesão do ducto biliar durante a colecistectomia, quando a coledocoduodenostomia (ver Capítulo 77) não é possível ou como parte da reconstrução gastrintestinal padrão para cirurgias oncológicas (p. ex., pancreatoduodenectomia ou hepatectomia estendida para câncer de ducto biliar).

PREPARO PRÉ-OPERATÓRIO Os pacientes devem receber nutrição otimizada sem evidência de colangite ou sepse. É essencial ter atenção ao histórico de operações abdominais prévias, à presença de variações anatômicas biliares e à localização dos *stents* biliares. Antibióticos pré-operatórios são indicados antes da incisão.

PREPARO OPERATÓRIO A pele é preparada e coberta. Então, uma pausa cirúrgica (*time out*) é executada.

INCISÃO E EXPOSIÇÃO A cirurgia pode ser executada através de uma linha mediana ou de uma incisão subcostal direita ou subcostal bilateral. Depois de entrar no abdome e seccionar o ligamento redondo, insere-se um afastador autostático para maximizar a exposição.

DETALHES DO PROCEDIMENTO A atenção é dirigida primeiramente ao quadrante superior direito. Quaisquer aderências entre o duodeno e o hilo do fígado são manipuladas cuidadosamente por dissecção cortante e romba

(**FIGURA 1**). Se não foi executada anteriormente, a colecistectomia é realizada prioritariamente (ver Capítulo 74). O coto do ducto cístico pode, então, ser utilizado para identificar o ducto colédoco (ou ducto biliar comum). Se a colecistectomia foi realizada anteriormente, uma dissecação cuidadosa deve ser feita para identificar o ducto biliar. Normalmente, é mais fácil iniciar a dissecação bem lateralmente e liberar a superfície superior do lobo direito do fígado a partir do duodeno, da flexura direita do cólon e do omento aderentes. A segunda porção do duodeno pode ser mobilizada medialmente (manobra de Kocher; **FIGURA 2**), se for necessária exposição adicional. Na presença de cirurgia prévia ou extravasamento de bile, o tecido cicatricial ao redor da porta do fígado pode obscurecer o sistema ductal biliar. É melhor acessar o ducto pelo lado lateral. Identificar o coto do ducto cístico é útil para delinear a localização da árvore biliar e facilitar a dissecção. A parte superior do ducto dilatado pode ser verificada por aspiração da bile através de uma agulha de calibre 25 (**FIGURA 3**). A colangiografia também pode ser realizada. Uma vez identificado o ducto biliar comum, ele deve ser cuidadosamente circundado imediatamente na posição cefálica em relação à origem do ducto cístico. O cirurgião deve ter cuidado para não lesionar a artéria hepática direita, que, muitas vezes, segue diretamente posterior ao ducto hepático comum (**FIGURA 4**). Deve-se fazer um esforço para liberar toda a circunferência do ducto hepático proximal, com a finalidade de criar uma anastomose termino-lateral com o jejuno. **CONTINUA** ▶

Capítulo 80 Hepaticojejunostomia em Y de Roux

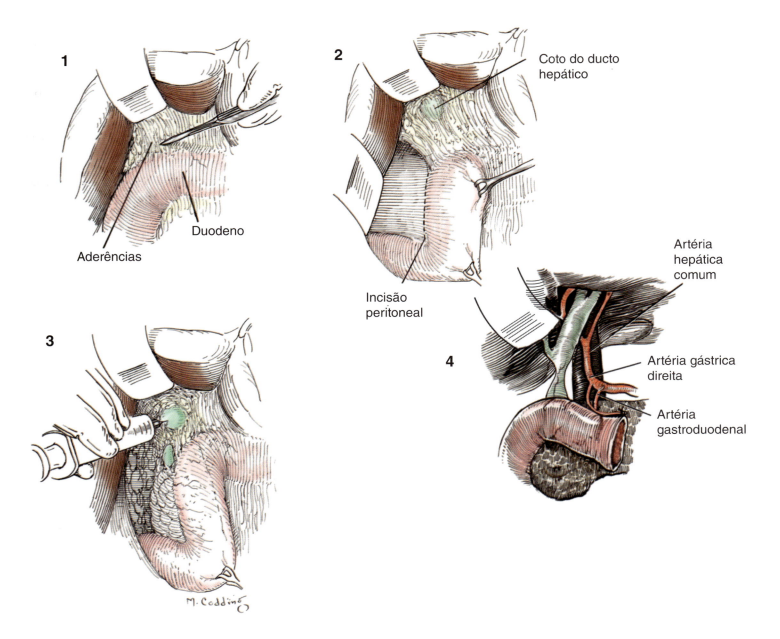

DETALHES DO PROCEDIMENTO `CONTINUAÇÃO`

Em geral, uma configuração em Y de Roux consiste em um ramo de Roux que é trazido para o abdome superior para anastomose no órgão de interesse e se une a um ramo aferente por meio de uma jejunojejunostomia, resultando em um ramo eferente ou canal comum (FIGURA 5). Nessa configuração, o ramo de Roux é considerado *desfuncionalizante*, visto que o conteúdo entérico não passará por ele. O cólon transverso é retraído cefalicamente para identificar o ligamento de Treitz. O jejuno proximal é mensurado aproximadamente 20 a 30 cm distal ao ligamento de Treitz e, então, seccionado entre pinças intestinais ou com um grampeador linear (FIGURAS 6 e 7). O mesentério interveniente é parcialmente dividido para permitir que o intestino seja colocado sem tensão no quadrante superior direito, o que garante, ao mesmo tempo, a manutenção adequada do suprimento sanguíneo em ambas as extremidades do intestino (FIGURA 7). A janela é feita no mesocólon transverso à direita dos vasos cólicos médios do paciente (FIGURA 8), e o jejuno distal é trazido através dela em direção à porta do fígado. Isso contrasta com a abertura usual feita no mesocólon à esquerda dos vasos cólicos médios do paciente quando uma alça de Roux é trazida para uso na região gástrica. Uma jejunojejunostomia é então desenvolvida aproximadamente 45 cm distal ao longo do ramo de Roux até o segmento proximal do jejuno (FIGURA 9). Observe que o X nas FIGURAS 6, 7 e 8 se refere à extremidade com incisão da alça aferente ou jejuno proximal, que pode ser realizada com sutura manual ou grampeada, mas deve-se tomar cuidado para garantir que não haja torção do mesentério antes de criar a anastomose. `CONTINUA`

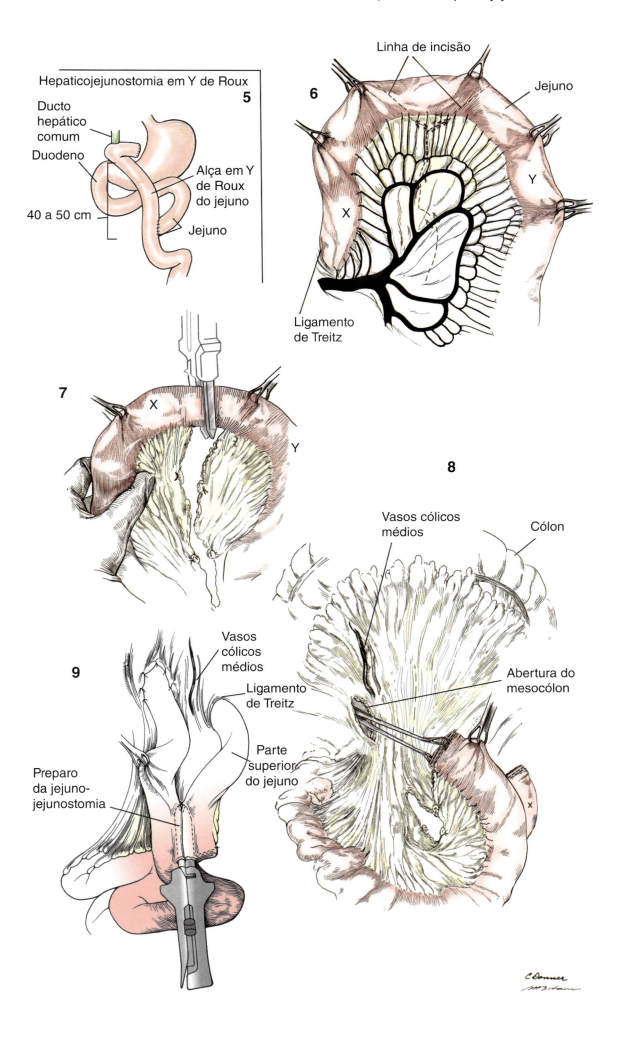

DETALHES DO PROCEDIMENTO `CONTINUAÇÃO` Em seguida, cria-se uma hepaticojejunostomia ducto-mucosa. O ramo de Roux do jejuno é aproximado do ducto biliar sem tensão. Se ainda não tiver sido realizado, o ducto biliar é seccionado, e a bile é aspirada para manter o campo operatório seco. Cria-se uma anastomose jejunal ducto-lateral de camada única. Suturas absorvíveis finas são utilizadas. As suturas de contenção são colocadas primeiramente nas posições de 3 e 9 horas (FIGURA 10). Em seguida, a fileira anterior de suturas é colocada de fora para dentro apenas no ducto. As suturas são suspensas em pequenas pinças hemostáticas individuais com as agulhas intactas. Isso é chamado de *fileira anterior suspensa*, e a retração superior dessas suturas facilita a exposição enquanto a fileira posterior é concluída (FIGURAS 11 e 12). Na borda antimesentérica do jejuno, cerca de 5 a 10 cm distal à extremidade seccionada do intestino, realiza-se uma incisão ligeiramente menor do que a abertura do ducto com eletrocautério (FIGURA 11). A fileira posterior de suturas da anastomose é concluída entre o ducto hepático e o jejuno utilizando suturas interrompidas com nós na parte interna (FIGURA 12). Os nós podem ser mantidos com pinças hemostáticas finas e atados após todas as suturas serem colocadas ou atados à medida que a fileira avança, conforme mostrado na FIGURA 12. Uma vez que a fileira posterior esteja completa, se um cateter trans-hepático tiver sido colocado no pré-operatório, ele agora é reposicionado no intestino, avançando-o através da abertura do ducto biliar e na abertura feita no jejuno. Finalmente, as suturas anteriores suspensas são colocadas em espessura total através do jejuno e atadas para completar a fileira anterior (FIGURA 13). A alça em Y de Roux é fixada firmemente no local abaixo do fígado por várias suturas com fios absorvíveis colocados através da camada seromuscular.

FECHAMENTO A ferida é fechada de modo padrão. Os drenos cirúrgicos podem ser deixados seletivamente, dependendo do risco de deiscência anastomótica.

CUIDADOS PÓS-OPERATÓRIOS Os cuidados pós-operatórios de rotina são realizados com muita atenção aos testes de função hepática. A dieta normalmente progride de acordo com a tolerância, dependendo de se outras cirurgias concomitantes tiverem sido realizadas. ■

Capítulo 80 Hepaticojejunostomia em Y de Roux

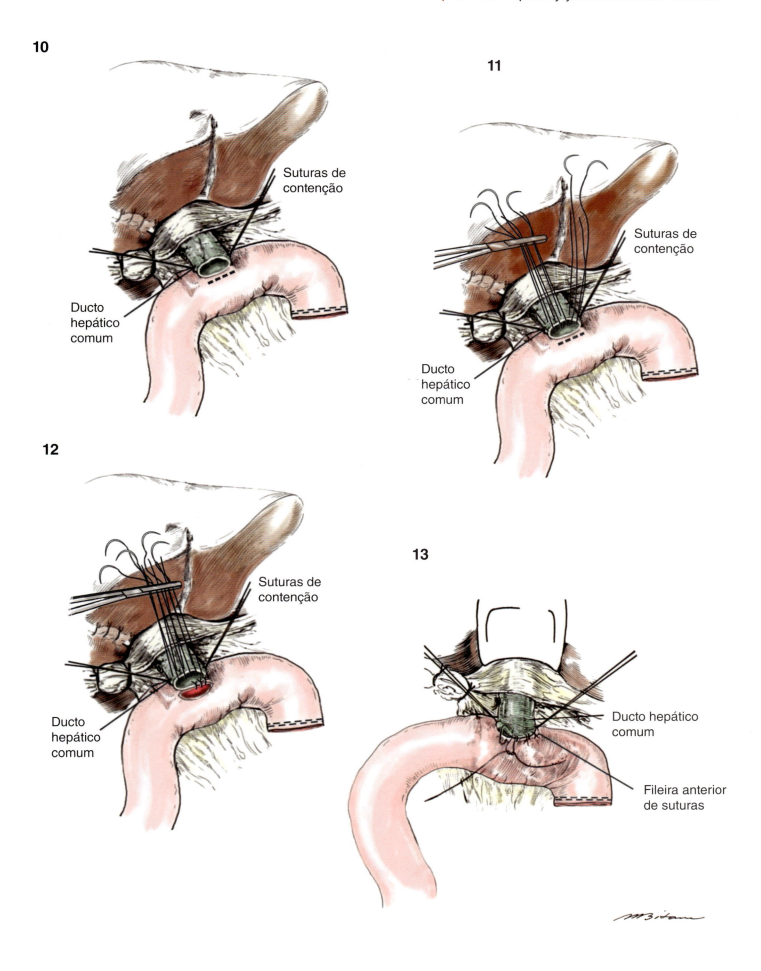

CAPÍTULO 81

Biopsia Aberta de Fígado

INDICAÇÕES Durante uma laparotomia exploratória, não é incomum remover um pequeno fragmento do fígado para exame histológico. A biopsia de fígado pode ser indicada para pacientes que apresentam nódulo de potencial maligno ou doença hepática inesperada.

DETALHES DO PROCEDIMENTO Duas suturas profundas com fios absorvíveis 2–0 (a e b) são colocadas a cerca de 2 cm de distância da borda do fígado (FIGURA 1), utilizando uma agulha do tipo atraumático. A sutura é passada através da borda do fígado e de volta novamente para incluir cerca de metade da distância original (FIGURA 1A). Isso impede que a sutura deslize da margem da biopsia, o que resultaria em sangramento. Essas suturas são amarradas com um nó de cirurgião, que não desliza entre a primeira e a segunda laçadas (ver FIGURA 1A). A sutura deve ser amarrada o mais firmemente possível, sem cortar o fígado, pois a tensão com a qual esses nós são amarrados é um importante fator no procedimento. Essas suturas controlam o suprimento sanguíneo para o parênquima hepático interveniente.

As duas suturas são realizadas a uma distância que não deve ultrapassar 2 cm, penetrando profundamente no parênquima hepático. No entanto, à medida que são amarradas, pelo menos 2 cm de fígado são incluídos na margem livre para aumentar o tamanho da biopsia, conferindo-lhe uma forma triangular. A sutura de colchoeiro adicional (c) pode ser feita na ponta da ferida triangular (FIGURA 2). Após a retirada da biopsia com bisturi (FIGURA 3), a ferida é fechada amarrando-se as suturas (a e b) ou colocando-se uma sutura de colchoeiro adicional (fio absorvível 2–0) (d) além dos limites das suturas originais (FIGURAS 4 e 5). A área da biopsia é coberta com algum tipo de matriz anticoagulante e omento.

Atualmente, é mais comum realizar a biopsia hepática com a ajuda de um dispositivo de biopsia, disponível comercialmente. O uso desse dispositivo reduz o tempo operatório, minimiza o sangramento da borda da incisão no fígado e pode facilitar a obtenção de uma biopsia de lesões parenquimatosas mais profundas, guiada por ultrassonografia. O dispositivo de biopsia por agulha, como a agulha de biopsia Tru-Cut®, é colocado e alinhado ao longo da lesão-alvo com visualização direta ou guiada por ultrassonografia (FIGURA 6). O dispositivo de biopsia é acionado e, em seguida, delicadamente removido do fígado, e o eletrocautério do trajeto da biopsia impede a exsudação da superfície (FIGURA 7). A biopsia tecidual é removida do dispositivo e inspecionada para garantir amostragem adequada, com a repetição da biopsia, se necessário. ■

Capítulo 81 Biopsia Aberta de Fígado 301

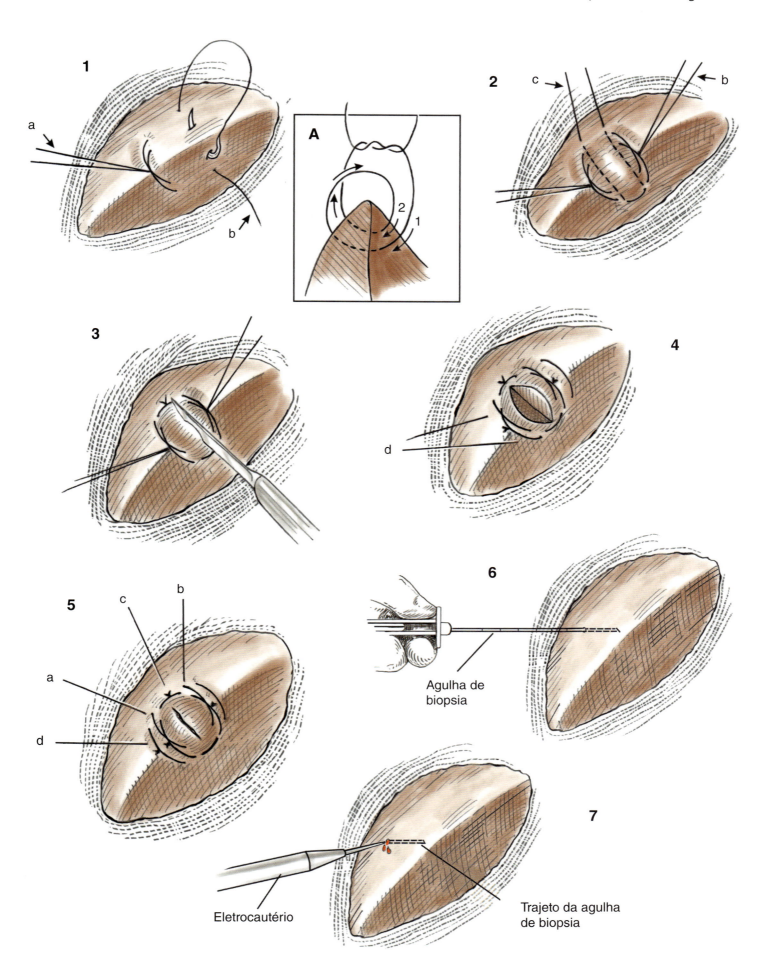

CAPÍTULO 82

ANATOMIA E RESSECÇÕES DO FÍGADO

ANATOMIA CIRÚRGICA DO FÍGADO O fígado é dividido em oito segmentos principais (incluindo o lobo caudado), cada um deles com sua própria tríade portal, que consiste em artéria hepática, veia porta e ramo do ducto biliar. As metades direita e esquerda do fígado são divididas ao longo da divisão medial, definida pela veia hepática intermédia. Essa divisão também é conhecida como *linha principal* (*linha de Cantlie*), que se estende em direção cefálica e obliquamente, desde a parte média da fossa vesicular até o centro da veia cava inferior (**FIGURA 1, A–A'**). O lobo hepático esquerdo é ainda dividido em segmentos medial (segmento 4) e laterais (segmentos 2 e 3) ao longo da fissura umbilical. A divisão lateral esquerda é separada pelo segmento esquerdo (marcada pela veia hepática esquerda) em um segmento cefálico 2 e um segmento caudal 3 (**FIGURA 2**). O lobo hepático direito é separado em segmento anterior direito (segmentos 5 e 8) e segmento posterior direito (segmentos 6 e 7), com base na divisão direita, que é definida pela veia hepática direita. Cada uma dessas divisões é, ainda, dividida em segmentos superiores (7 e 8) e segmentos inferiores (5 e 6) (ver **FIGURA 2**).

Torna-se necessária a compreensão abrangente da anatomia cirúrgica para realizar ressecções hepáticas anatômicas complexas de maneira segura e bem-sucedida. Além disso, é importante entender e prever aberrações e variações da anatomia padrão da artéria hepática, da veia porta e do ducto biliar, que são comuns. Em geral, as estruturas da tríade portal bifurcam-se de maneira seriada e, por fim, levam diretamente a cada um dos oito segmentos. A exceção específica a essa regra é a porção umbilical do ramo esquerdo da veia porta do fígado, pois essa estrutura transpõe a divisão entre os segmentos medial inferior esquerdo (4b) e lateral (3) (**FIGURA 1, $n^{\underline{o}}$ 7**). O influxo para a divisão lateral esquerda surge de pedículos portais pareados (segmentos 2 e 3; **FIGURA 1, $n^{\underline{o}}$ 9, $n^{\underline{o}}$ 10**), ao passo que o influxo para a divisão medial esquerda surge de pedículos portais pareados (segmentos 4a e 4b; **FIGURA 1, $n^{\underline{o}}$ 8, $n^{\underline{o}}$ 12**).

É igualmente importante, nesse ponto, examinar os suprimentos biliares e arteriais dessa área (ver **FIGURA 6**). A artéria e o ducto hepático esquerdo principal prosseguem com as bifurcações esperadas através das divisões superior e inferior do segmento lateral esquerdo, porém o ducto e a artéria no segmento medial esquerdo (**FIGURA 6, $n^{\underline{o}}$ 13**) não se dividem,

mas enviam estruturas longas e pareadas para fora dos segmentos superior e inferior (**FIGURA 6, $n^{\underline{o}}$ 12, $n^{\underline{o}}$ 13**). Em contrapartida, a distribuição da tríade portal para lobo hepático direito é realizada por meio de uma arborização simples, com divisões principais inicialmente nos segmentos anterior e posterior, seguidas de divisões secundárias nos pedículos segmentares superior e inferior (**FIGURA 1, $n^{\underline{o}}$ 2 a $n^{\underline{o}}$ 5**). Vale mencionar que o lobo caudado transpõe os planos de clivagem principal direito e esquerdo e recebe simplesmente seu suprimento portal diretamente dos ramos principais direito e esquerdo da veia porta, das artérias hepáticas e dos ductos biliares. Entretanto, o seu retorno venoso ocorre, em geral, diretamente na veia cava inferior (**FIGURA 1, $n^{\underline{o}}$ 11**).

Em geral, as veias hepáticas seguem o seu trajeto entre os segmentos hepáticos de maneira análoga às veias pulmonares. A veia hepática direita situa-se no plano intersetorial direito entre os segmentos anterior e posterior desse lado (**FIGURA 1, $n^{\underline{o}}$ 14**). A veia hepática esquerda (**FIGURA 1, $n^{\underline{o}}$ 15**) percorre o plano intersetorial esquerdo, dividindo o setor lateral esquerdo nos segmentos superior e inferior, ao passo que a veia hepática intermédia (**FIGURA 1, $n^{\underline{o}}$ 16**) se encontra no plano principal. É imprescindível saber que a veia intermédia é variável na região em que se une à veia hepática esquerda principal, a uma distância de poucos centímetros da junção com a veia cava, e tem duas tributárias principais que cruzam para as áreas inferior anterior direita e inferior medial esquerda (**FIGURA 1, $n^{\underline{o}}$ 17**). A preservação adequada desses canais é, obviamente, importante em ressecções segmentares específicas, pois a oclusão venosa hepática pode resultar em congestão de toda(s) a(s) área(s) envolvida(s). Podem ser observadas duas variantes comuns na terminação da veia hepática intermédia. A primeira é mostrada neste capítulo, no local onde se une à veia hepática esquerda (ver **FIGURA 1**). A outra variação é mostrada na **FIGURA 8** do Capítulo 86, onde apresenta uma entrada na veia cava inferior, que é separada da veia hepática esquerda.

As demais figuras exibem as quatro ressecções hepáticas mais comuns, cujos detalhes específicos são abordados nos Capítulos 83 a 86. Destacam-se os pontos de perigo ao longo da porção umbilical do pedículo esquerdo da veia porta do fígado (**FIGURAS 3 a 5**). É nessas áreas que o cirurgião deve certificar-se da integridade da drenagem venosa hepática antes de seccionar quaisquer ramos venosos principais. ■

Capítulo 82 Anatomia e Ressecções do Fígado 303

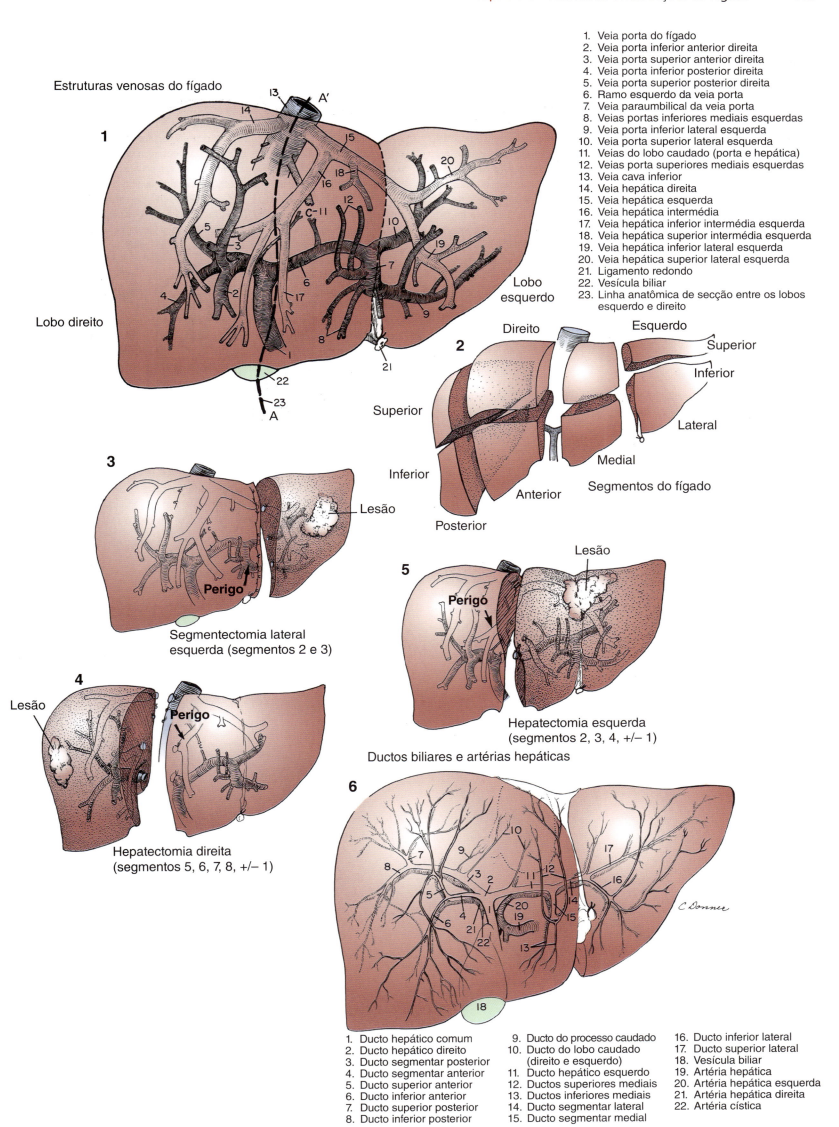

CAPÍTULO 83
RESSECÇÃO LOCAL DE TUMOR HEPÁTICO (NÃO ANATÔMICA)

INDICAÇÕES A ressecção hepática é o tratamento primário para doenças malignas. A ressecção também pode ser indicada para uma variedade de lesões benignas, sobretudo aquelas com potencial maligno ou sintomáticas. Os tumores malignos mais comuns incluem carcinoma hepatocelular, colangiocarcinoma intra-hepático e câncer colorretal metastático. No mundo ocidental, as metástases hepáticas são mais comuns do que os tumores hepáticos primários. A avaliação abrangente do estado geral de saúde, da adequação oncológica e da ressecabilidade anatômica é necessária para a seleção apropriada do paciente. A lesão é considerada ressecável a partir da obtenção de margens negativas, deixando uma quantidade adequada de parênquima hepático funcional com fluxo da artéria hepática e da veia porta do fígado, fluxo venoso de saída e drenagem biliar. Embora as vantagens e desvantagens da ressecção anatômica *versus* não anatômica para vários tipos de tumor estejam além do escopo deste capítulo, geralmente, as ressecções hepáticas não anatômicas são apropriadas para pequenas lesões hepáticas localizadas perifericamente.

PREPARO PRÉ-OPERATÓRIO Os pacientes devem ser avaliados quanto à evidência de disfunção hepática, incluindo avaliação dos testes de função hepática, história de hepatite, consumo de álcool e extensa quimioterapia sistêmica, bem como evidência radiográfica de cirrose e/ou hipertensão portal. A nutrição deve ser otimizada. São administrados antibióticos pré-operatórios.

ANESTESIA Administra-se a anestesia geral endotraqueal. Acessos venosos são colocados em ambos os braços para reposição de líquidos e hemoderivados, se necessário.

POSIÇÃO Os pacientes são colocados em decúbito dorsal na mesa cirúrgica, em uma posição de Trendelenburg reverso.

PREPARO OPERATÓRIO A pele é preparada sobre o tórax e o abdome até o púbis. Então, uma pausa cirúrgica (*time out*) é executada.

INCISÃO E EXPOSIÇÃO A incisão subcostal ampliada ou bilateral pode fornecer uma excelente exposição. De modo alternativo, utiliza-se a incisão mediana ampla, começando no processo xifoide.

DETALHES DO PROCEDIMENTO O peritônio, o intestino delgado, o intestino grosso, o fundo de saco, o mesentério e o omento são investigados para detectar a presença de metástases. O fígado é cuidadosamente inspecionado e palpado bimanualmente. Além disso, o uso de ultrassonografia intraoperatória é obrigatório para avaliação da localização do tumor, para excluir a presença de outros tumores hepáticos e para avaliar a anatomia vascular. Dependendo da localização do tumor a ser excisado, o fígado deve ser adequadamente mobilizado, o que pode envolver a secção dos ligamentos falciforme, coronário e triangular. A fixação do fígado com invasão do tumor no diafragma posteriormente complica a ressecção, que deve ser realizada apenas por mãos experientes.

Utiliza-se uma combinação de ultrassonografia e inspeção visual para delimitar uma margem de 1 a 2 cm ao redor do tumor periférico para a realização da ressecção não anatômica (**FIGURA 1**). Em posição distal e paralela à linha de cauterização, realiza-se uma série de suturas de colchoeiro cromadas profundas, com agulhas ligeiramente curvas, grandes e finas, no tecido hepático para fornecer hemostasia (**FIGURA 2**). Essas suturas cromadas são amarradas com cuidado, para comprimir o tecido hepático sem causar laceração da superfície do fígado. Uma ou mais suturas de tração (A) podem ser colocadas na zona de segurança, entre o tumor e a linha de suturas de compressão. As suturas de tração nunca devem ser feitas através do tumor, devido à possível ocorrência de semeadura. Essas suturas são úteis para suspender o tumor à medida que a dissecção progride (**FIGURA 3**). A tração nessas suturas ajuda a manter uma distância segura da metástase conforme o nódulo tumoral é afastado superiormente. O eletrocautério pode ser utilizado para secção do tecido hepático, bem como para controle da hemorragia. Alguns cirurgiões utilizam o instrumento ultrassônico Aspirador Cirúrgico Ultrassônico Cavitron® (CUSA®, do inglês *Cavitron® Ultrasonic Surgical Aspirator*) para dissecção através do parênquima hepático, ao passo que outros usam uma técnica de pinçamento e compressão para dissecar o fígado e expor estruturas vasculares e biliares. Vários outros dispositivos modernos de energia estão disponíveis e devem ser aplicados a critério do cirurgião.

Quaisquer vasos ou ductos biliares visíveis podem ser fixados com clipes, amarrados ou divididos com dispositivos térmicos (**FIGURA 4**). Uma vez que o espécime é excisado, realiza-se a hemostasia com agentes hemostáticos tópicos, por pressão direta, suturas ou coagulação. A avaliação intraoperatória ou por congelação pode ser feita por um patologista, se clinicamente apropriada. Essa operação pode ser repetida de modo semelhante em pacientes adequadamente selecionados que apresentam múltiplas metástases.

FECHAMENTO Se o campo estiver seco, a drenagem não é necessária (**FIGURA 5**). Caso contrário, drenos de Silastic® para aspiração com sistema fechado são inseridos na área. Se houver extravasamento de bile na superfície do fígado, deve-se fazer um esforço para ligar a área de drenagem e considerar a drenagem por aspiração fechada.

CUIDADOS PÓS-OPERATÓRIOS Alterações significativas nos testes de função hepática são raras após pequenas ressecções não anatômicas, mas devem ser acompanhadas inicialmente. Ressalta-se a aplicação da analgesia pós-operatória, com progressão da dieta de acordo com a tolerância do paciente. ■

Capítulo 83 Ressecção Local de Tumor Hepático (Não Anatômica)

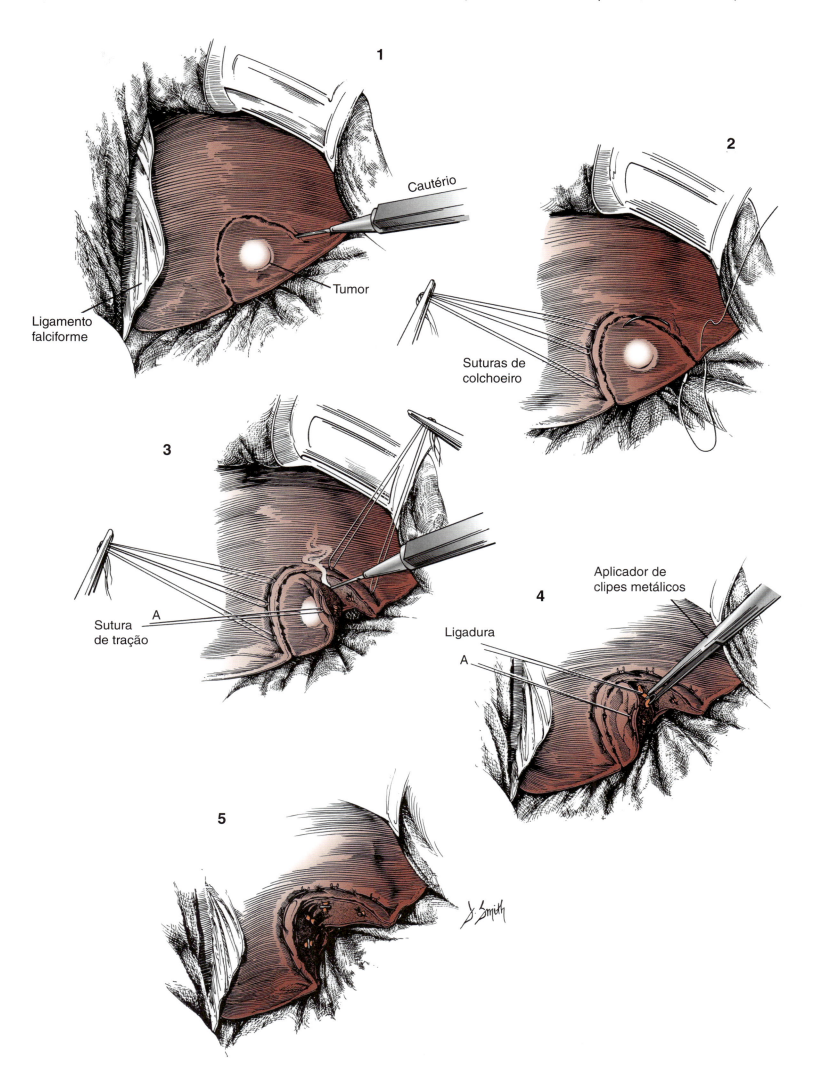

CAPÍTULO 84

Hepatectomia Direita (Segmentos 5 a 8)

INDICAÇÕES A ressecção cirúrgica é o tratamento primário para neoplasias hepáticas. A ressecção pode ser indicada para uma variedade de tumores hepáticos benignos e malignos. Os tumores malignos mais comuns incluem carcinoma hepatocelular, colangiocarcinoma intra-hepático e câncer colorretal metastático. No mundo ocidental, as metástases hepáticas são mais comuns do que os tumores hepáticos primários. Uma avaliação abrangente do estado geral de saúde, estadiamento oncológico e ressecabilidade anatômica é fundamental para a seleção apropriada do paciente. Uma lesão é considerada ressecável se margens negativas puderem ser obtidas, deixando uma quantidade adequada de parênquima hepático funcional com influxo arterial hepático e venoso portal, efluxo venoso e drenagem biliar.

A hepatectomia direita formal é indicada para tumores que envolvam os pedículos proximais de influxo ou efluxo e em que ressecções menores (não anatômicas, segmentectomia, seccionectomia anterior ou posterior) não sejam possíveis. Deve ser dada atenção ao futuro remanescente hepático. O fígado esquerdo restante deve compreender pelo menos 20% do volume hepático total padronizado para pacientes com função hepática normal, 30% naqueles com função hepática comprometida (p. ex., pacientes com comprometimento por quimioterapia sistêmica ou esteatose hepática) e 40 a 50% na presença de cirrose.

PREPARO PRÉ-OPERATÓRIO Os pacientes devem ser avaliados quanto à evidência de disfunção hepática, incluindo avaliação de testes de função hepática, história de hepatite, uso de álcool e quimioterapia sistêmica extensa, bem como evidência radiográfica de cirrose e/ou hipertensão portal. A nutrição deve ser otimizada. Antibióticos pré-operatórios são administrados.

ANESTESIA Há necessidade de anestesia geral com potencial mínimo de lesão hepática.

POSIÇÃO Os pacientes são colocados na mesa com os braços estendidos.

PREPARO OPERATÓRIO Prepara-se a pele do tórax e do abdome, visto que a incisão pode se estender desde a porção inferior do esterno até abaixo do umbigo. Acessos intravenosos de grande calibre bilaterais são fundamentais na previsão de perda substancial de sangue. Com anestesistas experientes, os cateteres venosos centrais não são mais colocados rotineiramente, mas podem ser considerados em casos apropriados. Evitar reanimação intravenosa significativa para manter uma pressão venosa central baixa é fundamental para minimizar a perda de sangue intraoperatória. Uma vez que a transecção do parênquima esteja completa e a hemostasia esteja assegurada, a reanimação volêmica pode ser realizada. Recomenda-se o monitoramento contínuo da pressão arterial. Então, uma pausa cirúrgica (*time out*) é executada.

INCISÃO E EXPOSIÇÃO É feita uma incisão subcostal bilateral liberal ou uma incisão na linha média desde o xifoide até abaixo do umbigo.

DETALHES DA TÉCNICA A extensão do comprometimento tumoral no lobo direito é verificada por meio de inspeção, palpação e ultrassonografia intraoperatória (**FIGURA 1**). A extensão e a localização de todos os tumores são observadas por meio de ultrassonografia diretamente sobre a superfície do fígado. A compreensão da relação das lesões em questão com as principais estruturas vasculares é fundamental para minimizar a perda de sangue.

O fígado é mobilizado pela secção dos ligamentos falciforme e triangular direito, bem como liberação do fígado posteriormente do diafragma (**FIGURA 2**). A artéria cística e o ducto cístico são ligados, e a vesícula biliar é retirada, visto que o seu leito constitui a linha divisória entre os lobos esquerdo e direito do fígado. É mais fácil visualizar o ducto hepático direito após a retirada da vesícula biliar. Uma ampla exposição do ducto hepático direito constitui a maneira mais segura de evitar qualquer interferência na área de confluência do ducto hepático esquerdo.

O ducto hepático direito é seccionado sob visão ampla e duplamente suturado com uma ou mais suturas de transfixação (**FIGURA 3**). Alternativamente, muitos cirurgiões preferem dissecar o ducto hepático dentro do parênquima do fígado, para evitar lesão inadvertida da confluência biliar. Nesse caso, os ductos hepáticos direito e comum são rebatidos para a esquerda do paciente, para expor a artéria hepática direita (**FIGURA 4**). A artéria hepática direita é, então, isolada, ligada e dividida (ver **FIGURA 4**). Muitos cirurgiões preferem testar o clampeamento da artéria hepática direita, garantindo que haja um pulso palpável, antes de seccioná-la. A confirmação do fluxo para o fígado esquerdo também pode ser demonstrada por meio de ultrassonografia. Durante a dissecção nessa região, o cirurgião deve lembrar-se das variações do suprimento sanguíneo arterial entre os lobos direito e esquerdo do fígado.

Os ramos direito e esquerdo da veia porta são claramente expostos antes de o ramo direito da veia porta ser duplamente pinçado com pinça vascular reta de Cooley. Ambas as extremidades da veia porta são suturadas com sutura contínua com fio não absorvível 4-0. Para maior segurança, a extremidade da veia proximal pode ser duplamente fechada com suturas de colchoeiro horizontais (**FIGURA 5a**). Como alternativa, a veia porta direita pode ser seccionada utilizando um grampeador vascular (**FIGURA 5b**).

Deve-se dispensar uma atenção especial para a dissecção da placa hilar, seguida de liberação do ducto hepático esquerdo, artéria hepática esquerda e ramo esquerdo da veia porta a partir da superfície inferior do fígado sobrejacente. Esses vasos entram no fígado pela fissura umbilical. **CONTINUA** ▶

Capítulo 84 Hepatectomia Direita (Segmentos 5 a 8)

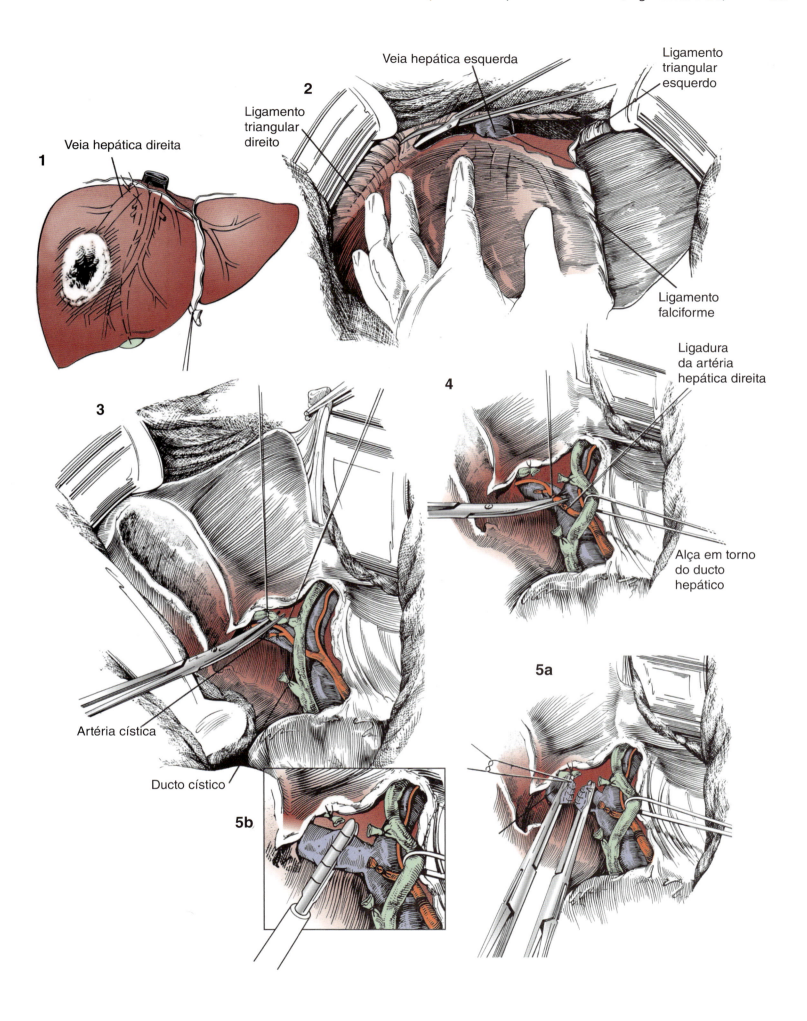

DETALHES DA TÉCNICA CONTINUAÇÃO A mobilização do fígado e o controle do fluxo são, então, concluídos se não tiverem sido feitos antes da dissecção portal. O lobo hepático direito é liberado a partir do diafragma e rodado medialmente, afastando-o do diafragma, com exposição das pequenas veias hepáticas que se comunicam com a veia cava inferior (VCI). Esses pequenos vasos são ligados de modo cuidadoso e firmemente (**FIGURA 6a**). O ligamento da veia cava precisa ser seccionado para expor a borda inferior da veia hepática direita. É preciso ter cautela, visto que uma veia hepática direita acessória pode atravessar esse segmento e drenar para a VCI (**FIGURA 6b**). A veia hepática direita principal é exposta.

Uma alça é passada em torno da veia hepática direita, e o tecido hepático é afastado delicadamente para possibilitar a aplicação de duas pinças vasculares curvas de Cooley na veia. Um segmento suficiente da veia deve se estender além das pinças vasculares, de modo a fixar as extremidades abertas. Uma vez seccionada a veia, são utilizadas duas fileiras de suturas vasculares com fio não absorvível para fixar as extremidades da veia hepática direita (**FIGURA 7a**). Como alternativa, pode-se utilizar um grampeador vascular (**FIGURA 7b**).

A linha côncava de demarcação secundária à ligadura do suprimento sanguíneo pode ser demarcada superficialmente com um eletrocautério. Começando na borda inferior da linha de demarcação, podem ser realizadas suturas de colchoeiro profundas para controlar o sangramento. As suturas de colchoeiro são amarradas para comprimir o parênquima hepático, sem esmagá-lo, o que resultaria em mais sangramento. Após a colocação de três ou quatro suturas de colchoeiro em ambos os lados da extremidade inferior da zona de demarcação, o tecido hepático é seccionado com dissector ultrassônico, unidade de eletrocautério ou outro aparelho (**FIGURA 8**). Os vasos de maior calibre e ramos da veia hepática intermédia podem exigir dupla ligadura. Pode-se obter uma coagulação superficial com aparelho de eletrocautério com feixe de argônio. Como alternativa, pode-se proceder à transecção do parênquima hepático utilizando múltiplas aplicações de um grampeador linear cortante endoscópico com cargas vasculares. Essa abordagem só deve ser usada após mapeamento bem definido da anatomia vascular interna utilizando a sonda de ultrassom. Após controle de todo o sangramento e extravasamento de bile (**FIGURA 9**), o omento pode ser trazido para cima para cobrir a superfície desnuda do lobo esquerdo. Podem ser realizadas suturas suficientes para fixar o omento em posição.

Nos casos em que foi utilizada uma baixa pressão venosa central durante toda a dissecção e a transecção do parênquima, deve-se dispensar um tempo suficiente para a fluidoterapia e a restauração do turgor natural do fígado antes do fechamento, visto que podem aparecer novos pontos de sangramento. Na verdade, a superfície de transecção é cuidadosamente inspecionada para garantir hemostasia e biliostase. O patologista examina a peça para determinar margem ampla adequada. As estruturas que se dirigem para o lobo esquerdo são inspecionadas para garantir que não haja obstrução de nenhuma estrutura por angulação. O ligamento falciforme é reaproximado para garantir a estabilidade do lobo esquerdo do fígado. A drenagem Silastic® de sucção fechada não é colocada rotineiramente, a menos que haja preocupação específica com vazamento de bile.

FECHAMENTO São realizados os procedimentos de fechamento de rotina.

CUIDADOS PÓS-OPERATÓRIOS Devem-se obter exames de sangue e provas de função hepática diariamente. A perda significativa de sangue pode exigir reposição. Deve-se dispensar uma atenção cuidadosa para minimizar os riscos de infecção. O extravasamento de líquido a partir da ferida não deve ser tolerado e precisa ser corrigido de modo agressivo. Se houver extravasamento de bile de mais de 100 mℓ/dia, deve-se considerar o uso de um *stent* biliar endoscópico. Se houver extravasamento de ascite, é preciso rever a ferida. ■

Capítulo 84 Hepatectomia Direita (Segmentos 5 a 8) 309

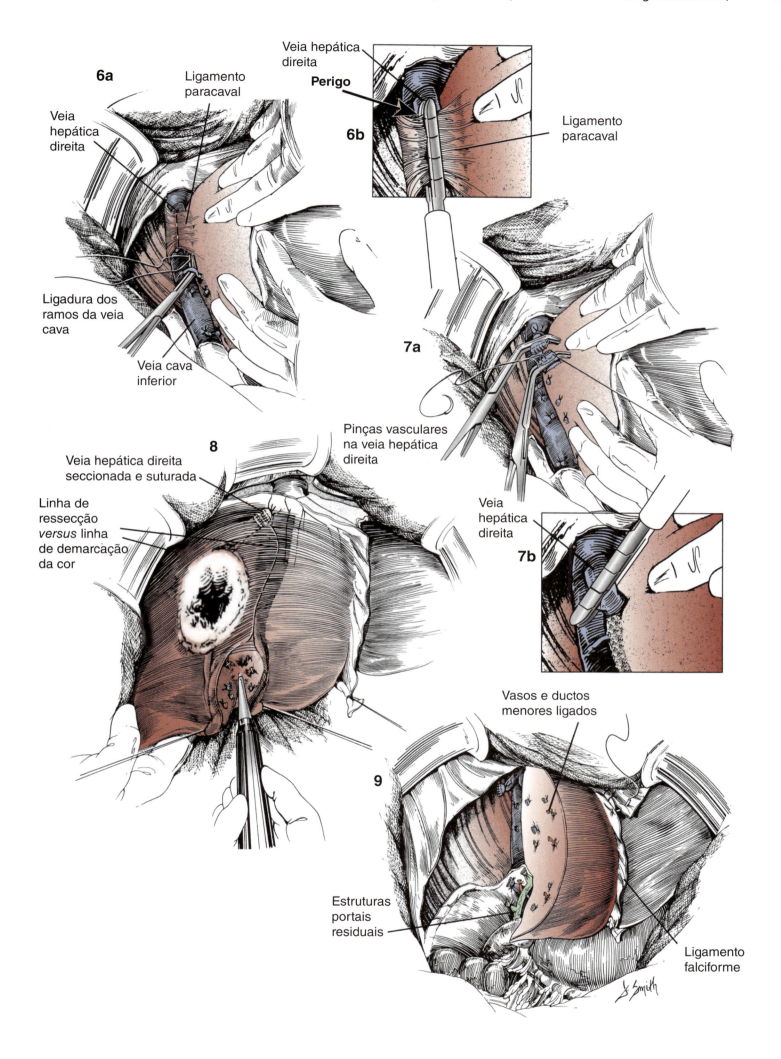

CAPÍTULO 85

Hepatectomia Esquerda (Segmentos 2 a 4)

INDICAÇÕES A ressecção cirúrgica é o tratamento primário para neoplasias hepáticas. A ressecção pode ser indicada para uma variedade de tumores hepáticos benignos e malignos. É fundamental uma avaliação abrangente do estado geral de saúde, estadiamento oncológico e ressecabilidade anatômica para a seleção apropriada do paciente. Em geral, uma lesão é considerada ressecável se puderem ser obtidas margens negativas, deixando uma quantidade adequada de parênquima hepático funcional com influxo arterial hepático e venoso portal, efluxo venoso e drenagem biliar.

A hepatectomia esquerda formal é indicada para tumores que envolvem os pedículos de influxo ou efluxo esquerdos proximais, em que ressecções menores (p. ex., não anatômica, monossegmentectomia e seccionectomia lateral esquerda) não são possíveis. Deve ser dada atenção ao futuro remanescente hepático. O fígado direito restante deve compreender pelo menos 20% do volume hepático total padronizado para pacientes com função hepática normal; 30% naqueles com função hepática comprometida (p. ex., pacientes com quimioterapia sistêmica extensa ou esteatose hepática) e 40 a 50% se houver cirrose. Na realidade, para a maioria dos pacientes sem cirrose, o volume restante do fígado direito deve ser suficiente para proceder com segurança à hepatectomia esquerda.

PREPARO PRÉ-OPERATÓRIO Os pacientes devem ser avaliados quanto à evidência de disfunção hepática, incluindo o resultado de testes de função hepática, história de hepatite, uso de álcool ou quimioterapia sistêmica extensa, bem como evidência radiográfica de cirrose e/ou hipertensão portal. A nutrição deve ser otimizada. São administrados antibióticos e obtém-se sangue compatível.

ANESTESIA Com baixa pressão venosa central (PVC), recomenda-se o emprego de anestesia geral.

PREPARO OPERATÓRIO A pele é preparada em todo o abdome e o tórax. Acessos intravenosos de grande calibre bilaterais são fundamentais na previsão de perda substancial de sangue. Os cateteres venosos centrais devem ser considerados padrão para uma cirurgia de fígado de grande porte, e o monitoramento intraoperatório da PVC é útil. A resistência à reanimação de grande volume, de modo a manter uma PVC inferior a 6 mmHg, reduz acentuadamente a perda de sangue. Após a realização de transecção do parênquima e o controle dos grandes pontos de sangramento, pode ser feita a reanimação volêmica. O monitoramento contínuo da pressão arterial é recomendado. Então uma pausa cirúrgica (*time out*) é executada.

INCISÃO E EXPOSIÇÃO É feita uma incisão subcostal bilateral liberal ou uma incisão na linha média, desde o xifoide até abaixo do umbigo.

DETALHES DA TÉCNICA A cavidade abdominal é cuidadosamente inspecionada à procura de doença extra-hepática. Quaisquer áreas suspeitas são excisadas para exame de corte congelado. A superfície do fígado é inspecionada visualmente e palpada manualmente para evidências de tumores e verificação da qualidade do fígado. A seguir, é realizada uma ultrassonografia hepática abrangente, para documentar a localização do(s) tumor(es), bem como sua relação com a vasculatura (**FIGURA 1**).

O fígado é mobilizado pela divisão do ligamento falciforme, bem como da coronária esquerda e dos ligamentos triangulares (**FIGURA 2**). Embora não seja obrigatório, geralmente, é realizada uma colecistectomia, antes de prosseguir com a hepatectomia esquerda. A remoção da vesícula biliar facilita a ressecção completa do segmento 4 e pode auxiliar na identificação das estruturas da porta hepática (**FIGURA 3**).

Efetua-se a incisão da placa hilar, e a ponte de parênquima hepático que se sobrepõe à fissura umbilical, quando presente, é seccionada para ampliar a exposição das estruturas que entram no lobo esquerdo. O ducto hepático esquerdo é liberado por uma distância suficiente para possibilitar a passagem de uma pinça em ângulo reto. Isso é feito cuidadosamente de modo a não lesionar quaisquer ductos aberrantes que possam estar inseridos no lobo direito do fígado. O ducto é duplamente ligado e, em seguida, seccionado (**FIGURA 4**). Na prática clínica, muitos cirurgiões preferem dividir o ducto hepático esquerdo dentro do parênquima do fígado como etapa final da hepatectomia, para evitar lesão inadvertida do hilo. Nesse caso, o ducto hepático não é seccionado extra-hepaticamente, e o passo inicial é a divisão da artéria hepática esquerda (**FIGURA 5**). A artéria hepática esquerda, geralmente, origina-se da própria artéria hepática. O cirurgião deve verificar se há uma anatomia arterial aberrante. A variação mais comum é uma origem anormal da artéria hepática esquerda a partir da artéria gástrica esquerda. Nesse caso, a artéria hepática esquerda segue um trajeto através da porção cranial do ligamento hepatogástrico (*pars densa*) no omento menor.

A artéria hepática esquerda é delicadamente liberada por uma curta distância a partir de seu ponto de origem e duplamente ligada com suturas com fio não absorvível 2-0, proximalmente (ver **FIGURA 5**). A área da bifurcação arterial é inspecionada para garantir a integridade do suprimento sanguíneo para o lobo direito, e, em seguida, a artéria é seccionada entre as ligaduras. **CONTINUA** ▶

Capítulo 85 Hepatectomia Esquerda (Segmentos 2 a 4)

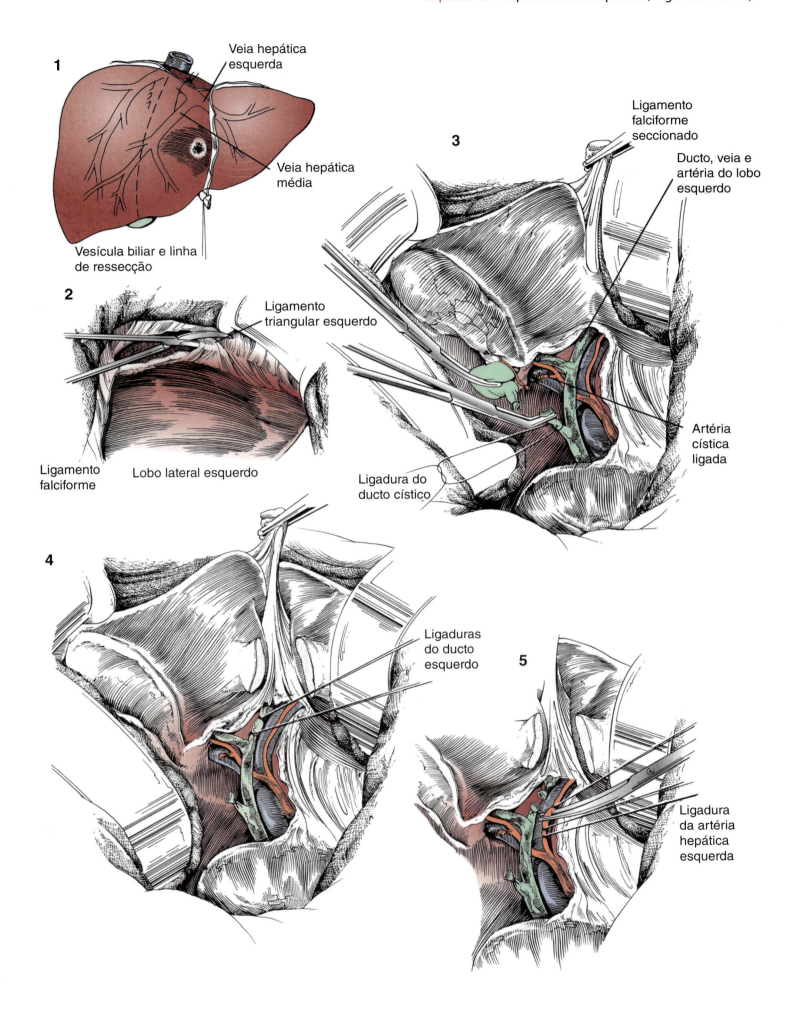

DETALHES DA TÉCNICA ◀CONTINUAÇÃO▶ Neste momento, o ramo esquerdo da veia porta é exposto. A área da bifurcação da veia porta é cuidadosamente liberada, e o ramo esquerdo é mobilizado por uma distância suficiente para possibilitar a aplicação de um par de pinças curvas vasculares de Cooley, sem comprometer a bifurcação da veia porta. O ramo esquerdo da veia porta é seccionado a uma curta distancia além das pinças, de modo a possibilitar o fechamento da extremidade proximal do ramo da veia porta com sutura contínua horizontal de colchoeiro com fio não absorvível sintético 4-0, com retorno na forma de sutura simples de acordo com a técnica de Cameron (FIGURA 6). Como alternativa, a veia porta pode ser seccionada utilizando um grampeador vascular. Se o lobo caudado (segmento 1) for preservado, o cirurgião precisa ter cuidado ao seccionar a veia porta esquerda distal ao ramo caudado, na base da fissura umbilical. Uma inspeção final irá determinar se o suprimento sanguíneo para o lobo direito está funcionando normalmente.

A veia hepática esquerda pode ser dissecada e dividida extra ou intra-hepaticamente. Se dissecada fora do fígado, então, a veia hepática esquerda é liberada do parênquima hepático até uma distância suficiente para possibilitar a aplicação de um par de pinças vasculares longas curvas de Cooley. A seção lateral esquerda (segmentos 2 e 3) é suspensa de modo a expor o ligamento venoso. Quando se realiza uma secção em sua extensão mais cranial, uma janela é aberta ao longo da borda inferior da veia hepática esquerda, bem como da veia hepática intermédia, dependendo de seu ponto de convergência. O trajeto da veia hepática intermédia precisa ser visualizado como separado da veia hepática esquerda. A extremidade da veia que se projeta além das pinças é fechada em primeiro lugar com sutura contínua de colchoeiro e, em seguida, de volta com sutura contínua (FIGURA 7). As pinças são retiradas, e efetua-se uma inspeção final para verificar se a extremidade proximal da veia hepática esquerda seccionada está segura. Pode-se utilizar também um grampeador vascular para controlar a veia hepática esquerda.

Aparece uma linha de demarcação entre os lobos direito e esquerdo depois da secção das estruturas portais. Essa linha deve seguir, aproximadamente, o plano principal. Dispõe-se de instrumentos de dissecção ultrassônicos para seccionar (FIGURA 8) e aspirar o tecido hepático, com exposição mais fácil para ligadura dos ductos e vasos de maior calibre, particularmente os ramos venosos da veia hepática intermédia. Como alternativa, pode-se utilizar um eletrocautério ou outro aparelho para seccionar o parênquima hepático, ou pode-se ainda utilizar um grampeador GIA™ endoscópico após definição clara da anatomia vascular interna por ultrassonografia.

Alguns cirurgiões têm utilizado suturas profundas de colchoeiro com fio absorvível, começando na borda hepática inferior anterior e progredindo para cima, ao longo da linha de demarcação. O tecido hepático deve ser comprimido, com a cápsula intacta, sem esmagá-la. O fígado pode ser seccionado de diversas maneiras, porém devem-se utilizar ligaduras ou clipes nos vasos de maior calibre ou ductos biliares na superfície de corte do lobo direito. Os clipes são habitualmente adequados no lado esquerdo, que deve ser ressecado. As suturas separadas profundas próximo à cúpula do fígado não atravessam por completo todo tecido hepático na região da cúpula.

A superfície desnuda do lobo direito é cuidadosamente inspecionada à procura de pontos de sangramento, bem como extravasamento de bile, o que pode exigir sutura para ligadura (FIGURA 9). É importante saber que com uma hepatectomia esquerda formal, com preservação do segmento 1, a veia cava inferior não deve ser visível na conclusão da transecção. Pode-se obter uma coagulação superficial por meio de um sistema de eletrocautério com feixe de argônio. Isso pode diminuir a necessidade de aplicação de vários materiais hemostáticos à superfície de corte do fígado residual. Os drenos Silastic® de sucção fechada são usados seletivamente se houver preocupação com vazamento de bile.

A reanimação deve ser iniciada pelo anestesiologista enquanto o abdome ainda estiver aberto, até que o turgor normal do fígado tenha retornado, pois podem se desenvolver pequenos pontos hemorrágicos.

FECHAMENTO Realiza-se um fechamento de rotina da parede abdominal.

CUIDADOS PÓS-OPERATÓRIOS É fundamental uma atenção cuidadosa aos exames bioquímicos pós-operatórios, incluindo testes de função hepática. A deambulação precoce e uma boa analgesia multimodal são componentes importantes da recuperação. Se foi deixado um dreno, é encorajada a remoção precoce, assim que a fístula biliar for descartada. ■

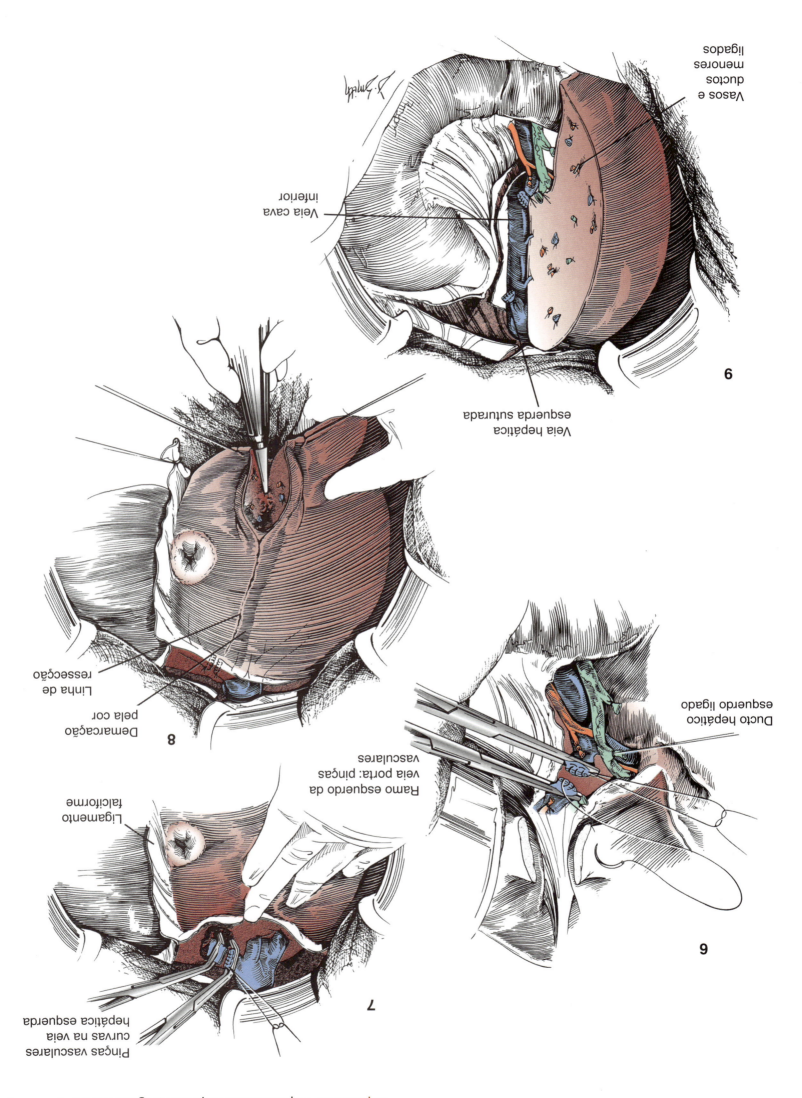

Capítulo 85 Hepatectomia Esquerda (Segmentos 2 a 4)

CAPÍTULO 98

HEPATECTOMIA DIREITA ESTENDIDA (SEGMENTOS 4 A 8 ± SEGMENTO 1)

INDICAÇÕES Tumores malignos que acometem o lobo direito do fígado, com extensão para o segmento medial do lobo esquerdo (segmento 4), são uma indicação para a hepatectomia direita estendida (também conhecida como *trissegmentectomia*), um procedimento cirúrgico de grande porte que requer uma equipe altamente capacitada e treinada nesse campo.

PREPARO PRÉ-OPERATÓRIO É fundamental realizar uma avaliação abrangente do estado geral de saúde, da adequação oncológica e da ressecabilidade anatômica para a seleção apropriada do paciente. Em geral, uma lesão é considerada ressecável se as margens negativas puderem ser obtidas, deixando uma quantidade adequada de parênquima hepático funcional com fluxo arterial e venoso portal, drenagem venosa e drenagem biliar. Considerando-se o volume de fígado removido durante a hepatectomia estendida, todos os pacientes devem ser avaliados com volumetria hepática baseada em tomografia computadorizada de alta resolução com contraste em cortes finos. O fígado remanescente (i. e., segmentos 2 e 3 ± segmento 1) deve compreender pelo menos 20% do volume hepático total padrão para pacientes com função hepática normal, 30% naqueles com fungão hepática comprometida (p. ex., pacientes com comprometimento pela quimioterapia sistêmica ou esteatose hepática) e 40 a 50% na presença de cirrose. A fim de minimizar as chances de insuficiência hepática pós-hepatectomia, se o futuro volume hepático residual for considerado insuficiente, então a embolização da veia porta direita deve ser realizada para facilitar a hipertrofia do fígado remanescente.

ANESTESIA Recomenda-se a anestesia geral com baixa pressão venosa central. Um excelente acesso venoso e o monitoramento arterial são necessários.

POSIÇÃO Os pacientes são colocados em decúbito dorsal na mesa cirúrgica, com os braços estendidos para acesso pelo anestesiologista, quando necessário.

PREPARO OPERATÓRIO A pele do tórax e do abdome é preparada, uma vez que a incisão pode se estender da parte inferior do esterno até abaixo do umbigo. Então, uma pausa cirúrgica (*time out*) é executada.

INCISÃO E EXPOSIÇÃO De modo geral, seleciona-se uma incisão subcostal direita longa, que se estende pela região subcostal esquerda. De modo alternativo, uma incisão em L invertida proporciona uma excelente exposição. Pode-se utilizar, também, a incisão mediana longa, que começa acima do processo xifoide e se estende até abaixo do umbigo. Esse procedimento requer uma ampla exposição.

DETALHES DO PROCEDIMENTO A extensão do comprometimento tanto do lobo direito como da porção medial do lobo esquerdo pelo tumor é verificada por inspeção, palpação bimanual e ultrassonografia (FIGURA 1). O abdome também é avaliado para excluir doença extra-hepática.

O fígado é mobilizado por meio de secção do ligamento falciforme, bem como dos ligamentos triangulares e coronários direitos e esquerdos (FIGURA 2). Quando a mobilização do fígado for concluída, segue-se com o procedimento descrito para a hepatectomia direita (ver Capítulo 84). As ligaduras da artéria cística e do ducto cístico são realizadas, e a vesícula biliar é retirada, resultando em melhor exposição das estruturas mais profundas que devem ser seccionadas. Uma clara exposição do ducto hepático direito é essencial para confirmar a ausência de interferência da área de confluência com o ducto hepático esquerdo (FIGURA 3). Observe que, a menos que haja preocupação com a condição da margem, a maioria dos cirurgiões executa a secção do ducto hepático pela parte interna do fígado. Além disso, se a hepatectomia direita estendida for realizada para colangiocarcinoma hilar, o ducto hepático direito não é seccionado. Em vez disso, o ducto hepático esquerdo é seccionado distalmente à extensão do tumor. Realiza-se um corte por congelamento no coto do ducto hepático esquerdo para garantir margens negativas. O ducto biliar comum é, então, seccionado em bloco com a hepatectomia direita estendida. Em seguida, a artéria hepática direita e a veia porta são divididas, conforme descrito anteriormente (FIGURAS 4 e 5).

Capítulo 86 Hepatectomia Direita Estendida (Segmentos 4 a 8 ± Segmento 1)

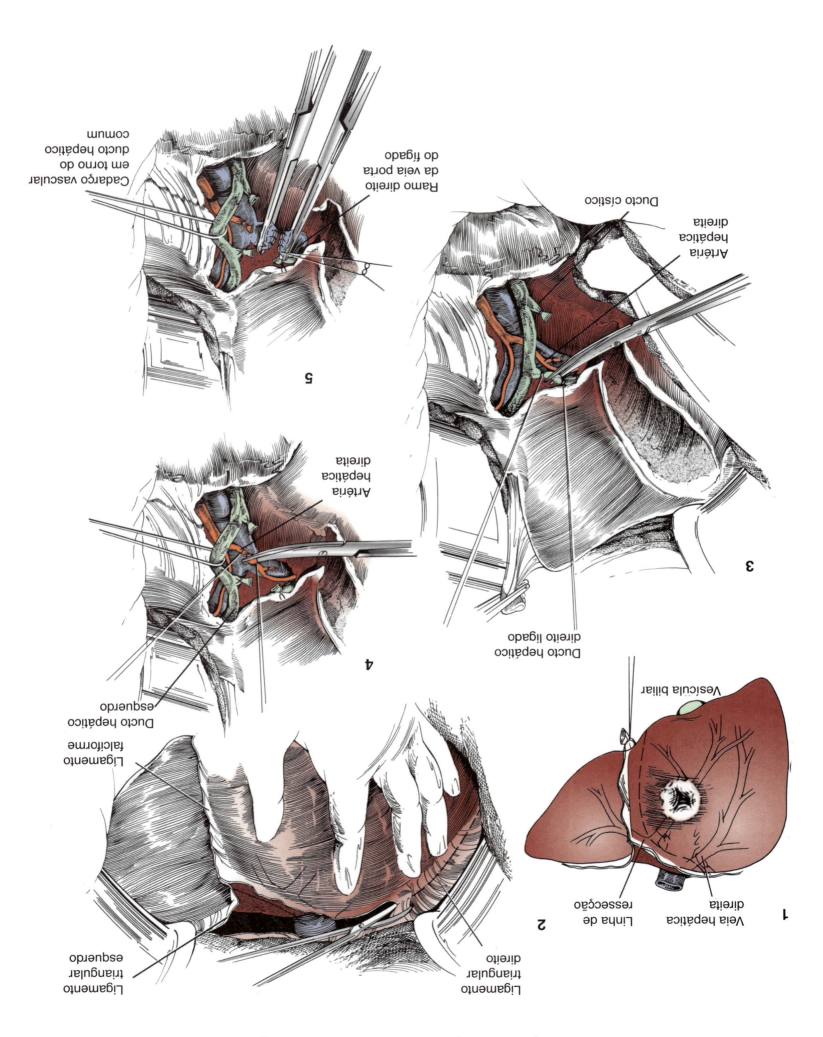

DETALHES DO PROCEDIMENTO `CONTINUAÇÃO` Deve-se atribuir uma atenção especial à retirada da placa hilar, seguida da mobilização cuidadosa do ducto hepático esquerdo, da artéria hepática esquerda e do ramo esquerdo da veia porta a partir da superfície inferior do fígado sobrejacente. Esses vasos entram no fígado, na base da fissura umbilical. Após a dissecção cuidadosa dos vasos e de outras estruturas do fígado, uma área é exposta para a incisão entre os segmentos medial e lateral do lobo esquerdo do fígado (**FIGURA 6**). A ponte de parênquima hepático que cruza a fissura umbilical não contém uma estrutura vascular importante e pode ser seccionada com eletrocautério. Os ramos para o segmento 4 do pedículo da veia porta esquerda podem ser controlados individualmente ao longo da borda direita da fissura umbilical, mas geralmente são divididos dentro do parênquima hepático durante a sua transecção.

Realiza-se a rotação medial do lobo direito, afastando-o do diafragma, expondo as pequenas veias hepáticas que se comunicam com a veia cava inferior e são ligadas com cuidado e firmemente, seguida pela exposição da veia hepática direita principal (**FIGURA 7**). Como na hepatectomia direita, o ligamento da veia cava é cuidadosamente seccionado para expor a veia hepática direita.

Um cadarço vascular é passado ao redor da veia hepática direita, e o tecido hepático é afastado delicadamente dessa veia, para possibilitar a aplicação de duas pinças vasculares curvas de Cooley nela. Deve-se estender uma porção suficiente da veia além da pinça vascular, permitindo a sutura de suas extremidades abertas após a secção. Duas fileiras de suturas vasculares com fio não absorvível são utilizadas para fixar a extremidade da veia hepática direita. A veia hepática intermédia pode ser tratada de maneira semelhante, ou seus ramos podem ser ligados individualmente durante a transecção parenquimatosa (**FIGURA 8**). As veias hepáticas podem ser controladas de modo similar com um grampeador vascular.

A transecção ocorre à direita da fissura umbilical demarcada pelo ligamento falciforme, e não na linha de demarcação vascular entre os lobos direito e esquerdo. As suturas de contenção dispostas profundamente são posicionadas paralelamente a alguns centímetros de distância do ligamento falciforme e são colocadas em ambos os lados da incisão e amarradas para controlar a hemorragia. Contudo, é preciso ter cuidado para não esmagar o parênquima hepático. Realiza-se a secção do fígado com um dissector ultrassônico ou unidade de eletrocautério, com o uso de diatermia, suturas ou clipes (**FIGURA 9**). De modo alternativo, pode-se efetuar a transecção do parênquima hepático usando múltiplas aplicações de um grampeador linear cortante com cargas vasculares. A ultrassonografia é utilizada em toda a transecção para manter o seu plano, confirmar a margem afastada do(s) tumor(es) e garantir a integridade do pedículo portal principal esquerdo, de modo a não comprometer o suprimento vascular ou a drenagem biliar da divisão lateral esquerda. `CONTINUA`

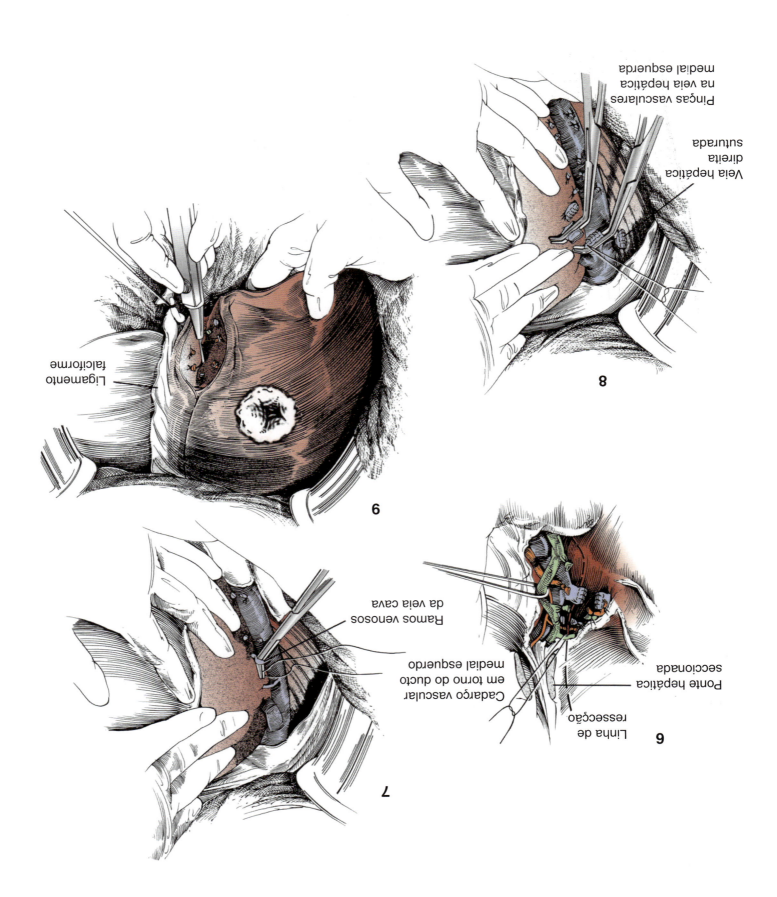

Capítulo 86 Hepatectomia Direita Estendida (Segmentos 4 a 8 ± Segmento 1)

Parte 6 Vesícula Biliar, Ducto Colédoco e Fígado

DETALHES DO PROCEDIMENTO `CONTINUAÇÃO` A lobectomia do caudado é indicada para o colangiocarcinoma hilar, pois a preservação do lobo caudado está associada a uma taxa de margem positiva patológica mais elevada. A ressecção do caudado também pode ser indicada quando acometido por tumor hepático primário ou secundário. A anatomia do lobo caudado é composta, da direita para a esquerda, de processo caudado, porção paracaval e lobo caudado do fígado (lobo de Spiegel) (**FIGURA 10**). A ressecção do caudado envolve três etapas: (1) mobilização do caudado para fora da veia cava inferior; (2) ligadura do influxo provindo das veias portas direita e esquerda, bem como da artéria hepática esquerda; e (3) separação entre caudado e parte central do fígado. O caudado pode ser abordado tanto pela direita quanto pela esquerda e, às vezes, é mobilizado adequadamente usando ambas as abordagens. Como parte de uma hepatectomia direita ou direita estendida em casos de colangiocarcinoma hilar, o fígado direito é completamente mobilizado, elevando o lobo caudado e afastando-o da veia cava inferior com a secção das veias de drenagem direta (**FIGURA 11**). Ao mesmo tempo, pode ser útil acessar o caudado pela esquerda, seccionando o ligamento hepatogástrico. O fluxo para o caudado normalmente surge das veias portas esquerda e direita e da artéria hepática esquerda. Os vasos do pedículo portal esquerdo são, então, seccionados. Em seguida, realiza-se a rotação do caudado à direita da veia cava inferior e a linha de transecção do fígado para ressecção em bloco do caudado com o lobo direito. Quando realizado como monossegmentectomia ou como parte de uma hepatectomia esquerda alargada, o caudado é separado da base do segmento 4, de modo cuidadoso, para evitar lesão inadvertida das estruturas da veia porta ou da veia hepática intermédia (**FIGURA 12**).

Se a operação tiver sido realizada para colangiocarcinoma hilar, efetua-se a reconstrução do ducto biliar. A hepaticojejunostomia em Y de Roux para o ducto hepático esquerdo é a reconstrução de escolha (ver Capítulo 80). Concluída a ressecção, o ligamento falciforme é reaproximado, para garantir a estabilidade da porção remanescente do lobo esquerdo (**FIGURA 13**).

Vários materiais, desde cola de tecido até curativos estéreis hemostáticos preparados, bem como o omento, são aplicados para cobrir as superfícies cruentas do lobo hepático esquerdo residual. Drenos de aspiração de Silastic® com sistema fechado devem ser considerados se uma reconstrução biliar foi realizada ou se houver preocupação com extravasamento de bile.

A reanimação volêmica deve ser iniciada até que o fígado retorne ao turgor normal, antes do fechamento, pois novos pontos de sangramento podem tornar-se evidentes.

FECHAMENTO Utiliza-se o fechamento cirúrgico de rotina, à prova d'água.

CUIDADOS PÓS-OPERATÓRIOS Os antibióticos são descontinuados em 24 horas. Devem ser feitos exames de sangue e provas de função hepática diariamente no pós-operatório. É necessária a reposição da perda de sangue dos drenos. Os pacientes podem evoluir bem, apesar da ressecção hepática extensa. Deve-se oferecer atenção meticulosa para minimizar os riscos de infecção (o extravasamento de líquido da ferida não deve ser tolerado e deve ser corrigido de modo agressivo). ■

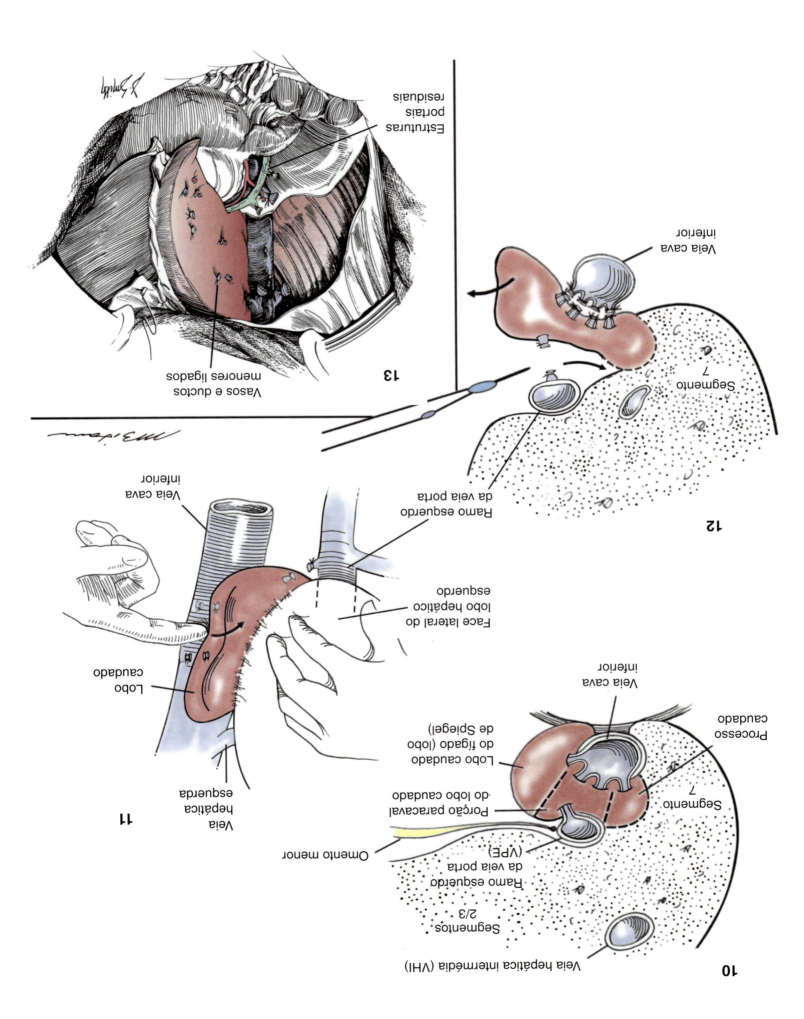

Parte 7
PÂNCREAS E BAÇO

CAPÍTULO 87

DRENAGEM DE CISTO OU PSEUDOCISTO DO PÂNCREAS

INDICAÇÕES Os pseudocistos do pâncreas não são sequelas raras da pancreatite aguda, pancreatite crônica e traumatismo abdominal contuso com consequente pancreatite traumática. Deve-se suspeitar da existência de pseudocistos pancreáticos quando os sintomas permanecerem após a resolução do episódio inicial de pancreatite. Pode-se detectar massa palpável no abdome superior, mais frequentemente na porção média do epigástrio ou quadrante superior esquerdo. Esses cistos não têm um revestimento epitelial como cistos pancreáticos verdadeiros. Pseudocistos pancreáticos são mais comumente encontrados no corpo e na cauda do pâncreas, mas também podem ocorrer no colo e na cabeça do pâncreas. A ultrassonografia, a tomografia computadorizada e o cateterismo retrógrado do ducto pancreático com injeção de corante e opacificação radiológica (colangiopancreatografia retrógrada endoscópica [CPRE]) podem demonstrar a existência de um pseudocisto. As radiografias de tórax e abdome podem revelar elevação do hemidiafragma esquerdo, com ou sem atelectasia basilar ou derrame pleural. O tratamento dos cistos que não regridem de modo espontâneo consiste mais frequentemente em drenagem interna através do estômago, duodeno ou jejuno. A drenagem externa com tubo, com fístula subsequente, raramente está indicada. Uma opção preferencial utilizada por alguns gastroenterologistas é a realização de uma cistogastrotomia por via endoscópica. Nesta técnica, é feita uma cistogastrotomia e é colocado um *stent* para drenar o pseudocisto no estômago. O procedimento requer a remoção do *stent* posteriormente, mas evita a necessidade de cirurgia.

O momento ideal para a drenagem interna desses pseudocistos é de 6 a 8 semanas após o seu aparecimento, quando o cisto está estreitamente aderido às estruturas adjacentes e a reação inflamatória circundante está quiescente. Nessa ocasião, a parede do cisto é resistente o suficiente para a realização de uma anastomose. Pode ser necessária a realização de drenagem externa do cisto se a sua parede estiver friável, ou se o paciente estiver séptico ou apresentar um pseudocisto em rápida expansão. Em todos os casos, o interior do cisto deve ser minuciosamente examinado e deve-se obter uma biopsia de sua parede para descartar a presença de malignidade. Os cistos submetidos a drenagem externa habitualmente se fecham de modo espontâneo; entretanto, podem ocorrer fístulas pancreáticas. Pode haver resolução gradual dos cistos, particularmente aqueles associados a cálculos no ducto colédoco e à pancreatite aguda. Em geral, a permeabilidade da ampola e do ducto pancreático proximal pode ser estabelecida por meio de CPRE antes de qualquer procedimento cirúrgico em pacientes selecionados.

PREPARO PRÉ-OPERATÓRIO É de suma importância que esses pacientes estejam em uma condição metabólica satisfatória antes da realização da cirurgia. Por conseguinte, as deficiências nos eletrólitos, na massa eritrocitária, nas proteínas séricas ou nos níveis de protrombina são corrigidas no pré-operatório, e deve-se considerar a possibilidade de nutrição parenteral total.

ANESTESIA A anestesia geral com intubação endotraqueal é satisfatória.

POSIÇÃO O paciente é colocado em decúbito dorsal confortável, o mais próximo possível do lado do cirurgião. Os joelhos são colocados em flexão sobre um travesseiro. A elevação moderada da cabeceira da mesa facilita a exposição. Deve-se dispor de instalações para a realização de cistografia pancreática operatória, bem como de colangiografia.

PREPARO OPERATÓRIO A pele do tórax inferior e do abdome é preparada de modo habitual. Os campos estéreis são aplicados de acordo com as especificações do cirurgião. Em seguida, uma pausa cirúrgica (*time out*) é executada.

INCISÃO E EXPOSIÇÃO Pode-se utilizar uma incisão mediana epigástrica para esse procedimento. A ressecção do processo xifoide irá proporcionar 5 a 7,5 cm a mais de exposição, se houver necessidade.

DETALHES DA TÉCNICA Uma vez aberta a cavidade peritoneal, efetua-se uma exploração completa, com ênfase particular na vesícula biliar e no ducto colédoco. É comum encontrar necrose gordurosa no omento ou mesocólon transverso. Cistos do pâncreas são mais bem drenados na porção do sistema digestório superior mais estreitamente aderente ao cisto, conforme ilustrado na **FIGURA 1A**. A cistogastrotomia ou a cistoduodenostomia são bastante satisfatórias quando puderem ser realizadas com facilidade. Pode-se efetuar também uma cistojejunostomia em alça ou cistojejunostomia em Y de Roux (**FIGURA 1B**). A anastomose em Y de Roux constitui o método preferido de drenagem, a não ser que o cisto esteja estreitamente aderido à parede posterior do estômago. Essa abordagem tem a vantagem adicional de evitar o refluxo do conteúdo intestinal para dentro do cisto, com menor risco de extravasamento pela linha de sutura.

Após isolamento do campo com compressas de gaze, o omento que recobre o cisto é aberto e todos os pontos de sangramento são ligados (**FIGURA 2**). O diagnóstico de cisto é confirmado por aspiração com agulha da área suspeita. Em seguida, o cisto é parcialmente aspirado, permitindo ao cirurgião determinar a espessura de sua parede e confirmar o diagnóstico (**FIGURA 3**). Amostras do conteúdo do cisto são enviadas para cultura e antibiograma, determinação de amilase e eletrólitos. Nessa ocasião, pode-se realizar uma cistografia operatória. Como o líquido do cisto irá diluir o meio de contraste, é melhor injetar 5 a 10 mℓ de um meio de contraste não diluído dentro do cisto.

São colocados pontos de reparo A e B na parede do cisto, e efetua-se uma abertura de 2 a 3 cm no nível desejado para drenagem (**FIGURA 4**). Deve-se dispor de material para a aspiração do cisto. É preciso obter uma biopsia de toda a espessura da parede do cisto para descartar a possibilidade de qualquer neoplasia maligna (ver **FIGURA 4**).

O cirurgião deve explorar o interior do cisto com o dedo indicador, verificando cuidadosamente a existência de neoplasia concomitante e loculação dentro da cavidade cística (**FIGURA 5**). Para evitar a tensão na cistoduodenostomia, é aconselhável realizar a manobra de Kocher para mobilizar o duodeno. **CONTINUA** ▶

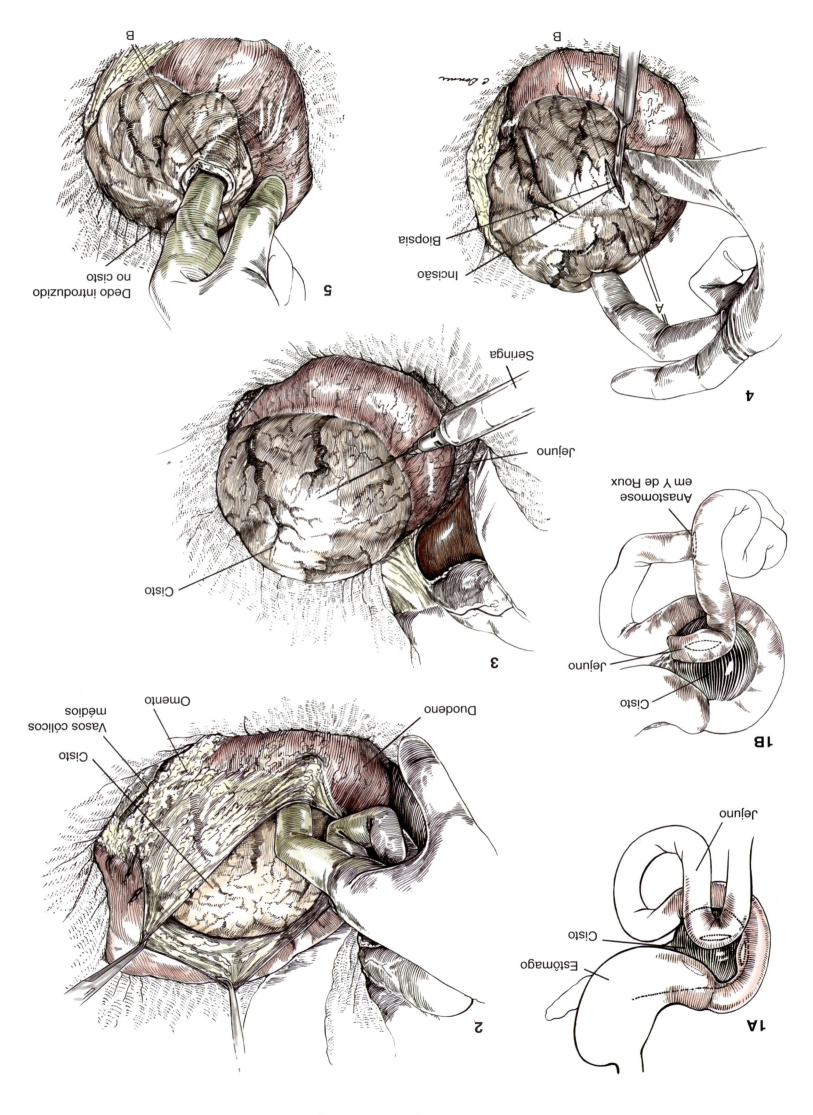

Capítulo 87 Drenagem de Cisto ou Pseudocisto do Pâncreas

Parte 7 Pâncreas e Baço

DETALHES DA TÉCNICA `CONTINUAÇÃO` Uma tração suave é aplicada ao duodeno com pinças atraumáticas e coloca-se uma série posterior de pontos horizontais isolados em colchoeiro com fio de sutura de seda 2-0 (**FIGURA 6**). Suturas de tração são colocadas nos ângulos da abertura planejada no duodeno. Efetua-se uma incisão no duodeno ligeiramente menor que a do cisto. Todos os pontos de sangramento são meticulosamente ligados com fio de seda 4-0 (**FIGURA 6**). Toda a espessura da parede do cisto é aproximada a toda a espessura da incisão duodenal, utilizando uma sutura interrompida com fio de seda 4-0 (**FIGURA 7**). Através da incisão duodenal, pode-se obter exposição adequada da ampola de Vater. Se for considerada a realização de esfincterotomia, uma pequena sonda ou cateter tipo bico de flauta nº 10 ou 12 French é inserido através da papila de Vater para dentro do ducto colédoco (**FIGURA 8**). Determina-se a permeabilidade do ducto colédoco, bem como do ducto pancreático. Pode ser realizada uma pancreatografia, conforme a necessidade. Injeta-se meio de contraste na procura de cálculos ou áreas de estenose, bem como para documentação do tamanho dos ductos. As margens superiores da ampola são pinçadas com pinças mosquito retas. Essas pinças são colocadas em uma posição anterolateral para evitar a lesão do ducto pancreático que entra no lado medial (**FIGURA 9**). Pode-se excisar para biopsia toda a espessura de tecido entre as pinças. O conteúdo das pinças é suturado com sutura atraumática fina.

As pinças mosquito são novamente aplicadas, incluindo apenas alguns milímetros do ducto colédoco e da parede duodenal de cada vez.

O procedimento é repetido até que a abertura seja do tamanho aproximado do ducto colédoco. Em virtude da ampla variedade de comprimento do trajeto intramural dos ductos, o comprimento da incisão deve variar de 6 a 10 mm. A abertura deve estar livre de constrição quando testada com um cateter ou dilatador de Bakes. É absolutamente fundamental que um ou mais pontos em oito sejam dados no ápice da incisão para evitar o extravasamento duodenal nesse local.

O septo avascular entre a extremidade inferior do ducto pancreático e o ducto colédoco é seccionado após introdução de um pequeno cateter no ducto pancreático. O septo deve ser seccionado em pacientes que apresentaram pancreatite recorrente (**FIGURA 10**). Após a obtenção da hemostasia e observação de um fluxo de bile adequado ao comprimir a vesícula biliar, examina-se também o ducto pancreático. O septo entre o ducto colédoco e o ducto pancreático pode ser seccionado se houver estenose. Obtém-se uma biopsia de tecido da ampola e das paredes do ducto por ocasião da esfincteroplastia. Após determinar a permeabilidade dos ductos, toda a espessura da parede do cisto e toda a espessura do duodeno são aproximadas com fios absorvíveis 4-0 interrompidos, como suturas invertidas (**FIGURA 11**). A camada seromuscular do duodeno é aproximada até a parede do cisto, de modo a proporcionar a camada externa da anastomose em dois planos (**FIGURA 12**). Esse plano é levado bem além das margens da anastomose interior, a fim de evitar a tensão sobre ela. `CONTINUA`

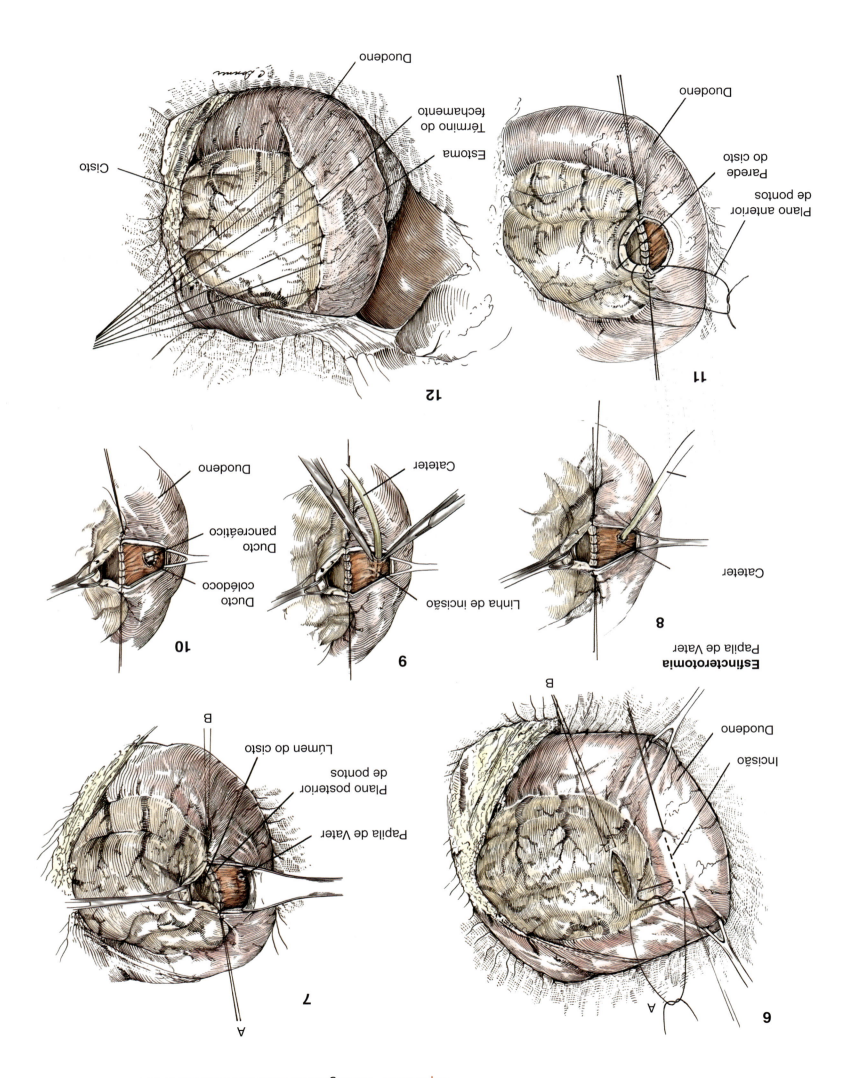

Capítulo 87 Drenagem de Cisto ou Pseudocisto do Pâncreas

326 Parte 7 Pâncreas e Baço

DETALHES DA TÉCNICA `CONTINUAÇÃO` Os pseudocistos do corpo e da cauda do pâncreas são habitualmente drenados com mais facilidade por meio de cistogastrotomia transgástrica (FIGURA 13). A bolsa omental é explorada cuidadosamente para determinar onde a parede posterior do estômago está aderida ao pâncreas. Isso pode ser feito acima da curvatura menor ou pela separação do omento maior da porção média do cólon transverso a uma curta distância. Como mostra a FIGURA 14, o campo é isolado com compressas de gaze e são colocados pontos de reparo na parede anterior do estômago, sobre a porção mais proeminente do cisto palpado, e onde o cisto estiver mais aderido ao estômago. Efetua-se uma incisão na parede anterior do estômago, paralela ao suprimento sanguíneo. As margens da gastrotomia são pinçadas com pinças atraumáticas para exposição, bem como para hemostasia.

O cisto é localizado por meio de aspiração parcial através da parede posterior do estômago, no ponto onde o cisto e o estômago estão intimamente aderidos. A aspiração confirma o diagnóstico e fornece uma amostra do líquido do cisto para cultura, bem como para determinação da amilase e dos eletrólitos (FIGURA 15). Nesse momento, pode-se realizar uma cistografia operatória para determinar o tamanho e a extensão do cisto. A mucosa da parede posterior do estômago é delicadamente pinçada com pinças de dentes finos pelo cirurgião e pelo auxiliar, enquanto toda a espessura da parede posterior do estômago e toda a espessura da parede do cisto são então incisadas (FIGURA 16) na forma de biopsia em cunha. Efetua-se então a aspiração do conteúdo da cavidade do cisto. O interior do cisto é explorado com o dedo indicador e realiza-se uma biopsia de sua parede. Todos os pontos de sangramento são ligados com fio de seda ou absorvível 3-0 e deve-se obter uma biopsia de toda a espessura da parede do cisto para descartar a possibilidade de qualquer neoplasia maligna. A firme aderência entre a parede do cisto e o estômago é fundamental, em lugar de depender da aproximação por sutura. Todos os pontos de sangramento devem ser ligados. Efetua-se uma anastomose em plano único utilizando pontos separados ou contínuos com fio de sutura não absorvível 2-0 (FIGURA 17A). É fundamental que toda espessura do estômago, bem como toda espessura da parede do cisto, esteja incluída em cada sutura (FIGURA 17B).

Com o término da cistogastrotomia, a gastrotomia é fechada em dois planos, utilizando um plano interno de fio absorvível e um plano externo de sutura de colchoeiro horizontal separada com fio 2-0 (FIGURA 18). Pode-se realizar uma colecistectomia em pacientes de baixo risco com cálculos, assim como uma colangiografia operatória.

FECHAMENTO O abdome é então fechado de modo habitual.

CUIDADOS PÓS-OPERATÓRIOS A aspiração nasogástrica é usada inicialmente e pode ser removida quando clinicamente indicado. São efetuadas determinações frequentes da amilase sanguínea. Uma dieta líquida inicial é oferecida, quando tolerada, mas recomendam-se pequenas refeições leves e frequentes sem estimulantes para manter o pâncreas em repouso. ■

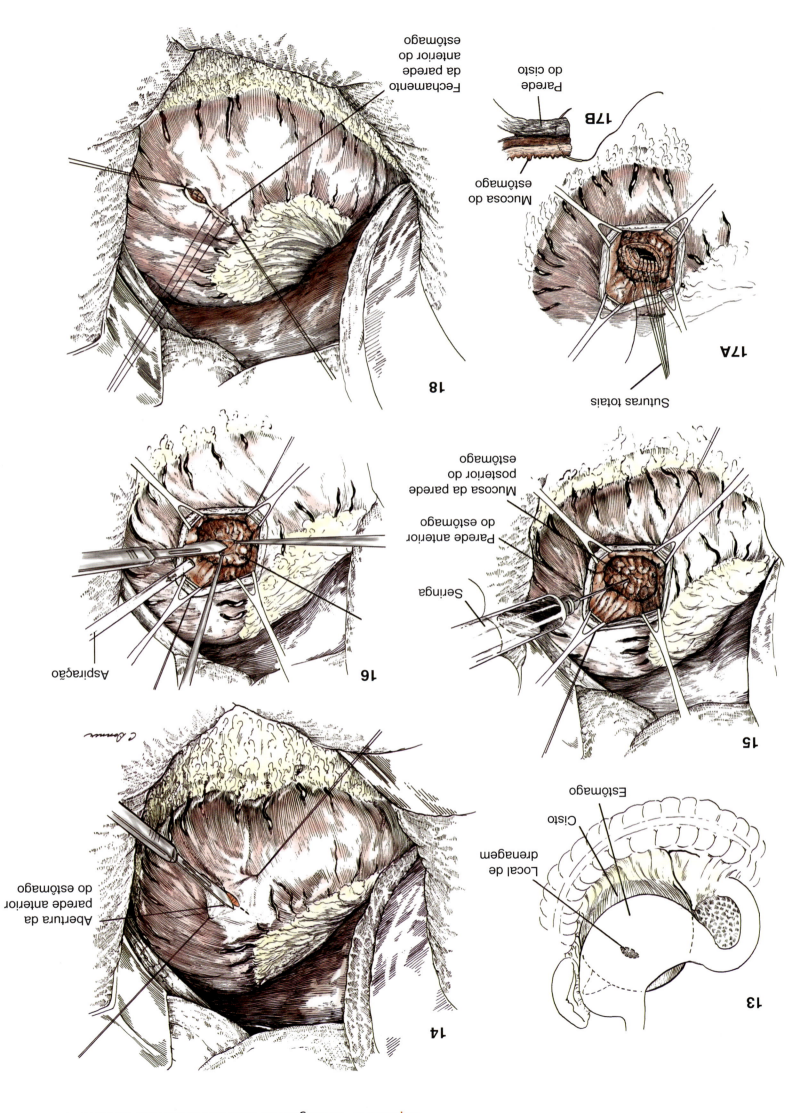

Capítulo 87 Drenagem de Cisto ou Pseudocisto do Pâncreas

CAPÍTULO 88

PANCREATICOJEJUNOSTOMIA (CIRURGIA DE PUESTOW-GILLESBY)

INDICAÇÕES A drenagem do ducto pancreático por meio de anastomose com o jejuno pode estar indicada para o tratamento da pancreatite calcificada recorrente crônica sintomática. Antes da realização dessa operação, é necessário retirar todos os cálculos do trato biliar por meio de colecistectomia e coledocostomia. Deve haver evidências de drenagem livre da bile através da papila de Vater para o duodeno. Deve-se considerar a descompressão do ducto pancreático obstruído, devido à dor recorrente ou persistente e aos sinais de destruição progressiva do pâncreas.

PREPARO PRÉ-OPERATÓRIO É necessária uma avaliação pré-operatória do paciente com relação ao uso de narcóticos. Os pacientes devem interromper a ingestão de álcool. A abstinência, por pelo menos 6 meses ou até 1 ano, tem sido associada a melhores resultados. As evidências de doença pancreática avançada podem incluir diabetes melito, esteatorreia e desnutrição. Os sistemas pancreático e biliar são avaliados por colangiopancreatografia retrógrada endoscópica (CPRE) e com administração de corante para avaliação de ambos os sistemas ductais. Deve-se suspeitar da existência de cálculos na vesícula biliar ou no ducto colédoco, e a ulceração do duodeno não é rara. Devem-se obter evidências da existência de hipersecreção gástrica por meio de avaliação das secreções. As fezes devem ser examinadas para determinar o grau de insuficiência pancreática, na medida em que se consideram as gorduras. Deve-se dispensar uma atenção particular para a restauração do volume sanguíneo e o controle do diabetes existente. Os níveis sanguíneos de cálcio e de fósforo devem ser determinados para descartar a possibilidade de adenoma das paratireoides.

ANESTESIA Utiliza-se a anestesia geral. Uma anestesia epidural pode ser usada para controle da dor pós-operatória.

POSIÇÃO O paciente é colocado em decúbito dorsal sobre a mesa, que é posicionada para colangiografia ou pancreatografia.

PREPARO OPERATÓRIO A pele da parte superior do abdome é preparada da maneira usual. Os campos estéreis são aplicados de acordo com as especificações do cirurgião. Em seguida, uma pausa cirúrgica (*time out*) é executada.

INCISÃO E EXPOSIÇÃO Pode-se utilizar uma incisão curvilínea, que acompanha o arco costal do lado esquerdo e que se estende através da linha média para a direita, ou uma incisão mediana longa, que pode se estender abaixo do umbigo no lado esquerdo. Pode-se usar também uma incisão mediana acima do umbigo.

DETALHES DA TÉCNICA O estômago e o duodeno devem ser inspecionados minuciosamente à procura de sinais de úlcera. De modo semelhante, deve-se palpar cuidadosamente a vesícula biliar à procura de cálculos, e o tamanho do ducto colédoco deve ser determinado. Quando houver cálculos, a vesícula biliar é retirada, e efetua-se uma colangiografia através do ducto cístico sempre que clinicamente necessário. Injeta-se inicialmente uma pequena quantidade de meio de contraste (5 mℓ) para evitar uma sombra densa, que pode ocultar pequenos cálculos no ducto colédoco. Uma quantidade suficiente de meio de contraste deve ser injetada subsequentemente para determinar a permeabilidade da papila de Vater por meio de visualização do duodeno.

É aconselhável realizar uma manobra de Kocher para palpar a cabeça do pâncreas, particularmente se houver evidências radiográficas de alça em C aumentada. Nessas circunstâncias, pode-se proceder a uma aspiração com agulha à procura de sinais de cisto pancreático. O omento, que frequentemente é muito vascularizado, é liberado de modo habitual do cólon transverso através da região da flexura esquerda do cólon. A bolsa omental pode estar obliterada, e pode ser necessária uma dissecção cortante para separar as aderências entre o estômago e o pâncreas, que podem ser devidas à pancreatite crônica. O estômago deve ser liberado até que se possa explorar com facilidade toda a extensão do pâncreas fibrótico e lobulado (**FIGURA 1**). O cólon transverso é recolocado na cavidade peritoneal enquanto o estômago é afastado superiormente com um grande afastador em S. A parede posterior do antro pilórico deve ser liberada do pâncreas, de modo que o ducto pancreático possa ser palpado e aberto o mais distante possível para a direita, a fim de remover quaisquer cálculos que possam estar impactados na extremidade duodenal (**FIGURA 2**).

Após exposição ampla do pâncreas fibrótico loculado, é preciso se empenhar para identificar a localização do ducto pancreático por meio de aspiração com agulha (ver **FIGURA 1**). Em certas ocasiões, é desejável aspirar o sulco pancreático do ducto pancreático dilatado e, em seguida, injetar uma quantidade limitada de meio de contraste para assegurar a visualização radiológica do ducto pancreático. São obtidas evidências de cálculos no ducto, bem como evidências indicando se a papila de Vater está ou não bloqueada.

Se houver evidências de um ducto pancreático aumentado e obstruído, efetua-se uma descompressão fazendo uma anastomose entre o ducto e o jejuno. Realiza-se uma incisão da cápsula do pâncreas diretamente sobre a agulha (**FIGURA 3**). Para isso, utilizam-se um pequeno bisturi ou um eletrocautério. Alguns cirurgiões preferem o eletrocautério para controlar o sangramento; do contrário, os pontos de sangramento precisam ser pinçados com pinças finas e ligados, enquanto se realiza a secção do pâncreas fibrótico que recobre o ducto. **CONTINUA ▶**

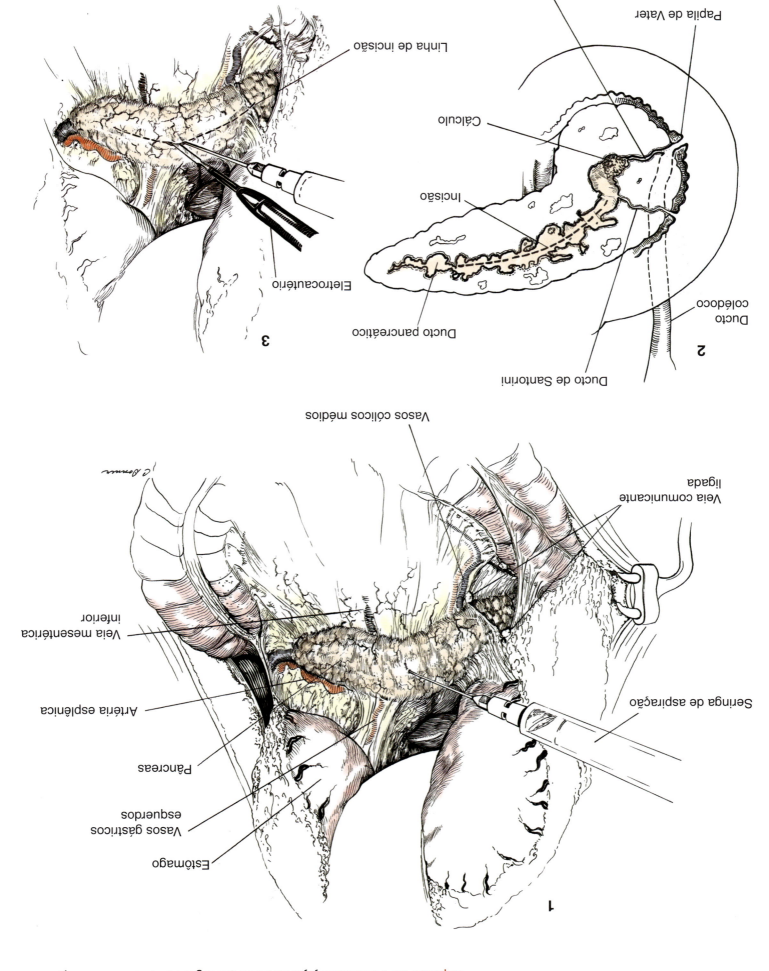

Capítulo 88 Pancreaticojejunostomia (Cirurgia de Puestow-Gillesby)

330   Parte 7 Pâncreas e Baço

DETALHES DA TÉCNICA `CONTINUAÇÃO` Efetua-se uma incisão bastante liberal no ducto pancreático, que é prolongada para o lado direito, porém sem alcançar a parede posterior do duodeno para evitar a divisão dos vasos pancreaticoduodenais, com hemorragia maciça resultante. Em geral, encontra-se um ducto pancreático dilatado, e podem-se identificar lagos intermitentes ou dilatações segmentares (**FIGURA 4**). À medida que o ducto pancreático é seccionado, as margens fibróticas são pinçadas com pinças de Allis, e todos os pontos de sangramento são controlados (ver **FIGURA 4**). Pode-se fazer um esforço para estabelecer a permeabilidade entre o segmento remanescente do ducto pancreático na cabeça do pâncreas e o lúmen do duodeno através da papila de Vater. Com frequência, pode ser necessário retirar um ou mais cálculos com um tipo de cureta para vesícula biliar ou uma pequena pinça fenestrada comumente utilizada para a retirada de cálculos ureterais (ver **FIGURA 4**). Pode ser necessário um considerável tempo para retirar os cálculos do ducto pancreático principal. Um cateter trançado French pode ser direcionado dentro do ducto pancreático para determinar a permeabilidade da papila de Vater (**FIGURA 5**). A permeabilidade pode ser comprovada pela distensão do duodeno após a injeção de soro fisiológico. Quando houver preocupação com a liberação adequada do ducto, pode ser aconselhável injetar um meio de contraste, seguido de exame radiológico para visualizar o segmento curto remanescente do ducto pancreático.

Normalmente, abre-se o ducto pancreático por 6 a 8 cm, e, em seguida, toma-se a decisão quanto ao tipo de anastomose que será realizada: uma alça em Y de Roux, como na anastomose laterolateral jejunal em "boca de peixe", uma anastomose laterolateral total, ou a implantação do pâncreas mobilizado dentro do lúmen do segmento jejunal. O jejuno é preparado para a anastomose em Y de Roux por meio de sua secção 10 a 15 cm distal ao ligamento de Treitz (ver **FIGURAS 16** a **21** no Capítulo 34). Os vasos no mesentério da parte superior do jejuno são visualizados, e procede-se à secção de várias arcadas vasculares a alguma distância da borda mesentérica. Essa abordagem possibilita a mobilização de um comprimento suficiente de jejuno para que se possa alcançar a região do pâncreas. Uma abertura é realizada no mesocólon, à esquerda dos vasos cólicos médios, em uma porção avascular próximo à base do mesentério. A alça jejunal é então testada quanto ao comprimento e rodada com a extremidade aberta para a direita, bem como para a esquerda, a fim de determinar qual a posição do jejuno mobilizado que irá causar menos interferência no suprimento sanguíneo. Muitas técnicas podem ser usadas na realização da pancreaticojejunostomia.

PRIMEIRA TÉCNICA: ANASTOMOSE LATERAL EM "BOCA DE PEIXE" A borda antimesentérica da alça de Roux pode ser aberta com grampeamento linear cortante. A distância necessária é maior do que aquela para a abertura do ducto pancreático (**FIGURA 6**). Em geral, isso exige dois disparos do grampeador linear cortante. Qualquer local de sangramento ativo ao longo da borda de corte grampeada é ligado com fio de seda fino (**FIGURA 7**).

O pâncreas é fixado ao jejuno aberto com um plano de suturas isoladas 2-0 com fio de seda ou não absorvível (**FIGURA 8**). Essas suturas atravessam toda parede do jejuno, porém apenas através da cápsula do pâncreas. Não se deve suturar toda a espessura da parede pancreática fibrótica até o ducto pancreático aberto, visto que existem numerosos ductos intramurais menores que poderiam ser bloqueados, com consequente liberação das secreções pancreáticas dentro do tecido peripancreático, e não no lúmen intestinal. `CONTINUA`

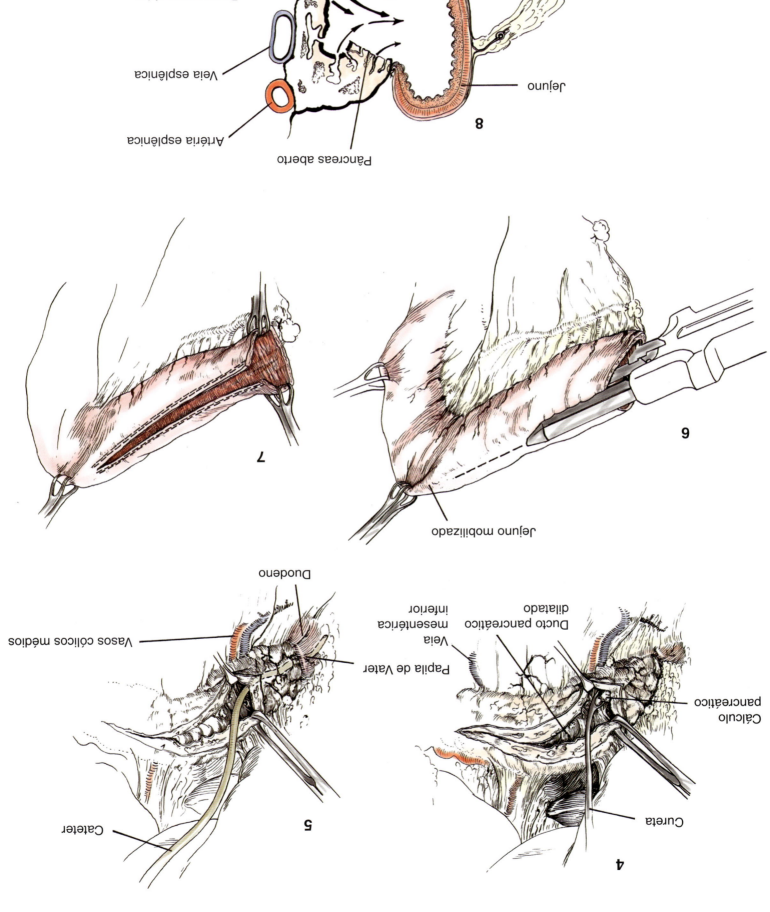
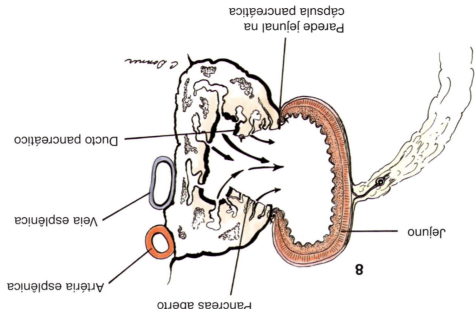

Capítulo 88 Pancreaticojejunostomia (Cirurgia de Puestow-Gillesby)

PRIMEIRA TÉCNICA: ANASTOMOSE LATERAL EM "BOCA DE PEIXE"

CONTINUAÇÃO A extremidade aberta da alça jejunal é anastomosada sobre o ducto pancreático aberto (**FIGURA 9**). O jejuno é fixado à cápsula da cauda do pâncreas fibrótico, imediatamente depois da extremidade da incisão no ducto, e toda a espessura da parede jejunal é ancorada à margem incisada da cápsula do pâncreas em toda a extensão do ducto pancreático aberto. Pode ser necessário adaptar periodicamente a extremidade aberta ("boca de peixe") do jejuno, conforme indicado pelas linhas tracejadas na **FIGURA 9**, a fim de garantir uma anastomose hermética ao redor do ducto. Mais uma vez, apenas a cápsula é incluída nessas suturas, e a parede fibrótica do pâncreas é mantida livre para promover a drenagem dos ductos delgados, muitos dos quais estão repletos de pequenos cálculos. O plano anterior também é realizado com pontos separados, e a extremidade livre do jejuno é fixada à cápsula com três ou quatro pontos adicionais em direção à cauda do pâncreas (**FIGURA 10**). Quando o pâncreas estiver encurtado e espessado, pode ser necessária a realização de esplenectomia para mobilizá-lo adequadamente e facilitar essa anastomose.

SEGUNDA TÉCNICA: ANASTOMOSE LATEROLATERAL TOTAL

Alguns cirurgiões preferem deixar a extremidade grampeada do braço em Y de Roux do jejuno e anastomosar o jejuno com o pâncreas, de modo semelhante à anastomose lateral do intestino delgado (**FIGURAS 11** e **12**). Pode ser usada apenas uma camada, com as suturas sendo colocadas com precisão e próximas umas das outras para evitar a ocorrência de extravasamento subsequente.

Quanto se utiliza o princípio do Y em Roux, o jejuno próximo ao ligamento de Treitz é anastomosado ao ramo do jejuno que vai para o pâncreas por meio de uma anastomose terminolateral (**FIGURA 13**). A margem livre do mesentério deve ser fixada por pontos separados (A) à parte ascendente do jejuno, de modo a obliterar qualquer abertura para evitar o desenvolvimento subsequente de hérnia interna (**FIGURA 13**). A abertura do mesocólon é fechada em torno da alça jejunal. **CONTINUA**

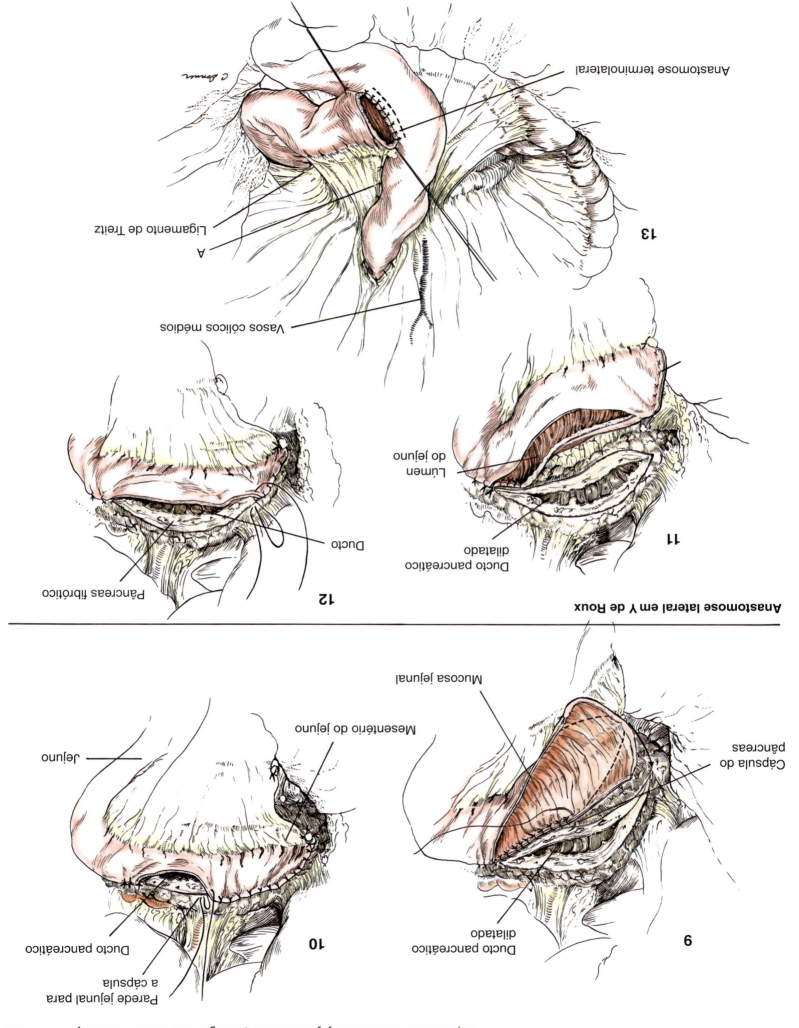

Capítulo 88 Pancreaticojejunostomia (Cirurgia de Puestow-Gillesby)

TERCEIRA TÉCNICA: IMPLANTAÇÃO DO PÂNCREAS DENTRO DO JEJUNO `CONTINUAÇÃO`

Além das técnicas anteriormente descritas, pode-se realizar a drenagem do corpo e da cauda do pâncreas pela implantação da extremidade esquerda do pâncreas na extremidade aberta da alça jejunal que foi levada para realizar uma anastomose tipo Y de Roux. Quando o pâncreas estiver acentuadamente inflamado, pequeno e contraído, pode ser aconselhável mobilizar a maior parte possível da cauda e do corpo e retirar o baço para preparo de implantação no jejuno. Uma vez confirmada a presença ou ausência de um ducto dilatado por aspiração com agulha e palpação (FIGURA 14), efetua-se uma incisão do peritônio superior e inferiormente ao corpo e à cauda do pâncreas, tendo o cuidado para não lesionar a veia mesentérica inferior (ver FIGURA 14). Após a incisão do peritônio, o cirurgião introduz o dedo indicador por trás do pâncreas e pode, com muita facilidade, e com um movimento de vaivém, liberar a parede posterior do corpo e da cauda do pâncreas dos tecidos adjacentes. O dedo deve ser totalmente introduzido em torno do pâncreas, incluindo artéria e veia esplênicas, que seguem o seu trajeto ao longo da superfície superior do pâncreas (FIGURA 15). Um dreno de borracha é inserido através dessa abertura, de modo a proporcionar uma tração suave do pâncreas para a dissecção da cauda e exposição durante a liberação do restante do órgão e esplenectomia (FIGURA 16). O ligamento gastresplênico é seccionado, e o suprimento sanguíneo ao longo da curvatura maior do estômago é transfixado à parede do estômago com suturas separadas 2-0. Como alternativa, pode-se utilizar um dispositivo elétrico para coagular e seccionar os vasos gástricos curtos. Procede-se à secção de quaisquer aderências entre o polo superior do baço e o diafragma, e o baço é mobilizado dentro da ferida. O pedículo das fixações entre a superfície inferior do baço e o cólon também é seccionado, assim como o ligamento esplenorrenal posterior (ver Capítulo 94). O suprimento sanguíneo para o baço é seccionado e ligado. Em seguida, os vasos são duplamente ligados com fio não absorvível 2-0 (FIGURA 17). Em indivíduos da faixa etária mais jovem, é conveniente fazer todos os esforços para preservar o baço, devido ao risco de sepse subsequente. A mobilização da cauda e do corpo do pâncreas cronicamente inflamados exige a ligadura de numerosos vasos sanguíneos pequenos que deságuam no suprimento sanguíneo esplênico principal. `CONTINUA`

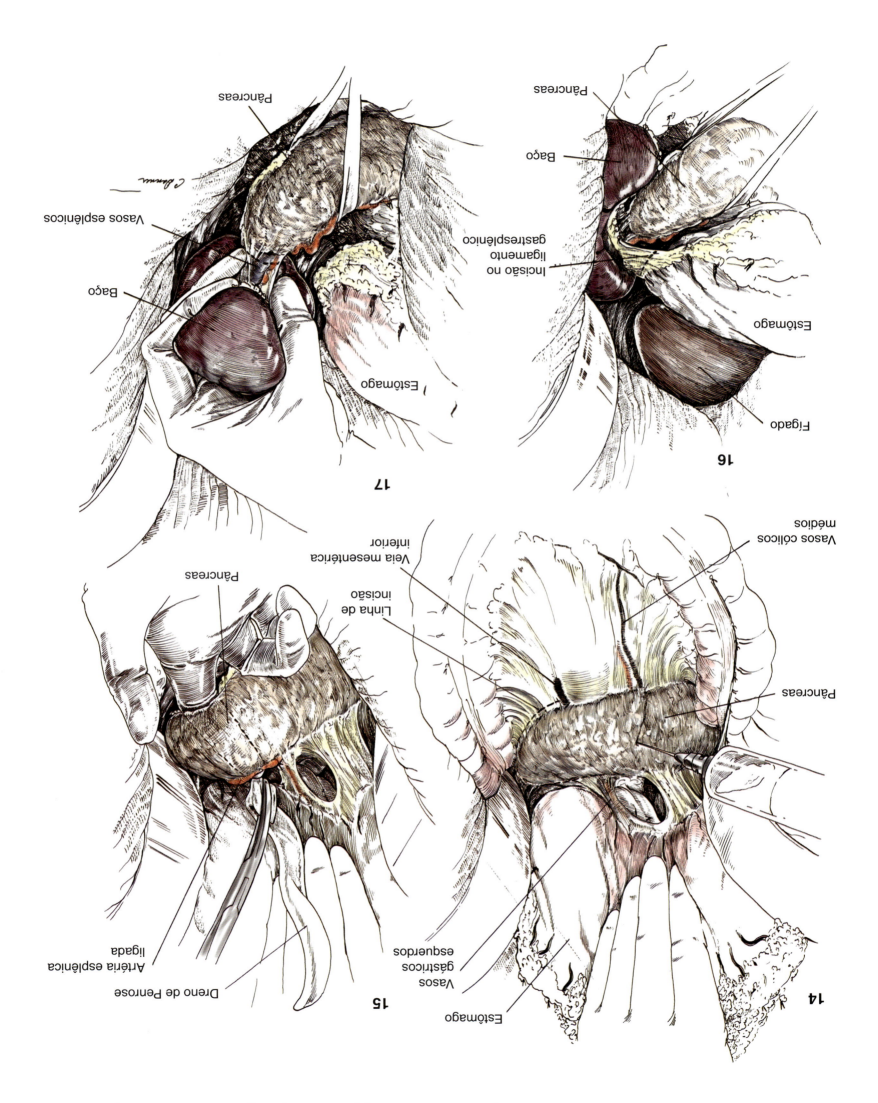

Capítulo 88 Pancreaticojejunostomia (Cirurgia de Puestow-Gillesby)

336   Parte 7 Pâncreas e Baço

TERCEIRA TÉCNICA: IMPLANTAÇÃO DO PÂNCREAS DENTRO DO JEJUNO ◄ CONTINUAÇÃO

A cauda e o corpo do pâncreas, que agora estão totalmente mobilizados, são rodados em direção à linha média, de modo que os trajetos de artéria e veia esplênicas sejam claramente visualizados (FIGURA 18). A artéria esplênica deve ser duplamente ligada e seccionada próximo a seu ponto de origem. É aconselhável retirar a artéria a partir desse ponto de ligadura até a extremidade do baço. De modo semelhante, a veia esplênica deve ser cuidadosamente dissecada, liberada do pâncreas adjacente e duplamente ligada próximo à sua junção com a veia mesentérica inferior (ver FIGURA 18). Após a retirada da artéria e da veia da metade distal do pâncreas, a cauda é estabilizada com uma sutura ou com pinça de Allis, e procede-se à transecção cuidadosa da extremidade do pâncreas até a identificação do ducto pancreático (FIGURA 19). A pequena quantidade de sangramento que ocorre pode ser controlada com facilidade pela compressão do pâncreas entre o polegar e o dedo indicador, pinçando os pontos de sangramento individualmente e, em seguida, ligando-os com fio de seda 4-0 (ver FIGURA 19). Uma vez localizado o ducto pancreático, uma sonda é introduzida em seu interior (FIGURA 20). Em geral, o ducto situa-se um pouco mais próximo à margem superior do que à margem inferior do pâncreas. Em seguida, o cirurgião segura o pâncreas com o polegar e o indicador e realiza uma incisão diretamente sobre a sonda, exteriorizando por completo o ducto pancreático (FIGURA 21). A incisão deve ser realizada medialmente, e logo o ducto pancreático irá aumentar acentuadamente. Quando houver estenoses e dilatações intermitentes, o ducto tem tendência a formar uma cadeia de lagos individuais. Pode-se identificar a ocorrência de múltiplos cálculos, e são encontradas pequenas calcificações em numerosos ductos pequenos dentro da parede do pâncreas fibrótico. A incisão é feita da cauda do pâncreas para baixo, o mais próximo possível da borda medial do duodeno (FIGURA 22). Esse procedimento é realizado pela estabilização do pâncreas com a mão esquerda e introdução de tesoura no lúmen do ducto, com dissecção medial (ver FIGURA 22). O dedo é introduzido na porção proximal dilatada do ducto, e procede-se à retirada de quaisquer cálculos. Pode-se introduzir uma pequena sonda nessa área para determinar se existe ou não uma comunicação livre entre o ducto pancreático e o duodeno por meio da ampola; todavia, isso não é absolutamente necessário (FIGURA 23). Durante a dissecção, a parede fibrótica do pâncreas é pinçada com várias pinças de Allis, habitualmente nos pontos de sangramento ativo. Quando essas pinças são removidas, os pontos individuais são cuidadosamente ligados com suturas separadas com fio absorvível. Nenhum esforço deve ser feito para aproximar a parede do ducto e a cápsula fibrosa, de modo que seja possível uma drenagem livre a partir dos ductos menores. **CONTINUA ►**

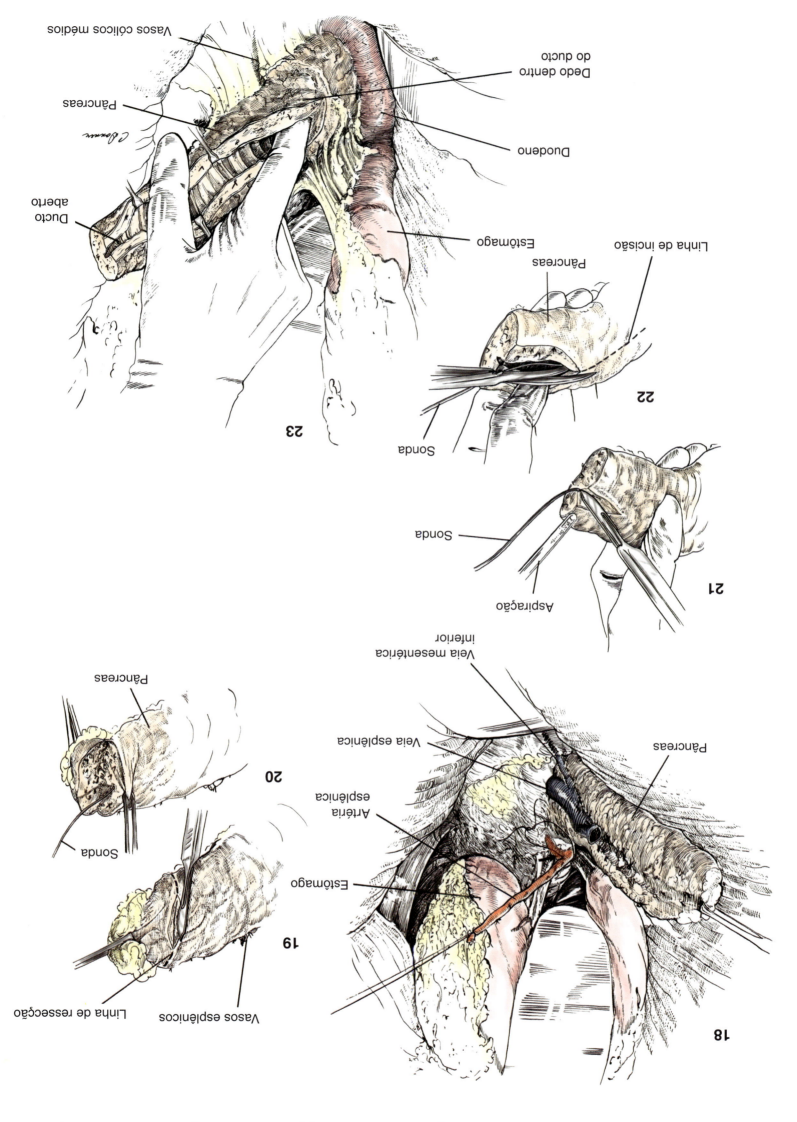

Capítulo 88 Pancreaticojejunostomia (Cirurgia de Puestow-Gillesby) 337

TERCEIRA TÉCNICA: IMPLANTAÇÃO DO PÂNCREAS DENTRO DO JEJUNO `CONTINUAÇÃO`

O jejuno é mantido fora da ferida. Por meio de transiluminação, o cirurgião pode estudar as arcadas vasculares e selecionar de modo mais acurado os vasos sanguíneos a serem seccionados para mobilizar a alça jejunal que será levada até o pâncreas (ver Capítulo 34). O jejuno é seccionado em um ponto situado a 10 a 15 cm depois do ligamento de Treitz. Efetua-se uma pequena abertura no mesocólon, à esquerda dos vasos cólicos médios, logo acima do ligamento de Treitz. O jejuno é tracionado através dessa abertura e medido em toda a extensão do pâncreas (FIGURA 24). O comprimento do pâncreas desde o ponto além da extremidade do ducto aberto até a extremidade de sua cauda é marcado (ponto X), no jejuno com pinças de Babcock colocadas em sua borda antimesentérica (ver FIGURA 24). A cauda do pâncreas é trazida para dentro do lúmen do intestino e aproximada até o ponto X. Neste local, o cirurgião precisa ter certeza de que existe um comprimento adequado do jejuno e de que o pedículo vascular mesentérico é alcançado facilmente sem angulação. São efetuadas suturas de tração (A e B) com fio de seda 2-0 nas bordas superior e inferior da cápsula do pâncreas (FIGURA 25) para ajudar na tração da cauda até o ponto X. As pinças de Potts são retiradas da extremidade aberta do jejuno e substituídas por pinças de Babcock na borda antimesentérica. O jejuno é estirado delicadamente entre as duas pinças de Babcock, à medida que as agulhas, com fios de sutura de tração A e B, são introduzidas no lúmen do intestino. Durante a introdução, as agulhas são mantidas paralelas ao eixo longitudinal do porta-agulha com suas pontas dirigidas para trás, de modo a assegurar que a parede intestinal não seja perfurada (FIGURA 26A). No ponto X, a agulha é rapidamente afastada para puncionar a parede e realizar a sutura externamente (FIGURA 26B). Uma tração suave é mantida sobre essas suturas para ajudar a puxar o pâncreas para dentro do jejuno. Quando o pâncreas está totalmente encerrado dentro do intestino, as suturas A e B são amarradas, trazendo a cauda para o ponto X (FIGURA 27). A extremidade aberta do jejuno é então suturada circunferencialmente à cápsula com suturas separadas com fio não absorvível 2-0. O plano posterior é colocado inicialmente, começando na borda mesentérica e progredindo superiormente até a superfície antimesentérica. O plano anterior também é iniciado na borda mesentérica do jejuno. Se a circunferência jejunal for muito pequena, pode-se proceder à incisão longitudinal do intestino para acomodar a circunferência do pâncreas (ver FIGURA 27).

Deve-se verificar repetidamente a adequação do suprimento sanguíneo do jejuno. A continuidade intestinal é estabelecida por meio de jejunojejunostomia em Y de Roux, além do ligamento de Treitz, utilizando dois planos de suturas com fios finos não absorvíveis (FIGURA 28). Todas as bordas livres do mesentério devem ser fechadas com suturas separadas com fio de seda 4-0, tendo o cuidado de não comprometer o suprimento sanguíneo marginal no mesentério. Antes do fechamento, deve-se reavaliar cuidadosamente o suprimento sanguíneo do jejuno. Alguns pontos são dados para fixar a margem vascular do mesentério às estruturas adjacentes, a fim de evitar a sua rotação e a formação de hérnia interna. A janela no mesocólon também é fixada ao braço pancreático do Y em Roux.

FECHAMENTO Nos casos em que tiver sido realizada uma cirurgia simultânea do trato biliar, um cateter de Silastic® para aspiração em sistema fechado é inserido no forame omental (forame de Winslow). Caso se tenha realizado uma drenagem do ducto colédoco com dreno em T, este é exteriorizado através de uma contra-abertura separada do lado direito. Não há necessidade de drenagem para a pancreaticojejunostomia em si. A incisão é fechada de modo habitual. Em caso de comprometimento da nutrição, pode ser aconselhável suplementar o fechamento com suturas de retenção.

CUIDADOS PÓS-OPERATÓRIOS Embora se possam prever vários graus de pancreatite após esse procedimento, a evolução pós-operatória é surpreendentemente leve. Os níveis sanguíneos de amilase e glicose são determinados, e deve-se dispensar atenção para a necessidade de narcóticos. Esses pacientes podem já ser dependentes de narcóticos, e o controle da dor pode ser difícil. Deve-se instituir uma terapia com enzimas pancreáticas, a tendência ao diabetes deve ser controlada, e qualquer adicção prévia deve ser corrigida, se possível, antes que o paciente tenha alta hospitalar. ■

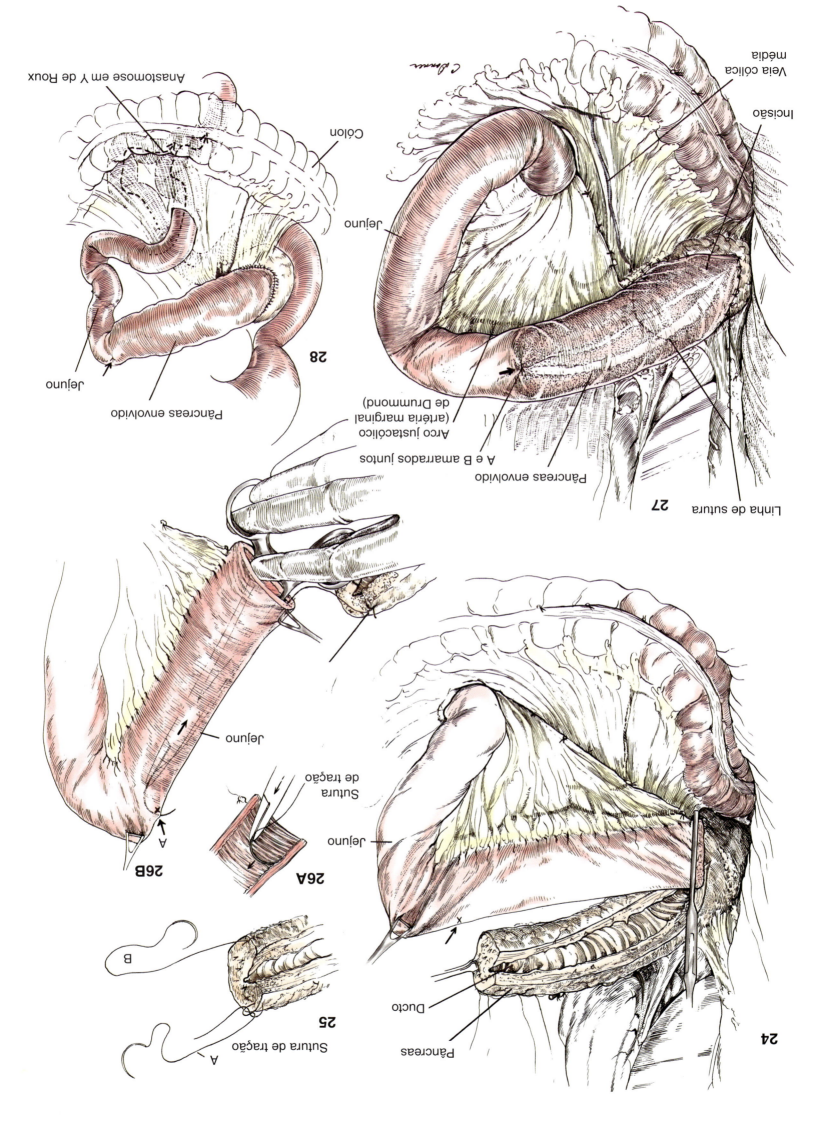

Capítulo 88 Pancreaticojejunostomia (Cirurgia de Puestow-Gillesby)

CAPÍTULO 89

RESSECÇÃO DA CAUDA DO PÂNCREAS

INDICAÇÕES As indicações mais comuns para a ressecção do corpo e da cauda do pâncreas consistem em adenocarcinoma localizado, tumores neuroendócrinos pancreáticos, cistos pré-malignos e pancreatite calcificada crônica.

PREPARO PRÉ-OPERATÓRIO O preparo está relacionado com o diagnóstico pré-operatório. Se for considerada uma esplenectomia, recomenda-se a administração de vacina para organismos encapsulados no pré-operatório. As vacinas contra pneumococos, *Haemophilus influenzae* e meningococos devem ser administradas aproximadamente duas semanas antes da cirurgia. Pacientes com suspeita de insulinoma, sugerido por repetidas medições dos níveis de açúcar no sangue em jejum de menos de 50 mg/dℓ, podem requerer internação para receber glicose suplementar antes da cirurgia, devido ao estado jejum, que pode fazer com que o paciente fique gravemente hipoglicêmico.

Quando houver suspeita de um tumor ulcerogênico ou gastrinoma, deve-se corrigir o desequilíbrio hidreletrolítico, particularmente se tiver havido grandes perdas de secreção gástrica ou perdas por enterite. Os níveis séricos de gastrina podem estabelecer o diagnóstico. Todos os esforços devem ser envidados para localizar um ou mais tumores endócrinos por tomografia computadorizada (TC), ressonância magnética (RM), cintilografia com octreotida ou tomografia por emissão de pósitrons de gálio/tomografia computadorizada. Em pacientes selecionados, arteriografia seletiva e estimulação arterial seletiva com secretina (para o gastrinoma) ou cálcio (para o insulinoma) podem ser necessárias.

ANESTESIA Utiliza-se a anestesia geral com intubação endotraqueal.

POSIÇÃO O decúbito dorsal, com o lado esquerdo sobre um coxim, é usado com base na preferência do cirurgião.

PREPARO OPERATÓRIO É feita tricotomia e a pele é preparada e coberta de maneira rotineira. Os campos estéreis são aplicados de acordo com as especificações do cirurgião. Então, uma pausa cirúrgica (*time out*) é executada.

INCISÃO E EXPOSIÇÃO É usada uma incisão longa na linha média vertical ou uma incisão no quadrante superior esquerdo, paralela à margem costal.

DETALHES DA TÉCNICA Quando a cirurgia é realizada devido a uma lesão inflamatória do corpo e da cauda do pâncreas, efetua-se uma exploração direta dessa região. Quando o procedimento é realizado devido a um tumor, é necessário proceder a exploração completa do abdome, com referência particular ao fígado e ao ligamento gastro-hepático na região do plexo celíaco à procura de evidências de metástases. Evidências de hipersecreção gástrica, conforme indicado por aumento da vascularização e espessamento da parede do estômago, juntamente com hiperemia e hipertrofia do duodeno e úlcera duodenal ou além do ligamento de Treitz, ajudam a confirmar um possível diagnóstico de gastrinoma do pâncreas. De modo semelhante, deve-se efetuar uma palpação cuidadosa da parede interna do duodeno à procura de pequenos tumores que se estendam no lúmen a partir do lado pancreático. Se não for identificado um gastrinoma no pâncreas, a melhor maneira de avaliar o duodeno é realizando uma duodenotomia na porção descendente. Em casos esporádicos, a maioria dos gastrinomas

duodenais estará na primeira ou segunda porção do duodeno. Finalmente, a ultrassonografia intraoperatória é útil na localização de pequenos tumores que podem não ser vistos ou palpados de outro modo.

Após a exploração do abdome e avaliação da região da cabeça do pâncreas, o omento maior é refletido para cima, e uma tração inferior é mantida sobre o cólon transverso, à medida que o omento é separado do cólon transverso, com entrada na bolsa omental (**FIGURA 1**). Em geral, o estômago é facilmente separado do pâncreas, porém pode ser necessária uma dissecção para separá-lo da cápsula do pâncreas, particularmente quando tiverem ocorrido surtos repetidos de inflamação aguda. Utiliza-se uma dissecção cortante, bem como romba, para afastar a parede posterior do estômago do pâncreas, particularmente na região do antro pilórico, para certificar-se de que os vasos cólicos médios não estejam angulados superiormente e fixados à parede posterior do estômago. É preciso assegurar uma visão clara de todo o pâncreas e da primeira parte do duodeno até o hilo do baço (ver **FIGURA 1**). Para evitar a ocorrência de sangramento problemático, é habitualmente conveniente seccionar a veia comunicante entre os vasos gastromentais direitos e a veia cólica média inferior ao piloro. Isso possibilita melhor mobilização na região do antro pilórico. Em seguida, o estômago pode ser retraído para cima com o afastador autostático, e o cólon compactado para baixo. O pâncreas deve ser inspecionado por completo e palpado para verificar a patologia. É mais seguro e mais fácil mobilizar e retirar o baço do que tentar separar o pâncreas de artéria e veia esplênicas que seguem o seu trajeto ao longo da superfície superior do corpo e cauda desse órgão.

Em caso de carcinoma, é preciso determinar a mobilidade do tumor e a presença ou ausência de metástases regionais antes de planejar uma ressecção radical. Nos insulinomas, observa-se mais frequentemente um único tumor, que pode ser enucleado sem retirar um grande segmento do pâncreas, dependendo da localização e da relação do tumor com o ducto pancreático. Quando houver suspeita de gastrinoma, é importante uma avaliação minuciosa do restante do pâncreas, que pode ser feita por meio de palpação da glândula e do duodeno ou pela ultrassonografia intraoperatória. Se necessário, o duodeno pode ser aberto para avaliar pequenos gastrinomas duodenais.

Como os exames pré-operatórios com imagem são bastante precisos, a localização do tumor costuma ser facilmente encontrada. A ultrassonografia intraoperatória é útil para localizar um tumor e identificar artéria e veia esplênicas ao planejar a transecção. Quando a lesão não puder ser visualizada nem palpada por exame digital da superfície anterior da glândula, o corpo e a cauda devem ser mobilizados para palpação direta com o polegar e o dedo indicador e para visualização da face inferior do pâncreas. Isso é realizado por meio de incisão do peritônio ao longo da superfície inferior do pâncreas (**FIGURA 2**). São encontrados apenas alguns vasos sanguíneos pequenos. Deve-se identificar a veia mesentérica inferior, e a incisão deve evitar tanto essa veia quanto os vasos cólicos médios. Após a incisão da superfície inferior do peritônio, pode-se introduzir um dedo com bastante facilidade por baixo do pâncreas, enquanto a substância da glândula pode ser palpada com muita facilidade entre o polegar e o indicador (**FIGURA 3**). Na realidade, o dedo pode ser totalmente introduzido em torno do pâncreas acompanhando a incisão no peritônio, logo acima de artéria e veia esplênicas. **CONTINUA**

Capítulo 89 Ressecção da Cauda do Pâncreas

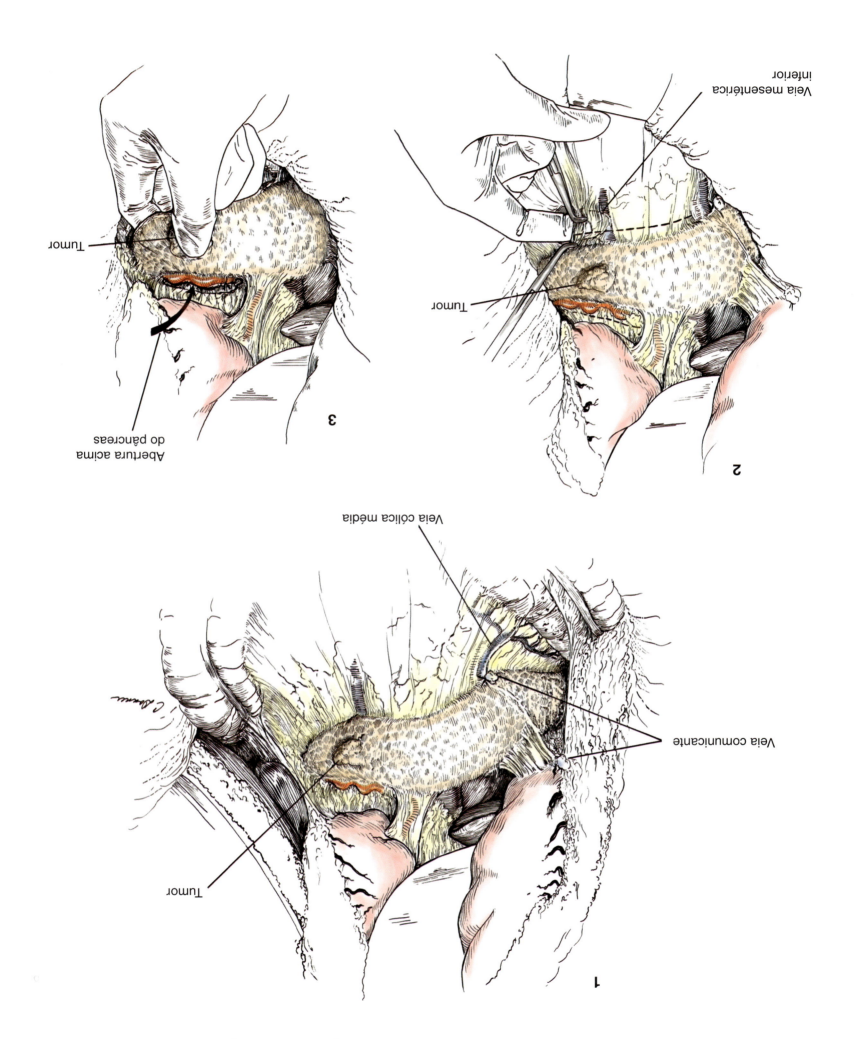

DETALHES DA TÉCNICA `CONTINUAÇÃO` Quando houver um tumor que exija ressecção da metade esquerda do pâncreas ou de todo o órgão, devem-se tomar medidas para mobilizar e retirar o baço. A artéria esplênica é duplamente ligada com fio de seda 2-0 próximo a seu ponto de origem ou seccionada com um grampeador vascular. Isso tende a diminuir a perda de sangue após a manipulação do baço e possibilita a drenagem de sangue desse órgão para circulação sistêmica durante as etapas subsequentes de sua remoção. O vaso gastromental esquerdo é duplamente pinçado e ligado, enquanto os vasos gástricos curtos são então seccionados até o diafragma. Essa manobra também pode ser feita com um aparelho elétrico, como um dispositivo eletrocirúrgico bipolar, se disponível. O suprimento sanguíneo da curvatura maior do estômago deve ser ligado com suturas de transfixação que incorporem uma parte da parede gástrica para evitar a ocorrência de hemorragia se houver distensão gástrica e deslizamento da ligadura do lado gástrico (FIGURA 4). O ligamento esplenorrenal é seccionado à medida que o cirurgião traciona o baço medialmente com a mão esquerda (FIGURA 5). Pode-se realizar uma dissecção romba e cortante para liberar a cauda do pâncreas, porém esse procedimento é realizado com bastante facilidade por meio de dissecção digital à medida que o órgão é refletido medialmente

(FIGURA 6). A glândula suprarrenal e o rim esquerdos são claramente visualizados, bem como um segmento da veia renal esquerda. A veia mesentérica inferior é ligada e seccionada (ver FIGURA 6) na borda inferior do pâncreas. A artéria esplênica é seccionada próximo a seu ponto de origem e ligada e, em seguida, transfixada distalmente com duplo nó de fio de seda 2-0 ou um grampeador vascular. A veia esplênica é dissecada e separada da superfície posterior do pâncreas e acompanhada até o ponto onde se une à veia mesentérica superior para formar a veia porta (FIGURA 7). A veia esplênica é delicadamente liberada do pâncreas, utilizando pinças de ponta romba em ângulo reto (ver FIGURA 7). O vaso é ligado e transfixado proximalmente a esse nó para evitar qualquer hemorragia possível tardia. O grampeador vascular também é uma alternativa para a transecção da veia esplênica. Em seguida, o baço e o corpo do pâncreas podem ser mobilizados o suficiente para que sejam trazidos para fora da cavidade peritoneal.

Essa técnica é útil na realização de pancreatectomia total, pois garante boa exposição para identificação das veias que provêm da face medial da veia porta. A superfície superior da veia porta é liberada de suas tributárias venosas. Entretanto, a ressecção pode ser limitada, devido ao comprometimento da veia porta pelo adenocarcinoma. `CONTINUA`

Capítulo 89 Resecção da Cauda do Pâncreas

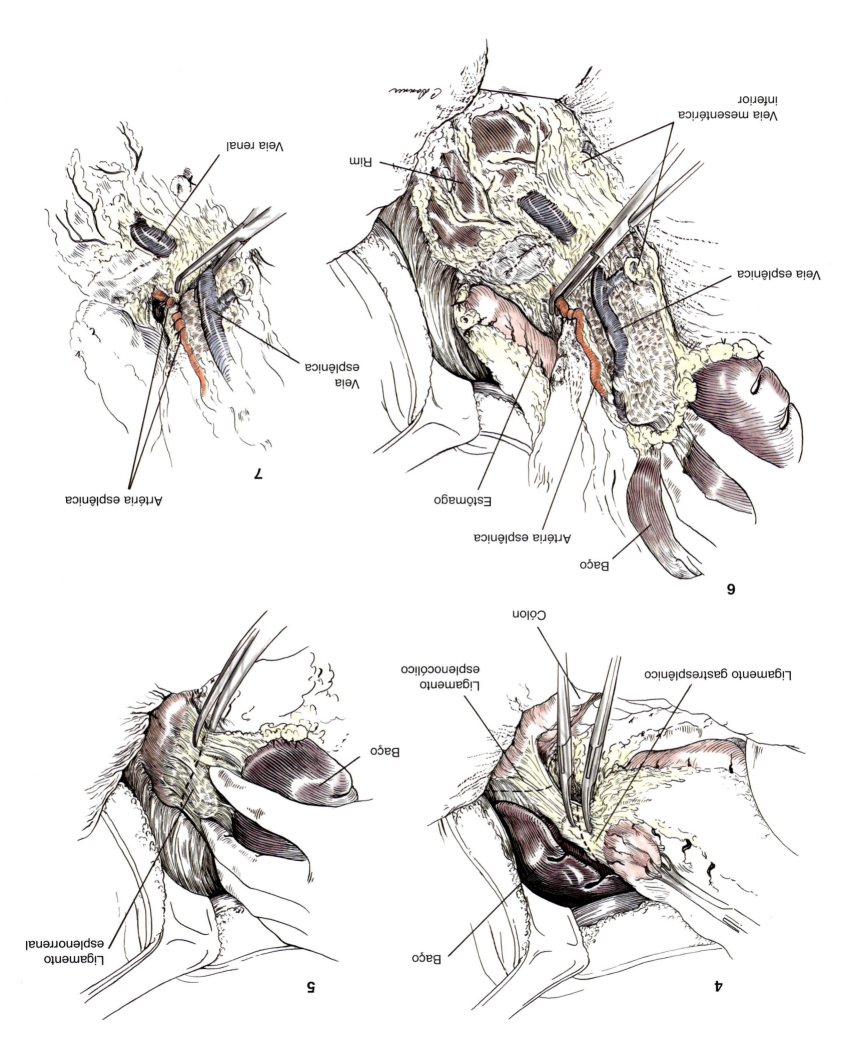

DETALHES DA TÉCNICA `CONTINUAÇÃO` Após a mobilização do baço e da cauda do pâncreas para fora da cavidade peritoneal, todo o baço é mais uma vez palpado à procura de sinais de comprometimento tumoral. O pâncreas pode ser seccionado com eletrocautério à esquerda da veia porta ou, se houver necessidade, até mesmo do lado direito da veia porta com a artéria gastroduodenal deslocada para a direita, a glândula pode ser seccionada com segurança (**FIGURA 8**). Podem-se obter exames de cortes congelados, embora seja difícil avaliar o tecido pancreático nessas circunstâncias, e o diagnóstico final possa ser retardado até a realização dos cortes permanentes.

A extremidade seccionada do pâncreas é examinada, e o ducto pancreático é identificado. O ducto pancreático é fechado com fio monofilamento não absorvível (**FIGURA 9A**). A extremidade do pâncreas é fechada com pontos interrompidos cruzados com fio de seda 3-0 do tipo colchoeiro (**FIGURAS 9B** e **10**). Como alternativa, o pâncreas pode ser seccionado e fixado com grampos utilizando um grampeador linear. A adição de um suporte com reforço de linha de grampeamento bioabsorvível pode ser usada com base na preferência do cirurgião.

FECHAMENTO Um cateter de sucção de sistema fechado Silastic® é usado para drenar o coto do pâncreas. O dreno é trazido para fora diretamente através de uma contraincisão na porção média do abdome ou em qualquer um dos lados através de uma contraincisão separada. A incisão é fechada de modo habitual.

CUIDADOS PÓS-OPERATÓRIOS Os cuidados pós-operatórios são rotineiros, exceto pelos exames laboratoriais repetidos dos níveis de glicemia e níveis de amilase na secreção drenada, se tiver sido deixado um dreno. Pode-se observar uma tendência transitória ao diabetes; por outro lado, é difícil determinar, no período pós-operatório imediato, que efeito a intervenção cirúrgica terá sobre a punção pancreática total. Pode-se indicar uma reposição oral de enzimas pancreáticas. A determinação da amilase na secreção do dreno é necessária antes da retirada do dreno. Em geral, é necessária uma concentração de amilase abaixo dos níveis séricos para a retirada do dreno de aspiração fechada.

Quando se planeja uma pancreatectomia total, o pâncreas não é seccionado, porém usado para tração à medida que a cabeça do pâncreas e o duodeno são excisados na operação de Whipple. Os sintomas sistêmicos associados ao gastrinoma, um tumor de células das ilhotas produtor de hormônio, podem ser parcialmente controlados, porém raramente de maneira completa, durante vários anos pela ressecção de um tumor solitário. Sintomas associados a outros tumores neuroendócrinos pancreáticos (p. ex., vipoma, glucagonona, insulinoma e assim por diante) podem responder à excisão local na ausência de neoplasia maligna e metástases. ■

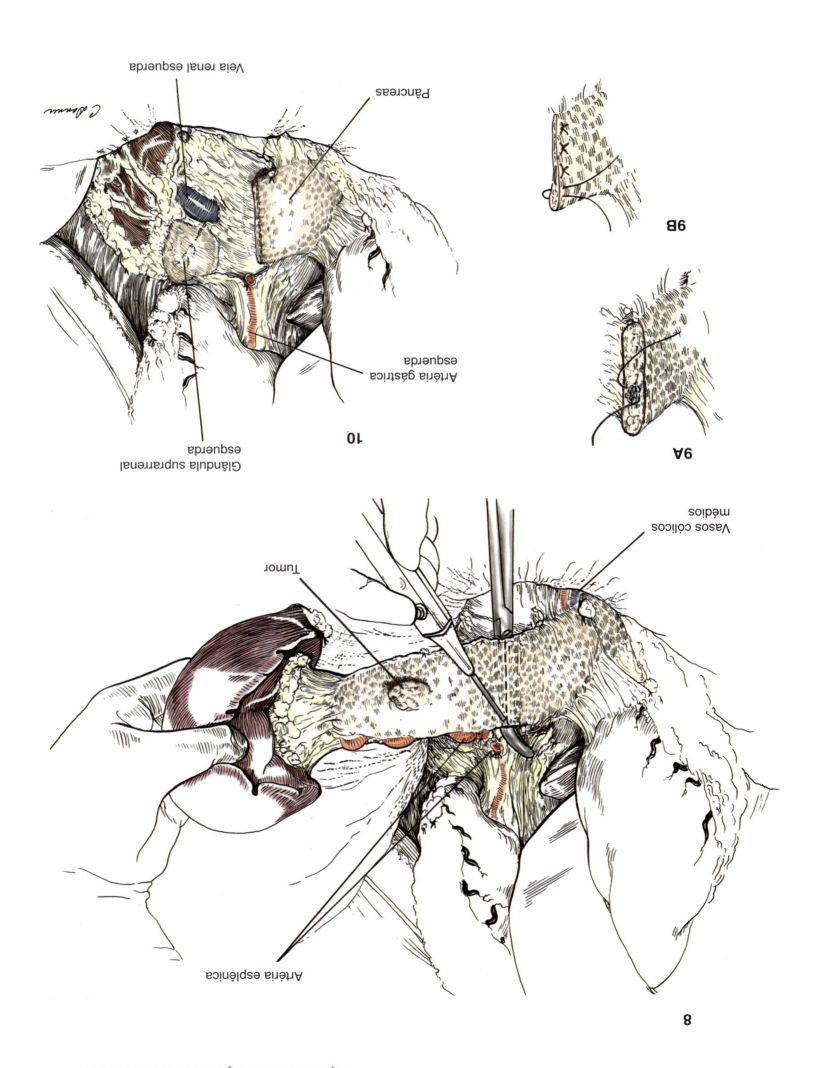

CAPÍTULO 90

RESSECÇÃO LAPAROSCÓPICA DA CAUDA DO PÂNCREAS COM PRESERVAÇÃO DO BAÇO

INDICAÇÕES A ressecção laparoscópica do corpo e da cauda do pâncreas pode ser usada para adenocarcinoma pancreático localizado, tumores de pâncreas neuroendócrinos, como insulinomas, neoplasias císticas pancreáticas e tumores pseudopapilíferos. A operação não é recomendada para pancreatite calcificada crônica. Para o adenocarcinoma do corpo e da cauda do pâncreas, deve-se realizar uma esplenectomia. A preservação esplênica pode ser considerada na ausência de neoplasia maligna.

PREPARO PRÉ-OPERATÓRIO O preparo está relacionado com o diagnóstico pré-operatório. Como a preservação esplênica nem sempre é possível, recomenda-se a vacinação do paciente 2 semanas antes da cirurgia contra microrganismos encapsulados, incluindo pneumococos, *Haemophilus influenzae* e meningococos.

ANESTESIA É necessária anestesia geral com intubação endotraqueal.

POSIÇÃO Deve-se colocar um coxim na mesa cirúrgica antes de trazer o paciente para o centro cirúrgico. Após a inserção de um cateter vesical, o paciente deve ser colocado em uma posição lateral parcial, a 45° aproximadamente, com o braço esquerdo cruzando o tórax e apoiado em um suporte de braço ou travesseiro (FIGURA 1A). O braço direito é colocado em um apoio de braço, e utiliza-se um rolo axilar. Utiliza-se um acolchoamento liberal entre os braços e ao seu redor. O abdome e a região do flanco devem ser expostos. O joelho esquerdo é mantido em flexão, com acolchoamento de cobertores ou travesseiros entre as pernas. Como alternativa o paciente pode ser posicionado em uma postura de litotomia modificada ou posicionamento com as pernas abertas, utilizando também um coxim e tendo o cuidado para não flexionar excessivamente as coxas, de modo a evitar qualquer interferência na amplitude de movimento dos instrumentos.

PREPARO OPERATÓRIO A tricotomia do abdome é realizada com aparadores. A pele é preparada e coberta de maneira rotineira. Um antibiótico pré-operatório é administrado antes da incisão. Em seguida, uma pausa cirúrgica (*time out*) é executada.

INCISÃO E EXPOSIÇÃO O cirurgião fica posicionado do lado direito do paciente, à semelhança de uma suprarrenalectomia laparoscópica esquerda (FIGURA 1A). O operador da câmera fica à direita do cirurgião, com o auxiliar do lado esquerdo do paciente. Se for utilizado o posicionamento com as pernas abertas, o cirurgião fica situado entre as pernas, e o operador da câmera à direita do paciente, enquanto o auxiliar fica à esquerda. A FIGURA 1B mostra a posição dos acessos. Um laparoscópio de 10 mm de 30° é colocado acima do umbigo, utilizando a técnica aberta de Hasson, conforme descrito no Capítulo 13. O abdome é insuflado até uma pressão de 15 mmHg com gás carbônico. O laparoscópio é introduzido, e todos os quatro quadrantes do abdome são examinados à procura de doença metastática. São introduzidos dois acessos (*ports*) de 5 mm, um na linha média e o segundo do lado esquerdo, a meia distância entre o umbigo e o processo xifoide, na linha medioclavicular. Os acessos são colocados a uma distância entre eles de 5 a 8 cm na orientação craniocaudal, de modo a permitir a operação bimanual sem restrição física. Um acesso de 10 a 12 ou de 15 mm é colocado do lado esquerdo, na altura do umbigo, na linha axilar anterior. Realiza-se um acesso adicional de 5 mm logo abaixo na margem subcostal direita, na linha medioclavicular. É necessário um acesso de 15 mm para que se possa utilizar um grampeador endoscópico com grampos de 4,8 mm para seccionar um pâncreas mais espesso, enquanto um grampeador com grampos de 3,8 mm ou menores podem ser introduzidos através de um acesso de 12 mm. Um retrator hepático é colocado na região subxifoide para retrair o segmento lateral esquerdo do fígado para cima.

DETALHES DA TÉCNICA O estômago é pinçado com uma pinça laparoscópica atraumática e afastado superiormente. Penetra-se então na bolsa omental utilizando um dispositivo ultrassônico ou um dispositivo eletrocirúrgico bipolar para dividir o omento ao longo da curvatura maior do estômago (FIGURA 2). A abertura da bolsa omental deve ser ampla e possibilitar a exposição do corpo e da cauda do pâncreas. A extensão lateral da incisão é feita até o nível dos vasos gástricos curtos. Os vasos gástricos curtos não são seccionados quando se planeja a preservação do baço. É fundamental uma exposição medial; por conseguinte, a abertura do omento é realizada à direita dos vasos gastromentais. Utiliza-se uma dissecção cortante, bem como romba, para afastar a parede posterior do estômago do pâncreas, particularmente na região do antro pilórico, a fim de assegurar que os vasos cólicos médios não tenham sido angulados para cima e fixados à parede posterior do estômago. O cirurgião precisa garantir uma visualização clara de todo o pâncreas e da primeira parte do duodeno em toda a extensão até o hilo do baço (ver FIGURA 2). Para evitar a ocorrência de sangramento problemático, é habitualmente desejável seccionar a veia comunicante entre os vasos gastromentais direitos e a veia cólica média inferior ao piloro. Isso possibilita melhor mobilização na região do antro. O pâncreas deve ser inspecionado visualmente para identificar a patologia. Uma ultrassonografia intraoperatória pode ser útil. O estômago pode ser retraído para cima com o afastador hepático nesse ponto.

A operação é realizada em direção medial para lateral, diferentemente da direção lateral para medial para uma pancreatectomia distal aberta, conforme

mostrado no Capítulo 89. A dissecção na borda superior da glândula é feita para identificar a artéria esplênica. Essa abordagem é facilmente realizada identificando a veia coronária (veia gástrica esquerda) e dissecando à esquerda dela. A ultrassonografia também pode ser útil em pacientes obesos. A artéria esplênica é, então, circundada por uma alça de vaso. Realiza-se uma incisão no peritônio ao longo da borda inferior do corpo e da cauda do pâncreas (ver FIGURA 2). Uma dissecção delicada ao longo do colo do pâncreas expõe a veia mesentérica superior e a veia porta (FIGURA 3). A veia esplênica é identificada. Em seguida, realiza-se uma incisão ao longo da borda superior do pâncreas à esquerda da artéria gastroduodenal e inferior à artéria hepática. Um plano entre a veia porta e o colo do pâncreas é criado por meio de dissecção romba delicada na direção inferior para superior com um dissector laparoscópico de ponta romba (FIGURA 4). Uma vez efetuada a abertura, e podendo o dissector de ponta romba ser visto fazendo protrusão a partir da borda superior do pâncreas, um dreno de Penrose de 0,5 polegada, encurtado para 12 cm, é colocado na cavidade abdominal através do acesso de 12 ou 15 mm. Em seguida, é introduzido por baixo do colo do pâncreas, e as extremidades são fixadas com uma ligadura *endoloop* (FIGURA 5). Isso possibilita a tração anterior do pâncreas, que é fundamental para dissecar o plano ao longo da veia mesentérica superior e o colo do pâncreas e que também irá facilitar a mobilização da veia esplênica para longe do corpo proximal do pâncreas.

O auxiliar segura o dreno de Penrose e o traciona superior e anteriormente. Em seguida, o cirurgião começa dissecar cuidadosamente os vasos mesentéricos e a veia porta para longe do colo do pâncreas. A veia esplênica irá aparecer, e, antes da secção do pâncreas, pequenos ramos da veia são seccionados com um dispositivo eletrocirúrgico bipolar, e ramos maiores podem ser cortados. Essa dissecção é realizada na direção medial para lateral por uma distância de 2 a 3 cm. Uma vez que 2 a 3 cm da veia tenham sido dissecados, a veia é seccionada com uma carga vascular do grampeador. Isso às vezes é difícil, e o pâncreas pode ser dividido antes da transecção da veia, se necessário. O colo do pâncreas é dividido. Isso é feito com um dispositivo de grampeamento endoscópico reticulado com um comprimento de grampo mais longo escolhido, dependendo da espessura da glândula. A linha de grampeamento pode ser reforçada com um reforço bioabsorvível (FIGURA 6). O dreno de Penrose pode ser retirado nesse momento, visto que o afastamento do pâncreas pode ser obtido pinçando a linha distal de grampos.

Uma vez seccionado o pâncreas, o corpo é afastado superiormente (FIGURAS 7 e 8). Os ramos tanto da artéria quanto da veia são muito frágeis, e, em certas ocasiões, ocorre avulsão inevitável. No caso dos pequenos ramos, o sangramento pode ser controlado por compressão. Os ramos maiores devem ser pinçados com um dissector de Maryland para controlar o sangramento e, em seguida, fixados com clipes se houver comprimento suficiente, ou ligados com monofilamento 4-0 ou 5-0 se o comprimento for insuficiente. O peritônio é ainda mais seccionado ao longo da borda inferior do pâncreas. A margem posterior da dissecção é formada por veia e artéria esplênicas. O jejuno proximal pode ser visualizado e deve ser afastado inferiormente. Defeitos no mesocólon devem ser fechados com suturas para evitar a ocorrência de hérnias internas. O peritônio também é seccionado ao longo da borda superior do pâncreas com um dispositivo elétrico. À medida que a dissecção prossegue, a veia será visualizada quando sai do hilo esplênico. Logo em seguida, a artéria é vista entrando no baço. A distância entre a cauda do pâncreas e o baço é variável. As aderências finais são seccionadas com um dispositivo elétrico. A peça é extraída da cavidade abdominal utilizando uma bolsa de coleta ou similar (FIGURA 9). É retirada da cavidade abdominal, aumentando-se a incisão do portal de 12 mm. Uma vez retirada, o abdome é reinsuflado e a bolsa omental é exposta para possibilitar a inspeção de artéria e veia esplênicas e retroperitônio quanto à ocorrência de sangramento. Quando forem utilizadas alças vasculares, elas são retiradas nesse momento.

FECHAMENTO A peça deve ser examinada para determinar se a patologia foi removida. Pode-se colocar um dreno de Silastic® de aspiração fechada passando a parte externa do dreno através do acesso de 12 ou 15 mm e retirando-o de um dos acessos de 5 mm. O local do portal de 12 ou 15 mm que foi estendido é fechado com fio absorvível nº 1. O local do acesso umbilical é fechado com fio de sutura absorvível nº 1.

CUIDADOS PÓS-OPERATÓRIOS Não há necessidade de tubo nasogástrico. Devem-se administrar cristaloides em quantidades adequadas. O manejo da dor pode exigir administração intravenosa de analgésicos narcóticos por 1 a 2 dias. Antibióticos adicionais não são recomendados e devem ser suspensos dentro de 24 horas. Deve-se efetuar monitoramento da glicose, devido à possível ocorrência de um estado diabético transitório. A hemoglobina e os eletrólitos devem ser avaliados no primeiro dia do pós-operatório, e a sua determinação deve ser repetida quando considerada necessária com base na evolução clínica. Pode-se instituir uma dieta pós-operatória inicial no primeiro dia do pós-operatório. A amilase do dreno deve ser determinada antes da retirada do dreno. O dreno não deve ser retirado se o nível de amilase for superior a duas vezes o limite superior da normalidade. Em geral, não há necessidade de enzimas pancreáticas suplementares no período pós-operatório imediato e devem ser usadas quando os sintomas exigirem. O paciente recebe alta quando a dieta for bem tolerada e a dor estiver controlada. ■

Capítulo 90 Ressecção Laparoscópica da Cauda do Pâncreas com Preservação do Baço

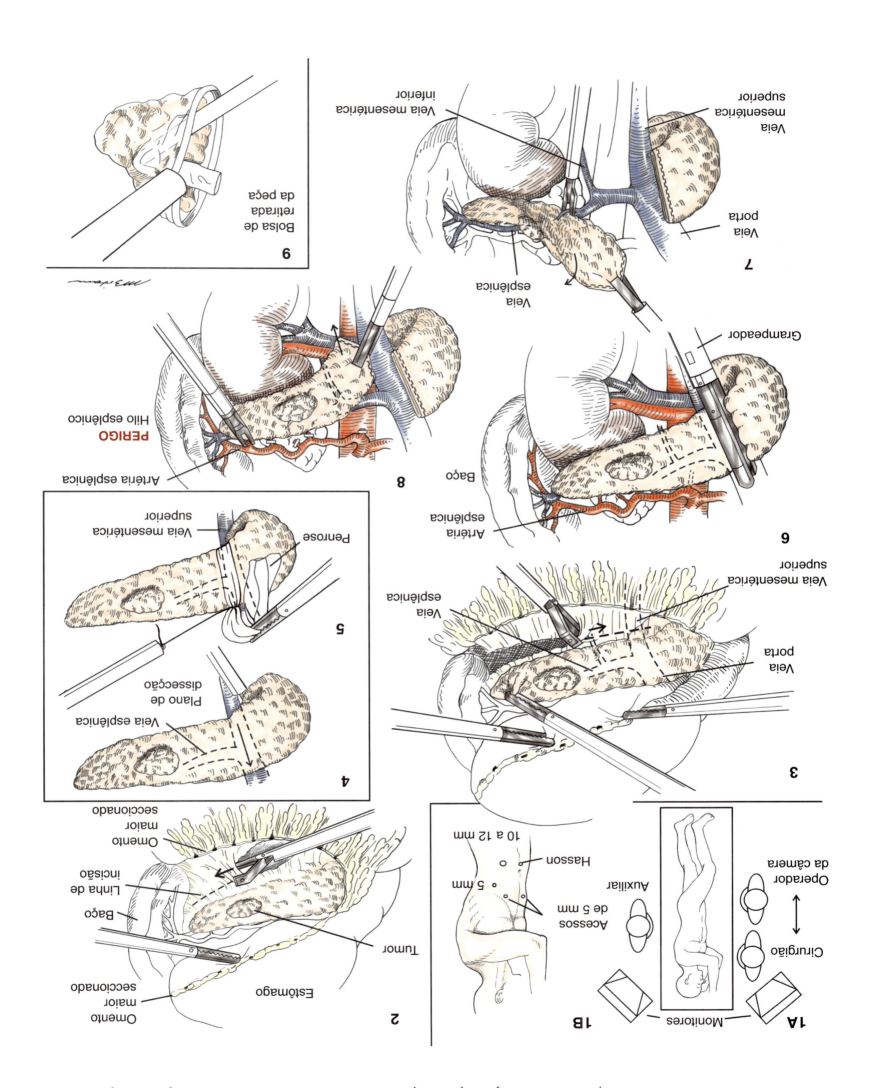

347

CAPÍTULO 91

RESSECÇÃO DA CAUDA DO PÂNCREAS E DO BAÇO POR ABORDAGEM ROBÓTICA

INDICAÇÕES A ressecção do corpo e da cauda do pâncreas assistida por robô pode ser utilizada para o adenocarcinoma localizado nessa região, tumores neuroendócrinos pancreáticos, tais como insulinomas, neoplasias císticas pancreáticas e tumores pseudopapilares. A abordagem não é recomendada para pancreatite calcificada crônica. Para o adenocarcinoma do corpo e da cauda do pâncreas, deve-se realizar a esplenectomia. A preservação esplênica pode ser considerada na ausência de neoplasia maligna.

PREPARO PRÉ-OPERATÓRIO O preparo está relacionado com o diagnóstico pré-operatório. Se a esplenectomia for realizada, as vacinas para pneumococos, *Haemophilus influenzae* e meningococo devem ser administradas antes da cirurgia. Para pacientes com insulinoma, sugerido por glicemia em jejum inferior a 50 mg/dℓ, é necessária suplementação de glicose, administrada por via oral ou intravenosa nas 24 horas anteriores à cirurgia e por via intravenosa durante a cirurgia. Quando houver suspeita de gastrinoma, o equilíbrio hidreletrolítico deve ser corrigido, principalmente se houver grandes perdas de secreções gástricas ou perdas por enterite. Todo esforço deve ser feito para localizar um ou mais tumores neuroendócrinos por tomografia computadorizada, ressonância magnética, ultrassonografia endoscópica ou tomografia por emissão de pósitrons com ^{68}Ga-DOTATATE antes da cirurgia. É menos comum a necessidade de utilizar a cintilografia com somatostatina ou arteriografia seletiva e estimulação arterial seletiva com secretina (para o gastrinoma) ou cálcio (para o insulinoma), dada a sensibilidade das modalidades de imagem atuais.

ANESTESIA Utiliza-se a anestesia geral com intubação endotraqueal.

POSIÇÃO Os pacientes são posicionados em decúbito dorsal com as pernas abertas para facilitar a posição do auxiliar ao lado do leito (**FIGURA 1A**).

PREPARO OPERATÓRIO Realiza-se a tricotomia desde o nível dos mamilos até o púbis. A pele é preparada de modo rotineiro. Campos estéreis são aplicados. Administra-se um antibiótico pré-operatório antes da incisão. Então, uma pausa cirúrgica (*time out*) é executada.

INCISÃO E EXPOSIÇÃO Depois de garantir a colocação de uma sonda nasogástrica para descompressão do estômago, uma agulha de Veress é posicionada no quadrante superior esquerdo, no ponto de Palmer (ver Capítulo 14). A colocação é confirmada com o teste de gotejamento com solução salina. O abdome é insuflado com 15 mmHg de dióxido de carbono. Os portais de acesso robóticos são colocados aproximadamente no nível do umbigo, dependendo do perfil e do tamanho do paciente (**FIGURAS 1B** e **1C**).

O primeiro portal de acesso robótico é colocado usando-se um trocarte óptico ou outra técnica. Os três portais de acesso adicionais de 8 mm são colocados uniformemente espaçados no abdome. Um acesso de 12 mm é colocado no quadrante inferior esquerdo, que será utilizado como local de extração. É necessário ter cuidado para não lesionar a artéria epigástrica inferior ao colocar esse portal. Pode-se colocar um portal adicional de 5 mm no quadrante inferior direito, se um portal auxiliar adicional for necessário. O afastador de fígado de Nathanson é colocado no epigástrio para facilitar a exposição. A cama é posicionada em Trendelenburg invertido e ligeiramente para cima, conforme necessário. O robô é então acoplado e direcionado para o quadrante superior esquerdo. A câmera é posicionada no portal à esquerda do umbigo. Um instrumento bipolar fenestrado é controlado pela mão esquerda do cirurgião, enquanto um *vessel sealer* e uma pinça de Cartier (normalmente utilizados no terceiro braço) são controlados pela mão direita.

DETALHES DO PROCEDIMENTO O abdome é avaliado para doença metastática se a operação for realizada para câncer. A bolsa omental é seccionada usando o *vessel sealer*. O auxiliar retrai o cólon para baixo. A região posterior do estômago é mobilizada a partir da porção anterior do pâncreas, e os vasos gástricos curtos são seccionados até o ramo esquerdo usando o *vessel sealer* (**FIGURA 2**). Em seguida, o estômago pode ser colocado atrás do afastador de Nathanson, para facilitar a exposição da artéria esplênica. A ultrassonografia intraoperatória usando a sonda *drop-in* é útil se a massa (ou cisto) não for facilmente visualizada. A artéria esplênica é identificada em sua origem e circundada por um cadarço vascular.

A artéria é seccionada com uma carga vascular de um grampeador laparoscópico. A ponta curva pode ser útil para facilitar a colocação do grampeador (**FIGURA 3**). Como alternativa, os clipes Hem-o-lok® podem ser utilizados com dois clipes proximais na artéria e um distal, e o vaso pode ser seccionado com tesoura.

Em seguida, a borda inferior do pâncreas é mobilizada pela incisão do peritônio ao longo da porção inferior do pâncreas. A veia mesentérica inferior pode ser visualizada e, nesse caso, pode ser ligada com o *vessel sealer* ou, se for de tamanho maior, ser dissecada e ligada com uma carga vascular do grampeador. O pâncreas é levantado em direção à parede abdominal anterior, e um túnel pode ser iniciado posteriormente a ele. A veia mesentérica superior (VMS) é identificada inferiormente ao pâncreas; em seguida, o túnel pode ser cuidadosamente realizado, trabalhando superiormente em direção à borda superior do pâncreas anterior à VMS (**FIGURA 4A**). A remoção do linfonodo na artéria hepática facilita a exposição dessa artéria superiormente e expõe a borda superior do pâncreas. Depois, o túnel pode ser concluído, e uma fita é passada ao redor do pâncreas (**FIGURA 4B**). A transecção do pâncreas geralmente facilita a exposição e a transecção da veia esplênica. O pâncreas é seccionado com o uso de um grampeador com tamanho de grampo apropriado para a espessura do pâncreas. O grampeador é fechado, e o pâncreas é comprimido antes da secção (**FIGURA 5**). O pâncreas é seccionado lentamente, e, após a sua secção, a veia esplênica é facilmente exposta e pode ser ligada com uma carga vascular do grampeador (**FIGURA 6**).

A seguir, o pâncreas é retraído para a esquerda do paciente, e todos os linfonodos ao longo do eixo celíaco são incluídos com a amostra, levando à dissecção para a esquerda do paciente. O plano de dissecção é ao longo da glândula suprarrenal esquerda e da fáscia renal (cápsula ou fáscia de Gerota). A dissecção é realizada lateralmente ao baço. A flexura esquerda do cólon é mobilizada, e o ligamento esplenocólico é seccionado com o *vessel sealer*. A dissecção é concluída pela mobilização do baço com cauterização ou *vessel sealer* (**FIGURA 7**).

O espécime, incluindo a cauda do pâncreas e o baço, é colocado em uma bolsa coletora e posicionado na pelve. O leito de ressecção é inspecionado quanto à presença de hemorragia e obtém-se a hemostasia com cauterização, quando necessário. O abdome é irrigado, e a solução salina é removida por meio de um irrigador com aspiração através do portal auxiliar. Os instrumentos robóticos são removidos, e o robô é desacoplado. O acesso auxiliar de 12 mm no quadrante inferior esquerdo é estendido para permitir a extração do espécime. A incisão para extração é fechada com sutura interrompida. A pele é fechada para todas as incisões do acesso de maneira rotineira. Utiliza-se um dreno a critério do cirurgião, que é colocado ao longo da borda de incisão do pâncreas e no quadrante superior esquerdo.

CUIDADOS PÓS-OPERATÓRIOS Os cuidados pós-operatórios são rotineiros. A glicemia é verificada, e a insulina, administrada conforme necessário. A reposição oral para insuficiência exócrina é administrada, se necessário. A amilase do dreno é verificada rotineiramente nos dias pós-operatórios 1 e 3 antes da remoção do dreno. ■

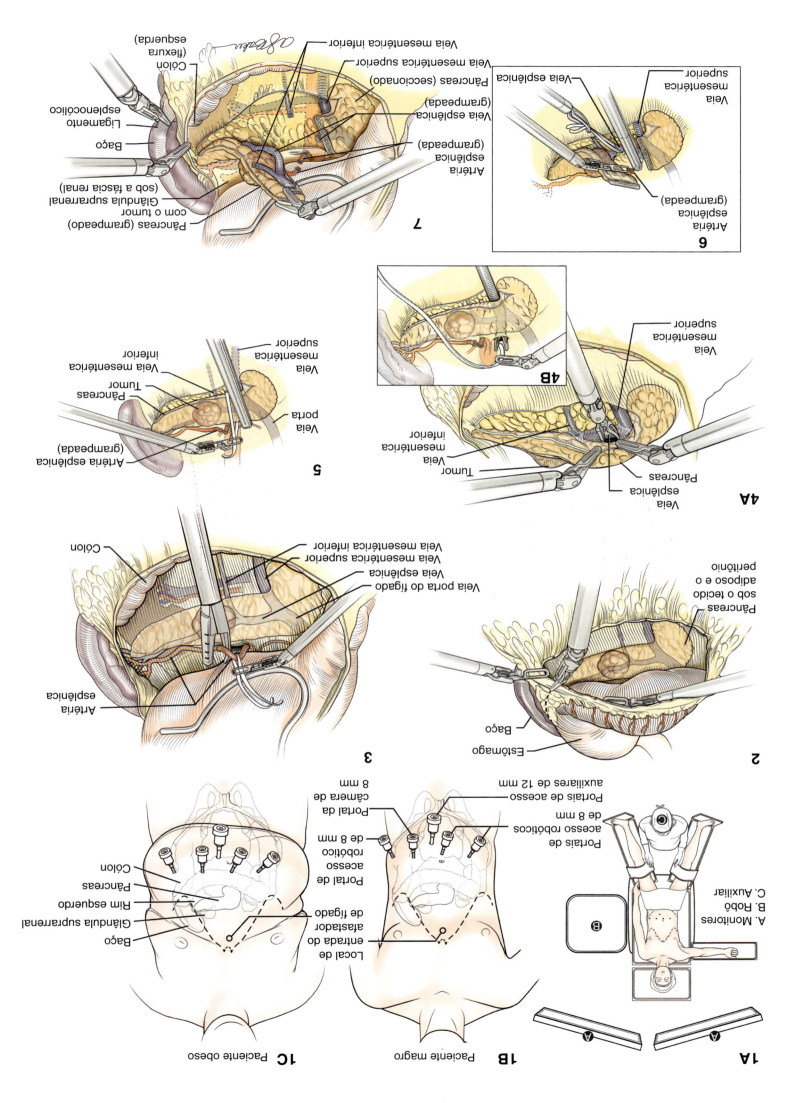

Capítulo 91 Ressecção da Cauda do Pâncreas e do Baço por Abordagem Robótica

CAPÍTULO 92

PANCREATODUODENECTOMIA (OPERAÇÃO DE WHIPPLE)

INDICAÇÕES A pancreatoduodenectomia, conhecida como *operação de Whipple*, é mais comumente indicada para neoplasias da cabeça do pâncreas, ampola hepatopancreática (ampola de Vater), ducto colédoco distal ou duodeno. Além disso, a pancreatoduodenectomia pode ser realizada para neoplasia cística do pâncreas com alto risco de malignidade ou de transformação maligna. Com muito menos frequência, o procedimento é realizado para o manejo da dor intratável associada à pancreatite crônica calcificada.

Para pacientes com neoplasias malignas periampulares, indica-se a pancreatoduodenectomia naqueles indivíduos sem evidência de metástases ou comorbidades avançadas com risco proibitivo para cirurgia de grande porte. Todos os pacientes devem ser submetidos ao protocolo de imagens transversais do pâncreas (análise de imagem multifásica com contraste em cortes finos na região do pâncreas) para avaliar ressecabilidade, identificar anatomia arterial individual e informar o planejamento pré-operatório. De modo geral, os tumores são ressecáveis se não invadirem a artéria mesentérica superior e os ramos do tronco celíaco (incluindo a artéria hepática) e tiverem menos de 180° de envolvimento da veia mesentérica superior/veia porta do fígado. As neoplasias malignas limítrofes, ressecáveis e localmente avançadas podem ser operáveis após a terapia neoadjuvante com diminuição do estádio em centros experientes, mas comumente requerem ressecção e correção vascular concomitante.

VISÃO GERAL DO PROCEDIMENTO A pancreatoduodenectomia envolve a remoção da cabeça do pâncreas, do ducto colédoco distal, do duodeno e da vesícula biliar. Em uma operação de Whipple clássica, a porção distal do estômago também é removida, ao passo que, em uma pancreatoduodenectomia com preservação do piloro, não o é. Na placa anatômica adjacente, a vesícula biliar, o antro do estômago, a cabeça do pâncreas e o duodeno são separados para ressaltar as várias relações, incluindo os vasos sanguíneos que devem ser ligados nesse procedimento. Essas estruturas são numeradas para facilitar a identificação. **CONTINUA**

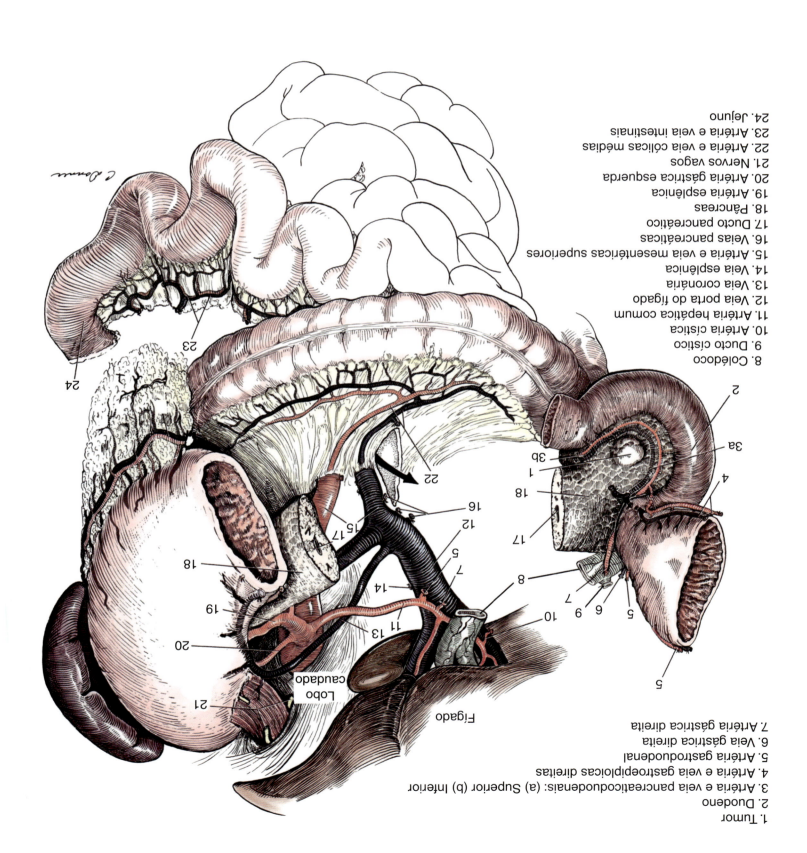

Capítulo 92 Pancreatoduodenectomia (Operação de Whipple)

1. Tumor
2. Duodeno
3. Artéria e veia pancreaticoduodenais: (a) Superior (b) Inferior
4. Artéria e veia gastroepiploicas direitas
5. Artéria gastroduodenal
6. Veia gástrica direita
7. Artéria gástrica direita
8. Colédoco
9. Ducto cístico
10. Artéria cística
11. Artéria hepática comum
12. Veia porta do fígado
13. Veia coronária
14. Veia esplênica
15. Artéria e veia mesentéricas superiores
16. Veias pancreáticas
17. Ducto pancreático
18. Pâncreas
19. Artéria esplênica
20. Artéria gástrica esquerda
21. Nervos vagos
22. Artéria e veia cólicas médias
23. Artéria e veia intestinais
24. Jejuno

Parte 7 Pâncreas e Baço

PREPARO PRÉ-OPERATÓRIO CONTINUAÇÃO Os pacientes realizam exames de imagem, incluindo tomografia computadorizada e/ou ressonância magnética e, possivelmente, ultrassonografia endoscópica, antes do procedimento. Alguns pacientes podem ter *stents* biliares colocados por via endoscópica ou trans-hepática. Os níveis de eletrólitos devem estar normalizados, e cuidados especiais devem ser tomados para garantir que o coagulograma esteja normal e que a função renal não seja prejudicada, conforme demonstrado pelos níveis de creatinina e de ureia no sangue. Pacientes com icterícia podem ter deficiência oculta de vitamina K, que pode não se tornar aparente até que ocorra perda de sangue. Um cateter urinário é aplicado, e medidas para profilaxia para trombose venosa profunda e antibióticos profiláticos são adotados antes da incisão.

ANESTESIA Insere-se uma sonda orogástrica ou nasogástrica. A anestesia geral com intubação endotraqueal é recomendada. Um cateter peridural para manejo da dor pós-operatória pode ser utilizado seletivamente.

POSIÇÃO Os pacientes são colocados em decúbito dorsal na mesa cirúrgica.

PREPARO OPERATÓRIO Deve-se realizar a tricotomia desde o nível dos mamilos, na parede torácica e abaixo do abdome. Campos estéreis são aplicados de acordo com as especificações do cirurgião. Então, uma pausa cirúrgica (*time out*) é executada.

INCISÃO E EXPOSIÇÃO A laparoscopia diagnóstica pode ser considerada em alguns pacientes para excluir doença metastática oculta e evitar uma laparotomia desnecessária, pois a pancreatoduodenectomia não deve ser realizada para adenocarcinoma pancreático ou periampular se houver metástases hepáticas ou peritoneais. Deve-se escolher um tipo de incisão que garanta a visualização extensa e livre da porção superior do abdome, principalmente do lado direito. Embora seja útil uma incisão mediana (**FIGURA 1A**) que possa se estender abaixo do umbigo, alguns cirurgiões preferem uma incisão oblíqua ou curva paralela às margens costais (**FIGURA 1B**). Quando o xifoide é longo e o ângulo xifocostal é estreito, maior exposição pode ser obtida pela excisão do processo xifoide. Em contrapartida, geralmente obtém-se exposição muito boa a partir da incisão oblíqua ou curva, primeiramente realizada no quadrante superior direito e, depois, estendida pela linha mediana e à esquerda quando o cirurgião acreditar ser necessário para garantir uma exposição ampla. Todos os pontos hemorrágicos devem ser cuidadosamente controlados para reduzir ao mínimo a perda de sangue, principalmente em pacientes com icterícia. Independentemente do tipo de incisão utilizado, secciona-se o ligamento redondo com sutura ou um dispositivo de energia (**FIGURA 2**). Maior mobilidade do fígado pode ser obtida se o ligamento falciforme for seccionado bem acima da cúpula do fígado, mas isso muitas vezes não é necessário (ver **FIGURA 2**). Após a secção do ligamento falciforme,

coloca-se o afastador autostático, e a exploração do abdome para excluir doença metastática é concluída.

DETALHES DO PROCEDIMENTO A operação de Whipple pode ser dividida em oito etapas. A operação consiste em:

1. Manobra de Kocher.
2. Criação de um túnel sob o colo do pâncreas.
3. Colecistectomia e dissecção portal.
4. Secção da parte distal do estômago ou do duodeno.
5. Secção do colo do pâncreas.
6. Secção da parte distal do ducto colédoco e do jejuno.
7. Dissecção do processo uncinado.
8. Reconstrução.
   a. Pancreaticojejunostomia.
   b. Hepaticojejunostomia.
   c. Gastrojejunostomia ou duodenojejunostomia.

ETAPA 1: MANOBRA DE KOCHER Um dos primeiros passos na pancreatoduodenectomia é a mobilização do duodeno e da cabeça do pâncreas por meio de uma manobra de Kocher (**FIGURA 3**). O duodeno é mobilizado e retraído medialmente, e o peritônio ao longo da parede lateral do duodeno é submetido à incisão. Normalmente, não é necessário ligar vasos nessa área quando localizados no plano correto. O duodeno é mobilizado para a esquerda e retirado da veia cava inferior posteriormente. Um plano de clivagem avascular pode ser facilmente desenvolvido (**FIGURA 4**). Segue-se com a manobra de Kocher distalmente ao ligamento de Treitz, colocando a mão direita do cirurgião e elevando o plano avascular fino. Deve-se tomar cuidado para não puxar e lesionar a veia gonadal que drena na veia cava. Conclui-se a manobra de Kocher quando a veia renal esquerda é visualizada.

Após uma avaliação cuidadosa da parede posterior do duodeno e da cabeça do pâncreas em busca de evidências de tumor ou envolvimento metastático, indica-se a liberação adicional da segunda ou terceira parte do duodeno. Deve-se tomar cuidado para identificar os vasos cólicos médios, que, com frequência, cruzam a flexura direita do cólon acima da segunda porção do duodeno (**FIGURA 5**).

Após a conclusão da manobra de Kocher, a cabeça do pâncreas é totalmente mobilizada (**FIGURA 6**). A relação da massa pancreática com a veia cava inferior e a veia porta do fígado é mais bem compreendida a partir de imagens transversais pré-operatórias, ao passo que é determinada com menos precisão pela palpação na sala de cirurgia. O envolvimento vascular na imagem pré-operatória pode predizer onde as partes difíceis da operação podem ocorrer e ajuda o cirurgião a planejar a operação. A doença metastática a distância é uma razão clara para não prosseguir com a ressecção, e a consideração de *bypass* biliar ou gastrojejunostomia deve ser individualizada para o paciente. CONTINUA

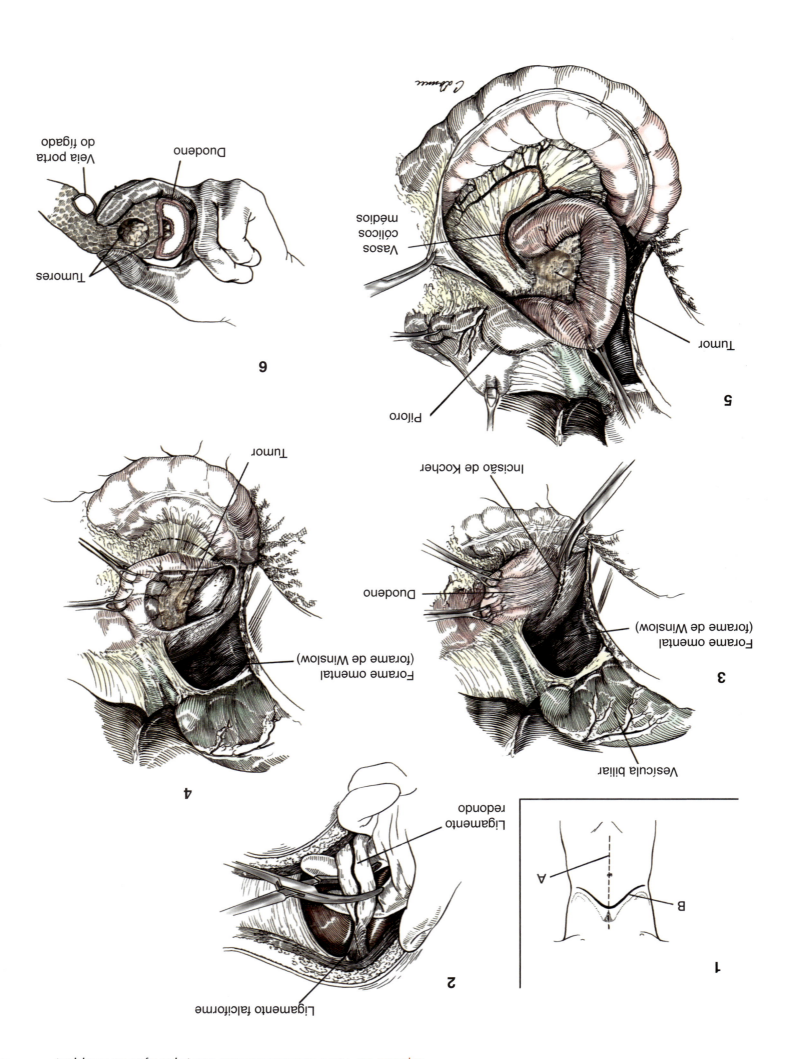

Capítulo 92 Pancreatoduodenectomia (Operação de Whipple) 353

ETAPA 2: CRIAÇÃO DE UM TÚNEL SOB O COLO DO PÂNCREAS

CONTINUAÇÃO Caso não haja confirmação tecidual patológica no pré-operatório e na cirurgia e a massa não seja removível, uma biopsia pode ser útil para confirmar o diagnóstico e ajudar a orientar o tratamento futuro. A biopsia de massa na cabeça do pâncreas deve ser realizada com um dispositivo de biopsia por agulha por meio de uma abordagem transduodenal (**FIGURA 7**). A orientação cuidadosa com o tumor em mãos deve evitar a punção inadvertida de estruturas retropancreáticas. O sítio da punção no duodeno pode ser suturado com uma sutura em oito ou em bolsa de tabaco.

Após a manobra de Kocher, o omento menor deve ser inserido para expor o pâncreas e criar um túnel sob o colo do pâncreas (**FIGURA 8**), que é feito mobilizando-se o omento do cólon transverso ou pela secção do ligamento gastrocólico (**FIGURA 9**). O omento menor deve ser amplamente aberto, para permitir a visualização adequada do pâncreas. Uma vez no omento menor, a porção posterior do estômago pode ser visualizada e mobilizada para fora da parte anterior do pâncreas. O estômago é levantado anteriormente, e a veia gastroepiploica direita é localizada e seguida em direção à veia mesentérica superior. A veia gastroepiploica direita é ligada e seccionada entre suturas com fios de seda e um clipe o mais próximo possível da veia mesentérica superior (**FIGURA 10**). A borda inferior do pâncreas é mobilizada pela incisão do peritônio ao longo da borda inferior com cauterização. A veia cólica média ou a base da veia gastroepiploica direita pode ser seguida até a veia mesentérica superior, que, então, é totalmente exposta na borda inferior do pâncreas. Em seguida, inicia-se o túnel com a elevação cuidadosa do pâncreas com pinça para tecido e desenvolvendo o plano entre o pâncreas e a veia mesentérica superior (**FIGURA 11**). Uma pinça número 1 ou pinça de pedículo renal pode ser passada da borda inferior para a borda superior do pâncreas (**FIGURA 11**). Se esse plano não puder ser desenvolvido facilmente, sugerindo o pilar do tumor ou o envolvimento da veia mesentérica superior, então pode ser necessário considerar uma ressecção segmentar da veia. Antes de tomar essa decisão e antes que todo o "túnel" atrás do colo do pâncreas seja concluído, a dissecção deve passar para a porta do fígado. **CONTINUA**

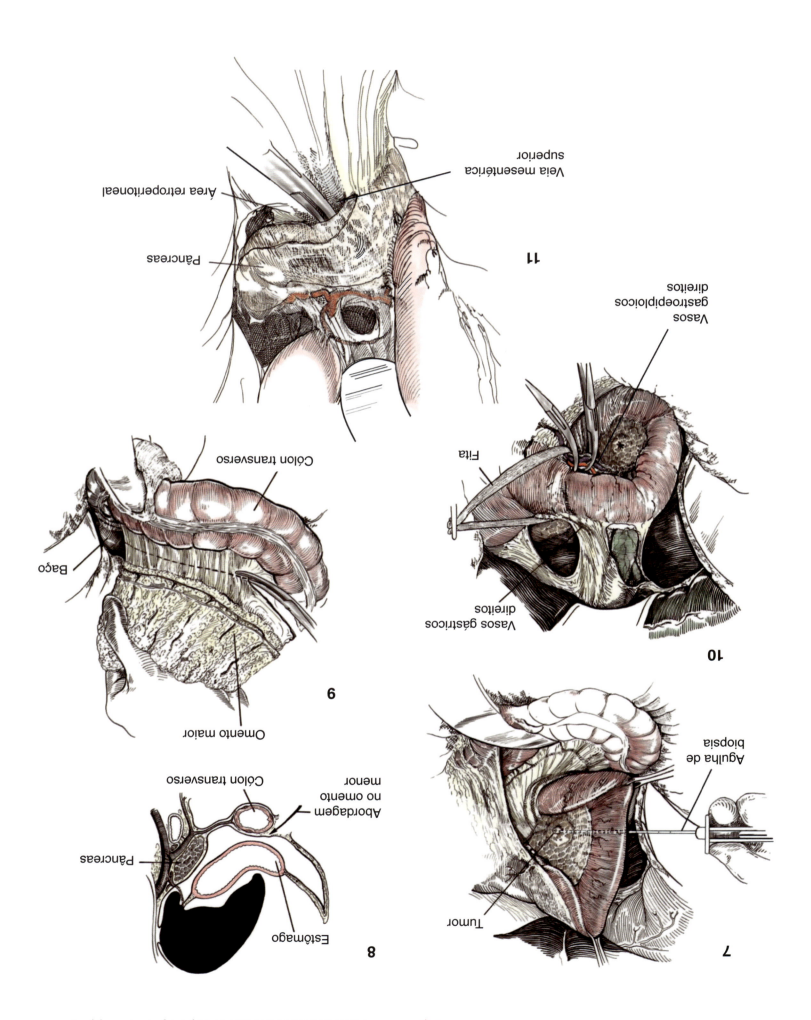

Capítulo 92 Pancreatoduodenectomia (Operação de Whipple)

ETAPA 3: COLECISTECTOMIA E DISSECÇÃO PORTAL `CONTINUAÇÃO`

A vesícula biliar é removida de maneira padrão (**FIGURA 12**; ver também Capítulo 74). É mobilizada do fígado em uma abordagem de cima para baixo. A artéria cística é identificada e ligada. O ducto cístico é ligado e seccionado. Em seguida, o hilo hepático é exposto.

No caso representado nas figuras, o antro foi removido para permitir a visualização nítida do hilo hepático e da dissecção portal (**FIGURA 13**). A secção gástrica ou duodenal é normalmente realizada após a conclusão da dissecção portal, a fim de garantir que a artéria hepática ou a porção superior da veia mesentérica superior não esteja envolvida com o tumor e a ressecabilidade confirmada.

Uma vez que o hilo hepático seja exposto, remove-se o linfonodo da artéria hepática com um bipolar ou cauterização. Deve-se tomar cuidado para não fraturar o linfonodo, pois isso pode causar hemorragia. Com a retirada do linfonodo, a artéria hepática comum é facilmente identificada (**FIGURA 14**). A artéria hepática comum e seus ramos devem ser identificados cuidadosamente. Após o teste de oclusão assegurar que o fluxo adequado da artéria hepática não depende do fluxo colateral proveniente da artéria mesentérica superior, a artéria gastroduodenal é seccionada e controlada com ligaduras com sutura (**FIGURA 15**). O coto da artéria gastroduodenal é deixado longo, caso o sangramento pós-operatório de um pseudoaneurisma da artéria gastroduodenal necessite de embolização transarterial. Uma vez que a artéria gastroduodenal esteja ligada, observa-se o acesso evidente à região da veia porta logo acima do colo do pâncreas (**FIGURA 16**). A dissecção continua lateralmente. O ducto colédoco dissecado da veia porta é circundado por um cadarço vascular (**FIGURA 17**). `CONTINUA`

Capítulo 92 Pancreatoduodenectomia (Operação de Whipple) 361

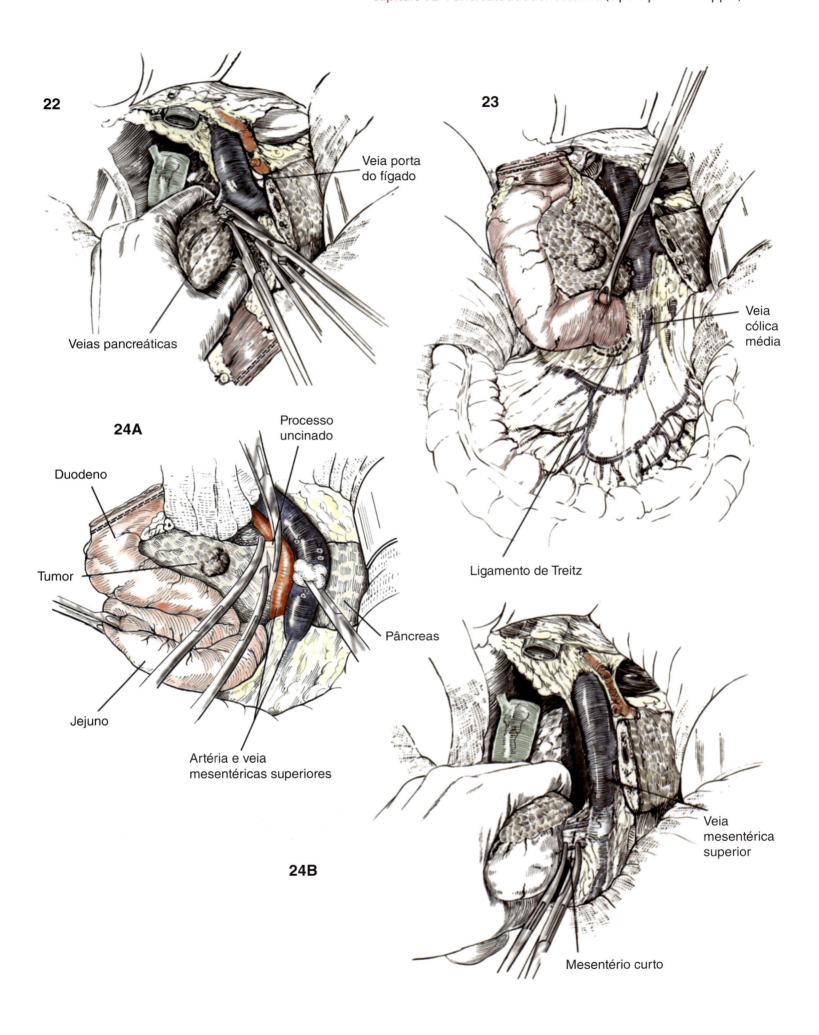

ETAPA 8: RECONSTRUÇÃO `CONTINUAÇÃO` Após a conclusão da dissecção retroperitoneal/do processo uncinado, o espécime é liberado; agora, ele pode ser removido (FIGURAS 25 e 26), e a reconstrução pode começar. Uma janela é criada no mesentério do cólon com cauterização, elevando-se o cólon e identificando-se uma área avascular (a linha tracejada na FIGURA 27), que está à direita dos vasos cólicos médios. O jejuno proximal é então passado através do mesentério do cólon sem tensão para o quadrante superior direito (FIGURA 28). De modo alternativo, o jejuno pode ser passado através do espaço retroperitoneal vazio pelo duodeno atrás dos vasos mesentéricos. O ramo jejunal é orientado de modo que a extremidade cortada fique próxima à borda de incisão do pâncreas. Faz-se, então, uma curva suave no sentido anti-horário para encostar no ducto biliar a jusante da anastomose do pâncreas. `CONTINUA`

Capítulo 92 Pancreatoduodenectomia (Operação de Whipple)

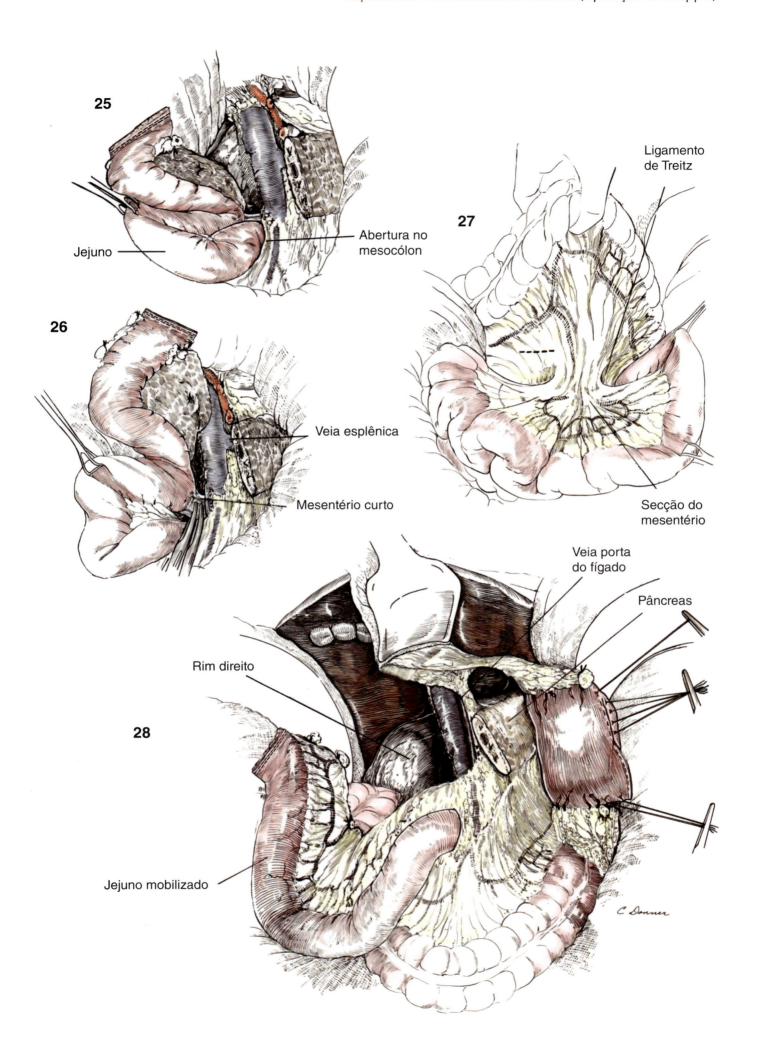

ETAPA 8a: PANCREATICOJEJUNOSTOMIA `CONTINUAÇÃO` Primeiramente, realiza-se a pancreaticojejunostomia. O ducto pancreático varia em tamanho, dependendo da obstrução, que pode ter ocorrido como resultado de cálculos ou do tumor. Se for muito pequeno, a anastomose ductomucosa pode não ser possível, e a implantação direta da cauda do pâncreas no lúmen do jejuno ou na parte posterior do estômago (pancreaticogastrostomia) pode ser realizada.

As seguintes variações de reconstrução são mostradas nas figuras. A **FIGURA 29** mostra uma pancreaticojejunostomia terminolateral, uma hepaticojejunostomia e uma gastrojejunostomia. A **FIGURA 30A** mostra uma pancreaticojejunostomia terminoterminal com o pâncreas implantado ou mergulhado no jejuno, uma hepaticojejunostomia terminolateral e uma gastrojejunostomia. A **FIGURA 30B** mostra a mesma configuração, exceto que mostra a reconstrução após a preservação pilórica com duodenojejunostomia terminolateral. Os ductos colédoco e pancreático são organizados para esvaziar seus sucos alcalinos no jejuno antes do suco gástrico ácido como medida de proteção contra a ulceração péptica. As **FIGURAS 31** e **32** demonstram detalhes da técnica mostrada na **FIGURA 29**. A alça jejunal é posicionada sem tensão próximo à extremidade seccionada do pâncreas e do ducto colédoco. A cápsula posterior do pâncreas é ancorada por meio de suturas com fios de seda 3–0 interrompidos na serosa do jejuno (**FIGURA 32**). Os pontos de sutura ducto-mucosa são, então, colocados com fios absorvíveis 5–0 ou 6–0 (**FIGURA 33**). O número necessário de suturas é variável, dependendo do tamanho do ducto pancreático. Em seguida, uma camada anterior de suturas é colocada entre a cápsula do pâncreas e o jejuno.

Alguns cirurgiões preferem implantar a extremidade aberta do pâncreas diretamente na extremidade aberta do jejuno (**FIGURA 34A, B**). Essa técnica alternativa é mostrada esquematicamente na **FIGURA 30**. As margens próximas da extremidade seccionada do pâncreas devem ser liberadas por vários centímetros no preparo para a colocação telescopada da extremidade do jejuno sobre ela, e todos os pontos de sangramento devem ser ligados cuidadosamente. A extremidade do jejuno geralmente é grande o suficiente para acolher a extremidade do pâncreas. Caso contrário, pode ser necessário realizar a incisão da espessura total do jejuno ao longo da borda antimesentérica para tornar a abertura grande o suficiente para corresponder facilmente ao tamanho da extremidade do pâncreas. Depois de controlar a hemorragia, a mucosa do jejuno é suturada à cápsula do pâncreas, de maneira semelhante a uma anastomose terminoterminal. Insere-se um *stent* no lúmen do ducto pancreático para garantir a sua desobstrução durante a conclusão da anastomose. Uma ou duas camadas adicionais de suturas não absorvíveis interrompidas são colocadas para puxar a parede do jejuno sobre a cápsula do pâncreas por aproximadamente 1 cm (**FIGURA 34B**). Outra reconstrução alternativa é criar uma pancreatogastrostomia (não mostrada). `CONTINUA`

Capítulo 92 Pancreatoduodenectomia (Operação de Whipple)

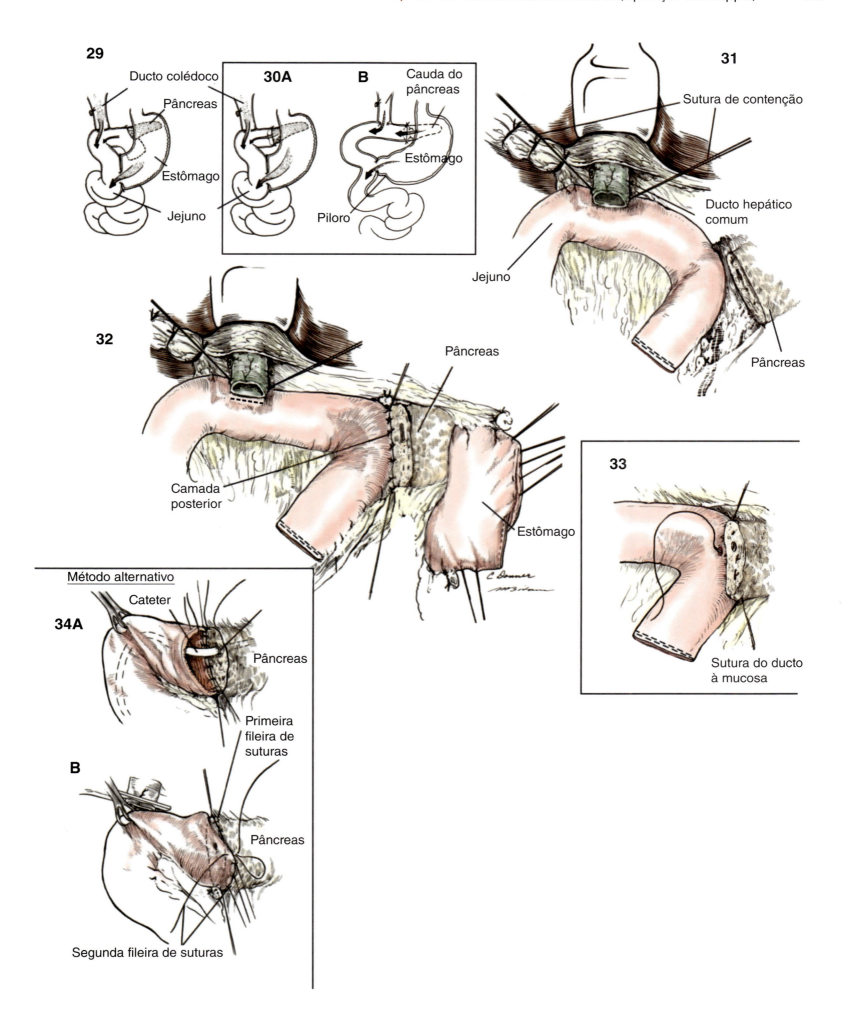

ETAPA 8b: *HEPATICOJEJUNOSTOMIA* **CONTINUAÇÃO** Em seguida, a hepaticojejunostomia é criada aproximadamente 5 a 10 cm a jusante da pancreaticojejunostomia. A hepaticojejunostomia é uma anastomose de camada única. Entretanto, deve-se tomar cuidado para garantir que as suturas não incluam a artéria hepática direita, que pode se curvar para cima nessa área. Efetua-se uma incisão na parede adjacente do jejuno um pouco menor que o diâmetro do lúmen do ducto comum. Em seguida, pontos de sutura absorvíveis monofilamentares 4–0 ou 5–0, dependendo do tamanho do ducto, são colocados em cada extremidade do ducto comum para a enterotomia feita no jejuno, mantendo-se a parede em leve tensão. A fileira posterior da anastomose entre o ducto colédoco e o jejuno é concluída, conforme mostrado na FIGURA 35, seguida de suturas interrompidas na fileira anterior (FIGURAS 36 e 37).

ETAPA 8c: *GASTROJEJUNOSTOMIA* A anastomose gastrojejunal é criada distalmente à hepaticojejunostomia e à pancreaticojejunostomia em um ponto que alcança o estômago sem tensão. O jejuno caudal ao cólon transverso é levado ao estômago (ou ao duodeno, para a pancreatoduodenectomia com preservação pilórica [PDPP]) de forma antecólica ou retrocólica (mostrado). A gastrojejunostomia pode ser feita em toda a extensão da saída gástrica, ou apenas uma parte da linha de grampeamento pode ser removida para completar a anastomose. A espessura total da parede gástrica, incluindo os grampos, é submetida à excisão para fornecer um estoma de três a quatro dedos de largura (FIGURA 38). Todos os pontos hemorrágicos na mucosa da parede gástrica são controlados com cauterização. A serosa do jejuno próximo da borda mesentérica é ancorada na parede posterior do estômago com fios de seda 3–0. Uma abertura que combine com a gastrostomia é feita no jejuno, certificando-se de não a tornar demasiado longa, e a mucosa gastrojejunal é aproximada utilizando-se suturas com fios absorvíveis 3-0 interrompidos ou contínuos (FIGURA 39). A anastomose gastrojejunal é concluída com uma camada serosa de suturas 3–0 interrompidas ou contínuas. A abertura no mesocólon deve ser aproximada da parede do jejuno, para prevenir a herniação do intestino delgado através dessa abertura. A reconstrução completa é mostrada na FIGURA 40. O tubo de gastrostomia e a jejunostomia alimentar podem ser considerados em pacientes desnutridos. Os drenos são colocados em posição adjacente à hepaticojejunostomia e à pancreaticojejunostomia, de acordo com a preferência do cirurgião.

FECHAMENTO A parede abdominal é fechada de maneira rotineira.

CUIDADOS PÓS-OPERATÓRIOS O balanço hídrico é mantido pela administração de cristaloides. Os níveis glicêmicos devem ser monitorados de perto. A produção de urina de hora em hora deve ser observada cuidadosamente e mantida em 0,5 a 1 mℓ/kg/h. A drenagem nasogástrica é mantida normalmente por pelo menos uma noite, com base na preferência do cirurgião. O início da ingestão oral é mais precoce agora do que historicamente. A saída dos drenos deve ser monitorada, e eles podem ser removidos logo após a cirurgia, se não houver bile no líquido drenado e se o nível de amilase for semelhante ao do soro. ■

Capítulo 92 Pancreatoduodenectomia (Operação de Whipple)

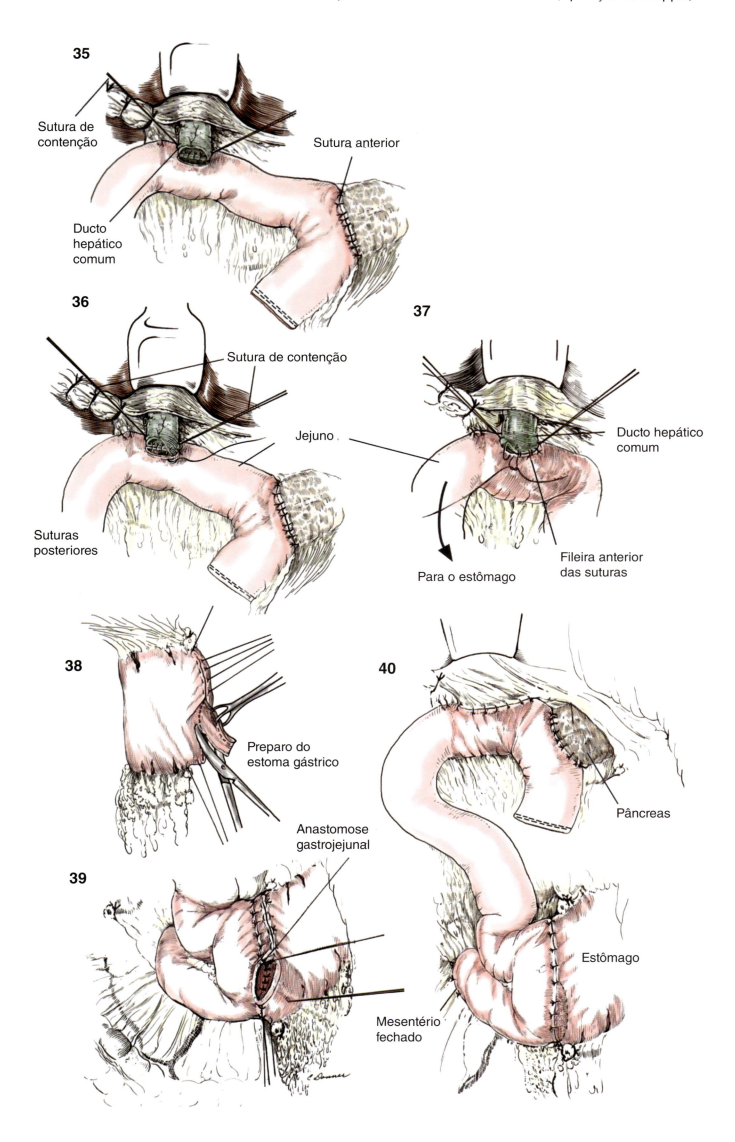

CAPÍTULO 93

PANCREATECTOMIA TOTAL

INDICAÇÕES A pancreatectomia total pode estar indicada para o tratamento de neoplasias do pâncreas, incluindo neoplasias mucinosas papilares intraductais do ducto principal e pancreatite incapacitante, crônica e recorrente. A pancreatectomia total também pode ser indicada em um pequeno subconjunto de pacientes com adenocarcinoma multifocal ou tumores neuroendócrinos.

As indicações de pancreatectomia total relacionam-se não apenas com a história clínica, mas também com achados no momento da exploração cirúrgica. A remoção do pâncreas simplifica a reconstrução do trato gastrintestinal superior e minimiza alguns tipos de complicações, como vazamento da anastomose do ducto pancreático ou pancreatite pós-operatória, enquanto outros tipos de complicações persistem, como hemorragia e sepse. O surgimento de diabetes e a insuficiência exócrina após pancreatectomia total também podem ser difíceis de controlar. Com a remoção total do pâncreas, a resposta normal do glucagon à hipoglicemia é abolida. Portanto, a hipoglicemia ocorre com frequência e requer uma avaliação cuidadosa e continuada das necessidades de insulina. A insuficiência exócrina requer tratamento com enzimas pancreáticas orais.

O autotransplante de ilhotas é uma opção em alguns pacientes com pancreatite crônica submetidos à pancreatectomia total. Se essa opção for considerada, esses pacientes devem ser encaminhados para um centro de tratamento especializado.

PREPARO PRÉ-OPERATÓRIO Frequentemente, os pacientes considerados para pancreatectomia total têm alto risco cirúrgico, perderam peso considerável e podem estar diabéticos. O volume sanguíneo deve ser restabelecido, e os níveis de glicemia devem ser monitorados. Em caso de icterícia acentuada, a árvore biliar é descomprimida por meio de intubação trans-hepática percutânea ou colocação de *stent* por ocasião da colangiopancreatografia retrógrada endoscópica. São administradas vitaminas, juntamente com reposição pancreática, se for constatada a ocorrência de evacuações com fezes que flutuam no vaso sanitário. Deve-se dispor de várias unidades de sangue. Os antibióticos pré-operatórios são administrados antes da incisão. É colocada uma sonda nasogástrica ou orogástrica. A anestesia peridural pode ser considerada em pacientes selecionados para controle da dor pós-operatória.

ANESTESIA A anestesia geral combinada com intubação endotraqueal é satisfatória.

POSIÇÃO O paciente é colocado em decúbito dorsal.

PREPARO OPERATÓRIO A pele da parte inferior do tórax e de todo abdome é preparada de modo habitual. Os campos estéreis são aplicados de acordo com as especificações do cirurgião. Em seguida, uma pausa cirúrgica (*time out*) é executada.

INCISÃO E EXPOSIÇÃO Efetua-se uma incisão mediana liberal, que se estende desde o processo xifoide até o umbigo e abaixo dele à esquerda (FIGURA 1A). Alguns cirurgiões preferem uma incisão em U invertido, paralela às margens costais, cruzando a linha média próxima à extremidade do processo xifoide (FIGURA 1B). Todos os pontos de sangramento são cuidadosamente controlados. O cirurgião deve primeiro explorar o abdome, confirmar o diagnóstico e verificar a presença ou ausência de metástases. Qualquer evidência de metástase a distância para o omento, a base do mesentério do cólon transverso ou o fígado ou linfonodos adjacentes torna qualquer intervenção paliativa. Na ausência de metástase, exploração adicional é necessária para acessar o envolvimento local do tumor/pâncreas com estruturas adjacentes (por exemplo, veia porta, artéria hepática, estômago, cólon etc.). A retirada de todo o pâncreas simplifica a reconstrução do sistema digestório por uma variedade de técnicas (FIGURAS 2 e 3). Apenas o ducto colédoco e a hemigastrectomia precisam ser anastomosados ao jejuno.

DETALHES DA TÉCNICA Omento é liberado do cólon transverso e a bolsa omental é inspecionada. Os vasos gastroepiplóicos direitos são seccionados e seguidos até a veia mesentérica superior. Realiza-se uma manobra de Kocher para mobilizar o duodeno e a cabeça do pâncreas (FIGURA 4).

O duodeno e a cabeça do pâncreas são mobilizados de modo semelhante ao procedimento de Whipple (ver Capítulo 92). Seguindo a decisão de retirar o corpo e a cauda do pâncreas, bem como a cabeça, procede-se à incisão do peritônio ao longo da borda inferior do pâncreas no preparo da mobilização da glândula distal (FIGURA 5). A artéria esplênica é ligada próximo a seu ponto de origem. Após a incisão do peritônio sobre a veia porta, dissecção aguda pode ser realizada para desenvolver o túnel sob o colo pancreático sobre a veia porta (FIGURA 6). Normalmente, não há veias comunicantes anteriormente. Após a conclusão do túnel, o colo pancreático pode ser dividido com eletrocautério e os dois segmentos do pâncreas podem ser ressecados separadamente, se preferir. **CONTINUA**

Capítulo 93 Pancreatectomia Total

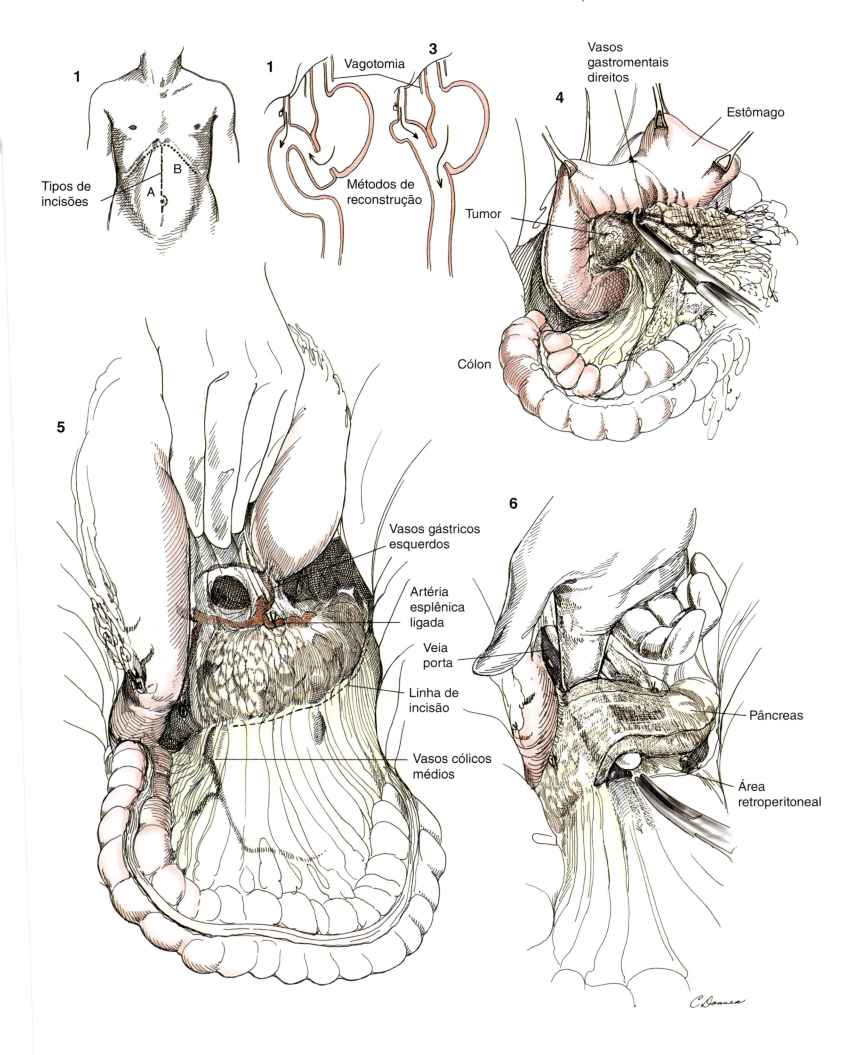

370 Parte 7 Pâncreas e Baço

DETALHES DA TÉCNICA `CONTINUAÇÃO` Embora a antrectomia com gastrojejunostomia constitua a técnica habitual para reconstrução, alguns cirurgiões preservam todo o estômago e o piloro, juntamente com vários centímetros da ampola do duodeno para a realização de anastomose terminolateral com o ramo jejunal, de acordo com a técnica de Longmire. Alguns cirurgiões preferem a antrectomia, devido ao potencial aumento do risco de isquemia para o estômago distal ou região pilórica associada à pancreatectomia total. Além disso, obtém-se melhor exposição para as etapas subsequentes da cirurgia se o estômago for seccionado em um nível que assegure a retirada completa do antro (FIGURA 7). A vagotomia troncular (ver Capítulo 25) pode ser considerada para diminuir a incidência de ulceração pós-operatória tardia do estoma gastrojejunal. No entanto, com o uso rotineiro de inibidores da bomba de prótons, isso é feito com menos frequência.

O baço é mobilizado e todos os vasos gastresplênicos são seccionados e ligados. O baço e a metade esquerda do pâncreas são refletidos para a direita, proporcionando uma boa exposição para ligadura máxima e secção de artéria e veia esplênicas em suas origens (FIGURA 8). Quaisquer ramos arteriais para a artéria mesentérica superior são cuidadosamente isolados e ligados (FIGURA 9). Em seguida, são feitos o isolamento e a ligadura das várias veias curtas entre a veia porta e o pâncreas (FIGURA 10). A artéria gástrica direita ligada e a artéria gastroduodenal são mostradas na FIGURA 10. `CONTINUA`

Capítulo 93 Pancreatectomia Total 371

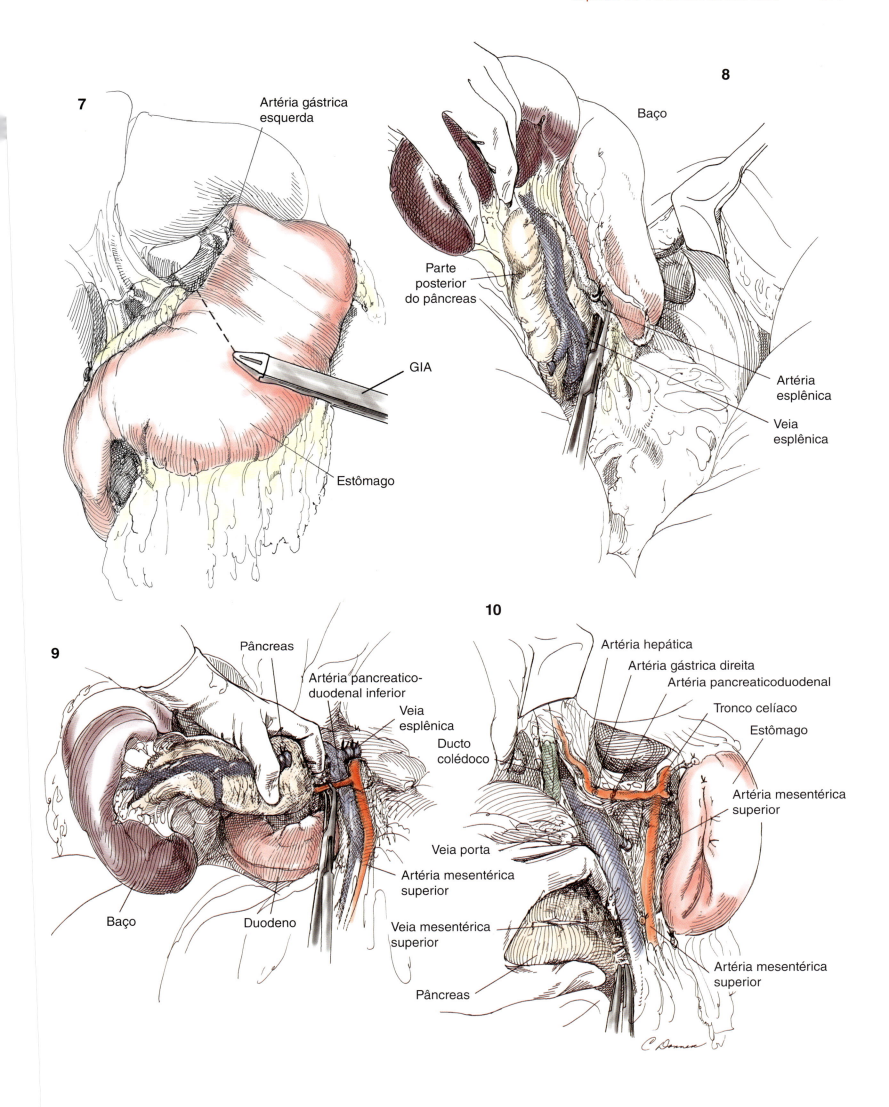

DETALHES DA TÉCNICA ◀CONTINUAÇÃO A vesícula biliar é retirada de modo habitual, e o ducto colédoco é seccionado (FIGURA 11). A etapa seguinte consiste na excisão do resto do duodeno até um ponto ligeiramente além do ligamento de Treitz (ver Capítulo 92). O jejuno é dividido com um grampeador gastrintestinal.

Prepara-se uma alça longa de jejuno pela secção de várias arcadas vasculares (FIGURA 12). O jejuno mobilizado é trazido através de uma abertura realizada no mesentério do cólon transverso (FIGURAS 12 e 13). Essa abertura é feita em qualquer um dos lados dos vasos cólicos médios, dependendo da facilidade com que a alça jejunal pode ser trazida até a região do ducto colédoco. Uma coledocojejunostomia terminolateral é feita conforme descrito no Capítulo 92. Em seguida é realizada uma gastrojejunostomia (FIGURA 14). Não há necessidade de o estoma ser da largura total do estômago. Pode-se efetuar um estoma de 3 a 5 cm na extremidade da curvatura maior (FIGURA 13). O jejuno deve ser fixado ao piloro, independentemente da extensão de fechamento com suturas. O jejuno entre o estômago e o ducto colédoco deve ser bastante frouxo e livre de tensão (ver FIGURA 14).

Todas as aberturas no mesocólon em torno do ramo jejunal devem ser fechadas com suturas separadas para evitar a angulação da alça do jejuno ou a possibilidade de hérnia interna. São comumente utilizados cateteres de drenagem de sucção em sistema fechado.

FECHAMENTO A incisão é fechada de modo habitual. Pode-se utilizar um fechamento subcuticular da pele, ou esta pode ser aproximada com suturas separadas ou clipes.

CUIDADOS PÓS-OPERATÓRIOS A aspiração gástrica constante é mantida, mas pode ser interrompida no período pós-operatório inicial. Os níveis de glicemia são monitorados rigorosamente. A quantidade necessária de insulina pode ultrapassar 25 a 30 unidades por dia em alguns pacientes. Pode ser necessária uma infusão contínua de insulina em solução nos primeiros dias após a cirurgia. Deve-se proceder à reposição das perdas sanguíneas. A terapia de reposição oral com enzimas pancreáticas é iniciada tão logo seja tolerada. É fundamental efetuar uma avaliação nutricional frequente nos cuidados pós-operatórios. ■

Capítulo 93 Pancreatectomia Total

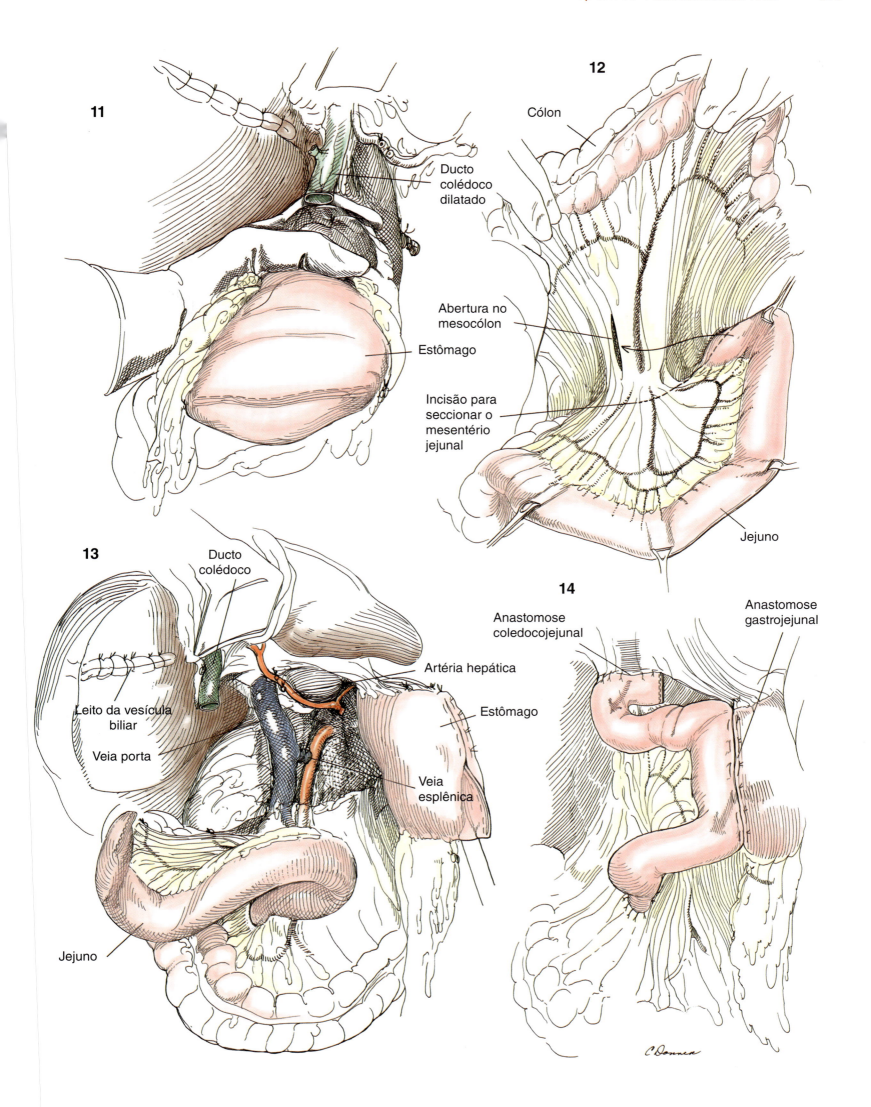

CAPÍTULO 94

ESPLENECTOMIA

INDICAÇÕES As indicações mais comuns para a esplenectomia consistem em ruptura traumática irreparável e distúrbios hematológicos. Na lesão esplênica, os protocolos não cirúrgicos resultaram em melhoras significativas da recuperação do baço tanto em crianças quanto em adultos. Entretanto, na lesão esplênica grave, particularmente no traumatismo multissistêmico grave, a esplenectomia está indicada. Em alguns casos, justifica-se a recuperação do órgão. Os distúrbios hematológicos mais comuns que exigem esplenectomia incluem a púrpura trombocitopênica imune (idiopática), a púrpura trombocitopênica trombótica e a esferocitose hereditária.

Antes da esplenectomia, é necessário obter uma avaliação clínica por um hematologista experiente, e pode ser necessária uma biopsia de medula óssea para descartar a possibilidade de distúrbios inesperados da medula óssea, que não melhoram com a esplenectomia. Apesar de, no passado, a esplenectomia de emergência ter sido ocasionalmente necessária na trombocitopenia grave associada a complicações hemorrágicas, atualmente, esse quase nunca é o caso, porque quase todos os pacientes terão melhora das contagens plaquetárias em resposta à administração de esteroides, imunoglobulina intravenosa ou imunoglobulina Rho D.

A esplenectomia pode estar indicada para cistos e tumores. A esplenectomia pode ser seguida de benefício sintomático em algumas outras condições, como hiperesplenismo secundário, síndrome de Felty, síndrome de Banti, sarcoide de Boeck ou doença de Gaucher. Nesses pacientes, o cirurgião deve atuar em conjunto com um hematologista experiente e especialistas clínicos. No passado, a esplenectomia total ou parcial era indicada como parte do procedimento de estadiamento para determinar a extensão da doença de Hodgkin. Historicamente, pacientes com a doença de Hodgkin de estágios I e II que foram considerados candidatos à radioterapia primária seriam submetidos a uma laparotomia de estadiamento (estadiamento patológico) para descartar a existência de doença subdiafragmática oculta. A laparotomia de estadiamento não é mais realizada rotineiramente devido à morbidade associada ao procedimento e ao reconhecimento da eficácia da quimioterapia de resgate em pacientes que não obtêm resultados com a radioterapia primária, o que permitiu o maior uso do estadiamento clínico como base para o tratamento desses pacientes.

Esplenectomia minimamente invasiva constitui, claramente, o procedimento de escolha quando tecnicamente viável para esplenectomia eletiva. Deve ser considerada em todos os pacientes de esplenectomia eletiva. As contraindicações relativas podem ser consideradas em certos casos de cirurgia anterior ou esplenomegalia. A coagulopatia não constitui uma contraindicação e os pacientes realmente podem ter um resultado melhor com a abordagem minimamente invasiva.

PREPARO PRÉ-OPERATÓRIO É necessário considerar a natureza da doença para a qual a esplenectomia está indicada, a fim de planejar o tratamento pré-operatório adequado. Na icterícia hemolítica congênita, a transfusão pré-operatória está contraindicada, mesmo em caso de anemia muito grave, devido à probabilidade de desencadear uma crise hemolítica. Nos casos de púrpura trombocitopênica, podem-se administrar transfusões de plaquetas na manhã da cirurgia, quando indicado. O paciente com neutropenia esplênica primária, pancitopenia ou outros tipos de hiperesplenismo é submetido a transfusão, quando indicado pelo seu estado geral e pelas informações obtidas dos exames clínicos. São administrados antibióticos em caso de neutropenia. Deve-se dispor de grandes volumes de sangue nos casos de suspeita de ruptura traumática do baço, e o paciente deve ser operado tão logo a sua condição permita.

A esplenectomia imediata pode ser um procedimento que irá salvar a vida em alguns pacientes com displasia sanguínea, particularmente aqueles com púrpura trombocitopênica primária. A terapia prévia com esteroides deve ser mantida no pré-operatório, bem como durante o período pós-operatório inicial. Para os casos de esplenectomia eletiva, as vacinas para cobrir organismos encapsulados devem ser administradas duas semanas antes da cirurgia. Quando for uma cirurgia de emergência, as vacinas podem ser administradas quando o paciente se recuperar. Se o acompanhamento do paciente for incerto, as vacinas podem ser administradas antes da alta hospitalar.

ANESTESIA A anestesia geral é habitualmente satisfatória. Os pacientes que apresentam anemia grave devem receber pouca pré-medicação, e deve-se administrar uma quantidade ampla de oxigênio com o anestésico. Se houver baixa contagem de plaquetas, é preciso ter muito cuidado para evitar qualquer traumatismo da boca ou das vias respiratórias superiores, visto que pode ocorrer hemorragia.

POSIÇÃO O paciente é colocado em decúbito dorsal. O baço fica mais acessível colocando a mesa na posição de Trendelenburg reversa, com o lado esquerdo levantado conforme necessário.

PREPARO OPERATÓRIO Deve-se evitar a intubação gástrica em caso de hipertensão portal ou baixa contagem de plaquetas, isto é, púrpura trombocitopênica, de modo a evitar a ocorrência de hemorragia. Entretanto, nas outras indicações, a descompressão gástrica pode ser útil para assegurar estômago colapsado e melhor exposição. A pele é preparada de maneira rotineira. Os campos estéreis são aplicados de acordo com as especificações do cirurgião. Em seguida, uma pausa cirúrgica (*time out*) é executada.

INCISÃO E EXPOSIÇÃO São comumente utilizados dois tipos de incisão: uma incisão mediana ampla, que se estende do processo xifoide até o nível do umbigo (**FIGURA 1A**), ou uma incisão subcostal oblíqua esquerda (**FIGURA 1B**). A incisão vertical é habitualmente utilizada, visto que ela evita a secção de fibras musculares em um paciente que pode apresentar comprometimento do perfil da coagulação.

Se houver tendência ao sangramento em caso de discrasias sanguíneas, é necessário manter um controle rígido de todos os pontos de sangramento. No paciente muito enfermo e anêmico, o sangramento pode ser controlado por meio de compressão com compressas de gaze úmidas aquecidas, de modo que o abdome possa ser aberto e a artéria esplênica ligada o mais rápido possível. A ligadura precoce da artéria esplênica geralmente facilita acentuada redução da tendência ao sangramento tão logo a artéria seja pinçada. Na ausência de hemorragia intra-abdominal aguda ou crise hemolítica aguda, explora-se o abdome. A vesícula biliar deve ser cuidadosamente palpada, se a esplenectomia tiver sido indicada para icterícia hemolítica, visto que, com frequência, ocorrem cálculos biliares nesses pacientes, que podem ser tratados após o término da esplenectomia se o estado do paciente permitir. Os linfonodos aumentados devem ser biopsiados, e baços acessórios devem ser retirados.

O cólon é acondicionado inferiormente, fora do campo cirúrgico, por meio de compressas mornas úmidas, enquanto o primeiro auxiliar mantém tração para baixo com um afastador em S grande ou pode ser usado um retrator autorretentor padrão. Uma pinça de Babcock é aplicada ao estômago e coloca-se um afastador abaixo do arco costal, do lado esquerdo, para facilitar a exposição do baço.

DETALHES DA TÉCNICA A técnica exata utilizada irá depender de muitos fatores: o tamanho e a mobilidade do baço, a existência de aderências extensas entre o baço e o peritônio parietal, o comprimento do pedículo esplênico, a ocorrência de sangramento ativo a partir de um baço roto ou o estado geral grave do paciente em consequência de discrasia sanguínea. A conduta para a imobilização e para o controle do suprimento sanguíneo do baço precisa ser individualizada em cada caso. É fundamental ter um conhecimento minucioso das fixações e do suprimento sanguíneo do baço (**FIGURA 2**). Em geral, é melhor desvascularizar o baço antes de sua mobilização para minimizar sangramento de rupturas capsulares inevitáveis.

Quando a esplenectomia estiver indicada para discrasias sanguíneas, deve-se efetuar uma cuidadosa inspeção à procura de baço acessório, tanto antes quanto depois da retirada do baço e da realização de hemostasia. Efetua-se uma inspeção de rotina na seguinte ordem: a região hilar, o ligamento esplenorrenal, o omento maior, a região retroperitoneal em torno da cauda do pâncreas, o ligamento esplenocólico e o mesentério dos intestinos delgado e grosso. Se forem encontrados baços acessórios em duas ou mais localizações, um deles encontra-se habitualmente no hilo. Em alguns casos de discrasia sanguínea, a evolução clínica do paciente pode sugerir recidiva da doença, devido a um baço acessório retido. Nesses casos, não apenas os locais anteriormente mencionados devem ser inspecionados, mas também é necessário estender a inspeção para os anexos na pelve. O baço não deve estar lacerado, tampouco se devem deixar remanescentes dentro do abdome, devido ao perigo de implantes esplênicos, o que pode resultar em esplenose. **CONTINUA**

Capítulo 94 Esplenectomia   375

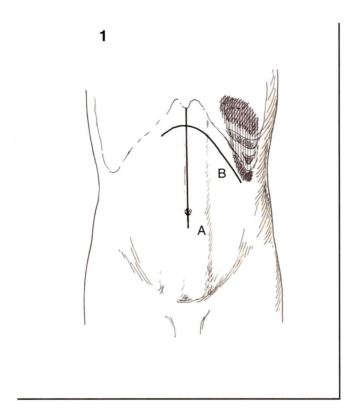

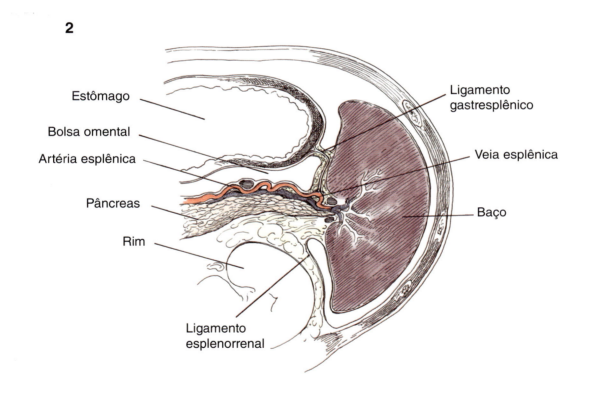

DETALHES DA TÉCNICA **CONTINUAÇÃO** A **FIGURA 2** ilustra a relação anatômica do baço. À medida que se exerce tração sobre o estômago medialmente, pode-se proceder à incisão de uma área avascular no ligamento gastresplênico, proporcionando acesso direto à bolsa omental. Vários vasos sanguíneos no ligamento gastresplênico são seccionados e ligados para proporcionar exposição adequada da artéria esplênica. Ao longo da margem superior do pâncreas, pode-se palpar o trajeto tortuoso da artéria esplênica. Efetua-se uma incisão cuidadosa do peritônio sobre o vaso, e uma pinça longa em ângulo reto é introduzida sob a artéria para isolá-la e facilitar sua ligadura. A veia esplênica encontra-se imediatamente abaixo da artéria. Um ou mais pontos com fio de seda 2-0 são colocados sob a artéria e cuidadosamente amarrados (**FIGURA 3**). Como alternativa, a veia esplênica pode ser seccionada com um grampeador vascular nesse ponto. A ligadura preliminar da artéria esplênica tem muitas vantagens. Possibilita a drenagem do sangue do baço, proporcionando a autotransfusão. O baço tende a diminuir de tamanho, tornando a sua retirada mais fácil, com menor perda de sangue. Por fim, podem-se administrar transfusões sanguíneas imediatamente ao paciente com anemia hemolítica. Esse passo preliminar não prolonga a cirurgia e tende a garantir uma esplenectomia mais segura, com perda sanguínea mínima.

Uma vez fixada a artéria esplênica, o restante do ligamento gastresplênico é seccionado entre pinças curvas pequenas ou com um dispositivo de energia (**FIGURA 4**). É preciso ter muito cuidado, particularmente em direção à margem superior do baço, a fim de evitar a lesão da parede gástrica durante a aplicação das pinças, visto que, nessa região, o ligamento gastresplênico é, algumas vezes, extremamente curto. Isso é particularmente verdadeiro quando o baço está muito grande ou em caso de hipertensão portal. A incapacidade de fixar a parte mais superior da veia no ligamento gastresplênico pode resultar em grave perda de sangue. Devido ao risco de hemorragia pós-operatória após dilatação gástrica, os vasos que acompanham a curvatura maior devem ser ligados com uma sutura de transfixação que inclua uma porção da parede gástrica. Além disso, nessa região, vários vasos sanguíneos costumam se estender a partir do hilo do baço, sobre a parede posterior próximo à curvatura maior, até o fundo. Na margem inferior do baço, são habitualmente encontrados vasos de tamanho razoável, artéria e veia gastromentais esquerdas, no ligamento gastresplênico (ver **FIGURA 4**). O conteúdo das pinças é ligado em ambos os lados gástrico e esplênico, visto que a secção do ligamento gastresplênico irá deixar uma grande abertura diretamente na bolsa omental.

A ligadura precoce da artéria esplênica principal torna a mobilização do baço mais fácil e mais segura. O cirurgião passa a mão esquerda sobre o baço, na tentativa de colocá-lo dentro da incisão (**FIGURA 5**). Pode haver aderências densas entre o baço e o peritônio da parede abdominal ou do diafragma esquerdo, mas o baço habitualmente pode ser mobilizado após a secção de algumas aderências avasculares e do ligamento gastresplênico.

À medida que se mobiliza o baço, o cirurgião passa os dedos sobre a sua margem para expor o ligamento esplenorrenal, que deve ser incisado com cuidado (**FIGURA 6**). A reflexão peritoneal nessa região é habitualmente bastante avascular, mas é necessário ligar muitos pontos de sangramento em caso de hipertensão portal. Em geral, o dedo indicador pode ser introduzido na abertura peritoneal e, por meio de dissecção precisa, cauterizada e romba com o dedo indicador da mão esquerda, a margem do baço pode ser facilmente liberada (**FIGURA 7**). Isso deve ser feito delicadamente, visto que a cápsula pode se romper, resultando em sangramento problemático ou semeadura do tecido esplênico.

Após a mobilização da margem posterior do baço, ele pode ser trazido para fora do abdome, mas, se forem encontradas aderências densas entre o baço e o peritônio parietal, é mais fácil proceder à incisão do peritônio sobrejacente e realizar uma ressecção subperitoneal, deixando um grande espaço desnudo. Isso pode ser mais seguro do que tentar liberar o baço com dissecção cortante. Compressas úmidas aquecidas podem ser introduzidas no leito esplênico para controlar o sangramento. Os pontos de sangramento ativos devem ser controlados com eletrocautério. **CONTINUA**

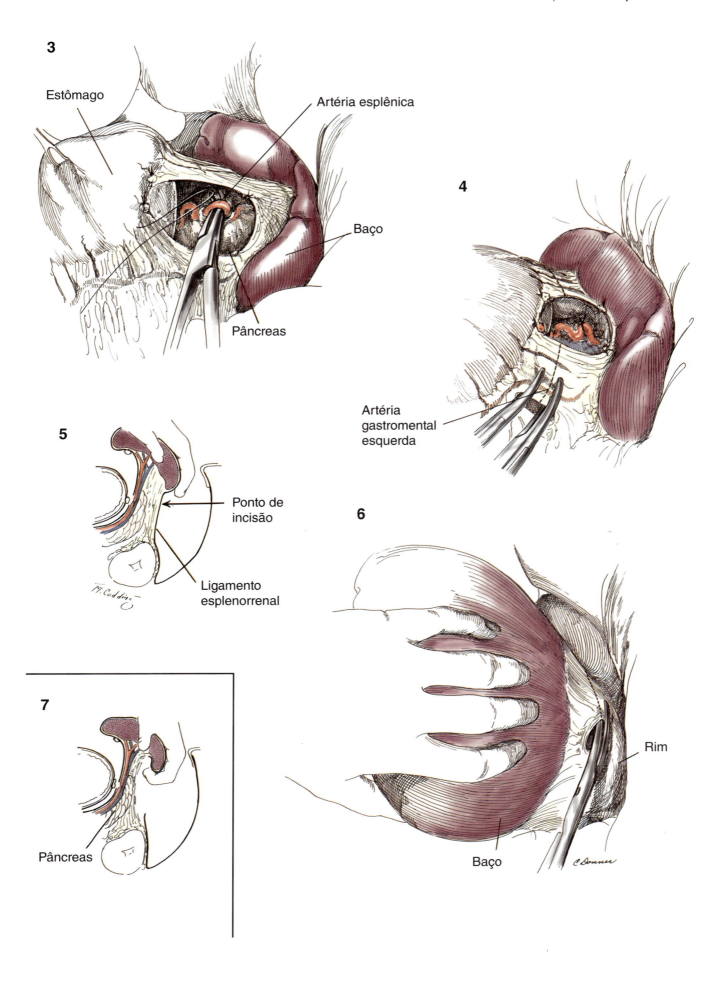

DETALHES DA TÉCNICA **‹CONTINUAÇÃO›** Quando o baço é mobilizado para fora da incisão, o ligamento esplenocólico é seccionado entre pinças curvas (FIGURA 8). Esse procedimento é realizado de modo cuidadoso, a fim de evitar qualquer possibilidade de dano ao cólon. O conteúdo dessas pinças é ligado com sutura de transfixação com fio de seda 2-0 ou fio absorvível. Em caso de hipertensão portal, podem-se observar muitas veias grandes nessa região. O baço é então afastado medialmente pela mão esquerda do cirurgião, enquanto a cauda do pâncreas, nos casos em que ela se estende até o hilo esplênico, é separada mediante dissecção precisa dos vasos esplênicos, de modo a evitar o seu dano com a ligadura subsequente do pedículo (FIGURAS 9 e 10). O cirurgião deve ter em mente a possibilidade de baços acessórios nessa localização. O baço é mantido superior e lateralmente por um auxiliar, enquanto os grandes vasos no pedículo são separados dos tecidos adjacentes para possibilitar a aplicação de várias pinças curvas a cada vaso (FIGURA 11). Esses vasos devem ser ligados na base do pedículo, proximal à bifurcação dos vasos esplênicos. Embora a artéria esplênica tenha sido ligada previamente, ela mais uma vez é ligada proximalmente e transfixada distalmente (FIGURA 12). O mesmo princípio de dupla ligadura também é seguido para a veia esplênica.

Como alternativa, um grampeador vascular pode ser amplamente aplicado nessa região. Nos casos em que transfusões pré-operatórias tiverem sido contraindicadas, infusão de sangue pode ser iniciada tão logo a artéria esplênica tenha sido seccionada. O sítio cirúrgico é inspecionado à procura de sinais de sangramento persistente. Podem-se introduzir compressas úmidas aquecidas ou matriz coagulante para controlar os pequenos pontos de sangramento. Em seguida, procede-se a uma cuidadosa inspeção final à procura de baços acessórios que precisem ser ressecados.

MÉTODO ALTERNATIVO Quando o baço estiver bastante móvel, e o pedículo for longo, o que pode ocorrer em caso de esplenomegalia de longa duração, a esplenectomia pode ser facilitada com a incisão inicial do ligamento esplenorrenal, sem tentativa de seccionar o ligamento gastresplênico (FIGURA 13). O baço é tracionado delicadamente para cima e medialmente, proporcionando a exposição dos vasos no pedículo pelo lado lateral (FIGURA 14). Pode ser necessário seccionar em primeiro lugar o ligamento esplenocólico, de modo a obter melhor exposição do conteúdo do pedículo esplênico. Se houver ruptura do baço, a urgência da situação pode exigir pinçamento em massa ou grampeamento do pedículo esplênico, mas a ligadura individual dos principais vasos é mais segura e mais desejável. Isso pode ser realizado ao averiguar a posição da artéria esplênica por meio de palpação, seguida de dissecção romba, na tentativa de isolar a artéria esplênica (ver FIGURA 14). Uma vez seccionada a artéria esplênica, o baço deve ser comprimido para assegurar a autotransfusão por meio da veia esplênica intacta. Como o ligamento gastresplênico não foi previamente seccionado, ele pode ser incluído nas pinças aplicadas ao pedículo esplênico, fechando, assim, a bolsa omental (FIGURA 15). Se o ligamento gastresplênico for incluído nessas pinças, é necessário ter muito cuidado para evitar a inclusão de uma porção da curvatura maior do estômago, particularmente quando o ligamento gastresplênico for muito curto. Isso tem mais probabilidade de ocorrer em nível alto na região do fundo gástrico. A inclusão do ligamento gastresplênico nas pinças aplicadas ao pedículo esplênico não deve ser tentada, a menos que o pedículo seja longo, e que todas as estruturas possam ser identificadas claramente e com facilidade (FIGURA 16). O conteúdo das pinças aplicadas ao pedículo esplênico é duplamente ligado. A mais superficial dessas ligaduras deve ser do tipo transfixante. Não se devem utilizar suturas de transfixação profundas, visto que isso pode resultar em hemorragia problemática, particularmente a partir da veia esplênica. Nos pacientes de baixo risco, efetua-se uma colecistectomia se forem encontrados cálculos biliares, particularmente em associação com anemia hemolítica congênita.

PRESERVAÇÃO DO BAÇO O reconhecimento de que a esplenectomia aumenta a suscetibilidade à infecção por microrganismos bacterianos encapsulados exige uma abordagem conservadora das lesões esplênicas. Devem-se envidar esforços especiais para conservar o tecido esplênico fixado ao suprimento sanguíneo, particularmente nos pacientes jovens. Todos os esforços também devem ser envidados para evitar a esplenectomia em crianças, adotando uma conduta conservadora de observação atenta, aspiração nasogástrica, registros frequentes do pulso e da pressão arterial, hemogramas repetidos, cintigrafias com radionuclídeos ou tomografia computadorizada (TC). Quando a cintigrafia revelar apenas uma única laceração linear, segue-se um esquema não cirúrgico. Quando a cintigrafia demonstrar um baço fragmentado ou evidências de desvascularização, torna-se necessário um reparo cirúrgico.

As lacerações da cápsula esplênica durante cirurgias abdominais superiores são minimizadas ao evitar tração excessiva sobre o omento maior do estômago ou o cólon transverso esquerdo, ou ao seccionar faixas peritoneais fixadas à cápsula esplênica. A mobilização do baço com controle temporário do suprimento sanguíneo principal possibilita a avaliação da viabilidade do reparo da cápsula ou, como alternativa, da ressecção segmentar com ligadura da rede vascular segmentar no hilo, bem como dos pequenos vasos intra-hepáticos, em associação com uso liberal de um agente hemostático e possível fixação do omento à área de reparo. Os agentes hemostáticos de aplicação local, a compressão do tecido esplênico por suturas de colchoeiro com agulhas atraumáticas ou a ligadura de um ou mais vasos principais no hilo esplênico podem controlar o sangramento e evitar a esplenectomia.

FECHAMENTO As bordas da ferida podem ser aproximadas com mais facilidade com a volta da mesa à sua posição horizontal original, facilitando, assim, o retorno do conteúdo abdominal à sua localização anatômica. Efetua-se um fechamento habitual, sem drenagem. Em certas ocasiões, pode-se colocar um dreno de Silastic® de aspiração fechada próximo à cauda do pâncreas, se tiver havido dissecção extensa nessa região.

CUIDADOS PÓS-OPERATÓRIOS Os cuidados pós-operatórios irão variar, dependendo da necessidade de reposição de sangue total. Dentro de um curto período de tempo após a esplenectomia para uma discrasia sanguínea envolvendo tendência a hemorragias, observa-se habitualmente rápida elevação da contagem de plaquetas; por conseguinte, pode não haver necessidade de transfusão para esse propósito. É uma boa prática monitorar a contagem de plaquetas no pós-operatório, mesmo nos procedimentos eletivos, devido à trombocitose acentuada que é algumas vezes observada. Em pacientes com contagem acentuadamente elevada de plaquetas ou função plaquetária anormal, pode-se indicar o uso de anticoagulantes, como ácido acetilsalicílico e dipiridamol. Os anticoagulantes raramente são necessários na esplenectomia de rotina. Com frequência, a esplenectomia é seguida de acentuada leucocitose, que não deve ser interpretada como indicação de infecção. Pode ser necessária aspiração gástrica constante durante 1 dia ou mais. O paciente tem a permissão de levantar do leito no primeiro dia do pós-operatório. O equilíbrio hídrico é cuidadosamente mantido de acordo com o estado geral do paciente. Qualquer terapia com esteroides administrada no pré-operatório é mantida durante o período pós-operatório. A manutenção da terapia com esteroides será regulada pelo hematologista, que será orientado pela resposta do quadro hematológico do paciente à esplenectomia. Em pacientes com hiperesplenismo secundário, a doença primária não será alterada, embora a vida do paciente tenha sido salva ou prolongada pela retirada do baço hiperativo. A incidência de trombose venosa aumenta quando a esplenectomia é realizada para distúrbios mieloproliferativos ou linfomas. Deve-se considerar a profilaxia anticoagulante nesses pacientes. A atelectasia do lobo basal esquerdo constitui uma das complicações comuns após a esplenectomia. Quando se realiza a esplenectomia total, os pacientes devem ser informados e estimulados a procurar cuidados médicos imediatos ao primeiro sinal ou sintoma de infecção. Vacinas polivalentes para pneumococos, *Haemophilus influenzae* e *Neisseria meningitidis* também são indicadas. ■

Capítulo 94 Esplenectomia 379

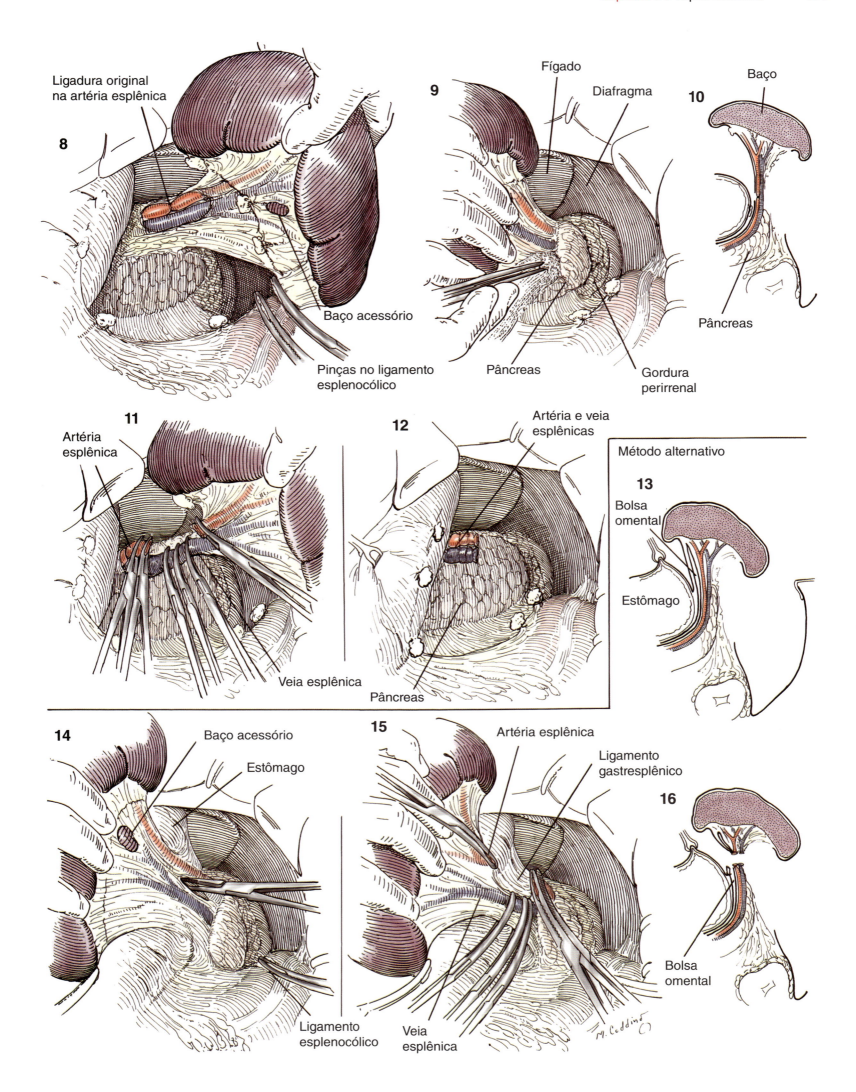

CAPÍTULO 95

ESPLENECTOMIA LAPAROSCÓPICA

INDICAÇÕES A esplenectomia laparoscópica é mais comumente realizada para casos de púrpura trombocitopênica imune (idiopática) (PTI) ou outras condições esplênicas que causem anemia ou neutropenia. O traumatismo maciço do baço e os baços acentuadamente aumentados continuam sendo mais bem tratados por meio de laparotomia aberta. Entretanto, praticamente todas as outras indicações para esplenectomia listadas no Capítulo 94 aplicam-se à esplenectomia laparoscópica. É fundamental proceder a uma avaliação hematológica completa, incluindo exames de medula óssea. O paciente precisa ser informado sobre as consequências da maior suscetibilidade às infecções bacterianas durante toda vida. De modo ideal, o paciente deve receber vacinação pneumocócica polivalente, *Haemophilus influenzae* e *Neisseria meningitidis* antes da cirurgia.

PREPARO PRÉ-OPERATÓRIO Os pacientes para esplenectomia eletiva são habitualmente encaminhados ao cirurgião por hematologistas ou oncologistas, visto que o tratamento com hemoderivados, corticosteroides, plasmaférese, gamaglobulinas ou quimioterapia não consegue mais controlar com segurança a doença primária. Por conseguinte, o paciente pode necessitar de transfusão de hemoderivados para elevar o hematócrito ou as contagens de plaquetas até níveis seguros para anestesia geral e coagulação durante a cirurgia. Podem-se administrar concentrados de hemácias antes da cirurgia planejada, enquanto as plaquetas, com o seu tempo de sobrevida curto, podem ser infundidas imediatamente antes ou no decorrer da cirurgia. Quando as transfusões de plaquetas estiverem contraindicadas, as contagens de plaquetas endógenas são, com frequência, temporariamente estimuladas com alguns dias de terapia com doses aumentadas de corticosteroides, imunoglobulina ou imunoglobulina Rho antes da cirurgia. Se forem usados esteroides, eles precisam ser mantidos durante e imediatamente após a cirurgia. O paciente deve ser submetido a tipagem e teste sanguíneo de triagem, e deve-se dispor de hemoderivados para infusão. O tamanho do baço deve ser determinado por meio de exame físico ou exames de imagem, visto que os baços maciços são, em geral, abordados de modo mais seguro por esplenectomia aberta.

ANESTESIA Há necessidade de anestesia geral com intubação endotraqueal. São colocados dois grandes cateteres intravenosos bem fixados para acesso fácil pelo anestesista. Os locais de acesso intravenoso e qualquer oxímetro de pulso digital não devem ser posicionados distalmente a um manguito de pressão arterial. Um cateter de Foley e um tubo orogástrico (OG) são inseridos, e são colocadas meias de compressão pneumática sequencial nas pernas. É preciso tomar cuidado na colocação de tubo endotraqueal, tubo OG e cateter de Foley em pacientes com trombocitopenia acentuada para que não ocorra sangramento.

POSIÇÃO O paciente é colocado em decúbito lateral com o braço esquerdo cruzando o tórax e repousando na parte superior do braço direito com um coxim axilar. Utiliza-se um acolchoamento amplo entre os braços e em torno deles. O quadril esquerdo e o tórax são elevados com travesseiros, deixando a área do flanco livre e mantendo o joelho esquerdo em flexão com acolchoamento de cobertores entre as pernas. O paciente é fixado à mesa pelo tórax e quadril com esparadrapo largo, visto que a mesa cirúrgica será inclinada.

PREPARO OPERATÓRIO A pele é preparada desde a parte inferior do tórax até o púbis de modo habitual. Os campos estéreis são aplicados de acordo com as especificações do cirurgião. Em seguida, uma pausa cirúrgica (*time out*) é executada.

INCISÃO E EXPOSIÇÃO Um acesso para videoscópio de 10 mm é colocado através do umbigo ou na posição subcostal média lateral, utilizando a técnica aberta de Hasson, conforme descrito no Capítulo 13. O videoscópio é introduzido e todos os quatro quadrantes do abdome são examinados. O tamanho e a localização do baço e a existência de baços acessórios são observados. Efetua-se um segundo acesso de 10 mm na posição subcostal lateral esquerda, e um acesso de 12 mm é colocado imediatamente à esquerda da linha média. Esses acessos estão alinhados com cerca de dois dedos de largura ou mais abaixo da borda do arco costal para um baço de tamanho normal. Outros acessos podem ser colocados de acordo com a preferência do cirurgião, o tamanho do baço e o biotipo do paciente. Em geral, os baços maiores necessitam de acessos mais baixos (mais caudais) e mais mediais. O paciente é posicionado com o lado esquerdo para cima e, em seguida, na posição de Trendelenburg invertida.

DETALHES DA TÉCNICA A anatomia geral do baço, do estômago, do cólon e do omento é mostrada na **FIGURA 1**, que complementa a anatomia dessa região em corte transversal mostrada no Capítulo 94. O ligamento esplenocólico é visualizado juntamente com o omento maior e sua fixação ao cólon transverso. A extremidade esplênica desse ligamento é elevada com tração (**FIGURA 2**) e uma zona adequada, logo acima da flexura esquerda do cólon, é penetrada com um dispositivo elétrico, como um instrumento eletrocirúrgico bipolar. Essa elevação é obtida por preensão e tração suave utilizando um instrumento de dissecção. A dissecção prossegue medialmente em torno da extremidade do baço, onde se identifica o ligamento gastresplênico contendo os vasos gástricos curtos. Por meio de dissecção romba, penetra-se na bolsa omental, e os vasos gástricos curtos são sequencialmente seccionados a uma distância de cerca de 1 cm da parede gástrica (**FIGURA 3**). Esse manguito minimiza a lesão térmica potencial ao estômago. À medida que a dissecção prossegue em direção à junção gastresofágica, é preciso tomar cuidado para visualizar cada vaso gástrico curto dentro das extremidades do dispositivo de energia antes de sua ativação. A transecção parcial do próximo vaso gástrico curto irá resultar em sangramento, que é difícil de controlar. A exposição para essa dissecção dentro do ligamento gastresplênico é melhorada pelo afastamento delicado da curvatura maior do estômago, utilizando o instrumento de dissecção para elevar a curvatura maior anteromedialmente. O pâncreas, com artéria e veia esplênicas seguindo seu trajeto ao longo de sua borda superior ou cefálica, é visto na base da bolsa omental. Os vasos gástricos curtos são seccionados até quase a junção gastresofágica (**FIGURA 4**).

O ligamento esplenorrenal é aberto pela elevação delicada do baço medialmente com o instrumento de dissecção (**FIGURA 5**). Essa camada peritoneal final é facilmente encontrada na goteira esquerda, por trás do baço. O ligamento tem poucos vasos, porém precisa ser transeccionado com coagulação em direção cefálica até que a parte superior do baço fique livre. O pedículo esplênico é inspecionado em todas as áreas suspendendo o baço de um lado para outro para verificar se não existe mais nenhuma fixação ligamentar. O baço deve estar totalmente mobilizado em seu pedículo vascular (**FIGURA 6**). **CONTINUA ▶**

Capítulo 95 Esplenectomia Laparoscópica 381

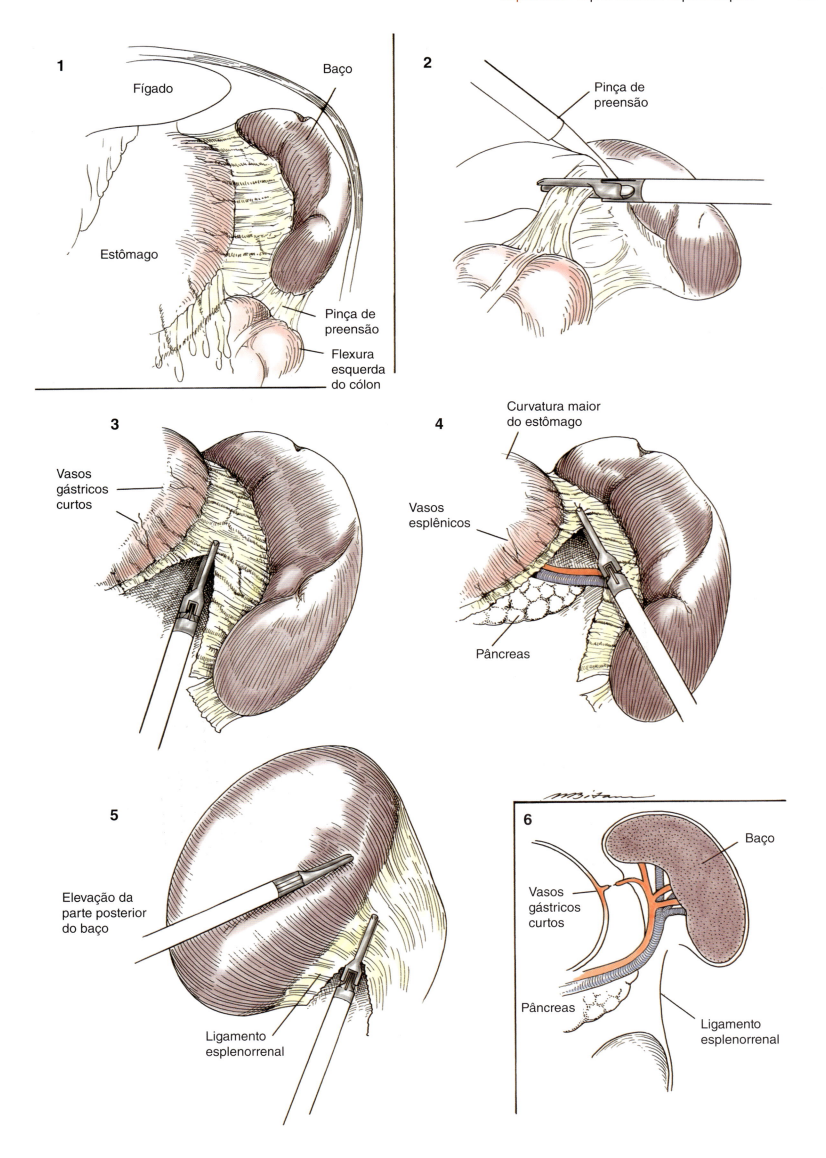

DETALHES DA TÉCNICA `CONTINUAÇÃO` A área escolhida deve ser distal
à cauda do pâncreas, porém proximal à trifurcação dos vasos esplênicos. A dissecção é realizada até que os vasos possam ser incluídos com
segurança dentro dos ramos de um grampeador vascular endoscópico.
Esse instrumento atualmente necessita de um acesso de 12 mm. A prática
comum é utilizar um aparelho grampeador vascular para ocluir e seccionar em conjunto todo o pedículo esplênico. Em alguns casos, é preferível ligar individualmente artéria e veia esplênicas com um grampeador
endovascular. Quando essa técnica é empregada, a artéria deve ser seccionada em primeiro lugar. Se o vaso esplênico for penetrado durante a
dissecção, obtém-se o controle de emergência da hemorragia por meio
de pinçamento cruzado tanto da artéria quanto da veia esplênica com o
instrumento de dissecção (FIGURA 7). Como todos os vasos colaterais
para o baço foram transeccionados, deve ocorrer apenas sangramento
retrógrado temporário. Essa manobra possibilita ao cirurgião colocar
outro acesso para dissecção proximal adicional e grampeamento de artéria e veia esplênicas ou para controlar a hemorragia durante a conversão
em uma cirurgia aberta.

Quando a cauda do pâncreas se estende para dentro do hilo do baço, a
zona de transecção dos vasos esplênicos é muito curta. A dissecção é mais
difícil, visto que os vasos podem se ramificar. Nesse caso, o pedículo pode
ser incluído em transecções seriadas, diferentemente do grampeamento em
bloco do pedículo vascular (FIGURA 8). Na realidade, artéria e veia esplênicas são raramente esqueletizadas por completo como mostram essas
ilustrações. Porém, o princípio geral é que o tecido a ser grampeado precisa ser bem incluído dentro dos ramos do instrumento grampeador. Uma
manobra útil consiste em efetuar uma rotação de 180° do grampeador para
assegurar que nenhum tecido ou vaso se estenda além da área de grampeamento dentro dos ramos do grampeador.

Uma bolsa de plástico reforçada de grande tamanho é introduzida em
um grande acesso. Essa bolsa especial recebe um instrumento extragrande,
que habitualmente exige a retirada de um acesso de 10 mm e a dilatação
desse local com o dedo para aproximadamente 12 mm. O videoscópio é utilizado para visualização à medida que a bolsa colapsada e o instrumento são
introduzidos através da parede abdominal. A bolsa é aberta, observando
a orientação das setas em suas bordas. O baço é colocado dentro da bolsa
(FIGURA 9), que é fechada. Essa bolsa reforçada é então parcialmente retirada
através da parede abdominal até que a borda aberta da bolsa esteja sob controle fora do abdome. A bolsa é liberada do carreador utilizando o cordão na
extremidade do cabo do instrumento. O baço é fragmentado por meio de fratura digital dentro da bolsa ou, com mais frequência, com uma pinça em anel,
que então permite ao cirurgião extrair o baço em pedaços (FIGURA 10). É
preciso ter cuidado para não pinçar nem lacerar a bolsa com a pinça em anel.

Após a extração completa do baço e da bolsa, o quadrante superior direito
do abdome é lavado com irrigação de aspiração, e efetua-se uma cuidadosa
inspeção de todas as superfícies e vasos seccionados. A cauda do pâncreas é
examinada à procura de possível lesão que possa exigir a colocação de um
dreno de Silastic® de aspiração fechada. Efetua-se uma inspeção final à procura de baços acessórios nas localizações habituais, os quais são, quando presentes, simplesmente excisados por meio de um dispositivo de energia.

FECHAMENTO Retira-se cada um dos acessos sob visão direta do videos-
cópio, e os acessos de Hasson e de 10 mm grandes são fechados com suturas
separadas com fio de absorção retardada 2-0. A pele é aproximada com
sutura subcuticular com fio absorvível 5-0. Faixas de fita adesiva e curativos
secos estéreis complementam o procedimento.

CUIDADOS PÓS-OPERATÓRIOS O tubo OG é retirado antes de o paciente
despertar, enquanto o cateter de Foley é retirado quando o paciente estiver
alerta o suficiente para urinar. A ingestão de líquido sem resíduos é iniciada dentro de um dia e a dieta progride de acordo com a tolerância. A
cobertura com corticosteroides é reduzida de modo gradual até os níveis
basais pré-operatórios e são obtidos hemogramas seriados. Pode ser necessária uma consulta médica adicional com o hematologista ou o oncologista
para regular os medicamentos nos casos complexos. A recidiva da dor no
quadrante superior e ombro esquerdos, juntamente com o aparecimento de
derrame pleural esquerdo, podem indicar um vazamento pancreático ou
um abscesso em caso de sinais de infecção. Qualquer um deles pode exigir
a colocação de um dreno subdiafragmático fechado, utilizando a orientação
por exame de imagem. É necessário um acompanhamento prolongado com
o hematologista ou o oncologista. ■

Capítulo 95 Esplenectomia Laparoscópica

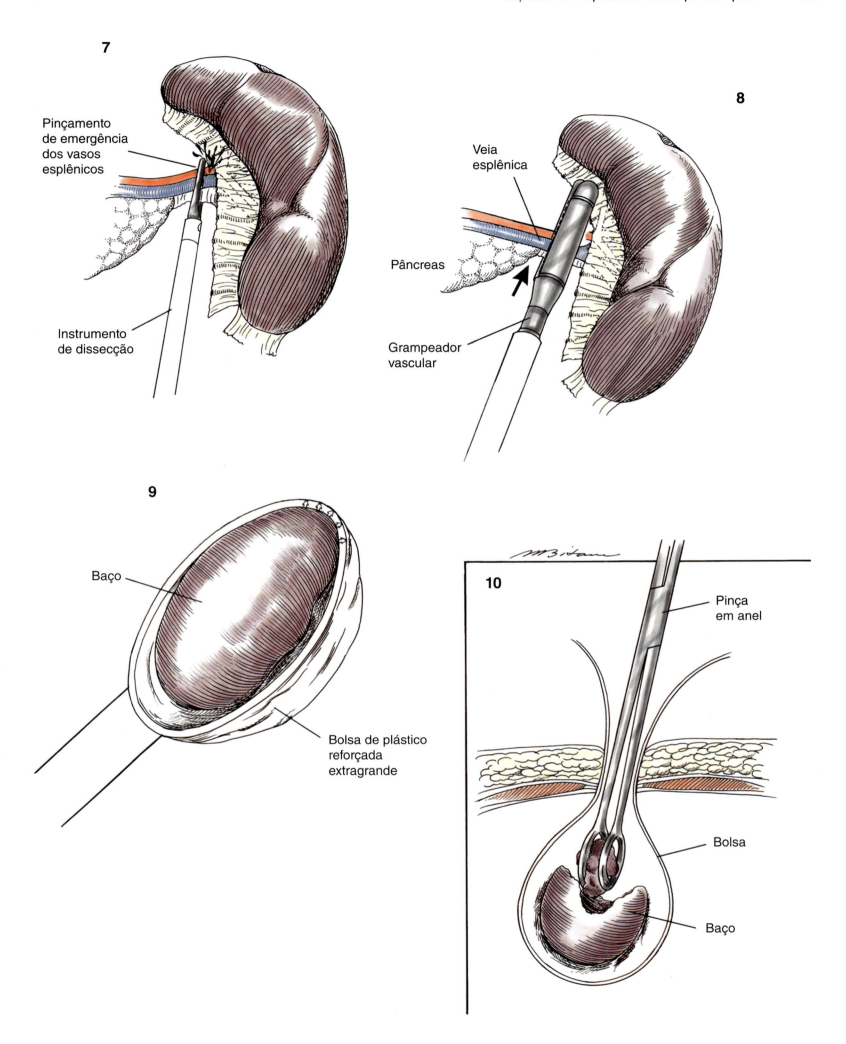

CAPÍTULO 96 — PRESERVAÇÃO DO BAÇO

INDICAÇÕES A lesão do baço constitui um dos problemas mais graves associados a traumatismo. Lesões esplênicas graves podem levar a possível exsanguinação emergente. A esplenectomia, no entanto, confere um risco pequeno, mas mensurável, de infecção bacteriana catastrófica com organismos encapsulados, como pneumococos, especialmente em crianças, pelo resto da vida do paciente. Esse risco estimulou os médicos a preservar o baço, com ou sem cirurgia. O tratamento não cirúrgico em crianças e adultos é frequentemente bem-sucedido, se o paciente for submetido a cuidadoso monitoramento em regime de internação e, posteriormente, em casa, até que se tenha documentado a cicatrização completa. Além disso, a embolização angiográfica pode ser usada para controlar o sangramento esplênico. Tanto em adultos quanto em crianças, a esplenorrafia é, com frequência, possível, visto que é desejável recuperar a maior quantidade possível de baço traumatizado. Não se sabe ao certo qual a quantidade de baço mantido que é essencial para fornecer ao paciente uma proteção normal, porém muitos cirurgiões recomendam a preservação de metade ou mais, se possível. O cirurgião precisa reconhecer que é fundamental controlar a exsanguinação, e que a esplenectomia total deve ser realizada para os casos de fraturas esplênicas maciças ou que não possam ser facilmente controladas quando houver hemorragia significativa continuada.

As fraturas de costelas (particularmente aquelas na região inferior e posterior esquerda) e a elevação do diafragma esquerdo nas radiografias de tórax são sugestivas de lesão esplênica. As TC do abdome são inestimáveis para demonstrar a existência de lesão esplênica, e os achados podem sustentar uma decisão contra ou a favor de esplenectomia imediata. Deve-se considerar a cirurgia precoce quando o exame revelar uma fratura que se estenda até o hilo do baço. O paciente com lesão esplênica, que é tratado com observação apenas, precisa ser avaliado com frequência, visto que uma hemorragia oculta pode resultar na ocorrência súbita de hipotensão e choque. A decisão contra ou a favor de tratamento não cirúrgico de uma lesão esplênica deve se basear no julgamento clínico, e não exclusivamente nos achados radiológicos. Se o diagnóstico não estiver bem definido, uma punção ou lavagem peritoneal com retorno obviamente sanguinolento podem ser úteis para sustentar uma intervenção cirúrgica, visto que esse achado indica uma ruptura livre ou não contida do baço.

É necessário ter familiaridade com o principal suprimento sanguíneo do baço para que a recuperação de uma porção do baço seja bem-sucedida (**FIGURA 1**). Artéria e veia esplênicas principais seguem o seu trajeto exatamente sob o peritônio, ao longo da parte superior do pâncreas. O acesso mais fácil aos vasos é feito por meio de uma abertura no omento maior (ver Capítulo 94). Pode-se aplicar temporariamente uma pinça *bulldog* à artéria esplênica, o que irá diminuir a hemorragia maciça, à medida que o cirurgião mobiliza o baço extensamente lesionado. A pinça é aplicada proximalmente, visto que a artéria esplênica dentro do hilo divide-se em três ramos terminais, irrigando, cada um deles, aproximadamente um terço do baço. É importante lembrar que o baço apresenta duplo suprimento sanguíneo, isto é, os vasos gástricos curtos a partir da curvatura maior do estômago no ligamento gastresplênico, e artéria e veia esplênicas retroperitoneais.

PREPARO PRÉ-OPERATÓRIO Os sinais de choque associados à queda do hematócrito ou da hemoglobina devem ser considerados como alarme, levando a uma intervenção cirúrgica precoce. O paciente com lesão esplênica potencial deve ser submetido a tipagem e prova cruzada, enquanto se reservam várias unidades de concentrado de hemácias durante todo o tempo. Nunca é demais enfatizar a importância de uma observação contínua, dia e noite, do paciente tratado de modo conservador, visto que a decisão de intervenção cirúrgica pode ser tomada a qualquer momento.

A hipotensão e o choque precisam ser tratados com volumes adequados de líquido e sangue. A tendência à hipotensão recorrente após reanimação deve ser considerada com alarme, devendo-se realizar uma intervenção cirúrgica precoce. As tomografias computadorizadas do baço em um paciente estável podem fornecer uma ajuda significativa para estabelecer a localização, a extensão e a evolução da lesão.

ANESTESIA É necessária anestesia geral. São introduzidos cateteres de grande calibre de acesso venoso em ambos os braços para a rápida administração de sangue, líquidos e medicamentos.

POSIÇÃO Em virtude da lesão associada, pode ser necessário modificar a posição de decúbito dorsal. Em geral, o paciente é colocado com o dorso na mesa, preservando, assim, a opção de mudar para a posição de Trendelenburg se houver choque.

PREPARO OPERATÓRIO A intubação nasogástrica é útil para melhorar a exposição ao diminuir a dilatação gástrica. São administrados antibióticos, a pele é preparada de maneira rotineira desde a incisura esternal até o púbis. Os campos estéreis são aplicados de acordo com as especificações do cirurgião. Em seguida, uma pausa cirúrgica (*time out*) é executada.

INCISÃO E EXPOSIÇÃO Efetua-se uma incisão mediana ou subcostal esquerda. Esta última pode proporcionar melhor exposição quando o traumatismo esplênico for grave, enquanto a incisão mediana pode ser útil se houver suspeita de outras lesões intra-abdominais associadas.

Uma das lesões menores mais frequentes do baço pode ocorrer durante uma cirurgia do abdome superior, quando se aplica tração às estruturas adjacentes que apresentam aderências com a superfície do baço. A consequente laceração da cápsula esplênica pode resultar em perda lenta de sangue (**FIGURA 2**). Essas lesões superficiais devem ser reconhecidas precocemente. Aplica-se uma compressão com compressas de gaze à área desnuda por vários minutos, lembrando que os tempos de coagulação estão habitualmente na faixa de 6 a 8 minutos. Se o sangramento persistir, aplica-se colágeno microfibrilar diretamente ao baço, exercendo compressão adicional com gaze.

Em caso de fratura significativa do baço, uma grande compressa de gaze ou toalha é colocada sobre o baço para permitir tração medial com a mão esquerda do cirurgião (**FIGURA 3**). A mão esquerda também comprime o baço, de modo a proporcionar algum controle sobre o sangramento. O sangue na goteira lombar esquerda é aspirado, e realiza-se uma incisão no ligamento esplenorrenal a uma distância de vários centímetros da cápsula esplênica (**FIGURA 4**). Essa incisão estende-se superiormente para liberar o baço da base do diafragma. O baço e a cauda do pâncreas são mobilizados e suspensos anterior e medialmente, conforme mostrado no Capítulo 94. Se for tentada a preservação do baço, em lugar da esplenectomia, obtém-se um controle temporário da artéria esplênica com uma pinça *bulldog* ou vascular. A compressão digital do pedículo esplênico pode ser utilizada até a aplicação da pinça através de um acesso anterior ou posterior (ver Capítulo 94). A preservação do baço que pareça estar gravemente lesionado pode se tornar viável após o controle do suprimento arterial que diminua o sangramento, de modo que se possa efetuar uma avaliação mais completa do baço e de seu pedículo vascular. **CONTINUA**

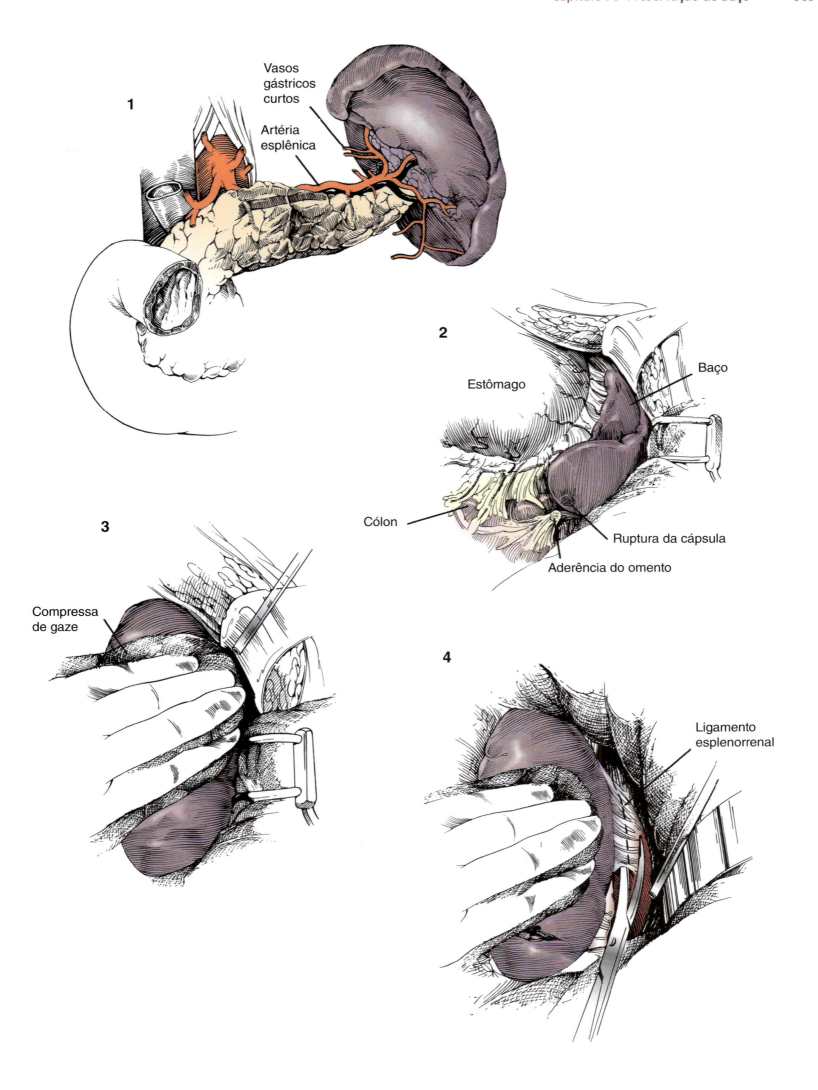

INCISÃO E EXPOSIÇÃO ◀CONTINUAÇÃO O sucesso na preservação do baço depende, em primeiro lugar, da extensão do dano causado pelo traumatismo e, em segundo lugar, da compressão efetiva do tecido esplênico lacerado com suturas separadas. O tecido esplênico é muito friável, e alguns cirurgiões preferem preencher o espaço da lesão com material hemostático, como colágeno microfibrilar, e, em seguida, manter o material da cavidade em posição com uma série de pontos separados cuidadosamente realizados, que comprimem suavemente o baço (FIGURA 5). Como alternativa, o omento adjacente pode ser mobilizado em um pedículo vascular viável, de modo a preencher a cavidade criada pela laceração. Mais uma vez, são utilizadas suturas de colchoeiro para manter o omento em posição, de modo a aproximar as margens da laceração e minimizar o sangramento adicional.

A laceração da porção média do baço, com extensão até o hilo, é habitualmente considerada uma indicação contra a preservação do baço. Entretanto, a laceração que acomete qualquer polo do baço pode ser controlada pelo isolamento da artéria apropriada dentro do hilo que supre a região polar do órgão. Após secção do ligamento gastresplênico e ligadura firme dos vasos gástricos curtos, aumenta-se o controle do sangramento pela liberação de um segmento da artéria esplênica para a aplicação de uma pinça *bulldog*. Os principais vasos arteriais e venosos que alcançam o polo inferior do baço são dissecados, ligados e seccionados (FIGURA 6).

A parte desvascularizada do polo inferior do baço é demarcada pela mudança de cor, e essa parte lesionada isquêmica é excisada utilizando um cautério (FIGURA 7). A pinça *bulldog* na artéria esplênica pode ser retirada após secção e ligadura da artéria esplênica polar e ramos venosos dos vasos esplênicos principais. Os pontos de sangramento ativo são ligados com suturas com fios absorvíveis ou de seda finos. Podem ser necessárias suturas de colchoeiro sobre compressas de Gelfoam® para controlar o sangramento (FIGURA 8). Pode-se obter hemostasia adicional por meio de um sistema de eletrocoagulação com feixe de argônio. É conveniente que a superfície esplênica desnuda seja mantida o mais seca possível antes da aplicação do colágeno microfibrilar.

A superfície é comprimida com compressa de gaze seca. Se não ocorrer nenhum sangramento ativo depois de 5 a 10 minutos, o baço é recolocado no quadrante superior esquerdo após inspecionar a borda seccionada do ligamento esplenorrenal quanto à hemostasia.

FECHAMENTO O fechamento é retardado se houver qualquer dúvida quanto à ocorrência de sangramento lento continuado. Não há necessidade de ressecar os baços acessórios, porém todo o tecido esplênico livre deve ser retirado para evitar a ocorrência subsequente de esplenose. A cauda do pâncreas é inspecionada para determinar se houve lesão do tecido pancreático. Se for encontrada ruptura da cauda do pâncreas, o ducto pancreático deve ser ligado se estiver visível. Podem-se colocar suturas de colchoeiro através das cápsulas anterior e posterior do pâncreas, de modo a comprimir a borda seccionada. Como alternativa, o pâncreas pode ser seccionado com um instrumento grampeador. Um dreno de Silastic® de aspiração fechada pode ser colocado nessa região, embora geralmente se deva evitar a drenagem com cateter no local de esplenectomia, visto que isso pode aumentar o risco de abscesso subfrênico.

É importante avaliar o fígado e outros órgãos intra-abdominais que também possam ter sido lesionados. Após a inspeção final do baço para verificar a viabilidade e a hemostasia, a incisão abdominal é fechada. Isso é realizado de maneira habitual, após a ligadura de todos os pontos de sangramento. Podem-se utilizar grampos cutâneos ou fechamento subcuticular para a aproximação da pele.

CUIDADOS PÓS-OPERATÓRIOS É necessário um monitoramento frequente por vários dias, e pode haver necessidade de transfusões sanguíneas adicionais. Muitos cirurgiões mantêm a descompressão nasogástrica por alguns dias até o retorno da função gastrintestinal. Isso diminui a probabilidade de dilatação gástrica, que pode deslocar as ligaduras dos vasos gástricos curtos ao longo da curvatura maior do estômago. Pode ser necessária uma higiene pulmonar vigorosa para evitar atelectasia e pneumonia, particularmente em caso de fraturas de costelas. O paciente deve ser observado à procura de sinais e sintomas de abscesso subfrênico ou extravasamento pancreático não diagnosticado. Se o baço lesionado for retirado, são indicadas vacinas polivalentes para *Pneumococcus*, *Haemophilus influenzae* e *Neisseria meningitidis*. Podem-se administrar antibióticos de modo profilático para crianças após a esplenectomia. Tanto as crianças quanto os adultos devem ser orientados a procurar assistência médica, sem qualquer atraso, caso apareçam sinais de infecção a qualquer momento durante toda a sua vida. ■

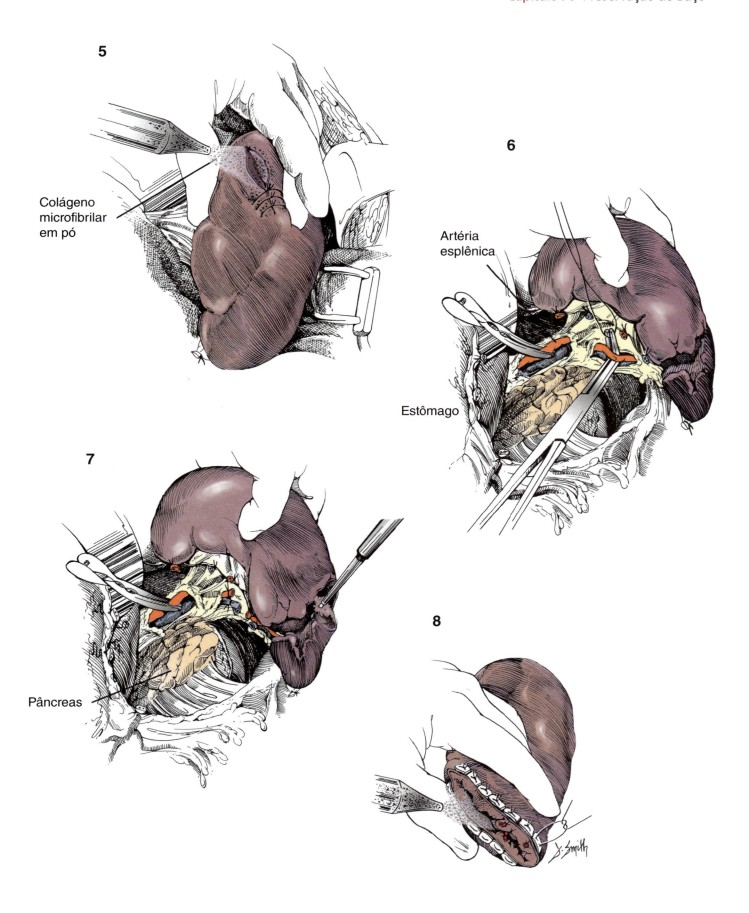

PARTE 8

SISTEMA GENITURINÁRIO E TRANSPLANTE RENAL

CAPÍTULO 97 — PANORAMA DOS PROCEDIMENTOS GINECOLÓGICOS

SISTEMA GENITAL FEMININO: ROTINA PARA PROCEDIMENTOS ABDOMINAIS ABERTOS Procedimentos ginecológicos para doenças benignas em geral apresentam risco menor que em outras intervenções cirúrgicas abdominais porque o grau de traumatismo por manipulação do sistema digestório é mínimo e porque a condição da paciente geralmente é boa. No entanto, aqui se aplicam os mesmos princípios gerais usados em qualquer operação de grande porte e é preciso avaliar com rigor a condição da paciente.

PREPARO PRÉ-OPERATÓRIO A paciente obesa deve fazer dieta suficiente para alcançar um peso mais próximo do normal antes da realização de procedimentos eletivos. A anemia secundária é corrigida no pré-operatório. As queixas urinárias são investigadas por análise da amostra de urina obtida por cateterismo e por exames endoscópicos e de imagem, quando houver indicação. O preparo intestinal, inclusive com enemas, é individualizado. Administram-se antibióticos quando houver suspeita de sepse. Administra-se um enema para limpeza, que pode ser seguido por ducha vaginal antisséptica. Antibióticos profiláticos estão indicados em procedimentos vaginais e abdominais de grande porte.

ANESTESIA A anestesia geral é satisfatória. Pode-se usar raquianestesia ou raquianestesia contínua, caso se deseje.

PREPARO CIRÚRGICO A tricotomia é realizada com aparadores elétricos. A pele é preparada de maneira rotineira. A preparação cirúrgica da vagina é realizada. Um antibiótico pré-operatório é administrado antes da incisão. Os campos estéreis são aplicados de acordo com as especificações do cirurgião. Em seguida, uma pausa cirúrgica (*time out*) é executada.

INCISÃO E EXPOSIÇÃO Atualmente, é possível realizar muitas intervenções ginecológicas de grande porte por técnicas minimamente invasivas, que incluem a laparoscopia e a robótica. Quando for necessária uma laparotomia, uma incisão na linha média é preferida quando o acesso ao abdome superior estiver previsto. Três variações de incisões transversais inferiores estão disponíveis para procedimentos limitados à pelve.

Uma incisão na linha média inferior é feita a partir do nível da sínfise e levada até um nível abaixo ou acima do umbigo, conforme determinado pelos objetivos cirúrgicos. O ângulo inferior da ferida é mantido aberto com um retrator superficial para permitir a dissecção da fáscia, até que a localização da linha média seja absolutamente determinada. A fáscia é cortada com precisão, o plano natural entre os músculos retos é separado e o peritônio é identificado, afastado do conteúdo intraperitoneal e cortado.

A maioria dos procedimentos ginecológicos abertos para indicações benignas pode ser abordada por meio de uma incisão transversal baixa. A mais comum é a incisão de Pfannenstiel, que é uma incisão convexa seguindo as linhas de clivagem da pele logo acima da sínfise. O retalho superior inclui a pele, o tecido subcutâneo e a fáscia do reto e é dissecado dos músculos retos subjacentes; e é feita a incisão usual na linha média dos músculos e do peritônio. Quando for necessária uma exposição extensa a partir de uma incisão transversal baixa, é preferível usar uma incisão de Maylard, que corta os músculos retos, ou uma incisão de Cherney, que descola esses músculos da sínfise. Esse método exige a ligadura de maior número de vasos sanguíneos em comparação com a incisão mediana, sobretudo de vasos epigástricos inferiores.

Independentemente do tipo de abordagem cirúrgica, a fáscia é cortada e a fáscia é aberta até a sínfise, com auxílio de tesoura, no ângulo inferior. A borda medial dos músculos retos é liberada e afastada lateralmente com o cabo do bisturi. Embora se encontrem poucos pontos de sangramento na linha mediana, todos devem ser pinçados e ligados ou controlados por eletrocoagulação. À medida que se amplia a incisão, suas margens são protegidas com gaze. Antes de incisar o peritônio, o cirurgião e o primeiro auxiliar levantam-no alternadamente para um lado do úraco com pinça dente de rato, como em qualquer intervenção abdominal. O úraco, observado através do peritônio como um cordão espesso, deve ser mantido intacto, pois além de ser vascularizado também traciona a bexiga, expondo-a à abertura acidental.

Os afastadores superficiais são substituídos por um afastador autoestático, embora se possam usar afastadores individuais profundos caso se deseje mudar a retração para obter exposição máxima à medida que a operação progride. Faz-se a inspeção meticulosa para garantir que não haja aprisionamento do intestino no afastador. Ao usar um afastador autoestático, insere-se a lâmina lisa e ajusta-se todo o aparelho.

Faz-se uma exploração abdominal geral. O cirurgião umedece as mãos com solução salina e explora sistematicamente o abdome e, por fim, a pelve ou visualiza essas estruturas se o procedimento for por meio de uma abordagem cirúrgica minimamente invasiva. O relatório da cirurgia deve conter uma descrição dos achados pertinentes, negativos e positivos. Caso se encontre um útero aumentado, com extenso acometimento por liomiomas ou grande massa anexial, pode ser conveniente extraí-lo através da abertura abdominal antes de introduzir o afastador autoestático.

Grandes cistos ovarianos, se benignos e não muito aderidos, podem ter seu tamanho reduzido por aspiração do conteúdo através de trocarte, com grande cuidado para evitar contaminação por seu conteúdo. Caso o cirurgião suspeite de neoplasia maligna, o órgão é removido intacto e faz-se um exame de congelação. Além disso, o cirurgião deve fazer lavagem peritoneal com solução salina para exame citológico bem como biopsia da superfície peritoneal pélvica, abdominal lateral e diafragmática se houver suspeita de malignidade. O estadiamento abrangente do câncer de ovário também inclui dissecção de linfonodo pélvico e periaórtico, omentectomia infracólica e múltiplas biopsias peritoneais. A cirurgia com preservação da fertilidade pode ser considerada em pacientes selecionadas.

O fundo do útero é retraído para baixo, para manter a tração enquanto se isola totalmente o intestino com várias compressas de gaze úmidas. Para isso, o intestino é afastado superiormente com a mão esquerda, enquanto as compressas de gaze são dirigidas para dentro e para cima por pinças longas de curativos, continuando até afastar todo o intestino delgado da pelve. Todo o intestino, com exceção do retossigmoide, é retirado do fundo de saco de Douglas, que também é protegido por compressas de gaze. Para manter essas compressas em posição, às vezes se usa um afastador de tamanho médio na extremidade umbilical da incisão, na linha mediana.

FECHAMENTO Antes de iniciar o fechamento do abdome, inspeciona-se o local da operação para evidência de sangramento e de que todas as outras estruturas vitais dentro do campo cirúrgico estejam intactas. Procuram-se agulhas, instrumentos e compressas, conferindo-se a contagem correta antes de iniciar o fechamento. Colocam-se de volta na pelve o sigmoide e o omento. Depois do fechamento do peritônio, a paciente é gradualmente reconduzida da posição de Trendelenburg à posição horizontal normal para aliviar a tensão na incisão. Faz-se o fechamento de rotina da parede abdominal (ver Capítulo 10). O cirurgião inspeciona e palpa a linha de sutura fascial para confirmar a segurança do fechamento.

CUIDADOS PÓS-OPERATÓRIOS Quando consciente, a paciente é colocada em posição confortável. O equilíbrio hídrico é mantido com solução de Ringer com lactato, no dia da operação e a cada dia subsequente, até que haja tolerância a líquidos e alimentos orais, mas, geralmente, a dieta é progredida rapidamente, conforme tolerado. Se houver necessidade de aspiração gástrica constante, acrescentam-se soro fisiológico e potássio, após o primeiro dia, para repor adequadamente as perdas decorrentes do cateter gástrico. Não é necessário transfusão de sangue na maioria dos procedimentos para doença benigna. Uma paciente saudável tolera anemia considerável com suporte adicional de oxigênio suplementar, soluções expansoras coloidais (Hespan®) e repouso no leito. A reposição de hemoderivados é baseada na perda sanguínea estimada durante a cirurgia, nos níveis de hemoglobina, na estabilidade hemodinâmica e nas diretrizes institucionais para transfusão de sangue. Além da profilaxia de infecção no sítio cirúrgico, não se administram antibióticos de rotina.

A paciente deve deambular o mais cedo possível. É recomendável deambular e não sentar com as pernas pendentes na beira do leito. O cateter de Foley é, geralmente, removido dentro de 24 horas, embora a duração possa ser maior, dependendo da extensão do procedimento cirúrgico e da condição geral da paciente. Se houver necessidade de repetidas cateterizações, deve-se registrar a quantidade de urina residual e examinar as amostras iniciais obtidas para verificar se há infecção. Em caso de infecção, administram-se os antibióticos adequados. Observam-se os cuidados perineais estéreis. Podem ser usadas meias elásticas, sobretudo se houver varizes proeminentes ou história de flebite. A profilaxia para trombose venosa profunda é indicada de acordo com as diretrizes institucionais. ■

CAPÍTULO 98

HISTERECTOMIA ABDOMINAL TOTAL

INDICAÇÕES A histerectomia abdominal total é realizada com maior frequência nas condições benignas do útero, inclusive liomioma, adenomiose, endometriose, doença inflamatória pélvica e sangramento uterino disfuncional. Outras indicações são condições neoplásicas do colo, do útero e dos ovários.

POSIÇÃO Ver Capítulo 97.

PREPARO OPERATÓRIO Faz-se o preparo rotineiro da vagina e do abdome. Antibióticos profiláticos são administrados 30 a 60 minutos antes da incisão. A paciente é cateterizada; um cateter de Foley (16 a 18 French) de longa permanência é introduzido, com insuflação do balão, e fixado na face interna da coxa. Caso haja necessidade de acesso à vagina e/ou ao ânus, a paciente pode ser colocada na posição de litotomia baixa. Os campos estéreis são aplicados de acordo com as especificações do cirurgião. Em seguida, uma pausa cirúrgica (*time out*) é executada.

INCISÃO E EXPOSIÇÃO Ver Capítulo 97.

DETALHES DA TÉCNICA Sempre que as condições permitirem, o útero é tracionado para cima, em direção ao umbigo, expondo a superfície uterina anterior e permitindo a incisão do peritônio na prega cervicovesical (**FIGURA 1**). O cirurgião deve prever o trajeto dos ureteres, que cruzam a artéria ilíaca comum no nível da borda pélvica e, depois, seguem ao longo da lâmina medial do ligamento largo, avançando abaixo dos vasos uterinos e seguindo medialmente dentro dos tecidos moles perivesicais, à medida que se inserem na bexiga. Os ligamentos redondos são ligados ou incisados com a unidade eletrocirúrgica (UEC), o que facilita a dissecção dos planos teciduais retroperitoneais. A camada frouxa de peritônio é apreendida com pinça atraumática e incisada transversalmente com tesoura, ou a UEC, perto de sua fixação no útero (**FIGURA 2**). Se houver indicação de retirada das tubas e dos ovários, os vasos ovarianos são pinçados em local proximal aos ovários, com pinça de Heaney ou pinça de Zeppelin curva, e duplamente ligados com fio 2-o de absorção tardia. Antes de aplicar a pinça, o cirurgião deve confirmar que o ureter esteja fora do campo de dissecção. O ureter é mais facilmente identificado ao longo da lâmina medial do ligamento largo, uma vez que cruza a artéria ilíaca comum no nível da margem pélvica. Os anexos são afastados das estruturas da parede lateral da pelve

(**FIGURA 3**). Quando houver intenção de preservar os anexos, o ligamento útero-ovárico é pinçado e ligado (ver **FIGURA 3**). O cirurgião usa dissecção cortante para abrir o espaço cervicovesical e dissecar o tecido areolar entre a bexiga e o segmento uterino inferior. Deve-se usar dissecção romba.

Depois da ligadura dos vasos ovarianos, o cirurgião pode palpar a região do colo do útero com dois dedos para avaliar seu comprimento e a posição da bexiga. Por dissecção cortante, a bexiga é separada do colo e do segmento inferior do útero (**FIGURA 4**). É vantajoso dividir o tecido sobre o colo com dissecção cortante até encontrar um plano de clivagem avascular definido. A dissecção romba deve ser usada com parcimônia e apenas na linha mediana, diretamente sobre o colo do útero, ou haverá sangramento por laceração vascular no ligamento largo. A dissecção cortante permite que a bexiga seja direcionada para frente e para baixo até que o cirurgião possa, com o polegar e o indicador, comprimir a parede vaginal abaixo do colo (**FIGURA 5**).

HISTERECTOMIA SUPRAVAGINAL

DETALHES DA TÉCNICA Na histerectomia supravaginal, a operação é realizada como na histerectomia abdominal total, exceto pela possibilidade de ligadura das artérias uterinas em posição mais alta no colo do útero. Esse procedimento é mostrado na **FIGURA 6**. Tecnicamente, é mais fácil e potencialmente seguro realizar essa operação, pois as ligaduras das artérias uterinas são feitas em posição mais distante dos ureteres. Não deve ser realizada em pacientes com neoplasia do trato genital inferior e requer que a paciente coopere na realização de exame ginecológico durante toda a vida, inclusive com exames de Papanicolaou. A lâmina posterior do ligamento largo é incisada até a altura do segmento inferior do útero e os vasos uterinos são esqueletizados. O colo é mantido em posição com o auxílio de pinças de Teale, ou semelhantes, nas bordas laterais e é seccionado na altura do óstio interno ou do segmento inferior do útero (ver **FIGURA 6**). Depois, o coto cervical é fechado transversalmente, com vários pontos em oito com fio absorvível nº o, um em cada ângulo lateral e um ou mais na porção central. Esses pontos devem ter profundidade suficiente para assegurar hemostasia completa. **CONTINUA** ▶

Capítulo 98 Histerectomia Abdominal Total 393

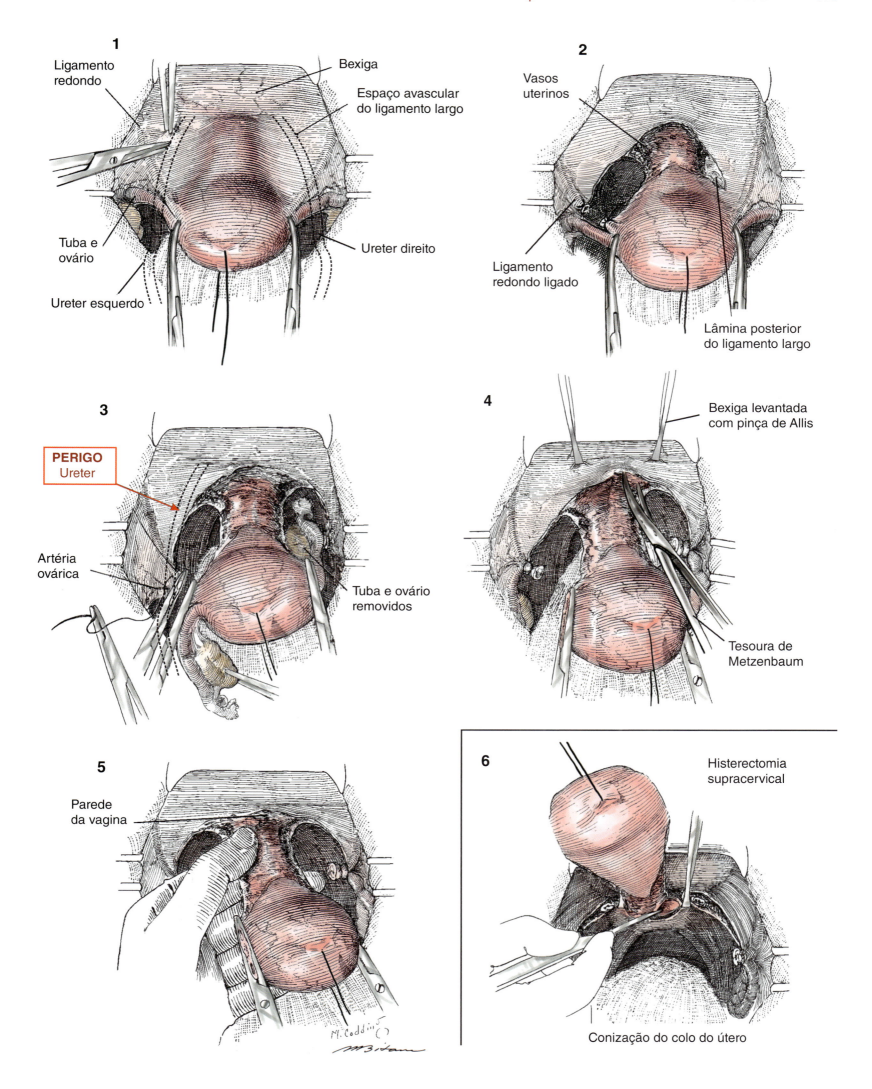

DETALHES DA TÉCNICA `CONTINUAÇÃO`

O cirurgião traciona o útero para frente e confirma que o reto não esteja aderido à porção superior da vagina. Caso haja aderência, procede à dissecção cortante para evitar a possibilidade de lesão. Uma compressa de gaze úmida ou um afastador maleável é introduzido frouxamente no fundo de saco de Douglas para evitar que o intestino invada o campo operatório. O útero é levemente girado para a direita, sendo preparado para a aplicação de uma pinça de Heaney ou Zeppelin para ligar os vasos uterinos do lado esquerdo (FIGURA 7). O ureter é mobilizado para fora do campo de dissecção por separação da bexiga do segmento inferior do útero e do colo e por esqueletização dos vasos uterinos. O cirurgião também pode esqueletizar os pilares vesicais anteriores quando necessário, o que mobiliza ainda mais a bexiga para baixo e os ureteres lateralmente para fora do campo de dissecção. Uma vez confirmada a posição relativa do ureter, aplica-se a pinça levemente curva na lateral, em ângulo de 90° com o colo do útero (FIGURA 7A). Não é necessário incluir o tecido cervical na pinça. Agora os vasos uterinos são seccionados com tesoura curva (ver FIGURA 7). Se o útero for bastante grande, pode-se colocar uma pinça média nos vasos em posição mais alta, ao longo da parede, para evitar sangramento retrógrado ao seccionar os vasos uterinos. O tecido paracervical é seccionado com tesoura até um ponto logo abaixo da altura da pinça para criar um pedículo livre que possa ser ligado com facilidade (FIGURA 8). O não prolongamento da incisão além da extremidade da pinça distal prejudica a ligadura correta do pedículo vascular uterino, com possibilidade de sangramento. Uma sutura transfixante com fio 2-0 de absorção tardia é atada enquanto a pinça é retirada lentamente (ver FIGURA 8). A criação de um pedículo que possa ser ligado com facilidade e que inclua a artéria uterina é uma das etapas mais importantes da histerectomia abdominal.

Após a conclusão de um procedimento semelhante no lado oposto, coloca-se uma série de pinças retas no tecido paracervical e nos ligamentos uterossacrais entre o colo e os vasos uterinos (FIGURA 9). Pedículos de tamanho médio são apreendidos com as pinças retas até que o cirurgião alcance a porção inferior do colo do útero, o que pode ser confirmado por palpação. Nesse momento, pinças curvas são colocadas em cada ângulo da vagina, logo abaixo da altura do colo e o tecido é seccionado com tesoura curva. Qualquer fixação remanescente da vagina ao colo é incisada com tesoura (FIGURA 10). À medida que se libera o colo da cúpula vaginal, as paredes anterior e posterior da vagina são aproximadas com pinça de Teale para englobar toda a espessura da parede vaginal, bem como sua superfície peritoneal posterior (FIGURA 11). Os ângulos laterais da cúpula vaginal são fechados inicialmente por suturas transfixantes com fio absorvível 2-0 (FIGURA 12); depois disso, são dados um ou mais pontos na parte média para assegurar fechamento e hemostasia completos. Os locais com maior probabilidade de sangramento são os ângulos externos da vagina, perto dos vasos uterinos ligados. É fundamental que haja fechamento exato e firme dos ângulos (FIGURA 12). A tração superior da cúpula vaginal é liberada para verificar se ocorre sangramento.

FECHAMENTO

O cólon sigmoide e o omento são recolocados no fundo de saco de Douglas. Não é necessário fechar o peritônio. A paciente é recolocada em posição horizontal, enquanto se fecham a fáscia e a pele. Raramente há instituição de drenagem, seja através da vagina, seja através da parede abdominal.

CUIDADOS PÓS-OPERATÓRIOS

Ver Capítulo 97. ■

Capítulo 98 Histerectomia Abdominal Total 395

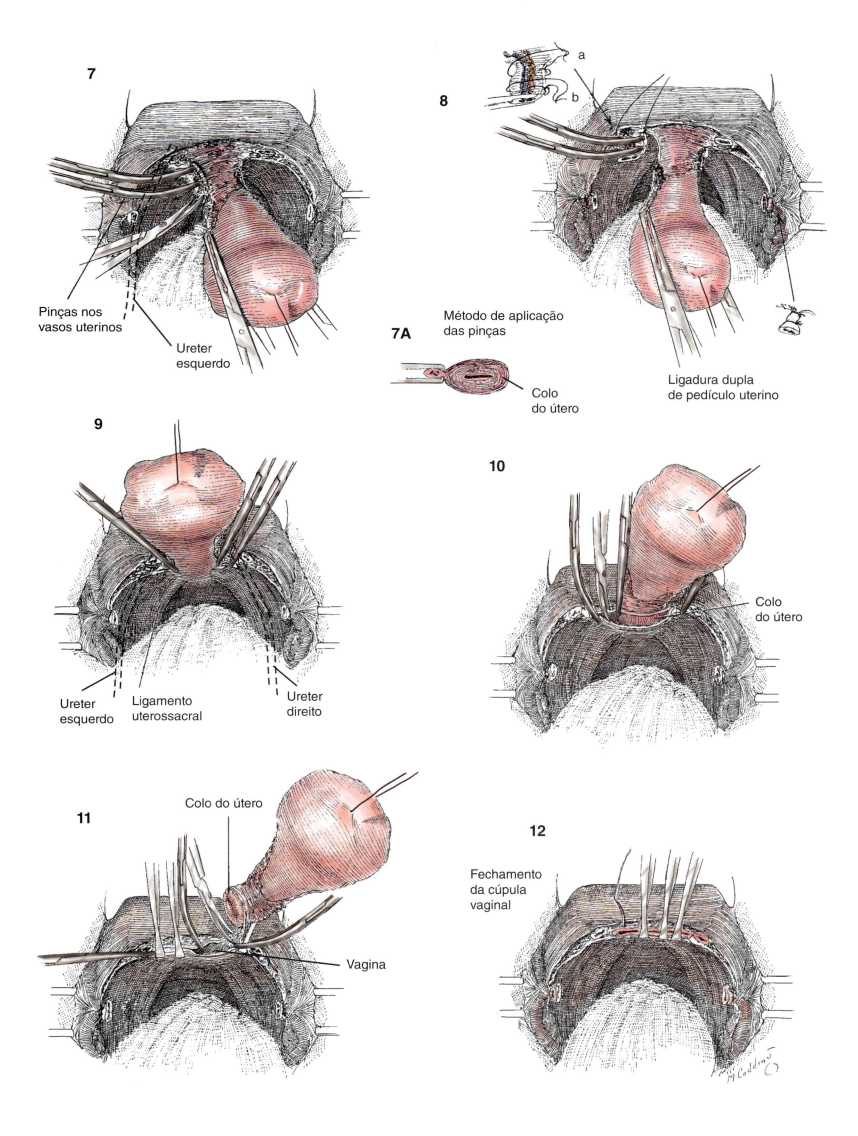

CAPÍTULO 99

SALPINGECTOMIA – OOFORECTOMIA

INDICAÇÕES A ressecção das tubas uterinas e/ou dos ovários é indicada no acometimento inflamatório dos anexos que não possa ser aliviado por medidas conservadoras, inclusive com antibióticos, e em casos de cistos ovarianos, neoplasias, prenhez ectópica e endometriose. Alguns cirurgiões consideram a ooforectomia bilateral um procedimento desejável no carcinoma retal extenso em razão da suscetibilidade dos ovários ao transplante tumoral de lesões gastrintestinais. Na ausência de neoplasia maligna, devem-se envidar todos os esforços para conservar até mesmo remanescentes de tecido ovariano ativo, sobretudo em jovens, mas recentemente a conservação também foi recomendada em pacientes menopáusicas sem outras indicações de remoção do ovário. No entanto, a remoção das tubas uterinas, com ou sem preservação ovariana, é recomendada em mulheres que já engravidaram.

PREPARO PRÉ-OPERATÓRIO Ver Capítulo 97.

PREPARO OPERATÓRIO A pele é preparada da maneira habitual. Os campos estéreis são aplicados de acordo com as especificações do cirurgião. Em seguida, uma pausa cirúrgica (*time out*) é executada.

INCISÃO E EXPOSIÇÃO Ver Capítulo 97. Quando há inflamação pélvica extensa, é frequente a existência de aderências entre o intestino e os anexos, que devem ser separados por dissecção cortante. É importante realizar dissecção meticulosa e manuseio cuidadoso para evitar lesão acidental do intestino. Mediante a tensão das aderências durante a secção, o cirurgião cauteloso quase sempre cria um plano de clivagem entre os anexos acometidos e as outras estruturas. Na cirurgia minimamente invasiva, o intestino (com exceção do cólon sigmoide pélvico) geralmente sai da pelve quando se coloca a paciente em posição de Trendelenburg, mas pode ser necessário afastar alças de intestino delgado para a parte superior do abdome, com instrumentos rombos atraumáticos. Durante a laparotomia, o intestino é cuidadosamente afastado com compressas de gaze úmidas e mornas ou colocado em bolsa de plástico e umedecido com solução salina morna. Os anexos livres são levantados com pinça média (**FIGURA 1**).

A. SALPINGECTOMIA

DETALHES DA TÉCNICA O útero é levado para frente com a aplicação de pinça de Kelly no ligamento redondo, adjacente ao útero (ver **FIGURA 1**). A mesossalpinge é pinçada com um número suficiente de pinças médias, geralmente três, para incluir toda a sua extensão (**FIGURAS 1** e **2**). Para evitar a possível interferência com o suprimento sanguíneo do ovário, a linha de incisão é mantida perto da tuba uterina (ver **FIGURA 1**). O tecido contido nas pinças é ligado por sutura transfixante com fio absorvível 2-0. Pode-se também usar a unidade eletrocirúrgica (UEC) bipolar em pegadas sequenciais ao longo da mesossalpinge até a altura do corno do útero (**FIGURA 3**). Em seguida, a face proximal da tuba uterina é excisada desde o corno (**FIGURA 4**) e ligada na altura do fundo do útero por sutura transfixante (**FIGURA 5**) ou com UEC bipolar.

B. SALPINGECTOMIA E OOFORECTOMIA

DETALHES DA TÉCNICA Nas intervenções para retirada da tuba e do ovário, faz-se uma incisão peritoneal paralela e lateral à tuba uterina e aos vasos ovarianos, como mostra a **FIGURA 6**. Antes de ligar os vasos ovarianos, deve-se abrir o espaço pararretal e identificar o ureter na altura da bifurcação da artéria ilíaca comum (ver **FIGURA 6**). Depois de confirmar que o ureter está fora do campo de dissecção, colocam-se pinças de Heaney curvas no ligamento suspensor do ovário (infundibulopélvico), que inclui os vasos ovarianos (ver **FIGURA 6**). Os vasos são seccionados e duplamente ligados com fio 2-0 de absorção tardia. A lâmina medial do ligamento largo é incisada com tesoura ou UEC até a altura dos vasos uterinos, mantendo-se acima da altura do ureter. Em seguida, a porção proximal da tuba uterina é ligada como mostra a **FIGURA 5**. As superfícies peritoneais podem ser aproximadas (**FIGURA 7**) e mostra-se uma suspensão parcial possível, mas não necessária na **FIGURA 8**. Podem ser aplicadas barreiras antiaderência, quando houver indicação, nos casos em que se pretenda preservar a fertilidade.

FECHAMENTO Ver Capítulo 97.

CUIDADOS PÓS-OPERATÓRIOS Ver Capítulo 97. ■

Capítulo 99 Salpingectomia – Ooforectomia

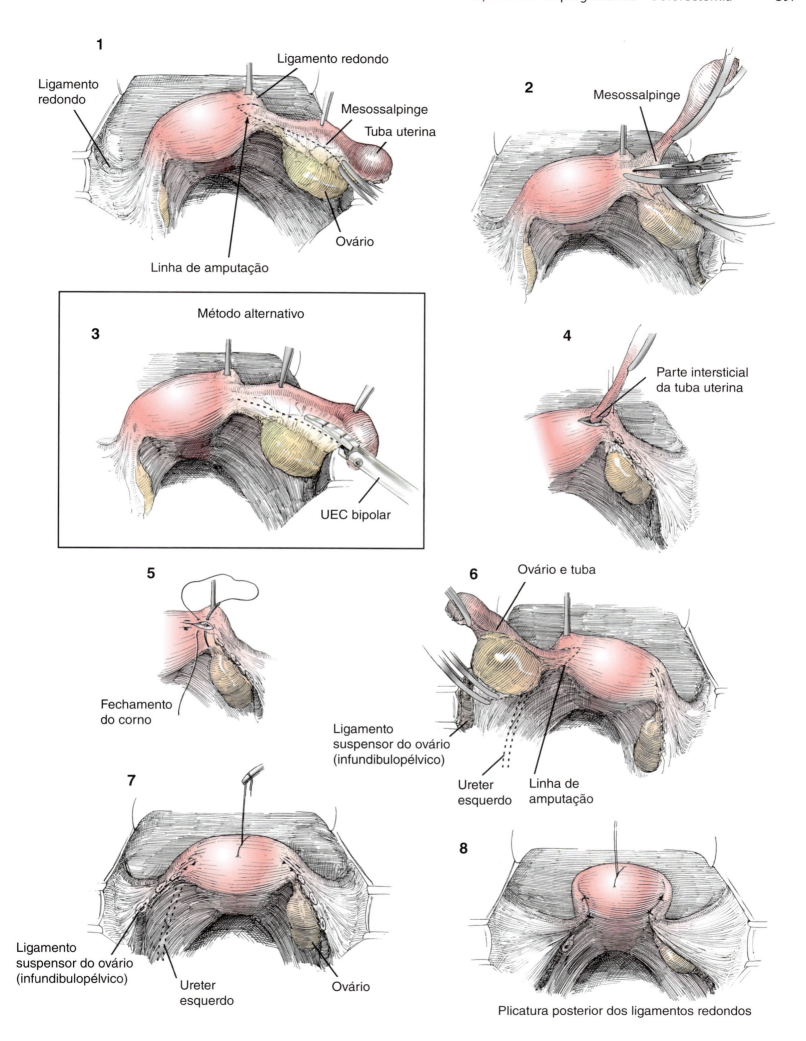

Plicatura posterior dos ligamentos redondos

CAPÍTULO 100

SISTEMA GENITAL FEMININO: ROTINA PARA PROCEDIMENTOS VAGINAIS

PREPARO PRÉ-OPERATÓRIO Na maioria dos casos, não se usam duchas pré-operatórias. Não se faz a raspagem de pelos em sínfise, períneo e superfícies adjacentes, mas os pelos podem ser aparados com cuidado antes da operação. O enema de limpeza pré-operatório é opcional. Administram-se antibióticos profiláticos.

ANESTESIA A anestesia geral ou regional é satisfatória.

POSIÇÃO Os procedimentos vaginais são realizados na posição de litotomia. Após a indução de anestesia, as nádegas da paciente são levadas até a borda da mesa. As pernas são levantadas simultaneamente para evitar a tensão nas articulações sacroilíacas e são fixadas em estribos, com os joelhos flexionados. Sempre que possível, as pernas são levadas para cima e para trás de modo que o auxiliar se aproxime mais do campo operatório. Deve-se evitar excessiva flexão, abdução e rotação externa do quadril. A mesa de operação é girada de modo a iluminar o campo e colocar o foco no introito vaginal.

PREPARO OPERATÓRIO A vulva e as áreas cutâneas adjacentes são desinfetadas por fricção, de cima para baixo, com pares de gazes seguras com as mãos enluvadas. As gazes são embebidas com água e solução de preparo. Ao todo, são usados cerca de cinco pares de gazes, descartadas depois do contato com o ânus. O fórnix da vagina é limpo com cerca de cinco gazes embebidas, que são presas a um bastão. Gazes secas são usadas para remover o excesso de solução do fórnix da vagina, e a pele limpa é seca encostando uma compressa estéril, sem esfregar. O ânus pode ser excluído da área operatória pelo uso de uma substância adesiva em *spray* e pela aplicação de um pedaço de filme plástico transparente e estéril. O apoio para os pés da mesa de cirurgia pode ser levantado até uma altura adequada e serve como mesa de instrumentos para o cirurgião. Coloca-se um campo perineal fenestrado estéril, e a bexiga é esvaziada por cateter. Então uma pausa cirúrgica (*time out*) é executada.

EXPOSIÇÃO Obtém-se exposição satisfatória por introdução na vagina de um espéculo vaginal com peso, afastadores manuais ou afastador

Capítulo 100 Sistema Genital Feminino: Rotina para Procedimentos Vaginais   399

autoestático, dependendo do tipo e do local da operação. Faz-se um exame pélvico completo antes do procedimento técnico.

CUIDADOS PÓS-OPERATÓRIOS Concluída a operação, a vagina e o períneo são limpos com gazes umedecidas com solução salina ou solução antisséptica leve. Em seguida, coloca-se uma compressa perineal estéril, mantida na posição por atadura em T. Quando se deseja drenagem vesical constante, insere-se um cateter de Foley, fixado na coxa por esparadrapo. Os campos são removidos, e as pernas são retiradas dos estribos lenta e simultaneamente para evitar distúrbios da pressão arterial e tensão nas articulações sacroilíacas.

Os cuidados pós-operatórios imediatos são semelhantes aos realizados nos procedimentos abdominais, com algumas outras precauções perineais. Não é necessário usar cateteres de longa permanência. A paciente pode ser cateterizada a cada 4 a 6 horas, dependendo da ingestão de líquidos, até que haja micção voluntária. É preciso verificar o resíduo pós-miccional. Em geral, quantidades inferiores a 50 mℓ indicam esvaziamento satisfatório. Essas pacientes devem ingerir mais líquidos para garantir um bom débito urinário. Podem-se administrar antibióticos em caso de infecção urinária. Durante a internação hospitalar registra-se o balanço hídrico diário.

O períneo é mantido limpo e seco com um absorvente e enxaguado com água limpa após micção e defecação. Para aliviar a dor, pode-se aplicar calor úmido ou seco no períneo. Os banhos de assento promovem conforto e estimulam a micção. Administra-se um emoliente fecal, começando à noite do dia da cirurgia ou na primeira manhã após a operação. Após procedimentos que exijam dissecção tecidual extensa, as defecações costumam demorar 3 a 5 dias. Segue-se o princípio da deambulação precoce. ■

CAPÍTULO 101
Técnicas Diagnósticas para Lesões Cervicais, Dilatação e Curetagem

INDICAÇÕES A conização cervical é indicada nas lesões suspeitas do colo do útero para confirmar ou descartar o diagnóstico de câncer do colo do útero. É também um procedimento terapêutico nas lesões pré-invasivas do colo do útero. Alguns procedimentos ambulatoriais, como a colposcopia, geralmente precedem a conização e são úteis na investigação de lesões cervicais ou resultado anormal do exame de Papanicolaou. Uma lesão visível macroscopicamente que desperte suspeita de neoplasia deve ser biopsiada, quaisquer que sejam os resultados do esfregaço de Papanicolaou. A biopsia circular é a conduta habitual nessa situação (**FIGURA 1**). Após exposição do colo do útero, introduz-se a pinça de biopsia circular e retira-se um pedaço de tecido cervical com inclusão de uma pequena margem de tecido saudável circundante. Uma opção usada por muitos cirurgiões é corar o colo com ácido acético e fazer as biopsias com colposcópio.

Um esfregaço de Papanicolaou suspeito ou positivo e a biopsia circular positiva podem exigir conização a frio, o procedimento diagnóstico definitivo nas lesões malignas do colo do útero. Por outro lado, um procedimento de excisão eletrocirúrgica por alça (LEEP, do inglês *loop electrosurgical excision procedure*) pode ser realizado no ambulatório.

PREPARO PRÉ-OPERATÓRIO Ver Capítulo 100. Não se fazem duchas.

ANESTESIA Administra-se anestesia geral ou raquianestesia.

POSIÇÃO A paciente é colocada em posição de litotomia dorsal.

TÉCNICA OPERATÓRIA É realizado o preparo habitual do períneo e da vagina. Então, uma pausa cirúrgica (*time out*) é executada. Após o exame pélvico sem anestesia, introduz-se um espéculo na vagina e apreende-se o lábio anterior do colo do útero com pinça com um dente. Dilatação e curetagem não são realizadas antes da conização, porque interferem no revestimento do canal endocervical e na junção escamocolunar e, portanto, dificultam o diagnóstico anatomopatológico.

DETALHES DA TÉCNICA O colo do útero pode ser pulverizado com solução iodada a 7% para pesquisa de evidência visual de possível carcinoma. Injeta-se ao redor do colo do útero uma solução vasoconstritora, como vasopressina diluída ou lidocaína com epinefrina. O cirurgião mantém a tração da pinça à medida que se faz uma incisão com lâmina triangular nº 11 em ângulo de 45° com o canal endocervical. Excisa-se a porção acometida do colo (**FIGURA 3A**). A porção proximal de 1,5 a 2,5 cm da endocérvice também é removida (**FIGURA 4**). O tecido removido, de formato cônico, é imediatamente colocado em fixador para evitar a perda de epitélio diagnóstico por contato com gaze e assim por diante. O comprimento e a largura da conização podem ser individualizados para o tamanho e a localização da lesão, bem como para a idade da paciente. Alternativamente, no lugar da lâmina fria, um procedimento de excisão eletrocirúrgica com alça (LEEP) pode ser realizado com um fio eletrocirúrgico (**FIGURAS 2** e **3**). O tratamento a *laser* também é uma opção.

Depois da retirada do cone, o leito de conização pode ser coagulado com a unidade eletrocirúrgica para manter a hemostasia. Se necessário, coagulam-se pontos individuais de hemorragia (**FIGURA 4**). A perviedade do canal é verificada com dilatador (**FIGURA 5**) e geralmente se fazem suturas em oito em cada superfície lateral do colo para obter hemostasia (**FIGURA 6**). Por vezes, são necessárias outras suturas em oito anteriores e posteriores.

As indicações mais comuns para dilatação e curetagem incluem sangramento anormal, necessidade de diagnóstico histológico e casos de abortos incompletos. A perviedade e a direção do canal do colo do útero são determinadas pela introdução de uma sonda uterina. O colo do útero é dilatado com delicadeza por uma série de dilatadores de Hegar graduados lubrificados e faz-se uma curetagem sistemática (**FIGURAS 7** e **8**). O dilatador de Hegar nº 8 ou 10 é satisfatório para a curetagem diagnóstica. Para abortos incompletos, é utilizada uma cureta de sucção. A maior cureta cortante que passar através do colo dilatado é delicadamente inserida até o fundo. É importante manter contratração no colo com uma pinça enquanto se introduzem os dilatadores e se faz a curetagem. Raspa-se a parede anterior até a remoção de todo o endométrio; em seguida, faz-se o mesmo na parede posterior. A curetagem é repetida nas paredes direita e esquerda, no fundo e, por fim, nos cornos do útero. Depois da curetagem do útero, o sangramento persistente da conização a frio é controlado por suturas em oito.

CUIDADOS PÓS-OPERATÓRIOS Os cuidados pós-operatórios na conização cervical são importantíssimos. A conização ampla e profunda do óstio interno pode acarretar estenose cervical. A estenose pós-conização pode estar associada à ocorrência de dismenorreia, esterilidade, aborto precoce e/ou trabalho de parto pré-termo. Após a conização, as pacientes devem ser examinadas no consultório em 6 semanas para dilatação do colo, se necessário. Não se deve, em hipótese alguma, deixar um pessário com haste no colo por ocasião da conização, pois a existência de um corpo estranho pode acarretar infecção. Algumas vezes ocorre parametrite, que geralmente responde muito bem ao tratamento com antibióticos. ■

Capítulo 101 Técnicas Diagnósticas para Lesões Cervicais, Dilatação e Curetagem

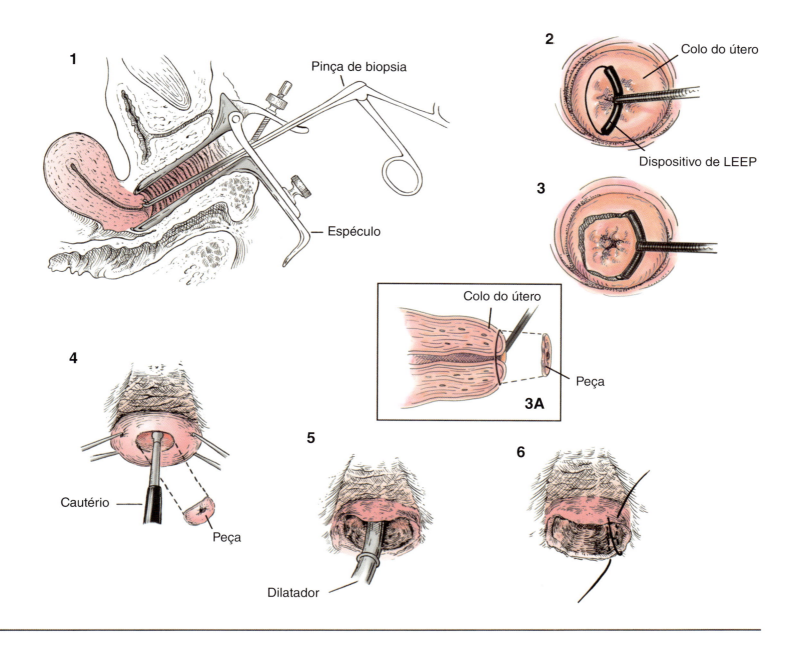

Dilatação e curetagem

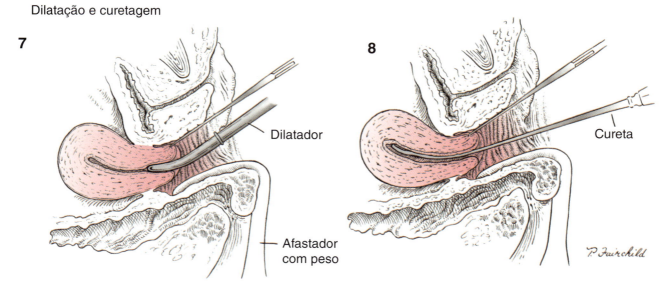

CAPÍTULO 102
Reparo de Lesão Ureteral

INDICAÇÕES A lesão do ureter esquerdo é um risco associado a histerectomia, hemicolectomia e qualquer procedimento realizado na pelve. O reconhecimento e o reparo da lesão limitam a morbidade pós-operatória. Uma vez identificada a lesão, é possível fazer diversos reparos. Em todos eles, é necessário o fechamento hermético com aposição mucosa a mucosa da anastomose. Com frequência, a localização da lesão determina o tipo de reparo usado.

Na maioria das vezes, as lesões ocorrem fora da pelve. Nesses casos, pode-se realizar uma ureteroureterostomia para restaurar a continuidade das vias urinárias. Nas lesões pélvicas, a simples reimplantação do ureter na bexiga costuma ser a opção mais efetiva. Depois de dilatar o ureter e criar uma nova abertura na parede da bexiga, o ureter é anastomosado à mucosa vesical por sutura com fio absorvível 4-0 ou 5-0, e a possível tensão nas anastomoses é reduzida por fixação no psoas (*psoas-hitch*).

DETALHES DA TÉCNICA Com frequência, as lesões no terço médio ou proximal do ureter são reparadas por ureteroureterostomia (**FIGURA 1**). Mobiliza-se um curto segmento da parte proximal do ureter em torno da lesão. Em geral, isso é realizado por divulsão, que preserva o suprimento vascular periureteral. O mesmo procedimento é realizado no segmento distal. As duas extremidades devem se encontrar, com exceção da porção lesada, sem tensão. É necessário identificar uma porção saudável do ureter e usá-la para anastomose em cada extremidade. Muitas vezes é possível ressecar a parte lesada do ureter. Depois de aproximar as duas extremidades sem tensão, procede-se à dilatação longitudinal para alargar a região da anastomose (**FIGURAS 2A** e **2B**). Isso possibilita pequena contração sem estreitamento do lúmen. Pode-se usar um ponto de ancoragem em cada extremidade para minimizar o manuseio tecidual. Não se deve manipular a mucosa com pinça. Com fio absorvível sintético 4-0 ou 5-0, anastomosa-se o ápice de uma extremidade à porção dilatada da outra (**FIGURA 2C**). Faz-se sutura de espessura total com o nó na parte externa da aposição mucosa. Fazem-se suturas interrompidas aproximadamente a cada 2 a 3 mm para garantir fechamento hermético. Concluída metade da anastomose, pode-se inserir um *stent* ureteral para facilitar a drenagem enquanto a lesão cicatriza. Em seguida, completa-se a anastomose ureteral. No pós-operatório, não se deve manter um dreno de sucção fechado adjacente ao reparo, pois pode haver extravasamento adicional de urina e surgimento de fístulas. Caso se use um *stent* ureteral, este deve ser removido em 4 a 6 semanas (**FIGURA 3**).

As lesões no terço inferior do ureter podem ser reparadas com reimplantação ureteral primária, com ou sem fixação no músculo psoas (*psoas-hitch*). Para preparar o segmento proximal do ureter, procede-se à mobilização cuidadosa do peritônio medialmente, com um cadarço vascular ao redor do ureter e divulsão proximal. O segmento ureteral é seccionado a 90°, seguido por dilatação longitudinal de cerca de 5 mm (**FIGURA 4**). Faz-se um ponto de ancoragem no ápice para possibilitar a manipulação do ureter. A bexiga é preenchida com solução salina por cateter de Foley estéril. Desse modo, o cirurgião pode avaliar o volume total da bexiga e se o ureter será aproximado sem tensão. Caso isso não aconteça, faz-se a fixação no músculo psoas (ver **FIGURA 4**) para obter maior comprimento e alcançar a parte proximal do ureter.

A fixação no psoas aproxima a bexiga do ureter e fixa-a no músculo psoas. O peritônio sobre a cúpula da bexiga é refletido. Pode ser necessário ligar o ducto deferente em homens e seccionar o ligamento redondo em mulheres. A bexiga é aberta em sentido horizontal na porção média de sua parede anterior (**FIGURA 5**). Isso pode ser feito com a corrente de corte do eletrocautério, e suturas de ancoragem de cada lado da incisão facilitam uma incisão limpa. Por fim, a incisão é fechada verticalmente e pode ser aberta até cerca de metade do equador da bexiga para alcançar a extensão máxima. A porção superior da bexiga é elevada em direção ao tendão do músculo psoas. Com frequência, isso possibilita a elevação acima dos vasos ilíacos. A superposição do ureter e da cúpula da bexiga garante que não haja tensão ao fechamento. Se houver necessidade de maior distância, podem ser ligadas a artéria e a veia vesicais superiores contralaterais. Isso pode ser realizado com grampeador vascular ou ligadura com fio de sutura. Além disso, pode-se incisar a fáscia endopélvica contralateral para elevação por mais alguns centímetros. Uma vez alcançada a distância necessária, o músculo psoas e o tendão são expostos. A bexiga é mantida ao longo dessa região e dois fios não absorvíveis 1-0 ou 2-0 são introduzidos no músculo detrusor e atados ao tendão do músculo psoas (ver **FIGURA 4**). Podem-se dar outros pontos, se necessário. É preciso ter o cuidado de fazer suturas longitudinais no tendão do psoas para que não haja aprisionamento do nervo genitofemoral. A anastomose está pronta nesse momento. Com auxílio do eletrocautério de corte, cria-se uma pequena abertura na parede da bexiga e, com uma pinça hemostática pequena, faz-se uma abertura direta no lúmen da bexiga a 90° (**FIGURA 6A**). A partir do interior da bexiga, introduz-se uma pinça hemostática estreita em sentido inferior para criar um túnel na submucosa, da abertura A até B, como mostra a **FIGURA 6B**. A sutura de ancoragem prévia no ureter é usada para passar o ureter através da parte superior/posterior da parede vesical até a abertura A (**FIGURA 6A**) e a sutura de ancoragem é usada para levar o ureter através do túnel na submucosa, saindo através da abertura B no lúmen da bexiga (**FIGURA 6C**). Depois, o ureter é suturado na mucosa vesical, com observação através da incisão de cistostomia previamente criada. Faz-se uma sutura de espessura total com fio absorvível sintético 4-0 ou 5-0 através da parede ureteral e profundamente na parede vesical para aproximar a mucosa. Fazem-se suturas intermitentes dessa maneira até concluir a anastomose do ureter (**FIGURA 6D**). Assim, cria-se uma válvula unidirecional para diminuir o refluxo, como mostra a **FIGURA 6E**. Em geral, recomenda-se manter no lugar um *stent* ureteral, que é colocado antes de fechar a parede da bexiga. A abertura A na mucosa é fechada por sutura com fio absorvível. A incisão vesical anterior é fechada por sutura contínua com fio absorvível 3-0, englobando principalmente a mucosa. Uma segunda camada é fechada por sutura com fio absorvível sintético 3-0 para incluir as túnicas muscular e serosa (**FIGURA 7**). O retalho de peritônio criado previamente é substituído. Pode-se manter um dreno no lugar, mas não se deve colocar um dreno de sucção fechado sobre a anastomose ou fechamento da bexiga. É preciso manter um cateter de Foley no lugar para drenagem.

CUIDADOS PÓS-OPERATÓRIOS No pós-operatório, a bexiga é drenada por cateter de Foley durante 1 semana. Antes de retirar o cateter, faz-se uma cistografia para descartar o extravasamento de urina. Caso haja extravasamento, deve-se manter o cateter por mais 2 semanas antes da próxima cistografia. O *stent* ureteral é retirado depois de 4 a 6 semanas. ■

Capítulo 102 Reparo de Lesão Ureteral

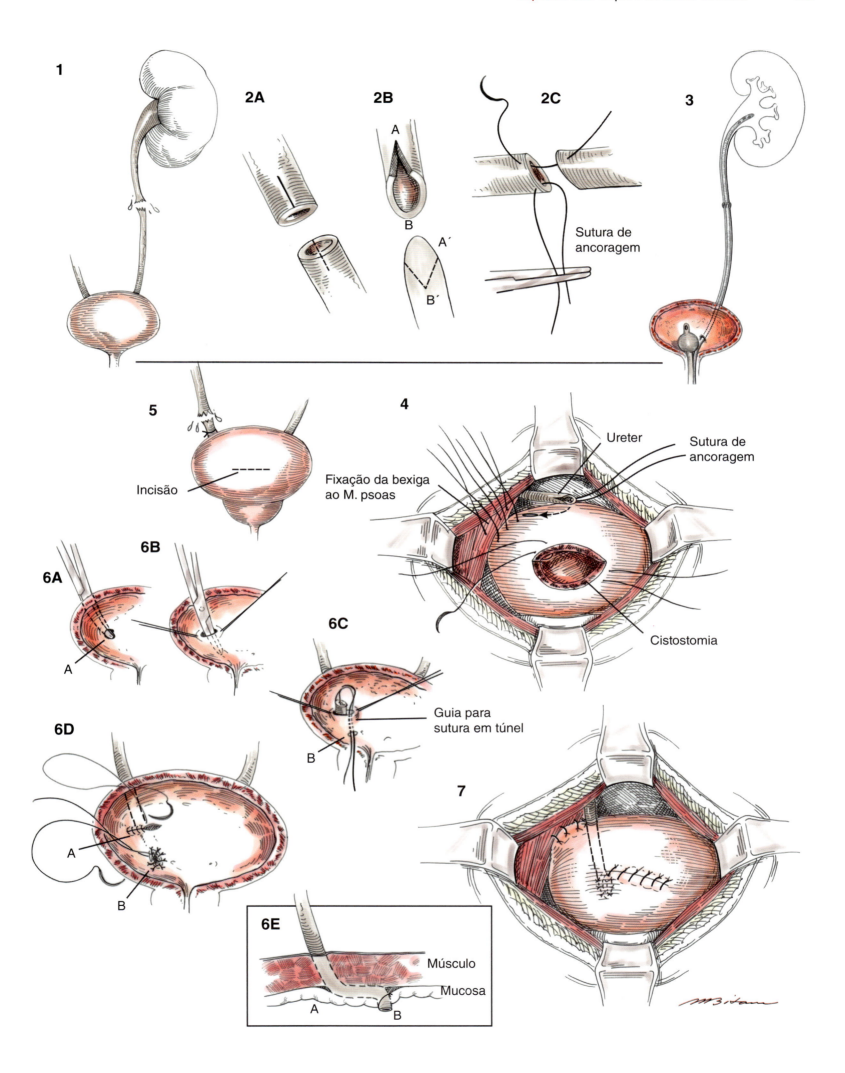

CAPÍTULO 103
Nefrectomia Laparoscópica em Doador

INDICAÇÕES Apenas os doadores voluntários de rim são submetidos a essa operação. Os candidatos a doador são submetidos a avaliação psicossocial e médica para verificar se podem doar. Em geral, os requisitos são que esses candidatos sejam mentalmente sadios, tenham boa saúde, não sejam diabéticos nem obesos, sejam normotensos e tenham função renal preservada.

PREPARO PRÉ-OPERATÓRIO Os candidatos considerados adequados para doação são submetidos a exames de imagem abdominal por tomografia computadorizada, angiografia ou, com menor frequência, arteriografia renal bilateral. É preciso confirmar a existência de dois rins no exame por imagem. O tamanho de cada rim; o número, o tamanho e a localização das artérias e veias; e a distância entre a origem da artéria e o primeiro ramo são avaliados. Além disso, é analisada a presença de qualquer anormalidade no rim. Em candidatos nos quais ambos os rins são semelhantes, o rim esquerdo é geralmente escolhido, devido ao comprimento e espessura extras da veia renal esquerda, em comparação com a veia renal direita. Se houver discrepância de tamanho entre os rins ou anormalidades anatômicas, o doador deve ficar com o rim melhor. Em candidatos com artérias renais múltiplas, a experiência e o bem-estar do doador, do receptor e do cirurgião determinam se a doação de rim é adequada.

Obtém-se acesso intravenoso antes da administração de anestesia geral e intubação endotraqueal. Administram-se antibióticos por via intravenosa no período de 1 hora que precede o início da intervenção. Durante a técnica, administram-se soluções cristaloides (25 a 50 mℓ/kg) por via intravenosa. Isso impede o comprometimento do fluxo sanguíneo renal durante a insuflação abdominal, com possibilidade de necrose tubular aguda do rim doado após reperfusão no receptor. Depois da intubação, introduz-se um cateter vesical para descompressão da bexiga e monitoramento contínuo do débito urinário. Introduz-se um tubo orogástrico, mantendo sucção para evacuar e descomprimir o estômago. Deve-se empregar profilaxia da trombose venosa profunda.

ANESTESIA É necessária a anestesia geral e endotraqueal.

POSIÇÃO O paciente é colocado em decúbito lateral direito na nefrectomia esquerda e em decúbito lateral esquerdo na nefrectomia direita. Um suporte de rim é centralizado sob o flanco do paciente e um coxim axilar sob a axila que está em posição inferior. Pode-se usar um posicionador moldável para manter o paciente no lugar. O antebraço é apoiado sobre uma prancha, e o braço é apoiado sobre compressas empilhadas ou suporte para braço elevado. A perna que está em posição inferior é flexionada no joelho e no quadril, e a outra é mantida em extensão. Coloca-se uma almofada entre as pernas. O tronco é mantido perpendicular à mesa, e a pelve e o tórax são presos à mesa para evitar movimentos durante o procedimento. A mesa é flexionada em 20° e colocada em leve posição de Trendelenburg. A cabeça deve ser apoiada para evitar flexão cervical lateral (**FIGURA 1A**).

PREPARO OPERATÓRIO Os pelos no campo operatório são removidos com cortadores imediatamente antes de colocar o paciente em decúbito lateral. A linha mediana da parte inferior do abdome também é marcada antes da colocação em decúbito lateral, sobretudo em pacientes obesos. O abdome é preparado desde o processo xifoide até a sínfise púbica e lateralmente desde a mesa até a linha axilar média. Os campos estéreis são aplicados. O cirurgião e o auxiliar ficam de frente para o abdome do paciente, com monitores de vídeo atrás do paciente e de frente para o cirurgião e também atrás do cirurgião e do auxiliar. Então, uma pausa cirúrgica (*time out*) é executada.

INCISÃO E EXPOSIÇÃO Faz-se uma incisão cutânea de acesso de 10 mm, na linha axilar anterior, abaixo da margem costal, no lado esquerdo ou direito ipsolateral ao rim a ser removido (**FIGURA 1B**). Usa-se uma agulha de Veress para insuflar o abdome até uma pressão de 15 cm de água, que será mantida durante a cirurgia. A agulha de Veress é substituída pelo acesso de 10 mm, que servirá como acesso para a câmera. Pode-se introduzir o laparoscópio para verificar se há aderências abdominais, sobretudo em pacientes submetidos a cirurgias abdominais prévias. Outra câmera de 10 mm é colocada abaixo da margem costal, imediatamente lateral à linha mediana. No caso de procedimentos assistidos manualmente, é comum a criação de um acesso manual de 8 cm, seja por incisão mediana infraumbilical, seja como incisão transversal de Pfannenstiel (**FIGURA 2**). Na conduta totalmente laparoscópica, faz-se a incisão para extração no fim do procedimento, em posição igual à usada para acesso manual, ou faz-se uma incisão de divisão muscular em posição lateral ao músculo reto do abdome, no lado esquerdo ou direito. O operador de câmera coloca-se perto da cabeça do paciente e o cirurgião, perto dos pés. Quando necessário, fazem-se outras aberturas para a abordagem laparoscópica total.

DETALHES DA TÉCNICA Mobiliza-se o cólon descendente, desde o baço até a transição para cólon sigmoide (nefrectomia esquerda), ou o cólon ascendente, desde a flexura hepática até o ceco, inclusive (nefrectomia direita). No lado esquerdo, o cirurgião ou auxiliar afasta delicadamente, com a mão, o cólon de suas fixações, que são seccionadas ao longo da linha alba de Toldt com dissecção ultrassônica ou outro instrumento elétrico. Liberam-se as fixações peritoneais superficiais, mas não as fixações renais laterais, para evitar a rotação medial do rim. A ação da gravidade mantém o cólon em posição profunda ou medial à região da operação. Desse modo, há exposição do rim envolvido pela fáscia de Gerota e, em posição caudal, o músculo psoas (**FIGURA 3**).

Em seguida, identifica-se o ureter, 8 a 10 cm caudal à extremidade do polo inferior do rim, anterior ao músculo psoas e lateral à aorta (lado esquerdo) ou veia cava (lado direito), em íntima proximidade e posterior à veia gonadal (**FIGURA 4**). A veia gonadal é um bom ponto de referência anatômico para identificar o ureter. O ureter é afastado da veia gonadal, deixando tecidos moles suficientes ao redor do ureter para evitar a retirada de seu suprimento sanguíneo, resultando em isquemia ureteral e possível extravasamento de urina no receptor. Outra opção é mobilizar a veia gonadal e o ureter e removê-los juntos para assegurar a integridade do suprimento sanguíneo ureteral. A dissecção prossegue em sentido cefálico ao longo da veia gonadal até alcançar a veia renal (lado esquerdo) ou a veia cava (lado direito).

No lado esquerdo, a veia gonadal é fixada com clipes vasculares de titânio, em posição adjacente à veia renal, e dividida (ver **FIGURA 6**). Pode-se usar também um instrumento bipolar ou um dispositivo para vedação de vasos para seccionar a veia gonadal. Caso seja removida com o ureter, a veia gonadal também será fixada com clipes vasculares em posição mais caudal, na mesma altura da secção do ureter. No lado direito, a veia gonadal é mantida intacta, exceto se for removida com o ureter, quando é fixada com clipes vasculares e seccionada adjacente a seu término na veia cava e também na altura de secção do ureter.

O rim é o próximo a ser mobilizado. A mobilização pode começar na parte inferior, como mostram as figuras, ou na parte superior. A fáscia de Gerota é aberta ao longo da superfície anterior do polo inferior do rim (ver **FIGURA 4**). Depois, o polo superior do rim é dissecado (**FIGURA 5**) e a glândula suprarrenal é afastada medialmente e dissecada com instrumento bipolar do polo superior, como mostra a **FIGURA 7** do Capítulo 122. Nessa dissecção, podem-se identificar ramos da artéria renal para o polo superior e é preciso ter cuidado para não lesá-los. Depois de liberar o polo superior do rim, seccionam-se as fixações lateral e posterior. O rim pode ser girado em sentido medial para facilitar a dissecção e identificar eventuais fixações posteriores em artéria e veia renais.

É preferível seccionar todos os ramos da veia renal esquerda antes da mobilização completa do rim para facilitar a exposição durante a dissecção. No lado esquerdo, a veia suprarrenal é dissecada em sua inserção na veia renal. É seccionada com clipes ou instrumento bipolar. É preciso identificar a veia lombar renal esquerda. Se presente, deve drenar para a face posterior da veia renal. A veia lombar renal esquerda é encontrada unindo a face inferior/posterior da veia renal esquerda anterior à artéria renal. Segue em sentido posterior e imediatamente lateral à aorta, inferior à artéria renal e posterior à veia gonadal (**FIGURA 6**). Essa veia tem de ser seccionada para identificar a artéria renal situada logo posterior. A veia lombar renal esquerda é dissecada com cuidado, fixada com clipe vascular e seccionada (ver **FIGURA 6**). Às vezes, a veia lombar está ausente e a drenagem venosa predominante para a veia cava ocorre pela veia lombar posterior à aorta (veia renal retroaórtica). Observe que não há ramos lombares originados da veia renal direita quando o rim doado é o direito. Para obter comprimento satisfatório para a anastomose, disseca-se a veia renal de todas as fixações perivasculares adjacentes até um ponto medial à veia suprarrenal.

A artéria renal é identificada posterior à veia renal e separada por divulsão dos tecidos adjacentes, com uso de dispositivo ultrassônico para minimizar a perda de sangue. No lado esquerdo, geralmente se encontra uma artéria suprarrenal, originada na superfície cefálica da artéria renal, que tem de ser presa com clipe vascular e seccionada ou seccionada com *vessel sealer* bipolar (ver **FIGURA 6**). A artéria renal é dissecada em sentido proximal até a aorta (lado esquerdo) ou bem posterior à veia cava inferior (lado direito). A veia renal deve ser dissecada cerca de 2 cm proximal à veia suprarrenal (lado esquerdo) ou veia cava (lado direito) para obter comprimento satisfatório para a anastomose. Durante a dissecção vascular renal é importante manter os tecidos moles entre o ureter e o polo inferior do rim para evitar a interrupção da irrigação sanguínea nessa área. Depois da dissecção circunferencial da artéria, os vasos renais são as únicas estruturas intactas no hilo renal. **CONTINUA**

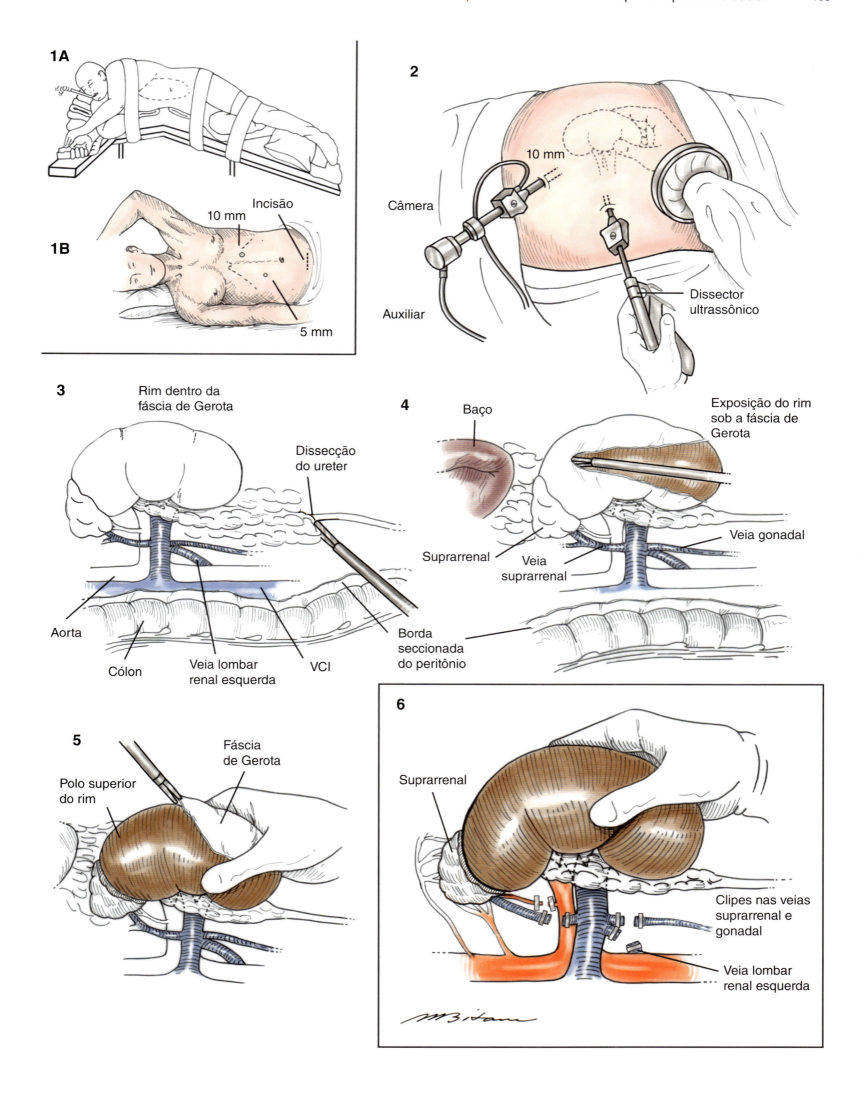

DETALHES DA TÉCNICA `CONTINUAÇÃO` No lado direito, o melhor acesso à artéria é obtido por reflexão medial do rim e dissecção diretamente sobre a artéria renal, atrás da veia cava inferior. Não existem ramos da veia renal para seccionar. Após a dissecção da artéria renal, o tecido remanescente situado entre a artéria e a veia cava é dissecado. Ao término, os vasos renais são as únicas estruturas intactas no hilo renal.

Depois de mobilizar o rim, administram-se furosemida e manitol por via intravenosa. É preciso evitar a administração desses diuréticos antes da mobilização renal, pois há aumento do volume renal e a dissecção torna-se mais difícil.

Por fim, o ureter, com ou sem a veia gonadal, é dissecado em sentido caudal até encontrar os vasos ilíacos comuns profundamente ao ureter. Agora, o rim está pronto para a retirada. Administra-se heparina sistêmica enquanto o ureter é fechado com clipes vasculares no limite caudal da dissecção e seccionado, deixando aberta a parte proximal do ureter. Isso preserva o comprimento satisfatório do ureter (FIGURAS 7A e 7B). A artéria renal é grampeada perto da aorta (lado esquerdo) ou atrás da veia cava inferior (lado direito; FIGURA 8). A veia renal é grampeada ≥ 2 cm proximal ao coto da veia suprarrenal (lado esquerdo; FIGURA 9) ou na veia cava (lado direito). O rim é extraído através do acesso manual. O efeito da heparina é revertido com protamina.

Inspeciona-se o sítio cirúrgico para garantir a hemostasia (FIGURA 10). O cólon previamente mobilizado é recolocado em sua posição e os acessos são fechados da maneira padronizada, com aplicação de curativo estéril.

CUIDADOS PÓS-OPERATÓRIOS O tubo orogástrico é retirado pelo anestesiologista. A administração oral de líquidos é iniciada no dia da cirurgia e a dieta progride segundo a tolerância. A tosse e a respiração profunda são incentivadas imediatamente. O paciente deambula no primeiro dia após a cirurgia e o curativo estéril é trocado no segundo dia. ■

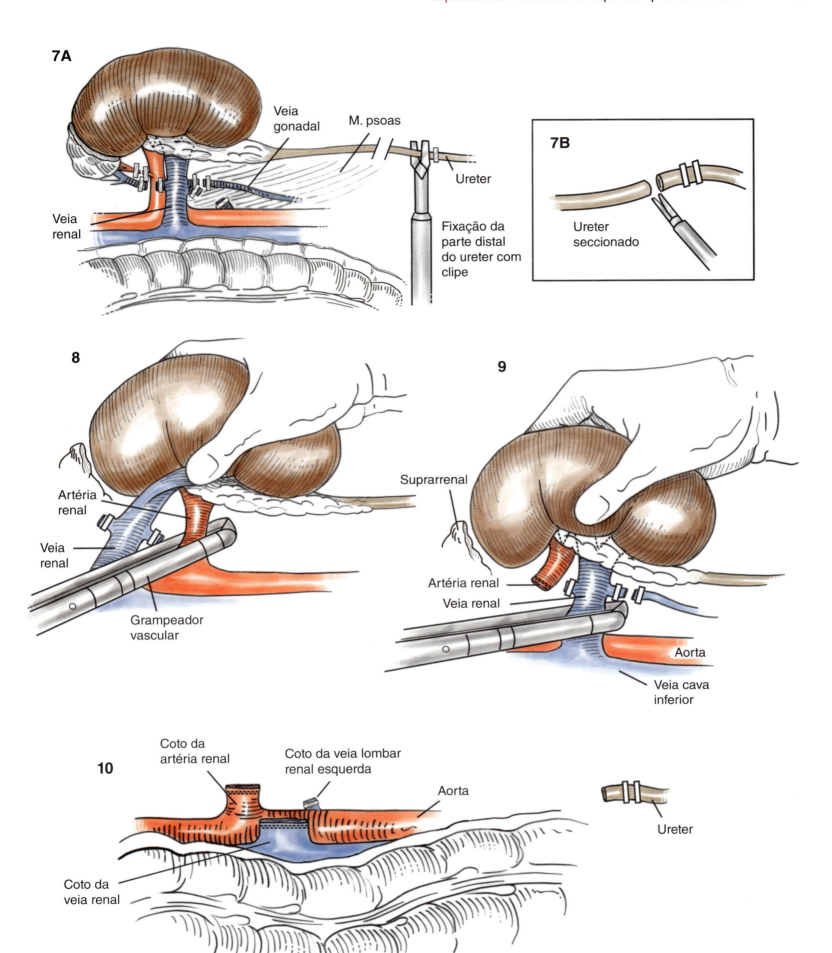

CAPÍTULO 104

TRANSPLANTE RENAL

INDICAÇÕES Esse procedimento é destinado a pacientes com doença renal crônica em fase terminal, com taxa de filtração glomerularde 20 mℓ/min ou menos, e reserva cardiopulmonar satisfatória para se submeter à cirurgia. Além disso, o paciente não pode ter infecção ativa nem neoplasia maligna passível de exacerbação pela imunossupressão contínua após o transplante.

PREPARO PRÉ-OPERATÓRIO Antes do transplante, verifica-se a adequação dos candidatos com base nas indicações supracitadas e em outros fatores psicossociais. Os candidatos com comorbidades preexistentes são submetidos a avaliação e exames adicionais, de acordo com a necessidade, para verificar a adequação. Quando é considerado apropriado, o paciente está pronto para transplante de rim de doador vivo, se disponível, ou entra na lista para receber um rim de doador morto.

Obtém-se acesso intravenoso antes da administração de anestesia geral e intubação endotraqueal. O acesso venoso central é necessário em pacientes com acesso periférico deficiente. Os antibióticos são administrados por via intravenosa no período de 1 hora que precede o início da intervenção. Após a intubação, introduz-se um cateter vesical e irriga-se a bexiga com solução salina com antibiótico. Em caso de oligúria ou anúria, a solução salina é mantida na bexiga após a irrigação para distendê-la, auxiliando a identificação intraoperatória. A bolsa de drenagem de Foley é pinçada para manter a bexiga distendida até a realização da neoureterocistostomia. Introduz-se um tubo orogástrico, mantendo sucção para evacuar e descomprimir o estômago. Deve-se empregar profilaxia da trombose venosa profunda.

ANESTESIA É necessária a anestesia geral e endotraqueal.

POSIÇÃO O paciente é colocado em decúbito dorsal. As pernas são fixadas na mesa com uma faixa levemente frouxa. Os membros inferiores devem ser expostos o suficiente para possibilitar o acesso cirúrgico aos vasos femorais infrainguinais em raros pacientes nos quais haja necessidade de reconstrução arterial. Palpa-se a artéria femoral ipsolateral para verificar a perviedade da artéria ilíaca. Se o paciente tiver um cateter de diálise peritoneal, deve-se tentar posicioná-lo e cobri-lo com campos de modo a ficar fora do campo operatório. A remoção do cateter de diálise peritoneal no fim do procedimento de transplante pode ser considerada com base na preferência do cirurgião, bem como no funcionamento do rim transplantado.

PREPARO OPERATÓRIO Os pelos no campo operatório são aparados com cortadores. O abdome é preparado desde a linha axilar média no lado escolhido para implantação até bem depois da linha mediana ou, se desejado, até a linha axilar média oposta. Na parte caudal, o abdome é preparado abaixo da sínfise púbica e inclui a região femoral no local de implantação. O preparo se estende em sentido cefálico até no mínimo 5 cm acima do umbigo. Os campos estéreis são aplicados de acordo com as especificações do cirurgião. Em seguida, uma pausa cirúrgica (*time out*) é executada.

INCISÃO E EXPOSIÇÃO A incisão cutânea reta ou curvilínea é feita no lado esquerdo ou direito da parte inferior do abdome, partindo da sínfise púbica, na linha mediana, e seguindo em sentido lateral e cefálico o suficiente para garantir exposição satisfatória dos vasos ilíacos externos e realizar as anastomoses vasculares (**FIGURA 1**). As aponeuroses dos músculos oblíquos externo e interno são seccionadas em posição imediatamente lateral ao músculo reto do abdome, expondo artéria e veia epigástricas inferiores superficiais. Esses vasos são ligados e seccionados. Encontra-se o ligamento redondo (mulheres) ou o funículo espermático ao empurrar o peritônio medialmente, expondo o conteúdo da fossa ilíaca. O ligamento redondo é ligado e seccionado. O funículo espermático é circundado com cadarço vascular e afastado em sentido medial e inferior para auxiliar a exposição da fossa ilíaca. A exposição é mantida com afastador autoestático, como o de Bookwalter.

DETALHES DA TÉCNICA Artéria e veia ilíacas externas são dissecadas dos tecidos adjacentes desde o ligamento inguinal, na parte distal, até sua origem, na parte proximal, e circundadas com alças vasculares (**FIGURA 2**). O nervo genitofemoral é encontrado lateral à artéria e pode estar muito perto dela. Esse nervo deve ser identificado e preservado. Os vasos linfáticos são ligados por sutura permanente com fio 2-0 para evitar extravasamento linfático pós-operatório. O rim do doador é preparado sobre mesa (*back table*) para implantação.

O rim do doador é colocado em recipiente com solução salina gelada. A **FIGURA 3** (**A, B**) mostra a configuração de rins direito e esquerdo de doador

cadáver. A **FIGURA 3** (**C, D**) mostra a configuração de rins direito e esquerdo de doador vivo com parentesco. Os rins de doador cadáver têm uma bainha de aorta e, no lado direito, um segmento de veia cava inferior.

Artéria e veia renais são dissecadas dos tecidos adjacentes, sem dissecção excessiva muito perto do hilo renal. No caso do rim esquerdo, as veias gonadal, suprarrenal e lombar devem ser ligadas por sutura permanente com fio 2-0 e seccionadas. No rim direito, a veia cava inferior é grampeada (ou sobressuturada com fio monofilamentar não absorvível 4-0) em posição cefálica e caudal ao óstio da veia renal, e a margem lateral esquerda da veia cava inferior é aberta, assim criando uma veia mais longa. Portanto, a veia cava e a veia renal são dissecadas e separadas dos tecidos adjacentes, com ligadura de ramos venosos, inclusive das veias lombares, com fio de seda 2-0 e 4-0. A veia cava adicional é retirada. No caso de rins de doador cadáver, inclui-se uma bainha da aorta com a artéria renal (**FIGURAS 3A** e **3B**). Isso não pode ser realizado em rins de doadores vivos. Caso haja várias artérias, elas podem ser anastomosadas em mesa cirúrgica (*back table*), para reduzir o número de anastomoses necessárias durante a implantação, ou implantadas separadamente, dependendo da preferência do cirurgião. Remove-se qualquer tecido adicional aderido à cápsula renal bem como o tecido retroperitoneal adicional associado ao ureter. O triângulo de tecidos moles entre o ureter e o polo inferior do rim é mantido no lugar para garantir a irrigação sanguínea suficiente do ureter. O rim é levado para o campo operatório.

A ilustração mostra o transplante de um rim esquerdo de doador vivo com parentesco. Artéria e veia ilíacas externas são pinçadas em posição proximal e distal ao local da anastomose planejada. O paciente é heparinizado antes do pinçamento se ainda não estiver em diálise. Faz-se uma venotomia na veia ilíaca externa, de tamanho apropriado para o óstio da veia renal (rim esquerdo) ou da veia cava inferior (rim direito). Fazem-se quatro suturas com fio monofilamentar biagulhado não absorvível 5-0, uma em cada extremidade proximal e distal da venotomia da veia ilíaca externa e uma em cada ponto médio das superfícies medial e lateral; depois os fios são levados através da área apropriada correspondente na veia renal (ou veia cava inferior; **FIGURA 4**). As suturas nos ângulos proximal e distal são atadas e as suturas medial e lateral são apreendidas com pinças atraumáticas e tensionadas para manter afastadas as paredes da veia ilíaca externa. Uma das duas extremidades de uma sutura no ângulo é levada em um lado da anastomose até o ângulo oposto, prosseguindo de fora para dentro da veia renal e de dentro para fora da veia ilíaca externa, aproximando a veia renal (ou veia cava inferior) da veia ilíaca externa; depois, é atada a uma das extremidades do fio no ângulo oposto. Essa manobra é repetida no outro lado, completando a anastomose.

Cria-se uma arteriotomia na artéria ilíaca externa, seja com tesoura para mucosa, seja com lâmina de bisturi nº 11, seguida por bisturi circular aórtico de tamanho apropriado. O local da arteriotomia é escolhido de modo a evitar o acotovelamento da artéria renal, quando o rim for posicionado na fossa ilíaca, e evitar (ao máximo possível) áreas com doença aterosclerótica intensa ou calcificação. Quatro suturas com fio monofilamentar biagulhado não absorvível 5-0 são feitas do mesmo modo que na anastomose venosa (**FIGURA 5**). Os fios de sutura medial e lateral são pinçados e tensionados, e as suturas do ângulo são atadas, levando uma extremidade do fio até o ângulo oposto, de fora para dentro da artéria renal e de dentro para fora da artéria ilíaca externa, do mesmo modo que na anastomose venosa. Caso haja artérias acessórias que devam ser implantadas, a anastomose arterial é repetida conforme a necessidade.

Artéria e veia renais são apreendidas com pinças *bulldog* antes da retirada sequencial das pinças nos vasos ilíacos: parte proximal da veia ilíaca, parte distal da veia ilíaca, parte distal da artéria ilíaca e parte proximal da artéria ilíaca. O pinçamento dos vasos renais possibilita a inspeção das anastomoses vasculares e a colocação de pontos de reparo, se necessário, antes da reperfusão renal. Quando as anastomoses obtêm hemostasia, colocam-se compressas adjacentes a elas para promover a coaptação da linha de sutura com trombos plaquetários, as pinças *bulldog* nos vasos renais são retiradas e procede-se à reperfusão renal. Coloca-se uma pinça *bulldog* pequena perto da extremidade do ureter para distendê-lo com urina. O rim torna-se rosa, firme e, com frequência, pulsátil à palpação. O sangramento da superfície renal e de pequenos vasos é controlado com clipes vasculares e eletrocautério. As compressas são retiradas, o rim é colocado na fossa ilíaca e os vasos renais são inspecionados para ter certeza de que não haja acotovelamento nem torção. **CONTINUA** ▶

Capítulo 104 Transplante Renal 409

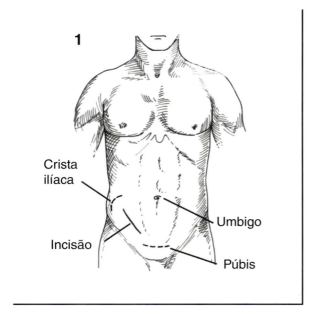
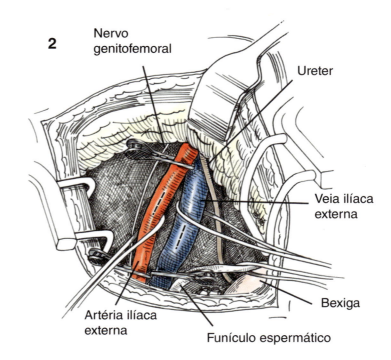
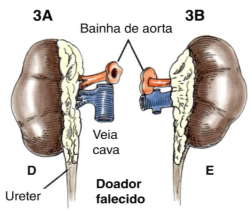
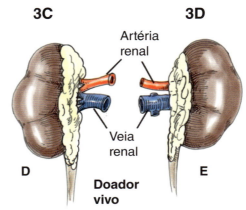
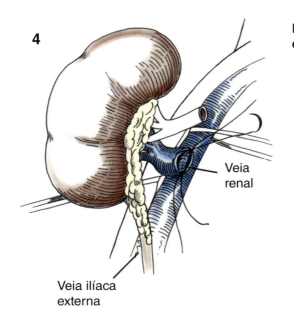
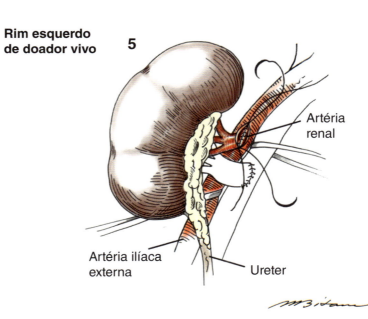

DETALHES DA TÉCNICA <CONTINUAÇÃO> O afastador autoestático é reajustado para expor a bexiga. Com eletrocautério, faz-se uma incisão de 1,5 a 2,0 cm na bexiga, paralela ao eixo longitudinal do ureter (FIGURA 6a). Três suturas de retenção com fio absorvível 4-0 são feitas na bexiga com inclusão de toda a espessura da parede, pinçadas e tensionadas. O ureter é passado sob o funículo espermático em pacientes do sexo masculino, garantindo que não haja acotovelamento nem torção. Um segmento de tamanho apropriado do ureter é dilatado e insere-se nele um cateter de borracha vermelha 8 French para desviar a urina do campo operatório e servir como *stent* do ureter durante a criação da anastomose. Um ureter longo demais acarreta a redundância indesejada, e um ureter curto demais não permite a colocação do rim no local pretendido na fossa ilíaca. A anastomose do ureter e da bexiga é iniciada por sutura com fio monofilamentar absorvível biagulhado 5-0, colocando-se uma extremidade de dentro para fora na extremidade da incisão vesical mais próxima do rim e a outra extremidade de dentro para fora no ângulo proximal do ureter dilatado (FIGURA 6b). A sutura é atada. Cada extremidade do fio é usada para percorrer os dois lados da anastomose, prosseguindo de fora para dentro na parede vesical e de dentro para fora no ureter. Antes de completar a anastomose, o cateter de borracha vermelha é retirado e o eventual excesso de comprimento do ureter é removido com tesoura para mucosa. A anastomose é concluída e as duas extremidades do fio de sutura são atadas (FIGURA 6c). Pode-se inserir no ureter um *stent* duplo J de 12 cm, 6 French e de longa permanência, com base na preferência do cirurgião. Quando usado, esse *stent* é colocado no ureter em vez do cateter de borracha vermelha, e a extremidade vesical do cateter é deixada na bexiga antes de completar a anastomose. Concluída a anastomose, as suturas de retenção são retiradas. A túnica muscular da bexiga é colocada sobre a anastomose, com duas ou três suturas com fio absorvível 4-0 para criar um túnel para o ureter e evitar o refluxo de urina para o ureter (FIGURA 6d). É preciso posicionar essas suturas com cuidado para evitar a constrição do ureter e a consequente obstrução.

O rim, os vasos renais e os vasos ilíacos proximais e distais às anastomoses vasculares são inspecionados para garantir fluxo sanguíneo satisfatório e ausência de trombose (FIGURA 7). A equipe de anestesia é consultada para determinar o débito urinário. Se a perfusão renal parecer satisfatória e o débito urinário for satisfatório, retiram-se o afastador e as compressas, se presentes. A fossa ilíaca é irrigada com solução salina com antibiótico, e a fáscia e a pele são reaproximadas. O pulso femoral ipsolateral é palpado e confirmado.

CUIDADOS PÓS-OPERATÓRIOS
Deve-se medir o débito urinário horário nas primeiras 24 horas após a operação. Qualquer diminuição súbita e inesperada deve ser investigada de imediato. O pulso femoral ipsolateral é confirmado. A perda do pulso femoral indica trombose ou dissecção arterial, o que exige reoperação imediata. A bexiga pode ser delicadamente irrigada com cateter de Foley para deslocar eventuais coágulos obstrutivos. Avalia-se a volemia do receptor e considera-se a possibilidade de hemorragia pós-operatória. Pode-se fazer ultrassonografia renal para avaliar o fluxo sanguíneo renal. Se a preocupação persistir, há indicação de retorno ao centro cirúrgico para inspeção visual do rim transplantado. Exames complementares são realizados a cada 6 horas para monitorar a função renal e a perda de sangue. Os níveis de eletrólitos são verificados e possíveis anormalidades decorrentes de insuficiência renal ou diurese de grande volume são corrigidas. ■

Capítulo 104 Transplante Renal   411

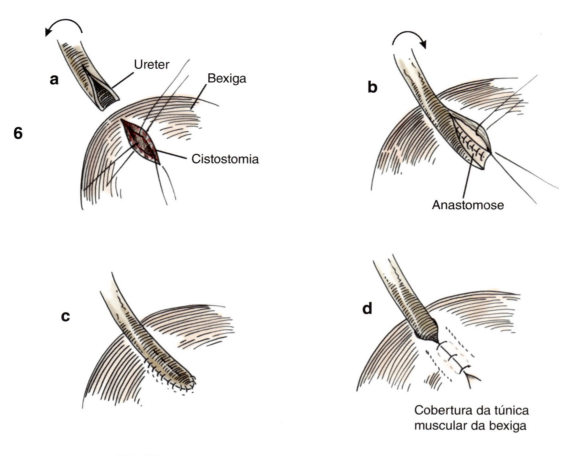
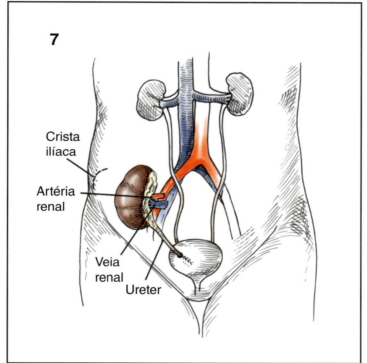

PARTE 9
HÉRNIA

CAPÍTULO 105

CORREÇÃO LAPAROSCÓPICA DE HÉRNIA VENTRAL

INDICAÇÕES As hérnias ventrais na parede anterior do abdome incluem hérnias tanto espontâneas ou primárias (p. ex., umbilical, epigástrica e de Spiegel) quanto, mais comumente, hérnias incisionais após cirurgia de abdome. As hérnias ventrais primárias pequenas, com menos de 1 cm de diâmetro, são frequentemente corrigidas com sucesso por meio de correção tecidual primária. Entretanto, as hérnias maiores apresentam uma taxa de recidiva de até 30 ou 40% quando se realiza apenas uma correção tecidual. Estima-se que mais de 40% de todas as operações abdominais resultem em hérnia incisional. Isso explica a predominância dessas hérnias. O uso de telas revolucionou a correção das hérnias da parede abdominal, proporcionando aos pacientes diminuição da recorrência a longo prazo. O desenvolvimento da tela dupla face permitiu a colocação intraperitoneal posterior ao defeito da hérnia. Essas telas apresentam uma superfície intraperitoneal, para minimizar aderências, e um lado descoberto para aderência e incorporação ao peritônio e à parede abdominal posterior. As telas de dupla face podem ser colocadas laparoscopicamente para muitas hérnias ventrais, mas hérnias muito grandes ou aquelas associadas a aderências intra-abdominais extensas e densas (p. ex., diálise peritoneal, peritonite prévia, múltiplas próteses anteriores) são contraindicações relativas. A principal vantagem do reparo laparoscópico da hérnia ventral é a redução das infecções no local cirúrgico. Os pacientes devem ser aconselhados a esperar a formação de um seroma, que, geralmente, resolve-se com o tempo. Por fim, a correção laparoscópica possibilita a detecção e o reparo de múltiplos defeitos – um achado comum nas hérnias incisionais medianas.

PREPARO PRÉ-OPERATÓRIO A função respiratória deve ser melhorada com o abandono do tabagismo e uma avaliação adequada da função pulmonar. Se houver intestino contido na hérnia, podem-se realizar exame endoscópico, exames contratados ou de imagem, e o paciente pode ser submetido a preparo intestinal com dieta líquida e catárticos por 1 ou 2 dias antes da cirurgia. É preciso rever os principais fatores envolvidos na ocorrência dessa hérnia, bem como operações anteriores.

ANESTESIA Há necessidade de anestesia geral com intubação endotraqueal.

POSIÇÃO O paciente é colocado em decúbito dorsal com um travesseiro posicionado para produzir uma leve flexão do quadril e dos joelhos. Isso ajuda a relaxar a parede abdominal. Nas hérnias ventrais que não estejam na linha média, o paciente pode ser posicionado com travesseiros para obter uma certa elevação lateral do tórax, flanco e quadris. Os braços são dobrados e cuidadosamente acolchoados, para permitir que o cirurgião fique em qualquer posição ao redor do paciente.

PREPARO OPERATÓRIO São administrados antibióticos no peroperatório. Coloca-se um tubo orogástrico para descompressão gástrica. Um cateter de Foley é inserido, e são utilizadas meias de compressão pneumática sequencial. A pele é preparada de modo habitual. Os campos estéreis são aplicados de acordo com as especificações do cirurgião. Em seguida, uma pausa cirúrgica (*time out*) é executada.

INCISÃO E EXPOSIÇÃO Colocação do portal laparoscópio de 10 mm (O) e os acessos para cirurgia de 5 mm (X) são uma função da localização do orifício herniário e preferência do cirurgião (FIGURA 1A). O acesso inicial pode ser obtido com o método mais familiar ao cirurgião (Hasson, agulha de Veress ou trocarte óptico). Deve-se ter muito cuidado, no entanto, ao tentar o acesso peritoneal laparoscópico no cenário de operações anteriores e colocação de tela anterior, para minimizar o risco de enterotomia. Geralmente, o acesso deve ser obtido longe de incisões anteriores e áreas de colocação de tela conhecida. Uma técnica à Hasson lateral à linha semilunar é útil em pacientes com múltiplas cirurgias abdominais prévias. O princípio principal é o da triangulação. Os acessos devem estar a um palmo de distância ou mais entre si, e as duas vias de acesso da operação devem ser posicionadas o mais distante possível entre si. Em geral, os portais são colocados em um único lado, lateral à hérnia, e portais adicionais são colocados conforme necessário para dissecção e fixação seguras. As hérnias típicas e a posição das vias de acesso são mostradas na FIGURA 1. Uma das vias de acesso para a operação deve ter um tamanho de 10 mm, se não houver disponibilidade de um videoscópio de 5 mm.

Após entrada no abdome com segurança e fixação do acesso com suturas de contenção, insufla-se o espaço intraperitoneal com dióxido de carbono. O cirurgião estabelece a taxa de fluxo do gás e a pressão máxima ($\leq$ 15 mmHg). Observa-se a elevação da pressão intra-abdominal, bem como o volume total de gás insuflado, à medida que o abdome e a hérnia se distendem. Configura-se o balanço de branco do laparoscópio, que é focalizado. A extremidade óptica, habitualmente com ângulo de 30°, é recoberta com solução antiembaçante, e o aparelho é introduzido pelo acesso até o abdome sob visão direta. Todos os quatro quadrantes do abdome são explorados visualmente. A hérnia e o seu conteúdo são avaliados, e podem ser encontrados outros orifícios de hérnias incisionais não identificados, particularmente nas incisões medianas extensas. São visualizadas aderências no omento e outras aderências abdominais e da parede anterior do abdome em torno do orifício herniário. Uma

zona de cerca de 4 a 6 cm deve ser preparada em torno da borda do orifício herniário para a fixação ampla da tela além das bordas do orifício verdadeiro.

O posicionamento dos acessos para a operação começa com a infiltração da pele com um anestésico local de ação longa. A agulha pode ser introduzida perpendicularmente em toda a espessura da parede abdominal, sendo o seu local de entrada verificado por meio do laparoscópio. Efetua-se a incisão da pele, e os tecidos subcutâneos são dilatados com uma pequena pinça hemostática. A parede abdominal é transiluminada com o laparoscópio de modo a mostrar quaisquer vasos regionais na musculatura abdominal. São realizados acessos de 5 mm para a operação, com visualização de sua entrada livre na cavidade intraperitoneal.

DETALHES DA TÉCNICA Na hérnia ventral ou incisional típica, o omento terá formado algumas aderências ao saco herniário. O omento é pinçado próximo à parede abdominal com a pinça ou o instrumento de dissecção, aplicando-se uma tração suave. Utilizando uma tesoura laparoscópica, o cirurgião efetua a incisão da junção do omento com o peritônio da parede abdominal (FIGURA 2). Depois de cada corte, um movimento de varredura na mesma área abre a próxima zona para dissecção. Ocorre sangramento mínimo. O eletrocautério ou outro sistema de hemostasia com dispositivo elétrico deve ser usado de modo parcimonioso e somente com visualização total, de modo a reduzir ao máximo a possibilidade de lesão térmica do intestino. A aplicação de clipe laparoscópico é muito útil para conseguir a hemostasia e minimiza o risco de lesão térmica. Aderências densas e extensas, incapacidade de reduzir o conteúdo do saco herniário ou uma enterotomia que não possa ser facilmente corrigida exigem conversão para laparotomia aberta e correção.

Após liberar as aderências da parede abdominal, o omento é retirado do saco herniário, que é deixado intacto. Uma manobra útil consiste na inversão do saco herniário utilizando vários dedos externamente (FIGURA 3). Isso permite que a dissecção cortante continue com melhor visualização da junção do omento com o saco peritoneal. Mais uma vez, aplica-se uma tração suave ao omento, enquanto o cirurgião separa, corta e afasta. Durante toda essa dissecção, o cirurgião precisa estar atento para o aparecimento de uma alça intestinal oculta dentro dessas aderências. O intestino delgado e o intestino grosso também podem ser cuidadosamente separados da parede abdominal e do saco herniário, porém com menos movimento de varredura e tração aplicada, para minimizar o risco de uma enterostomia. O aparecimento de bile ou secreção exige a investigação de sua origem, que pode ser corrigida laparoscopicamente ou após conversão em laparotomia. Alguns cirurgiões consideram essa complicação como contraindicação para a colocação de tela permanente, por causa do risco de infecção aguda e crônica.

Após inspeção cuidadosa do omento e de outras aderências que foram mobilizadas da parede abdominal, o cirurgião efetua uma avaliação visual sobre o perímetro do orifício para certificar-se de que exista uma zona adequadamente limpa para a fixação da tela. Em geral, uma área de 4 a 6 cm é suficiente. Se necessário, a pressão de insuflação pode ser reduzida para 6 a 8 mmHg, para minimizar a distensão da parede abdominal antes da colocação da tela. Se desejado, o próprio defeito da hérnia pode ser fechado normalmente usando suturas absorvíveis transabdominais. Nesse ponto, duas etapas são necessárias: dimensionamento e centralização da tela. Primeiro, a tela é dimensionada em relação ao tamanho do defeito para garantir a sobreposição adequada. O tamanho do defeito é medido internamente. Isso pode ser feito usando uma régua interna com visualização laparoscópica. Pistas adicionais, como medições predeterminadas da ponta do instrumento laparoscópico, podem ser usadas para estimar as dimensões. Uma vez determinado o tamanho do defeito em duas dimensões (comprimento e largura), o tamanho da tela é determinado adicionando pelo menos 8 cm a cada dimensão para um mínimo de 4 cm de sobreposição.

A tela é preparada com a fixação de quatro fios não absorvíveis tamanho o em cada ponto cardeal (FIGURA 4). As marcas de orientação são colocadas na tela para garantir a lateralidade e o posicionamento corretos dentro da cavidade peritoneal (especialmente para formas oblongas). Alguns cirurgiões colocam uma única sutura absorvível no meio da tela para centralização posterior. A tela é enrolada por dentro com suturas e introduzida através do portal maior. Para telas maiores, o portal de 10 mm pode ser removido e uma pinça exteriorizada para trazer a tela para dentro da cavidade peritoneal. Uma vez que a tela esteja na cavidade peritoneal, ela é desenrolada, garantindo a orientação adequada. A tela é centralizada pela introdução de um passador de sutura através da pele e do saco herniário no meio do defeito herniário. Isso é feito para prender a sutura absorvível 3-0 colocada anteriormente no meio da tela. Como alternativa, estão disponíveis dispositivos de posicionamento laparoscópicos, que também podem auxiliar na colocação centralizada da tela. Outros cirurgiões preferem usar medições externas para estabelecer o posicionamento central da tela. Cada sutura é amarrada em seu ponto médio, e as extremidades longas são deixadas intactas. A tela é enrolada de maneira ajustada com a superfície não aderente no interior e a tela sintética do lado de fora, de modo a não provocar tensão, o que poderia separar as duas camadas (FIGURA 5). **CONTINUA**

Capítulo 105 Correção Laparoscópica de Hérnia Ventral 415

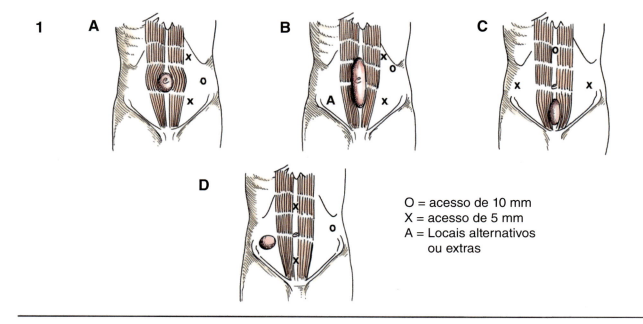

O = acesso de 10 mm
X = acesso de 5 mm
A = Locais alternativos ou extras

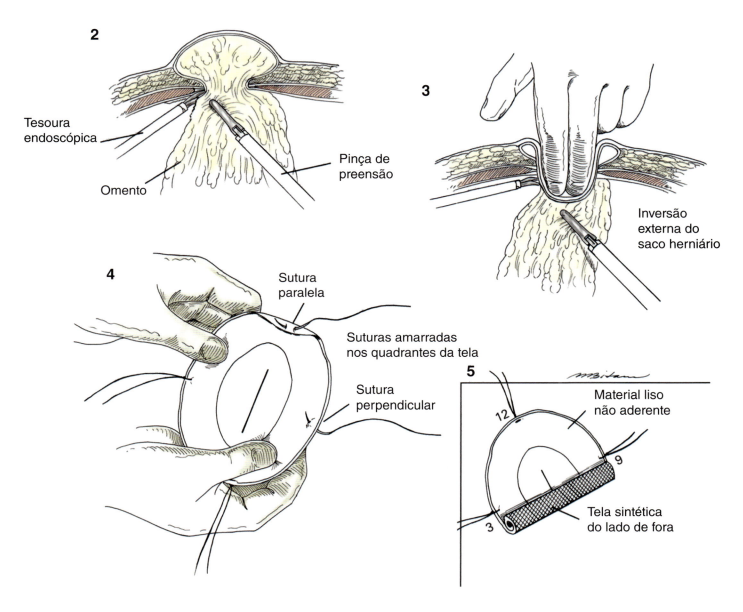

DETALHES DA TÉCNICA **(CONTINUAÇÃO)** Na hérnia ilustrada nas figuras, o acesso de Hasson de 10 mm para o videoscópio foi colocado na posição lateral esquerda do abdome. Essa grande via de acesso é necessária para passagem difícil da tela enrolada através da parede abdominal. Uma técnica útil consiste em introduzir um pinça de preensão através de um acesso cirúrgico e, em seguida, através do acesso de Hasson (**FIGURA 6**). O trocarte do acesso é retirado, e a tela enrolada é apreendida com a pinça (**FIGURA 7**) e introduzida dentro do abdome. A tela é desenrolada e orientada com a superfície não aderente lisa voltada para o intestino. Introduzir a tela no abdome e desenrolá-la na posição correta pode ser muito trabalhoso. Inicialmente, a tela é fixada com uma das suturas prefixadas nos quatro quadrantes. A maioria dos cirurgiões começa com a sutura na posição mais desafiadora para melhorar a visualização. Uma agulha é usada para localizar a área de fixação a partir da visão intraperitoneal. O local é escolhido para garantir 4 a 6 cm de sobreposição à borda da fáscia.

É feita a incisão na pele com bisturi de lâmina nº 11, fazendo uma abertura na pele de 3 mm (**FIGURA 8**). Um passador de sutura é usado perpendicularmente através da parede abdominal. A ponta da agulha é aberta, e uma das extremidades do fio é pinçada à medida que se fecha. A extremidade livre do fio é exteriorizada através da parede abdominal e fixada com uma pinça hemostática. O passador de sutura é usado novamente através da incisão abdominal, porém desta vez para entrar no espaço abdominal através da parede abdominal, a uma distância de cerca de 1 cm do primeiro local. A outra metade da sutura amarrada é pinçada e exteriorizada. A sutura é amarrada através da incisão da pele, colocando-se profundamente o nó, mas sem muita tensão a ponto de criar isquemia ou dor crônica. Isso fixa a tela à parede abdominal (**FIGURA 9**). Essa sutura transabdominal continua com a colocação das últimas três suturas. Devem ser colocadas quatro suturas transfasciais, no mínimo, para fixar a tela à parede anterior do abdome. Pedaços maiores de tela podem exigir oito suturas transfasciais para fixar adequadamente a tela à parede anterior do abdome. Em geral, a tela deve ficar ligeiramente frouxa, porém sem pregas, em lugar de perfeitamente esticada.

O perímetro exposto da tela é agora fixado com um dispositivo de fixação laparoscópica, para garantir que nenhuma víscera fique presa entre a tela e a parede abdominal. O vetor de força para fixação deve ser direcionado para longe do ponto médio da tela, de modo que fique plano quando toda a fixação for colocada. Para hérnias maiores, pode precisar ser colocado um portal de 5 mm contralateral ao laparoscópio, para fixação adequada. Os grampos são colocados com 1 cm de distância entre si. A colocação dos grampos é facilitada quando o cirurgião aplica uma contrapressão externa com a mão, enquanto o grampeador estica a tela de modo radial (**FIGURA 10**). Essas duas ações produzem um pequeno lábio na borda da tela, possibilitando, assim, a colocação mais precisa de cada grampo.

Deve-se realizar uma inspeção cuidadosa à procura de quaisquer pontos de sangramento ou sinais de enterotomia. Cada um dos acessos cirúrgicos é retirado sob visão direta para assegurar que não exista nenhum ponto de sangramento na parede abdominal. À medida que se retira o gás intra-abdominal, deve-se realizar uma inspeção final da tela (**FIGURA 11**). A fáscia de qualquer via de acesso de 10 mm é fechada com suturas com fio absorvível 1-0. A pele é aproximada com suturas subcuticulares finas. Utilizam-se fitas cutâneas adesivas e curativos estéreis secos juntamente com uma atadura abdominal.

CUIDADOS PÓS-OPERATÓRIOS O tubo orogástrico é retirado antes de o paciente acordar, enquanto o cateter de Foley só é retirado quando estiver alerta o suficiente para urinar. O paciente pode apresentar dor de intensidade moderada por 1 dia ou mais. São fornecidos líquidos sem resíduos no primeiro dia, com progressão da dieta de acordo com a tolerância. O uso da atadura é continuado pelo menos até a primeira visita pós-operatória. Podem ocorrer hematomas e infecção no local da cirurgia. Esta última pode exigir a retirada futura da tela, caso a infecção se torne crônica. A formação de um seroma após o reparo laparoscópico da hérnia ventral é bastante comum e, geralmente, resolve-se com o tempo. Por fim, alguns pacientes podem apresentar dor crônica nos locais de fixação da sutura transfascial. ■

Capítulo 105 Correção Laparoscópica de Hérnia Ventral

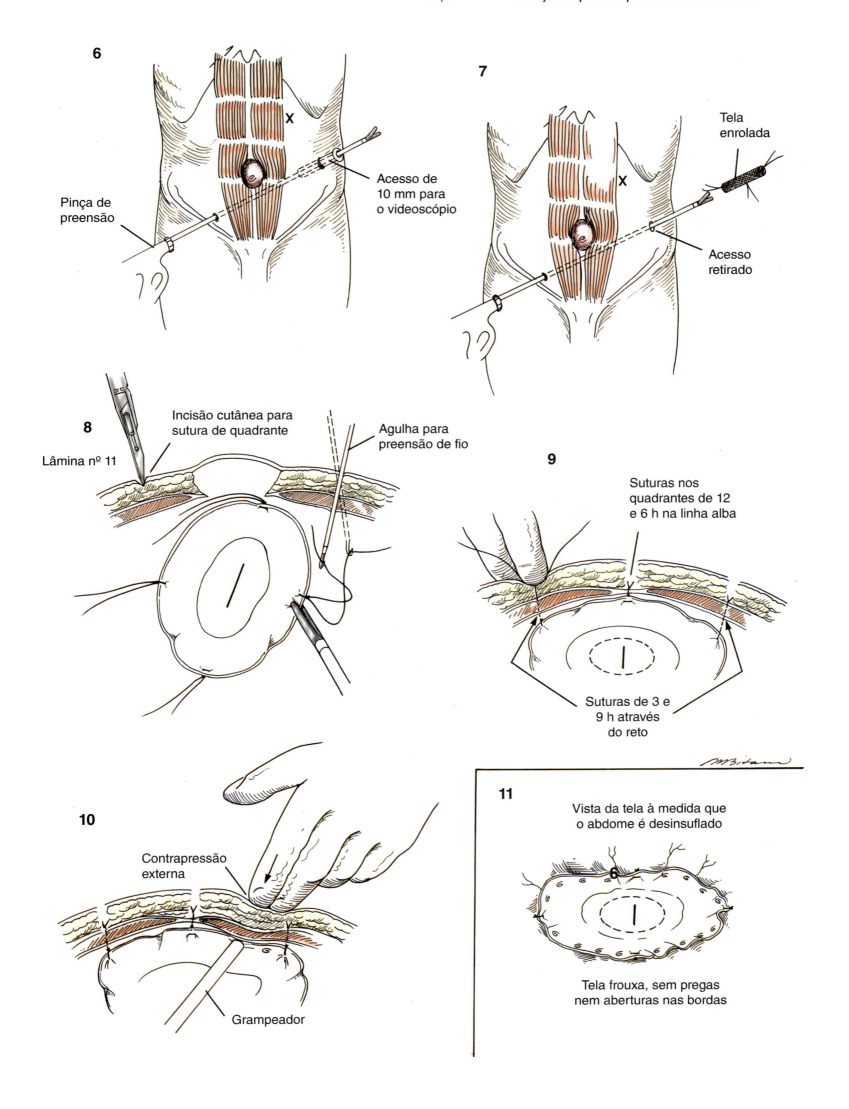

CAPÍTULO 106

CORREÇÃO DE HÉRNIA VENTRAL POR TÉCNICA ABERTA E LIBERAÇÃO MIOFASCIAL

INDICAÇÕES As hérnias ventrais na parede anterior do abdome incluem hérnias espontâneas ou primárias (p. ex., umbilical, epigástrica e de Spiegel) e, mais comumente, hérnias incisionais, que ocorrem após uma cirurgia abdominal. Estima-se que até 40% de todas as cirurgias abdominais resultem em uma hérnia incisional. Fatores de risco para o desenvolvimento de hérnia incisional incluem obesidade, vários procedimentos abdominais, diabetes, infecções de feridas e uso de medicamento(s) imunossupressor(es). Em hérnias maiores ou em casos de recidiva, técnicas de liberação miofascial (i. e., separação de componentes) podem facilitar a correção e a restauração da parede anterior do abdome em condições fisiológicas. Esses métodos podem ser tecnicamente exigentes e resultar em maiores complicações, a menos que sejam tomados cuidados para a seleção apropriada e a otimização pré-operatória do paciente.

PREPARO PRÉ-OPERATÓRIO As indicações para correção devem ser minuciosamente discutidas, e uma avaliação criteriosa dos objetivos e das expectativas após a correção deve ser comunicada ao paciente. A revisão dos relatórios cirúrgicos prévios pode facilitar muito o planejamento operatório, identificando os planos livres da fáscia do músculo para a reconstrução da parede abdominal. A otimização pré-operatória é fundamental para garantir uma correção bem-sucedida com o mínimo de morbidade. O uso de nicotina deve ser interrompido pelo menos 6 semanas antes e 6 semanas depois da correção. Muitos pacientes usam essas cirurgias como uma oportunidade para interromper o consumo de nicotina indefinidamente. O diabetes deve ser bem controlado com hemoglobina A1c ≤ 8%. Pacientes com história de comprometimento respiratório ou doença pulmonar crônica devem ser encaminhados a um médico especialista antes da correção. Se for prevista uma lise prolongada de aderências, pode ser utilizada uma preparação intestinal. Resultados da análise microbiológica de qualquer história de infecção anterior da parede abdominal devem ser considerados na seleção de antibióticos pré-operatórios. É importante ressaltar que o estado funcional do paciente deve ser suficientemente otimizado para permitir a reconstrução segura e extensa da parede abdominal e a posterior recuperação.

ANESTESIA É necessária a anestesia geral com tubo endotraqueal.

POSIÇÃO Os pacientes são acomodados em decúbito dorsal, e um travesseiro é colocado para produzir uma leve flexão dos quadris e dos joelhos, o que ajuda a relaxar a parede abdominal e a aliviar a tensão no local da correção.

PREPARO OPERATÓRIO Os pacientes recebem antibióticos perioperatórios. O tubo orogástrico é introduzido para descompressão gástrica. Se for antecipada uma dissecção significativa, um tubo nasogástrico pode ser colocado para descompressão pós-operatória do estômago em caso de íleo paralítico. Pode-se colocar o cateter de Foley, e são aplicadas meias de compressão pneumática sequencial. A profilaxia para trombose venosa profunda é iniciada. A pele é preparada de modo rotineiro, com atenção ao preparo da parede abdominal do paciente lateralmente, visto que ela pode ser acessada como parte do procedimento cirúrgico. Campos estéreis são aplicados de acordo com as orientações do cirurgião. Então, uma pausa cirúrgica (time out) é executada.

INCISÃO E EXPOSIÇÃO A escolha da incisão é baseada na experiência e no treinamento do cirurgião e na localização da hérnia. Comumente, a incisão mediana proporciona um excelente acesso à parede abdominal para hérnias medianas e paramedianas (**FIGURA 1**). Com as técnicas atuais de liberação miofascial, muitas hérnias subcostais também podem ser tratadas de maneira eficaz por meio de uma abordagem da linha mediana. Alguns operadores defendem uma incisão transversal, que permite o acesso longe das operações anteriores da linha mediana e fornece uma excelente exposição à musculatura oblíqua. O acesso seguro na cavidade peritoneal deve ser obtido com risco mínimo para as vísceras. Em geral, o acesso é obtido em uma área distante das incisões anteriores. Deve-se tomar muito cuidado com a exposição sequencial das camadas da parede abdominal. Se o acesso cuidadoso não puder ser obtido em virtude de cicatrizes ou colocação protética anterior, a abordagem deve ser alterada para um local mais favorável.

Depois que a pele e as camadas subcutâneas são seccionadas, a dissecção cortante é utilizada em oposição à corrente eletrocirúrgica para minimizar a lesão térmica no intestino. Cuidado também deve ser tomado ao encontrar o saco herniário. Muitas vezes, o próprio saco pode ser palpado usando um teste de pinça para sentir se há aderência nas vísceras subjacentes. Se os dois lados do saco deslizarem livremente entre os dedos e nenhuma víscera subjacente for palpada, o saco pode ser penetrado incisivamente, entrando na cavidade peritoneal.

Se uma abordagem intraperitoneal ou retromuscular for empregada para correção, a enterólise continua com a separação cuidadosa das vísceras distante do peritônio. Isso é feito com uma abordagem cortante, utilizando-se o mínimo de energia térmica. Em pacientes com múltiplas reoperações, as vísceras podem estar completamente fundidas com o peritônio, impossibilitando a enterólise nesse plano. Caso isso seja encontrado, é tomada a decisão de entrar em planos mais superficiais (p. ex., pré-peritoneal, pré-transversal, retrorretal etc.) para completar a mobilização. Se essa técnica for empregada, o acesso é feito de volta na cavidade peritoneal assim que possível, para preservar os componentes posteriores da parede abdominal. A extensão da enterólise é geralmente ditada pela extensão da inserção prevista da tela.

DETALHES DO PROCEDIMENTO

SEPARAÇÃO DO MÚSCULO OBLÍQUO EXTERNO E DA LÂMINA POSTERIOR DA BAINHA DO MÚSCULO RETO DO ABDOME Essa técnica pode ser empregada em pacientes com risco relativamente baixo de feridas, pois requer o levantamento de retalhos subcutâneos substanciais. A junção do tecido adiposo subcutâneo e da bainha anterior do reto é identificada. A gordura subcutânea é dissecada da fáscia anterior da parede abdominal usando corrente eletrocirúrgica (**FIGURA 2**). Deve-se tomar muito cuidado para preservar o máximo possível de feixes vasculares perfurantes, a fim de minimizar o risco de necrose do retalho subcutâneo. Além disso, preserva-se uma fina camada de tecido subcutâneo imediatamente anterior à bainha anterior do reto e à aponeurose do músculo oblíquo externo. Essa manobra é necessária para minimizar o risco subsequente de formação de seroma, preservando a drenagem linfática para a parede anterior do abdome. A dissecção é realizada lateralmente à confluência da musculatura oblíqua em antecipação à liberação oblíqua externa. Uma vez que a incisão e os retalhos subcutâneos sejam concluídos, expondo a inserção do oblíquo externo na bainha do reto, efetua-se a incisão da fáscia oblíqua externa em sua borda anterior, imediatamente lateral à sua inserção na bainha do reto (**FIGURA 3**). O comprimento da incisão pode ser adaptado ao defeito da hérnia, mas pode estender-se por todo o comprimento da parede abdominal. Uma vez realizada a incisão do músculo oblíquo externo do abdome, cria-se um plano lateralmente entre a aponeurose do músculo oblíquo externo e a aponeurose do músculo oblíquo interno, suspendendo efetivamente a musculatura oblíqua externa da aponeurose do músculo oblíquo interno e permitindo o avanço ou a medialização da bainha do músculo reto na linha mediana para fechamento primário.

A tensão no fechamento deve ser avaliada pelo cirurgião após a mobilização de ambos os lados. Se a tensão for muito alta, considera-se a mobilização adicional. A incisão da bainha posterior do músculo reto ao longo de seu trajeto (**FIGURA 4**) e a dissecção da bainha posterior do reto distante dos elementos do músculo reto do abdome mobilizam ainda mais o músculo da parede abdominal para permitir o fechamento da linha mediana. Pode-se esperar que a mobilização total da aponeurose do músculo oblíquo externo e da bainha posterior do reto permita um avanço de 3 a 5 cm nas partes superior e inferior do abdome e de 8 a 10 cm na cintura (**FIGURA 5**). Essa técnica assegura que pelo menos dois planos da parede abdominal envolvam os órgãos intra-abdominais, exceto na linha mediana, que é fechada em um único plano. A escolha do tipo de tela e do local de inserção é feita pelo cirurgião.

TÉCNICA ONLAY Se uma técnica *onlay* for empregada, o fechamento primário da linha mediana é realizado utilizando-se suturas contínuas com fios absorvíveis (**FIGURA 6**). **CONTINUA**

Capítulo 106 Correção de Hérnia Ventral por Técnica Aberta e Liberação Miofascial

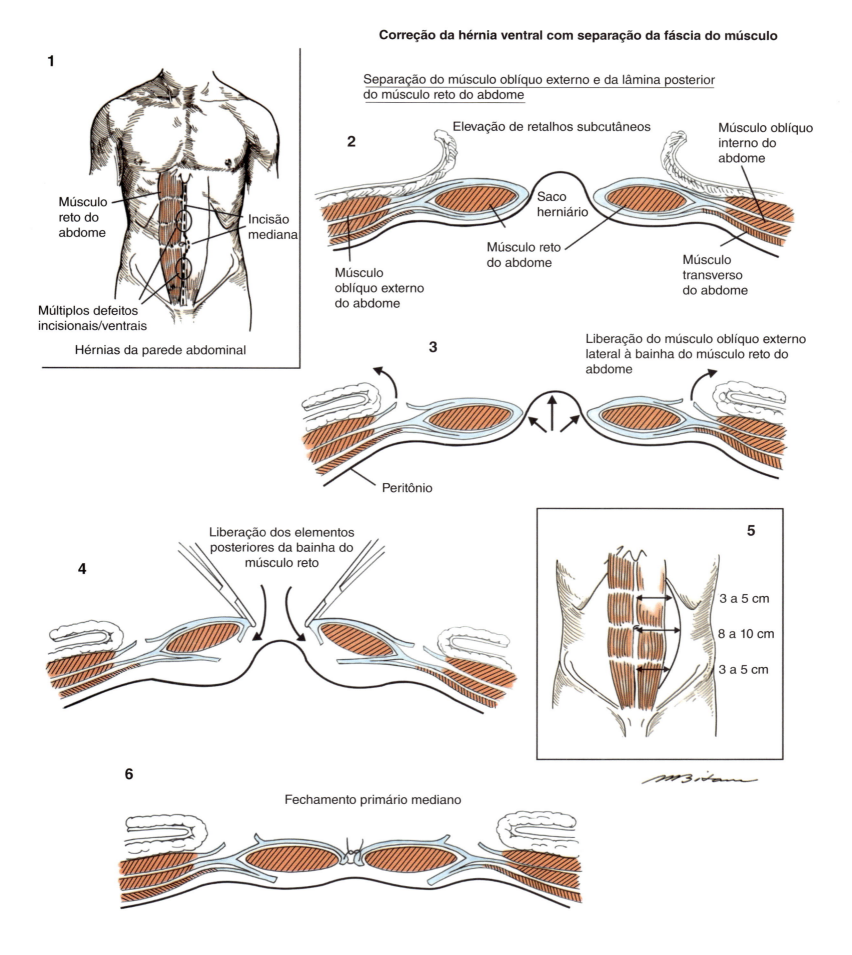

TÉCNICA ONLAY `CONTINUAÇÃO` Uma tela macroporosa permanente de peso médio é, então, fixada na parede anterior do abdome usando fixação de grampo absorvível e/ou suturas absorvíveis, que pode ser seguida de fixação adicional com cola de fibrina (FIGURA 7). A extensão lateral da sobreposição da tela deve se estender para além da borda de incisão lateral do músculo oblíquo externo.

TÉCNICA SUBLAY Como alternativa, uma tela não revestida pode ser colocada na posição pré-peritoneal *sublay* ou, como mostrado, uma tela revestida com barreira pode ser colocada na posição intraperitoneal com essa técnica (FIGURA 8A). A tela deve se sobrepor às bordas da fáscia em 4 a 5 cm. Suturas pesadas absorvíveis número 0 ou 1 são colocadas lateralmente a pelo menos 4 cm da borda da fáscia (FIGURA 8A). As suturas podem ser passadas através da musculatura oblíqua para assegurar uma sobreposição adequada. Deve-se ter cuidado para evitar lacunas na fixação, pois o intestino pode deslizar anteriormente à tela *sublay* ao colocar a tela na posição intraperitoneal. Um complemento útil para minimizar isso é usar tela contornada e fixação de grampo absorvível entre as áreas de fixação da sutura transabdominal.

Após a colocação da tela *sublay*, a linha alba é fechada usando suturas absorvíveis contínuas. Com a fáscia fechada, deve-se tentar reaproximar o tecido subcutâneo elevado da musculatura da parede abdominal, na tentativa de eliminar o espaço morto. É desejável o uso de sutura interrompida absorvível 2–0. Muitas vezes, os retalhos subcutâneos criam uma oportunidade para o acúmulo de sangue e/ou líquido, e a colocação de dois drenos de aspiração no sistema fechado dentro dos retalhos permite a coleta de líquido/sangue e evita a formação de seroma ou hematoma pós-operatório (FIGURA 8B). A pele pode ser fechada com grampos ou uma sutura contínua absorvível. Aplica-se um curativo estéril. Muitos cirurgiões usam uma cinta na parede abdominal em um esforço para fornecer suporte adicional à parede abdominal no período pós-operatório.

TÉCNICA DE CORREÇÃO RETRORRETAL Uma abordagem retrorretal oferece a vantagem de evitar retalhos subcutâneos e, consequentemente, minimizar as complicações da ferida, ao mesmo tempo que facilita o fechamento da fáscia e a sobreposição da tela. Após a realização da enterólise, inicia-se a dissecção retrorretal. A lâmina posterior da bainha do músculo reto do abdome é separada do músculo reto cerca de 5 mm lateralmente à inserção da lâmina posterior na face medial do músculo reto (FIGURA 9A). `CONTINUA`

Capítulo 106 Correção de Hérnia Ventral por Técnica Aberta e Liberação Miofascial   421

Técnica *onlay*

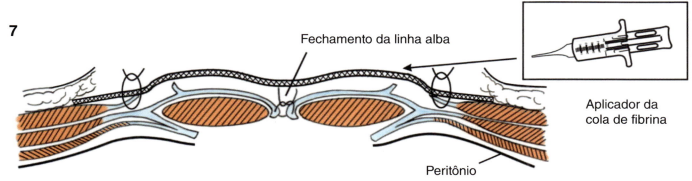

Tela *sublay* – intraperitoneal

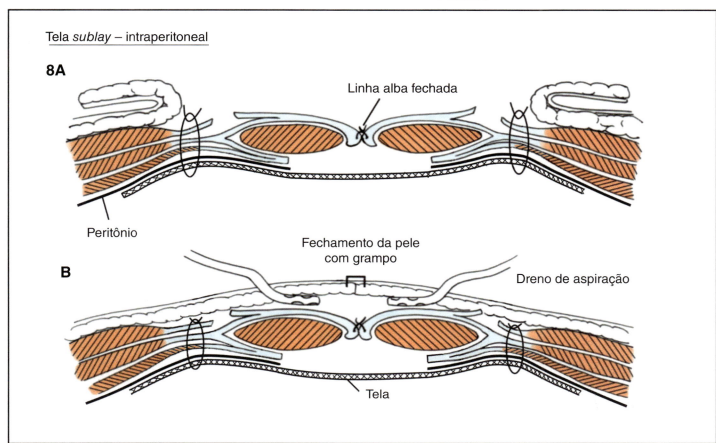

9A
Abordagem retrorretal

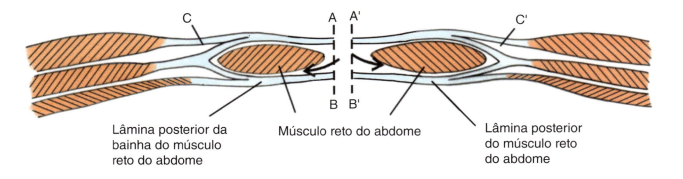

TÉCNICA DE CORREÇÃO RETRORRETAL **CONTINUAÇÃO** Esse plano é desenvolvido lateralmente em direção à linha semilunar (**FIGURA 9B**). Deve-se ter muito cuidado para preservar os feixes neurovasculares no compartimento lateral da bainha do reto, que consiste em ramos do nervo intercostal dos nervos subcostais, a fim de evitar a denervação do músculo reto. Além disso, deve-se ter cautela para preservar a vascularização epigástrica também no compartimento lateral da bainha do músculo reto (**FIGURA 9C**). Caso seja necessária a liberação do músculo transverso do abdome, uma incisão na lâmina posterior da bainha do reto é feita imediatamente em posição medial à inserção dos feixes neurovasculares no compartimento do reto lateral. As duas principais razões para realizar a liberação do músculo transverso do abdome incluem facilitar o fechamento posterior da bainha do reto e permitir maior sobreposição lateral da tela. Em seguida, realiza-se a incisão das fibras musculares do músculo transverso do abdome, a fim de permitir maior mobilidade da lâmina posterior da bainha do músculo reto (**FIGURA 9D**). **CONTINUA**

Capítulo 106 Correção de Hérnia Ventral por Técnica Aberta e Liberação Miofascial

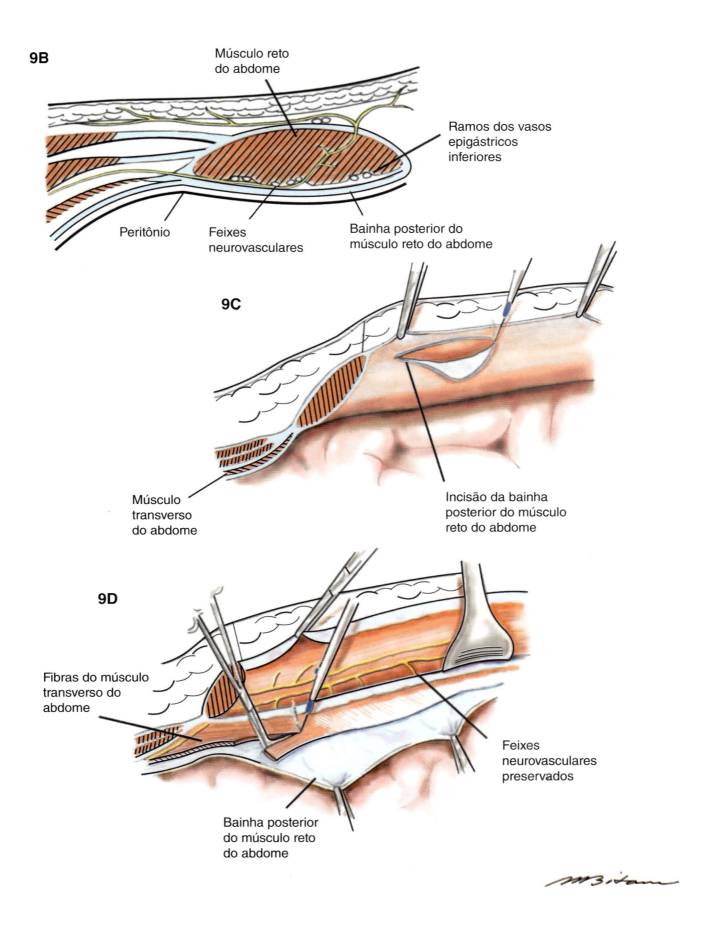

424 Parte 9 Hérnia

TÉCNICA DE CORREÇÃO RETRORRETAL **CONTINUAÇÃO** Essa dissecção é mais facilmente iniciada na parte superior do abdome, onde as fibras do músculo transverso do abdome se estendem medialmente à linha semilunar (**FIGURA 9E**). À medida que a dissecção prossegue inferiormente, o músculo transverso do abdome faz a transição para seu componente mais aponeurótico. O plano imediatamente abaixo do transverso do abdome e imediatamente anterior à fáscia transversal é o pré-transversal. Na maioria dos pacientes, esse plano pode ser utilizado para realizar a separação do músculo transverso do abdome, que é mais útil em pacientes com várias correções de hérnia incisional anteriores. De modo alternativo, o plano pré-peritoneal pode ser acessado e mobilizado. No entanto, o peritônio pode tornar-se muito fino à medida que se aproxima da margem costal. É importante observar que o músculo transverso do abdome deve ser separado da fáscia transversal subjacente e/ou do peritônio para completar a liberação. Cefalicamente, essa dissecção pode ser feita acima da margem costal, separando os elementos posteriores do diafragma, se necessário. Inferiormente, essa dissecção pode ser levada em direção ao púbis, expondo o ligamento pectíneo (ligamento de Cooper), se necessário. Uma sutura contínua absorvível 2–0 é usada para reaproximar a lâmina posterior da bainha do músculo reto, excluindo as vísceras (**FIGURA 9F**). Esse fechamento deve ser feito com mínima ou nenhuma tensão, para evitar o risco de rompimento do fechamento da lâmina posterior da bainha na fase pós-operatória. Se for observada tensão indevida no fechamento da bainha posterior, uma peça intermediária de tela absorvível ou biológica pode ser utilizada para excluir as vísceras sem tensão.

Uma vez que a bainha posterior seja fechada, a colocação da tela para a correção é realizada na posição retromuscular *sublay*. Uma variedade de tipos de tela pode ser selecionada com base em dados emergentes e na preferência do cirurgião, incluindo a tela de prótese permanente, a tela biológica e a tela biossintética absorvível. Essas telas são dimensionadas para ficarem posicionadas cuidadosamente dentro do compartimento retrorretal, assegurando-se de que estejam completamente planas para maximizar a incorporação (**FIGURA 9G**).

Métodos de fixação são realizados consideravelmente com base no tamanho original da hérnia e no tipo de tela. Para defeitos menores, pode-se empregar apenas a colocação de tela sem fixação. Para defeitos maiores, duas a oito suturas com fios absorvíveis são colocadas para fixar a tela na parede anterior do abdome. Como as vísceras já foram excluídas, são necessários apenas alguns pontos de fixação para garantir a incorporação precoce sem migração da tela. Para defeitos muito grandes, a fixação percutânea transabdominal é utilizada com tensão colocada intencionalmente na tela, tirando a tensão do fechamento primário subsequente da fáscia. Dois drenos retromusculares são inseridos diretamente sobre a tela no espaço retrorretal e trazidos pela parede anterior do abdome inferiormente. Esses drenos devem ser colocados lateralmente à linha semilunar. Deve-se ter muito cuidado para evitar lesões na vascularização epigástrica com a passagem do dreno pela parede abdominal. A linha alba (**FIGURA 9E, A–A'**) é então fechada com sutura absorvível contínua (**FIGURA 9G**). A pele é fechada em camadas usando sutura ou grampos de pele. Um curativo estéril e uma cinta abdominal são colocados.

CUIDADOS PÓS-OPERATÓRIOS O tubo orogástrico é removido antes que o paciente desperte, caso seja previsto que ele não terá íleo paralítico significativo. O cateter de Foley é interrompido quando o paciente estiver alerta o suficiente para urinar. Os pacientes podem sentir uma quantidade moderada de dor por alguns dias. Líquidos claros sem resíduos são retomados em 1 dia, e a dieta avança, de acordo com a tolerância. Alguns cirurgiões recomendam o uso de uma cinta abdominal por até 6 semanas após a cirurgia. Podem ocorrer hematomas e infecções de sítio cirúrgico. Pode ocorrer acúmulo de soro no antigo saco herniário, o que requer aspiração. Se um dreno subcutâneo foi colocado nos retalhos subcutâneos, ele é removido uma vez que a drenagem seja serosa e mínima para evitar o acúmulo de líquido nesse espaço. Se forem usados drenos retrorretais, eles geralmente podem ser removidos após 2 a 3 dias, uma vez que o paciente esteja pronto para receber alta. Os pacientes são orientados a abster-se de atividades físicas extenuantes na primeira semana pós-operatória. Posteriormente, eles devem aumentar a mobilidade conforme tolerado, para manter o tônus adequado da parede anterior do abdome e maximizar a cicatrização. Se a dor for considerável com a atividade, esta é minimizada temporariamente para recuperação. Uma cinta abdominal é mantida em casa por várias semanas, e os pacientes são orientados a utilizá-la o máximo possível. A remoção da cinta durante o sono é necessária em alguns pacientes. ■

Capítulo 106 Correção de Hérnia Ventral por Técnica Aberta e Liberação Miofascial

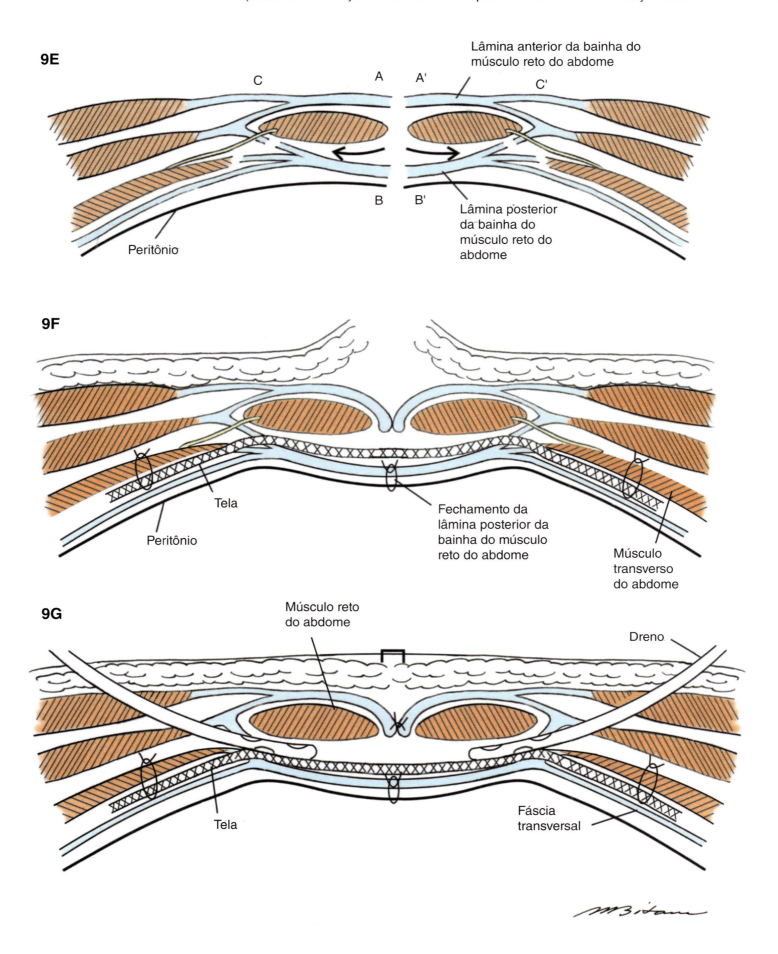

CAPÍTULO 107

Correção de Hérnia Ventral com Liberação Bilateral do Músculo Transverso do Abdome por Técnica Robótica

INDICAÇÕES As hérnias ventrais, na parede anterior do abdome, incluem hérnias espontâneas ou primárias (p. ex., umbilical, epigástrica e de Spiegel) e, mais comumente, hérnias incisionais, que ocorrem após uma cirurgia abdominal. Estima-se que até 40% de todas as operações abdominais resultem em hérnia incisional. Os fatores de risco para o desenvolvimento de uma hérnia incisional incluem obesidade, múltiplos procedimentos abdominais, diabetes, infecções de feridas e uso de medicamentos imunossupressores. Em hérnias maiores ou em casos de recidiva, as técnicas de liberação miofascial (i. e., separação de componentes) podem facilitar a correção e restaurar fisiologicamente a parede anterior do abdome. Tais procedimentos podem ser tecnicamente apurados e resultar em maiores complicações, a menos que sejam tomados cuidados para a seleção apropriada do paciente e a otimização pré-operatória.

PREPARO PRÉ-OPERATÓRIO As indicações para correção devem ser amplamente discutidas, e uma avaliação cuidadosa dos objetivos e das expectativas deve ser comunicada ao paciente após a correção. A revisão de relatórios de cirurgias anteriores pode facilitar muito o planejamento operatório, identificando planos miofasciais potencialmente livres para a reconstrução da parede abdominal. A otimização pré-operatória é fundamental, a fim de garantir uma correção bem-sucedida com morbidade mínima. O uso de nicotina deve ser interrompido pelo menos 6 semanas antes e 6 semanas após a correção. Muitos pacientes usam essas cirurgias como uma oportunidade para interromper indefinidamente o uso de nicotina. O diabetes deve ser bem controlado com hemoglobina A1c ≤ 8%. Pacientes com histórico de comprometimento respiratório ou doença pulmonar crônica devem ser encaminhados ao especialista em pneumologia antes da correção. Se for prevista uma lise intensa de aderências, pode ser utilizado um preparo intestinal. Os resultados da microbiologia de qualquer história de infecção prévia da parede abdominal devem ser considerados na escolha de antibióticos pré-operatórios. É importante ressaltar que o estado funcional do paciente deve ser suficientemente otimizado para permitir a reconstrução segura da parede abdominal maior e a subsequente recuperação.

ANESTESIA É necessária anestesia geral com tubo endotraqueal.

POSIÇÃO Os pacientes são colocados em decúbito dorsal.

PREPARO PRÉ-OPERATÓRIO Os pacientes recebem antibióticos perioperatórios. Um tubo orogástrico é passado para descompressão gástrica. Se for prevista uma dissecção intensa, um tubo nasogástrico pode ser colocado para descompressão pós-operatória do estômago em caso de íleo paralítico. O cateter de Foley e meias de compressão pneumática sequencial são colocados. A profilaxia farmacológica para trombose venosa profunda é iniciada. A pele é preparada de maneira rotineira, com atenção ao preparo lateral da parede abdominal do paciente, uma vez que ela pode ser acessada como parte do procedimento cirúrgico. Campos estéreis são aplicados de acordo com as especificações do cirurgião. Então, uma pausa cirúrgica (*time out*) é executada.

INCISÃO E EXPOSIÇÃO A cirurgia começa com ambos os braços dobrados, e o abdome é preparado desde o púbis até a caixa torácica (**FIGURA 1A**). O acesso peritoneal é obtido com uma técnica de agulha de Veress no ponto de Palmer, no quadrante superior esquerdo (ver Capítulo 14). O trocarte inicial pode, então, ser inserido por meio da técnica de visão óptica ou pelo método preferido de cada cirurgião. O trocarte é posicionado no ponto de Palmer. Uma vez obtido o acesso seguro ao abdome, este é insuflado a 15 mmHg de pressão, e dois trocartes adicionais são colocados, sendo que cada um deve estar a pelo menos 8 cm do anterior no lado ipsilateral e lateral à linha semilunar.

A câmera robótica vai no trocarte central, a tesoura, no trocarte direito, e a pinça robótica, no trocarte esquerdo (**FIGURA 1B**). Deve ser feita uma lise minuciosa das aderências, com todas as vísceras abdominais sendo reduzidas até o nível do conteúdo abdominal. Qualquer tela anterior que tenha sido colocada no abdome deve ser retirada e separada do conteúdo abdominal para posterior remoção.

DETALHES DO PROCEDIMENTO Para melhor ilustrar a configuração tridimensional desse procedimento, as figuras do lado esquerdo da página mostram a visão em corte transversal, e as do lado direito da página, a visão da câmera. Com o defeito herniário claramente definido, realiza-se uma dissecção posterior da bainha do reto, que começa com a incisão da linha alba na borda da hérnia, seguida da retirada da bainha posterior do músculo reto (**FIGURA 2**). Essa dissecção deve ser realizada na posição cefálica a partir da caixa torácica até inferiormente no púbis e lateralmente à linha semilunar. Os feixes nervosos devem ser identificados na parte lateral da dissecção em direção à linha semilunar e preservados, quando possível (**FIGURA 3**).

Com a dissecção completa da bainha posterior, a liberação do transverso do abdome pode começar cefalicamente, na porção muscular da parede abdominal ou na linha arqueada mediana na porção tendínea do músculo transverso do abdome. Para o primeiro, a bainha posterior é incisada 1 cm medial aos feixes de nervos perfurantes preservados, e a porção muscular do músculo transverso do abdome é incisada (**FIGURA 4**). Deve-se tomar cuidado para evitar cortar o peritônio abaixo do músculo transverso. Se a dissecção for iniciada inferiormente, o peritônio atrás da bainha posterior é separado na linha arqueada mediana, e a bainha posterior é incisada 1 a 2 cm da linha semilunar em direção cefálica. Essa dissecção é realizada tanto cranial quanto caudalmente, até que a liberação do transverso seja concluída. A dissecção é então realizada lateralmente, descolando-se o peritônio da parede lateral do abdome (**FIGURA 5**). Isso permite que haja uma ampla área para colocação da tela, bem como um saco visceral que aceitará uma tela não revestida. **CONTINUA**

Capítulo 107 Correção de Hérnia Ventral com Liberação Bilateral do Músculo Transverso do Abdome por Técnica Robótica

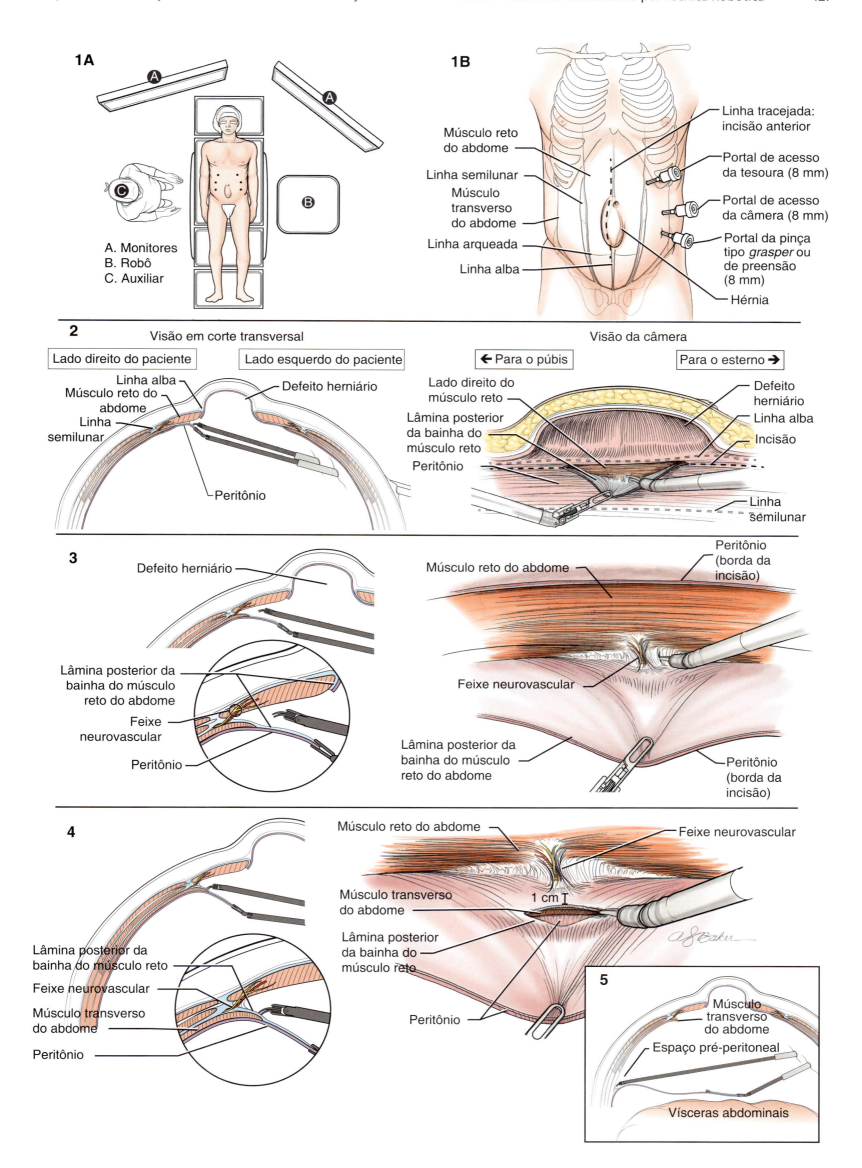

DETALHES DO PROCEDIMENTO **CONTINUAÇÃO** Com o lado direito concluído, o robô é desacoplado, e os trocartes são colocados no lado direito, devendo ser dispostos com visualização direta e lateralmente à linha semilunar, como antes. O robô é então reacoplado, e a dissecção do lado esquerdo pode ser realizada (**FIGURA 6**), iniciando-se novamente com a incisão da linha alba na borda da hérnia. A lâmina posterior da bainha do músculo reto é separada do músculo reto até a linha semilunar lateralmente.

Em seguida, a liberação do músculo transverso do abdome do lado esquerdo é concluída, como antes. A dissecção completa é finalizada quando a lâmina posterior da bainha do músculo reto repousa sobre o conteúdo abdominal sem tensão ou elevação em direção à parede lateral do abdome (**FIGURA 7**). A bainha posterior pode ser fechada com sutura ao longo da linha mediana, criando o saco visceral (**FIGURA 8**). A seta na **FIGURA 8** mostra a borda da incisão da fáscia transversal tanto na imagem em corte transversal quanto na visão da câmera. Quaisquer orifícios criados no peritônio durante a dissecção ou a colocação inicial dos trocartes podem ser fechados nesse momento.

Com a bainha posterior fechada, a linha alba agora também pode ser fechada. Isso pode ser feito com uma sutura farpada unidirecional, para garantir que o fechamento não fique frouxo durante o processo (**FIGURA 9**). Conforme necessário, uma sutura pode ser iniciada na borda superior e outra na borda inferior. É de grande benefício diminuir a pressão de insuflação abdominal tanto quanto possível nesse ponto para ajudar no fechamento da parede abdominal.

A tela agora pode ser colocada nesse espaço retrorretal/pré-peritoneal (**FIGURA 10**) e deve ser dimensionada para ajustar a área total com ampla sobreposição do defeito inicial. A tela pode ser fixada com sutura na bainha posterior, com cola biológica ou não, dependendo da preferência do cirurgião (**FIGURA 11**). Se necessário, os drenos também podem ser colocados nos locais dos trocartes para ajudar no controle hídrico nessa área. Os locais de incisão podem ser fechados, a cinta é colocada, e o paciente é levado para recuperação.

CUIDADOS PÓS-OPERATÓRIOS O tubo orogástrico é removido antes que o paciente acorde se for previsto que ele não terá íleo paralítico significativo. O cateter de Foley é retirado quando o paciente estiver alerta o suficiente para urinar. Os pacientes podem sentir uma quantidade moderada de dor por alguns dias. Líquidos claros sem resíduos são retomados em 1 dia, e a dieta avança de acordo com a tolerância. Alguns cirurgiões recomendam o uso de uma cinta abdominal por até 6 semanas após a cirurgia. Podem ocorrer hematomas e infecções de sítio cirúrgico e acúmulo de soro no antigo saco herniário, que requer aspiração. Se um dreno subcutâneo foi colocado nos retalhos subcutâneos, ele é removido uma vez que a drenagem seja serosa e mínima, a fim de evitar o acúmulo de líquido nesse espaço. Se forem utilizados drenos retrorretais, eles geralmente podem ser removidos após 2 a 3 dias, uma vez que o paciente esteja pronto para receber alta, independentemente do débito. Os pacientes são orientados a abster-se de atividades físicas extenuantes na primeira semana pós-operatória; posteriormente, eles devem aumentar a mobilidade conforme tolerado, para manter o tônus adequado da parede anterior do abdome e maximizar a cicatrização. Se ocorrer dor significativa com a atividade, esta é minimizada temporariamente para recuperação. O uso de cinta abdominal deve ser mantido em casa por várias semanas, e os pacientes são requisitados a usá-la tanto quanto possível. A remoção da cinta durante o sono é necessária em alguns pacientes. ■

Capítulo 107 Correção de Hérnia Ventral com Liberação Bilateral do Músculo Transverso do Abdome por Técnica Robótica

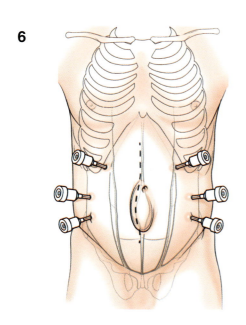

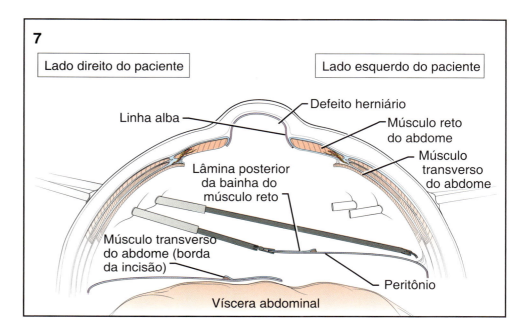

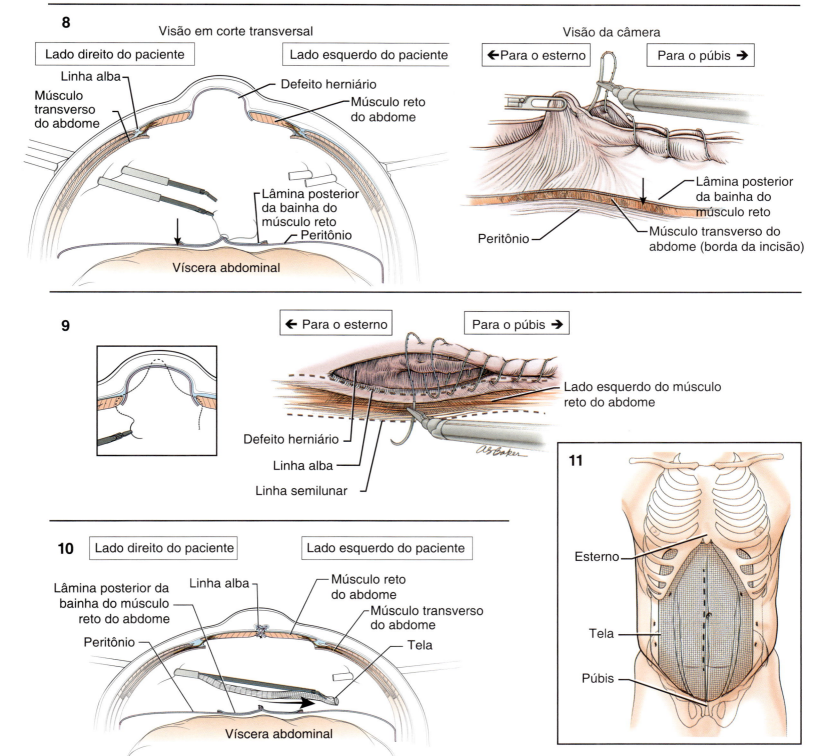

CAPÍTULO 108 — CORREÇÃO DE HÉRNIA UMBILICAL

INDICAÇÕES A hérnia umbilical é habitualmente um defeito congênito que se apresenta gradualmente ao longo do tempo. Mais comumente, os pacientes sentem uma protuberância no umbigo que geralmente causa desconforto com atividades, tosse, riso ou esforço.

A correção de uma hérnia umbilical em uma criança muito pequena raramente está indicada, visto que 80% desses defeitos fasciais se fecham em torno dos 2 anos. Além disso, a incidência de encarceramento e estrangulamento dentro de uma hérnia umbilical é extremamente baixa nessa faixa etária. Entretanto, quando medidas de suporte, como o tipo básico de enfaixamento na lactância, falham e o anel fascial é grande o suficiente para possibilitar a introdução do dedo indicador, a hérnia deve ser corrigida antes da idade escolar.

PREPARO PRÉ-OPERATÓRIO Esse defeito pode ser habitualmente observado em crianças ou em adultos e o preparo pré-operatório depende do estado geral e da idade do paciente. Os pacientes obesos são encaminhados a um médico para perda de peso. Em geral, o reparo eletivo de uma hérnia umbilical deve ser evitado em indivíduos com obesidade mórbida, devido ao alto risco de recorrência. Além disso, esses pacientes podem, sem querer, começar a trilhar um caminho de sucessivas falhas, com várias operações subsequentes, a menos que o problema subjacente, que é o excesso de peso, seja tratado. Indica-se uma avaliação clínica geral. A correção é adiada em caso de infecção respiratória aguda, tosse crônica ou infecção em torno do umbigo. Deve-se dispensar atenção especial para a limpeza do umbigo.

ANESTESIA A anestesia via máscara laríngea costuma ser suficiente para a maioria das hérnias umbilicais de tamanho pequeno a médio. Se o paciente for incapaz de tolerar o reparo com máscara laríngea, deve-se usar anestesia geral. A anestesia geral constitui um método de escolha nas crianças.

POSIÇÃO O paciente é colocado em decúbito dorsal confortável.

PREPARO OPERATÓRIO A pele é preparada de modo habitual após cuidadosa limpeza do umbigo. Isso pode exigir o uso de cotonetes saturados com antisséptico para alcançar qualquer prega profunda. Os campos estéreis são aplicados de acordo com as especificações do cirurgião. Então, uma pausa cirúrgica (*time out*) é executada.

INCISÃO E EXPOSIÇÃO Utiliza-se com mais frequência uma incisão curva superior ou inferiormente em torno do umbigo (**FIGURA 1**). Alternativamente, também pode ser usada uma incisão vertical colocada dentro do umbigo com base na estética e na exposição necessária (ver **FIGURA 1**). Para hérnias umbilicais maiores, uma incisão vertical pode ser estendida para permitir exposição adicional. O saco herniário é facilmente dissecado da pele umbilical e dos tecidos subcutâneos circundantes. O saco é facilmente mobilizado, exceto no local de sua aderência à parte posterior da pele umbilical. Realiza-se uma cuidadosa dissecção, de modo a não criar um orifício que possa fazer com que a correção corra risco de infecção. Em seguida, o colo do saco herniário é dissecado dos tecidos adjacentes por uma combinação de dissecção romba e cortante, que é aprofundada até o nível da linha alba.

A. ADULTOS

DETALHES DA TÉCNICA Com mais frequência, o conteúdo do saco herniário consiste em gordura pré-peritoneal. Em defeitos maiores, também podem estar presentes omento ou intestino. O omento frequentemente terá formado aderências em várias regiões do saco, impedindo, assim, a redução da hérnia. É necessário proceder a uma dissecção cortante para liberar o conteúdo herniário do saco, bem como do peritônio em torno do colo do saco, em sua junção com o peritônio. Se houver forte suspeita de gangrena do intestino dentro do saco herniário, a cavidade abdominal deve ser penetrada por meio de uma incisão mediana extensa, acima ou abaixo do umbigo. Essa incisão é aprofundada até o defeito fascial e lateralmente ao saco herniário, de modo a possibilitar a mobilização completa do intestino encarcerado. O intestino é reduzido ou ressecado, conforme indicado. Na maioria dos pacientes, o omento está encarcerado no saco.

Nesses pacientes, pode-se abrir o saco herniário (**FIGURA 2**). Quando o omento não puder ser facilmente liberado e/ou reduzido, é prudente ressecá-lo com pinçamento sequencial e ligadura com suturas. Quando o conteúdo do saco tiver sido reduzido, e o colo estiver bem definido, deve-se tomar uma decisão sobre como corrigir o defeito fascial.

Em geral, quando o orifício tem menos de 1 cm de diâmetro, um reparo primário é suficiente. Retira-se a gordura do perímetro do defeito fascial tanto anterior quanto posteriormente, e realiza-se uma correção primária, utilizando suturas separadas com fio 2-0, que pode ser de absorção tardia ou não absorvível (**FIGURA 3**).

Se for encontrado um orifício de tamanho intermediário, de 1 a 4 cm, muitos cirurgiões preferem corrigi-lo com a técnica de dois planos de camisa sobre as calças (Mayo) (**FIGURAS 4** a **6**). A fáscia superior é imbricada sobre a fáscia inferior com uma fileira de suturas separadas com fio 2-0. Essas suturas começam e terminam alto na "camisa", enquanto as "calças" são fixadas de modo horizontal na altura da cintura (**FIGURA 4**). Quando essas suturas estiverem amarradas, a borda superior livre ("camisa") estará sobre a fáscia inferior ("calças"), e utiliza-se então um segundo plano de suturas separadas com fio 2-0 para fixar a borda livre (**FIGURA 5A**). A técnica está ilustrada de modo esquemático em corte transversal na **FIGURA 6**.

Muitos cirurgiões acreditam que seja possível corrigir um orifício médio a grande com tela, visto que as correções teciduais primárias nas grandes hérnias apresentam uma taxa significativa de recidiva. O local preferido para a colocação da tela é no espaço pré-peritoneal. Frequentemente, o saco herniário pode ser prontamente mobilizado para longe da linha alba e da bainha posterior do reto, mantendo-se um plano pré-peritoneal. Quaisquer pequenos orifícios no peritônio podem ser fechados usando suturas absorvíveis 3-0 interrompidas. Foram desenvolvidas próteses de tela específicas para reparo de hérnia umbilical, para auxiliar na colocação. Como alternativa, se não for possível criar esse plano, e a tela tiver de ser colocada em uma posição intraperitoneal, emprega-se uma tela de dois lados, em que a superfície lisa e não aderente esteja posterior em direção ao omento e ao intestino, e a tela sintética não protegida esteja anterior, contra o peritônio e a fáscia posterior (**FIGURA 6**). O tamanho da tela deve se estender por 3 a 5 cm além das bordas previstas do orifício fechado. Essa tela é fixada com suturas em colchoeiro com fio absorvível 1-0, que são colocadas em toda a espessura através da linha alba, nas posições de 12 e de 6 horas, e através da bainha e do músculo reto do abdome, nas posições de 3 e 9 horas (**FIGURA 6A**). Essas suturas devem fixar apenas o lado não protegido da tela sintética e não devem se estender por toda a espessura, visto que isso pode criar uma alça intra-abdominal livre que pode capturar uma alça do intestino. As suturas de fixação são amarradas, e fecha-se o orifício vertical ou transversalmente, utilizando suturas separadas 1-0.

FECHAMENTO Após a obtenção de hemostasia cuidadosa, o ápice do tecido subcutâneo abaixo do umbigo é suturado na linha alba com fio absorvível 3-0. Isso produz o umbigo invaginado desejável. São utilizadas mais suturas com fio absorvível para obliterar o espaço morto subcutâneo. Uma sutura de pegada tripla, fixando a fáscia de Scarpa à fáscia profunda e, em seguida, a fáscia de Scarpa no outro lado da incisão, reduz ao máximo o espaço para o acúmulo potencial de soro ou a formação de hematoma. Quando a hérnia é muito grande, pode-se colocar um dreno de Silastic® de sistema fechado através de uma contra-abertura adjacente, de modo que não se comunique nem entre em contato com a tela colocada como parte da correção da hérnia.

CUIDADOS PÓS-OPERATÓRIOS É preciso dispensar uma atenção especial para evitar a ocorrência de distensão abdominal. Pode ser utilizada uma cinta abdominal para conforto do paciente e, também, para minimizar o risco de formação de seroma. O paciente é alertado para evitar o levantamento de objetos pesados e fazer esforços durante um período mínimo de 6 semanas.

B. CRIANÇAS

DETALHES DA TÉCNICA Realiza-se uma incisão curva em torno da metade superior da depressão umbilical, e libera-se o saco herniário até a linha alba. Essa dissecção estende-se lateralmente para ambas as bainhas do músculo reto. O saco herniário é dissecado a partir da parte posterior da pele do umbigo, utilizando uma contratração com ganchos cutâneos. Limpa-se a fáscia por alguns centímetros em todas as direções. Na maioria dos pacientes, pode-se reduzir o saco sem abri-lo. As bordas do anel fascial são pinçadas com pinça de Kocher, e limpa-se a face posterior da fáscia por 1 ou 2 cm. Como esses orifícios fasciais são, em sua maior parte, pequenos, pode-se realizar uma correção primária utilizando suturas separadas com fio 2-0, de modo vertical ou horizontal, dependendo do formato do defeito.

FECHAMENTO As margens da pele são aproximadas com suturas separadas subcuticulares com fio absorvível 5-0. São aplicadas tiras cutâneas, e o umbigo é preenchido com um pequeno pedaço de gaze. Aplica-se um curativo estéril seco.

CUIDADOS PÓS-OPERATÓRIOS São realizados os cuidados pós-operatórios de rotina. Os pacientes são capazes, em sua maioria, de tolerar a ingestão de dieta líquida dentro de poucas horas e recebem alta depois de 1 dia com dieta branda. Deve-se observar a pele do umbigo quanto à sua viabilidade se uma dissecção extensa tiver sido realizada. Na maioria dos pacientes, a incisão periumbilical curva torna-se minimamente visível com a cicatrização da área. ■

Capítulo 108 Correção de Hérnia Umbilical

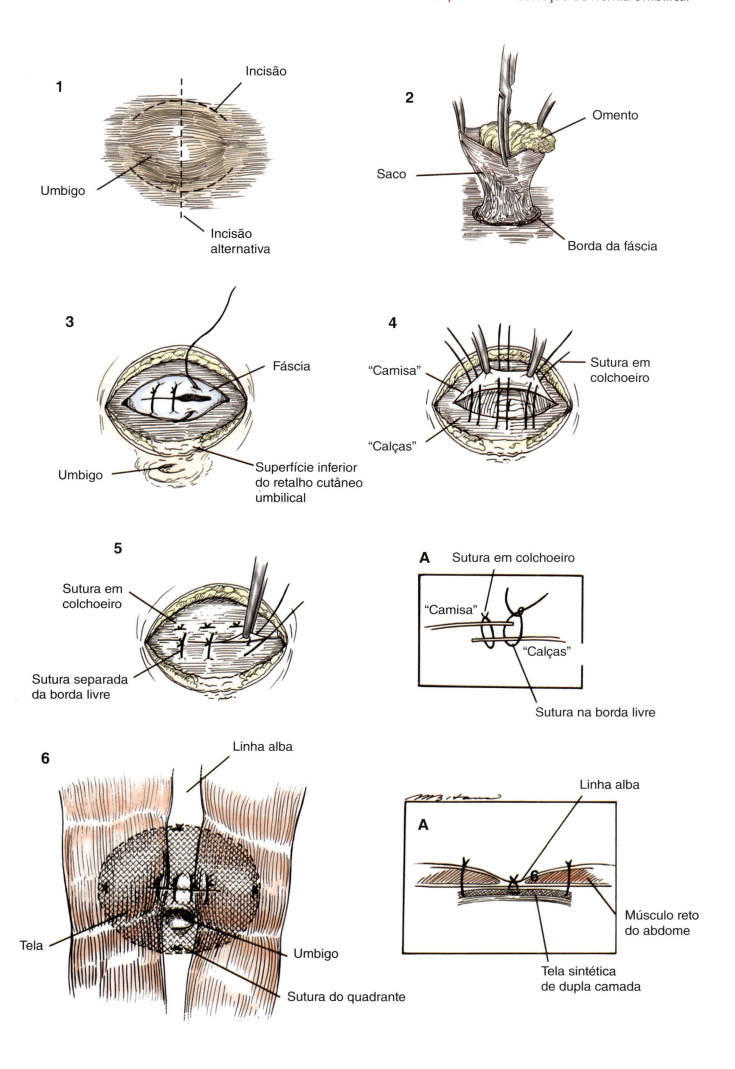

CAPÍTULO 109

CORREÇÃO DE HÉRNIA INGUINAL

INDICAÇÕES A correção de uma hérnia inguinal deve ser considerada em pacientes com sintomas atribuíveis à hérnia. Normalmente, isso inclui dor e/ou limitações funcionais decorrentes da própria hérnia. A observação cuidadosa pode ser considerada em pacientes assintomáticos, particularmente se o risco cirúrgico for alto ou outras comorbidades afetarem a durabilidade da correção (p. ex., obesidade mórbida, mau estado funcional). O aparecimento de uma hérnia inguinal em pacientes de meia-idade ou idosos requer investigação médica completa. Antes de aconselhar a correção, é recomendável descartar qualquer outra fonte de patologia como causa da queixa do paciente, em vez de atribuí-la à presença de uma hérnia inguinal. Pacientes com tensão por obstrução sintomática do trato gastrintestinal, doença pulmonar crônica ou prostatismo precisam de avaliações diagnósticas apropriadas.

A correção de uma hérnia inguinal em um lactente ou uma criança é indicada assim que possível após o diagnóstico ser realizado, devido ao risco aumentado de encarceramento. Na presença de testículo não descido, a correção, que inclui uma orquidopexia, não deve ser adiada, pois é realizada em qualquer idade se houver uma hérnia inguinal associada. As correções de hérnia são efetuadas rotineiramente em regime ambulatorial. Os prematuros devem ter 60 semanas de idade pós-concepção, e bebês a termo devem ter 44 semanas para serem considerados candidatos adequados para cirurgia ambulatorial. Bebês que não atingiram o limite de 60 ou 44 semanas são internados para que seja possível realizar o monitoramento pós-operatório da apneia.

PREPARO PRÉ-OPERATÓRIO Pacientes com obesidade devem ser aconselhados à perda de peso pré-operatória, que deve ser considerada à luz da acuidade e da gravidade da apresentação clínica. A correção também deve ser adiada em pacientes com infecções agudas das vias respiratórias superiores ou tosse crônica até a resolução da condição. O tabagismo é reduzido ou interrompido, principalmente se associado à tosse crônica.

Na presença de estrangulamento, a operação é adiada apenas por tempo suficiente para o estabelecimento do equilíbrio hidreletrolítico por meio da administração intravenosa de solução cristaloide isotônica. Institui-se a antibioticoterapia sistêmica. Introduz-se uma pequena sonda nasogástrica, e a aspiração gástrica constante é mantida antes, durante e após a cirurgia, conforme a necessidade. Deve-se dispor de tempo suficiente para garantir a reanimação pré-operatória adequada. No quadro de obstrução intestinal prolongada, devem-se tomar cuidados adicionais para assegurar a reanimação adequada e a correção do desequilíbrio eletrolítico, a fim de minimizar o risco de colapso cardiovascular na indução da anestesia. A intervenção cirúrgica antes da estabilização pode ter resultados desastrosos.

Uma criança de 2 anos ou mais deve ser preparada psicologicamente com antecedência para a experiência hospitalar. Livretos que descrevem, em um estilo de narrativa simples, os vários detalhes de hospitalização e operação podem ser lidos para a criança antes da cirurgia. Sem dúvida alguma, essa preparação serve para diminuir a incidência de trauma emocional como complicação da cirurgia eletiva.

As hérnias inguinais não complicadas em pacientes de qualquer idade podem ser corrigidas com procedimentos cirúrgicos ambulatoriais, utilizando anestesia local, regional ou geral.

ANESTESIA Deve-se considerar sedação intravenosa mais infiltração local em pacientes que sejam adequados para a correção em ambiente ambulatorial. Além disso, essa opção é uma escolha razoável em pacientes com múltiplas comorbidades, para evitar o estresse fisiológico da anestesia geral. A anestesia local permite a aproximação dos tecidos em uma tensão mais normal, assim como permite que os pacientes aumentem sua pressão intra-abdominal ao tossir, o que auxilia a identificação do saco herniário e a avaliação da adequação da correção. Deve-se observar a posição dos nervos ilioinguinal e ílio-hipogástrico para anestesia local (**FIGURA 1**). Se houver obstrução, recomenda-se a anestesia geral com tubo endotraqueal e manguito para minimizar o risco de aspiração. A anestesia inalatória é o método de escolha em crianças e adultos ansiosos.

POSIÇÃO Os pacientes são colocados em decúbito dorsal com um travesseiro sob os joelhos, de modo que se consiga um leve relaxamento na região inguinal. A mesa é inclinada, com a cabeça do paciente ligeiramente para baixo, a fim de ajudar a reduzir o conteúdo do saco herniário e a retrair uma parede abdominal espessa por gravidade.

PREPARO OPERATÓRIO O preparo da pele é rotineiro após a tricotomia. Campos estéreis são aplicados de acordo com as orientações do cirurgião. Então, uma pausa cirúrgica (*time out*) é executada.

A. EXPOSIÇÃO TRADICIONAL

INCISÃO E EXPOSIÇÃO A incisão na pele, que começa imediatamente na posição lateral e aproximadamente 3 cm acima do tubérculo púbico, estendendo-se lateralmente por pelo menos 10 cm, oferece exposição adequada para a maioria das hérnias inguinais (**FIGURA 1A, B**). A incisão pode ser feita transversalmente ou ligeiramente em ângulo oblíquo, com base na preferência do cirurgião. Se o tubérculo púbico não puder ser preservado facilmente (geralmente em virtude de um grande saco herniário), o tubérculo contralateral e a linha mediana podem ser utilizados para aproximar a localização do tubérculo no lado ipsilateral. Qualquer incisão é realizada até a fáscia oblíqua externa. Vários vasos sanguíneos, principalmente a veia epigástrica superficial e a veia pudenda externa, são geralmente encontrados no tecido subcutâneo na porção inferior da incisão. Eles devem ser pinçados e ligados (**FIGURA 2**) ou controlados usando corrente eletrocirúrgica.

DETALHES DO PROCEDIMENTO Realiza-se a remoção cuidadosa de toda a gordura do músculo oblíquo externo por dissecção cortante ao longo do comprimento da ferida e visualiza-se o anel inguinal superficial (ver **FIGURA 2**). Depois que um afastador autostático é introduzido para manter a exposição, uma pequena incisão é feita na direção das fibras do músculo oblíquo externo, que se estendem para o lado medial do anel inguinal superficial (ver **FIGURA 2**). As bordas do oblíquo externo são mantidas afastadas do músculo oblíquo interno para evitar lesões aos nervos subjacentes, pois a incisão continua pelo lado medial do anel inguinal superficial (**FIGURA 3**). Os nervos são mais comumente lesionados no anel inguinal superficial. O nervo ilioinguinal é prontamente identificado nessa etapa e preservado. O lado inferior do músculo oblíquo externo é liberado por dissecção romba para baixo para incluir o ligamento inguinal (ligamento de Poupart). A margem superior é igualmente liberada por alguma distância. A aponeurose do músculo oblíquo externo é mais separada do músculo oblíquo interno superior e lateralmente. Isso facilita a identificação do nervo ílio-hipogástrico, que também deve ser preservado. Para minimizar o risco de dor crônica na região inguinal, os nervos ilioinguinal e ílio-hipogástrico são mantidos *in situ* com mínima manipulação ou dissecção. Uma vez que o anel inguinal superficial e o cordão espermático tenham sido identificados, o cordão é delicadamente circundado por um dreno de Penrose. O dedo indicador pode ser inserido abaixo do cordão do lado medial, logo acima do tubérculo púbico, para auxiliar a dissecção romba e a liberação do cordão do ligamento inguinal subjacente (**FIGURAS 4** e **5**). Deve-se ter cuidado para garantir que todas as estruturas do cordão foram incluídas no dreno de Penrose (**FIGURA 6**). O cordão é então deslocado anteriormente, e o assoalho inguinal (fáscia transversal) é inspecionado e palpado para a detecção de uma hérnia inguinal direta. As fibras do músculo cremaster são apreendidas com pinça dentada e seccionadas, com o intuito de aproximar o saco (**FIGURA 7**). Deve-se ter cuidado para minimizar a ruptura ou a extensa dissecção das fibras do músculo cremaster, a fim de reduzir o risco de dor crônica. O próprio saco é visto como uma membrana branca definida, que se encontra na frente e em direção ao lado interno do cordão. Em geral, ele é facilmente diferenciado dos tecidos circundantes. Se a hérnia for pequena, o saco fica alto no canal. O ducto deferente pode ser reconhecido pela palpação, pois é mais firme que outras estruturas do cordão. A parede do saco é levantada suavemente e aberta com cuidado, para evitar possíveis danos ao seu conteúdo (**FIGURA 8**). Enquanto as margens do saco aberto são apreendidas com pinças hemostáticas, o conteúdo é reinserido na cavidade peritoneal. Com o dedo indicador da mão esquerda introduzido no saco para dar contrarresistência, o cirurgião libera o saco com a mão direita por dissecção romba ou cortante (**FIGURA 9**). Se a dissecção for mantida próximo ao saco, um plano de clivagem avascular será encontrado. Aconselha-se a dissecção cortante para separar o ducto deferente e os vasos adjacentes do saco herniário. Se isso for realizado com cuidado, serão observados menos pontos de sangramento do que se for efetuado um esforço com a finalidade de afastar essas estruturas do saco por meio de dissecção romba com gaze. A dissecção prossegue até que a gordura pré-peritoneal seja deslocada e o peritônio além do colo estreito do saco seja visualizado. O saco é aberto dentro de 2 a 3 cm de seu colo, e a exploração é realizada com o dedo indicador para descartar a presença de hérnia de *pantaloon* (mista) ou hérnia direta ou femoral secundária (ver **FIGURA 9**). **CONTINUA**

Capítulo 109 Correção de Hérnia Inguinal

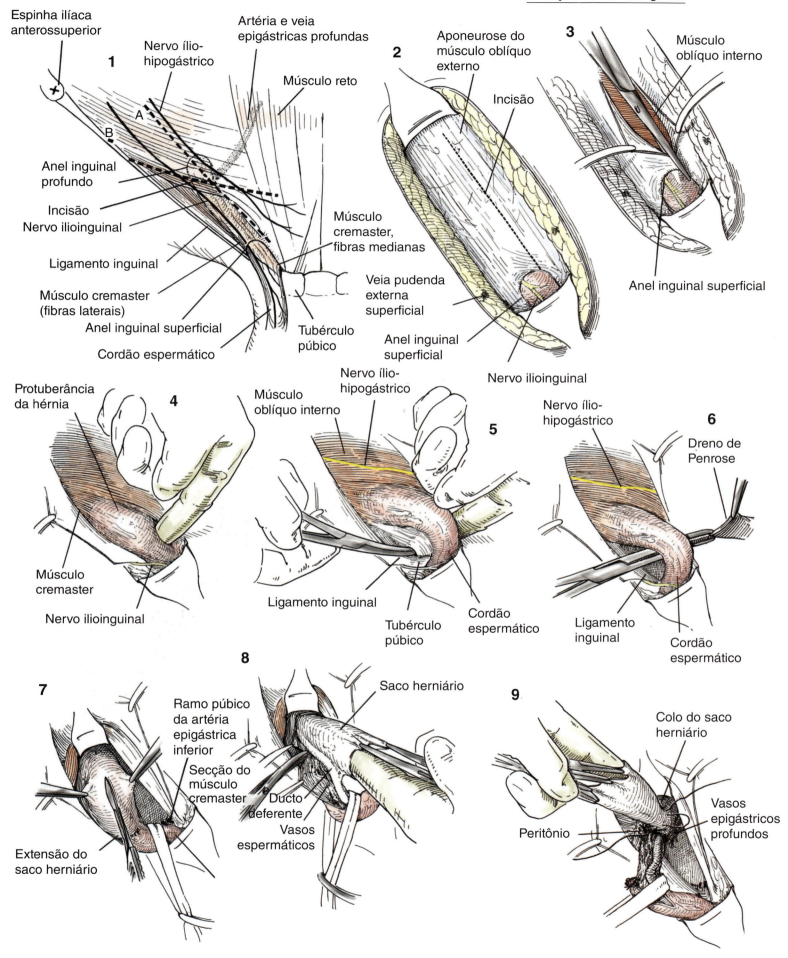

DETALHES DO PROCEDIMENTO `CONTINUAÇÃO` Para garantir a obliteração do saco herniário, uma sutura em bolsa de tabaco é colocada no lado interno do colo (**FIGURA 10**) ou várias suturas de transfixação podem ser utilizadas, se preferível. O lúmen do colo do saco deve ser visualizado quando as suturas são colocadas ou amarradas, para evitar possíveis lesões no omento ou no intestino. Essa sutura deve incluir a fáscia transversal com o peritônio. O colo do saco às vezes pode ser identificado como um anel branco ligeiramente espesso. O saco herniário deve ser ligado proximal a esse anel. Depois que a sutura em bolsa de tabaco for amarrada, realiza-se a ressecção do saco herniário excedente com tesoura.

TÉCNICAS ALTERNATIVAS PARA O SACO HERNIÁRIO Embora as cirurgias clássicas de hérnia inguinal usem ligadura alta com secção do saco herniário, dois métodos alternativos de correção ganharam popularidade com o uso de tela. Nas hérnias indiretas, de tamanho pequeno a médio, o saco permanece intacto ao ser dissecado das estruturas posteriores do cordão. O eletrocautério é utilizado ao longo da borda do saco, enquanto uma tração suave é aplicada. Isso minimiza o sangramento e as equimoses após a cirurgia. Qualquer entrada no saco é aplicada para exploração e orientação digital de dissecção adicional até o anel inguinal profundo. Qualquer abertura no saco é fechada utilizando suturas com fios absorvíveis 2–0, e todo o saco, com qualquer lipoma do cordão, é devolvido ao espaço pré-peritoneal atrás da parede muscular do abdome.

Nas hérnias inguinoescrotais, excepcionalmente grandes, o saco da hérnia indireta é seccionado e suturado próximo ao anel inguinal profundo. Apenas o saco proximal é dissecado até o anel inguinal profundo. A porção distal do saco herniário grande é mantida intacta, pois a dissecção extensa dos vasos do cordão e a mobilização do testículo para cima e para fora do escroto podem resultar em trombose venosa ou possível orquite isquêmica. Raramente, ocorre uma hidrocele residual.

B. TÉCNICA DE CORREÇÃO DE BASSINI MODIFICADA

DETALHES DO PROCEDIMENTO O primeiro passo no fechamento é fornecer a retração adequada do cordão, bem como do músculo oblíquo interno, de modo que a aponeurose profunda do músculo transverso do abdome e a fáscia transversal possam ser identificadas (ver **FIGURA 10**). É importante reforçar a área enfraquecida sobre o saco herniário ligado, aproximando a fáscia espessa logo abaixo da borda livre do ligamento inguinal, o denominado trato iliopúbico e a borda da aponeurose do músculo transverso do abdome (ver **FIGURA 10**, sutura em X). A abertura remanescente no músculo cremaster é fechada com suturas interrompidas, a menos que tenha sido completamente seccionada de modo adjacente ao músculo oblíquo interno. A fáscia transversal pode parecer muito delgada quando adjacente ao ligamento inguinal, porém uma aponeurose, a membrana branca resistente que forma a margem inferior do transverso do abdome, é exposta (ver **FIGURA 10**) pelo afastamento acentuadamente para cima do músculo oblíquo interno. A correção da hérnia é reforçada se for efetuado um esforço para aproximar esta última estrutura do trato iliopúbico para além das margens do ligamento inguinal. O tendão conjunto é afastado para cima, de modo que cada pegada da agulha inclua boa parte da aponeurose do músculo transverso (**FIGURAS 11** e **12**) e a fáscia espessa adjacente à margem do ligamento inguinal. Várias suturas entre o trato iliopúbico e a aponeurose do músculo transverso são colocadas lateralmente ao cordão para fechar a redundância do anel inguinal profundo (**FIGURA 12**).

Uma segunda camada de suturas com fios não absorvíveis 2–0 inclui porções desiguais da borda do ligamento inguinal e uma pegada do tendão conjunto. Essa linha de sutura se estende do tubérculo púbico para fora, sobre os vasos epigástricos profundos, até que o cordão pareça angulado lateralmente. Antes da colocação dessas suturas, deve-se determinar a mobilidade e a composição do tendão. Em muitos casos, o tendão conjunto não pode ser levado até o ligamento inguinal, exceto sob muita tensão. Um teste preliminar deve ser realizado tentando aproximar o tendão conjunto ao ligamento inguinal na linha de sutura proposta, para determinar a quantidade de tensão que estará presente (**FIGURA 13**). O folheto medial da fáscia oblíqua externa é afastado medialmente, e, por dissecção romba, a bainha subjacente do músculo reto do abdome é exposta (**FIGURA 14**). `CONTINUA`

Capítulo 109 Correção de Hérnia Inguinal 435

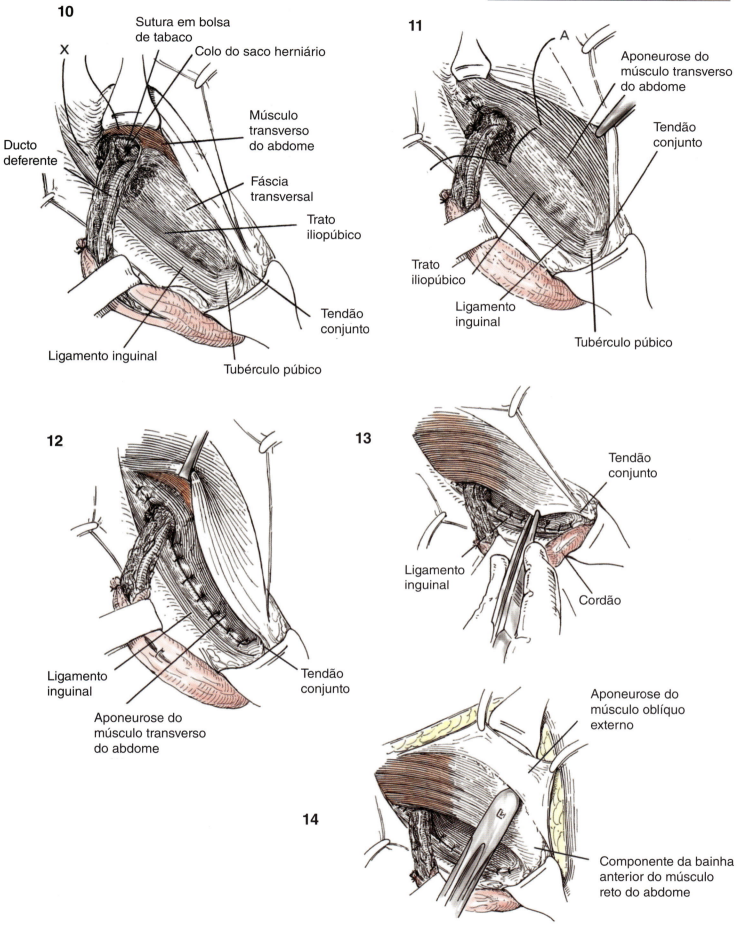

DETALHES DO PROCEDIMENTO `CONTINUAÇÃO` Se a tensão for aparentemente excessiva, obtém-se o relaxamento da fáscia, com manutenção do suporte do músculo reto do abdome subjacente por meio de múltiplas incisões na bainha do músculo reto (**FIGURA 15**). As incisões de relaxamento podem ser feitas a uma distância de cerca de 1 cm e com 1 cm de comprimento. Oito, dez ou até mais incisões podem ser necessárias para produzir o relaxamento desejado (**FIGURAS 15** e **16**). O número necessário pode ser avaliado pela extensão dos tecidos à medida que as incisões são feitas e a tração na fáscia é mantida. O tendão conjunto é suturado na borda inferior do ligamento inguinal adjacente à linha de sutura que aproximou a aponeurose do músculo transverso do abdome ao trato iliopúbico. A sutura inicial deve incluir o periósteo do tubérculo púbico e a porção medial do tendão conjunto. Várias suturas são realizadas para aproximar o músculo ao ligamento inguinal acima do ponto de saída do cordão, mas não devem promover a contração do cordão, sobretudo se o seu tamanho tiver sido acentuadamente reduzido pela excisão de algumas das veias dilatadas e do músculo cremaster (**FIGURA 17**). O nervo ilioinguinal é recolocado, e a aponeurose do músculo oblíquo externo é fechada sobre o cordão, seja imbricando o retalho medial do músculo oblíquo externo sobre o retalho inferior por duas fileiras de suturas de colchoeiro (**FIGURAS 18** e **19**), seja por uma simples aproximação das bordas do músculo oblíquo externo utilizando sutura contínua com fios 2–0. O anel inguinal superficial recém-construído deve ser avaliado para assegurar que não haja constrição excessiva do cordão. `CONTINUA`

Capítulo 109 Correção de Hérnia Inguinal 437

Técnica de correção de Bassini modificada (continuação)

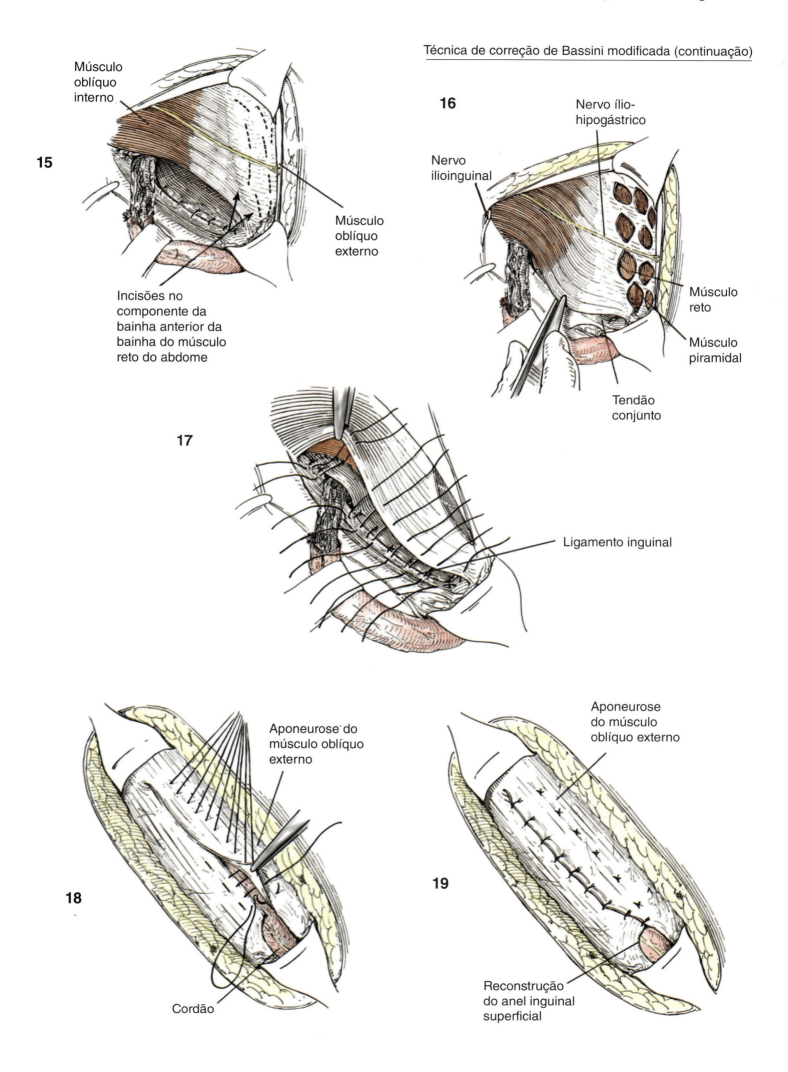

C. CORREÇÃO PELA TÉCNICA DE SHOULDICE `CONTINUAÇÃO`

DETALHES DO PROCEDIMENTO A aponeurose do músculo oblíquo externo é seccionada ao longo do sentido de suas fibras. É preciso ter muito cuidado para evitar possíveis lesões no nervo ilioinguinal subjacente. A aponeurose do músculo oblíquo externo é seccionada desde o nível do anel inguinal profundo até o anel inguinal superficial, e ambos os retalhos são mobilizados (FIGURA 20). A mobilização do retalho inferior deve envolver alguma secção na fáscia superficial da coxa, de modo a permitir a inspeção da área femoral em busca de sinais de hérnia femoral. Com cuidado, o músculo cremaster é seccionado longitudinalmente, com o lado lateral sendo maior, pois contém os vasos do músculo cremaster e o ramo genital do nervo genitofemoral em sua base.

O anel inguinal profundo é liberado das aderências, e procura-se qualquer evidência de saco herniário. Se nenhum saco herniário indireto for encontrado, uma pequena reflexão crescente do peritônio (processo vaginal) é visível proximalmente. Quando se identifica um saco herniário evidente, ele é liberado por dissecção romba e cortante. Quando o saco herniário é grande, pode ser preenchido com gaze para fornecer contrapressão, o que simplifica o afastamento de outros tecidos. O saco é aberto, e o dedo indicador é inserido medialmente sob os vasos epigástricos inferiores, em um esforço para determinar a presença ou a ausência de um defeito herniário direto. O colo do saco herniário é liberado do tecido circundante. Em seguida, o saco é ligado (FIGURA 21). Alguns cirurgiões acreditam que o esforço para uma ligadura alta do saco seja desnecessário. Se for observado um lipoma do cordão espermático, realiza-se cuidadosamente a incisão, porém não se retira a gordura intersticial do cordão. Até mesmo os grandes sacos herniários por deslizamento podem ser liberados e reduzidos sem a necessidade de sua abertura.

Os dois músculos cremaster são excisados com ligadura dupla de seus cotos. Nesse momento, a parede inguinal posterior deve estar totalmente visível, sendo palpada para a detecção de uma área de enfraquecimento ou protuberância geral. A fáscia transversal é seccionada, começando na face medial do anel inguinal profundo, mas evitando os vasos epigástricos inferiores, e seguindo até o tubérculo púbico (FIGURA 21). O anel femoral é avaliado quanto a sinais de hérnia femoral.

Se a fáscia transversal foi estirada pela protuberância difusa de uma hérnia direta, o excesso de cada retalho é excisado. O retalho superior (A) costuma ser mais estreito que o inferior (B). É extremamente importante desenvolver um retalho inferior adequado, para que a correção tenha a melhor chance de sucesso. Este último tende a ter 1 a 2 cm de largura e ser um pouco mais resistente. O retalho inferior é completamente liberado por dissecção cuidadosa. O desenvolvimento dos retalhos da fáscia transversal é muito importante nas etapas subsequentes da correção pela técnica de Shouldice (FIGURA 21). A correção subsequente envolve o desenvolvimento de um fechamento de quatro camadas, usando duas suturas contínuas diferentes de material não absorvível. A sutura absorvível ou tela não é utilizada. As suturas contínuas são preferidas para distribuir as tensões uniformemente.

A correção da parede inguinal posterior deve ser feita com cuidado, com pegadas pequenas e uniformes, sem tensão na sutura. Suturas de retenção não são aplicadas. A primeira sutura ancora a borda livre do retalho inferior (B) da fáscia transversal na face posterior da borda lateral do reto, próximo à sua inserção (FIGURA 21A). A introdução da sutura deve ser precisa, e o nó deve ser bem amarrado, sem deixar defeito nessa área. Apenas uma curta distância da borda da bainha do músculo reto é incluída antes que a sutura continue lateralmente para incluir a superfície inferior profunda do retalho superior (A) da fáscia transversal e do músculo oblíquo interno (FIGURA 22). Os vasos epigástricos inferiores são cuidadosamente evitados conforme a extensão da linha de sutura, para incluir o coto cremastérico lateral superior. Nesse momento, a sutura é invertida no anel inguinal profundo (FIGURA 23), estendendo-se medialmente ao unir a borda livre do retalho transverso superior (A) à borda do ligamento inguinal. A sutura é continuada até o púbis e amarrada. O espaço medial à veia femoral pode ser obliterado, incluindo o ligamento lacunar, se necessário.

Outra linha de sutura contínua é usada para reforçar a segunda linha de sutura recém-concluída. A terceira linha de sutura começa no anel inguinal profundo e inclui pegadas dos músculos oblíquo interno e transverso, bem como a superfície profunda do ligamento inguinal, uma vez que continua medialmente em direção ao púbis (FIGURA 24). A quarta linha de sutura retorna do púbis, reunindo as mesmas estruturas em um plano um pouco mais superficial até o anel inguinal profundo, onde é amarrada (FIGURA 25).

O cordão espermático é testado para determinar se ele pode ser movido livremente e se as veias não estão ingurgitadas. O cordão é devolvido à sua posição normal, e a fáscia oblíqua externa é aproximada sem a constrição da veia na região do anel inguinal superficial (FIGURA 26).

Os tecidos subcutâneos são cuidadosamente aproximados com suturas interrompidas. A pele pode ser fechada com suturas interrompidas ou sutura subcutânea contínua de material absorvível, reforçado com curativos de pele tipo borboleta. Alguns cirurgiões preferem grampos metálicos. Aplica-se um pequeno curativo para cobrir a ferida. `CONTINUA`

Técnica de correção de Shouldice

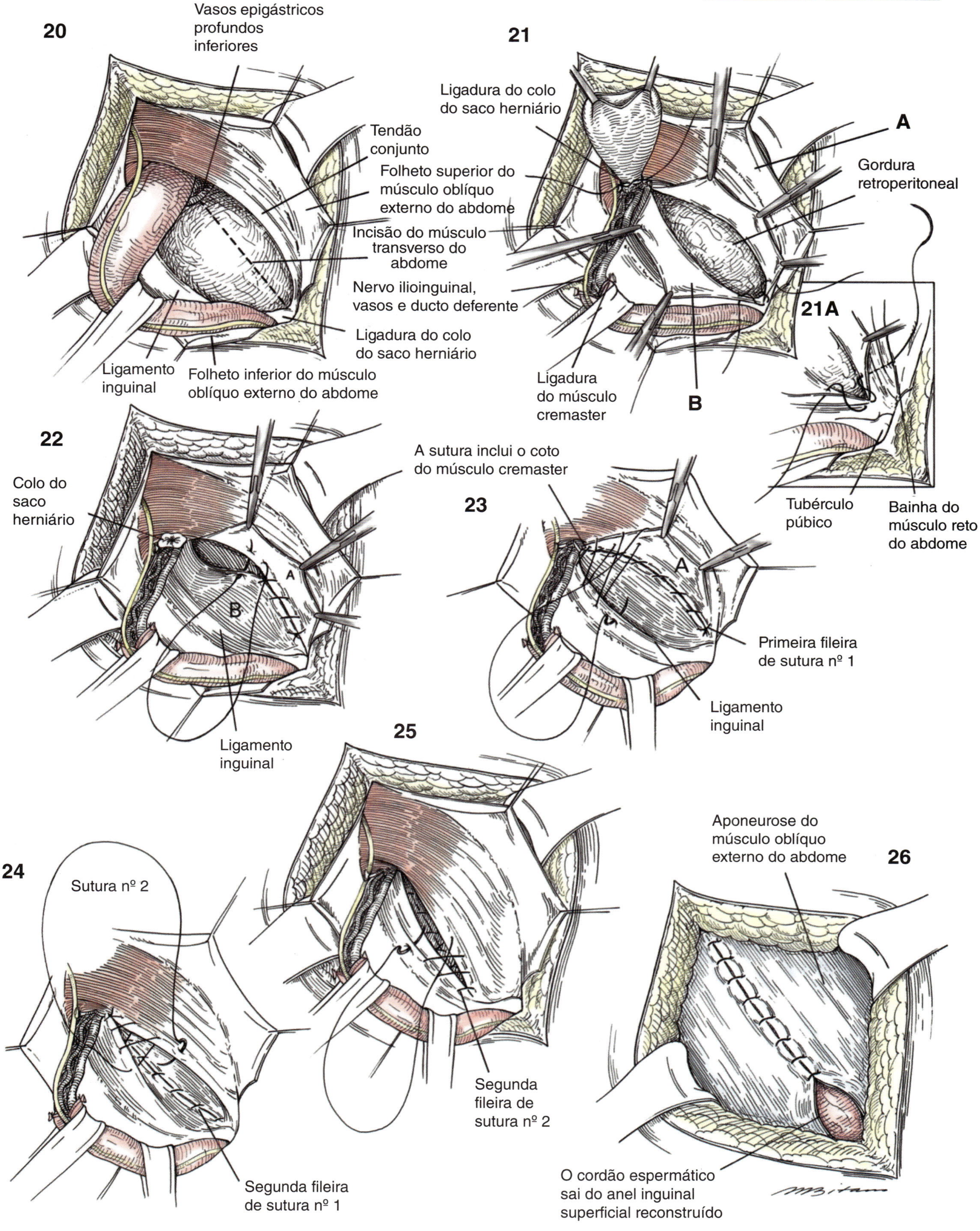

20

Vasos epigástricos profundos inferiores

Tendão conjunto

Folheto superior do músculo oblíquo externo do abdome

Incisão do músculo transverso do abdome

Nervo ilioinguinal, vasos e ducto deferente

Ligadura do colo do saco herniário

Ligamento inguinal

Folheto inferior do músculo oblíquo externo do abdome

21

Ligadura do colo do saco herniário

A

Gordura retroperitoneal

21A

B

Ligadura do músculo cremaster

Tubérculo púbico

Bainha do músculo reto do abdome

22

Colo do saco herniário

Ligamento inguinal

23

A sutura inclui o coto do músculo cremaster

A

Primeira fileira de sutura nº 1

Ligamento inguinal

24

Sutura nº 2

Segunda fileira de sutura nº 1

25

Segunda fileira de sutura nº 2

26

Aponeurose do músculo oblíquo externo do abdome

O cordão espermático sai do anel inguinal superficial reconstruído

D. TÉCNICA DE CORREÇÃO DE MCVAY `CONTINUAÇÃO`

DETALHES DO PROCEDIMENTO Em vez de aproximar a fáscia transversal e a margem aponeurótica do músculo transverso do abdome ao trato iliopúbico e ao ligamento inguinal para a correção de uma hérnia direta ou indireta, a técnica de correção de McVay liga essas estruturas musculotendíneas ao ligamento pectíneo (ligamento de Cooper), e ao ligamento lacunar medialmente e ao ligamento inguinal lateralmente. Para conseguir isso, é necessário retrair o tendão conjunto para cima e o cordão para baixo, enquanto a fáscia transversal adjacente ao tubérculo púbico é liberada do ligamento pectíneo (**FIGURA 27**). Na figura, um saco de hérnia inguinal direta foi reduzido, e o assoalho da fáscia transversal foi reconstituído utilizando suturas interrompidas com fios não absorvíveis.

Por meio de dissecção romba e uso de afastador curvo (**FIGURA 28**), a região do ligamento pectíneo (ligamento de Cooper) pode ser visualizada, e os vasos ilíacos externos podem ser identificados. À medida que o tendão conjunto ou o músculo oblíquo interno é mantido para cima, margem aponeurótica firme do músculo transverso do abdome é exposta, para facilitar a colocação de suturas interrompidas. A partir da retração da protuberância nessa região para cima e medialmente por um afastador apropriado, o ligamento pectíneo é claramente visualizado como uma crista fibrosa branca, situada profundamente na ferida, na porção mais interna da concavidade e aplicada de perto ao ramo horizontal do púbis (**FIGURA 28**). Suturas interrompidas com fios de seda 2–0 aproximam a margem aponeurótica do músculo transverso do abdome e a fáscia transversal do ligamento pectíneo. Os vasos ilíacos podem ser protegidos pelo dedo indicador esquerdo do cirurgião ou por um afastador S estreito quando a sutura mais interna é introduzida. As suturas são continuadas para baixo até que a região do tubérculo púbico seja incluída na última sutura (**FIGURA 29**). Em geral, são necessárias três a cinco suturas interrompidas. Em indivíduos obesos, pode ser difícil obter uma exposição fácil nesse local, e cuidados constantes devem ser exercidos para evitar lesões nos vasos ilíacos e efetuar uma correção completa e sólida (**FIGURA 30**). Alguns cirurgiões preferem fazer uma incisão no ligamento pectíneo antes de colocar as suturas, a fim de assegurar melhor aproximação da fáscia. Após a margem aponeurótica do músculo transverso do abdome ter sido ancorada o mais medialmente possível em relação ao ligamento pectíneo, de maneira segura, mais suturas superficiais podem ser colocadas para aproximá-lo do trato iliopúbico (**FIGURAS 30** e **31**). Alguns cirurgiões preferem reforçar a correção do ligamento pectíneo por outra fileira de suturas aproximando o ligamento inguinal à aponeurose do músculo transverso do abdome (**FIGURA 31**). A sutura do músculo oblíquo interno ao ligamento inguinal não é considerada válida. O tipo de correção deve variar de acordo com as condições anatômicas encontradas. Uma combinação da técnica descrita pode ser vantajosa para garantir a correção sólida sem tensão nas linhas de sutura e a aproximação precisa de fáscia a fáscia. Em seguida, a fáscia oblíqua externa é fechada com suturas absorvíveis contínuas ou interrompidas (**FIGURA 32**).

E. CONSIDERAÇÕES ADICIONAIS

CORREÇÃO EM CRIANÇAS Realiza-se uma incisão cutânea curta (3 cm) na prega suprapúbica acima do ligamento inguinal e centralizada sobre o anel inguinal profundo. Após a incisão através da pele, uma pequena pinça hemostática curva tipo mosquito é introduzida no tecido subcutâneo, em ambos os lados da porção média da incisão, para tração. A fáscia de Scarpa (estrato membranáceo da tela subcutânea do abdome) é exposta e seccionada. A aponeurose subjacente do músculo oblíquo externo é liberada até o anel inguinal superficial. A seguir, a aponeurose do músculo oblíquo externo é aberta superiormente, a partir do anel inguinal superficial. Se não houver hidrocele escrotal associada, a incisão através da aponeurose do músculo oblíquo externo pode ser feita logo acima, e não através, do anel inguinal superficial. São criados retalhos superiores e inferiores da aponeurose do músculo oblíquo externo com o cabo do bisturi, e um pequeno afastador em ângulo reto é colocado sob o retalho superior para expor o canal inguinal. As fibras do músculo cremaster são seccionadas por dissecção romba. O saco herniário é identificado na face anteromedial das estruturas do cordão, suspenso e delicadamente separado na porção média do canal inguinal a partir do ducto deferente e dos vasos. As próprias estruturas do cordão não devem ser mobilizadas do canal inguinal. O saco é seccionado entre duas pinças hemostáticas retas tipo mosquito na porção média do canal inguinal, e a porção proximal é liberada bem acima do nível do anel inguinal profundo. Em seguida, o colo do saco herniário é fechado com uma ligadura de sutura fina absorvível, e o saco é removido. Normalmente, não é necessário abrir o saco herniário durante esse procedimento. No entanto, se o omento ou uma alça intestinal estiver dentro do saco, ele é aberto, e essas estruturas são devolvidas à cavidade peritoneal antes do fechamento do colo do saco herniário. A porção distal do saco é aberta em sua face anterior e mantida *in situ*.

Os testículos e as estruturas do cordão espermático são colocados em suas posições anatômicas normais, e um fechamento anatômico é realizado. A aponeurose do músculo oblíquo externo e a fáscia de Scarpa são fechadas com suturas contínuas, ao passo que a pele é fechada com pontos de sutura subcuticulares e fitas adesivas. Devido à alta incidência de processo vaginal patente no lado oposto em casos de hérnia inguinal clínica em lactentes, é prática comum realizar laparoscopia da região inguinal contralateral através da base do saco herniário antes que o saco seja fechado. Uma exploração inguinal no lado oposto é feita em bebês, mas não em crianças mais velhas.

Em crianças do sexo feminino, a incisão e os estágios iniciais do procedimento são descritos anteriormente. No entanto, em uma proporção significativa de casos, uma hérnia indireta congênita em uma mulher é um tipo de hérnia com deslizamento, contendo a tuba uterina e seus anexos mesentéricos, que formam uma parte do saco herniário. Nesses casos, o saco herniário e o ligamento redondo são fechados com uma sutura de seda fina distal à fixação da mesossalpinge, e o remanescente do saco é invertido na cavidade peritoneal com um ponto de sutura em bolsa de tabaco no nível do anel inguinal profundo. O fechamento da ferida é idêntico ao procedimento descrito para homens.

CORREÇÃO EM MULHERES ADULTAS De modo geral, o ligamento redondo está intimamente fixado ao saco herniário, tornando necessária uma dissecção cortante para a separação. Depois que o colo do saco é liberado e ligado, a correção prossegue como na operação em homens, com o ligamento redondo tratado de maneira semelhante ao cordão espermático masculino. Se o ligamento redondo for dividido, ele deve ser ligado proximal e distalmente, uma vez que contém uma pequena artéria. Se possível, a secção do ligamento redondo deve ser evitada, visando minimizar a chance de dor crônica decorrente da divisão do ramo genital do nervo genitofemoral.

CUIDADOS PÓS-OPERATÓRIOS

ADULTOS Os pacientes são colocados na cama com as coxas ligeiramente flexionadas por um travesseiro sob os joelhos ou, se em uma cama ajustável, com a parte inferior da cama um pouco elevada, para evitar tensão indevida nas suturas da ferida. O suporte para o escroto pode ser fornecido por suspensor. Uma bolsa de gelo pode ser aplicada no escroto. A tosse deve ser controlada com sedação. Os laxantes são administrados em dosagem suficiente para evitar esforço excessivo à defecação. Os pacientes devem deambular e urinar o mais rápido possível. As atividades normais são retomadas de acordo com a tolerância. No entanto, várias semanas devem decorrer antes que os pacientes possam realizar trabalho físico pesado. Suportes abdominais especiais geralmente são desnecessários.

CRIANÇAS O bebê ou a criança é alimentado ao acordar da anestesia e deve receber uma dieta normal na noite da operação.

CUIDADOS PÓS-OPERATÓRIOS Os cuidados pós-operatórios habituais são prestados conforme descrito no Capítulo 105. ∎

Capítulo 109 Correção de Hérnia Inguinal 441

Técnica de correção de McVay

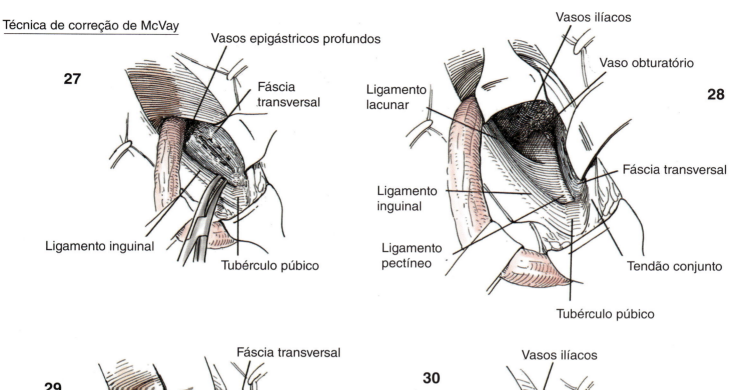

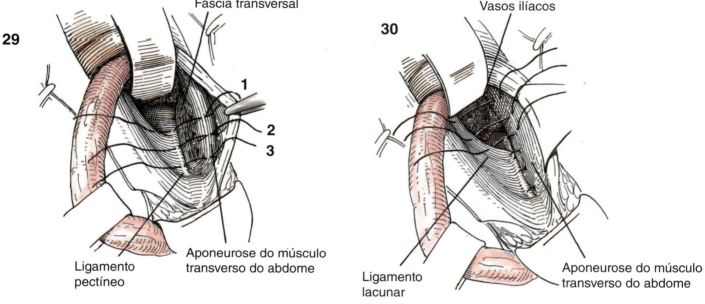

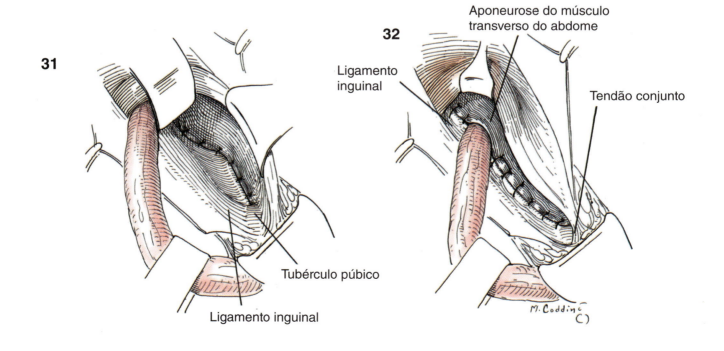

CAPÍTULO 110

CORREÇÃO DE HÉRNIA INGUINAL COM TELA (TÉCNICA DE LICHTENSTEIN MODIFICADA)

INDICAÇÕES As hérnias inguinais adultas geralmente são corrigidas no ambiente de cirurgia ambulatorial, a menos que condições médicas coexistentes mereçam hospitalização para monitoramento ou cuidados especializados. O uso de tela sintética tornou-se cada vez mais popular, visto que pode ser aplicado tanto para hérnias diretas como indiretas, resultando em menores taxas de recidiva.

PREPARO PRÉ-OPERATÓRIO Pacientes obesos devem perder peso, de preferência até 10% do peso ideal calculado, o que pode retardar a operação por um tempo considerável. Qualquer infecção cutânea aberta deve ser curada antes da cirurgia. Causas sistêmicas de aumento da pressão intra-abdominal ou de esforço físico devem ser revistas. Uma tosse produtiva ou infecção das vias respiratórias superiores atrasará o procedimento até a resolução. Fumantes crônicos devem ser encorajados a reduzir o hábito de fumar. Evidência de obstrução da próstata deve ser avaliada em homens mais velhos, e a possibilidade de novas lesões do cólon deve ser avaliada em homens e mulheres mais velhos. Todos os pacientes devem ser orientados a levantar-se do leito com desconforto mínimo e aconselhados a seguir essa prática. Deve-se verificar a sensibilidade aos fármacos, incluindo anestésicos locais. Um catártico leve pode ser administrado no dia anterior à operação, para assegurar o cólon vazio. Pode ser administrado óleo mineral para garantir a ação intestinal sem esforço excessivo após a operação. Uma avaliação médica completa é essencial em pacientes idosos. Devem-se avaliar quaisquer outros sintomas, visto que podem ser devidos a outras causas além da hérnia.

ANESTESIA A sedação profunda com ansiolítico, narcótico e hipnótico (em geral, midazolam, fentanila ou propofol) é combinada com um bloqueio de campo de anestesia local. Prefere-se a lidocaína a 1 ou 0,5% sem epinefrina, e a dose total é limitada a menos de 300 mg (30 mℓ de lidocaína a 1%). Essa quantidade pode ser reduzida em pacientes idosos. Nenhuma epinefrina é utilizada durante a abertura, pois pode obscurecer pequenos vasos hemorrágicos que devem ser ligados ou cauterizados, diminuindo, assim, a equimose ou a formação de hematoma. No entanto, durante o fechamento, quando a hemostasia é assegurada, muitos cirurgiões realizam uma nova infiltração do campo operatório com um anestésico local de longa duração, como a bupivacaína. A epinefrina é frequentemente adicionada para prolongar a duração do anestésico local, exceto em pacientes idosos ou com doença cardíaca.

POSIÇÃO Os pacientes são colocados em decúbito dorsal com um travesseiro sob os joelhos para diminuir a tensão na região inguinal.

PREPARO OPERATÓRIO Realiza-se a tricotomia no campo cirúrgico planejado, e a pele é preparada de maneira rotineira. Nos homens, o pênis e o escroto devem ser preparados se a hérnia se estender para o escroto ou na presença de uma hidrocele. Uma compressa adicional pode ser colocada logo acima da base do pênis, que cobre os órgãos genitais para assegurar um campo limpo. Isso pode ser removido, se necessário. Campos estéreis são aplicados de acordo com as especificações do cirurgião. Então, uma pausa cirúrgica (*time out*) é executada.

INCISÃO E EXPOSIÇÃO Após a colocação de um campo estéril na região, injeta-se o anestésico local. O cirurgião pode realizar um bloqueio nervoso seletivo dos nervos ilioinguinal e ílio-hipogástrico, que são mediais à espinha anterossuperior (**FIGURA 1**). A incisão pode ser feita paralelamente ao ligamento inguinal (**FIGURA 2A**) ou mais transversalmente ao longo de uma dobra cutânea (**FIGURA 2B**). A maioria dos cirurgiões prefere um bloqueio de campo com múltiplas injeções ao longo da incisão (**FIGURA 3**), seguidas de novas injeções em cada novo nível de dissecção da fáscia.

DETALHES DO PROCEDIMENTO A incisão é realizada através da fáscia de Scarpa (estrato membranáceo na tela subcutânea do abdome) até a aponeurose do músculo oblíquo externo. O local adicional é infiltrado abaixo dessa fáscia, principalmente lateralmente (**FIGURA 4**). O músculo oblíquo externo é aberto em uma direção paralela às suas fibras para baixo, através do anel inguinal superficial. Deve-se tomar cuidado para levantar essa aponeurose do cordão e do nervo ilioinguinal durante a abertura para diminuir a chance de transecção do nervo.

As bordas livres da fáscia do músculo oblíquo externo são apreendidas com um par de pinças hemostáticas medial e lateralmente. Usando dissecção romba, a aponeurose é seccionada do músculo oblíquo interno superiormente e do cordão inferiormente. O nervo ílio-hipogástrico é identificado na face superior da dissecção, e sua trajetória é anotada. O cordão é envolvido por um dreno de Penrose de borracha macia. Anestesia local adicional é injetada ao longo do ligamento inguinal e sobre o tubérculo púbico. Se uma hérnia direta for descoberta, o saco herniário direto é cuidadosamente separado do cordão, que é limpo de volta ao nível de sua saída no anel inguinal profundo. Verifica-se que esta é uma hérnia direta, em vez de uma protrusão medial de uma hérnia indireta. O músculo cremaster sobre o cordão é aberto anteriormente. Deve-se ter cuidado para dissecar minimamente as fibras do músculo cremaster. A transecção dessas fibras deve ser evitada, para reduzir a dor crônica na região inguinal. Com frequência, o ramo genital do nervo genitofemoral pode ser identificado. Todos os nervos devem ser minimamente perturbados e mantidos *in situ*. As estruturas do cordão são identificadas, e a região do anel inguinal profundo é inspecionada para a evidência de uma hérnia indireta e do saco herniário.

Uma hérnia direta é mostrada na **FIGURA 5**. O saco herniário direto é limpo com dissecação romba e cortante em torno de seu colo. Isso se projeta através de um defeito na fáscia transversal do assoalho do canal. Esses defeitos podem ser discretos, como um orifício perfurado do tamanho de um dedo, ou podem envolver todo o assoalho, como uma explosão difusa do ligamento inguinal abaixo do tendão conjunto acima. Alguns cirurgiões preferem abrir o saco direto, reduzir a gordura pré-peritoneal e realizar a excisão do saco residual, como é feito com hérnias indiretas. Quase sempre, no entanto, o saco e a gordura são facilmente reduzidos (ver **FIGURA 5**) e, depois, mantidos reduzidos com um instrumento à medida que o assoalho é reconstruído.

Uma sutura contínua com fios absorvíveis 1–0 ou 2–0 é colocada para reconstrução do assoalho, se assim desejado. Ela começa logo ao lado do tubérculo púbico e se aproxima da fáscia transversal residual logo acima do ligamento inguinal para a fáscia transversal ou o músculo logo abaixo do tendão conjunto, de modo a imbricar a herniação (**FIGURA 6**). Essa sutura continua lateralmente no nível do anel interno. **CONTINUA** ▶

Capítulo 110 Correção de Hérnia Inguinal com Tela (Técnica de Lichtenstein Modificada)

Correção da hérnia inguinal com tela (técnica de correção de Lichtenstein modificada)

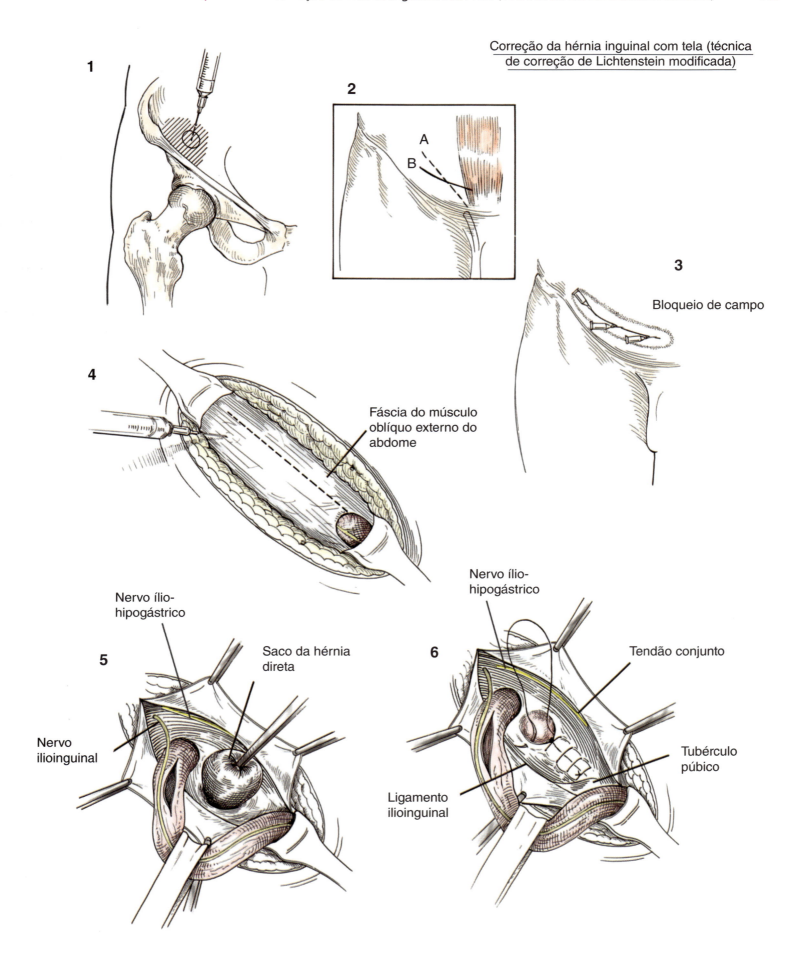

DETALHES DO PROCEDIMENTO `CONTINUAÇÃO` Deve-se ter cuidado para evitar os vasos epigástricos inferiores. Após a sutura ser amarrada, o anel inguinal profundo deve ser ajustado ao cordão (**FIGURA 7**). O assoalho do canal agora está sólido, e o tendão conjunto encontra-se em sua posição normal. O tendão conjunto não é puxado artificialmente sob tensão para o ligamento inguinal, como na técnica de correção clássica de Bassini.

Uma vez restaurada a continuidade do assoalho direto, a correção continua da mesma maneira que para uma herniorrafia inguinal indireta para uma herniorrafia inguinal indireta de Lichtenstein. O músculo cremaster é aberto anteriormente. As estruturas do cordão são identificadas, e um saco herniário indireto concomitante é encontrado. Esse saco é liberado do cordão usando-se eletrocautério e tração suave. O ponto de referência-chave é o ducto deferente, que é diretamente posterior ao saco. Depois que o saco é aberto e examinado, uma sutura de transfixação não absorvível é colocada em seu colo e ligada (**FIGURA 8**). O saco em excesso é então excisado, assim como qualquer lipoma lateral significativo do cordão. De modo alternativo, alguns cirurgiões não abrem o saco herniário e apenas o devolvem ao espaço pré-operatório.

Um pedaço retangular de tela sintética de aproximadamente 6 por 8 a 10 cm de tamanho é cortado com uma fenda lateral para o cordão e um contorno ovalado medial para o púbis (**FIGURA 9**). A tela é posicionada no assoalho do canal, com as extremidades sobrepostas lateralmente ao anel inguinal profundo e ao cordão espermático. É crítico que a face medial da tela se sobreponha ao tubérculo púbico em pelo menos 1,5 cm. Uma sutura não absorvível 1–0 ou 2–0 ancora a tela imediatamente adjacente ao tubérculo púbico, na face mais medial da borda do ligamento inguinal, mas não diretamente no tubérculo. Esse é um ponto crítico para reduzir a dor crônica na região inguinal. A sutura é iniciada a uma distância adequada da face mais medial da tela, para garantir pelo menos 1,5 cm de sobreposição ao tubérculo púbico dissecado. Essa sutura contínua fixa a borda inferior da tela ao ligamento inguinal, enquanto as suturas absorvíveis interrompidas ancoram a borda superior ao músculo oblíquo interno (**FIGURA 10**).

Cuidados são tomados na colocação da sutura superior para evitar o nervo ílio-hipogástrico e seus ramos. Cuidado adicional é necessário na introdução de suturas interrompidas lateralmente para evitar o nervo ilioinguinal, que fica no músculo oblíquo interno imediatamente lateral ao cordão. As duas extremidades da tela são sobrepostas e, depois, suturadas. É importante que não haja estiramento excessivo da tela. As colocações de sutura superiores são escolhidas de modo que a tela não seja estirada, mas quase enrugada longitudinalmente. A importância dessa manobra se torna aparente quando é solicitado ao paciente para tossir ou fazer esforço físico (uma vantagem possível com o uso de anestesia local). As dobras desaparecem à medida que a parede abdominal se contrai. Se a tela tivesse sido colocada sem folga, as linhas de sutura estariam agora sob tensão. Algumas suturas interrompidas são colocadas para fechar ainda mais a fenda lateral e criar um tamanho apropriado para a abertura do anel inguinal profundo.

A aponeurose do músculo oblíquo externo é reaproximada com sutura absorvível contínua, que pode começar em qualquer extremidade da incisão e cria um anel externo definido e confortável (**FIGURA 11**). A fáscia de Scarpa (estrato membranáceo da tela subcutânea do abdome) é aproximada com suturas contínuas de fio absorvível, enquanto a pele é aproximada com suturas subcutâneas com fio absorvível e reforçada com fitas adesivas cutâneas. Um pequeno curativo é aplicado para cobrir a incisão.

CUIDADOS PÓS-OPERATÓRIOS Os pacientes podem voltar para casa várias horas após a cirurgia, com instruções por escrito sobre atividades, sinais de sangramento ou infecção ou qualquer outra reação incomum. Um agente narcótico oral é fornecido, e uma compressa de gelo pode ser aplicada localmente por várias horas. No dia da cirurgia, os pacientes devem repousar no leito, exceto para urinar no banheiro. O uso de um suspensório para homens é opcional. A atividade física é restrita por mais alguns dias. Muitos pacientes apresentam melhora após 3 dias, e alguns podem dirigir ou retornar ao trabalho leve após 5 a 7 dias. Esforços vigorosos, como em esportes, são limitados por algumas semanas e esforços extremos devem ser evitados. ■

Capítulo 110 Correção de Hérnia Inguinal com Tela (Técnica de Lichtenstein Modificada)

Correção de hérnia inguinal com tela (técnica de correção de Lichtenstein modificada) (continuação)

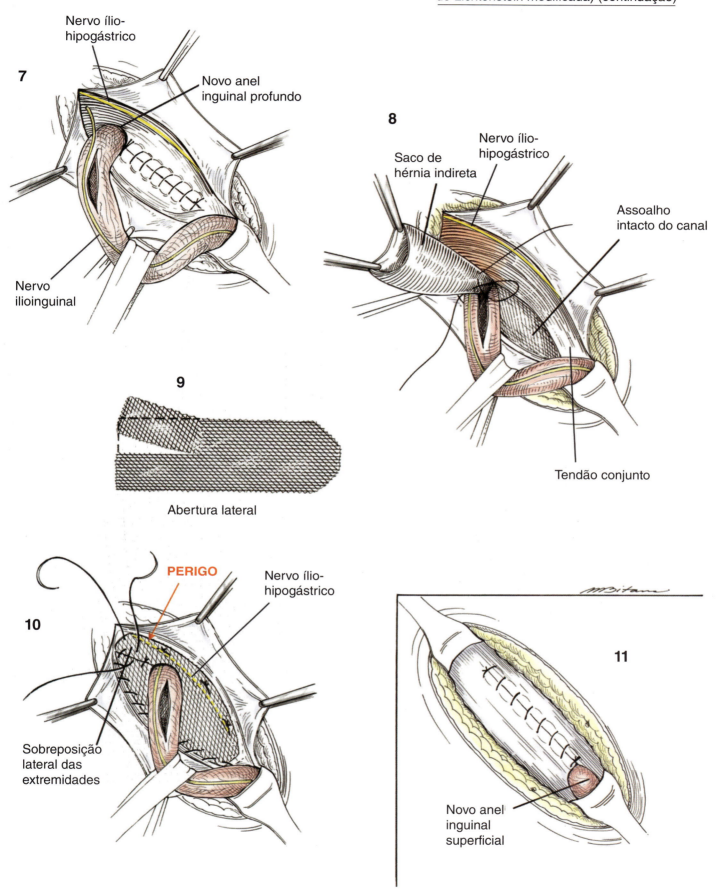

CAPÍTULO 111

CORREÇÃO DE HÉRNIA INGUINAL COM TELA (TÉCNICA DO *PLUG* E *PATCH*)

INDICAÇÕES A correção de hérnias inguinais em adultos mudou de uma correção puramente tecidual (p. ex., técnica de Bassini) para correções livres de tensão utilizando uma tela sintética. A técnica de correção de Lichtenstein, descrita no Capítulo 110, representa o primeiro método amplamente aceito de correção de hérnia inguinal utilizando uma tela. Entretanto, desde 1990, várias novas configurações de telas foram inventadas. A variação utilizada com frequência é a técnica de *plug* e *patch*, popularizada por Rutkow e Robbins. Essa técnica apresenta resultados equivalentes aos da técnica de Lichtenstein. A tela em cone ou em *plug* fornece uma nova abordagem para a correção do defeito herniário real. Essa técnica também pode ser aplicada para casos de hérnias inguinais recorrentes ou primárias.

PREPARO PRÉ-OPERATÓRIO Os pacientes são avaliados quanto aos riscos clínicos gerais e anestésicos, conforme discutido no Capítulo 4 e nos capítulos anteriores sobre correção de hérnia. Como a maioria das cirurgias é eletiva e realizada em ambiente ambulatorial, deve haver tempo suficiente disponível para otimizar o tratamento de quaisquer doenças clínicas. A tosse crônica, a constipação intestinal recente com esforço à evacuação e os sintomas de prostatismo exigem uma avaliação especializada antes da cirurgia. Quaisquer infecções ativas, incluindo intertrigo, devem ser controladas. Embora as telas sintéticas e as suturas não abriguem bactérias, uma infecção pode estabelecer-se ou tornar-se crônica na presença de uma tela, exigindo, assim, a sua remoção.

ANESTESIA A maioria dos pacientes pode ser tratada de modo eficaz com sedação profunda mais anestesia local. O uso de medicamentos ansiolíticos seguidos de um narcótico e hipnótico (em geral, midazolam, fentanila ou propofol) permite uma indução agradável. A lidocaína diluída a 0,5% sem epinefrina (também chamada de adrenalina) é administrada por infiltração intradérmica. Isso produz anestesia instantânea da pele, o que diminui o desconforto de injeções mais profundas. Ao mesmo tempo, a tumefação serve como um marcador para a incisão na pele. A epinefrina não é utilizada com o anestésico local inicial, visto que pode obscurecer os pontos de sangramento. Mais tarde, durante o fechamento, quando a hemostasia estiver totalmente assegurada, pode-se adicionar a epinefrina ao anestésico local de ação longa para prolongar a duração de ação. A epinefrina não é utilizada em pacientes idosos ou com doença cardiovascular. De modo alternativo, alguns cirurgiões preferem anestesia peridural para seus pacientes, pois acreditam que haja um intervalo significativo de hiperestesia durante a recuperação. Finalmente, a anestesia geral pode ser necessária para pacientes muito ansiosos.

POSIÇÃO Os pacientes são colocados em decúbito dorsal confortável. Um travesseiro é frequentemente colocado sob os joelhos para diminuir a tensão na região inguinal, e alguns pacientes mais velhos podem precisar de um travesseiro adicional sob a cabeça e o pescoço.

PREPARO OPERATÓRIO Realiza-se a tricotomia, e a pele é preparada de modo habitual. Nos homens, o pênis e o escroto devem ser preparados, principalmente se a hérnia se estender para o escroto ou se houver uma hidrocele. Campos estéreis são aplicados de acordo com as recomendações do cirurgião. Então, uma pausa cirúrgica (*time out*) é executada.

INCISÃO E EXPOSIÇÃO A área é coberta de maneira estéril, e a anestesia local é injetada ao longo da incisão planejada de 5 cm. Realiza-se a incisão diretamente sobre o canal inguinal e estende-se oblíqua e lateralmente a partir do anel inguinal superficial. Em pacientes muito obesos, pode ser necessária uma incisão mais transversal, devido a uma grande prega cutânea. Em geral, essas incisões são colocadas abaixo e paralelamente às pregas. Como alternativa, uma hérnia recorrente pode ser abordada por meio de uma incisão antiga ou original. Pode ser prudente realizar uma incisão maior, que se estenda lateralmente em uma área que não apresente cicatrizes de uma cirurgia anterior, visto que as recidivas são mais bem acessadas lateralmente, através de novos planos teciduais.

Após a abertura da pele, a dissecção progride até a fáscia de Scarpa (estrato membranáceo da tela subcutânea do abdome) no nível da fáscia do músculo oblíquo externo. Mais anestésico local é injetado profundamente abaixo da fáscia, principalmente lateralmente, em direção à origem dos nervos. A fáscia do músculo oblíquo externo é aberta em uma direção paralela às suas fibras, da porção lateral até a porção média do anel inguinal superficial (**FIGURA 1**). Alguns cirurgiões preferem realizar uma pequena abertura lateral e suspender a fáscia do músculo oblíquo externo do abdome, afastando-a do cordão e do nervo ilioinguinal. A tesoura é introduzida na abertura, e a fáscia é cortada sob a visão direta da posição lateral para medial, devendo-se evitar o nervo.

A. HÉRNIA INGUINAL INDIRETA

DETALHES DO PROCEDIMENTO O folheto inferior da fáscia do músculo oblíquo externo do abdome é apreendido com duas pinças hemostáticas, uma lateral e a outra no anel inguinal superficial. Utilizando-se a dissecação romba, as aderências finas entre o cordão e o ligamento inguinal são afastadas da posição lateral para medial, expondo a borda em declive limpa do ligamento inguinal e o tubérculo púbico. O anestésico local adicional é injetado ao longo do ligamento e no tubérculo púbico. O folheto superior da fáscia do músculo oblíquo externo é apreendido por duas pinças hemostáticas. O cordão é liberado por dissecção, começando de novo lateralmente. O periósteo do tubérculo púbico é limpo. A extensão adicional dessa dissecção de cima, ao longo dos primeiros centímetros ou mais do ligamento inguinal lateral ao tubérculo púbico, assegura uma fácil mobilização do cordão. O dedo do cirurgião é colocado ao redor do cordão, e um dreno de Penrose de borracha macia é colocado em torno dele para a tração inferior (**FIGURA 2**). O músculo cremaster é aberto anterior e longitudinalmente por alguns centímetros em sua região proximal. O saco é identificado anteriormente ao ducto deferente e é cuidadosamente dissecado do ducto deferente e dos vasos sanguíneos. Essa dissecção é realizada com eletrocautério na borda do saco, enquanto se aplica uma tração suave na gordura e nos vasos. Historicamente, essa dissecção era romba, utilizando-se pinças com movimento de afastamento com uma compressa de gaze. No entanto, a dissecção cuidadosa com eletrocautério ao longo da borda do saco minimiza o sangramento. O saco é liberado até o anel inguinal profundo (**FIGURA 2**). Se o saco for inserido, a abertura é fechada com uma sutura com fio absorvível 2–0. Quando um saco extremamente grande associado a uma hérnia inguinoescrotal estiver presente, pode ser prudente realizar uma transecção alta e a ligadura da parte proximal do saco. Isso deixa a sua parte distal intacta e reduz ao máximo o traumatismo potencial das veias do cordão, com consequentes complicações testiculares.

O saco herniário neste exemplo de hérnia indireta não é seccionado, mas, em vez disso, é invaginado de volta através do anel inguinal profundo com um instrumento (**FIGURA 3**). O anel inguinal profundo pode ser mensurado com o dedo do cirurgião, que, em seguida, orienta o cone ou o *patch* de polipropileno na abertura. O cone é fixado ao tendão conjunto (músculo oblíquo interno) com uma ou mais suturas absorvíveis 2–0. É importante que o cone seja posicionado atrás do músculo e que um número suficiente de suturas seja colocado, de modo que o saco ou a gordura pré-peritoneal não possa sair em torno do perímetro do cone (**FIGURA 4**).

O *patch* de tela sintética é colocado *onlay*, com a extremidade afilada ou protegida sobre o tubérculo púbico. O cordão é passado pela fenda lateral, e as duas extremidades são unidas com suturas absorvíveis 2–0 (**FIGURA 5**). Uma sutura é introduzida próximo ao cordão, determinando, assim, o diâmetro do novo anel inguinal profundo. Tradicionalmente, essa abertura é dimensionada para a passagem fácil do cordão mais a ponta de um instrumento. É importante que o *patch* sobreposto seja de tamanho suficiente para se sobrepor ao ligamento inguinal inferiormente, ao tubérculo púbico medialmente e a todo o assoalho centralmente, como mostrado no corte transversal na **FIGURA 5A**. Além disso, a tela deve alcançar bem lateralmente ao anel inguinal profundo. Isso pode exigir o corte personalizado de uma tela sintética para hérnias indiretas grandes.

O perímetro da incisão, tanto profunda quanto superficialmente, é infiltrado com um anestésico local de ação longa. A fáscia do músculo oblíquo externo do abdome é reaproximada acima do nível do cordão, utilizando-se uma sutura absorvível 2–0. O fechamento começa no anel inguinal superficial com a observação do cordão, o nervo ilioinguinal e o percurso de cada borda da fáscia do músculo oblíquo. O início do fechamento nesse ponto permite ao cirurgião determinar o tamanho do anel inguinal superficial. O fechamento continua lateralmente com uma sutura contínua (**FIGURA 6**). A fáscia de Scarpa é aproximada com algumas suturas com fios absorvíveis 2–0 ou 3–0, e a pele é fechada de maneira subcuticular, aplicando-se uma sutura com fio absorvível fino. São aplicadas fitas adesivas cutâneas, além de um curativo estéril seco.

CUIDADOS PÓS-OPERATÓRIOS Os pacientes operados em ambiente ambulatorial são observados por cerca de 1 hora até que os critérios de alta sejam atendidos. Eles podem ingerir líquidos por via oral e são incentivados a urinar. As orientações para casa, detalhando as atividades e os sinais de sangramento ou infecção, são revistas com o paciente e o cuidador. A maioria dos pacientes necessita de analgésicos por 1 ou 2 dias. As atividades normais são retomadas conforme a tolerância do paciente. **CONTINUA** ▶

Capítulo 111 Correção de Hérnia Inguinal com Tela (Técnica do *Plug* e *Patch*)

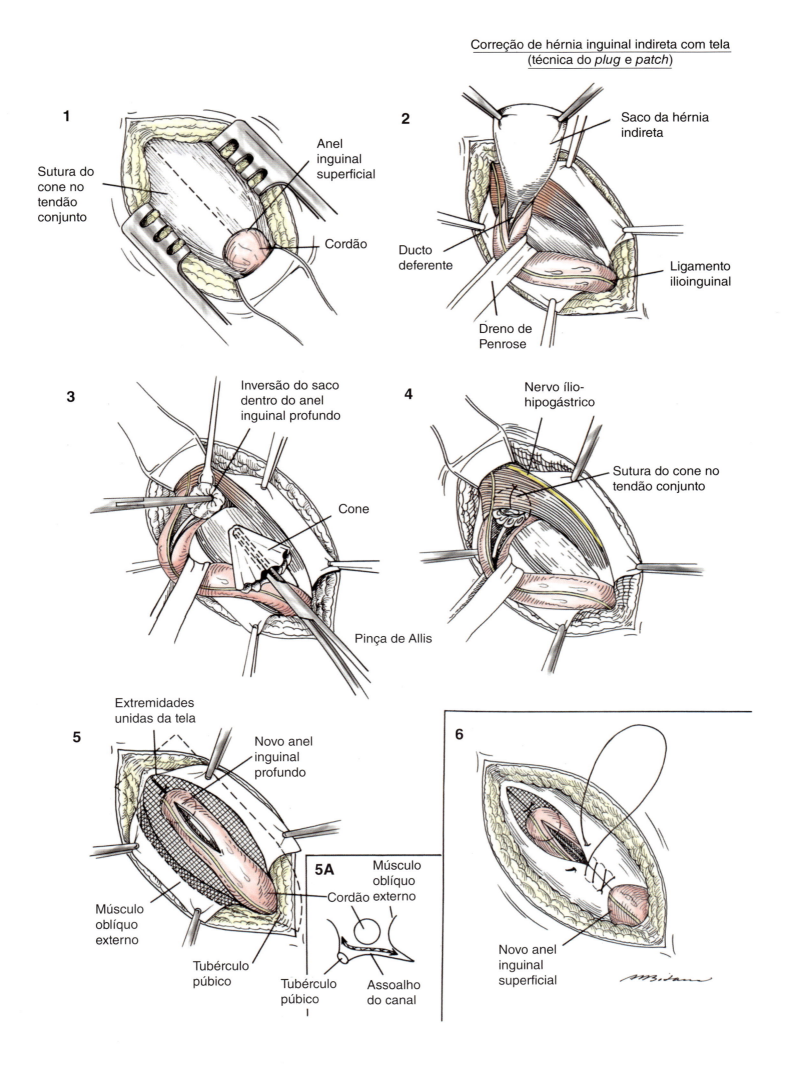

B. HÉRNIA INGUINAL DIRETA CONTINUAÇÃO

DETALHES DO PROCEDIMENTO A incisão e a exposição são as mesmas que as utilizadas para a hérnia indireta. A fáscia do músculo oblíquo externo do abdome é aberta, e as bordas superior e inferior são apreendidas com pares de pinças hemostáticas. A borda em declive do ligamento inguinal é inicialmente liberada com dissecção romba. No entanto, quando o cirurgião inicia a exposição superior, o assoalho da hérnia direta não é evidente como uma estrutura separada do cordão. Ele aparece como se o cordão e o processo herniário cobrissem ambas as áreas (**FIGURA 7**). À medida que o músculo cremaster é aberto anteriormente, identifica-se o cordão separado da hérnia direta. O cordão é dissecado e isolado para afastamento com um dreno de Penrose de borracha macia. O saco da hérnia direta, que, muitas vezes, é bastante grande em comparação com o defeito no assoalho, é cuidadosamente limpo até a sua junção com o assoalho ou a fáscia transversal e o músculo. Escolhe-se uma zona adequada de aproximadamente 1 cm acima da junção do saco da hérnia direta com o assoalho para incisão com o eletrocautério. À medida que se realiza a incisão do saco, a gordura pré-peritoneal projeta-se literalmente (**FIGURA 8**). Essa circunscrição é realizada em 360° sobre todo o colo do saco da hérnia. Isso permite que o saco fixado e seu conteúdo de gordura pré-peritoneal sejam facilmente devolvidos ao espaço pré-peritoneal.

O tamanho real do defeito da hérnia direta geralmente é menor do que o previsto. Na palpação do defeito, observa-se normalmente uma borda bem definida de fáscia transversal e músculo que persiste, embora essas camadas com frequência sejam bastante finas. O cone ou *plug* de tela sintética é colocado na abertura direta, de modo que sua borda fique diretamente nivelada com o assoalho da fáscia transversal. Múltiplas suturas interrompidas com fios absorvíveis 2–0 são utilizadas para fixar o perímetro do cone nos tecidos da fáscia transversal (**FIGURA 9**). Em geral, oito ou mais suturas são colocadas, de modo que nenhuma gordura pré-peritoneal possa se projetar entre a borda do cone e a borda da fáscia transversal. O músculo cremaster é aberto anteriormente (**FIGURA 10**) e investiga-se qualquer hérnia indireta, que pode exigir um segundo cone para correção. As estruturas do cordão, incluindo o ducto deferente, são identificadas, e a abertura do músculo cremaster não é fechada. O *patch* de reforço de tela sintética é colocado sobre todo o assoalho da hérnia direta, do mesmo modo descrito na seção sobre correção de hérnia indireta.

As duas extremidades da tela são unidas, produzindo o novo anel inguinal profundo (**FIGURA 11**). As mesmas precauções se aplicam, ou seja, a tela deve claramente sobrepor o ligamento inguinal inferiormente, o tubérculo púbico medialmente, todo o assoalho da hérnia direta e o cone centralmente, além do anel inguinal profundo lateralmente. Se essa cobertura estiver em dúvida, uma peça de tela sintética com corte personalizado é preparada. Em sua descrição original, Rutkow e Robbins não realizavam a sutura do perímetro do *patch* de tela de reforço, como na técnica de correção de Lichtenstein.

CUIDADOS PÓS-OPERATÓRIOS O perímetro da incisão é infiltrado com anestésico local de ação prolongada, e o músculo oblíquo externo do abdome é reaproximado acima do nível do cordão utilizando-se uma sutura contínua absorvível 2–0, que começa no anel inguinal superficial. A fáscia de Scarpa pode ser aproximada com suturas de fios absorvíveis. A pele é aproximada com sutura subcuticular com fio absorvível. Fitas cutâneas adesivas e um curativo estéril seco são aplicados. Os cuidados pós-operatórios são os mesmos descritos para hérnias indiretas no Capítulo 109. ■

Capítulo 111 Correção de Hérnia Inguinal com Tela (Técnica do *Plug* e *Patch*)

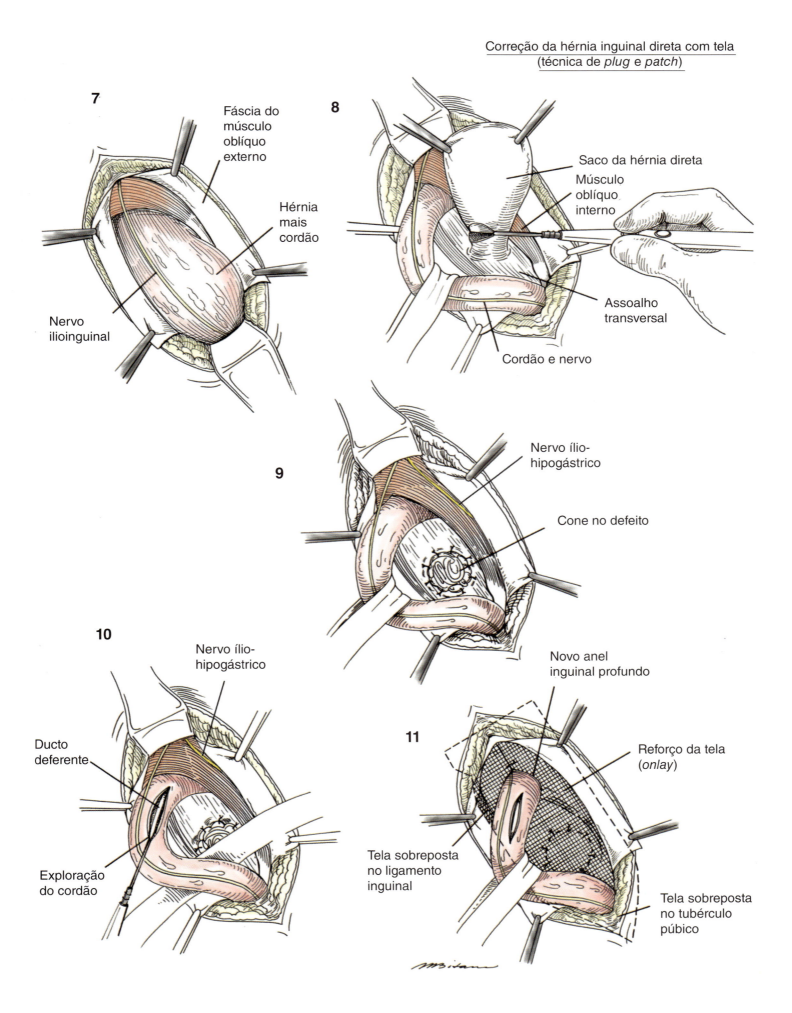

Correção da hérnia inguinal direta com tela (técnica de *plug* e *patch*)

CAPÍTULO 112

CORREÇÃO DE HÉRNIA FEMORAL (REPARO DE TECIDOS)

INDICAÇÕES Todas as hérnias femorais devem ser corrigidas, a não ser que haja contraindicação devido à condição do paciente.

PREPARO PRÉ-OPERATÓRIO O preparo pré-operatório é determinado pelo quadro geral do paciente. Quando o conteúdo do saco herniário estiver estrangulado, o equilíbrio hidreletrolítico é restaurado pela administração intravenosa de solução cristaloide isotônica. São administrados antibióticos se o exame indicar a possibilidade de intestino não viável e consequente necessidade de ressecção intestinal. Deve-se dispensar um tempo suficiente para a reanimação completa do paciente. Institui-se uma aspiração gástrica constante. A diminuição da frequência do pulso e um bom débito urinário são sinais favoráveis para uma intervenção cirúrgica precoce. As hérnias femorais não complicadas podem ser corrigidas por cirurgia ambulatorial.

ANESTESIA Ver Capítulo 109.

POSIÇÃO O paciente é colocado em decúbito dorsal com os joelhos em ligeira flexão para diminuir a tensão na região inguinal. Toda a mesa é ligeiramente inclinada, com a cabeça do paciente para baixo.

PREPARO OPERATÓRIO A pele é preparada de modo habitual. Pode-se utilizar um campo de plástico transparente estéril para cobrir a região a ser operada. Os campos estéreis são aplicados de acordo com as especificações do cirurgião. Então, uma pausa cirúrgica (*time out*) é executada.

INCISÃO E EXPOSIÇÃO O cirurgião deve ter em mente a relação do saco herniário com os vasos femorais profundos e ligamento de Poupart (FIGURA 1). A incisão habitual para hérnia inguinal é realizada logo acima do ligamento de Poupart, na linha de clivagem da pele (FIGURA 2). Prefere-se uma incisão acima do ligamento de Poupart, visto que proporciona melhor exposição do colo do saco herniário, bem como melhor exposição se houver necessidade de ressecção intestinal e anastomose. A incisão é realizada e aprofundada até a fáscia do músculo oblíquo externo do abdome. Após dissecar e liberar a fáscia da gordura subcutânea, são colocados afastadores na ferida. A fáscia do músculo oblíquo externo é seccionada no sentido de suas fibras, como na incisão para hérnia inguinal (ver Capítulo 109). O ligamento redondo ou o cordão espermático são afastados para cima, ao longo da margem do tendão conjunto (FIGURA 3). O peritônio, coberto pela fáscia transversal, projeta-se agora na ferida. O colo do saco herniário é liberado dos tecidos adjacentes.

DETALHES DA TÉCNICA O cirurgião deve agora escolher uma das duas técnicas. Se for possível tracionar o saco para cima através do canal femoral até a superfície, pode não haver necessidade de abrir a cavidade abdominal até que o próprio saco seja aberto. Isso é facilitado pelo afastamento do colo do saco para cima com uma pinça, enquanto o cirurgião aplica uma contrapressão abaixo do ligamento de Poupart através da massa herniária (FIGURA 4). Se não for possível reduzir o saco por baixo do ligamento do Poupart com essa manobra, pode ser necessário dissecar o tecido subcutâneo a partir do folheto inferior do músculo oblíquo externo do abdome até que o saco herniário seja exposto, à medida que aparece no canal femoral sob o ligamento de Poupart (FIGURA 5). Após esse procedimento é frequentemente possível retirar o saco herniário do canal femoral, convertendo a hérnia femoral em um tipo diverticular de hérnia direta (FIGURA 6).

Quando o conteúdo do saco herniário parecer estar reduzido, de modo que possa ser aberto sem lesão possível do intestino encarcerado, realiza-se a abertura do saco (FIGURA 7). Efetua-se uma sutura em bolsa de tabaco, que deve incluir a fáscia transversal bem como o peritônio, na junção do saco e da cavidade peritoneal, de modo que, quando for amarrada, não permaneça nenhuma bolsa peritoneal residual (FIGURAS 8 e 9). É preciso tomar muito cuidado para garantir que a sutura que fecha o colo do saco não inclua o intestino ou o omento.

FECHAMENTO Existem vários métodos para prevenção da recidiva da hérnia. A fáscia transversal e a margem aponeurótica do músculo transverso do abdome podem ser aproximadas a partir do tubérculo púbico para cima, ao longo do ligamento de Cooper (FIGURA 10), como na correção de uma hérnia inguinal direta pela técnica de McVay (ver Capítulo 109). É fundamental obter uma exposição adequada dos vasos ilíacos, de modo que não sejam lesionados quando forem realizadas essas suturas separadas (FIGURAS 11 e 12). Várias suturas são feitas no ligamento de Cooper e no ligamento lacunar, na borda inferior do ligamento de Poupart, de modo a fechar o canal femoral (FIGURA 11). Os vasos ilíacos não devem ser comprimidos à medida que a sutura de transição for feita próximo à parede medial da veia femoral. Em seguida, a correção prossegue lateralmente na técnica de McVay, com suturas separadas fixando o tendão conjunto (músculo oblíquo interno do abdome) na borda do ligamento inguinal (FIGURA 12). O ligamento redondo na mulher ou o cordão no homem são colocados de volta à sua posição normal ou transplantados como em outros tipos de correção de hérnia. O músculo oblíquo externo do abdome é fechado sem constrição em torno do cordão ou do ligamento redondo, seguido de aproximação habitual de tecido subcutâneo e pele. Utiliza-se uma sutura subcutânea contínua com fio absorvível para aproximar a pele. Em seguida, aplicam-se fitas adesivas e um curativo estéril seco.

CUIDADOS PÓS-OPERATÓRIOS É prudente manter a coxa em ligeira flexão durante o período pós-operatório imediato. O paciente é incentivado a deambular o mais cedo possível. Trabalhos manuais pesados, particularmente aqueles que aumentam acentuadamente a tensão intra-abdominal, devem ser evitados durante cerca de 1 mês. ■

Capítulo 112 Correção de Hérnia Femoral (Reparo de Tecidos)

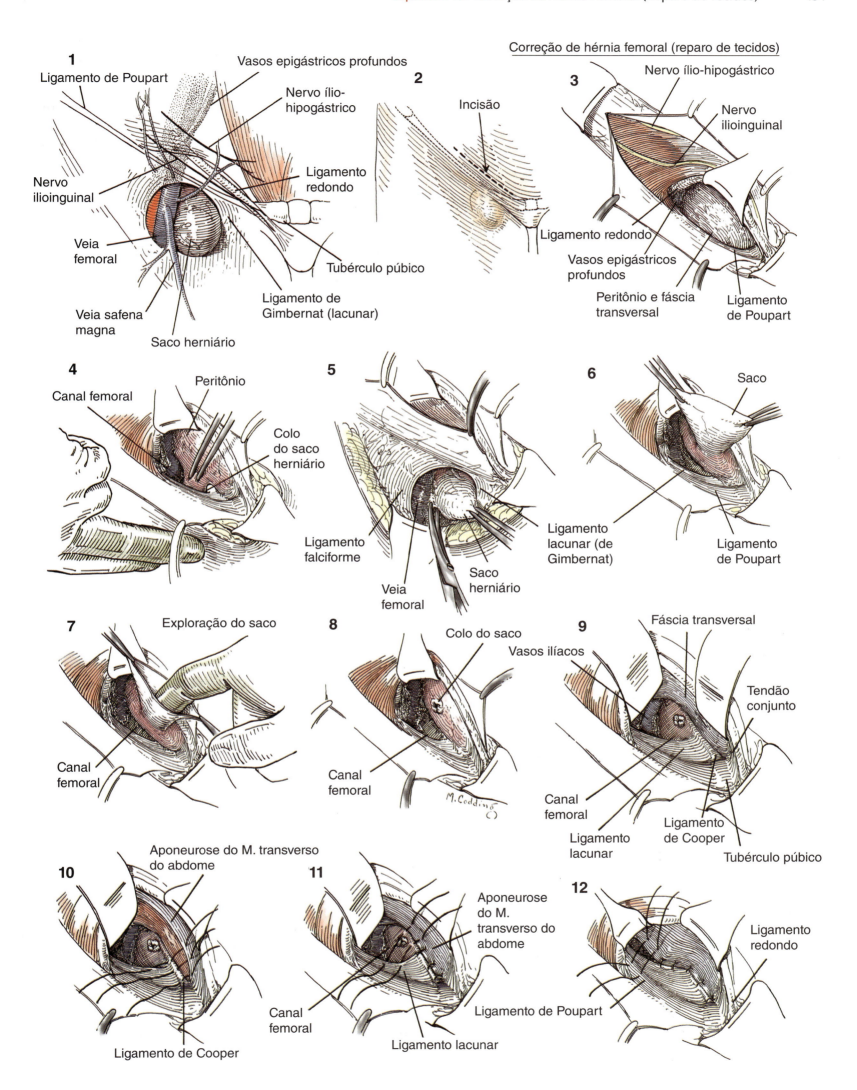

CAPÍTULO 113 — CORREÇÃO DE HÉRNIA FEMORAL COM TELA

INDICAÇÕES Todas as hérnias femorais devem ser corrigidas, a não ser que haja alguma contraindicação devido ao estado físico ou clínico do paciente. O encarceramento com possível estrangulamento representa um problema, visto que o orifício femoral é pequeno, e seus limites não são passíveis de distensão. Os exames de imagem com ultrassom podem ser úteis quando o diagnóstico for difícil.

PREPARO PRÉ-OPERATÓRIO O preparo pré-operatório é determinado pelo estado geral do paciente. As hérnias femorais não complicadas podem ser corrigidas em ambiente ambulatorial. As hérnias femorais encarceradas, sem sinais ou sintomas gastrintestinais, devem ser corrigidas rapidamente, enquanto as hérnias sintomáticas devem ser tratadas como urgência. O estrangulamento exige internação e reanimação do paciente com descompressão por meio de tubo nasogástrico, reidratação intravenosa e antibióticos parenterais. Quaisquer condições clínicas gerais são avaliadas e deve-se reservar um tempo suficiente para estabilização do volume e dos eletrólitos. A melhora dos sinais vitais e um bom débito urinário indicam o momento apropriado para a cirurgia.

ANESTESIA Nos casos eletivos, pode-se utilizar sedação profunda com infiltração de anestésico local como bloqueio de campo, bem como técnicas de anestesia espinal ou epidural. Os pacientes com estrangulamento e obstrução devem ser submetidos a anestesia geral com tubo endotraqueal e manguito para diminuir o risco de aspiração traqueal.

POSIÇÃO O paciente é colocado em decúbito dorsal, com travesseiro sob os joelhos para mantê-los em ligeira flexão, de modo a diminuir a tensão na região inguinal.

PREPARO OPERATÓRIO Realiza-se a tricotomia no sítio cirúrgico planejado e a pele é preparada de modo habitual. Antibióticos parenterais apropriados para profilaxia contra as bactérias cutâneas habituais são administrados imediatamente antes do início do procedimento e no tempo suficiente para alcançar níveis teciduais terapêuticos. Os campos estéreis são aplicados de acordo com as especificações do cirurgião. Então, uma pausa cirúrgica (*time out*) é executada.

INCISÃO E EXPOSIÇÃO É importante que o cirurgião conheça a anatomia regional do espaço femoral. Essa abertura tem aproximadamente 1 a 1,5 cm de diâmetro e situa-se diretamente lateral ao tubérculo púbico, porém inferiormente ao ligamento inguinal (**FIGURA 1**). A fáscia sobre o músculo pectíneo forma a parede posterior, enquanto a face lateral é delimitada pela veia femoral ligeiramente compressível à medida que emerge sob o ligamento inguinal. Clinicamente, a hérnia femoral apresenta-se como massa que pode ser confundida com linfadenopatia inguinal superficial. Em pacientes magros, a linha do ligamento inguinal da espinha ilíaca anterossuperior até o tubérculo púbico pode ser projetada, e a hérnia femoral estará claramente presente abaixo, imediatamente lateral ao tubérculo púbico e medial à pulsação dos vasos femorais. Se o cirurgião tiver certeza desse diagnóstico, que pode ser auxiliado pelo uso da ultrassonografia, então é possível realizar a incisão oblíqua limitada inferior diretamente sobre a massa (**FIGURA 2B**). Se houver qualquer dúvida quanto ao diagnóstico, se o paciente for obeso, ou se existir a possibilidade de estrangulamento, realiza-se a incisão superior (**FIGURA 2A**), de modo a proporcionar exposição e flexibilidade máximas. Essa incisão é ligeiramente inferior àquela realizada para a hérnia inguinal habitual. Em geral, situa-se acima e paralela ao ligamento inguinal, com uma extensão medial mais transversal. A incisão é realizada e aprofundada até a fáscia do músculo oblíquo externo do abdome. A fáscia sobre o canal é liberada, de modo a expor o anel inguinal superficial. A fáscia do músculo oblíquo externo é seccionada no sentido de suas fibras, da mesma maneira utilizada para exposição das hérnias inguinais. Coloca-se um par de pinças hemostáticas nos folhetos superior e inferior do músculo oblíquo externo do abdome, que é então liberado por dissecção romba até o músculo oblíquo interno superiormente e a borda do ligamento inguinal, inferiormente. O ligamento redondo ou o cordão espermático com o nervo ilioinguinal aderido é dissecado e afastado superiormente, com um dreno de borracha de Penrose ou um afastador de Richardson (**FIGURA 3**). A fáscia transversal, que constitui o assoalho do canal, é explorada para descartar a possibilidade de qualquer herniação direta e, em seguida, a região do anel inguinal profundo é explorada para descartar a possibilidade de herniação indireta.

DETALHES DA TÉCNICA O folheto inferior do músculo oblíquo externo do abdome é afastamento superiormente e a hérnia femoral torna-se aparente à medida que emerge exatamente abaixo do ligamento inguinal, lateral ao tubérculo púbico. Essa mesma exposição é obtida se a incisão inferior for realizada diretamente sobre a hérnia. O saco é pinçado e, utilizando uma combinação de dissecção cortante e romba, é liberado da gordura adjacente na porção superior da coxa (**FIGURA 4**). À medida que a dissecção prossegue, verifica-se a herniação através de uma abertura estreita, que tem aproximadamente o tamanho do dedo mínimo do cirurgião. Com mais frequência, o saco contém gordura pré-peritoneal ou omento, que pode ser reduzido, mas se for encontrado um intestino gangrenoso estrangulado, o cirurgião precisa planejar uma ressecção com laparotomia simultânea.

Após redução bem-sucedida em um caso não complicado, não há necessidade de abrir o saco. Em geral, o saco é invaginado através do orifício femoral, que agora se apresenta como um orifício definido (**FIGURA 5**). Tanto o tecido adventício entre o aspecto medial da veia femoral quanto o defeito da hérnia devem ser mantidos, antecipando a colocação do plugue. Um pequeno plugue de tela (**FIGURA 6**) pode, então, ser introduzido no orifício femoral, de tal modo que alguns milímetros estejam projetados externamente. Três quadrantes do plugue são fixados com suturas absorvíveis interrompidas. Cada um é fixado na fáscia adjacente, com a sutura estendendo-se bem no plugue, de modo a impedir a intussuscepção da tela. A sutura superior é fixada ao ligamento inguinal, a medial, ao ligamento lacunar e à aponeurose revestindo o tubérculo púbico, e a inferior, na fáscia sobre o músculo pectíneo. Não se realiza nenhuma sutura lateralmente, visto que essa parede é constituída pela veia femoral (**FIGURA 7**). A fáscia do músculo oblíquo externo do abdome é reaproximada com suturas separadas ou contínuas com fio não absorvível e, em seguida, efetua-se o fechamento de rotina da fáscia de Scarpa e da pele. Aplica-se um pequeno curativo sobre a incisão.

CUIDADOS PÓS-OPERATÓRIOS Nos casos não complicados, o paciente recebe rapidamente alta para casa, com instruções por escrito sobre atividades, sinais de sangramento ou infecção e qualquer outra reação incomum. A maioria dos pacientes é capaz de retomar suas atividades normais em poucos dias. ∎

Capítulo 113 Correção de Hérnia Femoral com Tela

Correção de hérnia femoral com tela

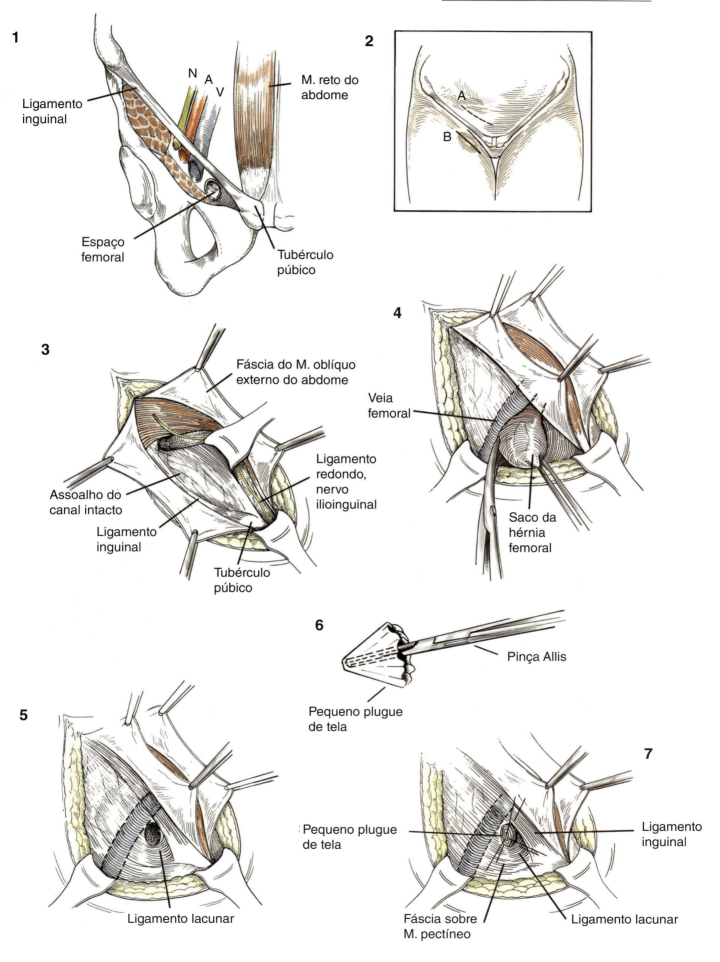

CAPÍTULO 114

ANATOMIA LAPAROSCÓPICA DA REGIÃO INGUINAL

Este capítulo mostra as principais características anatômicas de importância que um cirurgião qualificado precisa conhecer detalhadamente durante qualquer tipo de operação laparoscópica para correção de hérnias inguinal e femoral. O primeiro conceito é reconhecer que o peritônio parietal cobre determinadas estruturas, formando cinco ligamentos que constituem acidentes anatômicos úteis na identificação dos espaços herniários quando a região inguinal é acessada por via intraperitoneal, como na correção TAPP. Esses ligamentos são o ligamento umbilical mediano (1), que se estende da bexiga até o umbigo; os ligamentos umbilicais mediais (3), que são remanescentes das artérias umbilicais obliteradas; e os ligamentos umbilicais laterais (4), formados pelo peritônio que cobre os vasos epigástricos inferiores (13). As relações espaciais desses ligamentos possibilitam o reconhecimento dos vários tipos de hérnia. Uma hérnia inguinal direta (19) ocorre no espaço medial delimitado pelos vasos epigástricos inferiores ou ligamento umbilical lateral, o trato iliopúbico (21) e o músculo reto. Uma hérnia inguinal indireta aparece através do anel inguinal profundo (18), acima do trato iliopúbico, sendo lateral ao ligamento umbilical lateral contendo os vasos epigástricos (13) na superfície posterior do músculo reto do abdome (2). O espaço da hérnia femoral (20) abaixo do trato iliopúbico (21) e medial aos vasos femorais que saem através do canal femoral. Durante a correção laparoscópica, os espaços das hérnias direta, indireta e femoral devem ser todos cobertos com tela.

O segundo conceito importante está relacionado com os espaços existentes abaixo do revestimento peritoneal (17). O espaço pré-peritoneal é o espaço delimitado pelo peritônio, posteriormente, e pela fáscia transversal, anteriormente. O espaço de Retzius é o espaço existente entre o púbis e a bexiga. A extensão lateral desse espaço é o espaço de Bogros. A fáscia transversal forma o assoalho do canal inguinal e o arco iliopectíneo, o trato iliopúbico e os pilares do anel inguinal profundo. O arco iliopectíneo separa o compartimento vascular (vasos ilíacos) do compartimento neuromuscular (músculo iliopsoas, nervo femoral e nervo cutâneo femoral lateral). O trato iliopúbico é uma faixa aponeurótica, que começa próximo à espinha ilíaca anterossuperior e que se insere no tubérculo púbico medialmente. Em sua extensão medial, contribui para a formação do ligamento de Cooper (22). Forma a margem inferior da camada musculoaponeurótica profunda constituída pelo músculo transverso do abdome e aponeurose e pela fáscia transversal. Lateralmente, estende-se até a fáscia ilíaca e do psoas. Forma, com fibras da fáscia transversal, a margem anterior da bainha femoral e borda medial do anel e canal femoral. Sua margem inferior está fixada ao ligamento inguinal. O trato iliopúbico constitui um importante acidente anatômico. A dissecção ou a fixação da tela pré-peritoneal não deve ser realizada inferiormente ao trato iliopúbico, exceto na região limitada do ligamento de Cooper. A dissecção ou a colocação de grampo centralmente, abaixo do trato iliopúbico, irá provocar lesão de veia, artéria e nervo femorais, enquanto a colocação lateral pode lesionar os ramos dos nervos lombares. Os pilares superior e inferior do ligamento inguinal profundo são formados pela fáscia transversal. O ligamento de Cooper é formado pelo periósteo do ramo superior do púbis e trato iliopúbico.

Os vasos epigástricos inferiores dão origem a dois ramos: o vaso espermático externo, que segue o seu percurso no cordão espermático e ramo iliopúbico. Este último pode formar uma *corona mortis*. Essa anomalia vascular apresenta-se como um ramo da epigástrica inferior ou da ilíaca externa, que passa sobre o ligamento de Cooper em seu trajeto até o sistema obturador. O sistema tanto arterial quanto venoso pode estar envolvido nesse "triângulo da morte", que pode causar hemorragia significativa durante a dissecção e exposição do ligamento de Cooper ou fixação da tela com grampos penetrantes.

Por fim, existem duas zonas que precisam ser evitadas durante a dissecção pré-peritoneal e a fixação da tela. A primeira é a zona lateral, que é delimitada do lado medial pelo cordão espermático, superiormente pelo trato iliopúbico e lateralmente pela crista ilíaca. Esta zona é conhecida como "triângulo da dor" (ver **FIGURA 2** no Capítulo 115). Essa área contém o nervo femoral (10), o nervo cutâneo femoral lateral (8), o nervo cutâneo femoral anterior e o ramo femoral dos nervos genitofemorais. A lesão desses nervos pode provocar neuralgia crônica. A segunda zona é a zona inferior delimitada pelo ducto deferente (24), medialmente, pelos vasos gonadais (15), lateralmente e pela borda peritoneal, posteriormente. Essa zona é conhecida como "triângulo da ruína", visto que contém a veia ilíaca externa (12), a veia ilíaca circunflexa profunda e a artéria ilíaca externa (11) (ver **FIGURA 2** no Capítulo 115). ■

Capítulo 114 Anatomia Laparoscópica da Região Inguinal

Anatomia laparoscópica da região inguinal

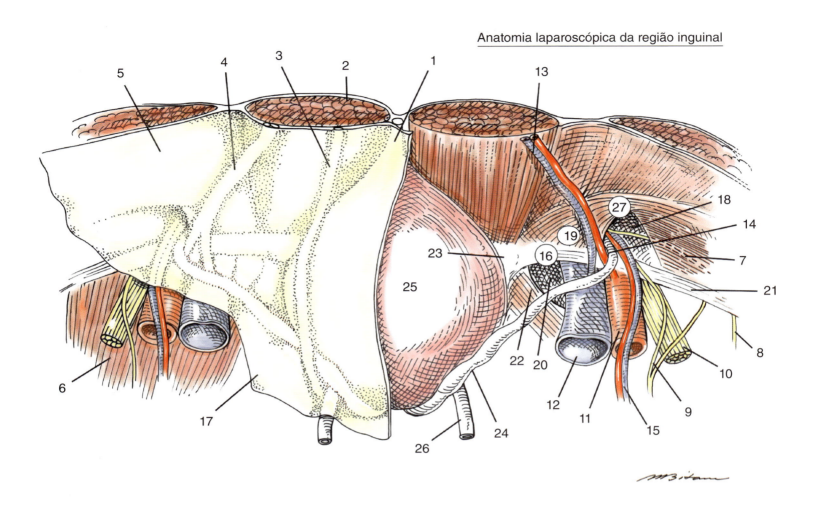

1. Ligamento umbilical mediano
2. M. reto do abdome
3. Ligamento umbilical medial
4. Ligamento umbilical lateral
5. Mm. da parede lateral do abdome
6. M. iliopsoas
7. Nervo ilioinguinal
8. Nervo cutâneo femoral lateral
9. Nervo genitofemoral
10. Nervo femoral
11. Artéria ilíaca externa
12. Veia ilíaca externa
13. A. e V. epigástricas inferiores
14. Cordão espermático
15. A. e V. espermáticas
16. Área da *corona mortis*
17. Peritônio
18. Área indireta
19. Área direta
20. Área femoral
21. Trato iliopúbico
22. Ligamento de Cooper
23. Osso púbico lateral
24. Ducto deferente
25. Bexiga
26. Ureter
27. Tendão conjunto

CAPÍTULO 115

CORREÇÃO LAPAROSCÓPICA DE HÉRNIA INGUINAL, TRANSABDOMINAL PRÉ-PERITONEAL (TAPP)

INDICAÇÕES As indicações para a correção de hérnia inguinal foram descritas nos capítulos precedentes. As técnicas que faltam ser descritas incluem a transabdominal pré-peritoneal (TAPP) e a totalmente extra-peritoneal (TEP). A correção laparoscópica pode ser aplicada às hérnias indiretas, diretas ou femorais. A herniorrafia inguinal laparoscópica está contraindicada em caso de infecção intraperitoneal e coagulopatia reversí-vel e para pacientes com alto risco para anestesia geral. As contraindicações relativas incluem grandes hérnias por deslizamento contendo cólon, hér-nias escrotais irredutíveis de longa duração, ascite e cirurgia suprapúbica anterior. Na correção TEP, as contraindicações relativas específicas incluem encarceramento e isquemia intestinal. É fundamental ter um conhecimento detalhado da anatomia da região inguinal quando se realiza um acesso posterior por meio de laparoscópio. A visão dessa área, conforme vista da perspectiva intraperitoneal na correção TAPP, bem como a da perspectiva pré-peritoneal na TEP, é mostrada no Capítulo 114. Além disso, recomen-dam-se fortemente domínio das habilidades laparoscópicas ou experiência aprimorada com esse tipo de correção de hérnia.

A. TRANSABDOMINAL PRÉ-PERITONEAL (TAPP)

PREPARO PRÉ-OPERATÓRIO O paciente precisa ser um candidato apro-priado para anestesia geral. Deve-se suspender qualquer anticoagulação, ácido acetilsalicílico e fármacos antiplaquetários, como bissulfato de clopido-grel (p. ex., Plavix®) antes do procedimento, de modo a evitar a formação pós-operatória de hematoma. Devem-se administrar antibióticos por via intrave-nosa no pré-operatório, dentro de uma hora antes da realização da incisão.

EQUIPAMENTO E MATERIAL Todas as correções laparoscópicas utilizam algum tipo de material protético. Geralmente, é usada uma tela sintética permanente não revestida. Em situações em que o peritônio for incapaz de cobrir a tela, é usada uma tela revestida com barreira, com a superfície visceral voltada para o intestino.

A fixação da tela é geralmente usada para impedir a migração e a ten-dência da tela a encolher com o passar do tempo. Existem vários adesivos absorvíveis e não absorvíveis que podem ser usados. A maior parte é apre-sentada com aparelhos descartáveis de 5 mm. Telas autoaderentes e cola de fibrina também têm sido empregadas para minimizar o uso de fixação mecânica, se desejado.

ANESTESIA Há necessidade de anestesia geral endotraqueal.

POSIÇÃO O paciente é colocado em decúbito dorsal, e os braços são man-tidos ao lado do corpo. O centro cirúrgico e a colocação dos acessos são mostrados na **FIGURA 1**.

PREPARO OPERATÓRIO Realiza-se a tricotomia. Um cateter vesical é colo-cado caso o cirurgião julgue necessário e, nesse caso, costuma ser retirado ao fim do caso. Os campos estéreis são aplicados de acordo com as especificações do cirurgião. Então, uma pausa cirúrgica (*time out*) é executada.

INCISÃO E EXPOSIÇÃO A **FIGURA 1** mostra a disposição típica do centro cirúrgico para a correção de hérnia inguinal esquerda (HIE) por TAPP ou TEP. O cirurgião fica do lado contralateral da hérnia. O suporte da câmara fica ao lado do cirurgião, e o auxiliar, diretamente em frente. Um ou dois monitores podem ser posicionados no pé da mesa cirúrgica. Neste capítulo, mostra-se a técnica TAPP para hérnia inguinal indireta esquerda, com o cirurgião do lado direito do paciente, enquanto a correção TEP, mostrada no Capítulo 116, demonstra a correção de uma hérnia inguinal direita direita, em que o cirurgião está posicionado do lado esquerdo do paciente.

As **FIGURAS 3** a **7** ilustram uma técnica TAPP para uma hérnia inguinal indireta esquerda. A técnica de Hasson, conforme descrito no Capítulo 13, é utilizada para ter acesso à cavidade peritoneal. Uma incisão perium-bilical é realizada para a colocação do trocarte de Hasson. O paciente é colocado em posição de Trendelenburg discreta. Uma laparoscopia diag-nóstica é realizada com um laparoscópio de 5 mm e 30 graus, e os espa-ços herniários são inspecionados quanto a hérnias adicionais. São colo-cados dois trocartes de 5 mm sob visão laparoscópica direta nas porções média direita e esquerda do abdome, na altura do umbigo (**FIGURA 1**). O laparoscópio é colocado através do portal de 5 mm ipsilateral ao lado da hérnia; o cirurgião usa o trocarte de Hasson e o portal de 5 mm contrala-teral à hérnia. Inicia-se a mobilização do retalho peritoneal com tesoura laparoscópica e corrente eletrocirúrgica. A incisão é iniciada lateral ao ligamento umbilical medial, que não deve ser seccionado, visto que isso pode provocar sangramento de uma artéria umbilical vestigial. Realiza-se uma incisão no peritônio, bem acima do saco herniário, que é estendida lateralmente até a espinha ilíaca anterior. Deve-se ter muito cuidado para entrar no espaço pré-peritoneal e não no espaço retromuscular. A entrada no espaço retromuscular é observada quando o músculo descoberto é visualizado após a dissecção inicial.

Em situações em que é difícil mobilizar o peritônio (normalmente em cirurgias refeitas ou após prostatectomia), a fáscia transversal pode ser intencionalmente cortada entrando no espaço retromuscular. Com uma dissecção retromuscular, geralmente, o sangramento é maior. O espaço pré-peritoneal é penetrado, e realiza-se uma dissecção romba com um dissector laparoscópico no plano avascular, entre o peritônio e a fáscia transversal. Em caso de hérnia direta, inicia-se a dissecção medialmente aos vasos epigástricos. O ligamento de Cooper muitas vezes é obscure-cido pelo saco herniário direto, que deve ser reduzido nessa etapa. Isso é facilmente realizado tracionando o saco para longe da parede abdominal e da fáscia transversal. À medida que o retalho é dissecado, os acidentes ana-tômicos de importância crítica, de medial para lateral, incluem o ligamento de Cooper, os vasos epigástricos inferiores, o ducto deferente e a zona late-ral ou fossa (**FIGURA 2**). São mostrados os locais de uma hérnia indireta e direta. Deve-se ter cuidado para evitar a dissecção na área designada como "triângulo da dor", que contém nervos sensitivos (ver **FIGURA 2**), cuja lesão pode causar dor crônica na região inguinal, testículo ou coxa.

De modo semelhante, é preciso tomar cuidado para evitar a dissecção do "triângulo da morte" (ver **FIGURA 2**), a área que contém as principais estruturas vasculares. Pode-se observar a ocorrência de *corona mortis*, um ramo da artéria epigástrica inferior na borda lateral do ligamento de Coo-per em 30% dos pacientes (ver Capítulo 114). Isso deve ser evitado quando se disseca o ligamento de Cooper ou se fixa a tela de modo a evitar a ocor-rência de sangramento problemático. Um saco da hérnia indireta é cuida-dosamente liberado e dissecado das estruturas do cordão, à medida que é trazido de volta para o espaço pré-peritoneal. Pode-se reduzir por completo um pequeno saco de hérnia indireta, porém pode haver necessidade de sec-cionar um saco maior que se estenda até o escroto. A tração das estruturas do cordão para baixo facilita a dissecção do tecido adiposo no cordão esper-mático (lipoma do cordão). Identifica-se o trato iliopúbico (**FIGURA 3**). O retalho peritoneal é criado inferiormente expondo ainda mais os vasos ilíacos. É preciso tomar cuidado para evitar a lesão do ramo genital do nervo genitofemoral e nervo cutâneo femoral lateral (ver Capítulo 114). Após criar um retalho inferior, são identificadas as seguintes estruturas: os vasos epigástricos inferiores, a sínfise púbica e o músculo reto do abdome. Em seguida, a dissecção é realizada medialmente até o tubérculo púbico contralateral, de modo a possibilitar uma superposição suficiente da tela para cobrir todos os espaços potenciais de hérnia. A **FIGURA 3** demonstra retalho final e espaço peritoneais. Para as hérnias bilaterais, procede-se à dissecção do espaço de Retzius através de duas incisões laterais, evitando a secção do úraco. Isso cria um grande espaço comum unindo os dois lados.

A tela é introduzida através do trocarte de 10 mm (**FIGURA 4**). Para uma correção unilateral, a tela pode ser uma pré-formada ou uma lâmina com tamanho de pelo menos 15 × 10 cm. Embora não sejam mostradas nas ilus-trações para a correção bilateral, podem-se utilizar duas camadas seme-lhantes de tela ou uma grande tela (30 × 15 cm). Para uma correção unilate-ral, a tela é colocada sobre o orifício miopectíneo, de modo a cobrir todos os espaços de hérnia (direta, indireta e femoral). Há necessidade de uma ampla superposição e extensão do púbis, medialmente, até a espinha ilíaca anterior ipsilateral. A tela é desenrolada e posicionada com ampla sobre-posição em todas as direções (**FIGURA 5**). Geralmente, o peritônio pode ser mobilizado para longe das estruturas do cordão para permitir a colocação de uma lâmina plana de tela. Pode-se efetuar uma abertura em fenda para as estruturas do cordão. Um número mínimo de pontos de fixação é empre-gado para evitar o deslocamento precoce da tela.

Para a maioria das hérnias indiretas de tamanho pequeno a médio, é colocado um ou dois grampos logo acima do ligamento de Cooper; um único grampo é colocado bem acima do trato iliopúbico, no aspecto supe-rolateral da tela; e um único grampo é colocado sobre a bainha posterior do reto, no aspecto superomedial da tela. Para defeitos diretos, são colocados pontos adicionais logo acima do ligamento de Cooper. Para defeitos indi-retos maiores, são colocados pontos adicionais na porção média da tela, superiormente longe dos vasos epigástricos. Não deve haver grampos pos-teriores (**FIGURA 6**). A tela deve ficar completamente plana sem entortar ou enrolar. Deve ser feita uma dissecção adicional, conforme necessário, para facilitar a colocação da tela plana.

O passo seguinte consiste em fechar o peritônio redundante sobre a tela. A tela precisa ser totalmente coberta. Em seguida, o retalho peritoneal é gram-peado na parede anterior do abdome ou fechado com suturas (**FIGURA 7**). Se forem usados grampos, deve-se tomar muito cuidado para minimizar a penetração profunda dos tecidos na parede abdominal anterior, para mini-mizar o risco de lesão nervosa. Deve ser aplicada pressão suficiente para obter uma aposição sólida do peritônio à parede abdominal anterior. É feita a confirmação de lacunas mínimas no fechamento, para evitar herniação interna do intestino no espaço pré-peritoneal. Pequenas aberturas no peri-tônio podem ser fechadas com clipes laparoscópicos. ■

Capítulo 115 Correção Laparoscópica de Hérnia Inguinal, Transabdominal Pré-Peritoneal (TAPP)

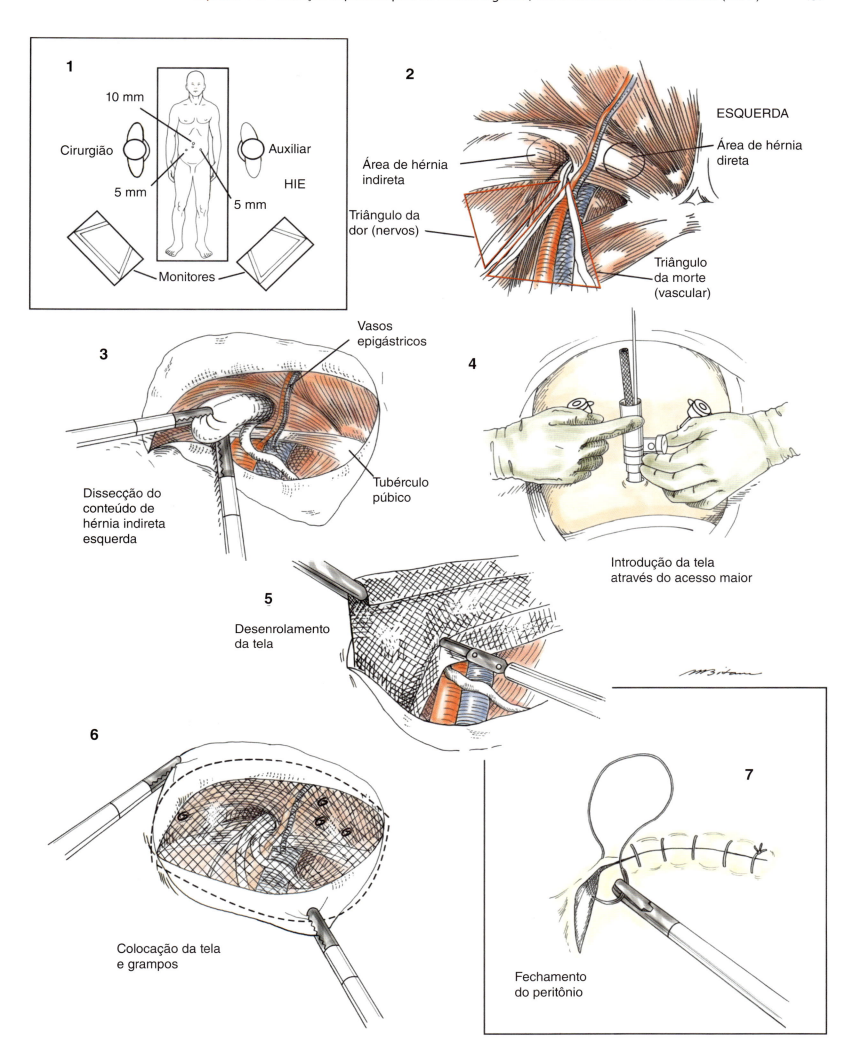

CAPÍTULO 116

CORREÇÃO LAPAROSCÓPICA DE HÉRNIA INGUINAL, TOTALMENTE EXTRAPERITONEAL (TEP)

O acesso totalmente extraperitoneal (TEP) evita a entrada na cavidade peritoneal; por conseguinte, existe a vantagem teórica de menor probabilidade de lesão visceral ou hérnias incisionais. Além disso, evita o problema do fechamento do retalho peritoneal. O preparo pré-operatório, as considerações anestésicas, a posição do paciente, a organização do centro cirúrgico e o preparo cirúrgico são os mesmos utilizados para a técnica TAPP (ver Capítulo 115). Os campos estéreis são aplicados de acordo com as especificações do cirurgião. Então, uma pausa cirúrgica (*time out*) é executada.

INCISÃO E EXPOSIÇÃO Realiza-se uma incisão de 2 cm, exatamente lateral e inferior ao umbigo, do mesmo lado da hérnia. O músculo é afastado lateralmente, de modo a expor a fáscia posterior do músculo reto. A dissecção romba com afastadores em S ou com um dedo abre o espaço pré-peritoneal (**FIGURAS 1A** e **1B**). A dissecção desse espaço é facilitada pelo uso de um balão de dissecção de um ou três componentes. Esse balão é inserido no espaço através da incisão umbilical. O bulbo do aparelho de insuflação é usado para expandir o balão. Durante a insuflação, o cirurgião monitora o processo de dissecção com o laparoscópio situado dentro do balão de dissecção (**FIGURAS 2A** e **2B**). A expansão é gradual. É importante que todas as pregas no balão de dissecção sejam achatadas. O balão é esvaziado e retirado. O balão de contenção menor é então inserido (**FIGURA 2C**) e preenchido com 40 mℓ de ar. É utilizado para exercer tração sobre a fáscia, que é tracionada para trás e fixada. Ele é acoplado ao insuflador de CO_2, que é ajustado em uma pressão de 15 mmHg. O paciente é colocado em posição de Trendelenburg discreta, de modo a evitar a compressão externa do espaço pré-peritoneal pelas vísceras abdominais. Os espaços de hérnias são examinados. São colocados dois trocartes de 5 mm na linha média inferior ao umbigo (**FIGURA 1A**). O primeiro situa-se a uma distância de dois dedos acima do tubérculo púbico, e o segundo, a cinco dedos acima do tubérculo púbico, exatamente abaixo da via de acesso da câmera.

A **FIGURA 3** mostra a anatomia da região, que é explicada detalhadamente no Capítulo 114. Identifica-se uma hérnia inguinal direta e a hérnia é reduzida (**FIGURA 4**). O ligamento de Cooper é identificado e limpo por pelo menos 2 cm. Utiliza-se uma dissecção romba com o laparoscópio de Kittner para abrir o espaço pré-peritoneal. As pequenas lacerações no peritônio devem ser corrigidas, de modo a evitar a ocorrência de pneumoperitônio. Se isso se tornar problemático, pode-se colocar uma agulha de Veress ou um trocarte de 5 mm na cavidade peritoneal, a fim de liberar a pressão de CO_2. Em seguida, o cordão espermático é esqueletizado e o espaço pré-peritoneal é dissecado na mesma extensão que na técnica TAPP. Embora a orientação seja diferente, a dissecção e a colocação da tela são semelhantes às da TAPP. A tela é cortada no tamanho e formato mostrados na **FIGURA 5**. Em seguida, é enrolada e introduzida sob visão direta através do trocarte de 10 mm utilizado para a câmera (**FIGURA 6**). A tela é desenrolada e posicionada, para cobrir todas as três áreas de hérnias – indireta, direta e femoral (**FIGURA 7A**). Pode ser grampeada medialmente em posição, conforme descrito no Capítulo 115, evitando os pontos de perigo anteriormente discutidos (ver **FIGURA 7A**). Não deve haver grampos posteriores.

Como alternativa, alguns cirurgiões preferem utilizar uma cola à base de fibrina para a fixação, enquanto outros não utilizam nenhuma fixação, dependendo da desinsuflação do peritônio para fixar a tela. Os trocartes são retirados sob visão direta. O CO_2 é lentamente retirado, de modo que a tela não se mova. A tela e o peritônio em colapso são observados à medida que o videoscópio é retirado. A posição final da tela no espaço pré-peritoneal é mostrada em corte transversal na **FIGURA 7B**.

FECHAMENTO A fáscia é fechada com sutura separada com fio absorvível. A pele é fechada com sutura subcuticular com fio absorvível. Retira-se o cateter vesical antes de o paciente deixar o centro cirúrgico.

CUIDADOS PÓS-OPERATÓRIOS Um anestésico local pode ser injetado nos locais de incisão ou instilado no espaço pré-peritoneal para facilitar o controle da dor. Se o paciente for capaz de urinar, ele então recebe alta no dia da cirurgia, se não houver nenhuma complicação imediata. O paciente também é aconselhado a não levantar pesos acima de 7 kg (cerca de 7 caixas de leite) durante a primeira semana. O retorno ao trabalho é determinado pela tolerância do paciente à dor. Muitos pacientes voltam ao trabalho em 5 a 7 dias. ■

Capítulo 116 Correção Laparoscópica de Hérnia Inguinal, Totalmente Extraperitoneal (TEP)

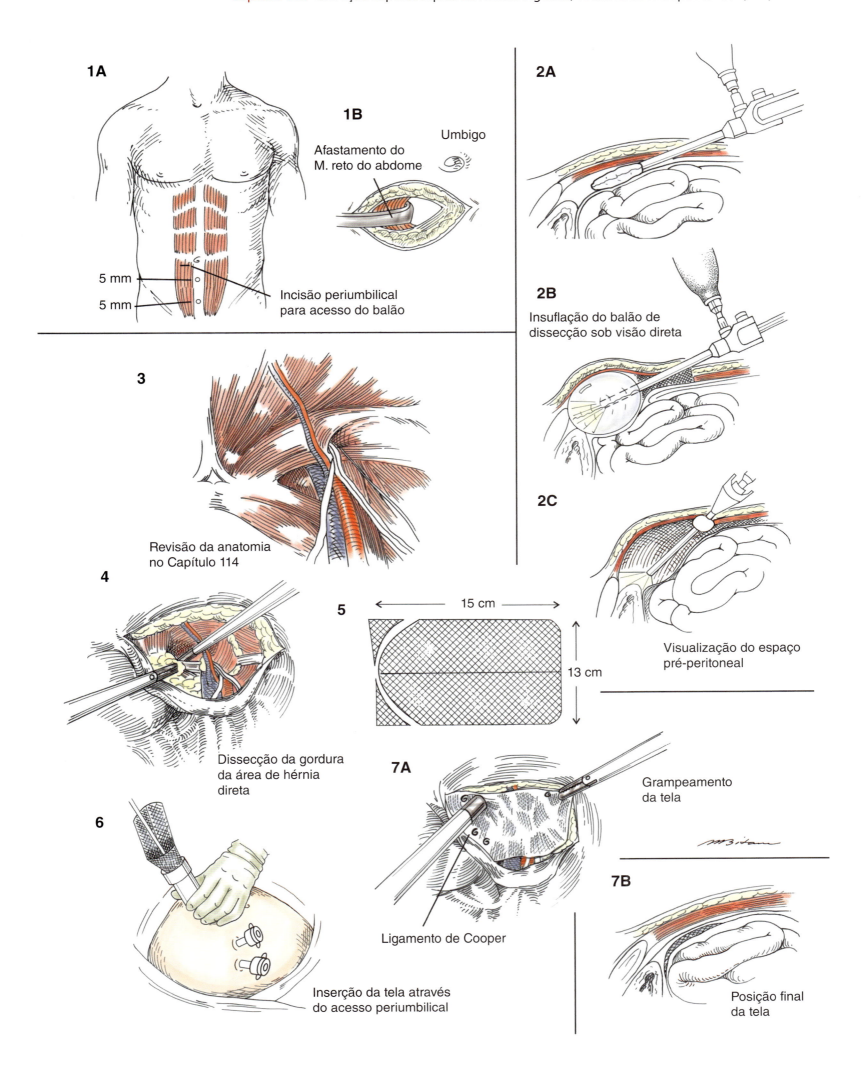

CORREÇÃO DE HÉRNIA INGUINAL RECORRENTE, TRANSABDOMINAL PRÉ-PERITONEAL, POR ABORDAGEM ROBÓTICA

CAPÍTULO 117

INDICAÇÕES As indicações para correção de hérnia inguinal foram descritas nos capítulos anteriores. A técnica de correção assistida por robô pode ser aplicada em hérnias indiretas, diretas ou femorais. A herniorrafia inguinal robótica é contraindicada na presença de infecção intraperitoneal e coagulopatia irreversível e em pacientes que apresentam grande risco para anestesia geral. Contraindicações relativas incluem grandes hérnias por deslizamento que contenham o cólon, hérnias escrotais irredutíveis de longa duração, ascite, encarceramento e isquemia intestinal. Ter um conhecimento profundo da anatomia da região inguinal é essencial quando ela é abordada posteriormente pela técnica assistida por robô. A visão dessa área pela perspectiva intraperitoneal é descrita no Capítulo 114. Além disso, deve-se demonstrar e verificar a experiência, a habilidade e a proficiência do cirurgião com o uso de dispositivos robóticos, o qual também deve ser credenciado para a utilização desses dispositivos na assistência cirúrgica.

PREPARO PRÉ-OPERATÓRIO O paciente deve ser um candidato adequado para anestesia geral. Anticoagulantes, ácido acetilsalicílico e medicamentos antiplaquetários, como o bissulfato de clopidogrel (Plavix®), devem ser descontinuados antes do procedimento, a fim de evitar a formação de hematoma pós-operatório. Antibióticos pré-operatórios devem ser administrados por via intravenosa dentro de 1 hora após a incisão.

ANESTESIA É necessária a anestesia endotraqueal geral.

POSIÇÃO Os pacientes são colocados em decúbito dorsal, com os braços dobrados. A configuração da sala de cirurgia e os posicionamentos dos portais de acesso são mostrados nas **FIGURAS 1** e **2**.

PREPARO OPERATÓRIO Realiza-se a tricotomia. Um cateter é colocado na bexiga, se considerado necessário pelo cirurgião, e é removido no fim do procedimento cirúrgico. Campos estéreis são aplicados de acordo com as orientações do cirurgião. Então, uma pausa cirúrgica (*time out*) é executada.

INCISÃO E EXPOSIÇÃO A configuração da sala é no modo padrão, com o paciente em decúbito dorsal e os braços dobrados, se possível (**FIGURA 1**). A incisão supraumbilical é realizada, e o abdome é inserido por meio da técnica preferida do cirurgião. Um trocarte robótico é colocado nesse ponto, e o abdome é visualizado para qualquer patologia. O segundo e o terceiro trocartes são introduzidos em uma linha horizontal, aproximadamente 10 cm do trocarte inicial de cada lado (**FIGURA 2**). O robô é então acoplado, e a operação pode começar.

DETALHES DO PROCEDIMENTO A operação começa criando uma abertura junto à hérnia. A incisão do peritônio deve ser grande o suficiente para acomodar a tela pretendida. Efetua-se a incisão em direção medial para lateral ou lateral para medial, dependendo da preferência do cirurgião (**FIGURA 3**). Uma vez concluída a incisão, deve-se realizar a dissecção até o púbis medialmente, expondo o ligamento pectíneo (ligamento de Cooper). As hérnias diretas devem ser reduzidas nesse momento, e a face medial do anel inguinal profundo é exposta. Lateralmente, deve-se abrir uma grande área para acomodar a tela. Essa dissecção lateral é realizada medialmente à borda lateral do anel inguinal profundo (**FIGURA 4**). Com o cordão espermático isolado, qualquer hérnia indireta pode ser reduzida nessa etapa, que deve ser executada com cuidado para não lesionar as estruturas do cordão. O local mais seguro para iniciar é superior e lateralmente no saco herniário, pois as estruturas do cordão são geralmente mediais e inferiores. O saco herniário é puxado de volta para a cavidade abdominal, e o pseudossaco é descolado e devolvido ao canal inguinal (**FIGURA 5**).

Com todas as hérnias reduzidas, a lâmina de peritônio deve ser tracionada para baixo do cordão e das estruturas circundantes, de modo que a borda superior da reflexão esteja abaixo da borda inferior da tela. O orifício miopectíneo deve ser completamente exposto, mostrando os espaços das hérnias femorais, obturadoras, diretas e indiretas. Em seguida, a tela pode ser colocada no espaço pré-peritoneal e fixada de acordo com a preferência do cirurgião (**FIGURA 6**). A abertura peritoneal pode ser fechada com sutura, e todas as agulhas são removidas do abdome (**FIGURA 7**). Nesse momento, se quaisquer orifícios no peritônio forem criados durante a redução da hérnia, estes também podem ser fechados.

CUIDADOS PÓS-OPERATÓRIOS Em casos não complicados, o paciente rapidamente recebe alta hospitalar e pode retornar para casa, com instruções por escrito sobre as atividades, os sinais de sangramento ou infecção e quaisquer outras reações incomuns. A maioria dos pacientes é capaz de retomar as atividades normais em alguns dias. ■

Capítulo 117 Correção de Hérnia Inguinal Recorrente, Transabdominal Pré-Peritoneal, por Abordagem Robótica

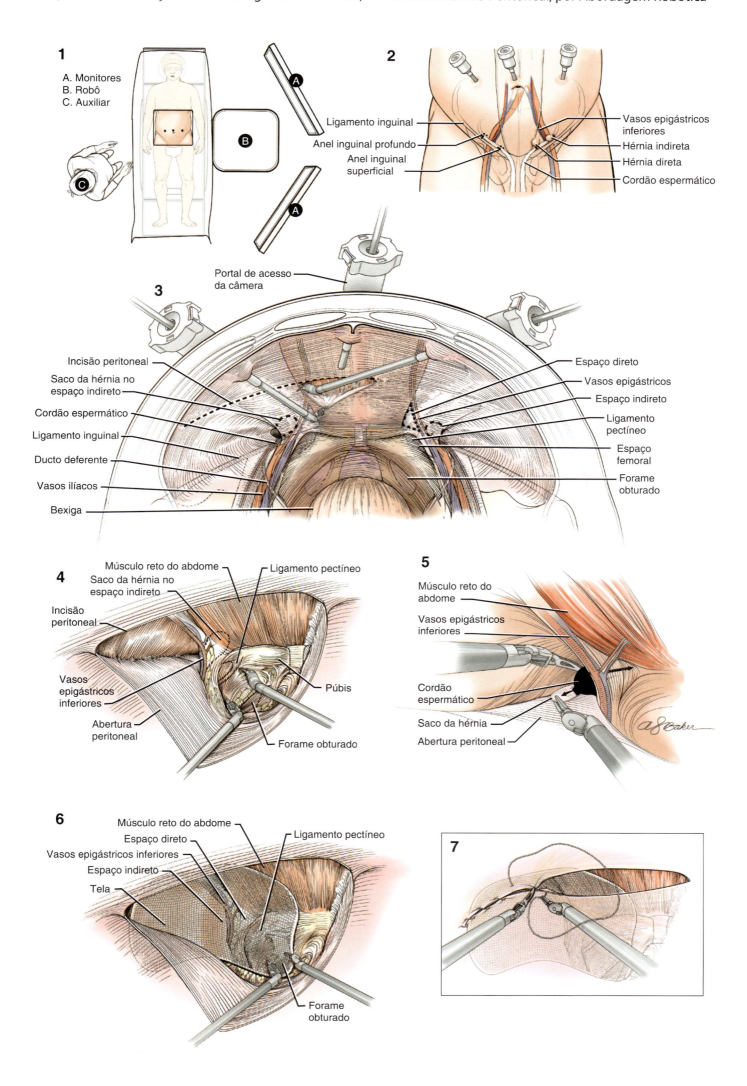

CAPÍTULO 118
CORREÇÃO DE HIDROCELE

INDICAÇÕES Uma hidrocele representa uma coleção de líquido entre as camadas serosa e peritoneal da túnica vaginal e pode ser classificada como comunicante ou não comunicante. Uma hidrocele comunicante surge de uma patência no processo vaginal que não conseguiu se fechar após a descida testicular. Isso representa um espectro de doenças que inclui uma hérnia inguinal indireta. As hidroceles comunicantes, que ocorrem nos primeiros anos de vida, raramente requerem intervenção cirúrgica, porque, geralmente, desaparecem sem tratamento. Se uma hidrocele comunicante persistir além dos dois anos de vida ou se apresentar sintomas a qualquer momento, a cirurgia é recomendada e, geralmente, é tratada por meio de uma incisão inguinal em um método semelhante ao reparo de uma hérnia inguinal indireta.

Uma hidrocele não comunicante surge do revestimento anormal da túnica vaginal que não consegue mais reabsorver o excesso de líquido. Hidroceles não comunicantes mostram pouca tendência à regressão espontânea e devem ser removidas quando sintomáticas. Na maioria dos casos, a hidrocele é indolor, e os sintomas surgem apenas devido à inconveniência causada pelo seu tamanho ou peso. A ocorrência de hidrocele a longo prazo raramente provoca atrofia do testículo. A cirurgia aberta constitui o método de escolha para a retirada de hidrocele, porque a patologia surge da túnica vaginal anormal, que deve ser parcialmente cortada ou tratada de outra forma. A aspiração do conteúdo da hidrocele e a injeção de agentes esclerosantes são geralmente consideradas como tratamento insatisfatório, em virtude da elevada incidência de recidivas. Em certas ocasiões, a aspiração pode provocar infecção grave. Entretanto, pode-se realizar frequentemente uma aspiração simples como medida temporária nos casos em que a cirurgia estiver contraindicada ou precise ser adiada.

A precisão do diagnóstico determina o manejo cirúrgico. A hidrocele deve ser diferenciada de hérnia escrotal, tumor de testículo e varicocele. Muitas vezes, o exame físico é suficiente para determinar o diagnóstico. No entanto, se o diagnóstico for incerto ou se a hidrocele for tão grande que obscureça o exame físico do testículo, uma ultrassonografia do escroto pode ser útil. Em geral, uma hérnia pode ser reduzida, transmite um impulso da tosse e não é transparente. A hidrocele não pode ser reduzida dentro do canal inguinal e não produz nenhum impulso com a tosse, a não ser que exista também uma hérnia. Além disso, uma hidrocele normalmente apresenta transiluminação com a incidência da luz de uma lanterna, ajudando a distinguir de uma massa sólida ou de uma hérnia.

ANESTESIA Tanto a anestesia espinal quanto a geral são satisfatórias nos adultos. A anestesia geral é comumente escolhida em procedimentos com crianças, embora possa ser realizada uma raquianestesia em um ambiente especializado. Em geral, a anestesia por infiltração local não é satisfatória, visto que não consegue eliminar a dor abdominal produzida pela tração sobre o cordão espermático. As hidroceles não complicadas podem ser cirurgicamente excisadas de modo ambulatorial.

POSIÇÃO O paciente é colocado em decúbito dorsal em uma mesa nivelada, com as pernas ligeiramente afastadas. O cirurgião se posiciona do lado do paciente que é ipsilateral ao local da patologia.

PREPARO OPERATÓRIO A pele é preparada de modo rotineiro, com cuidado especial na escovação da área escrotal. Deve-se evitar o uso de iodo no preparo da pele escrotal, visto que irá provocar escoriação grave. A área é coberta com campos, da mesma maneira que em qualquer operação do escroto. Se o cirurgião estiver preocupado com a possibilidade de hidrocele comunicante ou hérnia inguinal concomitante, a região inguinal deve ser preparada e exposta adequadamente. Em seguida, uma pausa cirúrgica (*time out*) é executada.

INCISÃO E EXPOSIÇÃO A relação da hidrocele da túnica vaginal do testículo com o testículo, o epidídimo, o cordão espermático e as camadas de revestimento do escroto é mostrada na **FIGURA 1**. Se a hidrocele estiver associada a uma hérnia inguinal, são realizadas incisões separadas. Se houver apenas uma hidrocele, segura-se então a massa firmemente com uma das mãos, de modo a tracionar a pele escrotal e fixar a hidrocele; realiza-se uma incisão de 6 a 10 cm de comprimento na superfície anterior do escroto, sobre a parte mais proeminente da hidrocele, longe do testículo situado inferior e posteriormente (**FIGURA 2**). A pele, o músculo dartos e a fáscia cremastérica delgada são incisados e afastados juntos como um único plano a partir da lâmina parietal subjacente da túnica vaginal, que constitui a parede externa da hidrocele (**FIGURAS 3** e **4**). Nesse ponto, o saco de hidrocele junto com o testículo envolvido e o conteúdo do cordão espermático podem ser liberados do escroto para o campo operatório.

DETALHES DA TÉCNICA Quando a hidrocele estiver bem separada lateral e medialmente das camadas suprajacentes, sua parede é pinçada com duas pinças de Allis, e a túnica vaginal é aberta para expelir o líquido da hidrocele (**FIGURA 5**). Se o saco de hidrocele ainda não tiver saído do escroto, o cirurgião coloca um dedo na abertura do saco, para atuar como um guia e evitar lesões testiculares, além de fornecer tração, e, em seguida, separa por completo a parede da hidrocele do escroto, de modo que o cordão espermático e o testículo com o saco da hidrocele fixado sejam totalmente liberados no campo operatório (**FIGURAS 6** a **8**). A bolsa da hidrocele é totalmente aberta (**FIGURA 9**).

Em homens mais jovens, particularmente, procede-se a uma cuidadosa inspeção e palpação do testículo, visto que se sabe que a hidrocele ocorre em caso de neoplasia testicular (ver **FIGURA 9**). A relação do testículo com a túnica vaginal é mostrada na **FIGURA 10**. Com as paredes da bolsa da hidrocele totalmente livres e abertas, a parede da bolsa redundante é aparada com tesoura ou eletrocautério, deixando apenas uma margem de cerca de 2 cm ao redor do testículo, epidídimo e cordão espermático (**FIGURA 10, A** e **B**). Os vasos deferentes e o epidídimo são revestidos lateralmente dentro da túnica vaginal, e deve-se tomar cuidado para identificar e preservar essas estruturas durante a ressecção do saco de hidrocele. Além disso, deve ser obtida a hemostasia meticulosa, porque o menor ponto de sangramento deixado descontrolado provavelmente vazará lentamente para os tecidos escrotais frouxos. Devido à frouxidão da parede escrotal, o tamponamento pressurizado muitas vezes é insuficiente para auxiliar na hemostasia, resultando em hematomas grandes e dolorosos que são lentamente absorvidos após a cirurgia na ausência de hemostasia cirúrgica adequada. Após excisão das porções redundantes da bolsa, as bordas são suturadas atrás do testículo e cordão espermático com suturas separadas com fio fino, evertendo, assim, a porção retida da antiga bolsa da hidrocele (**FIGURAS 11** e **12**). Se esta manobra for realizada, deve-se tomar cuidado para evitar compressão excessiva sobre as estruturas do cordão espermático. Alguns cirurgiões preferem não everter a bolsa, porém realizar uma sutura hemostática contínua com fio absorvível 3-0 ao longo de sua margem. Nas crianças, em particular, o conteúdo da porção superior do cordão deve ser inspecionado à procura de um possível saco herniário. Se houver suspeita de hidrocele comunicante no início do caso, deve ser realizada uma abordagem inguinal para tratar o processo vaginal patente. Assim, o fluido pode ser liberado dessa abordagem inguinal, e uma contraincisão no escroto somente é necessária quando a expressão completa do fluido escrotal for insuficiente por meio da incisão inguinal.

FECHAMENTO O testículo e o cordão espermático são recolocados cuidadosamente no escroto; tendo o cuidado para que não tenha ocorrido rotação anormal do cordão. O testículo pode ser fixado na base da parede do escroto com uma ou duas suturas com fio absorvível, a fim de evitar a torção do cordão (**FIGURA 13**). Se as conexões naturais entre o testículo e a parede escrotal no gubernáculo abaixo e o testículo e a túnica vaginal lateralmente permanecerem intactas, a fixação provavelmente será desnecessária. A fáscia do músculo dartos é fechada com suturas contínuas ou separadas com fio absorvível (**FIGURA 14**). Pode-se exteriorizar um pequeno dreno de Penrose através de uma pequena contra-abertura na porção mais inferior do escroto. Isso possibilita a drenagem de sangue e evita a formação de hematoma. A pele é fechada com sutura subcutânea com fio absorvível.

CUIDADOS PÓS-OPERATÓRIOS O escroto deve ser sustentado por um suspensório durante 1 a 2 semanas no pós-operatório. Podem-se aplicar bolsas de gelo sob o escroto nas primeiras 24 horas. O curativo deve ser trocado diariamente durante a colocação do dreno. Se um dreno for inserido no pós-operatório, ele deve ser retirado em 24 a 48 horas, dependendo da quantidade de drenagem. A ocorrência de dor ou edema significativos pode indicar um hematoma ou a ocorrência de torção, que podem ser diferenciados por meio de ultrassom duplex. As suturas simples da pele com fio absorvível irão cair à medida que sofrerem dissolução. O paciente pode deambular imediatamente após a cirurgia. ■

Capítulo 118 Correção de Hidrocele 463

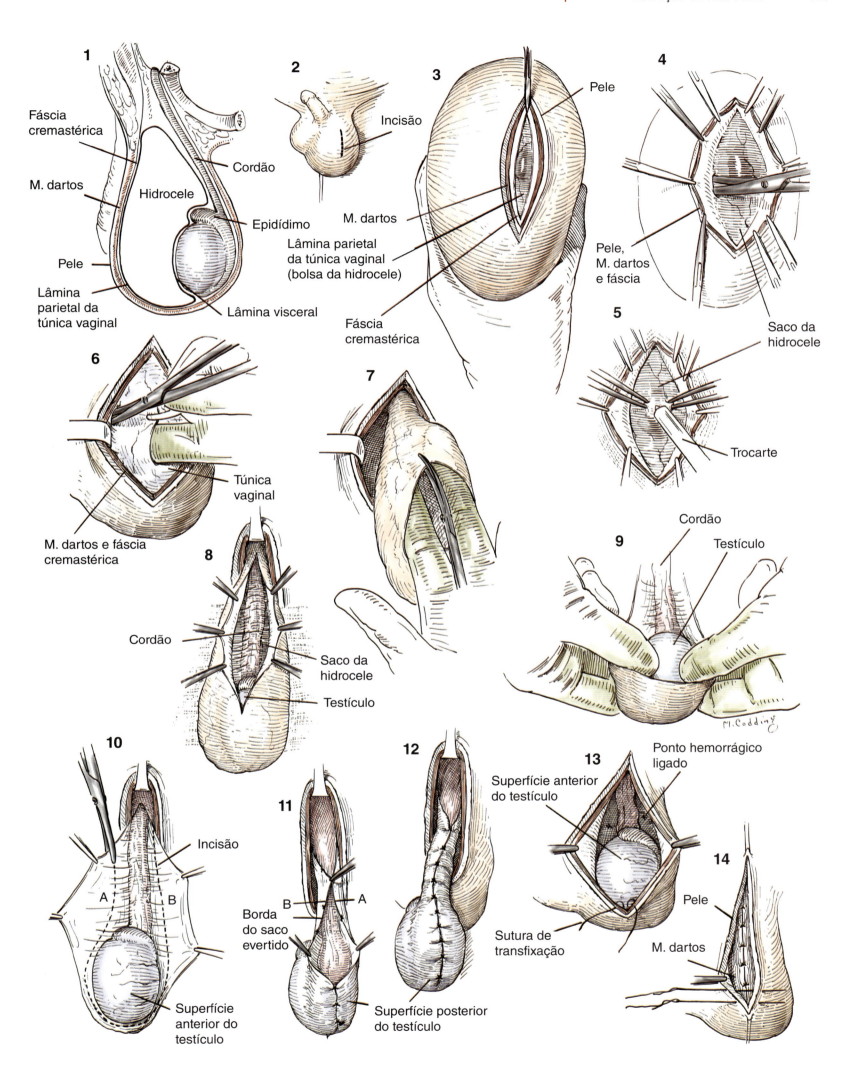

PARTE 10
SISTEMA ENDÓCRINO

CAPÍTULO 119 · TIREOIDECTOMIA SUBTOTAL

INDICAÇÕES A tireoidectomia é tipicamente classificada como subtotal ou total (também chamada de *quase total*) e dividida em lobectomia direita e esquerda. A cirurgia subtotal é caracterizada por deixar uma quantidade pequena, mas apreciável, de tecido tireoidiano no leito tireoidiano, que pode permitir que o paciente não seja dependente de hormônios e, potencialmente, diminuir o risco de lesão do nervo laríngeo recorrente. A vantagem de fazer uma tireoidectomia total é a diminuição do risco de recorrência (seja bócio em pacientes com bócio multinodular, seja hipertireoidismo em pacientes com hipertireoidismo) e maior eficácia na terapia com iodo radioativo para pacientes com câncer diferenciado de tireoide. A técnica cirúrgica para uma tireoidectomia total é muito semelhante à de um procedimento subtotal (mostrada aqui), exceto pela quantidade de tecido tireoidiano restante, que é nenhum ou 1 a 2 mm de tecido ao longo do nervo.

As indicações para a cirurgia da tireoide estão evoluindo. Há menor incidência de bócios endêmicos, tanto coloides quanto nodulares. Além disso, a crescente efetividade da terapia clínica em pacientes que apresentam tireotoxicose, seja devido à doença de Graves, seja devido ao bócio nodular tóxico, muitas vezes torna a cirurgia desnecessária. No entanto, a incidência de câncer de tireoide aumentou acentuadamente nos últimos 20 anos, mas com uma compreensão maior sobre a natureza indolente de cânceres pequenos e diferenciados. Diretrizes modernas de tratamento para cânceres de tireoide pequenos e diferenciados exigem uma abordagem mais ponderada, porque muitos desses cânceres podem ser totalmente tratados com lobectomia de tireoide ou observação cuidadosa.

Uma indicação definitiva para a cirurgia da tireoide é a remoção de um nódulo solitário suspeito de ser maligno, como determinado por uma punção aspirativa com agulha fina. A lobectomia total ou tireoidectomia total garante melhor margem e possibilita o exame patológico do lobo da tireoide excisado à procura de focos multicêntricos caso se identifique um tumor maligno.

Há controvérsia quanto à indicação de tratamento cirúrgico ou clínico para a tireotoxicose em pacientes com menos de 35 a 40 anos e em pacientes grávidas ainda não foi resolvida; entretanto, de modo geral, concorda-se com o fato de que o uso de iodo radioativo está contraindicado. Deve-se considerar a ressecção cirúrgica quando os fármacos antitireóideos forem pouco tolerados ou necessários em grandes doses por um período prolongado, ou se ocorrer recidiva da tireotoxicose após um esquema medicamentoso aparentemente bem-sucedido. Nos pacientes de alto risco ou naqueles que apresentaram recidiva da toxicidade após cirurgia anterior da tireoide, o tratamento clínico constitui habitualmente o tratamento de escolha. Além disso, algumas pacientes grávidas podem ser mais bem tratadas com medicamentos antitireóideos, de modo a adiar a cirurgia até depois do parto. Entretanto, administra-se uma reposição tireóidea diária após a paciente se tornar eutireóidea, a fim de evitar o desenvolvimento de bócio no feto.

A tireoidectomia subtotal ou a tireoidectomia total são realizadas para uma glândula tireoide aumentada que produz sintomas de compressão ou efeito estético indesejável (bócio endêmico), para os casos de bócio tóxico e, em certas ocasiões, para distúrbios inflamatórios, como tireoidite de Riedel e doença de Hashimoto.

PREPARO PRÉ-OPERATÓRIO A única indicação para a tireoidectomia de emergência consiste na situação extremamente rara em que ocorre rápido desenvolvimento de sintomas compressivos, em virtude de hemorragia intratireóidea. Em todas as outras situações, a tireoidectomia deve ser considerada como procedimento eletivo, que é realizado quando o paciente se encontra em perfeita saúde física. Isso é particularmente verdadeiro na tireotoxicose.

Os pacientes com tireotoxicose devem ser tratados com medicamentos antitireóideos, de preferência até alcançar o estado eutireóideo. Tendo em vista que esses compostos bloqueiam a síntese de tiroxina, mas não inibem a liberação do hormônio a partir das reservas existentes no coloide, o tempo necessário para obter melhora sintomática pode variar amplamente, desde 2 semanas até 3 meses. A variabilidade está relacionada, em parte, com o tamanho da glândula, visto que os grandes bócios contêm habitualmente maior quantidade de coloide. Quando o paciente se torna eutireóideo, pode-se administrar iodo – na forma de solução de Lugol, solução de iodeto de potássio ou comprimidos ou xarope ou ácido hidriódico – durante 10 dias antes da cirurgia. Se for constatada taquicardia significativa, em virtude da liberação intra ou pós-operatória aumentada de hormônio tireóideo, deve-se utilizar o propranolol para o seu controle.

ANESTESIA Prefere-se a intubação endotraqueal, particularmente se houve compressão prolongada contra a traqueia, extensão subesternal ou tireotoxicose grave. Para o paciente gravemente tóxico ou apreensivo, pode-se administrar um barbitúrico intravenoso de ação curta no quarto para evitar estimulação excessiva. São utilizados agentes anestésicos inalatórios geral.

POSIÇÃO O paciente é colocado em posição semiortostática, com um lençol dobrado ou coxim sob os ombros, de modo que a cabeça fique bem inclinada para trás (**FIGURA 1**). O apoio para cabeça da mesa cirúrgica pode ser abaixado para obter maior hiperextensão do pescoço. O anestesista deve certificar-se de que a cabeça esteja alinhada com o corpo antes de marcar a linha da incisão porque o desvio lateral pode levar o cirurgião a realizar uma incisão incorretamente localizada.

PREPARO OPERATÓRIO Os pelos do paciente podem ser cobertos com uma touca para evitar a contaminação do campo. A incisão planejada deve ser feita aproximadamente dois dedos acima do manúbrio esternal, idealmente em um vinco da pele para favorecer o resultado estético. A incisão deve ser quase exatamente transversal, estendendo-se até as bordas dos músculos esternocleidomastóideos (**FIGURA 2**). Em caso de bócio volumoso, deve-se realizar uma incisão um pouco mais alta, de modo que a cicatriz final não esteja localizada na incisura jugular. Pode-se fazer um pequeno risco na linha média, através da incisão delineada, para proporcionar um guia para a aproximação acurada da pele por ocasião do fechamento (ver **FIGURA 2**). Em seguida, o local da incisão é coberto com campos estéreis fixados com pinças de campo nos quatro cantos, à semelhança de um campo cirúrgico abdominal de rotina. Podem-se utilizar suturas de transfixação ou grampos através do campo, na pele no meio da incisão em ambos os lados. Isso fixa o campo no centro da incisão e evita a contaminação quando os retalhos são rebatidos para cima e para baixo. No entanto, pode-se eliminar a sutura ou o pinçamento de compressas na pele usando um campo plástico transparente estéril com adesivo. Um grande campo estéril com uma abertura oval completa o conjunto de campos. Então uma pausa cirúrgica (*time out*) é executada.

INCISÃO E EXPOSIÇÃO O cirurgião costuma ficar à direita do paciente. O cirurgião deve estar totalmente familiarizado com a anatomia do pescoço, particularmente com o suprimento sanguíneo e as relações anatômicas da glândula tireoide (**FIGURAS 3 a 5**). Um conhecimento minucioso da anatomia dessa região diminuirá as complicações de hemorragia ou de lesão do nervo laríngeo recorrente, ou para as glândulas paratireoides. Um campo operatório seco é mantido se os vários planos fasciais forem cuidadosamente considerados durante o procedimento (**FIGURA 3**). As localizações dos grandes vasos sanguíneos, das glândulas paratireoides e do nervo laríngeo recorrente são mostradas nas **FIGURAS 3 a 5**.

O cirurgião aplica pressão firme sobre as compressas na margem da ferida, enquanto o primeiro auxiliar aplica pressão semelhante na margem oposta. Dessa maneira, o sangramento ativo do tecido subcutâneo é controlado, e as margens da ferida são uniformemente separadas. A incisão da pele é realizada com um movimento calculado do bisturi, seccionando a pele e o tecido subcutâneo simultaneamente, se o panículo adiposo não for muito espesso. O bisturi deve deslizar através dos tecidos, mas não deve ser pressionado sobre eles. Os vasos sangrantes do tecido subcutâneo são pinçados com pinças hemostáticas; os vasos maiores são ligados, enquanto os pequenos vasos são simplesmente pinçados e liberados ou cauterizados. As pinças hemostáticas com pontas finas que podem ser aplicadas exclusivamente ao vaso constituem o melhor tipo, visto que elas possibilitam a ligadura sem prender uma parte do tecido adiposo circundante. Uma ou duas ligaduras em massa podem não ser prejudiciais; entretanto, o estrangulamento excessivo do tecido pode causar endurecimento e inflamação durante o processo de cicatrização, visto que esses segmentos avasculares precisam ser absorvidos. Em geral, o eletrocautério é o dispositivo preferido para controlar o sangramento nessa etapa do procedimento.

A incisão é aprofundada até o plano do tecido areolar, logo abaixo do platisma, onde um espaço avascular é alcançado. Todos os pontos de sangramento ativo são pinçados com pinças hemostáticas curvas de ponta fina, que são rebatidas para cima ou para baixo, dependendo do lado da incisão em que foram aplicadas (**FIGURA 6**). Podem ocorrer sangramento ativo e perigo de embolia gasosa a partir de aberturas acidentais feitas na veia jugular anterior se for realizada uma incisão muito profunda. Como alternativa, pode-se utilizar uma dissecção romba para facilitar a liberação do retalho superior (**FIGURAS 7 e 8**). Frequentemente, encontra-se um pequeno vaso sanguíneo, bem alto por baixo do retalho, em ambos os lados, que irá produzir sangramento, a menos que controlado (**FIGURAS 8 e 9**). A dissecção para esse retalho continua até o nível da cartilagem tireóidea. Em seguida, aplica-se uma tração superior e inferior ao retalho subplatismal inferior, à medida que é liberado do tecido adjacente até incisura jugular (**FIGURA 9**). **CONTINUA** ▶

Capítulo 119 Tireoidectomia Subtotal   467

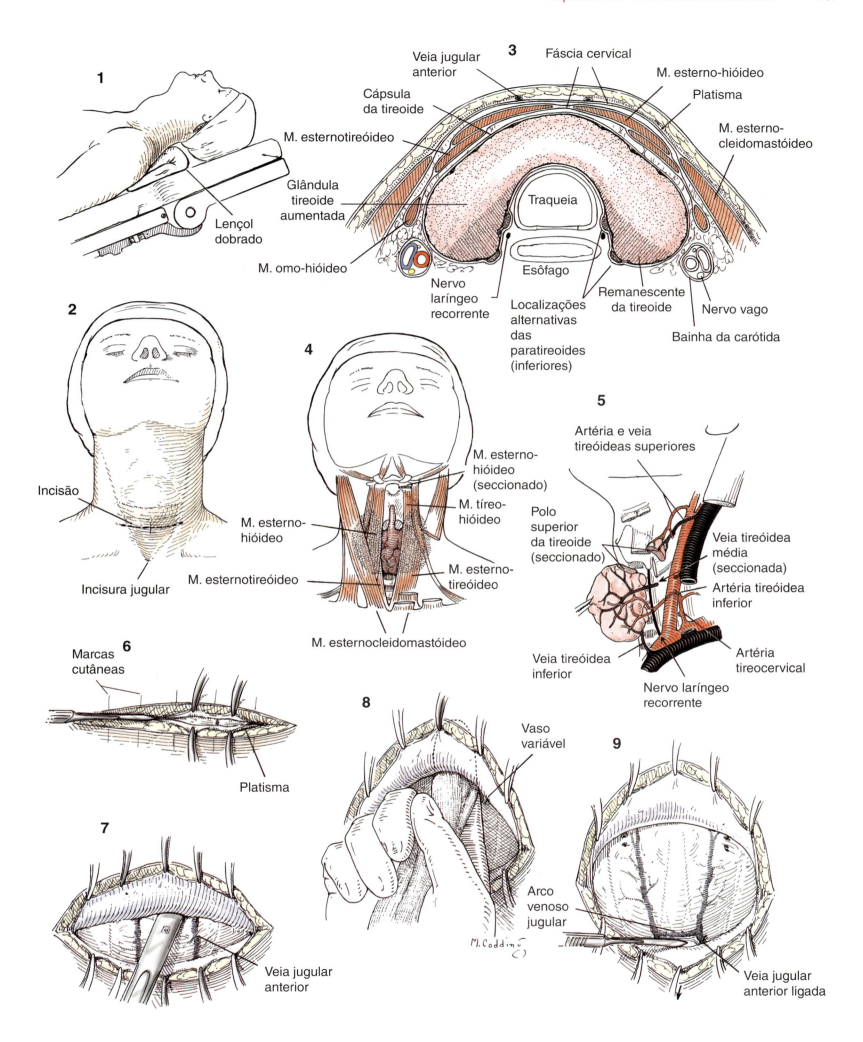

DETALHES DA TÉCNICA **CONTINUAÇÃO** Depois que os retalhos subplatismais são criados, é inserido um afastador autostático para manter esses retalhos separados. Coloca-se algum tipo de afastador de autorretenção para separar os retalhos cutâneos. Em caso de glândula tireoide volumosa, pode ser necessária a secção dos músculos esterno-hióideo e esternotireóideo. Nesses casos, podem-se liberar as margens anteriores dos músculos esternocleidomastóideos (**FIGURA 10**). O cabo do bisturi pode ser usado como instrumento de dissecção para alcançar o plano correto de clivagem entre o músculo esternocleidomastóideo e os limites externos do músculo esternotireóideo (**FIGURAS 11** e **12**).

Para evitar o sangramento, realiza-se uma incisão vertical exatamente na linha média do pescoço, entre os músculos esterno-hióideos, estendendo-se desde a incisura tireóidea até o nível da incisura jugular (**FIGURA 13**). Todos os pontos de sangramento são controlados por eletrocautério, aplicação de clipes ou pinças hemostáticas. Os tecidos de ambos os lados da incisão são suspensos, de modo que a incisão não seja realizada diretamente dentro da glândula tireoide. O eletrocautério ou o cabo rombo do bisturi podem ser introduzidos abaixo dos músculos esterno-hióideos expostos (**FIGURAS 14** e **15**). Nesse momento, deve-se pinçar a fáscia frouxa sobre a glândula tireoide com pinças e proceder à sua incisão com o bisturi, de modo a obter um plano de clivagem entre a glândula e o músculo esternotireóideo (**FIGURAS 16** a **18**). Muitas dificuldades podem ser encontradas, a não ser que se alcance o plano apropriado nesse momento. Quando a fáscia do músculo esternotireóideo tiver sido totalmente incisada e rebatida, os vasos sanguíneos na cápsula da glândula tireoide tornam-se claramente visíveis (**FIGURA 18**). Os músculos esterno-hióideo e esternotireóideo são afastados para fora da glândula tireoide por meio de um afastador, de modo que qualquer comunicação incomum de vasos sanguíneos entre o músculo esternotireóideo e a glândula tireoide possa ser ligada (ver **FIGURA 18**). Quando o cirurgião estiver operando no plano adequado de clivagem, a exposição da glândula pode ser facilitada pela introdução dos dois dedos indicadores, lado a lado, na borda externa da glândula tireoide, separando-os, de modo a liberar a glândula sem causar dano aos vasos sanguíneos (**FIGURAS 19** e **20**). Se for feito um esforço para liberar toda a superfície lateral da glândula por meio de secção digital, é preciso lembrar que, em alguns casos, a veia tireóidea média é muito grande e pode ser acidentalmente lesionada por essa manobra, resultando em sangramento.

Se a glândula tireoide estiver apenas moderadamente aumentada, o afastamento dos músculos pré-tireóideos para a frente e lateralmente com afastadores estreitos irá proporcionar uma exposição adequada para o procedimento subsequente. Entretanto, se a massa de tecido tireóideo for grande, pode ser mais prudente seccionar os músculos infra-hióideos (pré-tireóideos). Não existe nenhuma dificuldade na cicatrização ou no funcionamento após a incisão transversal desses músculos, se isso for realizado no terço superior para evitar a lesão do suprimento nervoso motor. A margem liberada do músculo esternocleidomastóideo em ambos os lados é afastada lateralmente para evitar a sua inclusão (**FIGURAS 20** e **21**). Pode-se utilizar um bisturi ultrassônico para seccionar o músculo. Como alternativa, podem-se aplicar pinças musculares sobre o dedo do cirurgião como guia para evitar incluir qualquer parte do conteúdo do feixe carotídeo. O músculo é seccionado entre as pinças, e realiza-se uma incisão para cima e para baixo a partir da extremidade das pinças para facilitar o afastamento dos músculos seccionados (**FIGURA 21**). Em caso de grandes veias jugulares anteriores, é aconselhável ligá-las em primeiro lugar com suturas de transfixação adjacentes às pinças superior e inferior. Em seguida, as pinças musculares podem ser suspensas para fora da ferida, o que não irá dificultar o procedimento subsequente. Os músculos do lado esquerdo são seccionados de modo semelhante. **CONTINUA**

Capítulo 119 Tireoidectomia Subtotal 469

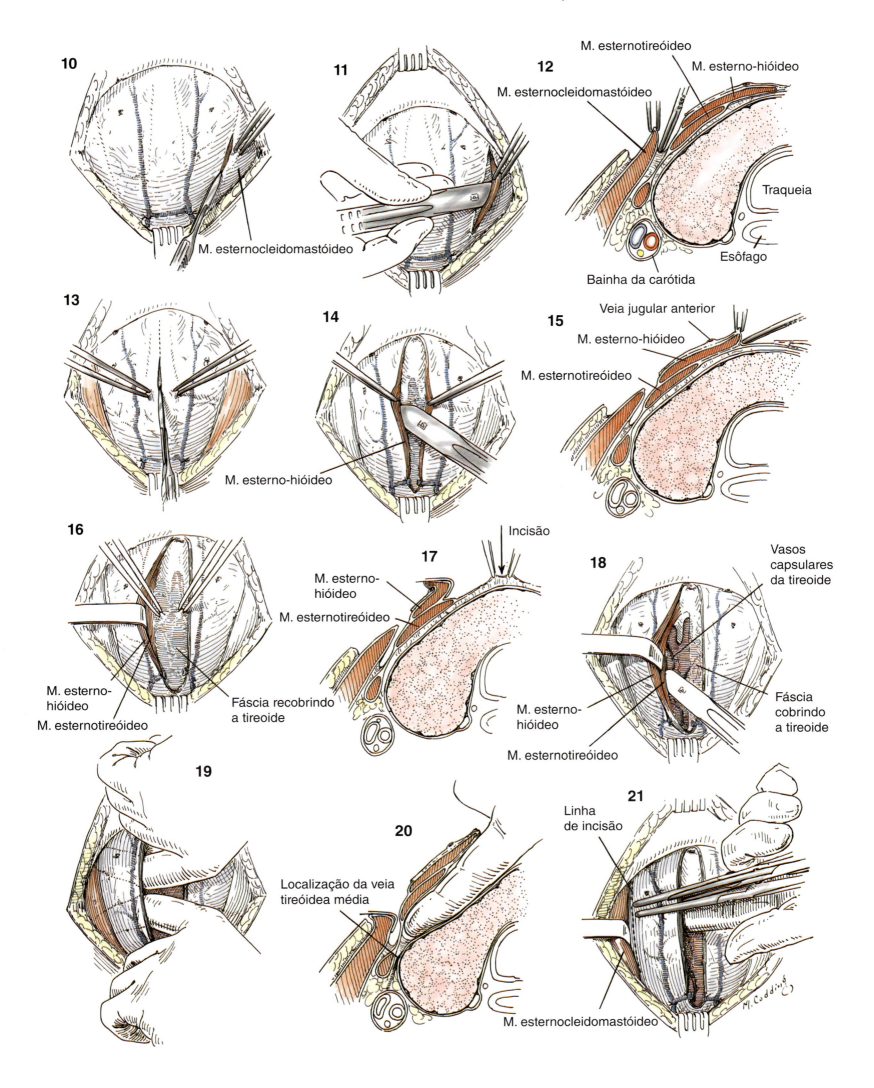

DETALHES DA TÉCNICA `CONTINUAÇÃO` Em certas ocasiões, à medida que

o músculo superior é afastado para cima e para fora, pode-se encontrar um ramo da artéria tireóidea superior, que se estende do músculo até a superfície da glândula tireoide, na região do polo superior. Esse vaso deve ser cuidadosamente pinçado e ligado (FIGURA 22).

É habitual começar uma tireoidectomia subtotal pelo lado maior. Alguns cirurgiões preferem seccionar em primeiro lugar a veia tireóidea média de modo a melhorar a mobilidade e a exposição dos vasos do polo superior. Coloca-se um afastador estreito na ferida, no polo superior. A dissecção romba, que possibilita o afastamento da cápsula da tireoide da laringe, é mais bem realizada ao abrir uma pequena pinça Crile fina curva no tecido membranoso nesse local (FIGURA 23). Na porção mais superior da glândula, existe uma fáscia delgada que quase circunda a traqueia. Essa área precisa ser cuidadosamente pinçada, visto que ela contém pequenos vasos sanguíneos que, se forem deixados retraídos, são muito perigosos de serem seguros, em virtude de sua proximidade ao nervo laríngeo superior. Deve-se manter tração sobre a glândula tireoide por meio de duas pinças Babcock, uma pinça hemostática curva, suturas na própria glândula tireoide ou uma fita umbilical colocada em torno da glândula, na região do polo superior. Por meio de dissecção cortante e romba, os vasos tireóideos superiores são expostos bem acima de seu ponto de entrada na glândula (FIGURA 23). O cirurgião decide então se deixa algum tecido tireóideo na região do polo superior e coloca a próxima pinça nos limites superiores da glândula ou na própria substância da glândula, talvez 1 cm abaixo da extremidade do polo. A hemostasia é obtida com mais facilidade se as artérias tireóideas superiores forem ligadas extracapsularmente. Três pequenas pinças hemostáticas retas ou curvas são aplicadas aos vasos tireóideos superiores. Os vasos são seccionados, deixando uma pinça no lado da tireoide e duas pinças no lado dos vasos (FIGURA 24). A aplicação de duas pinças aos vasos do polo superior possibilita uma ligadura dupla e diminui a possibilidade de sangramento ativo problemático. Alguns cirurgiões preferem realizar a segunda ligadura com sutura de transfixação com fio de seda fino (FIGURA 25). Os vasos do polo superior também podem ser ligados com clipes ou com bisturi ultrassônico.

Se a veia tireóidea média já não tiver sido identificada e ligada, deve-se fazer um esforço para localizá-la. Com frequência, essa veia sofre estiramento até se transformar em um filamento fino em consequência da tração aplicada à glândula para deslocá-la (FIGURA 26). Após a ligadura dos vasos superiores e da veia tireóidea média, o afastador estreito é deslocado para o polo inferior direito, onde os vasos desse polo entram na glândula. Esses vasos são cuidadosamente liberados das estruturas adjacentes por meio de uma pequena pinça curva ou por dissecção digital (FIGURA 27). É preciso tomar cuidado para não lesionar a traqueia no momento em que esses vasos são seccionados e duplamente ligados (FIGURA 28). Em certas ocasiões, verifica-se um plexo venoso (ou tireóidea ima) sobre a traqueia, entrando na superfície anterior da glândula, na região do istmo. Esse plexo é cuidadosamente separado da traqueia com uma pinça hemostática romba e ligado de modo habitual.

Como método alternativo, o cirurgião pode decidir iniciar pelo polo inferior e luxar a glândula antes da ligadura do polo superior. O tecido tireóideo sobre a traqueia é seccionado, e o lobo direito é rebatido para fora (FIGURA 29). Os vasos do polo inferior são então pinçados e ligados. A veia tireóidea média é trazida até a sua visualização por meio de afastamento medial, podendo ser facilmente ligada. O polo superior é então liberado empurrando o dedo indicador por trás dos vasos tireóideos superiores. À medida que o polo superior é empurrado para a frente com o dedo, pode-se introduzir uma pinça curva entre a traqueia e a superfície medial do polo superior, e os vasos podem ser duplamente pinçados (FIGURA 30).

Após a ligadura das veias média e inferior e a liberação do polo superior por qualquer um dos métodos, o próximo passo consiste em expor a artéria tireóidea inferior. Mantém-se uma tração anterior e medial, à medida que a artéria é exposta na superfície lateroinferior da glândula (FIGURA 31). Um afastador estreito é inserido lateralmente, e por meio de dissecção com gaze, a face lateral da glândula, na região da artéria tireóidea inferior, é claramente visualizada. É preciso lembrar que, particularmente no caso de uma glândula aumentada que foi deslocada para fora, o nervo laríngeo recorrente pode estar localizado muito mais alto na ferida do que o habitualmente previsto. Se houver indicação de lobectomia total ou ressecção extensa de tecido tireóideo, é necessário, por meio de dissecção cuidadosa, identificar esse nervo, que pode seguir o seu trajeto entre a bifurcação da artéria tireóidea inferior à medida que entra na glândula. A fossa posterior da glândula também deve ser inspecionada para determinar, se possível, a localização das glândulas paratireoides, que habitualmente apresentam uma coloração castanho-rósea. O cirurgião deve estar familiarizado com a aparência da glândula paratireoide, que é uma estrutura achatada marrom-rosada, com cerca de 3 a 4 mm de diâmetro. As glândulas superiores geralmente são encontradas na superfície posterior da tireoide, aproximadamente no nível da porção inferior da cartilagem tireóidea. As glândulas inferiores são observadas na porção inferior da tireoide, geralmente abaixo do polo inferior ou situadas na gordura um pouco abaixo e mais profundamente do que a substância tireoidiana. Em geral, as paratireoides inferiores são observadas e podem ser deixadas para trás quando as pequenas veias tireoidianas inferiores e os vasos ima da tireoide são divididos pela primeira vez. Antes de iniciar essa dissecção, é prudente colocar pinças hemostáticas nos vasos, nas margens da glândula, onde estão localizados os principais ramos da artéria tireóidea inferior. A aplicação de pares de pinças nos principais vasos sanguíneos a uma distância segura da região do nervo laríngeo recorrente (FIGURA 32) define a quantidade de tecido tireóideo que irá permanecer e diminui a probabilidade de lesão acidental do nervo. Com a traqueia visualizada, e a glândula suspensa na ferida, coloca-se outra fileira de pequenas pinças hemostáticas curvas bem no parênquima da glândula, de modo que a quantidade desejada de tecido tireóideo seja mantida, juntamente com a cápsula posterior (FIGURA 33). A quantidade de tecido tireóideo remanescente em relação ao nervo laríngeo recorrente está ilustrada na FIGURA 41. As relações anatômicas do nervo laríngeo recorrente são mostradas na FIGURA 3. `CONTINUA`

Capítulo 119 Tireoidectomia Subtotal 471

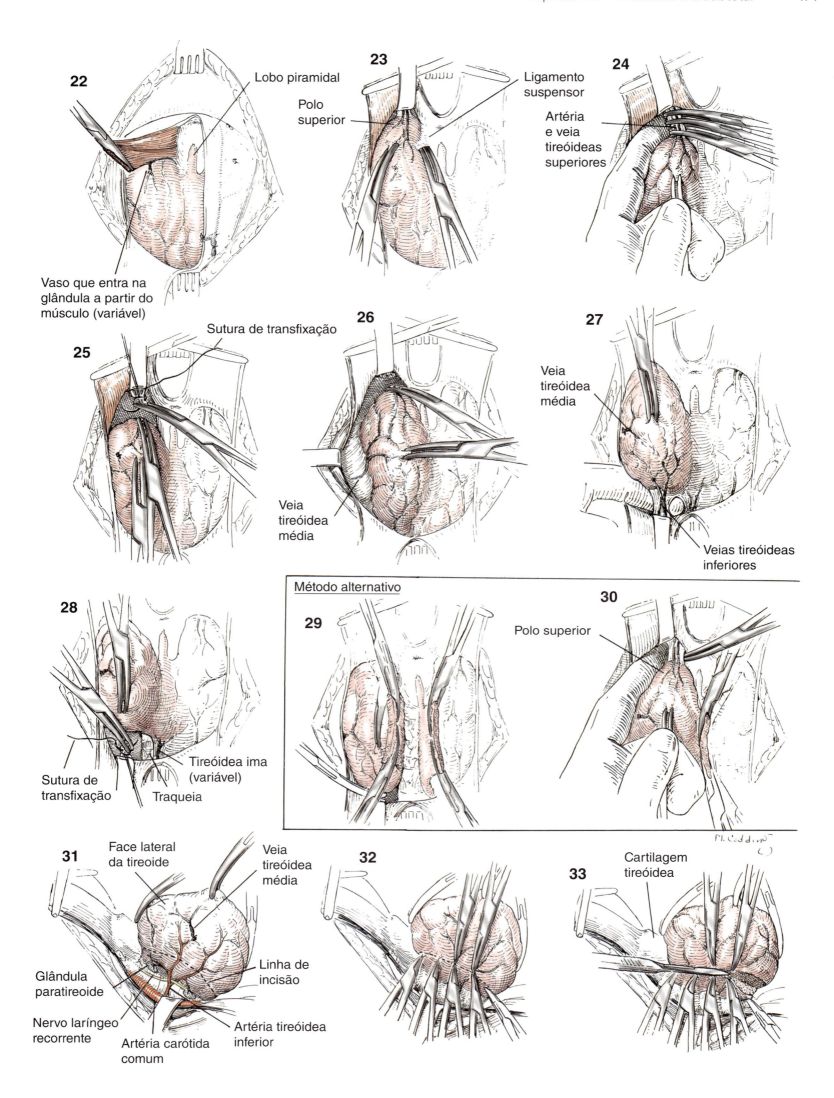

DETALHES DA TÉCNICA CONTINUAÇÃO

Com as pinças hemostáticas laterais em posição, o lobo direito é empurrado lateralmente, com exposição do istmo. Se isso ainda não tiver sido feito, secciona-se o istmo. A borda inferior imediatamente sobre a traqueia é pinçada com pinça "dente de rato" e tracionada para cima, à medida que uma pinça curva é introduzida entre a traqueia e a porção posterior da glândula (FIGURA 34). Uma pinça semelhante é introduzida a partir do lado superior. Após a criação do plano de clivagem entre a glândula tireoide e a superfície anterior da traqueia, todo o istmo é seccionado entre as pinças curvas ou com tesoura ultrassônica. Se as pinças penetrarem na fáscia traqueal, haverá um desconforto adicional no período pós-operatório. O istmo é seccionado próximo ao lado direito das pinças (FIGURA 35). As pinças permanecem na porção esquerda da tireoide, à medida que a margem do lobo direito é afastada lateralmente (FIGURA 36). São colocadas pinças curvas através da traqueia, no parênquima da glândula, direcionadas para a fileira lateral de pinças (ver FIGURA 32). Se as pinças forem colocadas horizontalmente através da traqueia, os pontos não irão lesionar o nervo laríngeo recorrente (FIGURA 37). A parte a ser retirada é agora suspensa e liberada por dissecção (FIGURA 38). Os pontos de sangramento no centro do tecido remanescente são pinçados. Apenas pequenas quantidades de tecido são incluídas. Os pontos de sangramento ativo que se retraem, particularmente ao longo da margem traqueal do tecido remanescente, são controlados por meio de compressão lateral com o dedo indicador. O pinçamento do tecido tireóideo às cegas, particularmente na borda superior, pode resultar em lesão do nervo laríngeo recorrente (FIGURA 39, ponto x). Todos os pontos de sangramento são cuidadosamente ligados. Evita-se a colocação profunda e às cegas de suturas de transfixação, devido ao risco de lesão das estruturas subjacentes. O cirurgião deve ligar os tecidos abaixo dessas pinças com muito cuidado, utilizando, de preferência, um nó de cirurgião na primeira laçada, de modo que os nós subsequentes possam ser amarrados sem manter a ligadura sob tensão. Como regra, os tecidos foram pinçados sob tensão, e os vasos tendem a se retrair, a não ser que sejam mantidos fixados pela primeira laçada. Se houver necessidade de transfixação, ela deve ser realizada com uma pequena agulha curva, devendo-se ter grande cuidado para evitar a penetração da cápsula posterior e possível lesão do nervo laríngeo recorrente.

Quando não houver mais nenhum ponto de sangramento, a cavidade pode ser irrigada com soro fisiológico. O lobo piramidal, cujo tamanho pode ser variável, é totalmente retirado. Em geral, existe um ponto de sangramento na parte superior desse lobo; aplicam-se pinças hemostáticas, e o vaso é ligado (FIGURA 40).

O lado esquerdo é liberado de modo semelhante. O espaço adicional deixado pela retirada de um grande lobo direito simplifica um pouco a retirada do lobo esquerdo. O cirurgião deve passar para o lado esquerdo e tomar todas as precauções para proteger o nervo laríngeo recorrente e efetuar hemostasia completa. Esse campo é inspecionado à procura de sinais de sangramento (FIGURA 41).

FECHAMENTO

O coxim sob o ombro é retirado de baixo do pescoço, e relaxa-se a tensão sobre o queixo. A ferida é irrigada repetidamente com grandes quantidades de soro fisiológico, e o campo é mais uma vez inspecionado à procura de qualquer sangramento.

O cirurgião deve inspecionar a área de dissecção quanto à viabilidade das glândulas paratireoides. Qualquer área que contenha tecido da paratireoide com suprimento sanguíneo questionável deve primeiro ser removida e colocada em solução salina. Em seguida, uma pequena porção desse tecido deve ser dissecada com tesoura de tenotomia e enviada para avaliação por congelamento. Uma vez confirmado que é tecido paratireoide, o tecido salvo deve ser transplantado, de preferência no músculo esternocleidomastóideo.

Em seguida, os músculos pré-tireóideos são aproximados. Caso as veias jugulares anteriores não tenham sido previamente ligadas, deve-se proceder à sua ligadura com sutura de transfixação adjacente às pinças musculares. As margens anteriores dos músculos esternocleidomastóideos são afastadas lateralmente, à medida que são realizadas suturas abaixo das pinças musculares (FIGURA 42). Os músculos pré-tireóideos são aproximados na linha média com suturas separadas (FIGURA 43). A drenagem de rotina é desnecessária, mas se resultou em uma cavidade grande após a retirada de uma grande glândula nodular, pode-se exteriorizar um pequeno dreno de Silastic® com aspiração fechada através do centro da incisão ou através de uma pequena contra-abertura abaixo da incisão.

As pinças hemostáticas são retiradas do tecido subcutâneo, e todos os pontos de sangramento ativo são ligados com ligadura de fio de seda fino 4-0 ou cauterizados. Realiza-se o reparo do platisma e do tecido subcutâneo em planos separados, de modo a reforçar os tecidos e evitar a necessidade de tensão sobre as suturas cutâneas (FIGURA 44). A pele pode ser aproximada com uma sutura subcuticular com fio absorvível fino ou por meio de sutura em plano total contínua subcuticular com fio não absorvível, que é retirada no dia seguinte. São utilizadas fitas cutâneas, bem como um curativo estéril seco frouxo.

CUIDADOS PÓS-OPERATÓRIOS

O paciente é imediatamente colocado em posição semissentada. Devem-se tomar as devidas precauções para evitar a hiperextensão do pescoço. Administra-se oxigênio, 4 a 5 ℓ por minuto, até o paciente reagir. Deve se dispor sempre de um equipo para traqueotomia estéril em caso de colapso agudo da traqueia. Administra-se fluidoterapia até que o paciente possa ingerir líquidos adequados por via oral. A adição de iodeto de sódio e de gliconato de cálcio depende do quadro geral do paciente. São permitidos líquidos por via oral, de acordo com a tolerância do paciente. Quando necessário, são utilizados opiáceos ou sedativos.

As complicações precoces consistem em hemorragia na ferida, rouquidão e afonia temporária, paralisia das cordas vocais e "tempestade" tireóidea pós-operatória. A complicação pós-operatória mais importante é a hemorragia na ferida. Se houver suspeita de hemorragia na ferida, o curativo é retirado, são retiradas várias suturas cutâneas, o sangue é evacuado em condições assépticas, e realiza-se a ligadura dos principais pontos de sangramento. A lesão bilateral do nervo laríngeo recorrente pode resultar em paralisia de ambas as cordas vocais, podendo exigir uma traqueotomia.

Os sintomas proeminentes de tempestade tireóidea pós-operatória consistem em febre alta, taquicardia grave, inquietação extrema, sudorese excessiva, insônia, vômitos, diarreia e delírio. Indica-se o uso de bolsas de gelo ou mantas resfriadoras, sedação e líquidos parenterais de alto teor calórico, aos quais se acrescentam 1 g de iodeto de sódio e 100 mg de corticosteroides. Recomenda-se a administração contínua de aproximadamente 15 mg de um preparado de corticosteroide satisfatório por hora em gotejamento intravenoso. São também administrados oxigênio, antitérmicos e preparações polivitamínicas. Pode-se administrar propranolol para a taquicardia.

O hipoparatireoidismo pós-operatório grave pode exigir administração intravenosa de gliconato de cálcio a 10%. Administra-se vitamina D_2 em uma dose suficiente para manter o nível sérico normal de cálcio. Casos leves de hipoparatireoidismo podem ser tratados apenas com suplementação oral de cálcio. Efetua-se uma reposição tireóidea diária com levotiroxina para evitar a recidiva do bócio nodular atóxico.

Todos os drenos são retirados no primeiro dia do pós-operatório. O paciente recebe alta assim que estiver autossuficiente. ∎

Capítulo 119 Tireoidectomia Subtotal

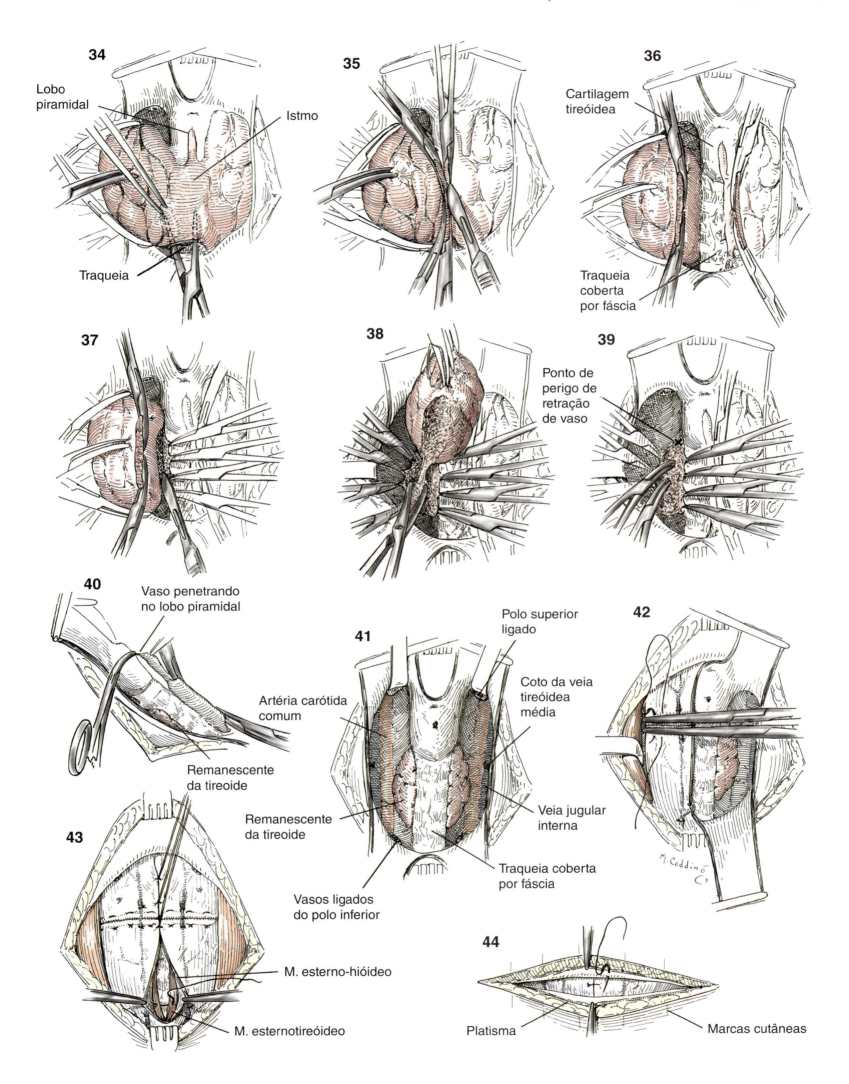

CAPÍTULO 120

Paratireoidectomia

INDICAÇÕES O hiperparatireoidismo é um distúrbio endócrino comum, que é habitualmente curado quando tratado cirurgicamente. A hiperatividade da glândula paratireoide, documentada por meio de exames laboratoriais adequados, pode estar associada a hiperplasia geral das glândulas paratireoides ou a um adenoma que acomete uma ou mais glândulas paratireoides. Os cálculos renais, o gastrinoma, a pancreatite recorrente e outras doenças são alguns dos distúrbios clínicos que indicam uma doença das glândulas paratireoides. A hipercalcemia é descoberta em consequência de determinações mais frequentes dos níveis de cálcio, realizadas como parte de uma avaliação geral. O hiperparatireoidismo está associado a gastrinoma em cerca de um terço dos pacientes com a síndrome de neoplasia endócrina múltipla (NEM) familiar do tipo I (MEN I, *multiple endocrine neoplasia type I*). Uma causa mitogênica para a incidência relativamente alta de hiperparatireoidismo recorrente na síndrome familiar de NEM I sugere a necessidade de uma abordagem radical, que pode consistir em paratireoidectomia total com autotransplante de paratireoide no músculo do antebraço não dominante *versus* a remoção de três glândulas paratireoides e meia.

Evidências de hiperparatireoidismo associado a hipercalcemia de 12 mg/dℓ após transplante renal podem constituir uma indicação para considerar a possibilidade de paratireoidectomia radical. Podem ocorrer hipercalcemia e níveis extremamente elevados de paratormônio (PTH) após transplante renal.

A paratireoidectomia deve preceder intervenções cirúrgicas para o gastrinoma em pacientes com a síndrome de NEM I. Observa-se um aumento aparente de glândulas paratireoides supranumerárias em pacientes com síndrome familiar de NEM I, o que sugere a necessidade de retirada do timo, onde pode estar localizada uma glândula paratireoide acessória quando a exploração cervical for negativa. Mais raramente, pode-se considerar também a realização de tireoidectomia em um esforço de investigar a existência de uma glândula paratireoide mergulhada dentro da glândula tireoide, quando não for possível visualizar uma glândula paratireoide sob a cápsula da tireoide. Tumor endócrino sugere a necessidade de uma investigação geral à procura de outros tumores endócrinos, como gastrinoma, feocromocitoma, prolactinoma e outros, antes da realização da paratireoidectomia.

A recidiva do hiperparatireoidismo após a realização de paratireoidectomia exige uma revisão das cirurgias anteriores, bem como uma revisão do laudo do patologista sobre as glândulas paratireoides. As quatro glândulas paratireoides habituais foram encontradas, e onde estavam localizadas? Foi constatada a existência de qualquer glândula na tireoide, no timo, no mediastino anterior ou posterior ou acima da tireoide? Quais as glândulas que foram retiradas ou examinadas por meio de corte congelado? Todos os esforços devem ser envidados para localizar as glândulas paratireoides antes de qualquer reoperação. A tomografia computadorizada quadridimensional, a ressonância magnética, a cintigrafia com radionuclídeos (sestamibi) e a ultrassonografia podem ser úteis. Entretanto, o cateterismo seletivo com dosagens hormonais pode ser necessário se a glândula paratireoide anormal não puder ser identificada por esses meios.

PREPARO PRÉ-OPERATÓRIO O cirurgião deve estar familiarizado com as localizações habituais das glândulas paratireoides, bem como as áreas frequentes de migração (**FIGURA 1**). Em raras ocasiões, um adenoma de paratireoide é grande o suficiente para ser palpável. Pode-se utilizar uma variedade de técnicas para localizar o adenoma, incluindo ultrassonografia em 10 MHz, bem como imagens de radionuclídeos com sestamibi. Imagens transversais com tomografia computadorizada quadridimensional e ressonância magnética podem ser úteis para a avaliação de localizações retrotraqueais ou mediastinais; todavia, em geral, é reservada para pacientes com hiperparatireoidismo recorrente. O cateterismo venoso seletivo para determinação do PTH também pode ser útil em situações de hiperparatireoidismo recorrente. As glândulas superiores podem sofrer migração ascendente ou descendente no mediastino posterior, enquanto as glândulas inferiores podem migrar para o timo ou o mediastino anterior (ver **FIGURA 1**). Em pacientes sintomáticos, a TC com protocolo para cálculos ou a pielografia intravenosa são realizadas à procura de cálculos renais. Procede-se a uma revisão cuidadosa da função renal. As cordas vocais pode ser inspecionado no pré-operatório. O cirurgião deve efetuar uma revisão da localização variável das glândulas paratireoides, bem como de seu suprimento sanguíneo e estreita relação com os nervos laríngeos recorrentes. Pode-se aconselhar a determinação da gastrina se houver sintomas gástricos.

ANESTESIA A anestesia geral com intubação orotraqueal é desejável. Nenhum fármaco específico ou agente anestésico geral tem indicação específica. Entretanto, deve-se considerar a exacerbação potencial da disfunção renal por alguns agentes anestésicos em pacientes que foram submetidos a transplante renal. Se houver a possibilidade de lesão do nervo laríngeo recorrente, a respiração espontânea deve ser prolongada com o tubo endotraqueal em posição. Deve-se fornecer sedação suficiente para possibilitar a laringoscopia direta imediatamente após a extubação da traqueia.

POSIÇÃO O paciente é colocado em semiortostática, com um lençol dobrado debaixo dos ombros e a cabeça acentuadamente inclinada para trás.

PREPARO OPERATÓRIO Os cabelos do paciente são totalmente cobertos para evitar a contaminação do campo. A pele é preparada de modo habitual. Isso inclui não apenas a região cervical, como também a parte superior do tórax, visto que uma incisão esternal superior pode ser necessária para procura de adenoma de paratireoide mediastinal. Os campos estéreis são aplicados de acordo com as especificações do cirurgião. Então, uma pausa cirúrgica (*time out*) é executada. Se houver disponibilidade, deve-se notificar o laboratório quanto à necessidade de determinação dos níveis de paratormônio, com ensaio rápido do PTH.

INCISÃO E EXPOSIÇÃO Efetua-se uma incisão em colar baixo, semelhante àquela da tireoidectomia, devendo-se controlar cuidadosamente todo o sangramento. A técnica de acesso assemelha-se àquela da tireoidectomia subtotal (ver Capítulo 119), incluindo secção dos músculos infra-hióideos em ambos os lados. Podem-se colocar afastadores de autorretenção para manter o afastamento dos retalhos cutâneos. Obtém-se uma amostra para determinação dos níveis basais de PTH.

DETALHES DA TÉCNICA Descreve-se uma exploração das quatro glândulas, embora a exploração cervical seletiva guiada por imagem esteja sendo utilizada com mais frequência. O lobo direito da tireoide é liberado por meio de dissecção romba com o dedo indicador (ver **FIGURAS 19** e **20** no Capítulo 119) no preparo para a identificação do trajeto do nervo laríngeo recorrente e das glândulas paratireoides de coloração amarelo-acastanhada nos polos superior e inferior da glândula tireoide. Após a identificação das duas glândulas do lado direito, deve-se proceder a uma procura semelhante no lado esquerdo. As glândulas paratireoides podem ter aspecto normal ou podem estar apenas ligeiramente aumentadas quando houver hiperplasia, particularmente na síndrome NEM I. Um adenoma solitário, quando encontrado, pode ter vários centímetros de diâmetro.

Se for necessário, pode ser realizada mobilização adicional do lobo direito ligando a veia tireoidiana média (**FIGURA 2**). São utilizadas pinças Babcock ou pinças hemostáticas para pinçar a tireoide e afastá-la para cima e medialmente. O cirurgião pode afastar a tireoide com o polegar esquerdo sobre uma gaze no polo superior da tireoide. A relação do nervo laríngeo recorrente com a veia tireóidea média e o suprimento sanguíneo arterial para o polo superior da tireoide devem ser claramente verificados (**FIGURA 3**). O tecido frouxo é delicadamente empurrado com pinças e gaze até se visualizar a coloração da paratireoide. **CONTINUA**

Capítulo 120 Paratireoidectomia 475

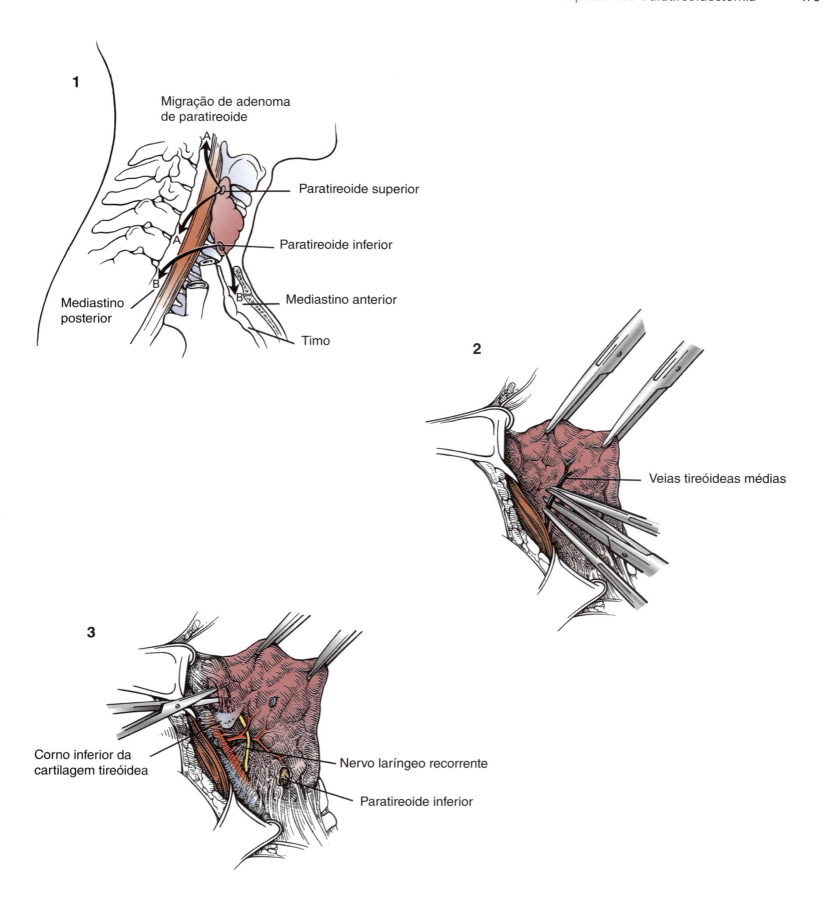

DETALHES DA TÉCNICA `CONTINUAÇÃO` Com frequência, é difícil estabelecer com certeza se o tecido com coloração é a glândula paratireoide ou um hematoma dentro do tecido adiposo. Com o uso de pinças de dentes finos, o adenoma, quando identificado, é dissecado com muito cuidado do tecido adjacente, tendo-se sempre em mente a localização do nervo laríngeo recorrente (ver **FIGURA 3**). É necessário algum tempo para criar o pedículo vascular bastante frágil que se estende até a paratireoide superior, que é duplamente pinçado e ligado (**FIGURA 4**).

Uma parte de uma glândula pode ser excisada para exame imediato de corte congelado, a fim de determinar se a glândula é constituída de tecido paratireóideo. Em alguns casos, deve-se obter uma pequena biopsia de várias áreas que se acredita sejam glândulas paratireoides. Deve-se efetuar um diagrama numerado de todos os locais de biopsia, juntamente com os laudos de cada corte congelado das amostras retiradas.

A extensão da cirurgia não deve se limitar à excisão de uma glândula evidentemente aumentada, que torna bastante provável um diagnóstico macroscópico de adenoma. Se uma única glândula aumentada for encontrada e retirada, a determinação repetida de um ensaio rápido do PTH deve demonstrar uma queda de pelo menos 50% dentro de 10 minutos ou de 85% dentro de 15 minutos, se esta era a única glândula anormal. Na exploração das quatro glândulas, as outras três devem ser identificadas, e as suas localizações, registradas. Alguns cirurgiões preferem a verificação de cada uma por biopsia (**FIGURA 5**), enquanto outros realizam uma sutura com fio não absorvível fino de cor azul no restante da glândula e exteriorizam uma longa extremidade no tecido subcutâneo. O fio azul serve de guia visível para o local da biopsia da paratireoide se houver necessidade de reoperação.

Em pacientes com a síndrome familiar de NEM I, podem-se excisar três glândulas de aspecto normal, bem como metade da quarta glândula remanescente. É aconselhável controlar qualquer sangramento com um pequeno clipe de prata (**FIGURA 6**), de modo a assegurar uma identificação precisa da localização de qualquer tecido paratireóideo remanescente, se houver recidiva do hiperparatireoidismo.

Nos raros pacientes com a síndrome familiar de NEM I, observa-se uma taxa elevada de hiperparatireoidismo recorrente, devido ao potencial mutagênico da síndrome de NEM I. Em consequência, deve-se considerar a realização de paratireoidectomia radical, deixando apenas metade de uma glândula. A ressecção do timo também deve ser considerada, em particular na ausência de uma das glândulas paratireoides inferiores.

Em geral, no paciente com hiperparatireoidismo recorrente após paratireoidectomia, o cirurgião deve partir do pressuposto de que uma ou mais glândulas na região cervical passaram despercebidas ou apresentam uma localização aberrante, ou que o paciente é portador da síndrome de neoplasia múltipla familiar. O comprometimento mediastinal varia, porém pode ser observado em apenas 2,5% dos pacientes. Os tumores mediastinais superiores são habitualmente intratímicos, próximos à veia braquiocefálica.

Em pacientes com hiperparatireoidismo recorrente, o exame de imagem pré-operatório é útil se fornecer sinais evidentes de tumor no mediastino superior. Na operação, deve-se fazer um esforço para trazer o timo no campo de visualização, acima da incisura jugular do esterno, na esperança de encontrar uma glândula paratireoide facilmente reconhecida dentro dele. Em raras ocasiões, há necessidade de um acesso transesternal para o timo.

CUIDADOS PÓS-OPERATÓRIOS Existem duas complicações principais de grande preocupação. Uma delas é a lesão do nervo laríngeo recorrente, com paralisia persistente de uma corda vocal. A segunda complicação é a hipocalcemia, mesmo quando metade de uma glândula tiver sido preservada por meio de técnica meticulosa. O sinal de Chvostek, que consiste em contração do músculo facial com a percussão do nervo facial com um dedo, indica hipocalcemia. O monitoramento cuidadoso dos níveis séricos de cálcio é realizado pela administração adequada de gliconato de cálcio diariamente, bem como di-hidrotaquisterol. As determinações do cálcio e do PTH a cada 6 meses a longo prazo são valiosas. ■

Capítulo 120 Paratireoidectomia 477

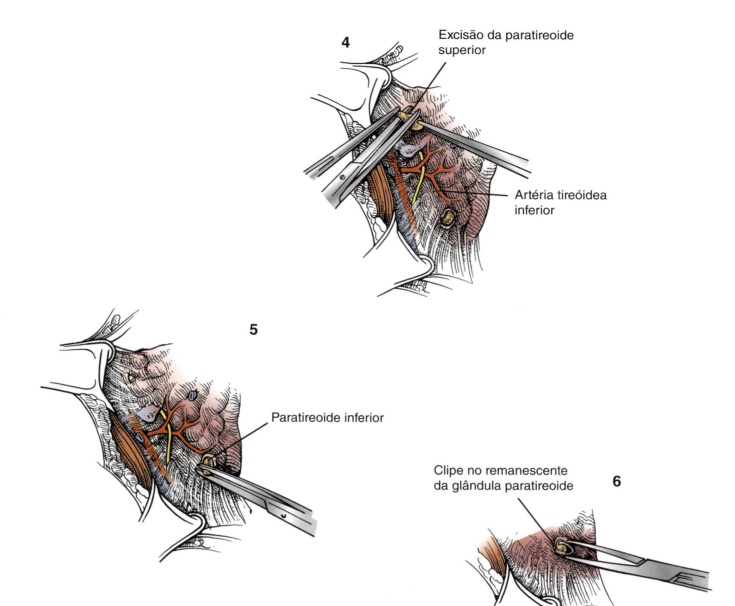

CAPÍTULO 121 — SUPRARRENALECTOMIA ABERTA BILATERAL

INDICAÇÕES Tumores corticais ou medulares de natureza maligna ou adenomatosa benigna constituem uma indicação bem estabelecida para a suprarrenalectomia unilateral. A indicação para suprarrenalectomia bilateral é bem menos comum. Em certas ocasiões, ela é realizada para controlar estados endócrinos complexos após o fracasso da suprarrenalectomia parcial ou unilateral no alívio do hiperaldosteronismo ou hipercortisolismo, como na síndrome de Cushing de hiperplasia suprarrenal macronodular bilateral ou feocromocitomas hereditários, como na síndrome de neoplasia endócrina múltipla tipo 2. As indicações de suprarrenalectomia bilateral síncrona incluem a doença de Cushing dependente de hormônio adrenocorticotrófico (ACTH) refratária a outra terapia, feocromocitomas hereditários ou malignidade.

PREPARO PRÉ-OPERATÓRIO O procedimento pré-operatório mais importante consiste em estabelecer um diagnóstico seguro. Com frequência, os achados clínicos indicam a fisiopatologia alterada; todavia, são necessários exames endócrinos extensos não apenas para estabelecer a ocorrência do distúrbio nas glândulas suprarrenais, mas também para descartar a possibilidade de doenças associadas em outras glândulas endócrinas. Por conseguinte, o leitor deve consultar livros atuais de endocrinologia diagnóstica para a confirmação do diagnóstico. A tomografia computadorizada constitui habitualmente a modalidade de imagem preferida, porém a RM também é muito útil. Após tomar a decisão quanto à suprarrenalectomia, o cirurgião deve investigar e, se possível, corrigir muitos dos efeitos sistêmicos e metabólicos secundários que resultam diretamente da função suprarrenal alterada. O manejo da hipertensão e das suas sequelas cardiovasculares representa um importante problema no feocromocitoma. Os problemas associados ao hipercortisolismo incluem hipopotassemia com alcalose, hipertensão, policitemia, depleção musculoesquelética com osteoporose e hipercalcemia, tolerância anormal à glicose, múltiplas áreas de furunculose cutânea e, por fim, cicatrização deficiente de feridas. Por conseguinte, o cirurgião precisa estar ciente de que muitos sistemas orgânicos e suas respostas à cirurgia são profundamente afetados pela disfunção suprarrenal.

ANESTESIA Uma consulta e a comunicação entre endocrinologista, cirurgião e anestesiologista no pré-operatório são fundamentais. O anestesiologista precisa estar preparado para reposição sanguínea e endócrina adequada e, em certas ocasiões, para uma cirurgia prolongada, que pode se estender para o tórax. Os eletrólitos devem estar em condições ideais. Deve-se dispor de esteroides parenterais no momento da cirurgia para hipercorticolismo ou suprarrenalectomia bilateral. É necessário dispor de sangue adequado, visto que a hipertensão e o aumento da vascularização, juntamente com a fragilidade das veias em torno das glândulas suprarrenais, tendem a aumentar a perda de sangue.

Prefere-se a anestesia geral com intubação endotraqueal. Os pacientes com feocromocitomas devem receber preparo pré-operatório adequado, com um agente bloqueador adrenérgico (dos receptores alfa) de ação longa, como o cloridrato de fenoxibenzamina (Dibenzyline®) ou a doxazosina (Cardura®), por um período extenso, se possível. A fluidoterapia no dia e na noite anteriores à cirurgia ajuda a aliviar a desidratação associada aos feocromocitomas. Para minimizar as amplas flutuações da pressão arterial, deve-se obter um acesso intra-arterial, e a hipertensão deve ser controlada com infusão intravenosa de nitroprusseto de sódio (Nipride®). Após assegurar a reposição hídrica e sanguínea adequada, pode ser necessária uma infusão de norepinefrina (Levophed®) para tratar a hipotensão. Pode ser necessário o uso de um betabloqueador e cloridrato de lidocaína (Xylocaine®) para controlar a taquicardia e as arritmias cardíacas. Uma vez retirado o tumor, a norepinefrina pode ser necessária com redução gradual da dose, de acordo com a tolerância do paciente.

POSIÇÃO O paciente é colocado em decúbito dorsal com o pé da mesa ligeiramente para baixo, de modo que possa ser obtida hiperextensão moderada, se houver necessidade. Pode-se utilizar um acesso posterior das suprarrenais, que pode ser útil para glândulas suprarrenais de tamanho normal, embora não seja descrita aqui.

PREPARO OPERATÓRIO Deve-se proceder à tricotomia completa, com traumatismo mínimo à pele. No acesso anterior, a pele da parte inferior do tórax e do abdome até os flancos deve ser incluída no preparo, visto que, quando se realiza uma incisão transversal, deve ser necessário estender-se até os flancos nos pacientes obesos. Os campos estéreis são aplicados de acordo com as especificações do cirurgião. Então, uma pausa cirúrgica (*time out*) é executada.

INCISÃO E EXPOSIÇÃO O cirurgião fica do lado direito do paciente e realiza uma incisão a uma distância aproximada de dois a três dedos abaixo do arco costal, com ápice a uma distância de aproximadamente dois dedos abaixo da extremidade do processo xifoide (**FIGURA 1**). Pode-se utilizar um acesso toracoabdominal através do nono espaço intercostal para os grandes tumores suprarrenais que ocorrem no lado direito. Quando se utiliza o acesso posterior, a incisão estende-se do nível entre a 11ª e a 12ª costela, a uma distância de 5 cm da linha média, e inclinada para baixo até a porção média do íleo. O aumento da vascularização no tecido subcutâneo é comum nesses casos, particularmente na síndrome de Cushing. Deve-se proceder a uma ligadura meticulosa de todos os pontos de sangramento ou controlá-los com eletrocoagulação antes de abrir a cavidade peritoneal. Ambos os músculos retos são seccionados, e, em seguida, efetua-se uma incisão ampla do músculo transverso e do peritônio. Isso é necessário visto que muitos desses pacientes tendem a ser obesos. Pode-se obter exposição adicional por meio de secção dos músculos oblíquos internos do abdome na direção de suas fibras até alcançar os flancos. O ligamento falciforme do fígado é seccionado entre pinças hemostáticas curvas e, em seguida, ligado. Em alguns pacientes, pode ser prudente mobilizar o lobo direito do fígado, seccionando os ligamentos falciforme e triangular direito (ver **FIGURA 2** no Capítulo 84).

DETALHES DA TÉCNICA Em primeiro lugar, o cirurgião deve estar ciente das diferenças anatômicas das duas glândulas suprarrenais (**FIGURA 2**). A glândula suprarrenal direita está próxima ao colo superior do rim, à veia cava medialmente e ao lobo direito do fígado, superiormente. Seu principal suprimento arterial provém diretamente da aorta para a sua borda medial (**FIGURA 2, 11**), enquanto a veia suprarrenal direita principal (**5**) origina-se diretamente da veia cava inferior, de modo paralelo. A veia suprarrenal direita é tipicamente muito curta, o que pode tornar o controle desafiador. Por outro lado, a glândula suprarrenal esquerda está em proximidade à aorta medialmente, à veia renal inferiormente e ao polo superior do rim esquerdo. O seu principal suprimento arterial provém diretamente da aorta (**12**), porém a veia suprarrenal esquerda principal (**6**) origina-se habitualmente da veia renal esquerda (**8**). Entretanto, ambas as glândulas suprarrenais têm muitos ramos arteriais provenientes das artérias frênicas inferiores (**9 e 10**) e de ambas as artérias renais.

SUPRARRENALECTOMIA DIREITA Mostra-se em primeiro lugar a exposição operatória da glândula suprarrenal direita (**FIGURA 3**); é iniciada com uma manobra clássica de Kocher, após o cólon transverso e o omento terem sido cuidadosamente afastados, e o lobo direito do fígado ter sido retraído de modo delicado. O lobo direito do fígado deve ser totalmente mobilizado para obter melhor exposição da glândula suprarrenal direita. Após a incisão do peritônio lateral ao duodeno, ele é mobilizado de modo habitual mediante dissecção romba com o dedo indicador do cirurgião debaixo da cabeça do pâncreas. A veia cava inferior é exposta em sua posição diretamente posterior à segunda porção do duodeno (**FIGURA 4**) e, em seguida, é liberada para mostrar a veia renal direita. O polo superior do rim direito é localizado e exposto com maior dissecção romba digital. A glândula suprarrenal é identificada pela sua coloração amarelada característica, aspecto lobulado e borda lateral romba claramente definida. Em seguida, realiza-se a incisão dessa área geralmente avascular (**FIGURA 5**) e podem-se obter exposição e mobilização adicionais da glândula por meio de dissecção romba digital delicada diretamente posterior à glândula.

O cirurgião deve ter em mente que as fixações vasculares estão habitualmente localizadas nas bordas medial e superior da glândula ou próximas a elas, e não em suas superfícies largas anterior e posterior. Quando os exames pré-operatórios revelam um grande tumor da suprarrenal, particularmente do lado direito, deve-se considerar uma incisão toracoabdominal para obter exposição e mobilização do lobo direito do fígado. Pode ser necessário retirar o rim juntamente com a neoplasia suprarrenal invasora. **CONTINUA** ▶

Capítulo 121 Suprarrenalectomia Aberta Bilateral 479

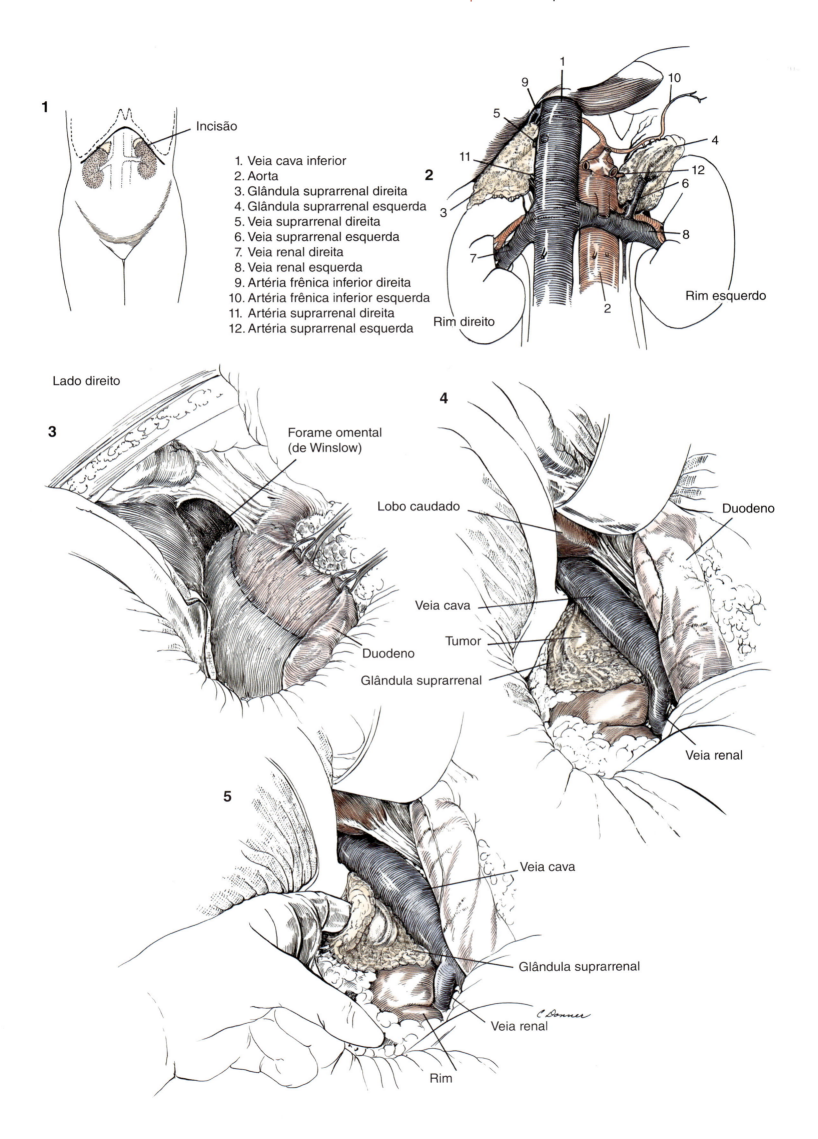

SUPRARRENALECTOMIA DIREITA `CONTINUAÇÃO` Em geral, identifica-se em primeiro lugar a veia suprarrenal principal, que é duplamente ligada com fio de seda 2-0 (**FIGURA 6**). Em seguida, o cirurgião trabalha cuidadosamente em torno das bordas medial e inferior da glândula e liga a artéria principal ou artérias acessórias de modo semelhante. Os numerosos vasos menores encontrados também precisam ser cuidadosamente ligados ou fixados com clipes ou outro dispositivo hemostático moderno.

SUPRARRENALECTOMIA ESQUERDA O acesso à glândula suprarrenal esquerda pela via transabdominal pode seguir dois caminhos, conforme demonstrado nas **FIGURAS 7** a **10**. O acesso habitual é mostrado em corte transversal nas **FIGURAS 7** e **8**. O conteúdo abdominal é cuidadosamente afastado na direção do cirurgião, e, em seguida, segurando cuidadosamente o baço, o cirurgião secciona o ligamento esplenorrenal avascular, de modo que o baço seja mobilizado ligeiramente em sua direção na linha média no sentido caudal. Com uma dissecção romba, é então possível dissecar acima da fáscia de Gerota, porém abaixo do pâncreas e da artéria e veia esplênicas principais. Essa dissecção pode ser realizada medialmente até a veia mesentérica superior, o que irá proporcionar um grau de mobilização conforme ilustrado na **FIGURA 11**. Em seguida, o cirurgião realiza a incisão da fáscia de Gerota sobre o rim esquerdo (**FIGURA 8**) e, por meio de ressecção romba, limpa o polo superior do rim esquerdo e alcança a suprarrenal, que é mostrada aqui em uma localização ligeiramente medial e inferior. O lobo esquerdo do fígado também é identificado; todavia, em geral, não há necessidade de mobilizá-lo nem de afastá-lo.

Os mesmos princípios gerais de exposição aplicam-se à glândula suprarrenal esquerda, exceto que a veia suprarrenal proeminente (**FIGURA 11**) é mostrada sendo inicialmente segura. Em seguida, o cirurgião trabalha em torno da periferia da glândula, ligando todos os vasos proeminentes. Esse trabalho é, com frequência, lento e meticuloso, embora – se houver qualquer dúvida – seja mais seguro ligar ou fixar com clipe cada área vascular suspeita.

Muitos cirurgiões constataram a utilidade de acessar a glândula suprarrenal esquerda por meio do mesocólon transverso, após a mobilização da borda inferior do corpo e da cauda do pâncreas (**FIGURA 9**). Isso é realizado ao retirar inicialmente grande parte do omento maior de sua fixação ao longo do mesocólon transverso e ao ligar cuidadosamente todos os pontos de sangramento nessa área geralmente avascular. É preciso tomar cuidado para preservar os vasos cólicos médios, visto que o omento está, algumas vezes, firmemente misturado com o mesocólon, e, portanto, esses vasos são suscetíveis à lesão durante o procedimento. Em seguida, uma incisão é realizada ao longo da margem distal ou inferior do pâncreas, a partir da extremidade de sua cauda, seguindo um trajeto ao longo do corpo de volta à região da veia mesentérica inferior (ponto de perigo [seta central], **FIGURA 9**). Isso permite ao cirurgião mobilizar o pâncreas distal com dissecção digital romba, de modo que ele possa ser elevado em direção cefálica, com exposição da fáscia de Gerota diretamente sobre o rim esquerdo, cuja porção média é, em geral, diretamente visualizada por esse acesso. Procede-se

então à incisão dessa fáscia, e a dissecção é realizada em torno do polo superior do rim, onde a glândula suprarrenal pode ser identificada (**FIGURA 12**). Em seguida, a sua borda lateral é alcançada e a sua retirada é feita conforme a técnica descrita anteriormente.

FECHAMENTO A incisão é fechada de modo habitual. Entretanto, são recomendadas suturas de retenção no hipercortisolismo, visto que a cicatrização deficiente da ferida constitui uma complicação conhecida.

CUIDADOS PÓS-OPERATÓRIOS A perda de sangue deve ser cuidadosamente reposta, e a observação do paciente e o monitoramento da pressão arterial precisam ser infalivelmente frequentes, de preferência por um cateter intra-arterial. Se a pressão arterial continuar caindo na sala de recuperação ou durante o fechamento, apesar da reposição endócrina adequada, deve-se suspeitar fortemente de hemorragia retroperitoneal por um vaso não ligado. Nos pacientes que foram submetidos à retirada de um feocromocitoma e nos quais foi realizada a reposição hídrica e sanguínea adequada, pode ser necessário administrar um vasopressor no pós-operatório, como norepinefrina, durante 24 a 36 horas, quando a dose é então gradualmente reduzida, de acordo com a tolerância do paciente. Pode haver necessidade de cloridrato de propranolol (Inderal®) e cloridrato de lidocaína (Xylocaine®) para controlar a taquicardia e as arritmias cardíacas.

Os pacientes irão apresentar queda dos níveis circulantes de corticosteroides após a retirada de um tumor produtor de esteroides hiperfuncionante ou após suprarrenalectomia subtotal ou total. Por conseguinte, devem receber suporte com cortisona no decorrer e depois da cirurgia. A hidrocortisona em uma dose de 100 mg é administrada por via intravenosa durante a cirurgia. Essa dose é gradualmente reduzida no decorrer dos próximos 7 a 10 dias para 30 a 50 mg/dia, que podem ser administrados por via oral, em doses fracionadas (frequentemente 20 mg pela manhã e 10 mg à tarde). Acredita-se que uma dose de 30 a 50 mg de hidrocortisona ao dia represente uma terapia de manutenção razoável. Entretanto, pode ser necessário acrescentar um mineralocorticoide ativo, como fludrocortisona, na dose de 0,1 mg/dia, se houver dificuldade em manter o equilíbrio de sódio e de potássio. Entretanto, no período pós-operatório imediato, o principal problema consiste em assegurar a reposição adequada de cortisona, visto que é fácil subtratar, porém quase impossível sobretratar o paciente com cortisona.

O íleo paralítico pós-operatório e o retorno à alimentação devem ser abordados da mesma maneira que em qualquer outra laparotomia. Todavia, a cicatrização da ferida estará comprometida em pacientes com hipercortisolismo, e existe a possibilidade de infecção, visto que muitos desses pacientes também apresentam furunculose extensa. Por fim, é importante que o tratamento clínico a longo prazo e a reposição endócrina do paciente estejam claramente definidos. Sem qualquer funcionamento do córtex suprarrenal, os pacientes precisam ser aconselhados a tomar esteroides suplementares em momentos de estresse. Recomenda-se o uso de uma pulseira de identificação para alertar os médicos sobre a insuficiência suprarrenal do paciente, caso ele esteja incapacitado. ■

Capítulo 121 Suprarrenalectomia Aberta Bilateral 481

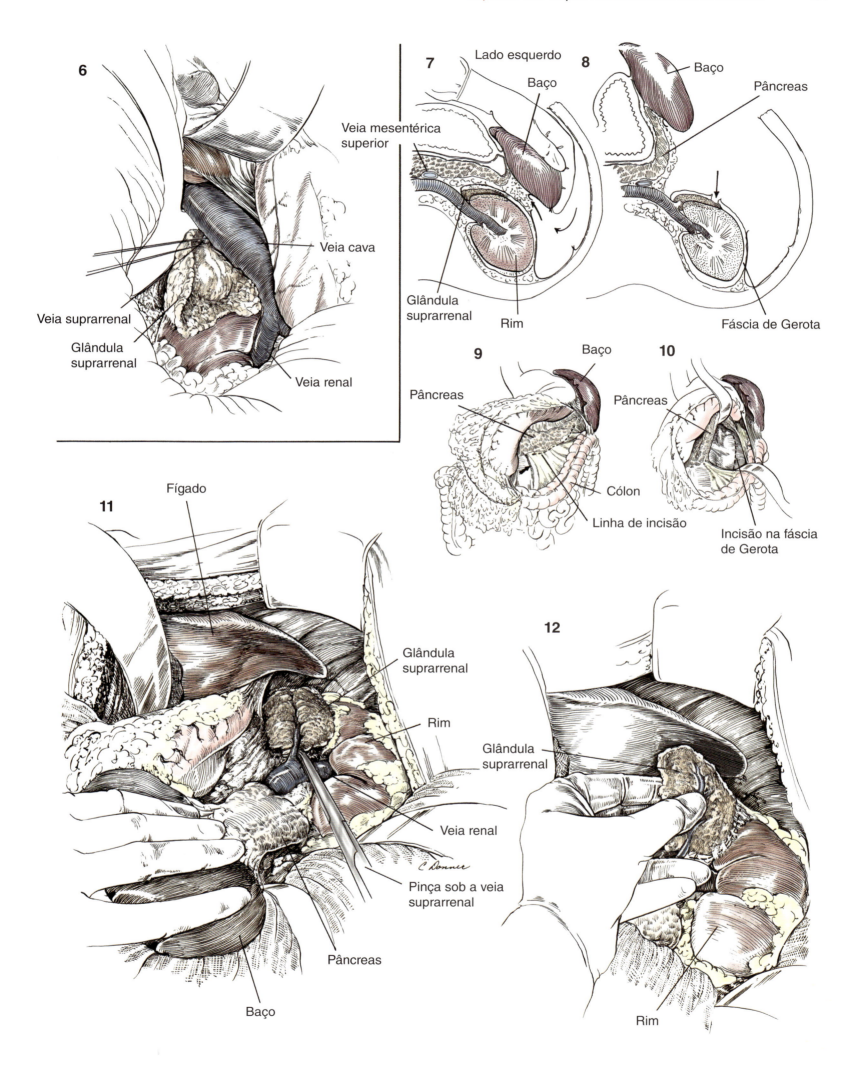

CAPÍTULO

122 Suprarrenalectomia Laparoscópica Esquerda

INDICAÇÕES Tumores corticais ou medulares de natureza benigna constituem uma indicação bem estabelecida para a suprarrenalectomia laparoscópica unilateral. Esses tumores podem ser funcionantes e podem produzir cortisol, aldosterona, catecolaminas e, raramente, testosterona e outros hormônios sexuais. Em muitos casos, os tumores não são funcionantes e são retirados devido à preocupação de câncer ou crescimento. Nessas situações, a massa suprarrenal frequentemente é encontrada durante exames de imagem do abdome realizados para indicações não relacionadas. Esses denominados incidentalomas suprarrenais devem ser geralmente retirados se o seu diâmetro em corte transversal for de 4 cm ou mais, ou se forem comprovadamente funcionantes. Os pacientes com massas suprarrenais não funcionantes menores que 4 cm sem preocupação com as características radiográficas devem ser acompanhados com exames de imagem periódicos para monitorar quaisquer alterações no tamanho da massa.

Um adenoma benigno na tomografia computadorizada (TC) consiste, tipicamente, em massa homogênea com baixo valor de atenuação (< 10 HU em uma imagem sem contraste ou um *washout* maior que 50% em uma TC de protocolo suprarrenal). Uma investigação funcional de todos os incidentalomas deve incluir a medição de metanefrinas livres no plasma e um teste de supressão de dexametasona de 1 mg ou uma análise de urina de 24 horas para cortisol e creatinina. Além disso, os pacientes com hipertensão devem ter determinações das concentrações plasmáticas de aldosterona para a atividade da renina plasmática ou concentração direta de renina para uma taxa de atividade.

Deve-se considerar a cirurgia em todos os pacientes portadores de tumores corticossuprarrenais funcionantes. Todos os pacientes com sinais bioquímicos de feocromocitoma devem ser submetidos à cirurgia, exceto em raros casos. Embora o tamanho não seja uma contraindicação absoluta para a suprarrenalectomia laparoscópica, a técnica pode ser difícil em lesões com mais de 10 cm. A suprarrenalectomia aberta com excisão em bloco constitui a base para o tratamento do carcinoma adrenocortical primário e recorrente, devido à ausência de terapia adjuvante efetiva e à dificuldade de manter os princípios oncológicos com a laparoscopia.

PREPARO PRÉ-OPERATÓRIO O procedimento pré-operatório mais importante consiste em estabelecer um diagnóstico correto. Por conseguinte, o leitor deve consultar textos atualizados sobre endocrinologia diagnóstica para os procedimentos necessários. Quando se decide realizar uma suprarrenalectomia, o cirurgião deve investigar e, se possível, corrigir muitos dos efeitos sistêmicos e metabólicos secundários, que representam o resultado direto da atividade funcional alterada da glândula suprarrenal. O manejo da hipertensão e suas sequelas cardiovasculares constitui o principal problema nos feocromocitomas. O tratamento pré-operatório com um antagonista do receptor alfa como cloridrato de fenoxibenzamina ou doxazosina (Cardura®) e a expansão de volume são absolutamente necessários em pacientes com feocromocitoma, para controlar a hipertensão associada durante a cirurgia. Isso pode levar várias semanas ou mais. Os pacientes são idealmente titulados até um ponto de hipotensão ortostática. Frequentemente, a congestão nasal é um sinal de bloqueio alfa. Os betabloqueadores são reservados para pacientes com taquicardia ou arritmias cardíacas. Os problemas associados ao hipercortisolismo foram revistos no Capítulo 121.

ANESTESIA Há necessidade de uma consulta e comunicação no pré-operatório entre o endocrinologista, o cirurgião e o anestesiologista. A tipagem e o rastreamento são aceitáveis para os tumores pequenos. A tipagem e a prova cruzada para garantir a disponibilidade de hemoderivados são recomendadas para tumores com mais de 6 cm e para um tumor localizado do lado direito, em virtude de sua proximidade à veia cava inferior. Em todos os casos, prefere-se a anestesia geral com intubação endotraqueal. Deve-se introduzir um cateter na bexiga para o monitoramento do débito urinário. O estômago deve ser descomprimido com tubo orogástrico ou nasogástrico. Para pacientes com tumores não funcionantes, não existe nenhuma consideração especial quanto à anestesia. Nos pacientes com hiperaldosteronismo, deve-se controlar a pressão arterial no pré-operatório; entretanto, esses pacientes raramente apresentam hipertensão intraoperatória potencialmente fatal. Nos pacientes com hipercortisolismo, deve-se proceder à correção das anormalidades metabólicas, e deve-se administrar uma dose de estresse de esteroides.

Devem-se colocar um cateter arterial e um cateter central nos pacientes com feocromocitoma. Em alguns pacientes com miocardiopatia hipertensiva associada, um ecocardiograma esofágico ou um cateter na artéria pulmonar pode ser útil. Durante a cirurgia, o anestesiologista deve estar preparado para controlar a hipertensão com uma infusão intravenosa de nitroprusseto de sódio (Nipride®). Após retirar o feocromocitoma e assegurar que foi obtida reposição hídrica e sanguínea adequada, pode ser necessária uma infusão de norepinefrina (Levophed®) para tratar a hipotensão. Pode ser necessário o uso de cloridrato de propranolol (Inderal®) e cloridrato de lidocaína (Xylocaine®) para controlar a taquicardia e as arritmias cardíacas.

ANATOMIA Em primeiro lugar, o cirurgião deve estar ciente das diferenças anatômicas das duas glândulas suprarrenais (ver FIGURA 2, **1** a **12** no Capítulo 121). A glândula suprarrenal renal está em proximidade com aorta medialmente, a artéria renal inferiormente e o polo superior do rim esquerdo. Pode estar localizada próximo ao hilo renal. O seu principal suprimento arterial provém diretamente da aorta (**12**), enquanto a veia suprarrenal esquerda principal (**6**) origina-se habitualmente da veia renal esquerda (**8**). Por outro lado, a glândula suprarrenal direita está próxima ao polo superior do rim, à veia cava medialmente e ao lobo direito do fígado, superiormente. Seu principal suprimento arterial provém da aorta e segue o seu trajeto diretamente para a borda medial (**11**), enquanto a veia suprarrenal direita principal (**5**) origina-se diretamente da veia cava inferior de modo paralelo. Entretanto, ambas as glândulas suprarrenais apresentam muitos ramos arteriais provenientes de ambas as artérias frênicas inferiores (**9** e **10**) e de ambas as artérias renais. Ambas as glândulas suprarrenais estão dentro da fáscia de Gerota.

POSIÇÃO Deve-se colocar uma bolsa pneumática ajustável para coxim sobre a mesa de cirurgia antes de transportar o paciente até o centro cirúrgico. O paciente é posicionado com a bolsa na altura do seu flanco, abaixo das costelas e acima da crista ilíaca sobre a posição de quebra da mesa, de modo a possibilitar uma extensão forçada do corpo, que pode ser útil nos pacientes obesos.

Para uma suprarrenalectomia esquerda, o paciente é colocado em decúbito lateral, com o braço esquerdo cruzando o tórax e apoiado em um suporte para braço acolchoado (FIGURA 1). O braço direito é colocado em um suporte para braço separado, e utiliza-se um rolo axilar. Utiliza-se um acolchoamento liberal entre os braços e em torno deles. A área do abdome e do flanco deve ficar exposta, e o joelho esquerdo deve estar em flexão, com acolchoamento de cobertas ou travesseiros entre as pernas.

PREPARO OPERATÓRIO Os pelos do paciente devem ser retirados com aparador de cabelo elétrico, com traumatismo mínimo da pele. Os campos estéreis são aplicados de acordo com as especificações do cirurgião. Então, uma pausa cirúrgica (*time out*) é executada.

INCISÃO E EXPOSIÇÃO Para a suprarrenalectomia esquerda, o cirurgião fica do lado direito do paciente (FIGURA 1A). O operador da câmera fica do lado esquerdo ou direito do cirurgião, enquanto o auxiliar fica do lado esquerdo do paciente. Coloca-se um laparoscópio de 10 mm 30° acima do umbigo ou na posição subcostal média lateral esquerda, na linha medioclavicular, logo acima do umbigo, utilizando a técnica aberta de Hasson, conforme descrito no Capítulo 13. O espaço abdominal é insuflado até 15 cm de pressão de água, o laparoscópio é introduzido, e são examinados todos os quatro quadrantes do abdome à procura de anormalidades, segurança dos outros acessos (*ports*) planejados e evidências de qualquer doença metastática. Coloca-se um acesso de 5 mm na posição subcostal lateral esquerda, e outro acesso de 5 mm logo à esquerda da linha média, através da bainha da parte superior do músculo reto do abdome, logo à esquerda do ligamento redondo. Isso reduz a probabilidade de laceração da artéria epigástrica, que pode exigir ligadura com suturas. Esses acessos estão em uma linha a uma distância de cerca de dois dedos de largura abaixo da borda do arco costal. Um terceiro acesso de 5 mm é realizado na linha axilar anterior, a meia distância entre o arco costal e a crista ilíaca (FIGURA 1B).

DETALHES DA TÉCNICA Semelhante à abordagem transabdominal esquerda aberta, existem duas abordagens laparoscópicas: uma através do saco menor (mostrada) e a outra por meio de uma abordagem mais lateral após a mobilização do baço medialmente (não mostrada). A exposição cirúrgica da suprarrenal esquerda é mostrada para a abordagem através do saco menor. A flexura esquerda do cólon é mobilizada por meio de um ultrassônico ou outro dispositivo hemostático, de modo a expor o rim. A dissecção é continuada em direção cefálica, e a bolsa omental é penetrada, separando-se o omento maior da flexura esquerda e do cólon transverso (FIGURA 2). Não há necessidade de mobilizar o baço. A bolsa omental é penetrada, e identifica-se o pâncreas (ver FIGURA 2). O retroperitônio é exposto para mostrar o rim e a superfície posterior do pâncreas (FIGURAS 2 e 3). A fáscia de Gerota é incisada e aberta para expor o polo superior do rim (FIGURAS 2 e 3).

Continua-se a dissecção sob a fáscia de Gerota, enquanto o auxiliar suspende a cauda do pâncreas anteriormente e para cima (FIGURA 3). Essa dissecção deve ser continuada o mais cefalicamente possível. O polo inferior da glândula suprarrenal é visualizado como um órgão amarelo brilhante, e o tumor suprarrenal é exposto (ver FIGURA 3). A sua identificação pode ser difícil em pacientes obesos com gordura retroperitoneal excessiva. Se não for possível identificar a glândula suprarrenal esquerda, a razão é habitualmente porque o campo operatório está excessivamente caudal, e é necessário realizar uma dissecção mais superior. Nesses casos, a identificação da veia renal esquerda irá possibilitar a identificação da veia suprarrenal esquerda, cujo trajeto pode ser acompanhado até a glândula suprarrenal (ver FIGURA 3). Além disso, uma ultrassonografia laparoscópica pode ser útil para identificar a glândula. Em geral, é necessário utilizar um afastador sob a fáscia de Gerota e a cauda do pâncreas, a fim de expor o campo operatório (ver FIGURA 3).

Uma vez identificada a glândula, a dissecção é iniciada com o aparelho ultrassônico ao longo do polo inferior, trabalhando medialmente. A veia suprarrenal é dissecada com uma pinça de dissecção Maryland, de modo a visualizar toda a sua circunferência. É duplamente fixada com clipes no lado do paciente, utilizando um aplicador de clipes de 5 mm (FIGURA 4). É veia é seccionada, deixando um coto mais longo no lado da veia renal. O aparelho ultrassônico é utilizado para dissecar em torno da glândula suprarrenal, começando medialmente. Podem-se utilizar clipes para fixar os vasos sanguíneos proeminentes (FIGURAS 5 e 6). O aparelho ultrassônico de dissecção veda efetivamente os pequenos vasos arteriais que entram na glândula suprarrenal como os raios de uma roda. Em alguns pacientes, é necessário dissecar toda a borda lateral da glândula suprarrenal, de modo a mobilizá-la e afastá-la superiormente, possibilitando, assim, a identificação da veia suprarrenal. As aderências inferiores são seccionadas. Por fim, as aderências avasculares lateral e superior são dissecadas (FIGURA 7). Neste momento, a glândula está livre para a sua retirada em uma bolsa de coleta laparoscópica (FIGURA 8). A técnica para extração está descrita no Capítulo 123.

O leito do tumor é então examinado à procura de quaisquer sinais de sangramento, e deve-se obter qualquer hemostasia adicional. O afastamento do pâncreas é liberado, e o órgão retorna à sua posição normal.

CUIDADOS PÓS-OPERATÓRIOS Se o paciente não tiver um feocromocitoma, o tubo orogástrico e o cateter de Foley são retirados na sala de recuperação pós-operatória. São administrados líquidos intravenosos, e inicia-se uma dieta líquida. Os sinais vitais são monitorados a cada 4 horas. A hemoglobina é verificada no primeiro dia do pós-operatório, e progride-se com a dieta. O paciente recebe alta entre o primeiro e o terceiro dia do pós-operatório. Em caso de feocromocitoma, pode ser necessário manter o paciente na UTI. É necessário monitoramento do débito urinário com um cateter de Foley. Além disso, a pressão arterial é monitorada com cateter arterial. O paciente é transferido da UTI quando estiver estável e progredir com a dieta. Para pacientes com tumor funcionante, recomenda-se uma discussão com o endocrinologista sobre a retomada dos medicamentos pré-operatórios. ■

Capítulo 122 Suprarrenalectomia Laparoscópica Esquerda

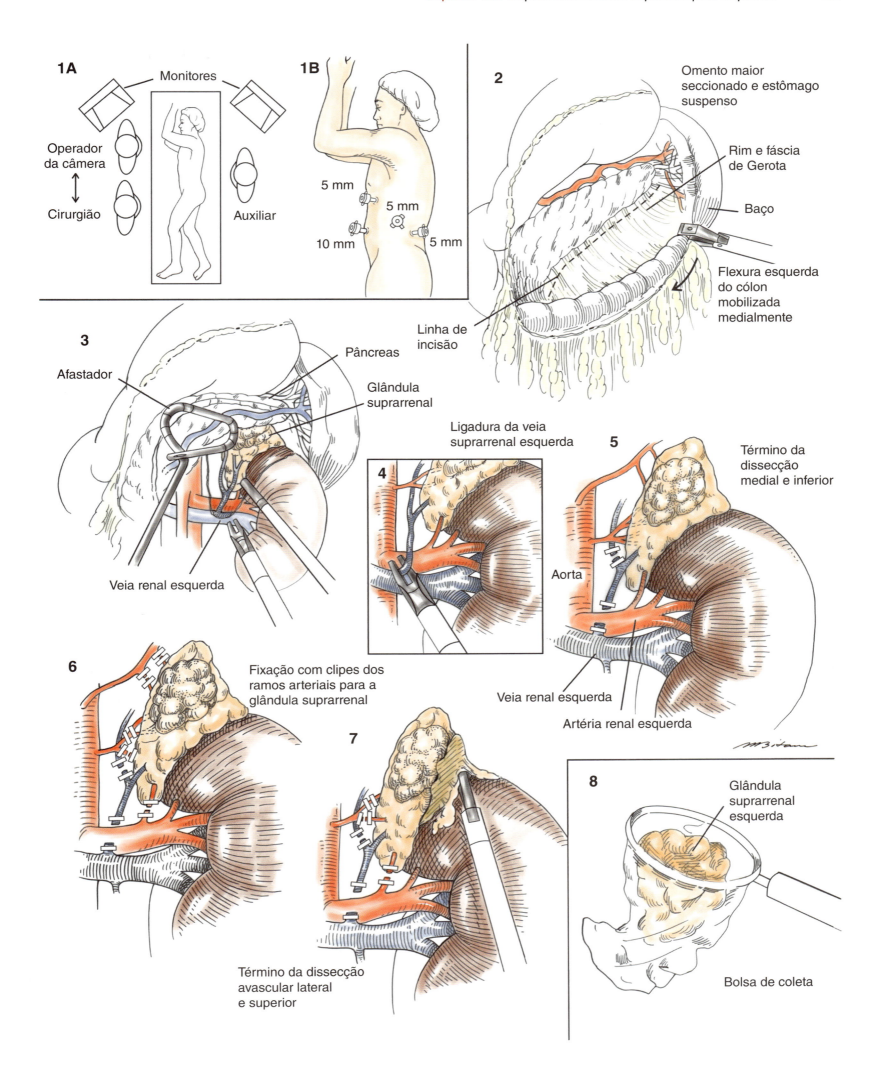

CAPÍTULO 123 — SUPRARRENALECTOMIA LAPAROSCÓPICA DIREITA

INDICAÇÕES As indicações são as mesmas descritas para a suprarrenalectomia laparoscópica esquerda (ver Capítulo 122).

PREPARO PRÉ-OPERATÓRIO São realizados os mesmos passos do preparo, conforme descrito para a suprarrenalectomia laparoscópica esquerda (ver Capítulo 122).

ANESTESIA As considerações anestésicas são as mesmas descritas para a suprarrenalectomia esquerda.

ANATOMIA Ver FIGURA 2 no Capítulo 121.

POSIÇÃO Deve-se colocar um coxim pneumático sobre a mesa antes de transferir o paciente para o centro cirúrgico. O paciente é posicionado com o coxim na altura do flanco, abaixo das costelas e acima da crista ilíaca, sobre a posição de quebra da mesa, de modo a permitir uma extensão forçada do paciente, que pode ser útil nos pacientes obesos.

Para a suprarrenalectomia direita, o paciente é colocado em decúbito lateral direito, com o braço direito cruzando o tórax e apoiado sobre um suporte para braço (FIGURA 1A). O braço esquerdo é colocado em um suporte para braço e utiliza-se um rolo axilar. Em geral, as posições esquerda e direita são imagens especulares uma da outra. Após o paciente estar posicionado, aspira-se o ar do coxim, a fim de fixar a posição. Além disso, o paciente é contido na mesa na altura do tórax e dos quadris com fitas adesivas largas, visto que a mesa cirúrgica deverá ser inclinada. Alguns cirurgiões podem preferir melhorar a adesão das fitas com preparo da pele ou passar as fitas adesivas sobre toalhas para diminuir os danos à pele.

PREPARO OPERATÓRIO Os pelos do paciente devem ser removidos com barbeador elétrico com o mínimo de traumatismo na pele. Os campos estéreis são aplicados de acordo com as especificações do cirurgião. Então, uma pausa cirúrgica (*time out*) é executada.

INCISÃO E EXPOSIÇÃO Para a suprarrenalectomia direita, o cirurgião fica do lado esquerdo do paciente (FIGURA 1A). O operador da câmera fica à esquerda ou à direita do cirurgião, enquanto o auxiliar fica do lado direito do paciente. Um laparoscópio de 10 mm e 30° é introduzido utilizando a técnica anteriormente mencionada, em posição supraumbilical ou na posição subcostal lateral direita, na linha medioclavicular, logo acima do umbigo. Um acesso de 5 mm é colocado na área subcostal lateral direita, na linha axilar anterior, e realiza-se outro acesso de 5 mm logo à direita da linha média e do ligamento redondo. Um terceiro acesso de 5 mm é colocado no lado direito, na linha axilar anterior, a meia distância entre o arco costal e a crista ilíaca (FIGURA 1B). Acessos adicionais ou maiores podem ser colocados, dependendo da preferência do cirurgião, do tamanho do tumor, do tipo e tamanho do paciente e a necessidade de retração hepática. Em seguida, o paciente é colocado em posição de Trendelenburg invertida (cabeça para cima).

DETALHES DA TÉCNICA No lado direito, a flexura direta do cólon é mobilizada dos sulcos paracólicos usando um dispositivo ultrassônico ou outro dispositivo hemostático. Pode ser necessário proceder à incisão de quaisquer aderências em torno da face lateral do fígado ou até mesmo da vesícula biliar com dissecção cortante (FIGURA 2). O lobo direito do fígado deve ser mobilizado por meio de secção das aderências posterior e lateral até que o diafragma seja exposto, de modo a obter melhor exposição da glândula suprarrenal direita (FIGURAS 2 e 3). Utiliza-se um afastador para assegurar o fígado superomedialmente (ver FIGURAS 2 e 3). Isso pode exigir um acesso adicional – de 5 ou 10 mm, dependendo do afastador utilizado. A manobra de Kocher é feita para expor a veia cava inferior em sua posição diretamente posterior à segunda porção do duodeno, e possivelmente a veia renal direita, porque é essencial conhecer a localização dessas estruturas antes de entrar na fáscia de Gerota (FIGURA 3). O peritônio lateral ao duodeno é então incisado e mobilizado na manobra habitual de Kocher, utilizando uma pinça de dissecção de ponta romba ou um aparelho ultrassônico (FIGURA 3). Em seguida, essa área é incisada, e o duodeno é mobilizado para mostrar a veia renal direita. Realiza-se a incisão da fáscia de Gerota e localiza-se o polo superior do rim direito (FIGURA 3). A suprarrenal é identificada pela sua coloração amarelada característica, aspecto lobulado e borda lateral romba claramente definida.

O cirurgião deve ter em mente que as fixações vasculares habitualmente estão sobre as bordas medial e superior da glândula ou próximas a elas, e não em suas superfícies largas (conforme mostrado no Capítulo 121). Após mobilização lateral e inferior inicial, a glândula suprarrenal pode ser afastada lateralmente. É fundamental identificar a veia cava inferior (FIGURA 4) e, em seguida, a veia suprarrenal direita. A veia suprarrenal direita é identificada e duplamente fixada com clipes proximal e distalmente, utilizando um aplicador de clipes de 5 mm, e seccionada (FIGURAS 4 e 5). As aderências superiores da glândula suprarrenal são então seccionadas e o suprimento arterial superior é fixado com clipes ou coagulado, liberando a glândula. Em seguida, a porção inferior da glândula é ainda mais dissecada, expondo a artéria suprarrenal que se origina da artéria renal direita. É duplamente fixada com clipes (FIGURA 6). Em seguida, realiza-se a incisão da área lateral geralmente avascular e podem-se obter exposição e mobilização adicionais da glândula suprarrenal por meio de dissecção romba delicada diretamente posterior e lateral à glândula (FIGURA 7). A extremidade do aspirador é um excelente instrumento para realizar essa dissecção romba. A glândula deve ser liberada nessa altura para a sua extração (FIGURA 8). O leito tumoral é examinado à procura de sangramento e obtém-se qualquer hemostasia adicional.

EXTRAÇÃO DA GLÂNDULA SUPRARRENAL A mesma técnica é utilizada para retirar tanto a glândula direita quanto a glândula esquerda da cavidade peritoneal. Retira-se o laparoscópio de 10 mm, e a câmera é montada em um laparoscópio de 5 mm. Este é introduzido através do trocarte de 5 mm mais inferior. Uma bolsa de coleta de plástico transparente é introduzida na cavidade peritoneal através do acesso de Hasson de 10 mm. A bolsa é aberta e a glândula suprarrenal é pinçada através de alguma gordura perissuprarrenal ou tecido conjuntivo. A glândula é colocada na bolsa (FIGURA 8). A bolsa é fechada e separada de seu dispositivo de introdução. Exercendo uma tração delicada, a bolsa contendo a glândula suprarrenal é tracionada da cavidade abdominal através do local de inserção de Hasson. Pode ser necessário aumentar a incisão nos casos de tumores de maior volume. Não há necessidade de fragmentar a glândula suprarrenal em pedaços, visto que ela é mole e maleável, possibilitando a sua retirada através de uma abertura relativamente pequena. Em seguida, a câmera é colocada de volta no laparoscópio de 10 mm e o leito da glândula suprarrenal é irrigado e examinado à procura de sangramento, que pode ser controlado por eletrocautério, aparelho ultrassônico ou clipes.

FECHAMENTO O local de acesso do trocarte de Hasson é fechado com suturas separadas com fio absorvível. No paciente com hipercortisolismo, podem ser necessários fios não absorvíveis. Para as incisões do local de trocarte de Hasson na parte lateral do abdome ou flanco, pode ser útil usar um aparelho de fechamento de Thompson. A pele é fechada com suturas subcuticulares com fio absorvível ou grampos.

CUIDADOS PÓS-OPERATÓRIOS Os princípios gerais são os mesmos apresentados na suprarrenalectomia aberta, e aqueles específicos da suprarrenalectomia laparoscópica são descritos no Capítulo 122. ■

Capítulo 123 Suprarrenalectomia Laparoscópica Direita

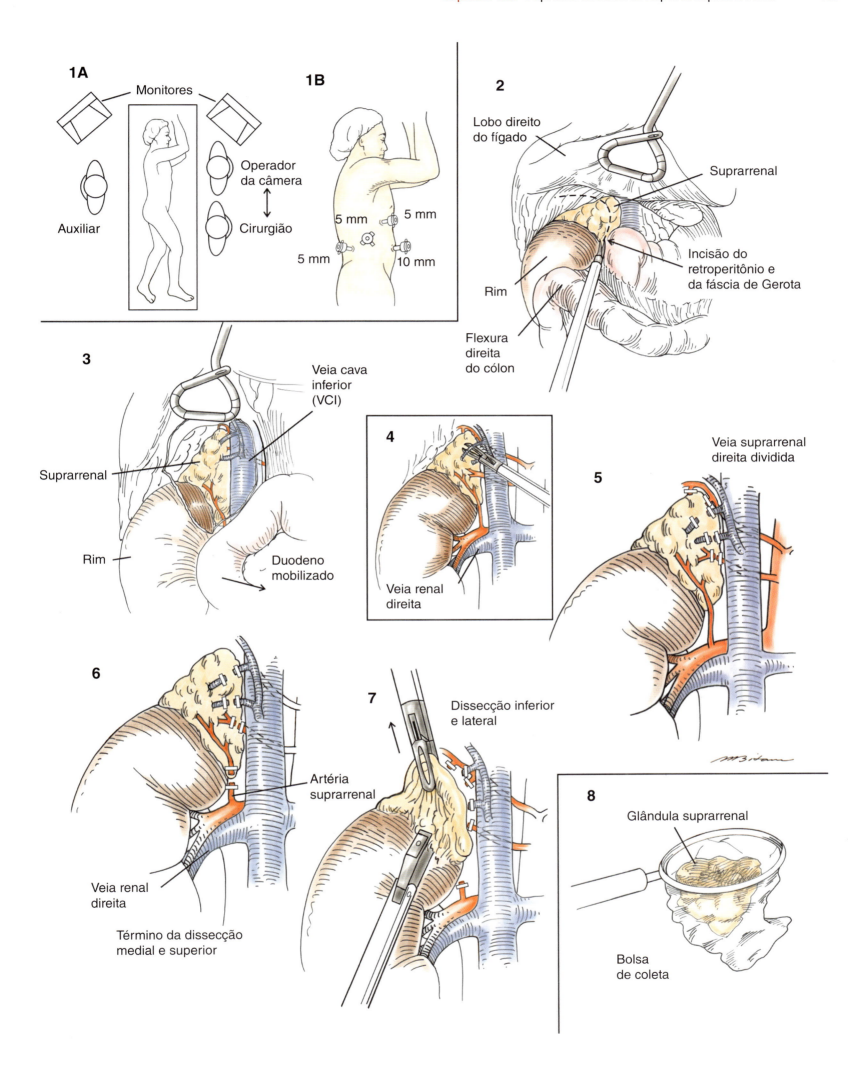

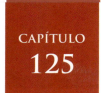

CAPÍTULO 125
Suprarrenalectomia Direita por Abordagem Robótica

INDICAÇÕES, PREPARO PRÉ-OPERATÓRIO, ANESTESIA, ANATOMIA
Ver Capítulo 122.

POSIÇÃO Deve-se colocar uma bolsa pneumática ajustável na mesa de cirurgia antes de transportar o paciente para o centro cirúrgico. O paciente é posicionado com a bolsa pneumática na altura do seu flanco, com o ponto de quebra da mesa posicionado abaixo das costelas e acima da crista ilíaca, de modo a permitir a posição de canivete.

PREPARO OPERATÓRIO O paciente é colocado em decúbito lateral direito ligeiramente para baixo, com o braço direito cruzando o tórax e apoiado em um suporte para braço (FIGURA 1A). O braço esquerdo é colocado em um suporte para braço, e um coxim axilar é colocado logo abaixo da axila (ver FIGURA 1A). Depois que o paciente é posicionado e a mesa é flexionada, o ar é aspirado da bolsa pneumática para garantir a posição. Além disso, o paciente é fixado com o tórax e os quadris na mesa, com a fita adesiva larga sobre as toalhas, pois a mesa do centro cirúrgico ficará inclinada. O abdome e a área do flanco devem ser expostos, e o joelho esquerdo, flexionado, com acolchoamento de cobertores ou travesseiros entre as pernas. O abdome e o flanco são preparados, e campos estéreis são aplicados. Então, uma pausa cirúrgica (*time out*) é executada.

INCISÃO E EXPOSIÇÃO Durante a colocação do portal de acesso, a mesa é inclinada em decúbito dorsal acentuado (para permitir que os intestinos se afastem da parede abdominal). Um portal auxiliar de 10 mm é colocado no quadrante inferior direito, imediatamente lateral à linha hemiclavicular logo abaixo do nível do umbigo, utilizando a técnica aberta de Hasson, conforme descrito no Capítulo 13. Após a insuflação com dióxido de carbono até 15 cmH$_2$O, o laparoscópio de 30° pode ser introduzido. De modo alternativo, uma agulha de Veress é inserida na linha hemiclavicular subcostal para insuflação de dióxido de carbono, e, em seguida, é colocado o acesso auxiliar Opti-View® de 10 mm com o laparoscópio de 0°. Todos os quatro quadrantes do abdome são examinados quanto à presença de anormalidades, segurança de outros locais de acesso planejados e evidência de qualquer doença metastática.

Um portal de acesso robótico de 8 mm é colocado lateralmente à linha axilar anterior, entre o arco costal e a crista ilíaca. Três acessos robóticos de 8 mm são introduzidos logo à direita da linha mediana, um começando logo abaixo do umbigo para o portal da câmera, seguido de um portal de acesso cerca de 5 cm acima para o lado direito e outro acima deste para o afastador de fígado (FIGURA 1B). Pode ser necessário variar o posicionamento dos portais de acesso, dependendo do paciente e do tamanho do tumor. É possível que haja necessidade de abaixar o portal de acesso do afastador de fígado para um fígado de grandes dimensões.

DETALHES DO PROCEDIMENTO Inclina-se a mesa na posição lateral verdadeira e em Trendelenburg invertida (de cabeça para cima, para permitir que o cólon e o intestino caiam inferiormente). O sistema robótico da Vinci® Xi™ está acoplado no lado direito do paciente, programado para o procedimento no quadrante superior direito. O auxiliar fica do lado esquerdo, em frente ao robô (ver FIGURA 1A). A câmera robótica é colocada, e o direcionamento da glândula suprarrenal atrás do fígado é realizado para otimizar a posição dos braços robóticos. Inicia-se a dissecção com a mobilização da flexura direita do cólon a partir do fígado e do canal lateral, usando-se um cauterizador com gancho em L e uma pinça bipolar de Maryland. Pode ser necessário realizar a incisão de aderências da lateral do fígado ou da vesícula biliar (FIGURA 2). O lobo direito do fígado deve ser mobilizado por meio da secção das aderências posterior e lateral até que o diafragma seja exposto, de modo a obter melhor exposição da glândula suprarrenal direita (FIGURAS 2 e 3A). A seguir, uma pinça de preensão de ponta para cima (ou outro instrumento de ponta romba) é introduzida no local do portal de acesso robótico mais superior para levantar o fígado superiormente (ver FIGURAS 2 e 3A). Às vezes, o afastamento de fígado requer um portal auxiliar adicional. A veia cava inferior é então cuidadosamente exposta sob a gordura retroperitoneal. A manobra de Kocher pode ser necessária para expor a veia cava inferior em sua posição lateral e posterior à segunda porção do duodeno. Às vezes, a veia renal direita é identificada saindo da veia cava para confirmar o posicionamento anatômico correto. O tecido imediatamente lateral à veia cava é cuidadosamente dissecado para revelar a borda medial da glândula suprarrenal (FIGURA 3A). A suprarrenal é identificada por sua cor amarelada característica, pela aparência lobulada e pela borda medial romba claramente definida.

O cirurgião deve ter em mente que as aderências vasculares normalmente estão sobre as bordas medial e superior da glândula ou próximo a elas, e não em suas superfícies anteriores largas. Após a mobilização lateral e inferior inicial, a glândula suprarrenal pode ser afastada lateralmente. É fundamental identificar a veia cava inferior (FIGURA 3B) e, em seguida, a veia suprarrenal direita, que geralmente é curta, vindo diretamente da veia cava. O cateter de aspiração auxiliar pode fornecer o afastamento delicado da veia cava medialmente. A veia suprarrenal direita é fixada com clipes proximal e distalmente, utilizando-se um aplicador de clipes robótico ou laparoscópico, e separada nitidamente (FIGURA 4). Em seguida, as aderências superiores da glândula suprarrenal são seccionadas abaixo do fígado. Deve-se ter cuidado para evitar uma veia hepática acessória. A porção inferior da glândula é dissecada para além do rim. De modo geral, pequenos vasos podem ser coagulados, mas, às vezes, necessitam de clipes. A seguir, as aderências posteriores são obtidas levantando-se francamente a glândula suprarrenal para cima e lateralmente (FIGURA 5). Por fim, a área lateral geralmente avascular é submetida à incisão, e a glândula deve estar livre nesse ponto para extração (FIGURA 6A). O leito tumoral é investigado quanto à presença de sangramento e qualquer hemostasia adicional obtida.

Um dispositivo com bolsa de coleta da amostra é inserido na cavidade peritoneal por meio do portal de acesso auxiliar de 10 mm. A bolsa é aberta, e a glândula suprarrenal é pinçada a partir de uma porção de gordura perissuprarrenal ou tecido conjuntivo e liberada no saco (FIGURA 6B). A bolsa é fechada e separada de seu dispositivo de introdução. O leito tumoral é examinado quanto à presença de sangramento, e obtém-se hemostasia adicional. Um agente hemostático pode ser colocado no leito tumoral, mas geralmente não é necessário um dreno. O robô é então desacoplado, e uma câmera laparoscópica de 5 mm é introduzida através de um dos portais de acesso robótico.

Com uma tração delicada, a bolsa contendo a glândula suprarrenal é tracionada da cavidade abdominal através do local de inserção auxiliar. Pode ser necessário ampliar a incisão para tumores de maior volume nos níveis fascial e cutâneo. Não é necessário fragmentar a glândula suprarrenal em pedaços, pois ela é mole e maleável, de modo que pode ser removida por meio de uma abertura relativamente pequena.

FECHAMENTO O local da extração da peça cirúrgica é fechado com suturas interrompidas com fios absorvíveis. Se essa incisão for relativamente pequena, o uso de um dispositivo de fechamento de Thompson pode ser útil. Caso contrário, a fáscia é mantida aberta. Os locais de acesso robótico de 8 mm geralmente não precisam ter o fechamento da fáscia. A pele é fechada com suturas subcuticulares com fio absorvível ou grampos.

CUIDADOS PÓS-OPERATÓRIOS Os princípios gerais são os mesmos daqueles para as suprarrenalectomias aberta e laparoscópica e são descritos nos Capítulos 121 e 123. ∎

Capítulo 125 Suprarrenalectomia Direita por Abordagem Robótica

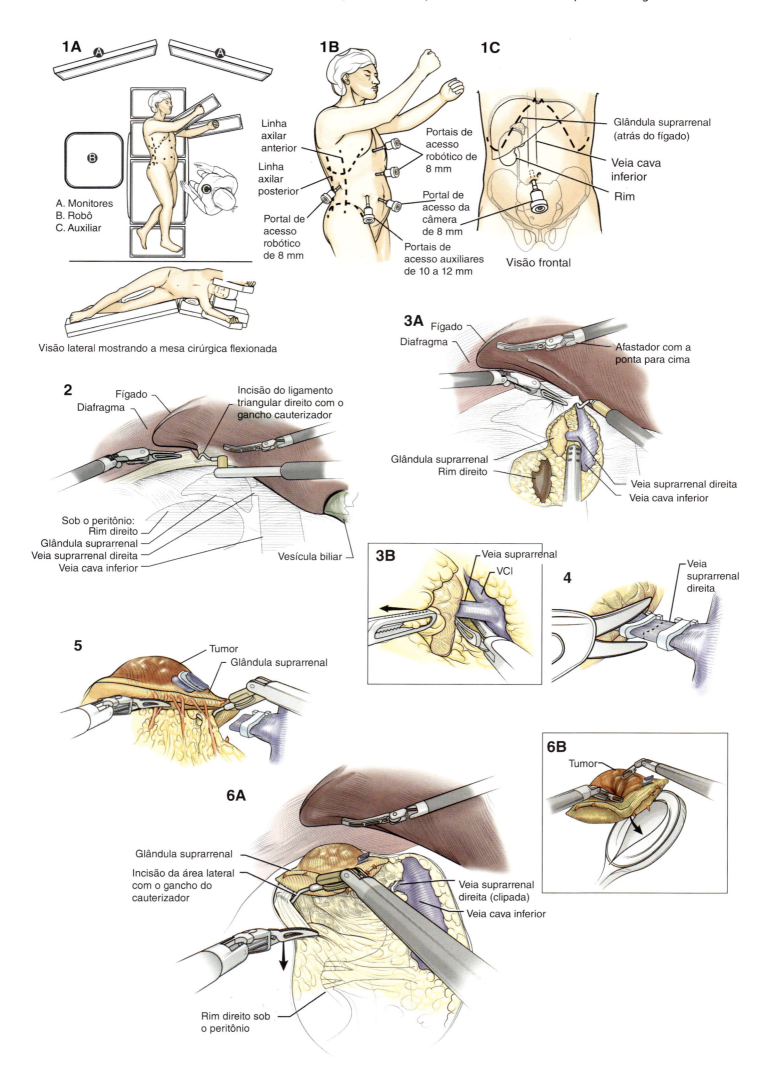

PARTE 11
CABEÇA E PESCOÇO

CAPÍTULO 126

TRAQUEOTOMIA

INDICAÇÕES A traqueotomia é realizada para dois grupos de pacientes. O primeiro grupo consiste naqueles que apresentam obstrução das vias respiratórias no nível da laringe ou acima. Essa obstrução pode ser aguda e resultar de tumores de laringe, edema, fratura, corpos estranhos, queimaduras em torno da orofaringe ou infecções graves da garganta e do pescoço.

O segundo é constituído por pacientes que apresentam problemas respiratórios crônicos ou de longa duração. A incapacidade de expelir pela tosse as secreções traqueobrônquicas em pacientes paralisados ou enfraquecidos pode constituir uma indicação para a traqueotomia, que possibilita uma aspiração endotraqueal frequente e fácil. Esse grupo de pacientes é constituído por aqueles que se encontram em estado de inconsciência prolongado após intoxicação por substâncias, traumatismo cranioencefálico ou cirurgia do cérebro e por aqueles com paralisia bulbar ou torácica. A esse grupo são acrescentados os pacientes com debilidade generalizada, particularmente em caso de infecção pulmonar ou distensão abdominal, quando um curso temporário de suporte respiratório com tubo endotraqueal e ventilação mecânica deve ser convertido em um curso mais longo de assistência pulmonar. Nesse pacientes, a incapacidade de realizar uma troca gasosa adequada de oxigênio ou de dióxido de carbono pode exigir a conversão de um tubo endotraqueal em cânula de traqueotomia. Com frequência, a verificação da gasometria arterial irá revelar hipoxemia ou hipercarbia, enquanto as medições simples da capacidade vital e força inspiratória negativa irão detectar um esforço muscular respiratório insuficiente. Esses exames são importantes na tomada de decisão em manter a intubação traqueal com assistência ventilatória. Outros candidatos a traqueotomia podem incluir pacientes submetidos a cirurgias de grande porte ou ressecções radicais da boca, mandíbula ou laringe, nos quais esse procedimento é frequentemente realizado como medida de precaução. Pode-se indicar o uso de antibióticos.

PREPARO PRÉ-OPERATÓRIO Como o paciente habitualmente encontra-se em dificuldade respiratória, o preparo pré-operatório geralmente não é possível.

ANESTESIA Nos pacientes cooperativos, em situações tanto eletivas quanto de emergência, prefere-se a anestesia por infiltração local. Em pacientes comatosos ou que estejam sofrendo asfixia, pode não haver necessidade de anestesia ou esta pode não ser possível. A intubação endotraqueal, pelo fato de ajudar a assegurar uma boa via respiratória durante a traqueotomia, é particularmente útil em pacientes cuja via respiratória laríngea esteja muito precária e que possa sofrer obstrução repentinamente. Além disso, auxilia na palpação da pequena traqueia macia dos lactentes.

POSIÇÃO A colocação de uma pequena almofada ou lençol dobrado sob os ombros ajuda a manter o pescoço em extensão (**FIGURA 1**), assim como abaixar o apoio de cabeça da mesa cirúrgica. O queixo é cuidadosamente posicionado na linha média.

PREPARO OPERATÓRIO Na traqueotomia de emergência, o preparo estéril é extremamente abreviado ou omitido por completo. Na traqueotomia de rotina, prepara-se um campo estéril de maneira habitual e são aplicados os campos estéreis. Então, uma pausa cirúrgica (*time out*) é executada.

A. TRAQUEOTOMIA DE EMERGÊNCIA

INCISÃO E EXPOSIÇÃO A traqueotomia de emergência é realizada quando não há tempo de preparar uma traqueotomia de rotina. Pode não se dispor de nenhum instrumento cirúrgico esterilizado, nem auxiliares.

Uma via respiratória de emergência é criada por meio de um corte transversal através da membrana cricotireóidea. A cartilagem cricóidea pode ser diferenciada dos anéis traqueais e da cartilagem tireóidea por sua maior resistência à palpação anterior, devido à sua estrutura circunferencial pressionando contra os corpos vertebrais. Na membrana cricotireóidea, a via respiratória é imediatamente subcutânea, porém o nível ainda está abaixo das cordas vocais (**FIGURA 2**). A ferida é mantida aberta ao girar o cabo

do bisturi na ferida. Posteriormente, com a via respiratória assegurada, o paciente é transferido para o centro cirúrgico, e realiza-se uma traqueotomia de rotina.

B. TRAQUEOTOMIA ELETIVA

INCISÃO E EXPOSIÇÃO Pode ser realizada uma incisão transversal ou vertical. A incisão transversal é feita aproximadamente no ponto médio entre a incisura supraesternal e a cartilagem tireóidea. A incisão vertical (representada) é feita na linha média do pescoço, do meio da cartilagem tireóidea até logo acima do manúbrio supraesternal (**FIGURA 3**). A incisão transversal, preferida por alguns cirurgiões por razões estéticas, é mais demorada. A pele, os tecidos subcutâneos e os músculos infra-hióideos são afastados lateralmente para expor o istmo da glândula tireoide (**FIGURAS 4** e **5**). O istmo da glândula tireoide pode ser seccionado e ligado ou pode ser afastado superiormente após seccionar a fáscia pré-traqueal. Em geral, o afastamento superior é o melhor método.

Uma vez identificada a cartilagem cricóidea (**FIGURA 6**), a traqueia é aberta verticalmente através do terceiro e quarto anéis (**FIGURAS 7** e **8**). Com o objetivo de facilitar a inserção da cânula de traqueotomia, realiza-se uma incisão em cruz, ou pode-se retirar um segmento muito estreito de um dos anéis (**FIGURA 9**).

DETALHES DA TÉCNICA Utiliza-se um gancho traqueal para tracionar a traqueia e mantê-la fixa para a incisão (ver **FIGURA 9**). É preciso tomar muito cuidado para não aprofundar muito a incisão na traqueia, visto que a parede posterior da traqueia é membranosa e também está contígua à parede anterior do esôfago.

Após a incisão da traqueia, introduz-se uma cânula de traqueotomia previamente selecionada. Em geral, uma cânula nº 6 é adequada para um homem adulto, enquanto uma cânula nº 5 ou 6 é apropriada para a mulher adulta. São utilizadas cânulas correspondentemente menores em crianças e lactentes. A traqueia de um recém-nascido só aceita uma cânula nº 00 ou 0. O auxiliar deve ter cuidado em manter a cânula na traqueia, colocando um dedo sobre a borda; caso contrário, o paciente pode tossir e expeli-la. São utilizadas cânulas endotraqueais plásticas com balonete insuflável, habitualmente de tamanho semelhante ao da intubação oral.

FECHAMENTO O fechamento deve ser frouxo para evitar a ocorrência de enfisema subcutâneo. São utilizadas apenas suturas na pele. A cânula é mantida em posição por laços (**FIGURA 10**). Efetua-se um curativo cortando uma gaze cirúrgica e introduzindo-a sob a porta da cânula.

CUIDADOS PÓS-OPERATÓRIOS É muito desejável dispensar uma atenção especial e frequente nos primeiros dias do pós-operatório. A cânula interna deve ser limpa a cada uma ou duas horas; do contrário, pode ficar obstruída pelo acúmulo de secreções. Após formar um trajeto, habitualmente em 2 ou 3 dias, a cânula externa pode ser retirada, limpa e reintroduzida. Todavia, mesmo então, a cânula deve ser recolocada rapidamente, visto que o orifício se estreita o suficiente em apenas 15 ou 20 minutos para dificultar a recolocação. Um obturador é fornecido com cada cânula de traqueotomia para facilitar a introdução da cânula externa. Deve-se dispor sempre de outra cânula traqueal à beira do leito do paciente.

A aspiração da traqueia é realizada, quando necessário. No paciente alerta, que pode tossir, pode não haver necessidade de aspiração; entretanto, no paciente comatoso, a aspiração pode ser necessária a cada 15 minutos. É fundamental que o ar seja umidificado, visto que as câmaras nasais não são utilizadas, com consequente perda do meio habitual pelo qual o corpo umedece o ar. Isso pode ser realizado com o uso de aerossol borbulhante ou nebulizadores ultrassônicos. Os gases sanguíneos e o pH devem ser monitorados com frequência até que sejam alcançados níveis estáveis e satisfatórios. ■

Capítulo 126 Traqueotomia 493

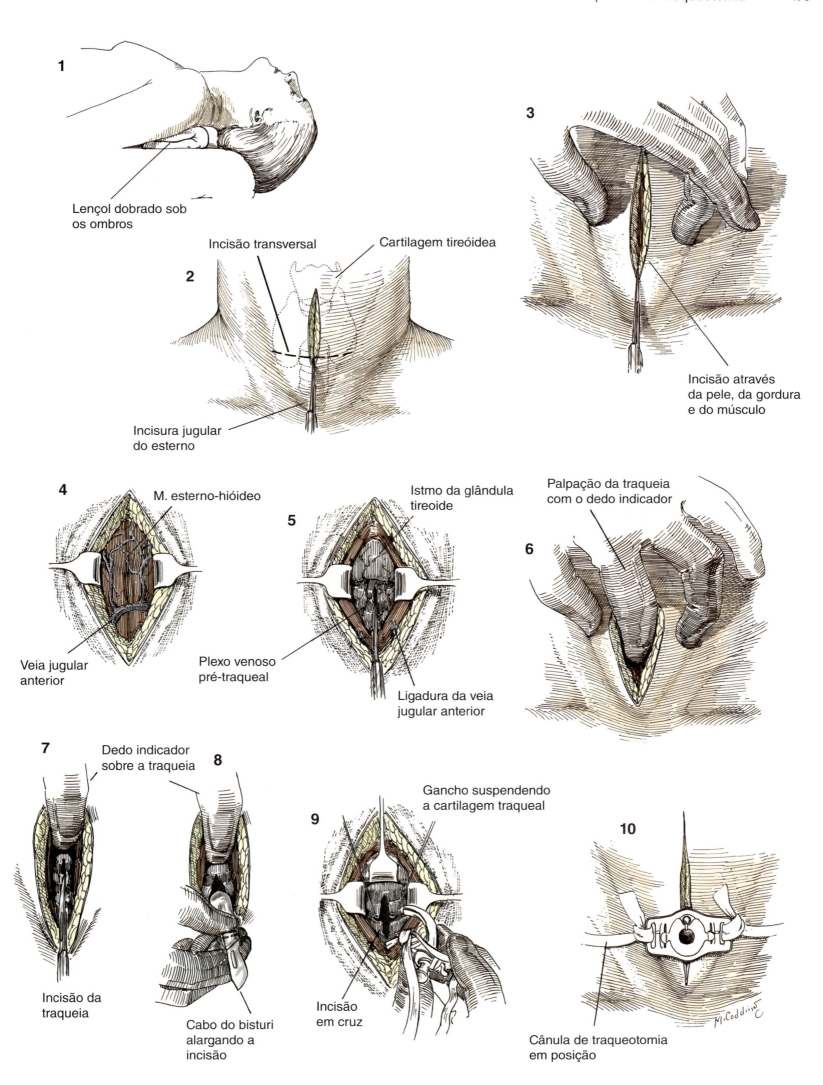

CAPÍTULO 127

TRAQUEOTOMIA POR TÉCNICA PERCUTÂNEA DILACIONAL

INDICAÇÕES As indicações para traqueotomia por técnica percutânea dilacional (TPD) assemelham-se àquelas da traqueotomia aberta (TA). Isso inclui fornecer um meio para suporte ventilatório prolongado e um acesso para higiene pulmonar em pacientes incapazes de limpar suas próprias secreções, como no caso de pacientes debilitados ou com doenças neuromusculares. À semelhança da TA, a TPD deve ser considerada em pacientes que necessitam de ventilação mecânica dentro de 7 a 10 dias após intubação inicial. Se for esperada uma intubação prolongada com base na situação do paciente (lesão da medula espinal alta ou lesão cerebral traumática), pode-se considerar uma traqueotomia mais precoce.

As vantagens da TPD sobre uma intubação translaríngea prolongada incluem redução do risco de lesão endolaríngea direta, higiene pulmonar mais efetiva, aumento da segurança da via respiratória e facilidade no desmame da ventilação mecânica, melhora do conforto do paciente com necessidade diminuída de sedação e alta mais precoce da unidade de terapia intensiva (UTI). Em pacientes apropriados, a principal vantagem da TPD em relação à TA é que ela é realizada como procedimento à beira do leito, evitando a necessidade de tempo no centro cirúrgico e transporte do paciente, bem como custo significativamente menor.

Quando se avalia um paciente para TPD, é necessário obter uma anamnese detalhada e realizar um exame físico para identificar contraindicações relativas, incluindo intubação traqueal previamente difícil, obesidade mórbida, anatomia cervical obscura, bócio, pescoço curto e largo, cirurgia cervical anterior (particularmente traqueotomia), infecção cervical, traumatismo/fraturas cervicais, tração com halo ou existência conhecida de estenose subglótica. As contraindicações fisiológicas para a TPD incluem instabilidade hemodinâmica, necessidade de $FiO_2 > 0,60$, pressão positiva no fim da expiração (PEEP) > 10 cmH_2O ou coagulopatia não controlada. Deformidade cervical, radioterapia prévia, edema ou tumor também podem dificultar a canulação da traqueia e aumentar o risco de morbidade. A necessidade de controle de emergência da via respiratória constitui uma contraindicação para a TPD.

As complicações da TPD incluem lesão da parede posterior da traqueia, resultando em fístula traqueoesofágica, lesão da cúpula da pleura com pneumotórax, ruptura de anel traqueal, inserção paratraqueal, deslocamento do tubo com perda da via respiratória, hemorragia de ostomia, celulite periostomal, estenose subglótica ou traqueal e fístula traqueoinominada. Um fio-guia colocado com muita profundidade na traqueia durante o procedimento pode causar potencialmente pneumotórax, embora o uso atual de fios hidrofílicos com ponta em "J" torne essa complicação muito menos provável.

PREPARO PRÉ-OPERATÓRIO São necessários vários componentes para a realização da TPD. Recomendamos enfaticamente a realização do procedimento sob observação direta com um broncoscópio. Os outros elementos necessários incluem medicamentos, um *kit* de inserção da traqueotomia e uma cânula de traqueotomia. Os *kits* estão disponíveis tanto para técnica simples quanto para a técnica com dilatação seriada, e pode-se utilizar uma cânula de traqueotomia padrão ou para traqueotomia percutânea. O balonete deve ser verificado quanto à ocorrência de vazamento e, em seguida, deve ser bem lubrificado antes de sua colocação. A maioria dos adultos pode acomodar um tubo de traqueotomia de 8 French, e deve ser usado um tubo com esse calibre se a eliminação de secreção for uma das indicações para traqueotomia. Recomendamos que o cirurgião estabeleça uma lista de verificação do material para facilitar a reunião dos componentes principais antes da operação.

ANESTESIA A colocação é facilitada por um esquema de três fármacos, incluindo sedativo, analgésico e relaxante muscular. É importante manter a imobilidade durante a inserção da agulha de introdução, fio-guia, dilatadores e cânula de traqueotomia de modo a evitar qualquer punção inadvertida da parede posterior da traqueia ou deslocamento para os tecidos paratraqueais. A manipulação direta da traqueia (particularmente durante a dilatação) provoca tosse, de modo que se recomenda o uso de relaxantes musculares.

POSIÇÃO O posicionamento é auxiliado com uma almofada sob os ombros, de modo a possibilitar a extensão máxima do pescoço durante a operação. A extensão do pescoço eleva a traqueia para fora do mediastino e desloca o queixo, possibilitando maior acesso da região cervical anterior. Os acidentes anatômicos palpáveis são mostrados na **FIGURA 1**. Em seguida, o pescoço exposto pode ser preparado com escova cirúrgica padrão e campos estéreis.

PREPARO OPERATÓRIO A operação exige três cirurgiões: o primeiro, que realize a traqueotomia; o segundo, que proporcione uma visualização da traqueia por meio de broncoscopia de fibra óptica flexível; e o terceiro, que cuida do tubo endotraqueal. O uso de um broncoscópio adulto requer que o tubo endotraqueal tenha pelo menos 8 French de diâmetro. Tubos endotraqueais menores requerem o uso de um broncoscópio pediátrico. Se um broncoscópio de tamanho adulto for usado em um tubo endotraqueal menor, é provável que haja danos ao broncoscópio. A identificação e a transiluminação da área entre o segundo e o quarto anéis traqueais, com confirmação visual do posicionamento correto da cânula de traqueotomia, melhora o sucesso em pacientes cuja anatomia de superfície é de palpação difícil. Um fisioterapeuta mantém o tubo endotraqueal (TET) em posição e a ventilação com oxigênio a 100%, e é definida uma taxa de ventilação mecânica para evitar hipoventilação. Depois que todo o equipamento for separado e os medicamentos administrados, o procedimento pode começar. O nível correto de colocação do TET sendo usado é verificado, inserindo um broncoscópio de fibra óptica na traqueia por meio de um adaptador anestésico especial (**FIGURA 2**). A pele é preparada com antisséptico, e colocam-se campos estéreis. Então, uma pausa cirúrgica (*time out*) é executada.

INCISÃO E EXPOSIÇÃO Antes da inserção do broncoscópio, a pele é preparada com um antisséptico e é feito um curativo estéril. A traqueotomia é planejada entre os segundo e terceiro anéis traqueais. A colocação da cânula de traqueotomia acima desse nível pode resultar em lesão do primeiro anel ou da cartilagem cricóidea, o que aumenta o risco de estenose subglótica ou sangramento a partir do istmo da tireoide. A sua colocação muito baixa pode predispor à formação de fístula traqueoinominada. Um ponto médio entre a cartilagem cricóidea e a incisura jugular do esterno é palpado e marcado. Nesse ponto, o anestésico local é infiltrado na pele e nos tecidos subcutâneos, bem como na traqueia (**FIGURA 3**). O broncoscópio é puxado de volta para o tubo endotraqueal enquanto se passa a agulha na traqueia. Essa agulha e a seringa com anestésico local podem ser usadas como uma agulha localizadora, para verificar se a traqueotomia estará no nível adequado na traqueia e para instilar algum anestésico local. É feita uma incisão vertical na pele, na linha média da área de infiltração. A incisão deve ser grande o suficiente para acomodar os dilatadores e o tubo de traqueotomia.

DETALHES DA TÉCNICA O TET deve ser retraído até 1 cm acima do local previsto de introdução da agulha, sob orientação broncoscópica ou transiluminação. Em adultos de porte médio, o tubo pode ser retraído até aproximadamente a marca de 17 a 18 cm nos dentes. O broncoscópio pode mostrar uma reentrância da traqueia com palpação, auxiliando na identificação do local da traqueotomia. O broncoscópio é, então, puxado de volta para o tubo endotraqueal, para evitar a perfuração pela agulha usada para acessar a traqueia. Um angiocateter é, então, avançado na linha média, quase diretamente posterior (**FIGURA 4**). À medida que a agulha avança, uma seringa com uma pequena quantidade de soro ou anestésico local é acoplada à agulha, e a aspiração com a seringa acoplada indicará quando a parede traqueal foi perfurada pelo retorno de bolhas de ar. Uma vez que as bolhas de ar sejam observadas com a aspiração da seringa, o broncoscópio pode ser avançado para fora do tubo endotraqueal e o local da punção na traqueia é confirmado por visualização direta, para garantir a colocação da agulha na linha média (**FIGURA 4**). O estilete, ou a agulha, é removido, deixando a cânula plástica externa na traqueia. O fio-guia com ponta J é avançado através da cânula na traqueia em direção à carina (**FIGURA 5**). Uma vez que o fio-guia esteja na posição adequada, o angiocateter é removido e um minidilatador 14 French curto é avançado sobre o fio-guia até que seja visto no lúmen da traqueia. Um leve movimento de torção é frequentemente útil. Em seguida, ele é removido, deixando o fio-guia no lugar (**FIGURA 6**). **CONTINUA**

Capítulo 127 Traqueotomia por Técnica Percutânea Dilacional

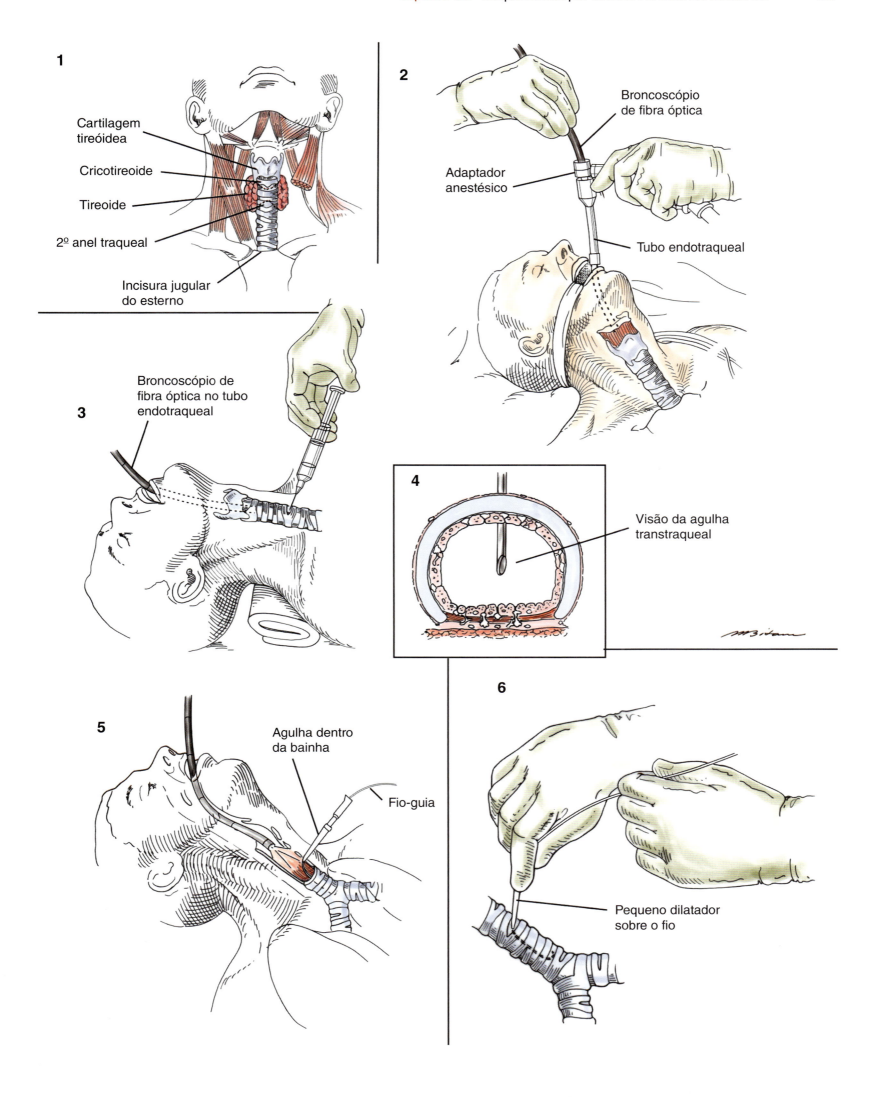

DETALHES DA TÉCNICA ◄CONTINUAÇÃO Para os sistemas de dilatador único, ativa-se o revestimento imergindo a extremidade distal do dilatador em água estéril ou soro fisiológico. Desliza-se o dilatador até a borda de segurança sobre o cateter-guia; em seguida, com visualização broncoscópica concomitante, o conjunto do dilatador é avançado sobre o fio-guia até dentro da traqueia. Após a passagem até a profundidade adequada (marcada no dilatador), ele é retirado e avançado várias vezes para a dilatação do trajeto (FIGURA 7). Para os sistemas de múltiplos dilatadores, realiza-se uma dilatação seriada com dilatadores cada vez maiores (FIGURAS 7 e 8). O(s) dilatador(es) é(são), então, removido(s), deixando o fio-guia e a guia no lugar. É preciso ter cuidado para não perder o controle da guia, pois ela pode escorregar para dentro da traqueia.

A cânula de traqueotomia lubrificada, acoplada a uma unidade de dilatador, é então avançada sobre o fio-guia até a traqueia (FIGURA 9). Em seguida, o fio-guia e o dilatador são retirados, deixando a cânula de traqueotomia em posição. O balonete da cânula de traqueotomia é insuflado, e a cânula interna é inserida. O tubo de ventilação ou um Ambu é desconectado do TET e acoplado à cânula da TPD (FIGURA 10). O TET translaríngeo não é retirado até que a colocação intratraqueal correta da cânula de traqueotomia tenha sido confirmada visualmente por broncoscopia (FIGURA 10).

FECHAMENTO Tipicamente, o tamanho da incisão é apenas o suficiente para acomodar a cânula de traqueotomia e não necessita de fechamento. Utiliza-se um fio não absorvível para fixar o conjunto de traqueotomia na pele, e são colocadas fitas de fixação de modo a manter a cânula de TPD em posição habitualmente sobre um curativo de gaze estéril seco (FIGURA 11).

CUIDADOS PÓS-OPERATÓRIOS Deve-se solicitar uma radiografia de tórax para confirmar a posição da cânula de traqueotomia e avaliar a possibilidade de pneumotórax ou pneumomediastino. Deve-se elevar a cabeceira do leito do paciente a 30 a 40° imediatamente após o procedimento, devendo-se aspirar quaisquer secreções sanguinolentas. As fitas traqueais e as suturas do balonete não devem ser retiradas até a primeira troca da cânula de traqueotomia. De modo ideal, a primeira troca só deve ser tentada quando o trajeto estiver bem definido, o que exige pelo menos 7 a 10 dias. Caso ocorra a saída acidental da cânula nos primeiros dias de TPD, deve-se colocar um TET em lugar de tentar a reinserção da cânula de traqueotomia através da ostomia. O deslocamento da cânula de traqueotomia que esteve em posição por 4 a 5 dias ou mais com frequência pode ser solucionado simplesmente pelo reposicionamento da cânula através do trajeto maduro. Recomendam-se umidificação e aspiração traqueal frequente para evitar o espessamento das secreções, que podem resultar em tampão mucoso e obstrução da cânula de traqueotomia. ■

Capítulo 127 Traqueotomia por Técnica Percutânea Dilacional 497

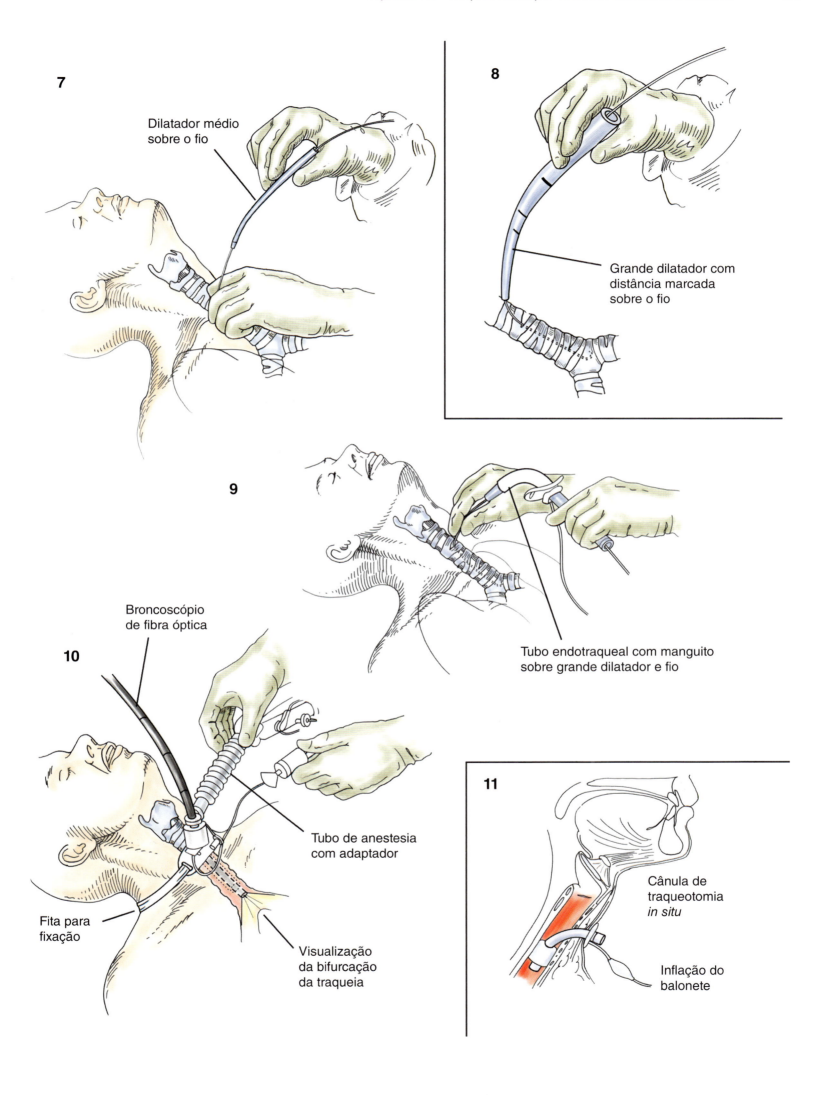

CAPÍTULO 128 · DISSECÇÃO RADICAL DO PESCOÇO

INDICAÇÕES As dissecções cervicais laterais incluem dissecções cervicais radicais, radicais modificadas e seletivas. As indicações para um esvaziamento cervical radical foram amplamente substituídas por um esvaziamento cervical radical modificado ou seletivo. Os esvaziamentos cervicais seletivos e radicais modificados são diferenciados de um esvaziamento cervical radical pela preservação de uma ou mais estruturas não linfáticas (raiz espinal do nervo acessório, veia jugular interna e músculo esternocleidomastoideo), reduzindo, assim, a morbidade associada.

Existem duas indicações principais para uma dissecção cervical lateral para uma variedade de malignidades, incluindo células escamosas de cabeça e pescoço, tireoide e melanoma. A primeira é para remoção de linfonodos cervicais metastáticos palpáveis ou detectados radiograficamente, enquanto a segunda é a retirada de suposta doença metastática oculta no pescoço. Esta última indicação foi designada como *dissecção profilática do pescoço*. A *dissecção eletiva do pescoço* descreve melhor essa cirurgia, visto que ela não tem a intenção de prevenir metástases, porém retirar linfonodos metastáticos ocultos. As indicações para dissecção lateral do pescoço para carcinoma espinocelular de cabeça e pescoço estão evoluindo, pois alguns desses tumores primários e linfonodos associados estão sendo tratados com radiação definitiva mais quimioterapia, evitando a cirurgia. Em determinadas circunstâncias, o *esvaziamento cervical de resgate* é realizado após a quimiorradiação. Todos esses pacientes, incluindo aqueles com melanoma e câncer de tireoide, geralmente, beneficiam-se de uma abordagem multidisciplinar que inclui cirurgiões, oncologistas médicos, radioterapeutas e endocrinologistas para câncer de tireoide.

O paciente habitual com câncer metastático de pescoço a partir de uma fonte primária desconhecida deve ser tratado como se o tumor primário fosse controlado. Se o tratamento cirúrgico da metástase cervical for adiado até que a neoplasia primária se torne evidente, perde-se, ocasionalmente, a oportunidade de controlar a doença cervical.

PREPARO PRÉ-OPERATÓRIO Deve-se avaliar o estado clínico geral do paciente, e devem-se instituir medidas corretivas para qualquer anormalidade passível de tratamento. As ulcerações intraorais representam uma fonte potencial de material patogênico. O uso pré-operatório liberal de soluções não irritantes (p. ex., peróxido de hidrogênio diluído) pode reduzir significativamente o perigo de infecção pós-operatória.

Só raramente é que os cânceres primários da hipofaringe, parte cervical do esôfago, laringe e assim por diante produzem obstrução respiratória ou interferem na alimentação de maneira significativa o suficiente para exigir traqueostomia pré-operatória ou inserção de um tubo para alimentação.

ANESTESIA A principal consideração é uma via respiratória desobstruída. O equipamento deve possibilitar a movimentação livre da cabeça e o fácil acesso à cânula endotraqueal.

A escolha dos agentes anestésicos varia. É preciso considerar as necessidades individuais de cada paciente, bem como a necessidade de cautério. Prefere-se a anestesia geral endotraqueal.

As complicações na cirurgia consistem em síndrome do seio carotídeo, pneumotórax e embolia gasosa. A síndrome do seio carotídeo, que consiste em hipotensão, bradicardia e irregularidade cardíaca, habitualmente pode ser corrigida por meio de infiltração do seio carotídeo com um agente anestésico local. Em geral, o sulfato de atropina por via intravenosa controla a síndrome se o anestésico local falhar. O pneumotórax pode resultar de lesão da pleura apical. O tratamento consiste em toracostomia fechada através do segundo espaço intercostal, anteriormente.

POSIÇÃO O paciente é colocado em decúbito dorsal. A cabeceira da mesa é ligeiramente elevada para diminuir a pressão arterial, particularmente a pressão venosa, na cabeça e no pescoço, reduzindo, assim, a perda de sangue. A curvatura do pescoço deve ser colocada sobre a dobradiça do apoio da cabeça, de modo que a cabeça do paciente possa ser colocada em flexão ou extensão, conforme necessário. Deve-se colocar uma pequena almofada sob os ombros, de modo que a cabeça e o pescoço estejam em extensão, enquanto o queixo permanece em um plano horizontal com os ombros.

PREPARO OPERATÓRIO Os cabelos do paciente devem ser totalmente cobertos com uma touca confortável, de modo a evitar a contaminação do campo operatório. Uma vez o paciente corretamente posicionado na mesa, a pele é preparada de modo rotineiro. O preparo deve incluir uma grande porção da face do lado da dissecção, o pescoço desde a linha média, posteriormente, até o músculo esternocleidomastóideo do lado oposto e a parede torácica anterior até o mamilo. Todo o campo de dissecção é delimitado com campos estéreis adesivos ou campos estéreis fixados com grampos cutâneos ou suturas. Um grande campo estéril em torno da região de cabeça e pescoço completa a colocação dos campos. Então, uma pausa cirúrgica (*time out*) é executada.

INCISÃO E EXPOSIÇÃO A dissecção radical do pescoço refere-se à retirada de todos os grupos de linfonodos cervicais ipsolaterais que se estendem desde a borda inferior da mandíbula, superiormente, até a clavícula, inferiormente, e desde a borda lateral do músculo esterno-hióideo, osso hioide e ventre anterior contralateral do músculo digástrico, anteriormente, até a borda anterior do músculo trapézio, posteriormente.

O cirurgião fica do lado da dissecção proposta. Muitos tipos de incisão foram utilizados. A incisão ilustrada aqui possibilita visualização anatômica máxima, porém muitos cirurgiões preferem duas incisões oblíquas quase paralelas com uma ponte cutânea interveniente, de base ampla em ambas as extremidades. A incisão mais útil é uma modificação da dupla incisão trifurcada (**FIGURA 1**), em que os ângulos dos retalhos cutâneos são obtusos e conectados por uma incisão vertical curta. Alguns cirurgiões preferem realizar apenas a incisão transversa superior, com uma única extensão vertical que prossegue até a borda do músculo esternocleidomastóideo, seguindo, então, um trajeto posterior em S alargado até a clavícula, conforme mostrado pela linha tracejada na **FIGURA 1**. O ramo superior do duplo Y estende-se desde o processo mastoide até imediatamente abaixo da linha média da mandíbula. O ramo inferior estende-se desde o trapézio, em uma curva suave, até a linha média do pescoço. Essa incisão possibilita a exposição máxima da região cervical, ao mesmo tempo que produz um bom resultado estético. A criação de retalhos cutâneos inclui o músculo platisma (**FIGURA 2**). Na maioria dos casos, se os retalhos cutâneos forem criados sem a inclusão do músculo platisma, isso irá resultar em cicatrização deficiente da ferida, formando uma cicatriz antiestética, com fixação da pele às estruturas cervicais profundas. Os dois retalhos cutâneos laterais são voltados para trás, e o retalho posterior é estendido até a borda anterior do músculo trapézio, enquanto o retalho anterolateral é estendido para expor os músculos infra-hióideos que recobrem a glândula tireoide. Na preparação do retalho cutâneo superior, é preciso tomar cuidado para preservar o ramo marginal da mandíbula do nervo facial (ver **FIGURA 2**). Esse ramo do nervo facial inerva o lábio superior. Na maioria dos casos, o nervo pode ser identificado quando cruza sobre a artéria maxilar externa e a veia facial anterior abaixo do músculo platisma. Em geral, situa-se paralelamente à borda inferior da mandíbula. Em certas ocasiões, o nervo situa-se muito mais alto e pode não ser visualizado durante a dissecção do pescoço.

Conforme sugerido por alguns, uma manobra útil para preservar esse nervo consiste em identificar a artéria maxilar externa e a veia facial anterior pelo menos 1 cm abaixo da borda inferior da mandíbula (ver **FIGURA 2**). Uma vez identificado, o nervo é afastado e coberto, fixando a extremidade superior do coto vascular ao músculo platisma. Em caso de tumor óbvio nessa área, ou se houver forte suspeita de sua existência, os ramos desse nervo são sacrificados voluntariamente. O retalho cutâneo inferior deve ser rebatido inferiormente para expor a face superior da clavícula.

DETALHES DA TÉCNICA Uma vez criados os quatro retalhos cutâneos, são delineados os limites inferiores. O músculo esternocleidomastóideo é seccionado logo acima de sua inserção na clavícula e no esterno (**FIGURA 3**). Em seguida, a dissecção é desviada para o trígono cervical posterior. Utilizando uma dissecção tanto cortante quanto romba, o cirurgião expõe a borda anterior do músculo trapézio (**FIGURA 4**). **CONTINUA** ▶

Capítulo 128 Dissecção Radical do Pescoço

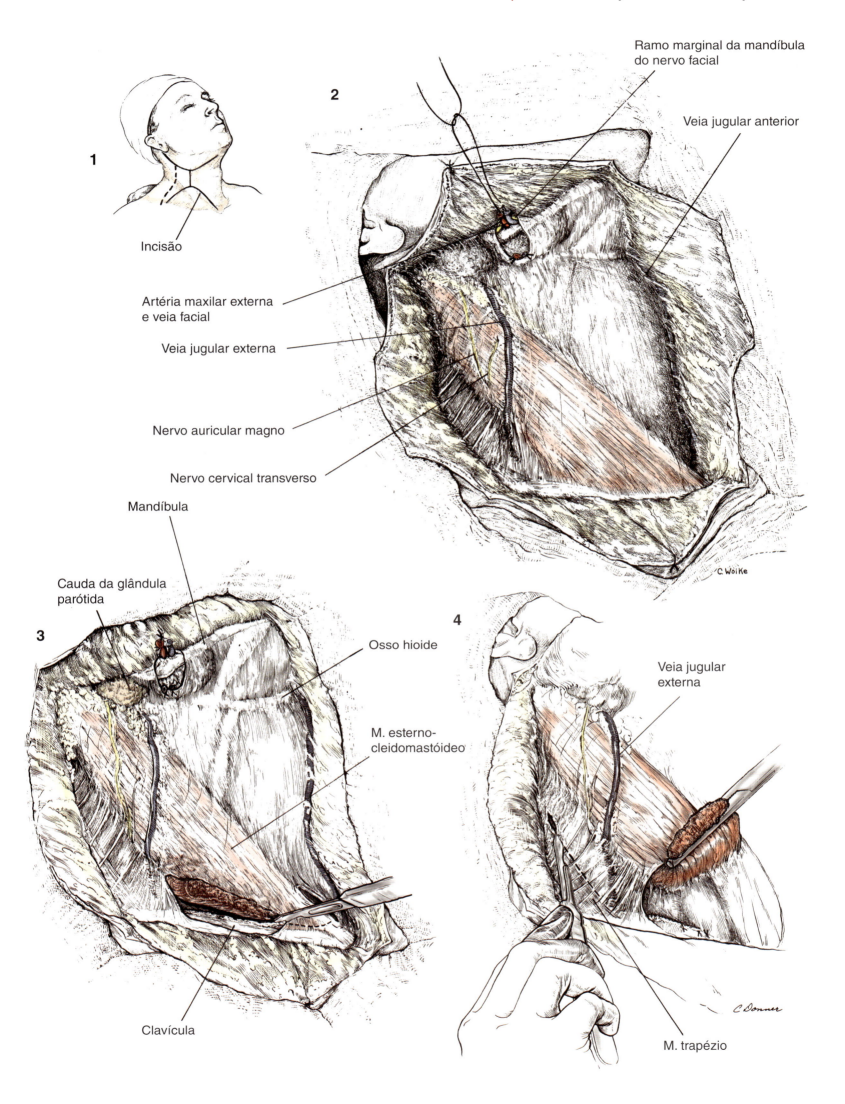

DETALHES DA TÉCNICA `CONTINUAÇÃO` Essa dissecção consiste em virar para cima os tecidos areolar e linfoide do pescoço que estão localizados ao longo do trajeto da veia jugular interna, que é rebatida superiormente com essas estruturas (**FIGURA 12**). Todo o tecido areolar frouxo em torno da artéria carótida é totalmente retirado. Essa dissecção pode ser realizada sem perigo para qualquer uma das estruturas vitais, visto que tanto o nervo vago quanto a artéria carótida comum estão totalmente visualizados, enquanto as outras estruturas nervosas importantes – isto é, o nervo frênico e o plexo braquial – estão cobertos pela fáscia pré-vertebral (ver **FIGURA 12**). À medida que a dissecção prossegue superiormente, os ramos do plexo cervical são visualizados penetrando na fáscia; devem ser seccionados à medida que emergem da fáscia.

Na parte anterior dessa fase da dissecção, são encontrados ramos das veias tireóidea superior, laríngea superior e faríngea quando cruzam o campo operatório para entrar na veia jugular. Essas veias podem ser ligadas à medida que prossegue a dissecção. A bifurcação da carótida pode ser habitualmente identificada pelo aparecimento da artéria tireóidea superior (ver **FIGURA 12**). Esse vaso pode ser preservado com razoável cuidado. Após exposição da bifurcação, a dissecção prossegue superiormente, tendo certa cautela para expor o nervo hipoglosso quando cruza as artérias carótidas tanto interna quanto externa, 1 cm ou mais acima da bifurcação da carótida (ver **FIGURA 12**). O cirurgião deve estar atento para esse nervo à medida que emerge profundamente do ventre posterior do músculo digástrico. O nervo hipoglosso continua o seu trajeto anteriormente no trígono submandibular, onde se localiza inferior ao ducto submandibular principal.

Após a identificação do nervo hipoglosso, deve-se dispensar atenção para a área submentoniana do pescoço. A fáscia da linha média do pescoço é seccionada (**FIGURA 13**). Isso facilita a exposição do ventre anterior do músculo digástrico e músculo milo-hióideo subjacente. A exposição completa do músculo digástrico no compartimento submentoniano é necessária para a retirada dos pares de linfonodos submentonianos (**FIGURAS 13** e **14**). Acompanhando o músculo digástrico anterior, em sentido anteroposterior, expõe-se a glândula submandibular. A glândula submandibular é dissecada a partir de seu leito por meio de acesso anterior (**FIGURA 15**). Ao mobilizar a glândula de seu leito, da parte anterior para a posterior, são identificados o nervo lingual, localizado na face mais superior do espaço submandibular; o ducto submandibular, que está situado na porção média do compartimento; e o nervo hipoglosso, situado na face mais inferior da região (**FIGURA 16**).

Essa exposição pode ser facilitada pela tração da glândula submandibular com um tenáculo. Isso possibilita ao cirurgião a visualização da borda posterior do músculo milo-hióideo, afastando-o anteriormente (**FIGURA 16**), com exposição das três estruturas importantes: o nervo lingual, o ducto salivar e o nervo hipoglosso. Para facilitar a retirada da glândula submandibular, o ducto salivar principal é seccionado e ligado. `CONTINUA`

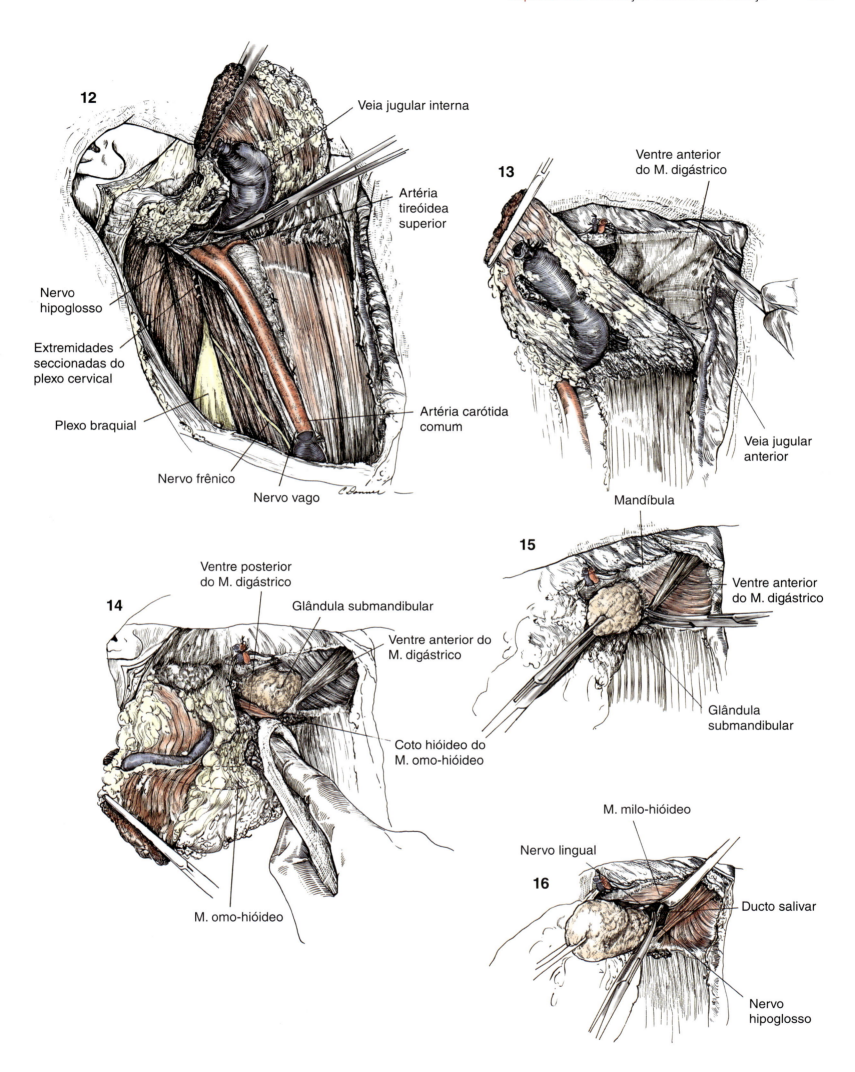

Parte 11 Cabeça e Pescoço

DETALHES DA TÉCNICA **CONTINUAÇÃO** O ventre anterior do músculo omo-hióideo é seccionado da alça fibrosa dos músculos digástricos; em seguida, a dissecção pode ser terminada após expor o ventre posterior do músculo digástrico (**FIGURA 17**). O afastamento do ventre posterior do músculo digástrico superiormente expõe a veia jugular interna para pinçamento e secção (ver **FIGURA 18**). O afastamento do ventre posterior do músculo digástrico também possibilita a exposição completa do nervo hipoglosso (**FIGURA 18**). A veia jugular interna precisa ser pinçada alta, visto que o limite superior da cadeia jugular interna de linfáticos constitui uma das áreas mais comuns de câncer metastático no pescoço. Para assegurar uma secção alta, a cauda da parótida (**FIGURA 19**) é sacrificada, à medida que se realiza a excisão da peça cirúrgica completa. Em caso de comprometimento extenso dos linfonodos na cadeia jugular superior, pode-se obter uma exposição adicional por meio da secção total do ventre posterior e sua retirada total subsequente. A dissecção é finalizada com a secção do músculo esternocleidomastóideo no processo mastoide.

FECHAMENTO Realiza-se a hemostasia em todas as áreas do pescoço. O músculo platisma é fechado utilizando suturas separadas. A pele é aproximada com suturas subcutâneas separadas com fio absorvível 4-0. Antes do fechamento do platisma e da pele, são colocados drenos de Silastic® de aspiração fechada abaixo dos retalhos cutâneos anterior e posterior e conectados a um aspirador (**FIGURA 20**). A colocação dos drenos é importante para assegurar a retirada completa do líquido por baixo dos retalhos e eliminar o espaço morto na área de dissecção. Uma fonte de aspiração tipo vácuo pode ser fixada ao paciente, possibilitando, assim, a sua deambulação precoce.

Esses drenos eliminam a necessidade de curativos compressivos volumosos e desconfortáveis.

CUIDADOS PÓS-OPERATÓRIOS O paciente é imediatamente colocado em posição semissentada para reduzir a pressão venosa no pescoço. Administra-se oxigenoterapia, 4 a 5 ℓ/min, até o paciente reagir. O perigo mais imediato consiste em obstrução das vias respiratórias, particularmente quando a dissecção do pescoço foi associada a uma ressecção intraoral. Se a traqueostomia não tiver sido realizada, é aconselhável dispor de material estéril para traqueostomia à beira do leito.

Outra complicação precoce é a ocorrência de hemorragia. A ferida deve ser examinada com frequência à procura dessa complicação. Há necessidade de analgesia apenas moderada para controlar a dor do paciente, visto que o sítio operatório foi quase totalmente desnervado pela secção dos nervos cervicais transversos. A sedação excessiva não é prudente, devido ao perigo de asfixia por obstrução das vias respiratórias.

Em geral, os drenos de aspiração permanecem por, pelo menos, 48 horas, e o débito do dreno é inferior a 50 mℓ por 24 horas. O débito do cateter deve ser inspecionado quanto à presença de secreção leitosa (quilosa) após a ingestão de uma dieta rica em gordura, particularmente à esquerda, indicando fístula do ducto torácico. Fístulas quilosas de baixo débito podem ser controladas com uma dieta com baixo teor de gordura e drenagem prolongada por cateter, mas fístulas de alto débito, frequentemente, requerem intervenção cirúrgica. Há necessidade de alimentação por tubo apenas nos pacientes que foram submetidos a dissecção do pescoço combinada com dissecção intraoral. ■

Capítulo 128 Dissecção Radical do Pescoço   505

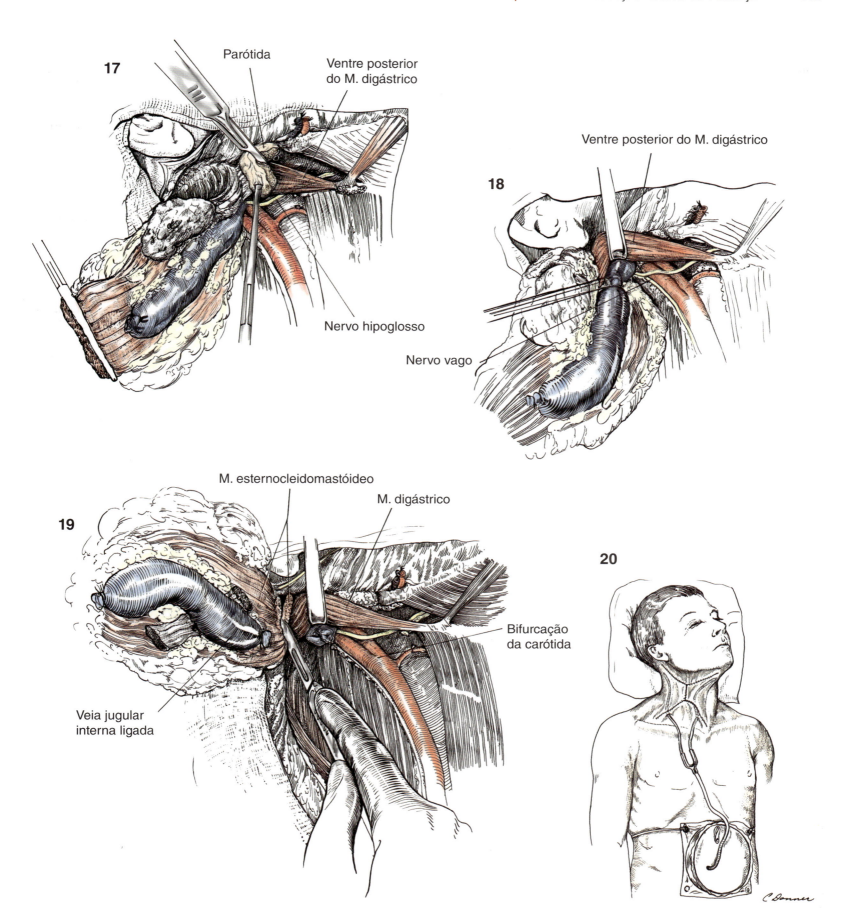

CAPÍTULO 129

DIVERTICULECTOMIA DE ZENKER

INDICAÇÕES As indicações para reparo do divertículo de Zenker consistem em obstrução parcial, disfagia, sensação de asfixia, dor na deglutição ou crises de tosse associadas à aspiração de líquido proveniente do divertículo. O diagnóstico é confirmado por meio de exame baritado. O divertículo aparece suspenso por um colo estreito a partir do esôfago. O divertículo de Zenker é uma hérnia da mucosa através de um ponto fraco localizado na linha média da parede posterior do esôfago, onde os constritores inferiores da faringe encontram o músculo cricofaríngeo (**FIGURA 1**).

O colo do divertículo origina-se logo acima do músculo cricofaríngeo, localiza-se atrás do esôfago e projeta-se habitualmente à esquerda da linha média. O bário deglutido acumula-se e permanece na mucosa herniada do esôfago. O procedimento descrito aqui é uma técnica aberta, que deve ser realizada quando uma técnica de grampeamento transoral não for possível. A abordagem aberta tem a vantagem da retirada completa do divertículo, com baixa probabilidade de recidiva. Além disso, fornece uma peça histológica para descartar a possibilidade de carcinoma dentro da bolsa. Pequenas bolsas (<1 cm) podem ser tratadas apenas com miotomia cricofaríngea, o que pode não ser viável endoscopicamente. As desvantagens da técnica aberta consistem em maior tempo de internação e ocorrência de complicações significativas, incluindo lesão do nervo laríngeo recorrente e extravasamento faríngeo com mediastinite.

PREPARO PRÉ-OPERATÓRIO O paciente deve ser submetido a uma dieta líquida clara por vários dias antes da operação. Deve gargarejar com colutório antisséptico. Pode-se iniciar a antibioticoterapia.

ANESTESIA Prefere-se a anestesia endotraqueal por meio de tubo endotraqueal com manguito, que é insuflado para evitar qualquer aspiração do material proveniente do divertículo. Se a anestesia geral estiver contraindicada, a operação pode ser realizada com infiltração local ou regional.

POSIÇÃO O paciente é colocado em posição semiereta, com uma almofada sob os ombros. A cabeça é inclinada para trás (**FIGURA 2**). O queixo pode ser virado para o lado direito se o cirurgião assim desejar.

PREPARO OPERATÓRIO Os cabelos do paciente são cobertos com um coxim confortável para evitar a contaminação do campo. A pele é preparada de modo rotineiro e a linha de incisão é marcada ao longo da borda anterior do músculo esternocleidomastóideo, centralizada no nível da cartilagem tireóidea (ver **FIGURA 2**). Podem-se eliminar as toalhas cutâneas utilizando um campo plástico transparente adesivo estéril. Um grande lençol estéril com abertura oval completa a colocação dos campos. Então, uma pausa cirúrgica (*time out*) é executada.

INCISÃO E EXPOSIÇÃO O cirurgião fica do lado esquerdo do paciente. Deve estar totalmente familiarizado com a anatomia do pescoço e saber que um ramo sensitivo do plexo cervical, o nervo cervical transverso, cruza a incisão 2 ou 3 cm abaixo do ângulo da mandíbula (**FIGURA 3**). O cirurgião exerce pressão firme sobre o músculo esternocleidomastóideo com uma compressa. O primeiro auxiliar também aplica pressão semelhante do lado oposto. A incisão é realizada através da pele e do músculo platisma, ao longo da borda anterior do músculo esternocleidomastóideo. O sangramento nos tecidos subcutâneos é controlado com pinças hemostáticas e ligadura com fio fino 4-0.

DETALHES DA TÉCNICA À medida que o cirurgião se aproxima da parte superior da ferida, deve evitar a secção do nervo cervical cutâneo (ver seta Perigo), que se localiza na fáscia superficial (ver **FIGURA 3**). Em seguida, o músculo esternocleidomastóideo é afastado lateralmente, e suas aderências fasciais ao longo da borda anterior são seccionadas. O músculo omo-hióideo cruza a porção inferior da incisão e é seccionado entre pinças (**FIGURA 4**). Obtém-se a hemostasia com ligadura com fio 2-0. A extremidade inferior do músculo omo-hióideo é afastada posteriormente, enquanto a extremidade superior é afastada medialmente (**FIGURA 5**). À medida que a fáscia cervical média que reveste os músculos omo-hióideo e infra-hióideos é seccionada na porção superior da ferida, a artéria tireóidea superior é exposta, seccionada entre pinças e ligada (**FIGURAS 4 e 5**). A fáscia cervical visceral, que contém a glândula tireóidea, a traqueia e o esôfago, é aberta medialmente à bainha carotídea. As superfícies posteriores da faringe e do esôfago são expostas por meio de dissecção romba. Em geral, o divertículo é então reconhecido com facilidade, a não ser que haja inflamação, o que provoca aderências às estruturas adjacentes (**FIGURAS 6 e 7**).

Se for encontrada alguma dificuldade no isolamento do divertículo, o anestesiologista pode inserir um tubo plástico ou de borracha até alcançá-lo. Injeta-se ar por esse tubo, a fim de distender o divertículo. A extremidade inferior do divertículo é liberada de suas estruturas adjacentes por meio de dissecção romba e cortante, o colo é identificado e a sua origem a partir do esôfago é localizada (ver **FIGURAS 6 e 7**). Deve-se dispensar atenção especial para a retirada de todo o tecido conjuntivo em torno do divertículo, em sua origem. Essa área precisa ser limpa até que permaneça apenas a herniação da mucosa através do defeito na parede muscular, entre os constritores inferiores da faringe e o músculo cricofaríngeo, abaixo.

O músculo cricofaríngeo é seccionado (**FIGURA 8**). Trata-se de uma parte de importância crítica da operação. É preciso tomar cuidado para não seccionar os dois nervos laríngeos recorrentes, que podem estar situados em ambos os lados do colo do divertículo ou no sulco traqueoesofágico, mais anteriormente (ver **FIGURA 7**). O tubo nasogástrico é palpado no esôfago e o divertículo é tracionado da parte cervical do esôfago (ver **FIGURA 8**). Aplica-se um grampeador linear ao colo do divertículo, que é fechado, tomando o devido cuidado para não estreitar o lúmen do esôfago (**FIGURA 9**). O colo do divertículo é seccionado com o dispositivo de grampeamento e o divertículo é retirado (**FIGURA 10**). Uma fileira de suturas horizontais fecha o defeito muscular entre os constritores inferiores da faringe e o músculo cricofaríngeo, abaixo. Esses músculos são unidos por suturas separadas com fio 4-0 (ver **FIGURA 10**).

FECHAMENTO Após irrigação minuciosa, obtém-se hemostasia cuidadosa. Pode-se colocar um pequeno dreno de aspiração fechada e o músculo omo-hióideo é unido com várias suturas separadas. O músculo platisma é reaproximado com suturas com fio absorvível fino e utiliza-se um fio não absorvível 4-0 para fechar a pele de maneira subcutânea. São aplicadas fitas cutâneas adesivas e compressa de gaze estéril leve. Os curativos não devem ser aplicados circunferencialmente em torno do pescoço.

CUIDADOS PÓS-OPERATÓRIOS O paciente é mantido em posição semissentada e não pode ingerir nada pela boca. O tubo nasogástrico fornece água e alimentos para manter o equilíbrio hidreletrolítico nos primeiros 3 dias. Retira-se o dreno no segundo dia pós-operatório, a não ser que haja contraindicação devido a uma drenagem serossanguinolenta excessiva ou saliva drenando pela ferida. O tubo nasogástrico é retirado no segundo ou terceiro dia do pós-operatório, e o paciente começa a ingerir líquidos sem resíduos. Progride-se com a dieta, de acordo com a tolerância do paciente. O paciente tem a permissão de sair do leito no primeiro dia do pós-operatório e pode deambular com o tubo nasogástrico em posição, porém fixado com pinça. A cobertura antibiótica é opcional e depende do grau de contaminação. ■

Capítulo 129 Diverticulectomia de Zenker

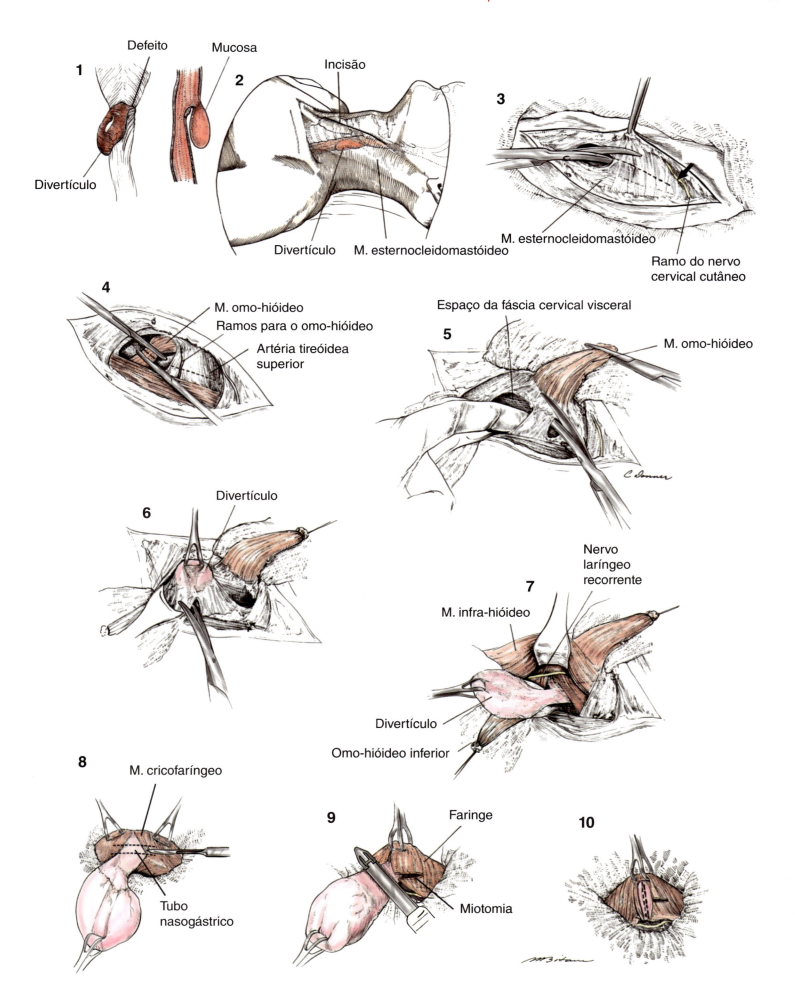

CAPÍTULO 130 — PAROTIDECTOMIA, LOBECTOMIA LATERAL

INDICAÇÕES Os tumores constituem a indicação mais comum para a exploração cirúrgica da glândula parótida. A maioria consiste em tumores benignos mistos, que se originam no lobo lateral e cujo tratamento consiste em excisão ampla, incluindo uma margem de tecido normal para evitar a ocorrência de recidiva local. A exploração da região da parótida deve incluir a identificação cuidadosa do nervo facial e seus ramos, que pode ter anatomia variável, evitando, assim, a importante complicação da paralisia do nervo facial. Os tumores malignos também são observados e exigem excisão ampla, o que pode incluir todo o nervo facial, se estiver acometido, ou parte dele. As lesões do lobo medial podem exigir parotidectomia total; realiza-se uma parotidectomia superficial inicialmente para identificar e preservar o nervo facial antes da exploração do lobo medial.

PREPARO PRÉ-OPERATÓRIO É fundamental que todos os pacientes que se submetem à cirurgia de parótida estejam cientes da possível perda de função do nervo facial, com suas consequências funcionais e estéticas. Os homens devem se barbear na manhã da cirurgia; os pelos em torno da orelha podem ser raspados pelo cirurgião antes da colocação dos campos.

ANESTESIA Utiliza-se uma anestesia endotraqueal oral com extensão flexível, de modo que o anestesiologista possa permanecer ao lado do paciente, dando, dessa maneira, espaço adequado ao cirurgião. Deve-se administrar um relaxante muscular de ação curta para a intubação endotraqueal. Isso possibilita ao cirurgião identificar os nervos motores por meio de neuromonitoramento durante a dissecção.

POSIÇÃO O paciente é posicionado em decúbito dorsal e a face é voltada para o lado oposto ao da lesão. A cabeça e o pescoço são colocados em ligeira extensão e a cabeceira da mesa é elevada para reduzir a pressão venosa na cabeça e no pescoço.

PREPARO OPERATÓRIO Após preparo adequado da pele com detergentes e soluções antissépticas, são colocados campos estéreis de modo a possibilitar a visualização de todo o lado ipsolateral da face. Então, uma pausa cirúrgica (*time out*) é executada.

INCISÃO E EXPOSIÇÃO Realiza-se a incisão na prega imediatamente em frente da orelha, em torno do lóbulo e até a prega pós-auricular (**FIGURA 1**). Em seguida, realiza-se uma curva posteriormente sobre o processo mastoide e gira-se suavemente para baixo na prega cervical superior. A prega cervical superior está localizada aproximadamente 2 cm abaixo do ângulo da mandíbula. Convém lembrar que, estando o pescoço do paciente em extensão e a cabeça voltada para o lado, a pele facial é tracionada para baixo do pescoço e a incisão deve ser baixa o suficiente para que, quando a cabeça retornar à sua posição normal, a incisão não fique situada ao longo do corpo da mandíbula. Não se faz nenhuma incisão na bochecha.

Em seguida, o retalho cutâneo cervicofacial é suspenso com dissecção cortante, de modo a proporcionar uma exposição adequada da área do tumor. Essa elevação é feita na borda anterior do músculo masseter. Pode-se colocar uma sutura de tração através do lóbulo da orelha para mantê-la fora do campo visual do cirurgião (**FIGURA 2**). A fáscia massetérica da parótida é então exposta e a glândula parótida pode ser encontrada dentro de sua cápsula, delimitada, superiormente, pelas cartilagens da orelha, posteriormente pelo músculo esternocleidomastóideo e medialmente pelos músculos digástrico e estilo-hióideo.

DETALHES DA TÉCNICA O cirurgião deve conhecer detalhadamente a anatomia cirúrgica do nervo facial. O tronco principal do nervo facial emerge do forame estilomastóideo. Segue um trajeto anterior e ligeiramente inferior entre o processo mastoide e a porção membranácea do meato acústico externo. O tronco principal do nervo bifurca-se habitualmente nas divisões temporofacial e cervicofacial após penetrar na glândula; todavia, em certas ocasiões, isso ocorre antes de sua entrada. A glândula parótida é comumente descrita como dividida em partes superficial e profunda, com passagem do nervo entre as duas. Esses lobos não são anatomicamente distintos, visto que a separação é definida pela localização do nervo que, na verdade, passa diretamente através do parênquima glandular. A divisão cervicofacial bifurca-se no pequeno ramo para o platisma ou cervical e no ramo marginal da mandíbula, na margem inferior da glândula. Este último segue o seu trajeto dentro do músculo platisma, logo abaixo do ramo horizontal da mandíbula, onde inerva o lábio inferior. Enquanto a maior parte dos outros ramos do nervo facial apresenta numerosas anastomoses cruzadas, o ramo marginal da mandíbula não as exibe; por conseguinte, a divisão desse ramo sempre irá resultar em paralisia da metade do lábio inferior. A identificação do ramo marginal da mandíbula antes do tronco principal do nervo é facilitada pelo fato de que, em 97% dos casos, ele se situa superficialmente à veia facial posterior.

O ramo zigomático bucal emerge da margem anterior da glândula, com numerosos ramos filamentares que inervam os músculos da mímica facial,

incluindo os músculos periorbitários e circum-orais do lábio superior. O ramo temporal segue o seu trajeto superiormente e inerva os músculos frontais. Esse ramo tem baixo potencial de regeneração e apresenta anastomose cruzada; a sua lesão leva à paralisia permanente do ventre frontal do músculo occipitofrontal.

A maneira mais segura de identificar o nervo facial é localizar e expor o tronco principal. A borda anterior do músculo esternocleidomastóideo é identificada, assim como a veia facial posterior e o nervo auricular magno, na porção inferior da incisão (**FIGURAS 2** e **3**). A cápsula da glândula parótida é então mobilizada a partir da borda anterior do músculo esternocleidomastóideo e a dissecção é realizada para baixo, em uma área inferior e posterior ao meato acústico externo cartilagíneo.

São utilizados vários acidentes anatômicos para localizar o tronco principal do nervo facial. O músculo esternocleidomastóideo é afastado posteriormente, e a glândula parótida, anteriormente. O ventre posterior do músculo digástrico pode ser visualizado à medida que é empurrado em seu sulco (**FIGURA 4**), estando o nervo situado anteriormente a ele. A porção membranácea do meato constitui o acidente anatômico superior, e o nervo localiza-se aproximadamente a 5 mm da extremidade dessa cartilagem. Usando esses pontos de referência, bem como um estimulador neuromuscular elétrico, o cirurgião pode localizar com segurança o tronco principal do nervo (**FIGURA 5**). A estimulação elétrica do nervo é preferida, mas, se não houver uma disponível, a estimulação mecânica pode ser usada. Durante estimulação mecânica, os instrumentos não precisam ser fechados firmemente sobre o tecido, na forma de um teste, porém o tecido deve ser delicadamente pinçado, com observação dos músculos da face à procura de qualquer movimento. Quando for utilizado um estimulador elétrico de nervo, ele precisa ser testado regularmente para assegurar que esteja funcionando em cada teste.

Um acidente anatômico final consiste em um ramo da artéria pós-auricular, imediatamente lateral ao tronco principal do nervo facial. Se a posição ou a massa do tumor dificultarem a exposição do tronco principal do nervo facial, ele pode ser identificado distalmente. Conforme assinalado anteriormente, o ramo marginal da mandíbula situa-se, na maioria das circunstâncias, superficial à veia facial posterior. O ramo bucal situa-se imediatamente superior ao ducto de Stensen, e a identificação desse ducto deve levar o cirurgião ao ramo bucal do nervo. A dissecção de distal para proximal precisa ser realizada com cuidado, visto que a junção dos outros ramos do nervo pode não ser visualizada com tanta facilidade quanto as divisões do nervo quando a dissecção for realizada na direção oposta.

Foram descritos numerosos métodos para liberar a glândula do nervo. A técnica mais segura de dissecção consiste em dissecção com tesoura hemostática. Com uma dissecção romba realizada com uma pinça hemostática fina e, em seguida, a secção apenas do tecido exposto nas mandíbulas abertas da pinça, o cirurgião pode proteger o nervo (**FIGURA 6**). O tecido exposto pode ser examinado com um estimulador elétrico para ajudar a garantir que o tecido não seja um ramo do nervo. A glândula pode ser suspensa por meio de pinçamento do tecido ou suturas de retenção, e são identificadas as duas divisões principais do nervo facial. A dissecção pode prosseguir anteriormente, ao longo de qualquer uma das divisões principais ou de todas elas, dependendo da posição do tumor. Como a maioria dos tumores ocorre na porção inferior do lobo lateral, o segmento superior da glândula é habitualmente mobilizado em primeiro lugar (**FIGURA 7**). Pode-se esperar a ocorrência de uma quantidade moderada de sangramento, porém este é passível de controle com pressão digital, eletrocoagulação ou ligadura com fio fino.

Uma vez liberado o tumor do nervo facial, o ducto de Stensen irá aparecer na porção média anterior da glândula (**FIGURA 8**). Apenas o ramo do lobo lateral é ligado, visto que ocorrerá atrofia do lobo medial se o ducto principal for ligado. Após a retirada do lobo lateral, o istmo e o lobo medial estarão inferiormente ao nervo facial; eles irão aparecer como pequenas ilhas de tecido parotídeo e deverão representar apenas 20% da glândula parótida total. O lobo pode ser transeccionado quando o tumor e uma porção adjacente de tecido normal tiverem sido totalmente separados do nervo facial.

FECHAMENTO A ferida é totalmente irrigada, e obtém-se hemostasia cuidadosa. Pode-se utilizar um pequeno dreno de Silastic® perfurado de aspiração fechada através de uma contra-abertura, sendo fixado a um aparelho de aspiração. O tecido subcutâneo é aproximado com fio absorvível fino, seguido de fitas cutâneas adesivas.

CUIDADOS PÓS-OPERATÓRIOS Pode ocorrer paresia temporária em consequência da tração do nervo facial; todavia, em geral, desaparece dentro de alguns dias a 1 semana. Se o nervo auricular magno tiver sido seccionado durante o procedimento, a anestesia em sua distribuição será permanente. A síndrome de Frey, que se manifesta com sudorese facial e rubor após a ingestão de alimentos que produzem uma forte resposta salivar, é frequentemente leve, mas pode exigir terapia em casos graves. ■

Capítulo 130 Parotidectomia, Lobectomia Lateral 509

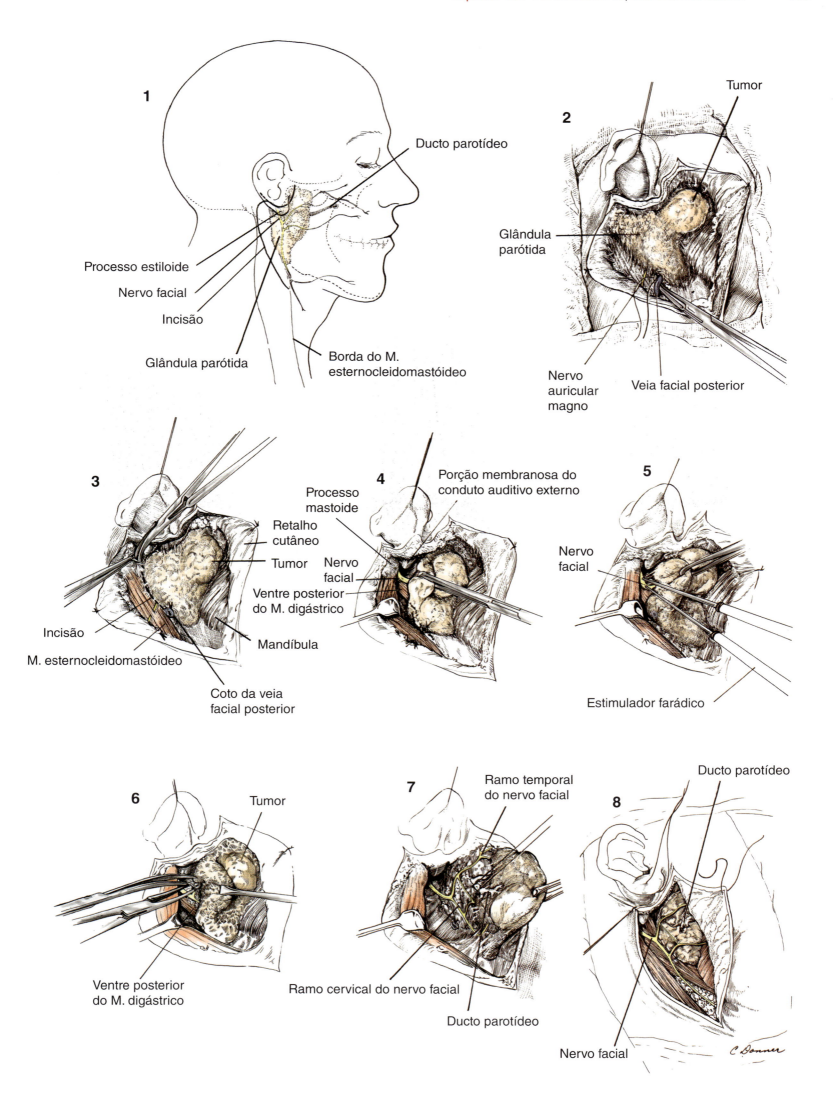

PARTE 12

PELE, TECIDOS MOLES E MAMA

CAPÍTULO 131

DISSECÇÃO DE LINFONODO SENTINELA, MELANOMA

INDICAÇÕES A dissecção de linfonodo sentinela (DLNS) é um procedimento importante no estadiamento de pacientes com melanoma cutâneo. A dissecção do linfonodo sentinela é indicada em pacientes com melanoma de linfonodo clinicamente negativo de espessura intermediária ou maior (> 1 mm). É considerado para melanomas entre 0,8 e 1 mm de profundidade. Se for mais delgado, o melanoma deve apresentar fatores de risco elevados associados, como ulceração ou contagem mitótica/ $mm^2 \geq 1$. Outros fatores de risco a serem considerados incluem a idade, a localização, o nível de invasão de Clark e o sexo do paciente. Os melanomas cutâneos têm um fluxo linfático direto que pode ser mapeado. No entanto, a dissecção do linfonodo sentinela deve ser considerada antes de uma ampla excisão do local do melanoma primário. Isso é especialmente importante se um retalho de pele rotacional for planejado para fechamento, porque a cicatriz resultante alterará o fluxo linfático dérmico. Uma DLNS que utilize tanto radionuclídeos quanto um corante azul é altamente acurada no achado de linfonodos positivos. Possibilita um exame patológico orientado pelo patologista, com coloração pela hematoxilina e eosina (H&E) e imuno-histoquímica dos linfonodos que têm mais probabilidade de conter metástases.

PREPARO PRÉ-OPERATÓRIO No exemplo de melanoma mostrado na **FIGURA 1**, a lesão cutânea foi excisada em um ponto médio do dorso do paciente. Essa região é considerada uma área divisória de irrigação – isto é, a drenagem linfática pode seguir o seu trajeto para a axila ou para a região inguinal. Por conseguinte, é necessário realizar uma linfocintilografia pré-operatória para demonstrar qual a região linfática que recebe a drenagem linfática do tumor. As áreas mais comuns incluem as regiões axilar e inguinal para as lesões nos membros ou no tronco e as regiões cervical ou supra-clavicular para lesões primárias da cabeça e pescoço. Outros locais são as regiões ilíaca profunda, hipogástrica e obturatória e as regiões poplítea ou epitroclear para os membros inferiores e superiores, respectivamente. Por fim, existe também a possibilidade de locais ectópicos.

A pele deve estar livre de qualquer infecção ativa, assim como o local de excisão do melanoma. O preparo, a inspeção e o monitoramento da solução de radionuclídeo devem ser coordenados com a equipe de medicina nuclear.

Algumas horas antes da operação, injeta-se no paciente uma solução de radionuclídeo por via intradérmica aproximadamente no perímetro do sítio cirúrgico, utilizando uma técnica estéril. Essa injeção pode ser aplicada pelo radiologista ou cirurgião. A albumina sérica humana comercialmente disponível ou a solução de enxofre coloidal marcada com tecnécio-99m é infiltrada e esterilizada. Para melanoma, são preparadas quatro seringas de aproximadamente 100 μC de enxofre coloidal filtrado com tecnécio-99m e

0,1 mℓ de soro fisiológico, para uma dose total de cerca de 400 μC. A área para a injeção é preparada com uma solução antisséptica. São colocados campos descartáveis de papel e o médico utiliza luvas. Não há necessidade de proteção extensa contra a radioatividade, porém o local e os suprimentos são monitorados com um medidor de radiação. Uma pausa cirúrgica (*time out*) é executada. O médico com as mãos enluvadas injeta o radionuclídeo seguindo um padrão intradérmico em torno da incisão (**FIGURA 2**). A área é lavada e todos os itens descartáveis são examinados e descartados de maneira radiologicamente segura.

A área de drenagem linfática é analisada em uma linfocintilografia grande ou de corpo inteiro; utiliza-se um detector gama manual para identificar a região "mais quente". Esse ponto é marcado com tinta indelével, na forma de tatuagem temporária, e o paciente é transferido para o centro cirúrgico.

ANESTESIA Pode-se utilizar sedação profunda, juntamente com anestesia local ou geral.

POSIÇÃO O paciente é colocado em decúbito dorsal confortável. Se for planejada uma DLNS axilar, o braço deve estar em um ângulo de 90°, em um suporte para braço acolchoado. Outras posições, como decúbito lateral, podem ser utilizadas se for planejada uma ampla excisão da lesão no dorso, juntamente com a dissecção do linfonodo sentinela. Pode-se colocar também um campo estéril de tecido de malha no braço, se desejado, para possibilitar a manipulação do membro superior, de modo a facilitar a identificação do linfonodo sentinela. Se for planejada uma dissecção no pescoço, a cabeceira da mesa pode ser elevada e a cabeça do paciente, voltada para o lado oposto.

PREPARO OPERATÓRIO Os pelos são removidos com barbeador elétrico e são realizados o preparo e a aplicação de campos rotineiros. Então, uma segunda pausa cirúrgica (*time out*) é executada.

DETALHES DA TÉCNICA O cirurgião aplica outra injeção intradérmica aproximadamente no perímetro do local de excisão do melanoma, utilizando 1 a 3 mℓ de corante vital de azul de isossulfano (azul patente) (**FIGURA 3**). A região é massageada por alguns minutos e pode-se observar uma estria azul pálido do corante nos linfáticos dérmicos direcionados para o local da DLNS. Nessa ilustração, o linfonodo sentinela encontra-se na axila esquerda. Utilizando um aparelho *gamma probe* portátil com capa estéril (**FIGURA 4**), o cirurgião verifica o ponto mais quente. Realiza-se uma pequena incisão transversal no leito de linfonodos e efetua-se a dissecção na gordura subcutânea (**FIGURA 5**). A gordura é afastada lateralmente e a sonda explora a incisão aberta à procura da área de radioatividade máxima (**FIGURA 6**). **CONTINUA**

Capítulo 131 Dissecção de Linfonodo Sentinela, Melanoma 513

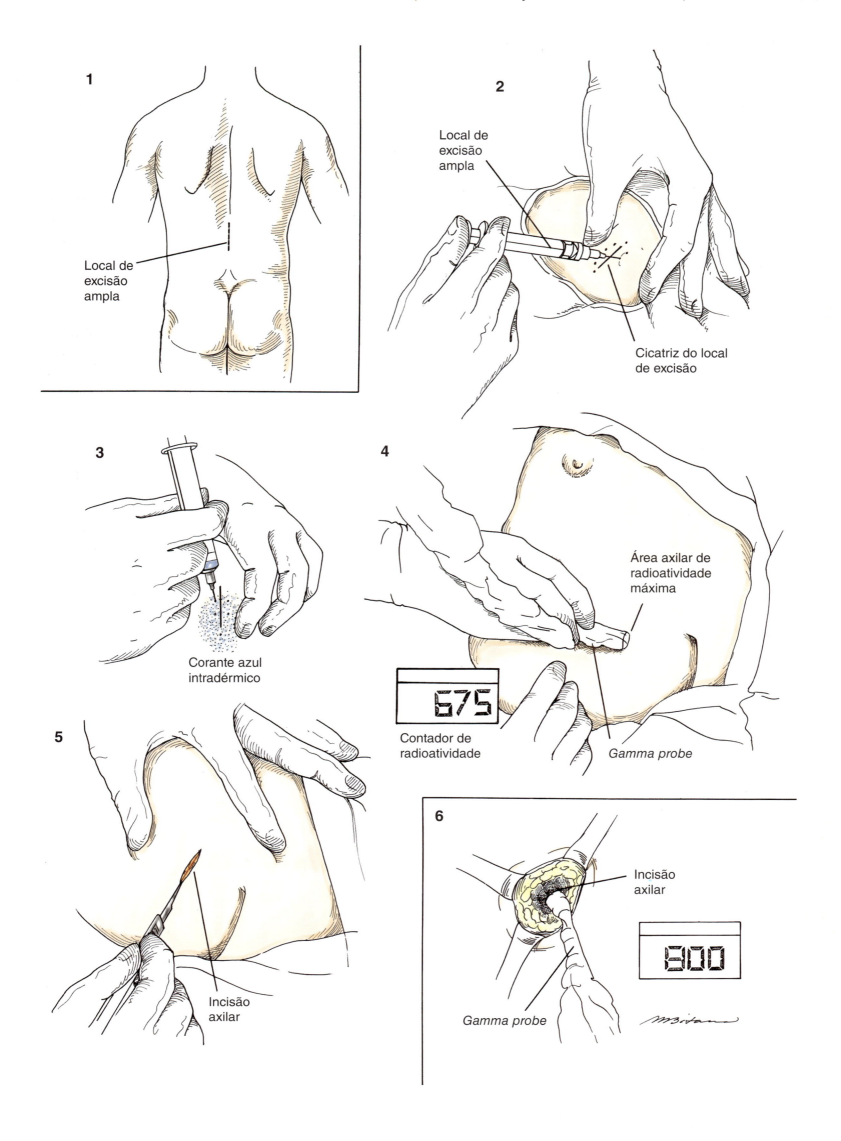

514 Parte 12 Pele, Tecidos Moles e Mama

PREPARO OPERATÓRIO `CONTINUAÇÃO` O corante azul pode ser seguido nos canais linfáticos fluindo para um linfonodo (FIGURA 7). Esse linfonodo deve estar azul e/ou quente. O linfonodo é dissecado, assim como quaisquer linfonodos adjacentes que estejam levemente corados de azul, que apresentem uma contagem significativa de radioatividade ou que sejam clinicamente suspeitos (FIGURA 8). Uma radioatividade significativa é identificada como um nível ≥ 10% das contagens do linfonodo sentinela mais quente ou um nível acima de duas ou três vezes a atividade de fundo do tecido axilar. Realiza-se a excisão de um pequeno grupo, habitualmente dois ou três linfonodos (FIGURA 9), visto que, com frequência, existe mais de um linfonodo sentinela. O leito do linfonodo é examinado com a sonda para verificar se existem outras áreas quentes ou linfonodos sentinelas potenciais. A sonda mostra um nível de fundo basal (ver FIGURA 9). O grupo de linfonodos retirado é examinado e os linfonodos são separados. Nessa ilustração (FIGURA 10A), o linfonodo A está quente e azul. Os linfonodos B e C são considerados linfonodos sentinelas, visto que apresentam uma contagem de radioatividade significativa. Quaisquer outros linfonodos que exibam uma coloração azulada são também considerados linfonodos sentinelas, mesmo se não tiverem uma contagem elevada de radioatividade. Realiza-se uma pesquisa visual final e com *gamma probe* em torno do sítio cirúrgico e obtém-se uma hemostasia cuidadosa.

FECHAMENTO O tecido subcutâneo e a fáscia de Scarpa são fechados com suturas separadas com fio absorvível 3-o. A pele é aproximada com suturas subcuticulares com fio fino. São aplicadas fitas cutâneas adesivas e curativo estéril seco. Pode-se utilizar uma fita adesiva cutânea como alternativa ou auxiliar do fechamento subcuticular; quando utilizada, não há necessidade de aplicar nenhum curativo.

CUIDADOS PÓS-OPERATÓRIOS Na maioria dos casos, esse procedimento pode ser realizado em regime ambulatorial. O paciente retorna à casa quando forem preenchidos os critérios de alta para essa cirurgia. O paciente recebe instruções por escrito sobre suas atividades e sinais de sangramento ou infecção. Uma medicação analgésica oral simples deve ser suficiente. Na consulta de acompanhamento, o cirurgião faz uma revisão dos achados patológicos com o paciente, que pode exigir uma linfadenectomia formal se qualquer linfonodo sentinela demonstrar a ocorrência de metástase. ■

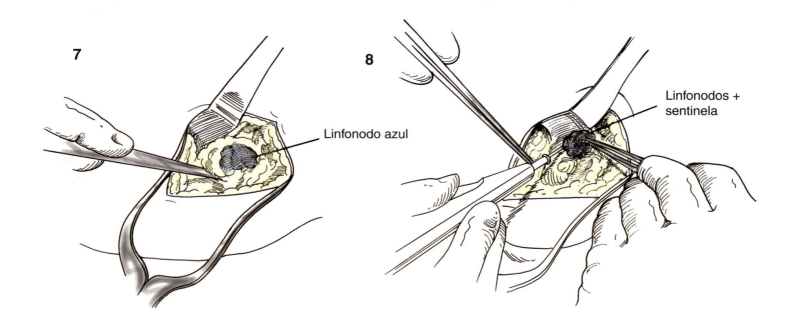

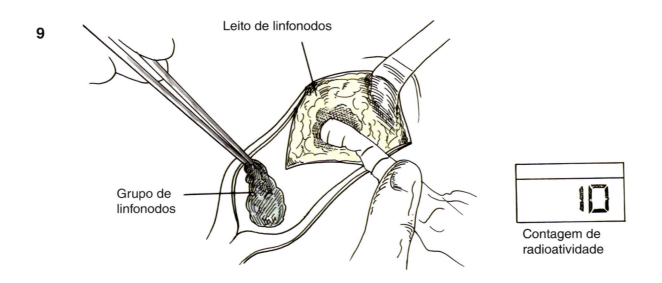

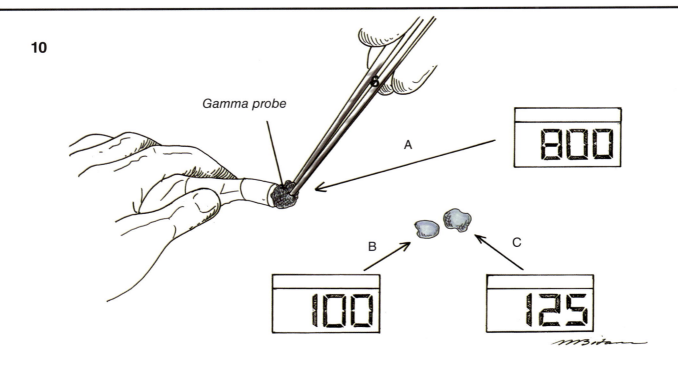

CAPÍTULO 132 — ANATOMIA E INCISÕES DA MAMA

A. ANATOMIA

A anatomia regional da mama está ilustrada nas **FIGURAS 1 e 2**. O principal suprimento sanguíneo para a mama provém dos ramos perfurantes mediais de artéria e veia mamárias internas após atravessarem o músculo peitoral maior e sua fáscia anterior de revestimento. A face medial da mama apresenta drenagem linfática para a cadeia mamária interna de linfonodos dentro do tórax, mas isso é muito variável. Os linfáticos da mama drenam, em sua maioria, para a cadeia de linfonodos axilares. O linfonodo ou linfonodos mais proximais podem estar localizados em regiões atípicas, como dentro da mama, na extensão axilar do quadrante superior/externo ou muito baixos, na parede lateral do tórax. A identificação desses linfonodos utilizando técnicas de localização com marcadores radionuclídeos e corante azul é um dos benefícios adicionais da dissecção de linfonodo sentinela. Os linfonodos axilares foram classificados em três níveis, definidos pela sua relação anatômica com o músculo peitoral menor (**FIGURA 2**). Os linfonodos de nível I são definidos como aqueles laterais à borda do músculo peitoral menor. Essa área inclui os linfonodos mamários externos, subescapulares e axilares laterais. Os linfonodos de nível II estão localizados atrás ou posteriormente ao músculo e são geralmente definidos como linfonodos axilares centrais. Os linfonodos de nível III estão localizados medial ou superiormente ao músculo peitoral menor. Esse grupo inclui os linfonodos subclaviculares ou apicais. Encontram-se no ápice do espaço axilar, por trás da clavícula e abaixo da veia axilar. Em geral, os linfonodos dos níveis I e II são retirados nas dissecções dos linfonodos axilares (DLNA). Os limites globais dessa DLNA padrão são a parede do tórax (músculo serrátil anterior) medialmente, a veia axilar superiormente, o músculo subescapular mais os nervos toracodorsal e torácico longo posteriormente, e o músculo latíssimo do dorso, lateralmente.

A veia axilar é a principal estrutura que define a borda superior da dissecção cirúrgica. A artéria axilar (posterior e pulsátil) e o plexo braquial (superior e sólido) são palpáveis, porém não expostos. Os achados regionais comuns consistem em duas veias axilares e uma veia torácica longa muito grande, de trajeto longitudinal, ao longo da borda lateral do tórax. Após exposição da veia axilar pelo cirurgião, um ponto de referência anatômico fundamental ajuda na localização do nervo toracodorsal, que está abaixo do músculo subescapular. Identifica-se um par de veias subescapulares (**FIGURA 1**). A mais superficial dessas veias é seccionada, revelando a veia subescapular profunda e a artéria subescapular adjacente, que pode ser confundida com o nervo toracodorsal. Entretanto, esse nervo é de localização posterior à veia axilar e medial à veia subescapular profunda. Tende a fazer um ângulo em direção à veia subescapular profunda, enquanto a artéria subescapular é mais paralela. A estimulação mecânica suave desse nervo produz contração muscular.

Os nervos intercostais braquiais cutâneos sensitivos também seguem um trajeto paralelo à veia axilar e emergem perpendicularmente entre as costelas na parede do tórax. Um ou mais desses nervos podem passar diretamente através da gordura e dos linfonodos axilares que serão retirados na dissecção. A sua secção resulta em hipoestesia na rede axilar posterior e na parte superior/interna do braço. Por outro lado, o nervo torácico longo segue um trajeto longitudinal sobre o músculo serrátil anterior na profundidade da dissecção axilar. Se o cirurgião dissecar a gordura axilar e retirar a peça sem o músculo serrátil anterior, o nervo torácico longo não será encontrado sobre o músculo, porém na gordura axilar, a uma distância de cerca de 7 ou 8 cm da borda lateral do músculo peitoral menor. A estimulação mecânica suave irá produzir a contração do músculo serrátil anterior. É também importante assinalar que o nervo torácico longo tende a fazer um arco anteriormente, à medida que prossegue em direção caudal.

B. INCISÕES DA MAMA PARA BIOPSIA EXCISIONAL

A principal indicação para biopsia são achados clinicamente suspeitos no exame físico ou nos exames complementares. Podem-se obter amostras de massas palpáveis por meio de aspiração com agulha fina (AAF) para avaliação citológica. Obtém-se um diagnóstico melhor com biopsia de fragmento com agulha e exame histológico. Nodularidade assimétrica, distorção da arquitetura ou padrões suspeitos de microcalcificações podem exigir uma biopsia excisional com localização guiada por imagem nos casos em que a biopsia percutânea não pode ser realizada ou não está em conformidade. Em geral, planeja-se uma biopsia excisional ampla com margens livres de vários milímetros de tecido glandular normal adjacente, com um método para definir a orientação do espécime e suas margens. Isso, geralmente, é feito com uma sutura às 12 horas e com a marcação do perímetro. A posição da incisão é determinada pela localização da lesão (**FIGURA 3**). Se possível, devem-se evitar as incisões nos quadrantes superior/interno, visto que são mais visíveis. As incisões circumareolares ou inframamárias tendem a produzir o melhor resultado estético. Podem-se utilizar incisões curvilíneas ao longo das linhas de Langer na maioria das áreas, mas alguns cirurgiões preferem incisões radiais, particularmente na parte medial e inferior da mama. A incisão deve ser pequena e realizada sobre a lesão. A incisão para localização com fio não precisa ser realizada em torno do local de entrada do fio, visto que a maior parte dos fios é flexível o suficiente para a sua retirada através da pele e gordura subcutânea em um local de biopsia aberta.

C. MASTECTOMIA SIMPLES OU TOTAL

INDICAÇÕES A mastectomia simples ou total está indicada para pacientes que não são candidatas a cirurgias de conservação da mama (lumpectomias) ou que preferem esta abordagem. Como essas técnicas não são descritas em nenhum outro lugar deste *Atlas*, é fornecida uma descrição detalhada. As principais indicações consistem em grandes cânceres que persistem após terapia neoadjuvante, particularmente em uma mama pequena, doença multicêntrica e pacientes idosas de alto risco com lesões localizadas. Esse procedimento também pode ser utilizado para redução do risco de câncer de mama em populações de alto risco.

PREPARO PRÉ-OPERATÓRIO Ver Capítulo 133.

ANESTESIA Administra-se a anestesia geral através de tubo endotraqueal. São utilizados agentes despolarizantes musculares de ação curta para a intubação.

POSIÇÃO A paciente é colocada em decúbito dorsal confortável, com o braço do lado acometido em abdução de aproximadamente 90°, de modo a proporcionar a exposição máxima da região.

PREPARO OPERATÓRIO Realiza-se a preparação rotineira da pele, e são colocados campos estéreis na região. Então, uma pausa cirúrgica (*time out*) é executada.

INCISÃO E EXPOSIÇÃO Efetua-se a marcação com tinta da incisão elíptica horizontal, de modo a incluir todo o complexo areolar (**FIGURA 4**). As duas bordas cutâneas devem ter um comprimento equivalente, conforme medido com uma sutura livre entre pinças hemostáticas em cada extremidade. As duas incisões devem ser unidas sem tensão. As incisões podem variar se for planejada uma reconstrução imediata. As técnicas de preservação da pele ou da papila mamária podem ser apropriadas, dependendo da indicação para cirurgia.

DETALHES DA TÉCNICA Realiza-se uma incisão cutânea com bisturi através da derme. Qualquer vaso significativo deve ser ligado com ligaduras finas ou controlado com eletrocautério. Os retalhos cutâneos são suspensos com grandes ganchos cutâneos, que são elevados verticalmente, de modo a proporcionar uma contratração, à medida que o cirurgião suspende os retalhos cutâneos utilizando um bisturi ou eletrocautério. A dissecção prossegue superiormente, alcançando quase a clavícula, medialmente até a borda do esterno e inferiormente até o arco costal, próximo à inserção da bainha do músculo reto do abdome. Isso deve incluir praticamente todo o tecido glandular da mama. A dissecção do retalho lateral é realizada até a borda do músculo peitoral maior. Isso deixa a gordura e os linfonodos axilares para uma dissecção separada.

Realiza-se uma dissecção subfascial, separando a mama do músculo peitoral maior. É mais fácil começar superiormente. À medida que a dissecção prossegue medialmente, os ramos perfurantes internos do vaso mamário são controlados com eletrocautério ou ligadura, utilizando fio de seda fino. Por fim, cria-se o retalho axilar, de modo que a mama seja retirada da parede lateral do tórax. A peça é enviada ao patologista. A ferida é irrigada, e obtém-se uma hemostasia cuidadosa. O perímetro pode ser infiltrado com anestésico local de ação longa. Isso permite ao anestesiologista acordar a paciente mais cedo e diminuir a quantidade de medicação para alívio da dor necessária após a cirurgia. São colocados um ou dois drenos de aspiração fechada através de contra-aberturas separadas, mantidos em posição com sutura de náilon. A derme é aproximada com suturas separadas com fio absorvível 3-0. Essas suturas são frequentemente colocadas, de modo a atravessar seriadamente a incisão, proporcionando, dessa maneira, melhor aproximação se as duas incisões cutâneas não forem de comprimentos iguais. Por fim, coloca-se uma sutura com fio absorvível 4-0 para aproximação subcuticular da pele. Fitas cutâneas adesivas e um curativo estéril seco completam o procedimento. Alguns cirurgiões preferem uma fita adesiva cutânea à sutura subcuticular e, se esta for utilizada, não são aplicadas fitas cutâneas adesivas, e não há necessidade de curativo.

CUIDADOS PÓS-OPERATÓRIOS A paciente pode utilizar o braço imediatamente para atividades normais. Deve-se limitar o seu uso vigoroso por cerca de 1 semana, quando os retalhos cutâneos já estarão bem aderidos ao músculo peitoral maior, sem acúmulo de soro ou hematoma. Em geral, o dreno é retirado quando o débito for < 30 mℓ/dia.

D. MASTECTOMIA RADICAL MODIFICADA

Realiza-se uma incisão elíptica mais obliquamente, angulada em direção à axila. Todo o complexo areolar, bem como a lesão ou a cicatriz de sua biopsia, deve ser incluído dentro da elipse. Se não for planejada nenhuma reconstrução, utiliza-se a elipse maior ilustrada na **FIGURA 5**. Após a paciente ser preparada, e uma vez colocados os campos, a incisão é marcada com tinta. As incisões devem ser feitas com o mesmo comprimento. Não deve haver pele redundante ou em excesso em ambas as extremidades da incisão por ocasião do fechamento. Em pacientes com sobrepeso ou naquelas com mamas muito grandes, há necessidade de uma incisão mais lateral, com ângulo mais aberto. Por outro lado, podem-se utilizar incisões muito criativas ou em forma de vírgula, que envolvam apenas a área areolar e, em seguida, prosseguem lateralmente como uma extensão curvilínea única até a base da axila, em coordenação com o cirurgião plástico, que irá realizar uma reconstrução concomitante (ver também Capítulo 133). Essa incisão pode ser combinada com uma incisão elíptica separada em torno de um local anterior de biopsia.

A mastectomia radical total clássica é raramente indicada. Os cirurgiões, em sua maioria, não retiram todo o músculo peitoral maior. Em vez disso, realiza-se uma mastectomia radical modificada com retirada de uma cunha de parte do músculo peitoral maior subjacente em toda a espessura onde está aderido o câncer. ■

Capítulo 132 Anatomia e Incisões da Mama   517

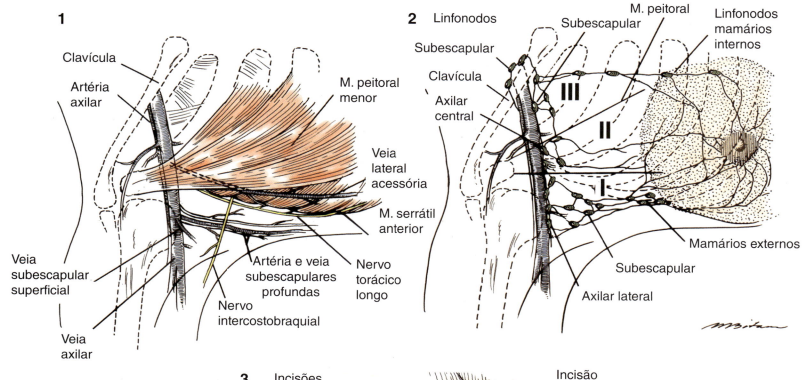

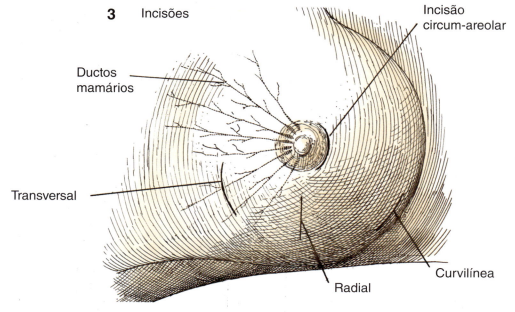

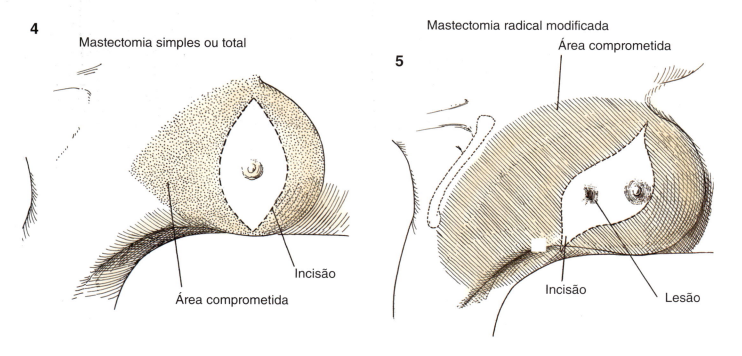

CAPÍTULO 133

MASTECTOMIA TOTAL E MASTECTOMIA RADICAL MODIFICADA

INDICAÇÕES Ao longo desses últimos 20 anos, numerosos estudos clínicos internacionais mostraram uma sobrevivência equivalente entre pacientes tratadas com mastectomia e pacientes adequadamente selecionadas, tratadas com cirurgia de conservação da mama e radioterapia adjuvante, terapia hormonal e/ou quimioterapia. Em consequência, a cirurgia de conservação da mama tornou-se o principal método de tratamento, e a mastectomia passou a constituir um método alternativo em certas circunstâncias. Um grande câncer residual após tratamento neoadjuvante (particularmente em mama pequena), os cânceres multicêntricos e a preferência da paciente ou sua preocupação quanto às complicações da radioterapia constituem as principais indicações para a cirurgia. Antes da operação, deve-se avaliar a mama oposta por meio de exame físico e mamografia. O papel da ressonância magnética no rastreamento da mama contralateral continua sendo uma área de controvérsia. São realizados exames de sangue e de imagem apropriados e mamografia à procura de metástases potenciais para o pulmão, o fígado ou os ossos. O exame físico padrão e os exames laboratoriais antes da internação são realizados de modo ambulatorial, visto que as pacientes são internadas, em sua maioria, no dia da cirurgia.

PREPARO PRÉ-OPERATÓRIO A pele sobre a área comprometida deve ser inspecionada à procura de sinais de infecção. Os pelos das axilas são removidos com depilador elétrico. Alguns cirurgiões administram uma dose peroperatória única de antibióticos parenterais, particularmente nos casos de realização recente de biopsia de mama regional.

ANESTESIA Administra-se anestesia geral por meio de tubo endotraqueal. Devem-se utilizar agentes despolarizantes musculares de ação curta para a intubação, de modo que os nervos motores estejam responsivos se a dissecção do linfonodo axilar for realizada.

POSIÇÃO A paciente é colocada o mais próximo possível da borda da mesa cirúrgica, do lado do cirurgião. O braço é mantido em abdução por um auxiliar ou colocado sobre um suporte em ângulo reto à paciente, de modo a facilitar o preparo da pele. Alguns cirurgiões preferem envolver o membro, inclusive a mão, em campos estéreis, de modo que o braço possa ser movimentado para cima, bem como medialmente, para facilitar a dissecção da axila. Então, uma pausa cirúrgica (*time out*) é executada.

PREPARO OPERATÓRIO A pele é amplamente preparada com antissépticos tópicos. Isso inclui não apenas a mama acometida, mas também a região sobre o esterno; a região supraclavicular, o ombro, a axila e a parede torácica colateral; bem como a parte superior do abdome no lado acometido. Uma posição de Fowler leve com inclinação no sentido oposto ao do cirurgião melhora a exposição. O campo cirúrgico deve ser fixado à pele, em pontos adequados em torno da margem do campo proposto para a cirurgia. O braço deve estar livre para ser movimentado por um auxiliar, quando necessário, para exposição da axila.

INCISÃO E EXPOSIÇÃO O diagnóstico de neoplasia maligna é habitualmente estabelecido por meio de biopsia de fragmento com agulha (*core biopsy*) sob orientação ultrassônica ou biopsia estereotáxica antes da mastectomia. Realiza-se uma incisão elíptica oblíqua, que pode incluir uma pequena extensão lateralmente em direção à axila, de modo a assegurar melhor exposição para a dissecção axilar e fechamento esteticamente mais aceitável (**FIGURA 1**). O segmento transversal da incisão elíptica inclui o mamilo e a aréola, bem como uma distância adequada além dos limites do tumor, sempre que possível. Se for planejada uma cirurgia reconstrutora, pode-se realizar uma incisão mais limitada (**FIGURA 1**, linha tracejada) para preservar a pele, em acordo com o cirurgião plástico. Todo o mamilo e margem adequada em torno do local de biopsia devem ser retirados, enquanto uma extensão lateral, em forma de vírgula, proporciona a exposição para a dissecção axilar.

As incisões iniciais através da pele devem alcançar apenas a derme, visto que é aconselhável incluir a maior parte do tecido subcutâneo, particularmente na região da axila, com a peça final (**FIGURA 2**). Os retalhos cutâneos exigem elevação cuidadosa, com controle de todos os pontos de sangramento à medida que a dissecção progride. Com um afastamento adequado, pode-se visualizar um plano entre o tecido mamário e a gordura subdérmica, sendo a dissecção realizada nesse plano para assegurar a retirada de todo o tecido mamário possível, enquanto se mantém a viabilidade da pele. Os retalhos são suspensos até o nível da clavícula, superiormente, até a borda do esterno, medialmente, até a bainha do músculo reto e o arco costal, inferiormente (alguns cirurgiões preferem a suspensão até o nível da prega inframamária quando se planeja uma reconstrução) e, em seguida, lateralmente, até a borda do músculo latíssimo do dorso. É necessária atenção particular para retirar a maior quantidade possível de gordura subcutânea na região axilar, visto que os linfonodos e o tecido mamário estão muito próximos da pele nessa região.

A fáscia sobre o músculo peitoral maior, bem como na mama, é ressecada por uma dissecção subfascial, começando próximo à clavícula e estendendo-se inferiormente sobre a parte média do esterno (**FIGURA 3**). A fáscia é meticulosamente dissecada do músculo peitoral, sem incluir qualquer porção do músculo na peça macroscópica. Se o câncer tiver penetrado nessa fáscia e invadido o músculo peitoral maior, essa parte do músculo pode ser excisada em bloco com a peça. Em geral, não há necessidade de realizar mastectomia radical completa com retirada de todo o músculo peitoral maior. As artérias e veias intercostais perfurantes, situadas próximo à margem do esterno, devem ser cuidadosamente pinçadas e ligadas. Se somente uma mastectomia total estiver sendo realizada, a cauda axilar é removida e o espécime é seccionado na axila inferior.

No caso de uma mastectomia radical modificada, o retalho axilar é afastado superiormente e a fáscia sobre a borda do músculo peitoral maior é incisada (**FIGURA 4**), com exposição do músculo peitoral menor, por baixo, e junção das origens dos músculos coracobraquial e peitoral menor, superiormente, no processo coracoide. Com frequência, utiliza-se o eletrocautério nessa operação; todavia, deve ser evitado em torno dos vasos e nervos das axilas e no controle do sangramento dos vasos intercostais perfurantes laterais ao esterno. Efetua-se a incisão do tecido frouxo sobre a veia axilar e a parede da veia é delicadamente exposta por uma curta distância além dos vasos subescapulares (**FIGURA 5**).

Os linfonodos dos níveis I e II são retirados na dissecção dos linfonodos axilares, que começa pela incisão da fáscia clavipeitoral, ao longo da borda lateral do músculo peitoral menor. Devem-se tomar precauções para evitar os nervos medial e lateral para o músculo peitoral maior. O nervo medial é assim denominado em virtude de sua origem a partir do fascículo medial do plexo braquial; em seguida, segue o seu trajeto através do músculo peitoral menor em cerca de 60% dos pacientes ou lateralmente, em torno do músculo peitoral menor, em 40% para inervar a região inferior do músculo peitoral maior (**FIGURA 6**). O nervo lateral dominante para o músculo peitoral maior origina-se do fascículo lateral. Segue um trajeto medial ao músculo peitoral menor, próximo à sua inserção, e está estreitamente associado à artéria toracoacromial. **CONTINUA**

Capítulo 133 Mastectomia Total e Mastectomia Radical Modificada

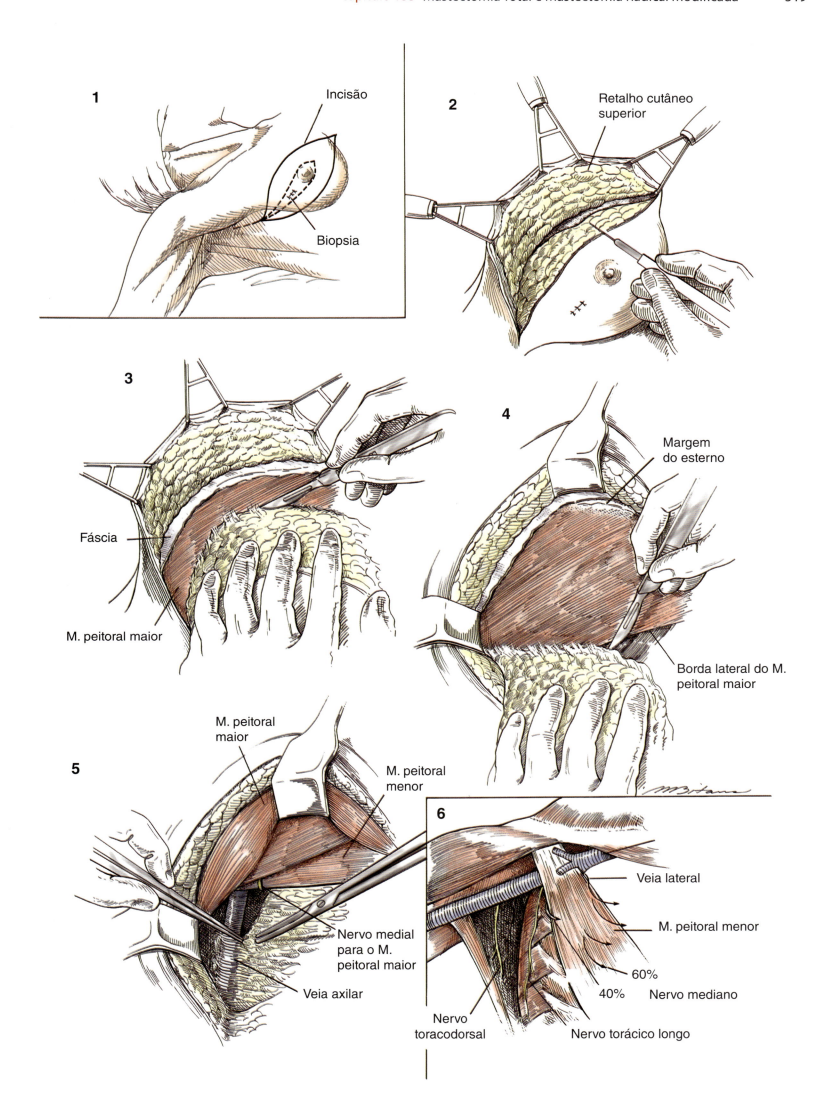

DETALHES DA TÉCNICA `CONTINUAÇÃO` A borda lateral do músculo peitoral menor é liberada da fáscia até próximo de sua inserção no processo coracoide e várias veias são ligadas conforme drenam na veia axilar (**FIGURA 7**). Efetua-se uma cuidadosa pesquisa à procura do nervo medial do músculo peitoral maior, que é preservado. Prefere-se a ligadura à eletrocoagulação para todos os vasos em torno da axila e para aqueles adjacentes ao esterno.

Os músculos peitorais maior e menor são afastados superior e medialmente, expondo os tecidos mais superiores que devem ser seccionados sobre a veia axilar. Alguns cirurgiões preferem seccionar o músculo peitoral menor de sua inserção no processo coracoide, de modo a obter melhor exposição da região medial da veia axilar e seus linfonodos.

A fáscia sobre o músculo serrátil anterior é dissecada e liberada, e a gordura e os linfonodos axilares são mobilizados da parede torácica e da veia axilar (**FIGURA 8**). O braço, envolvido em campos estéreis, é suspenso ou manipulado de modo a ampliar a exposição à medida que a dissecção progride na axila. O nervo torácico longo deve ser identificado abaixo da veia axilar. Devido à sua localização na fáscia frouxa sobre o músculo serrátil anterior, é possível suspender esse nervo do músculo; por esse motivo, deve ser cuidadosamente procurado e dissecado do conteúdo axilar a ser incluído na peça ressecada. Esse nervo deve ser mantido intacto, visto que ocorrerá escápula alada se ele for seccionado. Um nervo sensitivo que é frequentemente sacrificado é o nervo intercostobraquial mais transversal, que aparece abaixo da segunda costela e proporciona inervação sensitiva à face superior medial do braço (ver **FIGURA 5** no Capítulo 135).

À medida que a mama é afastada lateralmente (**FIGURA 9**), o nervo torácico longo e o nervo toracodorsal devem ser liberados do tecido redundante. O nervo toracodorsal localiza-se, caracteristicamente, adjacente a veia e artéria subescapulares profundas. Deve-se evitar a secção do nervo toracodorsal, a não ser que haja comprometimento tumoral, visto que o seu sacrifício tem apenas um efeito parcial sobre o músculo latíssimo do dorso.

A peça é liberada do músculo latíssimo do dorso (**FIGURA 10**) e, por fim, dos ligamentos suspensores na axila, onde grandes veias e linfáticos devem ser cuidadosamente ligados. O campo operatório é inspecionado repetidamente à procura de quaisquer pontos de sangramento, que devem ser ligados. Os dois nervos principais são verificados para assegurar que o seu trajeto não tenha nenhuma ligadura, e a sua integridade é testada com pinçamento rápido, porém suave, que deve resultar em contratura muscular adequada. A ferida é irrigada com soro fisiológico e efetua-se uma inspeção final para a hemostasia antes do fechamento. São inseridos dois drenos de aspiração perfurados com sistema fechado para drenagem. Em geral, eles são introduzidos através de contra-aberturas separadas realizadas no retalho inferior, posteriormente. Um dreno é direcionado para a axila. O outro é fixado anterior ao músculo peitoral maior para drenagem da parte inferior dos retalhos cutâneos. Os drenos são fixados à pele com suturas com pontos não absorvíveis e acoplados a um sistema fechado de aspiração (**FIGURA 11**).

É muito importante que o cirurgião dedique o tempo e os esforços necessários para comprimir os retalhos cutâneos em posição na axila e em outros locais, à medida que a pele é finalmente fechada. Se os retalhos cutâneos forem demasiado finos, com tecido subcutâneo mínimo, são utilizadas suturas separadas na pele. Como alternativa, alguns cirurgiões utilizam algumas suturas separadas com fio absorvível na gordura subcutânea, nos retalhos cutâneos de espessura média. Alguns cirurgiões irão utilizar uma sutura subcuticular com fio absorvível fino. Outros irão fechar a ferida com adesivo tópico cutâneo.

A pele é limpa, seca e pode ser preparada com tintura de benzoína e aproximada com tiras adesivas. Outros aplicam um curativo simples de gaze e um sutiã cirúrgico, enquanto alguns preferem curativos macios e volumosos, seguidos de bandagem de gaze ou elástica.

CUIDADOS PÓS-OPERATÓRIOS Os pontos da pele, quando presentes, são retirados em 3 a 5 dias, sendo a incisão reforçada com fitas adesivas do tipo Micropore® ou similares. Os drenos de aspiração são retirados quando a drenagem for de menos de 30 mℓ/dia. A duração de permanência dos drenos é variável, desde apenas alguns dias a 1 semana até 1 mês. Quaisquer acúmulos de líquido podem ser aspirados no consultório do cirurgião, com adesão estrita às precauções assépticas. O uso normal do braço é incentivado na primeira semana; daí em diante, são realizados exercícios ativos com o ombro para garantir o retorno de toda a amplitude de movimento nas próximas 2 semanas. Pode haver necessidade de fisioterapia se não for observado um progresso aparente nesse intervalo de tempo. A paciente é orientada no sentido de reduzir ao máximo os cortes e possível infecção nesse braço e a relatar imediatamente qualquer lesão que possa resultar em infecção, devido à possibilidade de linfangite de rápida disseminação. Por fim, um esquema sistemático de acompanhamento durante toda a vida é instituído, mesmo quando o laudo final do patologista não indicar a necessidade de tratamento adicional nessa ocasião. ■

Capítulo 133 Mastectomia Total e Mastectomia Radical Modificada 521

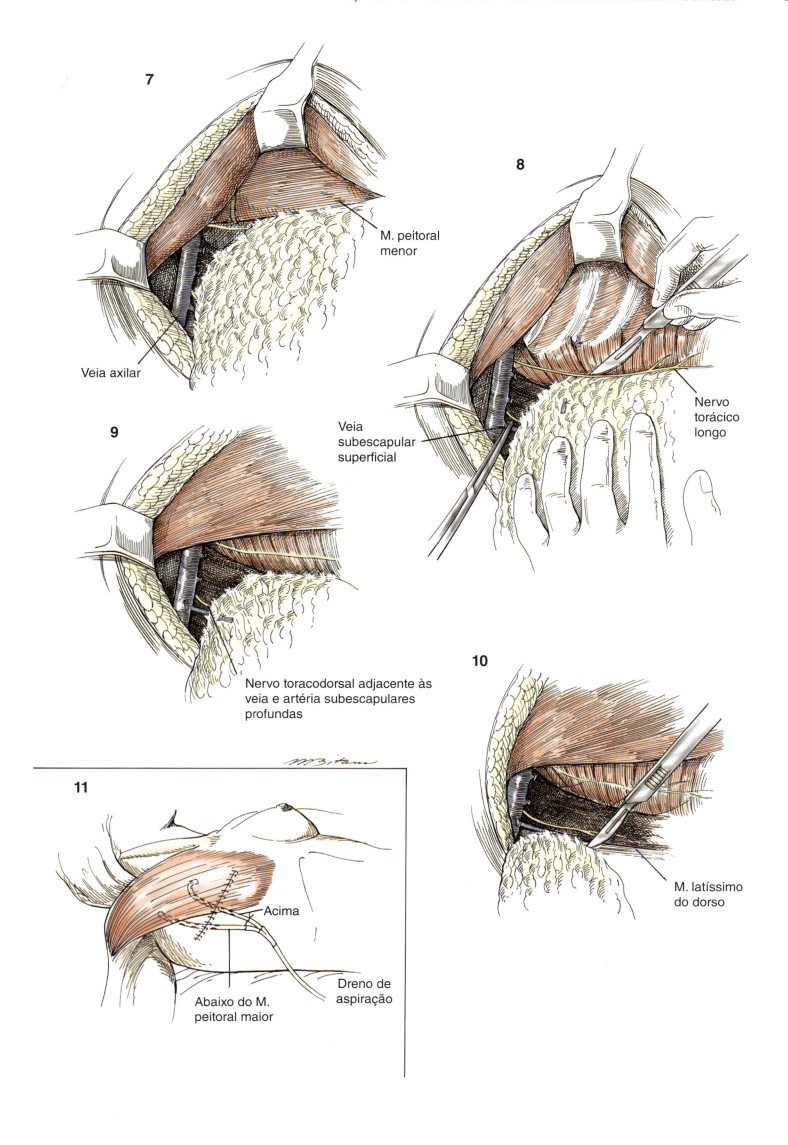

CAPÍTULO 134 — DISSECÇÃO DE LINFONODO SENTINELA, MAMA

INDICAÇÕES As pacientes com câncer de mama que se submetem a mastectomia ou cirurgia de preservação da mama são candidatas à dissecção de linfonodo sentinela (DLNS) axilar, se não houver nenhum sinal palpável ou clínico de comprometimento dos linfonodos axilares. O achado de metástases de câncer de mama em linfonodos axilares modifica o estadiamento da doença, fornece uma previsão da taxa de recidiva e sobrevida e leva ao uso de tratamento adjuvante com quimioterapia, terapia hormonal ou radioterapia. A dissecção de linfonodo axilar (DLNA) padrão de linfonodos dos níveis I e II está associada a morbidade significativa, sendo o linfedema durante toda vida a morbidade mais temida pelas pacientes. Com o uso de uma combinação de radionuclídeos e injeção de corante, a correlação da DLNS e da DLNA nos linfonodos com achados positivos é muito alta (95%) nas mãos de um cirurgião experiente. Embora pelo menos um linfonodo sentinela possa ser identificado na maioria dos casos, em uma pequena porcentagem, a identificação pode não ser possível, exigindo dissecção completa dos linfonodos axilares. Além disso, obtém-se um achado falso-negativo em 3 a 10% das pacientes submetidas a DLNS – isto é, os linfonodos sentinelas são negativos, porém os linfonodos mais altos demonstram ser positivos. As vantagens da DLNS consistem em menos complicações em comparação com a DLNA e na capacidade de identificar linfonodos sentinelas que não estão nas áreas tradicionais dos níveis I ou II. A identificação de linfonodos sentinelas depende do exame histopatológico, que pode incluir coloração imuno-histoquímica, bem como a tradicional coloração pela hematoxilina e eosina (H&E). A importância de micrometástases (< 2 mm) está em fase de estudo, mas o número total de linfonodos acometidos com metástases pode influenciar a terapia adjuvante oferecida. As contraindicações para a DLNS consistem em suspeita de linfadenopatia axilar palpável e operações regionais da mama (p. ex., redução da mama) que alteram o fluxo linfático normal. A biopsia de linfonodo sentinela pode ser considerada após cirurgia axilar prévia, porém pode ser necessário um mapeamento linfático para identificar alterações nos padrões de drenagem, e a taxa de identificação de linfonodos sentinelas pode ser menor.

PREPARO PRÉ-OPERATÓRIO A pele deve estar livre de infecção, assim como o local de biopsia anterior da mama. O preparo, a administração e o monitoramento da solução de radionuclídeo devem ser coordenados com a equipe de medicina nuclear.

ANESTESIA Prefere-se a anestesia geral com intubação endotraqueal, visto que algumas pacientes também serão submetidas a DLNA e podem estar tendo uma operação concomitante da mama. Os cirurgiões preferem, em sua maioria, que o anestesiologista administre um agente paralisante muscular de ação curta para a intubação, de modo que os nervos motores ainda possam ser identificados por meio de estimulação mecânica durante a DLNA.

POSIÇÃO A paciente é colocada em decúbito dorsal confortável, com o braço estendido em 90° sobre um suporte acolchoado (**FIGURA 1**). Essa posição possibilita um fácil acesso à mama e à axila. Alguns cirurgiões preferem envolver o braço, inclusive a mão, em campos estéreis, de modo que o braço possa ser movimentado para cima, bem como medialmente, para facilitar a dissecção subsequente.

PREPARO OPERATÓRIO Cerca de 90 minutos antes do início da operação, o cirurgião injeta solução de radionuclídeo na mama, utilizando uma técnica estéril. Uma solução de enxofre coloidal disponível no comércio, utilizando um marcador de tecnécio-99m, é esterilizada após passagem através de um filtro de 0,22 μm. Muitas técnicas são utilizadas para a injeção do radionuclídeo e corante azul. As injeções podem ser aplicadas (1) profundamente em torno do tumor ou cavidade da biopsia (**FIGURA 2**), (2) superficialmente no local subdérmico ou intradérmico sobre o tumor ou em torno da cicatriz da biopsia, ou (3) superficialmente em torno do perímetro do mamilo de maneira subareolar. Em geral, a dose total de radionuclídeo é de cerca de 400 μC. Não há necessidade de proteção, porém o local é monitorado com um medidor de radioatividade.

A mama é preparada com solução antisséptica e colocam-se campos estéreis de papel. Então, uma pausa cirúrgica (*time out*) é executada. Utiliza-se uma agulha longa de 4 cm, calibre 25, para essa injeção em torno do local de biopsia ou câncer de mama. É preciso ter cuidado para não injetar na cavidade da biopsia. O padrão mostrado na **FIGURA 2A** permite a infiltração acima, abaixo e nas extremidades da incisão de uma biopsia anterior. A mama é lavada e os itens descartáveis são inspecionados e descartados de maneira radiologicamente segura.

A paciente é transportada para o centro cirúrgico. Após indução da anestesia, a mama, o tórax e a parte superior do braço são preparados e os campos são colocados de modo habitual. Então, uma segunda pausa cirúrgica (*time out*) é executada.

INCISÃO E EXPOSIÇÃO As mesmas três técnicas estão disponíveis para a injeção de cerca de 3 a 5 mℓ de corante vital azul de isossulfano a 1% (azul patente) (**FIGURA 3**). Após a injeção, a região é massageada durante alguns minutos. Em seguida, os linfáticos dérmicos podem exibir uma coloração azul leve em direção à axila. Com o uso de um detector gama manual com capa estéril, o cirurgião faz a medição em direção à axila (**FIGURA 4**) à procura da área com contagem mais alta. Isso pode ser difícil de encontrar, se o tumor ou o local de biopsia da mama tiverem uma localização alta no quadrante superior/externo, visto que a intensidade regional da radioatividade no local da injeção pode criar um nível de fundo muito alto. A cabeça angulada do contador gama pode ser utilizada com vantagem, visto que possibilita a colocação mais medial do detector, com uma vista angulada afastando-se do local da injeção, porém ainda direcionada para a axila. Se o ponto "mais quente" estiver próximo à base da axila onde crescem pelos, realiza-se uma incisão transversal diretamente sobre ela (**FIGURA 5**), de tal maneira que a incisão possa ser ampliada posteriormente de modo medial para uma DLNA padrão. Realiza-se uma dissecção cortante com o bisturi ou eletrocautério através dos primeiros 1 a 2 cm de gordura, e é feita a incisão na fáscia clavipeitoral. A sonda explora a incisão aberta para identificar a área mais quente (**FIGURA 6**). **CONTINUA** ▶

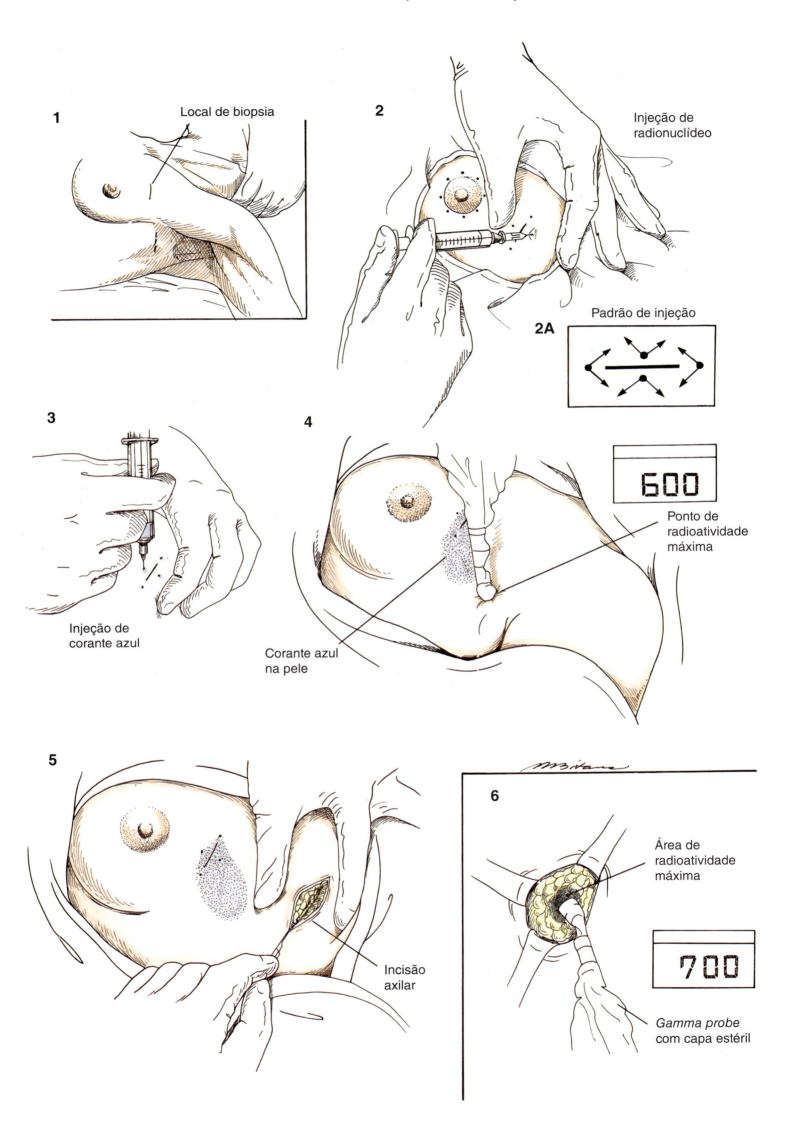

DETALHES DA TÉCNICA **CONTINUAÇÃO** Uma dissecção mais profunda pode revelar alguns canais linfáticos azulados (**FIGURA 7**) com fluxo em direção à região quente, onde é possível palpar um linfonodo. Esse linfonodo é dissecado e liberado, juntamente com quaisquer linfonodos adjacentes que estejam azuis ou significativamente quentes (**FIGURA 8**). A definição de *significativo* refere-se a qualquer linfonodo que exiba um nível de radioatividade acima de 10% do linfonodo sentinela mais quente (ou um nível superior a duas ou três vezes o nível de fundo do tecido axilar). Após a retirada do tecido do linfonodo sentinela, a incisão é explorada com o *gamma probe* à procura de qualquer outro linfonodo com radioatividade significativa. Deve haver um nível de fundo basal (**FIGURA 9**), exceto quando o detector estiver direcionado para o local de injeção do tumor ou da biopsia. Além disso, deve-se palpar a axila, devendo-se retirar qualquer linfonodo de consistência firme ou anormal.

O tecido nodal retirado é examinado e os linfonodos são separados (**FIGURA 10**). No exemplo apresentado, o linfonodo A é marcado como o linfonodo sentinela principal. O linfonodo B é marcado como linfonodo sentinela. O linfonodo C não é um linfonodo sentinela, visto que a sua contagem é bem inferior a 10% daquela do linfonodo sentinela principal e ele não exibe coloração azul.

FECHAMENTO Se o linfonodo sentinela estiver na região axilar baixa típica, obtém-se uma hemostasia cuidadosa. Deve-se tomar uma decisão quanto à realização de uma DLNA padrão por meio de uma nova incisão ou pela ampliação da incisão já existente. Se houver necessidade de uma nova incisão, realiza-se então o fechamento. A fáscia de Scarpa e a gordura subcuticular são fechadas com suturas separadas com fio absorvível 2-0. A pele é aproximada com suturas com fio absorvível 4-0.

CUIDADOS PÓS-OPERATÓRIOS As pacientes que foram submetidas tanto à DLNS quanto à DLNA são, em sua maioria, observadas durante a noite até o desaparecimento dos efeitos da anestesia geral. A dieta oral é reiniciada, de acordo com a tolerância da paciente, e são administrados medicamentos por via oral para aliviar a dor. O débito seroso do dreno de Silastic® com aspiração fechada é monitorado. Com frequência, é retirado antes que a paciente tenha alta ou sempre que o débito cair para menos de 30 mℓ por 24 horas.

As pacientes submetidas apenas à DLNS são habitualmente operadas de modo ambulatorial. Podem receber alta dentro de algumas horas, quando alertas e apresentarem sinais vitais estáveis, de acordo com o protocolo de alta da unidade cirúrgica. ■

Capítulo 134 Dissecção de Linfonodo Sentinela, Mama 525

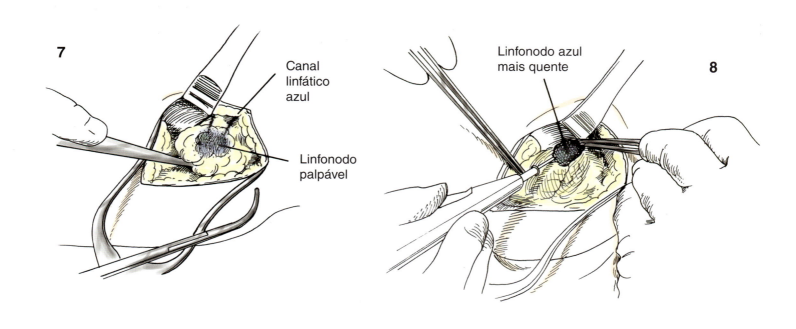

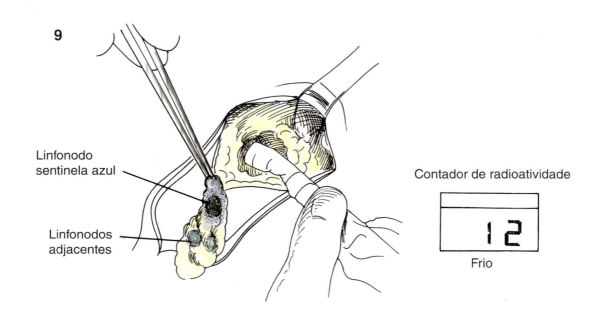

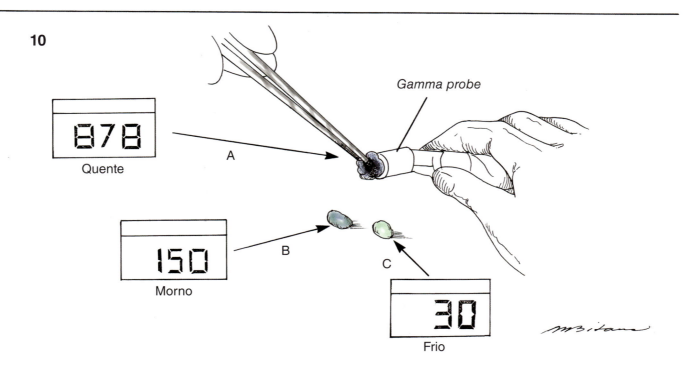

CAPÍTULO 135 — DISSECÇÃO AXILAR, MAMA

INDICAÇÕES A dissecção dos linfonodos axilares está indicada para o manejo de linfonodos clinicamente positivos secundários a câncer de mama ou melanoma. Constitui também o padrão atual de cuidados para casos selecionados de melanoma e câncer de mama. A dissecção dos linfonodos axilares também é considerada para o câncer de mama, quando não for possível identificar o linfonodo sentinela.

PREPARO PRÉ-OPERATÓRIO A pele da axila deve ser examinada à procura de sinais de infecção. Efetua-se a tricotomia, de preferência com máquina de cortar elétrica. A maioria dos cirurgiões administra uma dose pré-anestésica de antibióticos parenterais.

ANESTESIA Administra-se anestesia geral por meio de tubo endotraqueal. Se forem usados agentes despolarizantes musculares para indução, eles devem ser de ação curta para possibilitar a recuperação dos nervos motores para avaliação durante o procedimento.

POSIÇÃO A paciente é colocada com o sítio operatório próximo à borda da mesa. O braço é mantido em abdução e colocado sobre um suporte em ângulo reto ao corpo.

PREPARO CIRÚRGICO A tricotomia é feita com aparador elétrico. A pele é preparada com uma solução antisséptica e coberta com campo estéril. Alguns cirurgiões envolvem o braço em campos estéreis para que ele possa ser livremente movimentado, para facilitar a exposição (FIGURA 1). Então, uma pausa cirúrgica (*time out*) é executada.

INCISÃO E EXPOSIÇÃO As incisões podem variar ligeiramente, dependendo do processo patológico existente. Para o melanoma, podem ser preferidas incisões transversais para possibilitar um acesso mais fácil aos linfonodos axilares de nível III (ver FIGURA 1). Para o câncer de mama, preferem-se, em geral, incisões curvilíneas em uma prega cutânea inferior à área onde crescem pelos. Se existir uma incisão prévia de biopsia de linfonodo sentinela, ela deve ser excisada.

DETALHES DA TÉCNICA A incisão é ampliada através dos tecidos subcutâneos e fáscia clavipeitoral para expor o músculo peitoral maior, medialmente, e o músculo latíssimo do dorso, lateralmente. A borda medial do músculo peitoral maior é dissecada para possibilitar o afastamento medial do músculo (FIGURA 2). Os linfonodos interpeitorais ou de Rotter são afastados lateralmente e incluídos na peça. Em seguida, o músculo peitoral menor é exposto, e a borda lateral dissecada para facilitar o afastamento medial e a exposição dos linfonodos mais profundos. O feixe peitoral medial é identificado e inspecionado para identificar a veia axilar. A borda inferior da veia é dissecada entre a parede torácica e o músculo latíssimo do dorso (FIGURA 3). A veia axilar é a extensão superior da dissecção para o câncer de mama; entretanto, no caso do melanoma, alguns autores sugerem continuar a dissecção superiormente para identificar o músculo coracobraquial e dissecar cuidadosamente o tecido fibroadiposo sobre o plexo braquial inferiormente, de modo a ser incluído na peça, tomando cuidado para manter o revestimento fascial sobre o plexo braquial.

À medida que a dissecção da veia prossegue, o feixe toracodorsal é identificado (FIGURA 4). Em geral, existe uma veia superficial à veia toracodorsal que exige secção e ligadura. O feixe toracodorsal, incluindo veia, artéria e nervo, é geralmente preservado, mas pode ser sacrificado com consequência mínima, se houver necessidade, devido à adenopatia volumosa.

Uma vez identificado o feixe toracodorsal, seu trajeto pode ser delicadamente dissecado utilizando um dissecador Kitner. Em seguida, a atenção é dirigida para a parede torácica onde, aproximadamente na mesma profundidade, pode-se identificar o nervo torácico longo (ver FIGURA 4). O trajeto desse nervo é determinado e protegido durante a dissecção. O dano ao nervo resulta em escápula alada.

Uma vez identificados os nervos, os músculos peitoral maior e menor são afastados medialmente, e o tecido fibroadiposo contendo os linfonodos é afastado lateralmente. A fáscia sobre o músculo serrátil anterior é dissecada e liberada, e a gordura e os linfonodos axilares são mobilizados da parede torácica. Os linfonodos de nível I (laterais ao músculo peitoral menor) e nível II (abaixo do músculo peitoral menor) são rotineiramente retirados. Se houver suspeita clínica, os linfonodos de nível III (mediais ao músculo peitoral menor) são retirados. Para o melanoma, alguns cirurgiões também retiram rotineiramente os linfonodos de nível III. Se não for possível obter uma exposição adequada com o afastamento, o músculo peitoral menor pode ser retirado por meio de secção do músculo no processo coracoide e na parede torácica. O braço, se estiver preparado no campo, pode ser suspenso ou manipulado nesse momento para facilitar a exposição.

É preciso ter cuidado para preservar os nervos motores. À medida que a dissecção prossegue, são identificados um ou mais nervos intercostobraquiais em seu trajeto através da peça (FIGURA 5). Dependendo da preferência do cirurgião, esses nervos, que são sensitivos, podem ser preservados ou seccionados. Se forem sacrificados, ocorrerá dormência na região axilar e na parte superior da face interna do braço. Isso frequentemente é permanente, embora a área de dormência possa diminuir de tamanho. A tração nos nervos sensitivos deve ser minimizada, porque a lesão causada pelo alongamento pode resultar em parestesia e queimação, que habitualmente sofre resolução com o passar do tempo.

A peça é retirada a partir do assoalho da axila, o músculo subescapular. A dissecção prossegue lateralmente ao músculo latíssimo do dorso. Uma vez retirada, a peça é passada para fora do campo. Os dois nervos motores principais são verificados quanto à sua integridade. Esse exame pode ser realizado por meio de pinçamento delicado, demonstrando a contração muscular adequada. A cavidade é irrigada e inspecionada quanto à hemostasia.

Coloca-se um dreno de aspiração perfurado com sistema fechado na ferida por meio de uma contra-abertura separada. O dreno é mantido em posição com sutura com fio não absorvível e fixado a um sistema fechado de aspiração (FIGURA 6).

A ferida é então fechada em planos. Alguns cirurgiões procuram reaproximar a fáscia clavipeitoral com suturas com fio absorvível. A derme profunda é reaproximada por meio de suturas com fio absorvível 3-o. Dependendo da preferência do cirurgião, a pele pode ser fechada utilizando suturas subcuticulares com fio absorvível fino, ou pode ser reaproximada com adesivo cutâneo.

CUIDADOS PÓS-OPERATÓRIOS Os drenos de aspiração fechada são geralmente retirados quando a drenagem é de < 30 mℓ/dia. Qualquer acúmulo de líquido que ocorra após a retirada dos drenos pode ser aspirado no consultório. Incentiva-se o uso normal do braço uma vez retirado o dreno.

A fisioterapia pode ser útil para melhorar a amplitude de movimento do ombro. A paciente é instruída a reduzir ao máximo os cortes e possíveis infecções do braço afetado e a relatar imediatamente qualquer lesão do braço, visto que a linfangite e o linfedema constituem possíveis consequências. Deve-se instituir um esquema sistemático de acompanhamento durante toda vida de modo a identificar e tratar o linfedema potencial em um estágio inicial. ■

Capítulo 135 Dissecção Axilar, Mama   527

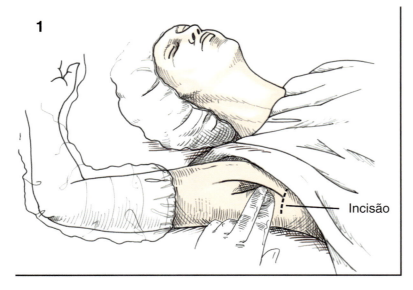
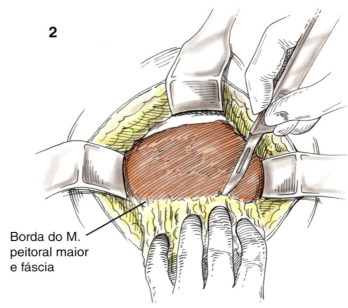
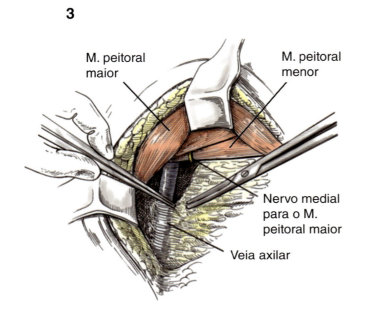
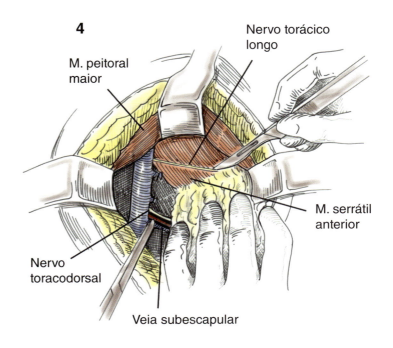
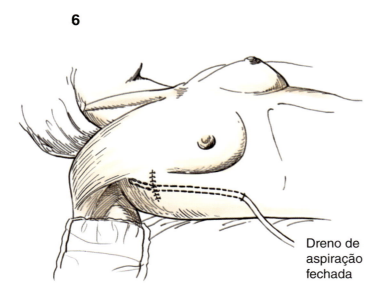
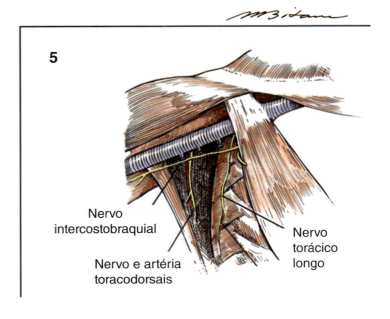

CAPÍTULO 136

Enxerto Cutâneo

INDICAÇÕES A perda da espessura total da pele pode ocorrer em consequência de queimaduras, traumatismos mecânicos, isquemia, infecção ou excisão cirúrgica. Deve-se considerar a realização de um enxerto de pele como parte de uma abordagem por etapas para a reconstrução da perda de tecidos moles. Para o sucesso do procedimento, a base da ferida do receptor deve ter vascularização e viabilidade suficientes para sustentar adequadamente o enxerto cutâneo. Ossos expostos (sem periósteo viável), ligamentos, tendões (sem paratendão viável), vasos sanguíneos e tecido adiposo (gordura) pouco vascularizado não são bons candidatos para o enxerto de pele e requerem técnicas mais avançadas (FIGURA 1). A infecção ativa e a forte colonização dos sítios receptores são fatores de risco adicionais para falha do enxerto e contraindicações relativas. Sítios receptores sujeitos a cisalhamento ou forças de pressão (p. ex., as solas dos pés, as nádegas ou em articulações altamente móveis, como pescoço ou ombro) também correm maior risco de perda.

Existem dois tipos de enxertos de pele (ver FIGURA 1). Os enxertos de pele de espessura total incluem todas as camadas da pele (da epiderme à gordura subcutânea). Enxertos de pele mais espessos terão o benefício de menos contratura secundária, assim como se espera que tenham menos pelos e melhor função geral. No entanto, o uso de enxertos de espessura total cria um defeito secundário no local doador. O defeito é idealmente fechado por aproximação das bordas da área doadora. Por essa razão, há limites para o tamanho relativo de enxertos de espessura total que podem ser coletados. Enxertos de pele de espessura parcial podem ser de espessura variável (medida em milésimos de polegada). Esses enxertos incluem toda a profundidade da epiderme, com uma espessura variável da derme incluída. Espera-se que enxertos mais finos tenham maior contratura secundária com cicatrização e enxertos mais espessos resultem em feridas mais profundas no sítio doador, com o risco associado de desenvolver cicatrizes hipertróficas, se forem mais espessos do que aproximadamente 0,012 a 0,15 polegada (ou 0,3048 a 3,81 milímetros). Além disso, após o epitélio retornar a um local doador (normalmente, em 10 a 14 dias), pode ser coletado novamente. O fator limitante é a derme, uma vez que ela não se regenera depois da coleta do enxerto de pele.

A FIGURA 2 mostra as localizações de potenciais sítios doadores, dependendo do tipo de enxerto necessário. Vários fatores podem ser considerados em relação à escolha do local doador. Para enxertos de pele de espessura total, as áreas próximas às articulações oferecem maior flacidez da pele (o que aumenta a facilidade de fechamento de áreas doadoras). As pregas pós-auricular, supraclavicular e infraumbilical, a prega da região inguinal, a prega de flexão do punho e as áreas hipotenares são alguns locais doadores potenciais. Para enxertos de pele de espessura parcial, as áreas doadoras potenciais incluem as nádegas, a parte anterior e lateral das coxas, a parte posterior das pernas, as costas e a parte posterior dos antebraços, devido à presença de derme mais espessa (FIGURA 2). O tom de pele de um sítio doador cicatrizado será diferente. Como tal, a escolha do local doador deve envolver o paciente, tendo em consideração que o local doador será como uma tatuagem (na medida em que há apreciável discromia). O cirurgião deve evitar utilizar uma área doadora que ficará exposta aos padrões normais de vestimenta. Da mesma maneira, o cirurgião deve estar ciente de que o tom da pele varia de acordo com a localização no corpo, então melhor correspondência final é obtida quando o sítio doador está próximo ao sítio receptor. Por isso, vale ressaltar que o couro cabeludo é um excelente local doador para queimaduras faciais. O cabelo crescerá novamente no local doador (assumindo-se a ausência de calvície pré-mórbida) e esconderá a discromia, bem como o tom de pele final do enxerto corresponderá mais de perto à porção não queimada da cabeça/pescoço. Se possível, os locais doadores e receptores devem ser ipsilaterais, para permitir que o paciente tenha uma parte do seu corpo sem nenhum sítio cirúrgico, possibilitando maior conforto.

PREPARO PRÉ-OPERATÓRIO No caso de pacientes queimados (ou pacientes com traumatismo de profundidade indeterminada), o momento da excisão de tecido não vital depende do estado fisiológico do paciente e da ameaça potencial representada pelo efeito sistêmico da ferida e pelo risco de desenvolver infecção invasiva. Para pacientes com lesões térmicas, as queimaduras de profundidade indeterminada (não queimaduras de terceiro grau) podem ser resolvidas com cuidado local da ferida por um período de 2 a 3 semanas. Evitar atrasos mais prolongados limitará a quantidade de cicatriz hipertrófica e contratura. Para todos os casos de enxerto de pele, o leito da ferida deve estar limpo de resíduos e de tecido desvitalizado, livre de qualquer evidência de infecção e oferecer vascularização adequada em sua base. Desbridamentos sequenciais e trocas de curativos podem ser necessários antes do enxerto de pele. Os problemas clínicos (incluindo estado nutricional) devem ser tratados de modo ideal.

ANESTESIA A anestesia local pode ser utilizada para excisões de pequenas áreas e áreas doadoras. Pode-se considerar o uso de anestesia regional se a ferida e o sítio doador estiverem no mesmo membro (p. ex., doador de panturrilha para uma queimadura no pé da extremidade inferior ipsilateral). Em casos de enxertos de pele mais extensos, costuma-se indicar a anestesia geral.

POSIÇÃO A posição do paciente é determinada pela localização do receptor e da área doadora proposta. Considerando que grandes áreas podem ser preparadas no campo, deve-se tomar cuidado para cobrir o paciente em todos os momentos para evitar a hipotermia.

PREPARO OPERATÓRIO A pele na área do sítio doador é preparada com uma solução antisséptica. Campos estéreis são aplicados. Então, uma pausa cirúrgica (*time out*) é executada.

DETALHES DO PROCEDIMENTO Vários dermátomos estão disponíveis para uso na obtenção de enxertos de pele de espessura parcial. A escolha depende do caso individual e da experiência do cirurgião. O método mais comum de coleta de enxertos de pele de espessura parcial é utilizar um dermátomo elétrico (FIGURA 3), embora seja possível realizar a coleta manual com bisturi para os pequenos enxertos. Nos casos de áreas doadoras irregulares, a infiltração de uma solução tumescente sob a pele pode proporcionar maior turgor do tecido, o que pode facilitar a coleta do enxerto e diminuir a perda de sangue.

DERMÁTOMOS ELÉTRICOS E DE AR COMPRIMIDO

A hemostasia deve estar completa na área receptora antes da aplicação do enxerto. Em seguida, realiza-se a medida do defeito a ser coberto. Normalmente, os defeitos de maiores dimensões (em centímetros) em ângulo reto entre si estimarão um retângulo aproximadamente equivalente. Os centímetros quadrados totais estimados podem, então, ser divididos pela largura da abertura no medidor de enxerto a ser usado, e o número resultante (mais 1 a 2 cm) será uma boa estimativa para o comprimento do enxerto para coleta. A obtenção do enxerto de pele é mais fácil de uma superfície plana e firme (p. ex., do dorso ou das coxas). A lâmina é verificada cuidadosamente, introduzida no dermátomo e fixada apertando-se os parafusos de retenção para a espessura do enxerto apropriada. A alavanca de controle é então girada para abrir completamente, permitindo ao operador observar o conjunto uniforme da lâmina; em seguida, a alavanca de controle é girada até a profundidade de enxerto desejada (FIGURA 3).

Uma fina camada de óleo mineral pode ser espalhada sobre a área doadora para garantir uma resistência uniforme à medida que o dermátomo passa sobre a pele. O dermátomo deve ser ligado antes de entrar em contato com a pele, que deve ser abordada em um ângulo de cerca de 45°. Uma vez que tenha envolvido a pele e avançado alguns centímetros, o dermátomo deve ser abaixado até um ângulo de aproximadamente 30°. O dermátomo é avançado até a obtenção do comprimento desejado de pele, e o motor é interrompido somente após o dermátomo ser levantado 1 a 2 cm perpendicularmente à superfície da pele.

Se o enxerto não for separado do local doador pelo dermátomo, uma tesoura pode ser utilizada para remover o enxerto do local. Deve-se considerar que a profundidade do enxerto coletado é influenciada por três fatores: (1) a fixação no dermátomo; (2) quanta pressão é aplicada perpendicularmente à superfície da pele (começando com aproximadamente 4,5 a 6,8 kg); e (3) se a tensão for aplicada ao enxerto por um auxiliar (FIGURA 4).

A qualidade do enxerto deve ser investigada durante a coleta, examinando-se o caminho do sítio doador. Um enxerto coletado mais profundamente pode mostrar a derme reticular com indícios de domos de gordura. Um enxerto de espessura insuficiente pode apresentar uma área doadora com um padrão serrilhado nas bordas ou manchas não coletadas. Ajustes podem ser feitos por meio de aumento ou diminuição da pressão descendente ou ajustes para a posição da alavanca de controle.

Se grandes áreas precisarem de enxerto, como em queimaduras extensas, o enxerto de pele poderá ser expandido por meio de um expansor (*mesher*) (FIGURAS 5 e 6) para aumentar a área de superfície enxertada em cada enxerto. As desvantagens das taxas da expansão em malha são aparência estética e resultados funcionais inadequados. Em geral, a expansão não deve ser aplicada para enxertia da face ou das mãos. Na maioria das aplicações, uma expansão acima de uma razão de 3:1 dificulta a manipulação do enxerto, com resultados mistos. A maioria das expansões em malha ocorre em uma razão de 1,5:1,0 (FIGURA 6A). Um enxerto que se sobreponha à pele intacta pode ser cortado após a introdução no local.

Embora os enxertos possam ser deixados sem fixação, uma das causas comuns de perda do enxerto é o cisalhamento mecânico. Existem várias técnicas para a fixação dos enxertos. Aplica-se uma fina camada de cola de fibrina com *spray*, e o enxerto é cuidadosamente introduzido no defeito. De modo alternativo (ou em combinação), o enxerto pode ser cuidadosamente suturado à pele adjacente com suturas interrompidas com fios absorvíveis (FIGURA 7). Uma camada não aderente de curativo é então aplicada (para facilitar a eventual remoção). Pode-se considerar, também, a incorporação de algum tipo de componente antimicrobiano (p. ex., pomada de antibiótico, irrigação com antibióticos ou curativo de prata de longa duração com propriedades não aderentes). Em seguida, um curativo externo é aplicado, com a intenção de que este aumente a segurança do enxerto subjacente. Para extremidades, um curativo acolchoado pode ser meticulosamente envolto na extremidade e, depois, coberto por uma bandagem elástica compressiva. Para outras áreas, o reforço pode aumentar a segurança do enxerto. Esse reforço pode ser criado amarrando suturas de seda 3-0 como nós aéreos após suturar a pele intacta da borda da ferida (não o enxerto de pele). As suturas individuais são colocadas ao redor da circunferência da ferida e amarradas entre si sobre uma almofada de algodão úmido e estéril. Outra técnica é usar um curativo de pressão negativa, colocado em baixa aspiração contínua, inserido sobre o enxerto com uma camada não aderente entre o enxerto e a compressa de curativo (FIGURA 8). A vantagem da segurança confiável fornecida pelos curativos de pressão negativa é que os pacientes podem desfrutar de uma amplitude de movimento ativa e imediata. A imobilização de articulações próximas ao enxerto recém-aplicado é importante para evitar o deslocamento. Portanto, deve-se considerar a aplicação intraoperatória de talas apropriadas. No entanto, o repouso rigoroso no leito não é obrigatório para a maioria dos pacientes que recebem enxertos cutâneos.

MANEJO DA ÁREA DOADORA

Existem várias opções para cobrir a área doadora, que se espera que cicatrize de maneira análoga às queimaduras de segundo grau. Qualquer um dos curativos de barreira contendo prata pode ser utilizado para cobrir a área doadora, com a vantagem de redução da dor nas trocas de curativo. De modo alternativo, pomadas antimicrobianas e curativos não aderentes podem ser aplicados e trocados diariamente.

CUIDADOS PÓS-OPERATÓRIOS O intervalo em que o curativo é trocado varia de acordo com o caso. Deve-se ter em mente que o melhor curativo geralmente é aquele colocado na sala de cirurgia – onde há mais suporte e o paciente está mais complacente. Esse fato deve ser ponderado em relação às preocupações relativas a possíveis infecções (p. ex., desenvolvimento de odores ou drenagem), bem como o potencial salvamento de enxertos, se reaplicados à superfície vital da ferida nas primeiras 24 horas (nos casos de cisalhamento ou formação de hematoma). Se houver preocupação de que o enxerto possa se beneficiar do exame precoce (p. ex., grande enxerto de pele sem malha), o enxerto deve ser avaliado no primeiro dia do pós-operatório. Quando um curativo de pressão negativa ou de reforço for utilizado, ele pode ser deixado no local por 3 a 5 dias (com base na preferência do cirurgião). Quando o curativo for trocado, a presença de uma coleção de líquido abaixo do enxerto não indica necessariamente a perda do enxerto. Deve-se realizar a incisão do enxerto sobre o acúmulo de líquido, que é drenado, e aplicar novamente um curativo por 24 a 48 horas. Após a cicatrização completa do enxerto, a aplicação diária de um creme hidratante ajudará a evitar a sua descamação e a torná-lo flexível. A área doadora deve cicatrizar em 10 a 14 dias e estar pronta para a coleta de novo enxerto, se necessário. ■

Capítulo 136 Enxerto Cutâneo   529

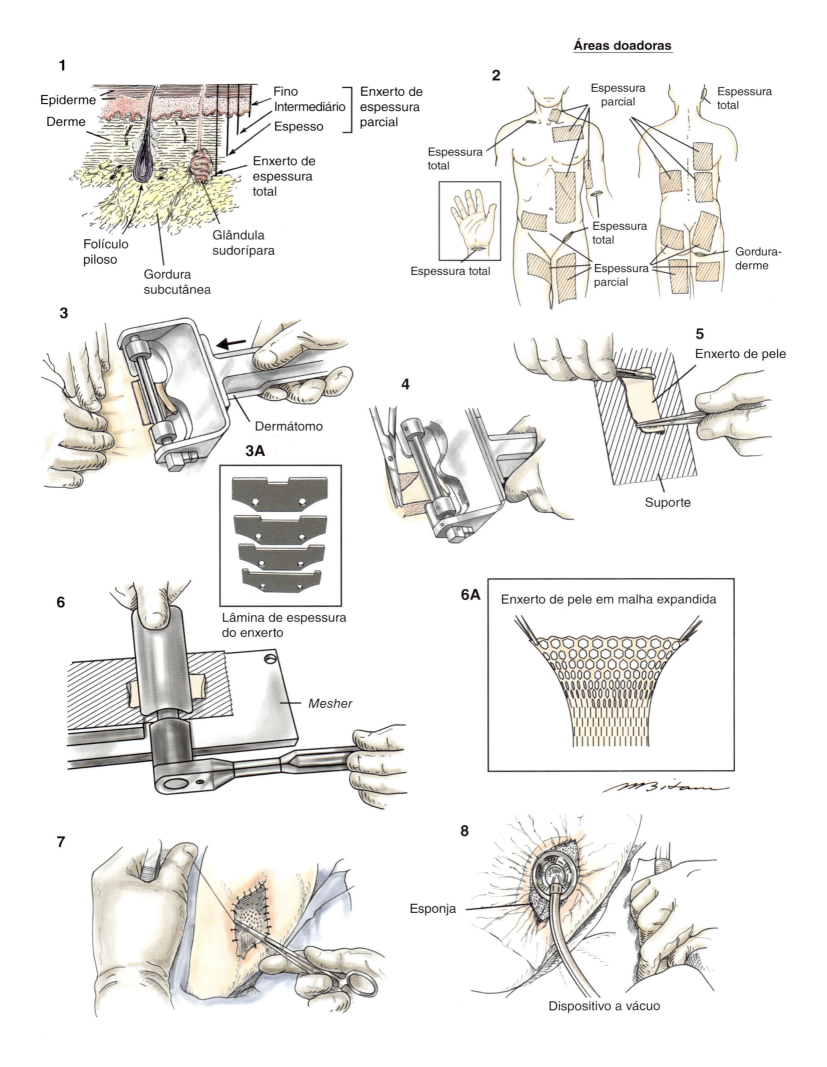

PARTE 13
PROCEDIMENTOS VASCULARES

CAPÍTULO 137

ENDARTERECTOMIA DE CARÓTIDA

INDICAÇÕES O papel da endarterectomia de carótida consiste na prevenção de acidentes vasculares encefálicos em pacientes com doença sistêmica do sistema vascular. As indicações para o procedimento são variadas; entretanto, a principal indicação é a ocorrência de isquemia transitória. Quando os sintomas de isquemia cerebral são transitórios, intermitentes e de autorresolução, os resultados da correção cirúrgica da área de estenose da carótida são excelentes. A operação pode ser considerada em alguns pacientes que se recuperaram de antigos acidentes vasculares encefálicos e que apresentam novos sintomas. A doença intracraniana leve com doença proximal grave constitui outra indicação para a endarterectomia carotídea. As duas principais indicações são a estenose assintomática de alto grau e a isquemia transitória.

Os exames de imagem do fluxo sanguíneo com ultrassom ecodoppler, com ou sem angiografia por ressonância magnética (ARM) ou angiografia contrastada, são utilizados para visualização do arco, das carótidas e dos vasos vertebrais. Isso possibilita uma documentação acurada de quaisquer áreas de estenose, bem como da extensão do suprimento sanguíneo colateral. A melhora cirúrgica é mínima em pacientes com oclusão completa da artéria carótida interna, e a operação não é recomendada para pacientes com oclusão estabelecida de longa duração. Há sempre o risco de aumento da lesão cerebral ou ocorrência de hemiplegia, de modo que o paciente e a sua família devem ser totalmente informados desses riscos.

Indica-se a realização de uma avaliação clínica completa do sistema cardiovascular, com atenção especial para as artérias coronárias. Outros problemas clínicos, incluindo diabetes melito, precisam estar sob controle completo. A incidência de acidente vascular encefálico é maior em pacientes com oclusão carotídea contralateral, e a endarterectomia de carótida bilateral em um tempo é desaconselhável, em virtude da incidência aumentada de complicações. Os dois procedimentos devem ser separados por um intervalo de pelo menos uma ou mais semanas. A cirurgia pode ser adiada em pacientes com acidentes vasculares encefálicos agudos, possibilitando, assim, a estabilização durante 4 a 6 semanas; entretanto, há evidências crescentes de que uma intervenção mais precoce pode estar indicada em casos específicos. Nessa ocasião, pode-se considerar a realização de exames de imagem e operação.

POSIÇÃO O paciente é colocado em decúbito dorsal, com a cabeça em ligeira extensão e voltada para o lado contralateral.

PREPARO OPERATÓRIO Após o preparo rotineiro da pele, o campo cirúrgico é preparado para expor o processo mastoide superiormente, o ângulo da mandíbula anteriormente, o manúbrio e a clavícula inferiormente e o músculo trapézio posteriormente. Então, uma pausa cirúrgica (*time out*) é executada.

INCISÃO E EXPOSIÇÃO A incisão é realizada ao longo da borda anterior do músculo esternocleidomastóideo, desde o processo mastoide até um ponto situado a dois terços da distância da articulação esternoclavicular (**FIGURA 1**). A incisão é realizada através do músculo platisma, expondo a borda anterior do músculo esternocleidomastóideo, que em seguida é afastado lateralmente para expor a bainha carótica. É preciso tomar cuidado para evitar que a extremidade superior da incisão fique demasiado longe anteriormente, onde o ramo marginal da mandíbula do nervo facial pode ser lesionado em seu trajeto logo inferior ao ramo horizontal da mandíbula. Essa lesão resulta em paralisia do lábio inferior. Na porção cefálica da incisão, o nervo auricular magno e os ramos sensitivos do plexo cervical frequentemente podem ser identificados e preservados se a exposição não estiver comprometida. A lesão desses nervos irá resultar em déficit sensitivo acometendo o lóbulo da orelha ou o ângulo da mandíbula. Neste momento, podem ser colocados afastadores autoestáticos com cuidado, de modo a proporcionar uma exposição máxima. O músculo omo-hióideo pode ser afastado inferiormente ou seccionado, de modo a

possibilitar a exposição da artéria carótica comum, dependendo da extensão necessária da cirurgia.

DETALHES DA TÉCNICA A anatomia do pescoço precisa ser claramente conhecida, de modo que se possa evitar a lesão inadvertida de nervos cranianos de localização próxima (**FIGURA 2**). O nervo vago situa-se dentro da bainha carótica, geralmente em posição posterolateral, e a sua lesão irá resultar em paralisia das cordas vocais. O nervo hipoglosso passa superficialmente pelas artérias carótidas, 1 a 2 cm cefalicamente à bifurcação da carótida; a sua lesão irá resultar em desvio da língua e disfagia. A alça cervical ramifica-se a partir do nervo hipoglosso quando cruza a artéria carótida interna e passa inferiormente para inervar os músculos infra-hióideos. Isso pode ser sacrificado sem consequências significativas, de modo a facilitar a exposição da parte mais distal da artéria carótida interna, permitindo que o nervo hipoglosso seja afastado com cuidado superiormente. O glomo carótico encontra-se no ponto de bifurcação da carótida. A dissecção nessa área pode resultar em hipotensão e bradicardia, efeitos cardiovasculares que podem ser bloqueados efetivamente pela injeção de lidocaína a 1% no glomo carótico. O nervo facial encontra-se na parte mais cefálica da incisão e deve estar bem fora do campo anteriormente (ver **FIGURA 2**).

Uma vez obtida a exposição descrita, a veia facial é seccionada, expondo a bifurcação da carótida (**FIGURA 3**). A bainha carótica é penetrada e aberta superior e inferiormente. Passa-se um fio para reparo em torno da artéria carótida comum proximalmente. Passa-se outro fio em torno da artéria carótida externa para facilitar a colocação posterior de uma pinça vascular. Passa-se, então, um fio para reparo ou uma ligadura com fio de seda 2-0 duplamente em torno da artéria tireóidea superior, como laçada de Potts para obter controle vascular. Em seguida, realiza-se a dissecção circunferencial da artéria carótida interna em um ponto 1 cm distal à doença palpável, sendo a artéria circundada com um fio para reparo. É preciso ter muita delicadeza e cuidado na realização dessa dissecção, de modo a evitar a embolização de placas.

Se forem utilizadas derivações seletivas, deve-se preparar o equipamento adequado de monitoramento (um transdutor, tubos de extensão e uma agulha calibre 22), que é cuidadosamente lavado com soro fisiológico heparinizado para eliminação das bolhas ou de resíduos particulados. São colocadas pinças através da artéria carótida externa e a artéria carótida comum, e, em seguida, coloca-se a agulha dentro da artéria carótida para medir a pressão de coto da carótida (**FIGURA 4**). As pressões de coto acima de 40 a 50 mmHg documentam fluxo sanguíneo colateral significativo e estão associadas a menor incidência de acidente vascular encefálico. É preciso ter cuidado quando houver placas extensas ou ulceradas, de modo a evitar a sua embolização com essa manobra. Alguns cirurgiões defendem o monitoramento eletroencefalográfico contínuo para avaliar a adequação do fluxo sanguíneo colateral e a necessidade de derivação intraluminal; outros escolhem uma derivação de rotina em todos os pacientes; e outros ainda podem escolher não efetuar nenhuma derivação, e alcançar resultados aceitáveis.

Atualmente, a heparina intravenosa é administrada pelo anestesiologista a critério do cirurgião. São colocadas pinças *bulldog* na artéria carótida interna, artéria carótida externa e artéria carótida comum em sequência. Em seguida, realiza-se uma incisão na superfície anterolateral da artéria carótida comum, logo abaixo da bifurcação. Utiliza-se a tesoura de Potts para alongar a incisão proximal e distalmente através da área selecionada para a endarterectomia (**FIGURA 5**). É preciso ter cuidado em estender a arteriotomia distalmente até um ponto além da extremidade da placa ateromatosa, de modo que a endarterectomia possa ser totalmente realizada sob visão direta. A incisão é realizada através da íntima espessada, alcançando o lúmen. A linha de clivagem encontra-se na média, deixando a adventícia e a média externa para fechamento, conforme indicado pelas setas (**FIGURA 6**). **CONTINUA** ▶

Capítulo 137 Endarterectomia de Carótida 533

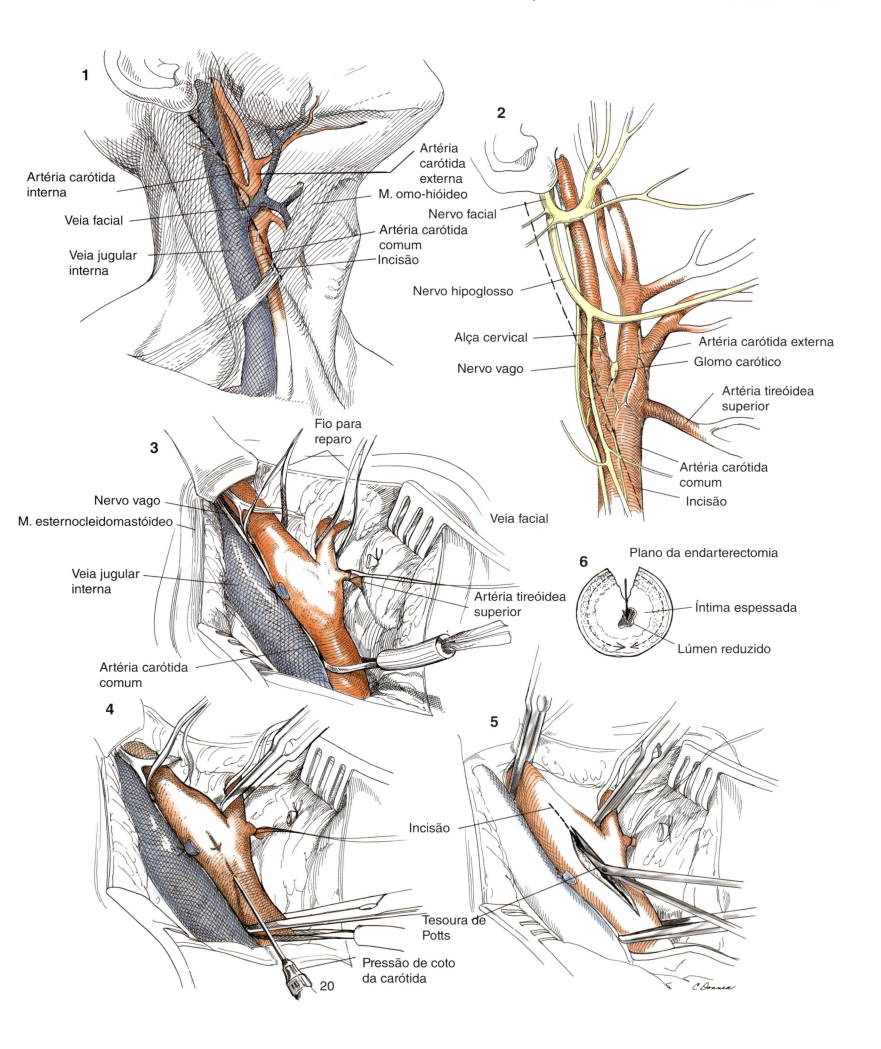

534 Parte 13 Procedimentos Vasculares

DETALHES DA TÉCNICA `CONTINUAÇÃO` Se for escolhida uma derivação intraluminal com *shunt* de Pruitt-Inahara, é necessário proceder a sua lavagem e preparo com antecedência. Lava-se com solução heparinizada através do acesso de irrigação, e são colocadas pinças hemostáticas nos ramos proximal e distal do *shunt,* diretamente adjacente ao acesso de irrigação. A extremidade distal é inserida em primeiro lugar, e o balão é delicadamente insuflado para bloquear o sangramento em torno do *shunt* (**FIGURA 7**). A pinça hemostática distal é aberta, e aspira-se o ramo distal através do ramo de irrigação para retirar todo o ar. Reaplica-se a pinça hemostática. Em seguida, a extremidade proximal do *shunt* é inserida na artéria carótida comum, e o balão é cuidadosamente insuflado, de modo a evitar qualquer fluxo anterógrado em torno do *shunt* (**FIGURAS 8** e **9**). Deve-se evitar a hiperinsuflação para prevenir a laceração da íntima ou o prolapso do balão sobre a extremidade do *shunt* e oclusão do fluxo. Retira-se a pinça hemostática proximal, e o ramo é aspirado através do acesso de irrigação para retirada de quaisquer bolhas de ar ou resíduos. O processo de aspiração deve ser repetido mais uma vez, e as pinças hemostáticas são retiradas para estabelecer o fluxo através do *shunt*. O *shunt* é verificado com o Doppler para garantir o fluxo, e, em seguida, inicia-se a endarterectomia. Com experiência e planejamento, a colocação desse *shunt* não deve consumir mais de 60 a 90 segundos.

A endarterectomia é iniciada na parte distal da artéria carótida comum, utilizando um elevador de Freer, espátula romba ou pinça hemostática mosquito. O plano adequado de endarterectomia é habitualmente identificado com facilidade na parte média a externa da média, deixando uma parede arterial lisa, brilhante e castanho-avermelhada (**FIGURA 10**).

Essa dissecção é continuada com muito cuidado, na tentativa de elevar a placa circunferencialmente. Com frequência, é valioso utilizar uma pinça em ângulo reto com ponta romba (**FIGURA 11**). Em seguida, a placa é seccionada proximalmente com a tesoura de Potts, de modo a facilitar a exposição. Prossegue-se com a endarterectomia distalmente, de modo meticuloso, tendo o cuidado de manter um único plano da endarterectomia. O aspecto mais importante do procedimento consiste no delicado descolamento da endarterectomia no limite distal da placa ateromatosa. Não se pode tolerar nenhum retalho ou saliência, visto que uma falha técnica irá resultar em dissecção após a restauração do fluxo anterógrado, com trombose subsequente e provável catástrofe neurológica. De modo semelhante, retira-se a placa do orifício da carótida externa por meio de endarterectomia por eversão, possibilitando a retirada da peça (**FIGURA 12**). Todos os fragmentos residuais são retirados cuidadosamente com pinça, em direção circunferencial. Uma compressa de Kittner também pode ser útil para limpar o campo dos resíduos. Utiliza-se soro fisiológico heparinizado para irrigar o campo, possibilitando a retirada livre do coágulo. A irrigação forçada distalmente pode revelar a elevação de um retalho distal, que pode exigir atenção ou sutura de alinhavo (**FIGURA 13**). `CONTINUA`

Capítulo 137 Endarterectomia de Carótida 535

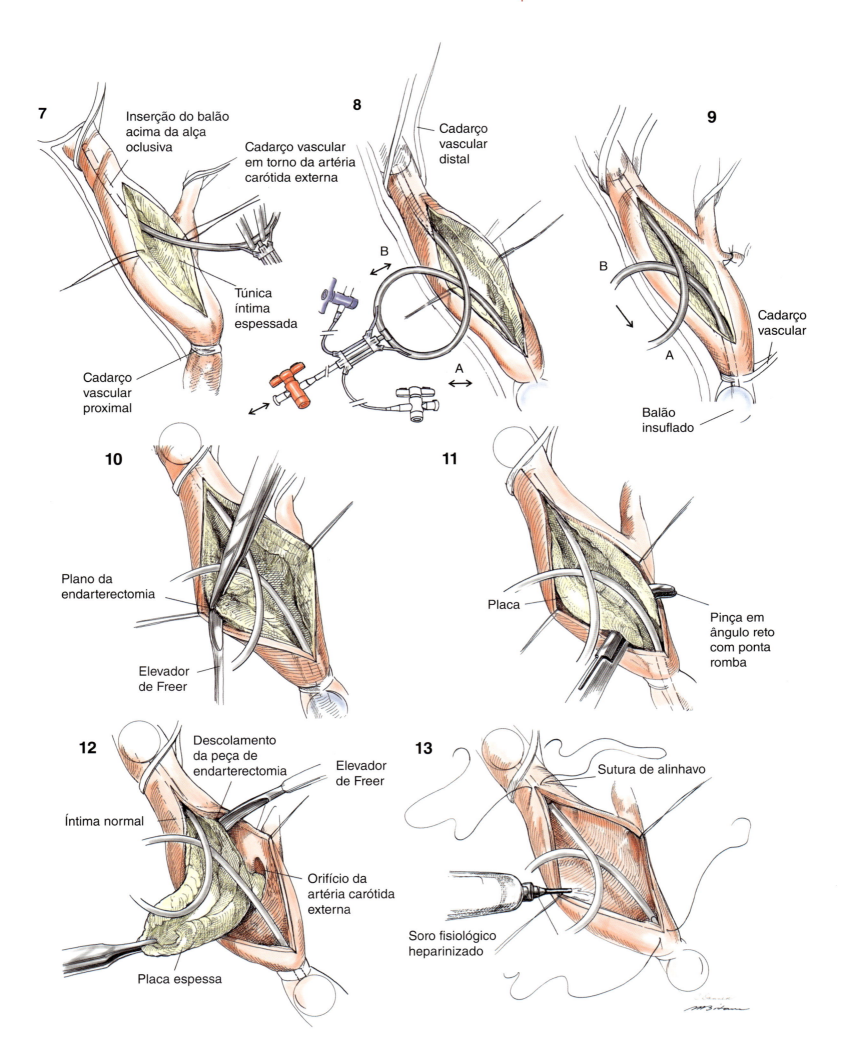

DETALHES DA TÉCNICA **CONTINUAÇÃO** Com frequência, haverá necessidade de suturas de alinhavo para prevenir a dissecção subintimal (FIGURA 14). Essas suturas de colchoeiro verticais com fio de polipropileno 7-0 são colocadas a intervalos, circunferencialmente, utilizando suturas de dupla extremidade passadas de dentro para fora e amarradas externamente (ver FIGURA 14).

Em certas ocasiões, uma artéria excepcionalmente grande com comprimento curto de arteriotomia pode ser fechada primariamente, mas a técnica preferida para fechamento é a angioplastia com *patch* com material protético (dácron, PTFE ou pericárdio bovino) ou veia autóloga. Em ambas as extremidades, são colocadas suturas de colchoeiro com agulhas duplas com fio de polipropileno 6-0 (FIGURA 15). Ambas as agulhas da sutura de cada extremidade passam através do *patch* de fora para dentro e, em seguida, do lúmen para fora da artéria carótida, onde são amarrados os nós (FIGURA 16). Isso proporciona uma alça de base larga que ancora o enxerto. A sutura B' inferior ou proximal segue superiormente de modo contínuo no lado medial do enxerto, sendo amarrada a A' (ver FIGURA 16). Em seguida, as suturas A e B são feitas em direção ao ponto médio do lado lateral da arteriotomia (FIGURA 17). Quando faltar aproximadamente 1 cm de arteriotomia a ser fechado na porção média da incisão, os balões são esvaziados, e o *shunt* é pinçado com uma pinça hemostática mosquito reta. Um fluxo de entrada e refluxo rápidos são permitidos, de modo a lavar a área, à medida que são retiradas as duas extremidades do *shunt*, primeiro distalmente e, em seguida, proximalmente (FIGURA 18). As pinças *bulldog* são reaplicadas, ou as alças vasculares são apertadas de modo a proteger contra o sangramento ativo. Em seguida, o restante da arteriotomia é rapidamente fechado, tendo muito cuidado para lavar a região, retirando os restos particulados e o ar (ver FIGURA 18). Após finalizar o fechamento, as pinças são retiradas em uma ordem específica: artéria carótida externa, artéria carótida comum e, por fim, artéria carótida interna. Essa sequência reduz ao máximo a possibilidade de embolização cerebral, permitindo a passagem dos êmbolos potenciais para o sistema da carótida externa, de preferência. Uma vez concluída, a endarterectomia deve ter hemostasia completa, sem estenose residual (FIGURA 19).

Após concluir o procedimento, realiza-se um ultrassom Doppler ou duplex para verificar a desobstrução do fluxo sanguíneo. Qualquer suspeita de trombose recorrente é uma indicação urgente para reabrir a arteriotomia e retirar o trombo. Por fim, muitos cirurgiões mantêm o paciente no centro cirúrgico até que estejam acordados, sem qualquer déficit neurológico. Em caso de qualquer alteração neurológica, o sítio operatório é imediatamente reexplorado.

FECHAMENTO Deve-se obter hemostasia meticulosa para evitar qualquer hematoma cervical e possível comprometimento respiratório em consequência de compressão da traqueia. Caso se tenha utilizado a heparinização, pode-se administrar sulfato de protamina para reverter a anticoagulação. A ferida é fechada em planos, aproximando o músculo esternocleidomastóideo e a fáscia cervical, o músculo platisma e a pele. Pode-se colocar um pequeno dreno de Silastic® de aspiração fechada pela margem inferior da incisão, a critério do cirurgião.

CUIDADOS PÓS-OPERATÓRIOS Pode ocorrer sangramento da ferida em consequência de anticoagulação excessiva, hemostasia inadequada, perda pela linha de sutura ou hipertensão pós-operatória. Pode ocorrer obstrução da traqueia, exigindo intubação endotraqueal. A reexploração da ferida pode estar indicada para evacuação do hematoma.

Os efeitos da lesão nos nervos sensitivos, bem como motores, podem variar desde perda mínima da sensibilidade da pele até ptose do ângulo da boca, devido à lesão do ramo marginal do nervo facial. O paciente deve permanecer sob monitoramento fisiológico e avaliação neurológica no período pós-operatório. Deve-se evitar a ocorrência de hipotensão pós-operatória por meio de reposição adequada de sangue e líquidos. É preciso considerar as complicações do excesso de medicação e cardiovasculares. De modo semelhante, é preciso evitar a hipertensão, devido ao perigo de acidente vascular encefálico agudo ou ruptura do fechamento arterial. O paciente deve ser avaliado quanto à deglutição normal antes da alimentação e da alta. ■

Capítulo 137 Endarterectomia de Carótida

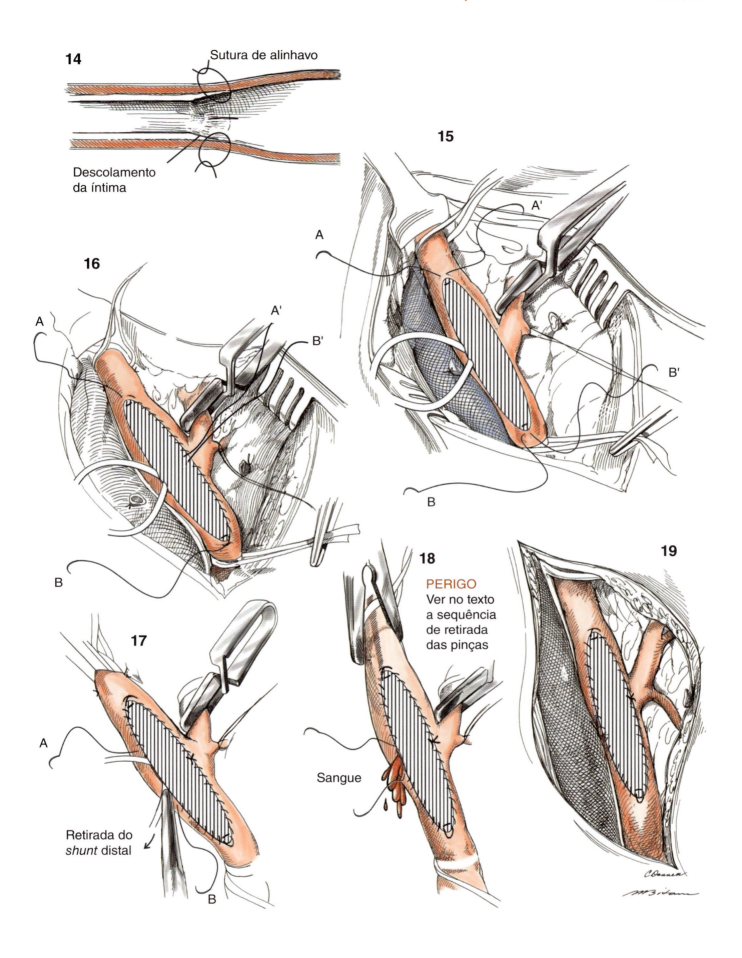

CAPÍTULO 138 — ACESSO VASCULAR, FÍSTULA ARTERIOVENOSA

INDICAÇÕES A indicação mais comum para a criação de uma fístula arteriovenosa (AV) é a insuficiência renal exigindo hemodiálise crônica. É preferível a criação de uma fístula nativa, embora possa haver necessidade de material protético se não for encontrada uma veia apropriada.

PREPARO PRÉ-OPERATÓRIO O objetivo é realizar uma fístula AV antes de o paciente iniciar a diálise. No dia da cirurgia, os eletrólitos devem ser determinados para verificar a ausência de hiperpotassemia. Muitos pacientes são diabéticos, e indica-se um monitoramento rigoroso dos níveis de glicemia durante o procedimento. São administrados antibióticos profiláticos dentro de 1 hora após a incisão. Uma dose única é habitualmente suficiente. Em pacientes com sistema venoso superficial pouco definido, deve-se realizar um mapeamento venoso ultrassônico com *duplex scan* no pré-operatório, a fim de definir a anatomia.

ANESTESIA Os pacientes que necessitam de hemodiálise crônica são considerados de alto risco para a anestesia geral. Um bloqueio axilar do lado que irá ser utilizado proporciona uma excelente anestesia regional. Se não for possível efetuar uma anestesia regional, a anestesia local constitui uma opção válida.

POSIÇÃO O paciente é colocado em decúbito dorsal. O braço a ser utilizado para a realização da fístula é colocado sobre um suporte para braço (**FIGURA 1**). O braço oposto pode ser mantido ao lado do corpo com um lençol ou colocado sobre um suporte.

PREPARO OPERATÓRIO Realiza-se a tricotomia. O braço é preparado circunferencialmente, desde os dedos até a axila. Após a colocação do campo, utiliza-se meia de malha estéril sobre o braço, cobrindo os dedos e o braço até a axila (**FIGURA 2**). Então, uma pausa cirúrgica (*time out*) é executada.

DETALHES DA TÉCNICA O cirurgião palpa o pulso radial. A localização da incisão é planejada (**FIGURA 3**). Realiza-se uma incisão vertical no antebraço, próximo ao punho e lateral ao pulso radial (**FIGURA 4**). Uma vez realizada a incisão até o tecido subcutâneo profundo, são utilizados afastadores autoestáticos. Utiliza-se uma dissecção cortante e romba para identificar a veia cefálica. A veia é esqueletonizada por uma distância de 2 a 3 cm. É circundada com alças vasculares, proximal e distalmente. Os ramos laterais da veia são ligados com fio de seda 4-o (**FIGURA 5**). Em seguida, a artéria radial é dissecada por uma distância de 2 a 3 cm. Existe uma veia em qualquer lado da artéria radial, que pode ser ligada ou liberada da artéria. A artéria é circundada com alças vasculares, proximal e distalmente. Os ramos laterais são ligados, se necessário, com fio de seda 4-o. Ambos os vasos devem ser livremente mobilizados para possibilitar uma anastomose sem tensão. A artéria e a veia são, então, circundadas com um único cadarço vascular, tanto proximal quanto distalmente, de modo a possibilitar o alinhamento das estruturas (**FIGURA 6**).

Realiza-se uma flebotomia longitudinal na veia cefálica com uma lâmina número 11, que é ampliada para 1 cm com tesoura íris. A veia é dilatada até 3,5 mm, e um cateter de Silastic® é inserido cefalicamente para assegurar a permeabilidade da veia. A veia é irrigada com soro fisiológico heparinizado (**FIGURA 7**).

Administra-se heparina intravenosa ao paciente. São colocadas pinças *bulldog* curvas ou retas finas proximal e distalmente na artéria radial. Realiza-se uma arteriotomia longitudinal de 1 cm. Em alguns casos, a parede arterial pode estar muito calcificada, e haverá necessidade de cateterismo da artéria proximalmente para assegurar a sua permeabilidade. Uma vez estabelecida a permeabilidade, reaplica-se a pinça tipo *bulldog* proximal. A artéria e a veia são alinhadas. Em seguida, cria-se uma anastomose laterolateral entre a veia cefálica e a artéria radial, utilizando suturas contínuas com fio monofilamentar não absorvível 6-o. A agulha no lado arterial deve ser passada da superfície endotelial para fora, assegurando que o endotélio seja incluído (**FIGURAS 8** e **9**). A agulha B' (**FIGURA 8**) é passada de volta para o lúmen e, em seguida, deve correr continuamente na parede posterior – começando sempre na íntima da artéria. Por fim, o fio é amarrado externamente ao fio A (**FIGURA 10**). A agulha A' é passada de volta para dentro do lúmen e, em seguida, deve correr continuamente na parede anterior. Quando a anastomose estiver quase concluída, a pinça *bulldog* proximal é liberada provisoriamente para assegurar a chegada do fluxo e a eliminação de qualquer coágulo. De modo semelhante, a pinça *bulldog* distal é liberada de modo a assegurar um sangramento retrógrado e a eliminação de qualquer coágulo e fragmentos (**FIGURA 11**). Em seguida, a sutura é amarrada. As alças vasculares são liberadas na veia, e as pinças *bulldog* distal e proximal são retiradas da artéria radial. A veia proximal à anastomose é então palpada à procura de um frêmito para determinar a sua permeabilidade. A ausência de frêmito pode indicar a existência de algum problema técnico, devendo-se reexplorar a anastomose. Essa exploração é realizada por meio de uma pequena venotomia da veia cefálica distal à anastomose, e utiliza-se um dilatador para explorar a anastomose, bem como a artéria e a veia. É importante proceder à ligadura da veia cefálica distal à anastomose, habitualmente com fio de seda duplo 2-o (**FIGURA 12**).

Após a ligadura, o vaso é transeccionado, o que libera qualquer tensão sobre a anastomose e reduz a incidência de hipertensão venosa da mão. Verifica-se novamente a ocorrência de frêmito. De modo alternativo, a veia pode ser ligada distalmente e seccionada antes de realizar a anastomose. A veia final é espatulada e depois suturada ao lado da artéria. Consulte a técnica descrita nas **FIGURAS 17** a **19** no Capítulo 145. Obtém-se a hemostasia, e as camadas subcutâneas são fechadas com sutura separada com fio absorvível 4-o. A pele é fechada com sutura subcuticular contínua com fio absorvível 4-o. Em seguida, coloca-se um curativo estéril.

CUIDADOS PÓS-OPERATÓRIOS O paciente recebe alta no dia do procedimento. Se houver necessidade, a diálise é continuada pelo acesso temporário obtido antes da operação. Em certas ocasiões, pode haver necessidade de ligadura de um ramo venoso lateral, criando um desvio de fluxo. Em geral, são necessárias 6 semanas para que a fístula AV amadureça e esteja pronta para uso para a hemodiálise. ■

Capítulo 138 Acesso Vascular, Fístula Arteriovenosa

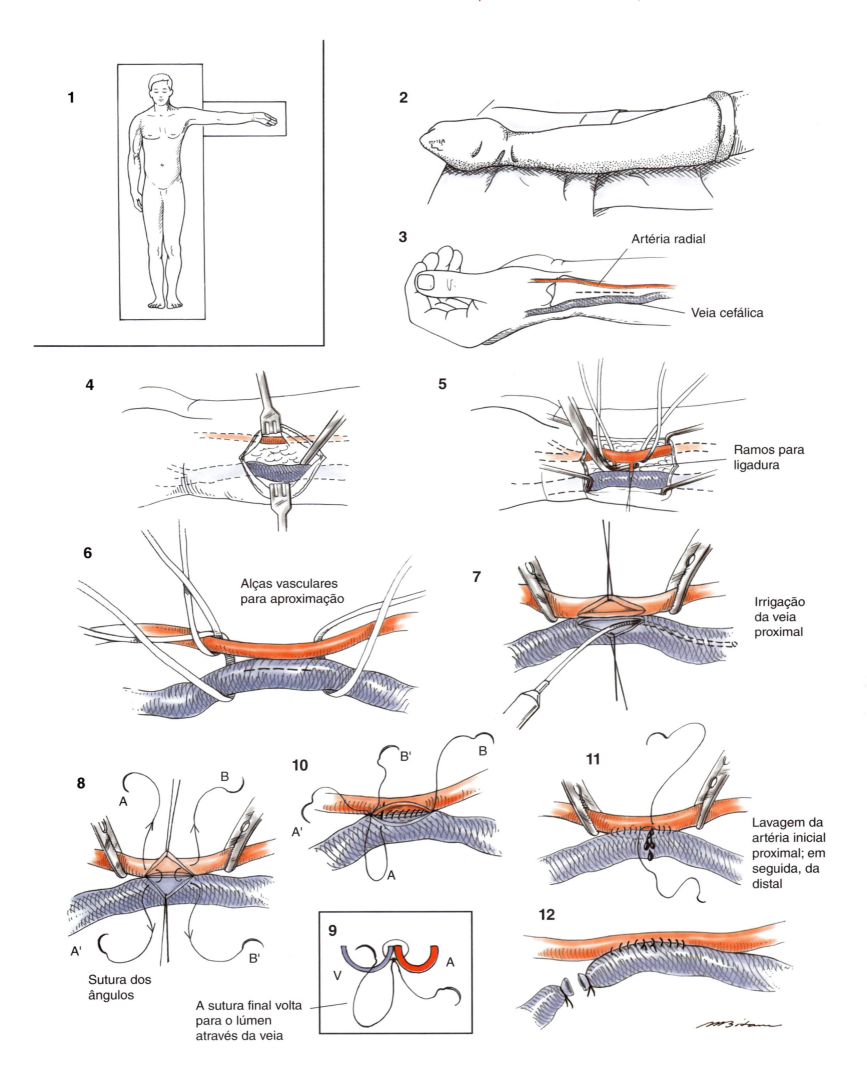

CAPÍTULO 139
ACESSO VENOSO, COLOCAÇÃO DE ACESSO, VEIA JUGULAR INTERNA

INDICAÇÕES A indicação mais comum consiste na administração de quimioterapia ou em suporte para nutrição parenteral a longo prazo. Para essas finalidades, utiliza-se habitualmente um acesso. Para tratamentos a curto prazo, as alternativas incluem um cateter venoso central tunelizado e um cateter central inserido perifericamente (PICC).

PREPARO PRÉ-OPERATÓRIO Em geral, a operação é realizada em ambiente ambulatorial. Os eletrólitos e as provas de coagulação devem ser verificados antes do procedimento. Se o paciente já tiver usado cateteres centrais, deve-se obter uma cuidadosa anamnese, visto que isso ajudará na escolha do local. O ultrassom transcutâneo pode ajudar na localização da veia. Uma dose única de antibiótico pré-operatório proporciona profilaxia.

ANESTESIA Preferem-se sedação moderada e anestesia local.

POSIÇÃO O paciente é colocado em decúbito dorsal. Deve-se dispor de fluoroscopia. Os braços são mantidos ao lado do corpo.

PREPARO OPERATÓRIO Realiza-se a tricotomia. O lado escolhido do pescoço/parte superior do tórax é preparado, e colocam-se os campos utilizando uma técnica de barreira estéril máxima. Então, uma pausa cirúrgica (*time out*) é executada.

DETALHES DA TÉCNICA A veia jugular interna pode ser mais segura do que o acesso da veia subclávia. A veia jugular interna é de localização posterior ao músculo esternocleidomastóideo (**FIGURA 1**). Em geral, o seu acesso é obtido por via percutânea. Este capítulo demonstra a canulação da veia jugular interna direita.

Realiza-se um ultrassom preliminar do lado direito do pescoço, a fim de documentar a permeabilidade da veia jugular interna. Com orientação ultrassônica em tempo real e utilizando uma técnica de Seldinger modificada, realiza-se uma pequena incisão na pele do pescoço com lâmina número 15, e a veia jugular interna é canulada com uma agulha de pequeno calibre (**FIGURA 2A**). Após a retirada da seringa, o cirurgião coloca um fio-guia flexível (**FIGURA 2B**). A agulha é retirada, e, sobre esse fio, coloca-se um dilatador 5 French para criar um trajeto (**FIGURA 3**). Realiza-se uma incisão transversal de 3 a 4 cm no lado direito da parte superior do tórax, a uma distância de dois dedos abaixo da clavícula. Realiza-se uma dissecção romba para criar uma bolsa subcutânea sobre a fáscia do músculo peitoral para o reservatório (**FIGURA 4**). O cateter Silastic® preso a um estilete de metal é avançado através dos tecidos subcutâneos, desde a incisão no tórax superior direito até a incisão no pescoço (**FIGURA 4**). O dilatador 5 French é

trocado sobre um fio por um introdutor com bainha removível (**FIGURA 5**). O dilatador e o fio são retirados do introdutor. O cateter de Silastic® é avançado através da bainha removível (**FIGURA 6**) e é posicionado sob fluoroscopia, com a sua extremidade no átrio direito (**FIGURA 7**). Mantendo o cateter em posição com uma pinça (**FIGURA 6**), a bainha é removida tracionando-a lateralmente até que seja totalmente separada e liberada. O cateter é cortado na bolsa, e a cápsula deslizante é colocada sobre o cateter. O cateter é empurrado até os canhões da câmara (**FIGURA 8A**), e a cápsula é deslizada sobre o cateter, de modo a estabelecer a sua fixação no canhão (**FIGURA 8B**).

Imediatamente após a sua colocação, cada um dos acessos é aspirado e lavado para verificar a sua permeabilidade. Se for encontrada qualquer resistência, deve-se suspeitar de obstrução do cateter no local de inserção da veia, do túnel ou da junção do cateter com o reservatório. Esses locais devem ser inspecionados. Deve-se verificar a posição do cateter com a sua extremidade no átrio direito por fluoroscopia. Em seguida, o reservatório é fixado à fáscia do músculo peitoral com fio monofilamentar não absorvível. O tecido subcutâneo da bolsa do reservatório é fechado por meio de sutura separada com fio absorvível 3-0. O acesso precisa ser facilmente palpável, e, nos pacientes muito obesos, pode ser necessário reduzir a gordura subcutânea diretamente sobre o acesso. As bordas da pele são aproximadas com sutura subcuticular contínua com fio absorvível 4-0. A incisão cervical é fechada utilizando uma sutura subcuticular com fio absorvível 4-0, e o acesso é verificado quanto ao fluxo tanto para infusão quanto para aspiração, e, em seguida, instila-se uma solução diluída de heparina. A configuração final é mostrada na **FIGURA 9**, e todo o pessoal que usar esse acesso precisa lembrar a necessidade de utilizar agulhas especiais que não cortem nem retirem partes de um segmento da cúpula do acesso de Silastic® quando inseridas no acesso.

De modo alternativo, pode-se ter acesso ao sistema venoso central por meio da veia subclávia, conforme mostrado no Capítulo 140. Nessa operação, o local cutâneo de entrada da subclávia é aberto alguns milímetros, e cria-se um túnel com uma pequena pinça hemostática até a bolsa do local de acesso. Pode ser necessário afastar a gordura subcutânea na entrada, de modo a permitir que o cateter de Silastic® arredonde esse ângulo, sem angulação obstrutiva. O restante do procedimento é igual, exceto pela necessidade de fechar essa incisão cutânea com algumas suturas subcuticulares com fio absorvível, seguido de fitas adesivas. Em seguida, o acesso é aspirado, verificado quanto ao fluxo livre em ambas as direções e, por fim, instilado com uma solução diluída de heparina. ■

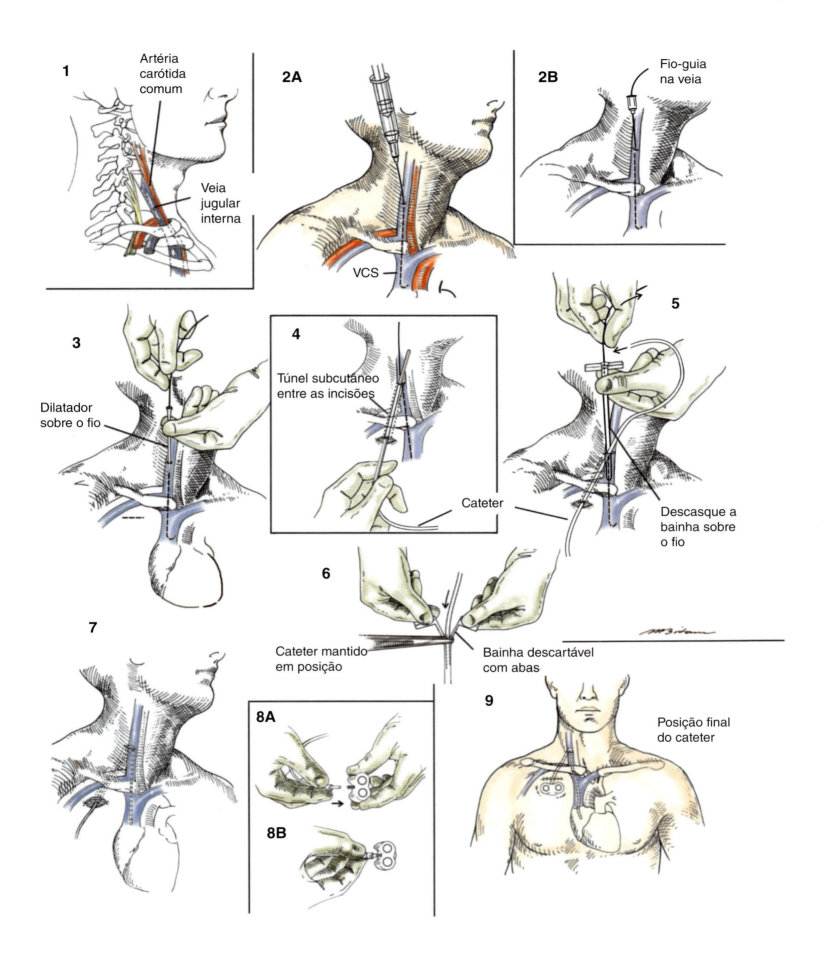

CAPÍTULO 140

ACESSO VENOSO, CATETER VENOSO CENTRAL, VEIA SUBCLÁVIA

INDICAÇÕES A indicação mais comum consiste na administração a curto prazo (7 a 10 dias) de líquidos, eletrólitos, antibióticos ou outros medicamentos parenterais concentrados que não sejam bem tolerados nas veias periféricas. A ausência de veias periféricas adequadas e o conforto do paciente constituem indicações alternativas, assim como a incapacidade de colocar um cateter central inserido perifericamente (PICC).

PREPARO PRÉ-OPERATÓRIO O procedimento pode ser realizado à beira do leito, no centro cirúrgico ou em um ambiente ambulatorial. Os eletrólitos e as provas de coagulação devem ser verificados antes do procedimento. Se o paciente já tiver usado previamente cateteres centrais, deve-se obter uma história cuidadosa, visto que isso irá ajudar a escolher o local. O ultrassom transcutâneo pode ajudar na localização da veia.

ANESTESIA Preferem-se sedação moderada e anestesia local.

POSIÇÃO O paciente é colocado em decúbito dorsal e os braços são mantidos ao lado do corpo. Deve-se dispor de fluoroscopia.

PREPARO OPERATÓRIO Realiza-se a tricotomia. O lado escolhido do pescoço e a parte superior do tórax são preparados e são colocados os campos utilizando a técnica estéril máxima. Então uma pausa cirúrgica (*time out*) é executada.

DETALHES DA TÉCNICA As FIGURAS 1 e 2 mostram a anatomia relevante da veia subclávia. Pode ser cateterizada do lado direito ou esquerdo. Este capítulo mostra o cateterismo pelo lado direito. À direita, a veia subclávia segue um trajeto atrás do terço medial da clavícula e une-se com a veia jugular interna para drenar na veia cava superior. Situa-se anterior e inferiormente à artéria subclávia. O ápice do pulmão direito situa-se por trás dos vasos. Utiliza-se o ultrassom para confirmar a permeabilidade da veia e a sua localização. A mesma técnica de Seldinger modificada é utilizada, conforme descrito no Capítulo 139. O paciente é colocado em decúbito dorsal. Coloca-se uma toalha ou lençol enrolado na área interescapular, de modo a permitir que o ombro caia de lado, afastando-se da região infraclavicular (FIGURAS 1 e 3). O paciente é colocado em uma posição de Trendelenburg de 20° (cabeça para baixo), a fim de reduzir ao máximo o risco de embolia gasosa e aumentar o tamanho da veia. Gira-se a cabeça ligeiramente para o lado oposto. Após a aplicação de anestésico local para incluir o periósteo da clavícula, a veia subclávia é cateterizada com uma agulha de pequeno calibre (FIGURA 3). Pode-se utilizar a orientação ultrassônica para proporcionar assistência. Um acidente anatômico fundamental é o ponto a uma distância da largura de um dedo lateral à junção da porção e terço medial da clavícula. A agulha é introduzida neste ponto e passada ao longo de uma linha reta em direção à articulação esternoclavicular, em um plano paralelo à parede torácica. Um fio-guia flexível é introduzido na agulha (FIGURA 4) e, se for observada qualquer arritmia, retira-se o fio até que o eletrocardiograma retorne a seu padrão habitual. Verifica-se a posição do fio por fluoroscopia. Um cateter de triplo lúmen é passado sobre o fio-guia (FIGURA 5). São aplicados um antisséptico tópico e um curativo seco estéril sobre o local de entrada. O canhão e as abas do cateter são fixados à pele do tórax com suturas de fio não absorvível fino (FIGURA 6). Obtém-se uma radiografia de tórax para verificar a posição do cateter e descartar a possibilidade de complicações, como pneumotórax. ■

Capítulo 140 Acesso Venoso, Cateter Venoso Central, Veia Subclávia

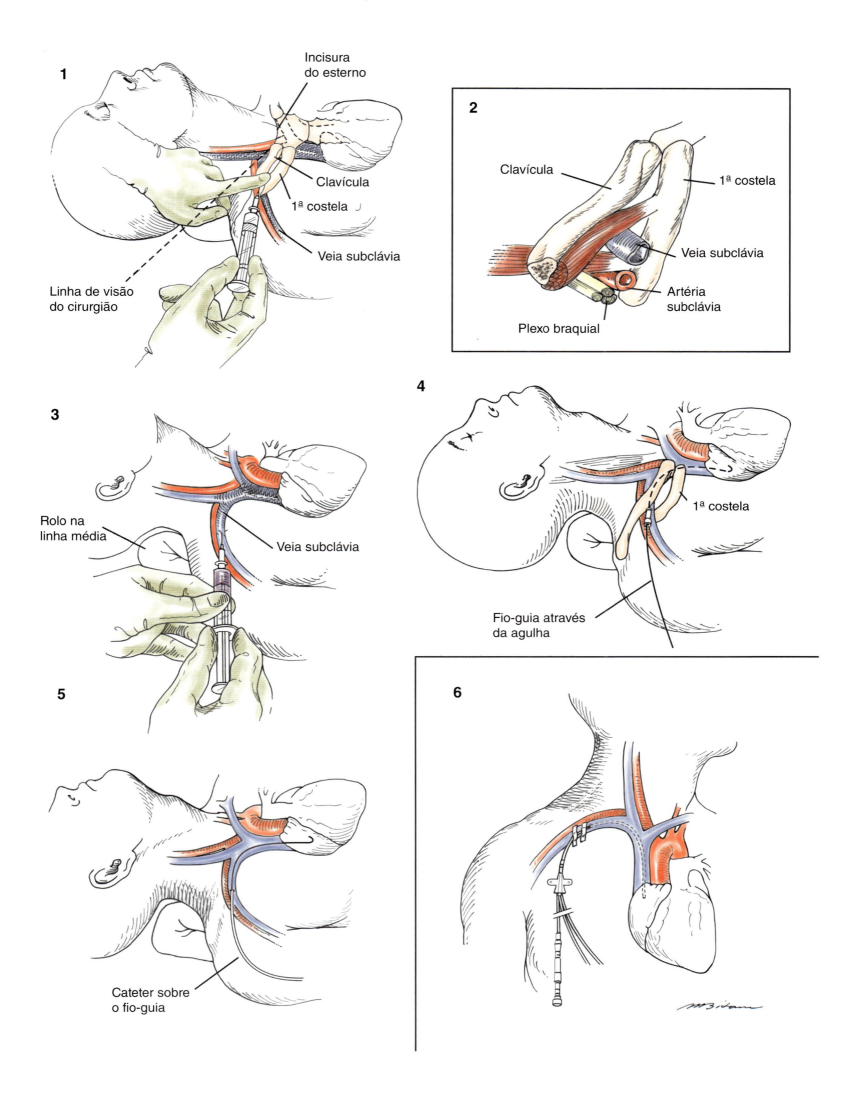

CAPÍTULO 141 — RESSECÇÃO DE ANEURISMA DA AORTA ABDOMINAL

INDICAÇÕES Os aneurismas da parte abdominal da aorta que ocorrem distalmente às artérias renais devem geralmente ser ressecados. Isso é particularmente verdadeiro se estiverem aumentando, de 5,5 cm ou mais nos homens e de 5,0 a 5,4 cm ou mais nas mulheres, provocando dor, ou se houver evidências de ruptura iminente ou real. Em pacientes de alto risco com pequenos aneurismas de menos de 5 cm de diâmetro, a observação pode constituir a melhor conduta. Muitos aneurismas são corrigidos por técnicas endovasculares, porém uma operação aberta é uma alternativa aceitável e, algumas vezes, necessária. Embora a cirurgia seja de magnitude considerável, a mortalidade prevista associada a ruptura espontânea e exsanguinação de um aneurisma é tal que justifica o risco da cirurgia na maioria dos pacientes. As operações de emergência podem oferecer a única possibilidade de sobrevida do paciente se houver sinais de extravasamento ou ruptura do aneurisma. Uma história pregressa de doença arterial coronariana não representa uma contraindicação para a cirurgia.

PREPARO PRÉ-OPERATÓRIO A tomografia computadorizada (TC) é que melhor define o tamanho e o contorno desses aneurismas. A ultrassonografia transabdominal constitui uma boa ferramenta de rastreamento, porém a TC define melhor o tamanho e a extensão proximal e distal. Deve-se realizar uma aortografia se houver qualquer dúvida sobre a extensão do aneurisma, doença oclusiva distal e suspeita de doença vascular renal ou insuficiência mesentérica. Realiza-se uma avaliação cardíaca completa com eletrocardiograma, ecocardiograma e prova de esforço.

Na ressecção eletiva de aneurisma, o preparo pré-operatório consiste em esvaziamento do intestino grosso por meio de administração de catártico leve. Administra-se uma carga hídrica de soluções cristaloides, aproximadamente 100 a 150 mℓ por hora, na noite anterior à cirurgia se o paciente estiver internado. Inicia-se a cobertura antibiótica intravenosa 1 hora antes da incisão prevista. Um tubo nasogástrico é inserido e inicia-se a drenagem vesical constante para acompanhar de modo acurado o débito urinário a cada hora, particularmente durante o período pós-operatório imediato. São colocados cateteres para monitoramento venoso central e arterial, enquanto um cateter de Swan-Ganz e a ecografia transesofágica intraoperatória podem ser úteis nos casos cardíacos complexos.

ANESTESIA A anestesia geral com intubação endotraqueal é habitual. A linha arterial possibilita uma avaliação instantânea das alterações da pressão arterial e podem-se obter amostras para gasometria, quando necessário. Vários cateteres de grande calibre (calibre 16) devem ser colocados intravenosamente para o controle adequado da reposição hídrica e de sangue, incluindo um acesso venoso central.

POSIÇÃO O paciente é colocado em uma posição com a cabeça ligeiramente para baixo, de modo a ajudar no afastamento natural do intestino delgado da região do abdome inferior. Os cateteres intravenosos são fixados em ambos os braços e adequadamente protegidos para impedir qualquer deslocamento. O cateter uretral é conectado a uma bolsa de drenagem constante. Como é necessário verificar os pulsos pediosos antes e depois da colocação da prótese, é preciso proporcionar algum tipo de suporte nos pés e no terço inferior das pernas para ajudar na avaliação das pulsações arteriais.

PREPARO CIRÚRGICO Os pelos abdominais são removidos com depilador elétrico. O abdome é preparado e coberto de acordo com as especificações do cirurgião. Então, uma pausa cirúrgica (*time out*) é executada.

INCISÃO E EXPOSIÇÃO Realiza-se uma incisão mediana ampla desde o processo xifoide até o púbis (**FIGURA 1**). Muitos cirurgiões utilizam um grande afastador em anel aberto para exposição. Esse afastador é fixado à grade lateral da mesa cirúrgica e possibilita a colocação de vários afastadores ajustáveis individualmente, curvos ou angulados.

DETALHES DA TÉCNICA Após uma rápida palpação e visualização da aorta e confirmação do diagnóstico de aneurisma, são tomadas medidas para esvaziar a cavidade abdominal em relação ao intestino delgado. A não ser que a parede do abdome seja muito espessa, é possível afastar a maior parte do intestino delgado para cima e para a direita e introduzi-la em uma bolsa de plástico, cuja boca pode ser parcialmente fechada com fita (**FIGURA 2**) ou pode ser colocado sob a parede abdominal do lado direito. Adiciona-se soro fisiológico na bolsa de plástico para manter o intestino umedecido. Uma compressa estéril é inserida no colo da bolsa de plástico para evitar constrição indevida e impedir que o intestino delgado escape da bolsa. Pode ser aconselhável (se o aneurisma for grande e acometer a artéria ilíaca comum direita) mobilizar o apêndice, a parte terminal do íleo e o ceco e afastar o cólon direito para cima.

Os intestinos delgado e grosso são afastados lateral e superiormente, utilizando vários afastadores ajustáveis. Pode-se obter uma exposição adicional seccionando o peritônio em torno do ligamento de Treitz para possibilitar maior afastamento do intestino delgado para cima e para a direita (ver **FIGURA 2**). Nos indivíduos magros, o intestino delgado pode ser mantido no lado direito do abdome para minimizar a perda de calor. O que inicialmente pode parecer um aneurisma inoperável pode finalmente ser facilmente ressecável, visto que o aneurisma tende a se projetar anteriormente e aparentemente se estende para cima, de modo a sugerir o comprometimento dos vasos renais (**FIGURA 3**). A maior parte do aneurisma por baixo da veia renal esquerda tende a se projetar para a frente. O peritônio incisado sobre a superfície anterior do aneurisma é rebatido por meio de dissecção romba e cortante até que seja visualizada a veia renal esquerda. A dissecção romba e cortante libera a veia renal esquerda da aorta subjacente (**FIGURA 4**). A veia renal esquerda é afastada para cima com um afastador (**FIGURA 5**), de modo a obter um espaço adicional para a aplicação da pinça de oclusão na aorta, acima do aneurisma. A veia renal esquerda pode ser seccionada, se houver necessidade, para obter a exposição final. Não há necessidade de reanastomose se as veias suprarrenais e gonadais estiverem intactas. **CONTINUA**

Capítulo 141 Ressecção de Aneurisma da Aorta Abdominal

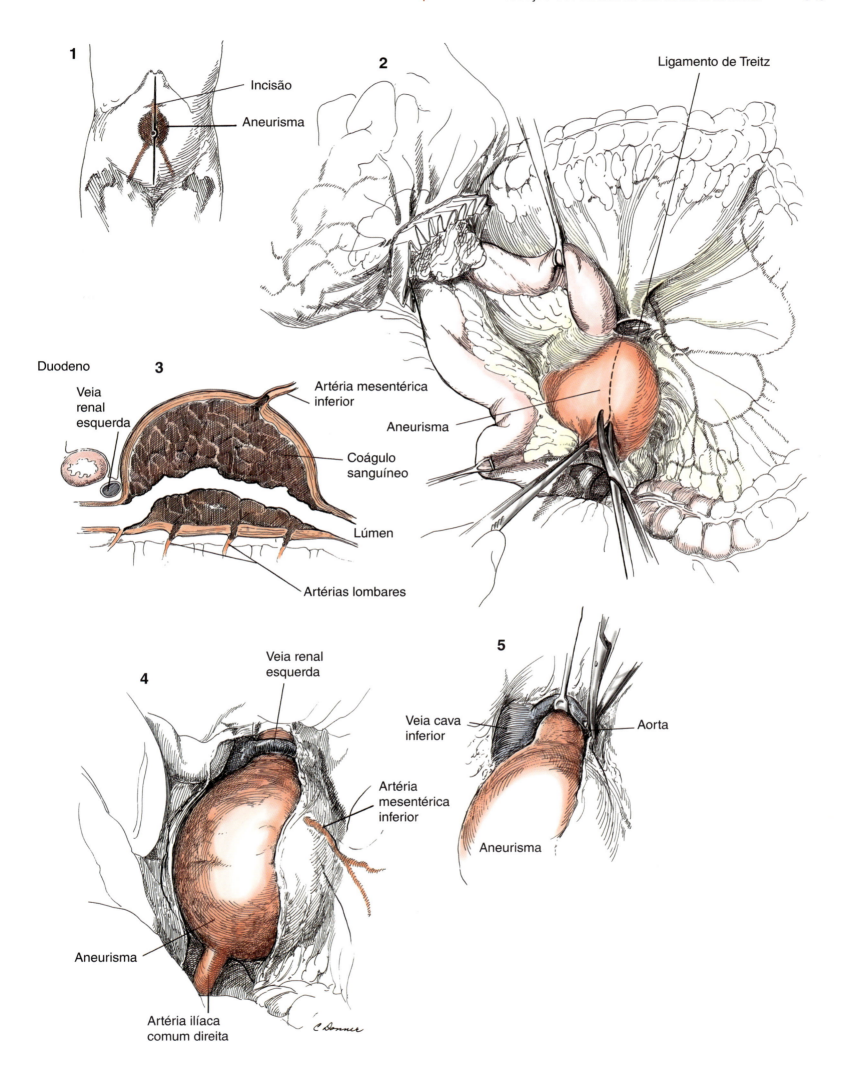

546 Parte 13 Procedimentos Vasculares

DETALHES DA TÉCNICA `CONTINUAÇÃO` A artéria mesentérica inferior é controlada com um cadarço vascular adjacente ao saco aneurismático (FIGURA 6). Normalmente, esse vaso é pequeno e esclerótico, caso em que seu sacrifício é de pouca importância, sendo suturado a partir do interior do saco aneurismático. Em alguns casos, é grande e atua como importante contribuinte para o suprimento sanguíneo do cólon esquerdo, particularmente em caso de doença oclusiva da artéria ilíaca interna e artéria mesentérica. Nesses casos, o vaso estará permeável, porém não irá exibir sangramento retrógrado. Pode ser necessário o reimplante desse vaso no enxerto aórtico para proteger o cólon.

As artérias ilíacas comuns são expostas em suas faces anterior, lateral e medial na preparação para a colocação da pinça. Não há necessidade de circundar esses vasos por completo, e a dissecção posteriormente pode resultar em hemorragia problemática a partir das veias ilíacas subjacentes. Durante a exposição da artéria ilíaca, os ureteres são identificados e protegidos de lesão durante todo o procedimento (ver FIGURA 6).

No passado, certos enxertos exigiam uma pré-coagulação, mas isso não é necessário com enxertos de tecido, enxertos de malha vedados com colágeno ou gelatina ou enxertos de politetrafluoretileno expandidos. Em seguida, heparina na dosagem de 100 mg/kg de peso corporal é injetada por via sistêmica para proporcionar anticoagulação protetora nos membros durante o pinçamento da aorta.

São aplicadas pinças vasculares anguladas nas artérias ilíacas comuns distais. Utiliza-se uma pinça aórtica para a oclusão da aorta proximal ao aneurisma e distal às artérias renais. É fundamental proceder a cuidadosa identificação da posição das artérias renais antes da aplicação das pinças. Em seguida, abre-se o aneurisma por meio de uma arteriotomia linear (FIGURA 7). O trombo mural é extraído (FIGURA 8). O sangramento das artérias lombares é controlado com sutura de colchoeiro em toda a espessura ou com fio não absorvível em figura de oito (FIGURA 9). O orifício da artéria mesentérica inferior também é ligado por sutura (FIGURA 10). Em seguida, o manguito aórtico é preparado seccionando toda a parede, menos a posterior. Ao deixar essa porção fixada, evita-se o sangramento problemático das veias lombares que ocorre frequentemente nessa área (FIGURA 10). As artérias ilíacas são preparadas de modo semelhante; a parede posterior é mantida intacta para proteger as veias ilíacas (ver FIGURA 10). De modo alternativo, alguns cirurgiões preferem realizar uma transecção completa da parte proximal da aorta e parte distal das artérias ilíacas, de modo a proporcionar manguitos circunferenciais livres para anastomoses do enxerto. `CONTINUA`

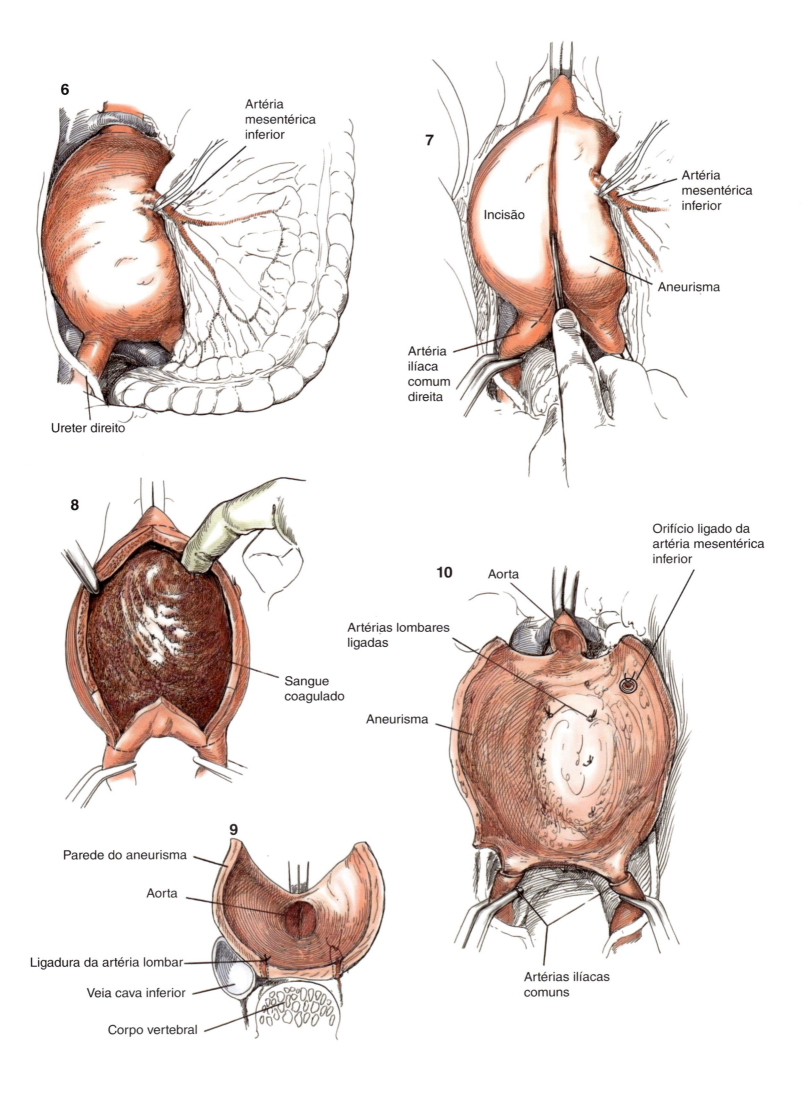

548 Parte 13 Procedimentos Vasculares

DETALHES DA TÉCNICA `CONTINUAÇÃO` Um enxerto de tamanho apropriado é então esticado e ajustado ao defeito aórtico (**FIGURA 11**). A sutura do enxerto começa na linha média posteriormente com uma sutura com duas agulhas com fio não absorvível 2-0 ou 3-0, habitualmente monofilamentar, como de polipropileno. O ponto inicial é realizado passando ambas as agulhas do lado de fora para dentro do enxerto e de dentro para fora da aorta. Essa sutura é então amarrada (**FIGURA 12**). Em seguida, realiza-se uma sutura contínua a partir da posição da linha média, prosseguindo de fora para dentro do enxerto e então de dentro para fora da aorta. Na linha média anteriormente, essa sutura é novamente amarrada (**FIGURA 13**).

São aplicadas pinças vasculares temporariamente nos ramos ilíacos do enxerto e a pinça aórtica é liberada momentaneamente para verificar a linha de sutura proximal quanto a hemostasia e pré-coagulação do enxerto, se necessário. Se forem observados quaisquer extravasamentos na anastomose, eles podem ser controlados com suturas de colchoeiro individuais.

As anastomoses ilíacas são realizadas da mesma maneira que a da aorta (**FIGURA 14**). Imediatamente antes do término da anastomose, a pinça aórtica é momentaneamente aberta para lavar e eliminar quaisquer coágulos que possam ter se acumulado na aorta ou no enxerto seguido de retrolavagem da artéria ilíaca comum (**FIGURA 15**). Essa lavagem reduz acentuadamente a incidência de trombose subsequente nos membros e justifica uma perda modesta de sangue. `CONTINUA`

Capítulo 141 Ressecção de Aneurisma da Aorta Abdominal 549

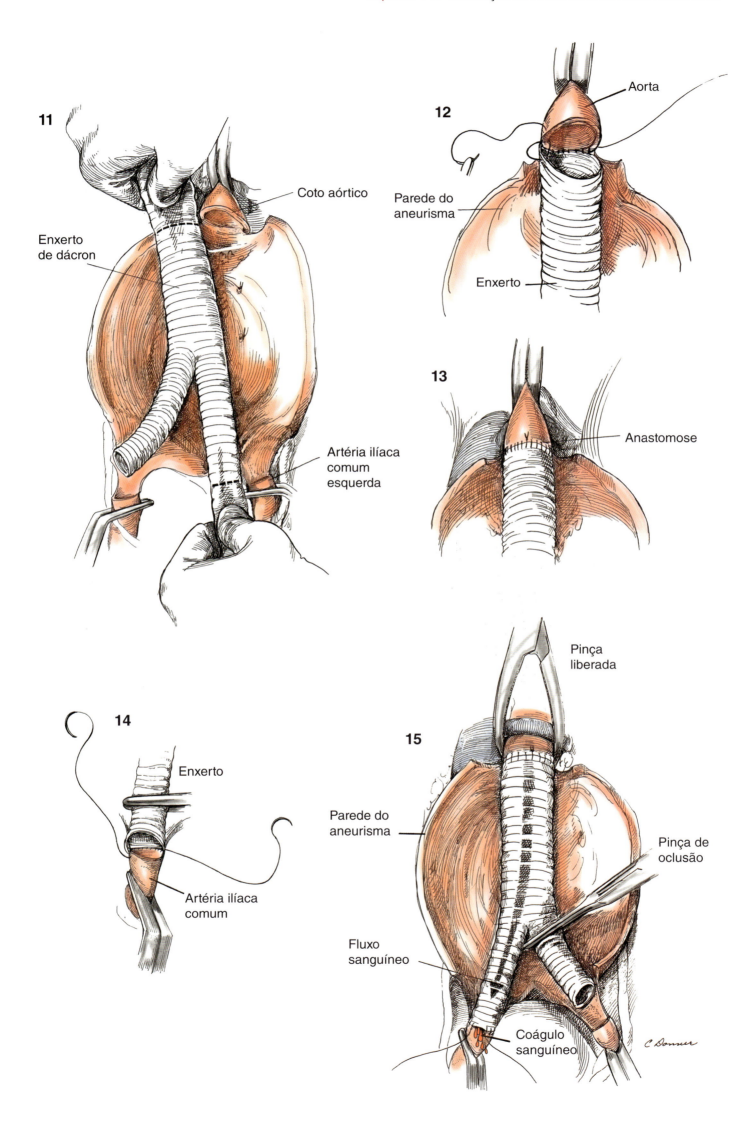

CAPÍTULO 142

DERIVAÇÃO AORTOFEMORAL

INDICAÇÕES Somente os pacientes que apresentam doença oclusiva grave e debilitante do segmento aortoilíaco devem ser considerados para a cirurgia. O manejo inicial da doença oclusiva aortoilíaca com frequência utiliza métodos endovasculares. Em geral, esses pacientes irão apresentar claudicação, que é progressiva e incapacitante. Os pacientes com dor em repouso, ulceração ou gangrena podem necessitar de cirurgia para preservar a função do membro. Em geral, esses pacientes são idosos e apresentam aterosclerose generalizada associada, com alta incidência de doença arterial coronariana e hipertensão. Além disso, a maior parte consiste em tabagistas de longa data, e não é raro que esses indivíduos tenham comprometimento da função pulmonar. Os riscos associados a essas comorbidades precisam ser cuidadosamente avaliados em relação aos benefícios esperados de uma cirurgia bem-sucedida. A seleção cuidadosa dos pacientes é de suma importância.

PREPARO PRÉ-OPERATÓRIO Ver Capítulo 141.

ANESTESIA Ver Capítulo 141.

POSIÇÃO Ver Capítulo 141.

PREPARO OPERATÓRIO É feita a tricotomia abdominal, inguinal e da parte superior da coxa. A pele é preparada e coberta de acordo com as especificações do cirurgião. Então, uma pausa cirúrgica (*time out*) é executada.

INCISÃO E EXPOSIÇÃO Em cada região inguinal é feita uma incisão linear sobre a artéria femoral (**FIGURA 1**), e as artérias femoral comum, femoral profunda e femoral superficial são cuidadosamente isoladas. As incisões na região inguinal são realizadas primeiro, para minimizar a perda de calor de um abdome aberto. É importante dissecar pelo menos vários centímetros da femoral profunda para avaliar a presença de doença nesse vaso, especialmente se indicado na imagem pré-operatória. Se houver envolvimento significativo, deve ser considerada uma endarterectomia profunda ou profundoplastia, pois esse procedimento parece aumentar a longevidade do funcionamento do enxerto, especialmente se for o principal vaso de drenagem. Realiza-se uma incisão mediana desde o processo xifoide até o púbis para obter exposição máxima (ver **FIGURA 1**). O abdome é explorado à procura de outra patologia, e avalia-se cuidadosamente a árvore arterial intra-abdominal.

A **FIGURA 2** mostra uma doença oclusiva aortoilíaca típica. A aorta é exposta pela entrada no espaço retroperitoneal. O peritônio posterior é seccionado, e a quarta porção do duodeno é mobilizada até a identificação da veia renal. Utiliza-se uma dissecção cortante e romba para liberar a aorta em suas superfícies anterior, lateral e medial (**FIGURA 3**). Em geral, não há necessidade de circundar a aorta nem de liberá-la por completo; com frequência, isso resulta em sangramento problemático das artérias e veias lombares. Além disso, se a veia renal esquerda não for visualizada, pode estar situada atrás da aorta e pode ser lesionada com essa dissecção. Então, é feito um túnel retroperitoneal cobrindo a artéria ilíaca e estendendo-se até a incisão femoral (**FIGURA 4**) por dissecção romba com o dedo para cima e para baixo, sob o ligamento inguinal. É importante fazer esse túnel diretamente no topo da artéria, para que o ureter não fique preso ou lesionado. Deve-se ter cuidado com o deslocamento anterior do ureter, para que, após o procedimento, ele se sobreponha ao enxerto protético. Por fim, é importante lembrar que todas as dissecções, aórtica e femoral, e a tunelização devem ser concluídas antes que o paciente seja heparinizado sistemicamente.

DETALHES DA TÉCNICA Uma pinça aórtica é colocada na aorta proximal, logo abaixo das artérias renais (**FIGURA 5**). Coloca-se uma segunda pinça aórtica tangencialmente para ocluir os vasos ilíacos e as artérias lombares, conforme ilustrado na **FIGURA 6**. É importante liberar a parte distal da aorta o suficiente, de modo que essa pinça pode ser colocada bem posteriormente, evitando qualquer interferência na arteriotomia e anastomose. Deve-se aplicar uma pequena pinça vascular na artéria mesentérica inferior, próximo a sua origem, de modo a não comprometer a circulação colateral para o cólon esquerdo. Realiza-se uma arteriotomia linear na aorta, em um ponto logo acima da saída da artéria mesentérica inferior (**FIGURA 6**). Quando possível, tenta-se preservar esse vaso. **CONTINUA**

Capítulo 142 Derivação Aortofemoral

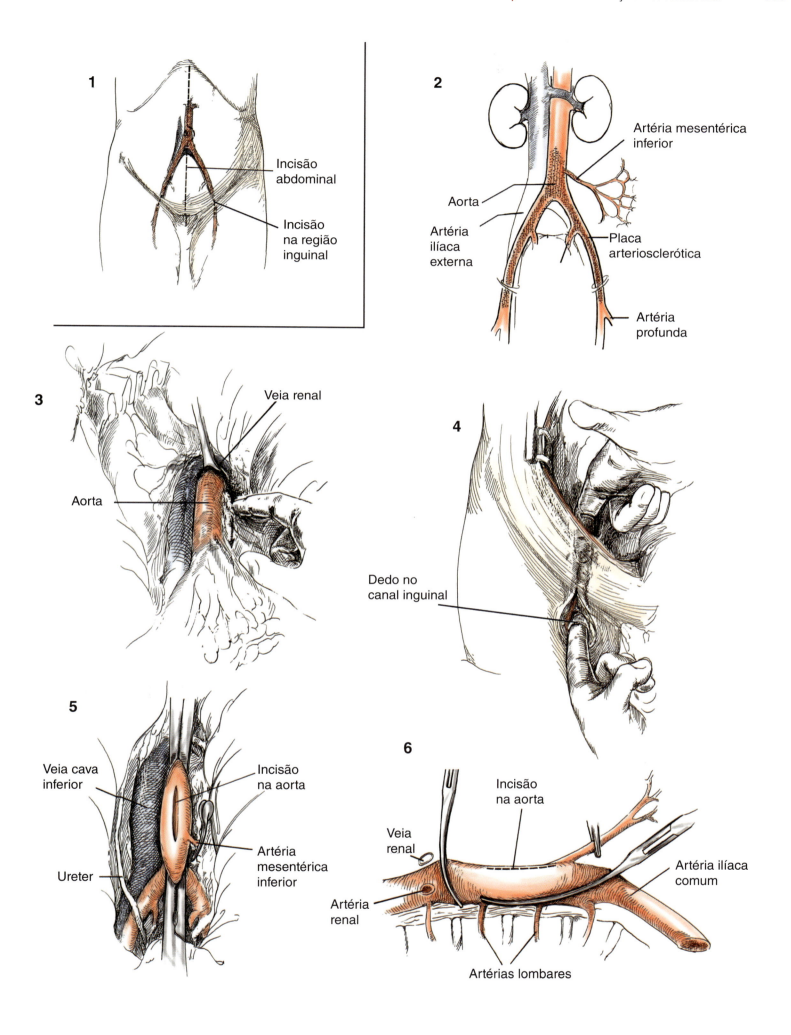

554 Parte 13 Procedimentos Vasculares

DETALHES DA TÉCNICA ◄CONTINUAÇÃO► Efetua-se um bisel no enxerto (FIGURA 7A), e, em seguida, cria-se uma anastomose terminolateral (FIGURA 7B) com sutura vascular contínua com fio monofilamentar 3-0, conforme descrito no Capítulo 141. A sutura contínua é então realizada em torno de cada lado da arteriotomia, e, por fim, a anastomose é concluída no ponto médio da arteriotomia.

TÉCNICA ALTERNATIVA Muitos cirurgiões vasculares preferem uma anastomose terminal direta da aorta a uma anastomose proximal terminal do enxerto (terminoterminal). Nessa técnica, a aorta é dissecada circunferencialmente no mesmo nível, abaixo das artérias renais e proximal aos vasos lombares. Aplica-se um par de pinças vasculares, uma pinça distal às artérias renais e outra na parte distal da aorta, e realiza-se a transecção da aorta abaixo da pinça proximal, deixando um manguito adequado para anastomose proximalmente, enquanto o manguito distal é suturado com fio vascular monofilamentar 3-0.

DETALHES DA TÉCNICA O enxerto é tracionado dentro da incisão da região inguinal através do túnel previamente criado, tomando cuidado para não torcer os ramos (FIGURA 11). Foram colocadas pinças vasculares delicadamente nas artérias femoral comum, femoral profunda e femoral superficial (FIGURA 12), e realiza-se a arteriotomia linear. Podem-se colocar suturas de retenção para afastar as bordas da artéria, se houver necessidade. Não é necessário excisar um botão da parede da artéria. A folga é removida do enxerto, e cria-se um bisel na extremidade para ajustar-se à arteriotomia (FIGURA 13).

Realiza-se a anastomose da mesma maneira que a anastomose terminolateral superior do enxerto na aorta, tipicamente com sutura vascular com fio monofilamentar 5-0 ou 6-0 (FIGURAS 14 e 15). Imediatamente antes de terminar a anastomose femoral, coloca-se uma pinça na origem do ramo ilíaco oposto do enxerto. A pinça aórtica é aberta momentaneamente para possibilitar a retirada de qualquer trombo e fragmento do enxerto (FIGURA 16). A pinça é recolocada, e completa-se a anastomose femoral. Em seguida, a pinça aórtica é retirada, com compressão digital do enxerto, de modo a garantir um aumento gradual do fluxo para o membro (FIGURA 17). Permite-se a reperfusão lenta do membro, de modo que não ocorra hipotensão, conforme delineado na operação para aneurisma aórtico. Realiza-se um procedimento semelhante para completar a anastomose do enxerto na artéria femoral comum contralateral.

FECHAMENTO As incisões são fechadas de modo habitual. O retroperitônio é fechado sobre todo o enxerto com fio absorvível, de modo a proteger o enxerto dos órgãos intra-abdominais e, particularmente, do duodeno. Se o retroperitônio não for adequado para fechamento, o omento deve ser mobilizado e trazido através do mesocólon transverso. É então alinhavado com o retroperitônio sobre o enxerto. Utiliza-se uma sutura contínua com fio monofilamentar (0 ou nº 1), com pegadas amplas para a incisão mediana, enquanto as incisões inguinais são fechadas em planos com fios absorvíveis.

CUIDADOS PÓS-OPERATÓRIOS Ver Capítulo 141. ■

Capítulo 142 Derivação Aortofemoral

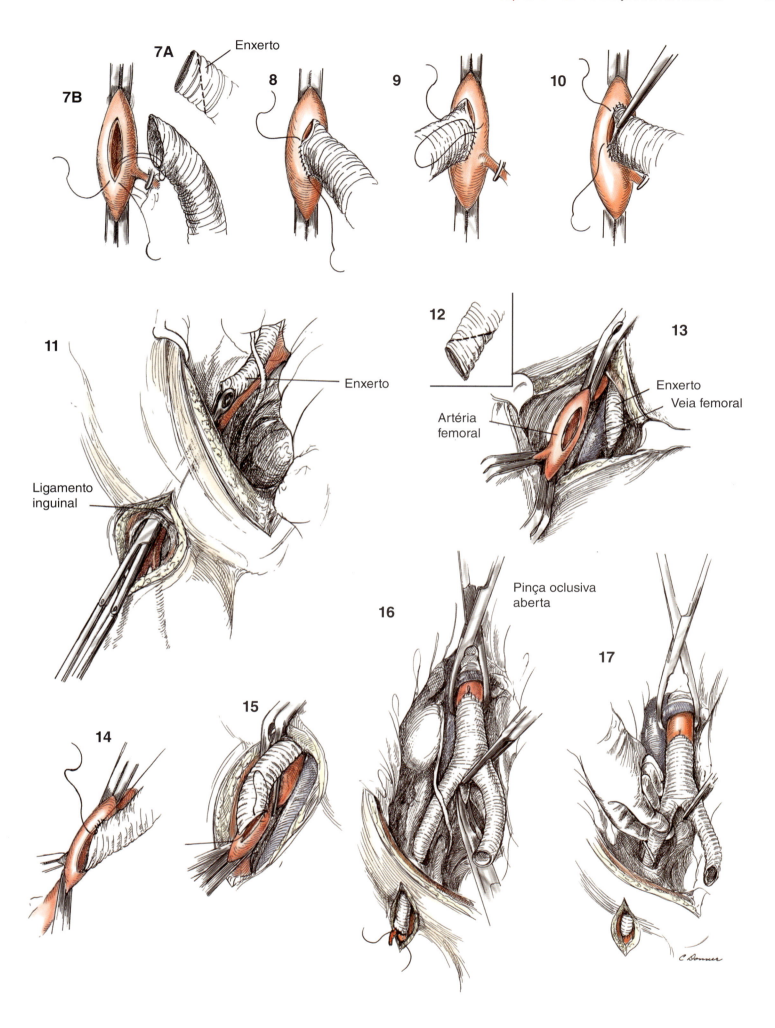

CAPÍTULO 143
TROMBOEMBOLECTOMIA, ARTÉRIA MESENTÉRICA SUPERIOR

INDICAÇÕES Pode haver desenvolvimento de isquemia mesentérica aguda por cima de isquemia mesentérica crônica, devido a uma lesão aterosclerótica subjacente; entretanto, pode também ocorrer *de novo*, em consequência de um evento embólico. Nos casos típicos, isso resulta de disfunção cardíaca, incluindo infarto agudo do miocárdio, aneurisma cardíaco e arritmia. A apresentação habitual é de dor desproporcional aos achados físicos, em que o paciente queixa-se da pior dor abdominal que jamais teve; entretanto, o exame físico revela um abdome macio, sem áreas de hipersensibilidade. A isquemia mesentérica aguda é uma emergência cirúrgica, em que o tempo é fundamental para evitar a ocorrência de necrose intestinal em toda a espessura e até mesmo morte.

PREPARO PRÉ-OPERATÓRIO Com frequência, o diagnóstico é estabelecido na angiotomografia (ATC), na qual a ausência de material de contraste é observada em um ou mais dos vasos mesentéricos. A artéria mesentérica superior é mais comumente afetada, e, com frequência, o trombo aloja-se no local do primeiro ramo. As artérias devem ser examinadas à procura de qualquer sinal de aterosclerose, e deve-se examinar o intestino à procura de qualquer espessamento, indicando isquemia precoce ou evidência de necrose em toda a espessura. Tão logo seja estabelecido o diagnóstico, deve-se administrar heparina intravenosa (IV) em bólus, e deve-se tomar as providências para transferir o paciente para o centro cirúrgico. Enquanto isso, o paciente deve ser hidratado, devem-se administrar antibióticos profiláticos, e deve-se efetuar um monitoramento hemodinâmico.

ANESTESIA Utiliza-se a anestesia geral, com atenção cuidadosa para o monitoramento hemodinâmico.

POSIÇÃO O paciente é colocado em decúbito dorsal na mesa cirúrgica, e todo o abdome e face anteromedial das coxas devem ser preparados, com colocação dos campos cirúrgicos, caso haja necessidade da veia safena para derivação mesentérica. Alguns cirurgiões preferem a "posição de rã", de modo que a parte medial da coxa seja mais acessível. Um tubo nasogástrico é inserido e mantido em posição até o fim do procedimento. Então, uma pausa cirúrgica (*time out*) é executada.

DETALHES DA TÉCNICA Realiza-se uma incisão abdominal mediana vertical. O abdome é explorado, e verifica-se a existência de qualquer área de isquemia do intestino ou de outros órgãos. O intestino delgado é eviscerado para a direita, e palpa-se a raiz do mesentério à procura de pulso (**FIGURA 1A**). A **FIGURA 1B** ilustra a anatomia relevante. A artéria mesentérica superior é exposta por meio de dissecção paralela dentro da base do mesentério. Um afastador autoestático é utilizado para exposição. Os ramos venosos mesentéricos e linfáticos são cuidadosamente ligados e seccionados. São colocadas alças vasculares de Silastic® em torno da artéria proximalmente, próximo à saída da aorta, e distalmente, bem como em quaisquer ramos colaterais, que devem ser todos preservados (**FIGURA 2**). Dependendo do estado de anticoagulação, pode-se administrar heparina IV adicional.

Se a origem da isquemia mesentérica aguda for considerada como uma fonte embólica mais proximal, a artéria pode ser aberta transversalmente, de modo que o fechamento possa ser realizado com mais rapidez, evitando-se o fechamento com angioplastia com *patch* (**FIGURA 3A**). Se houver suspeita de que a etiologia consista em trombose devido a uma placa aterosclerótica subjacente, prefere-se uma incisão longitudinal (**FIGURA 3B**), de modo a realizar endarterectomia ou derivação, se houver necessidade. Uma vez realizada a arteriotomia transversa, um cateter de Fogarty de tamanho apropriado (habitualmente de 3 mm; entretanto, podem-se utilizar também os tamanhos 2 mm ou 4 mm, dependendo do tamanho do vaso nativo) é inserido proximal e distalmente até extração completa do trombo (**FIGURA 4**). Deve haver um impulso pulsátil, com sangramento retrógrado adequado. As alças vasculares de Silastic® são brevemente afrouxadas, em primeiro lugar distalmente e, em seguida, proximalmente para verificar o fluxo sanguíneo. A artéria é irrigada de modo anterógrado e retrógrado com solução salina heparinizada (**FIGURA 5**). A arteriotomia transversa é fechada utilizando suturas separadas com fio de polipropileno 6-0, e as pinças e alças de Silastic® são retiradas, de modo a restaurar o fluxo distal (**FIGURA 6**). O intestino é reinspecionado em sua totalidade, e qualquer porção considerada inviável por inspeção direta, ausência de sinais de Doppler ou absorção de corante de fluoresceína é ressecada. Normalmente, são realizados planos para uma segunda laparotomia no dia seguinte, de modo a reavaliar o intestino remanescente. ■

Capítulo 143 Tromboembolectomia, Artéria Mesentérica Superior

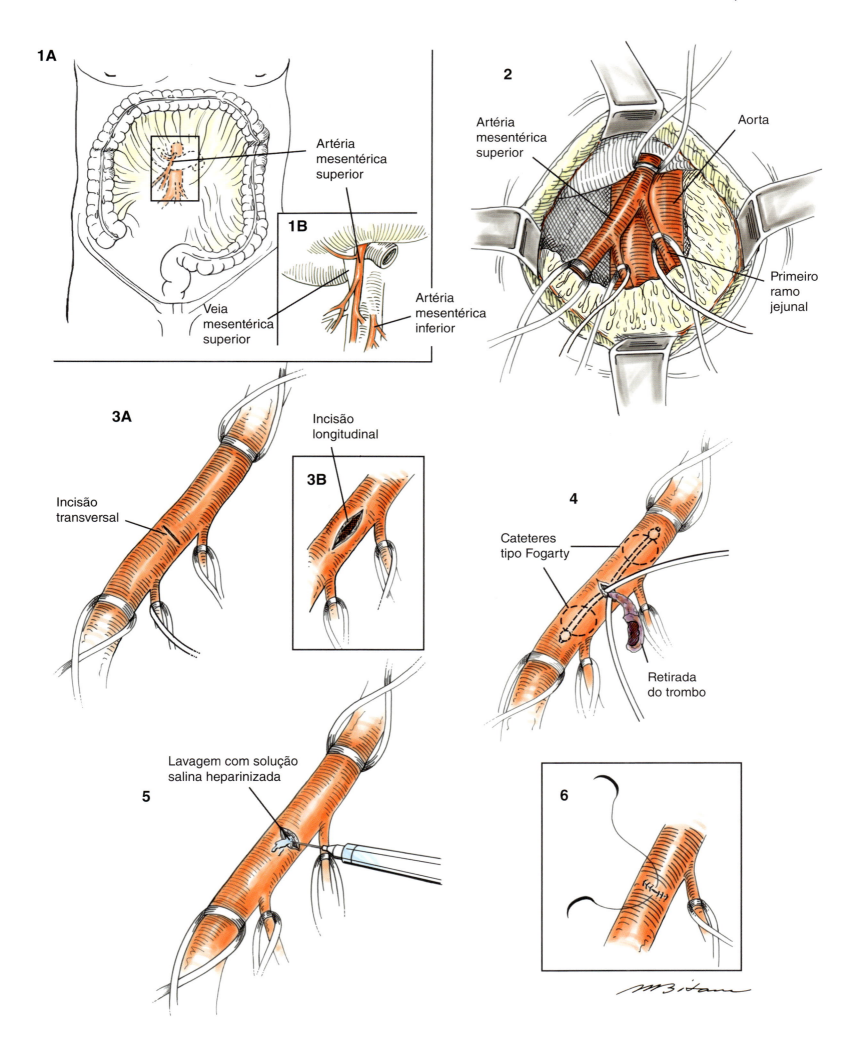

CAPÍTULO 144 — DERIVAÇÃO FEMOROFEMORAL

INDICAÇÕES Somente os pacientes com doença oclusiva grave debilitante de um segmento aortoilíaco unilateral devem ser considerados para a derivação femorofemoral. Atualmente, a angioplastia angiovascular e o *stenting* reduziram as indicações para derivação tanto aortofemoral quanto femorofemoral; entretanto, ainda existe o paciente ocasional para o qual a derivação constitui o tratamento preferido.

Nem todos os pacientes com oclusão aortoilíaca unilateral de longa duração podem ser recanulados por técnicas endovasculares. Nos pacientes em que não é possível realizar nova canulação, a derivação femorofemoral pode constituir a opção cirúrgica preferida. O segmento aortoilíaco contralateral ou doador deve estar livre de doença oclusiva. No caso em que houver doença oclusiva no lado doador, pode haver necessidade de realizar em primeiro lugar uma angioplastia com balão e *stenting* para assegurar um fluxo adequado.

A claudicação unilateral constitui a principal indicação para derivação femorofemoral; todavia, em certas ocasiões, a dor em repouso, a ulceração e a gangrena podem constituir as indicações, particularmente em caso de comorbidades significativas no indivíduo idoso. Em pacientes mais jovens com claudicação unilateral, a derivação femorofemoral pode ser preferida à derivação aortofemoral mais duradoura para eliminar o risco de ejaculação retrógrada nos pacientes que desejam ter filhos. Embora pacientes mais jovens geralmente sejam mais saudáveis, e a operação seja menos invasiva do que a derivação aortofemoral, a permeabilidade a longo prazo é reduzida, e esses fatores precisam ser considerados na tomada de decisão. Os pacientes idosos ainda podem apresentar arteriosclerose generalizada, incluindo doença arterial coronariana e hipertensão, de modo que a realização de uma seleção cuidadosa continua importante.

PREPARO PRÉ-OPERATÓRIO A anatomia é mais bem definida por angiografia contrastada, angiografia computadorizada ou angiorressonância magnética (FIGURA 1), e a reconstrução final é mostrada na FIGURA 2. A autorização médica é obtida, conforme indicado. A cobertura antibiótica intravenosa é iniciada por ocasião da transferência para o centro cirúrgico.

ANESTESIA A anestesia epidural regional é mais comumente usada; entretanto, a anestesia geral pode ser preferida pelo paciente ou pelo anestesiologista.

POSIÇÃO O paciente é colocado em decúbito dorsal.

PREPARO CIRÚRGICO Os pelos são removidos com depilador elétrico. A pele do local da operação é preparada e coberta com campo estéril, de acordo com as especificações do cirurgião. Então, uma pausa cirúrgica (*time out*) é executada.

DETALHES DA TÉCNICA Realiza-se uma incisão linear em cada região inguinal sobre a artéria femoral, e as artérias femoral comum, femoral profunda e femoral superficial são cuidadosamente isoladas e circundadas com alças vasculares de Silastic® para controle. É importante dissecar pelo menos vários centímetros da artéria femoral profunda para avaliar se há doença nesse vaso, particularmente quando indicada no exame de imagem

pré-operatório. Se houver comprometimento significativo, deve-se considerar a realização de endarterectomia profunda ou profundoplastia, visto que esse procedimento parece aumentar a longevidade da função do enxerto, particularmente se for o principal vaso de escoamento. Antes da administração de heparina, inicia-se um túnel subcutâneo suprapúbico com dissecção digital subcutânea delicada (FIGURA 3) em ambas as regiões inguinais. Um dispositivo de tunelização une então as duas incisões das regiões inguinais e um dreno de Penrose é tracionado para assegurar a via de passagem. A partir da posição suprapúbica, o túnel deve formar uma curva suave em cada região inguinal, de modo a evitar a torção do enxerto quando for tracionado em posição por um ângulo demasiado agudo. Em geral, o enxerto é suturado na artéria femoral comum e se estende até a artéria femoral profunda, se houver necessidade. Todavia, em alguns casos, a artéria femoral comum não se estende a uma distância suficiente abaixo do ligamento inguinal para possibilitar uma sutura, e realiza-se a arteriotomia na artéria femoral profunda ou artéria femoral superficial, de modo a evitar também a torção.

Em geral, utiliza-se um enxerto de dácron ou de PTFE em anel de 8 mm como conduto, que é trazido até o campo. Após heparinização adequada, tensão é exercida sobre as alças vasculares na região inguinal doadora para interromper o fluxo e realiza-se a arteriotomia com bisturi nº 11 ou nº 15, sendo estendida com tesoura de Potts. Efetua-se um bisel no enxerto, conforme mostrado na FIGURA 12 no Capítulo 142, que é suturado em posição com fio de polipropileno 5-0 ou 6-0, conforme ilustrado nas FIGURAS 13 a 15 no Capítulo 142. Suturas separadas são iniciadas no "calcanhar" e na extremidade da anastomose, que são lavadas para retirada de ar e resíduos e completadas. Aplica-se uma pinça vascular atraumática no enxerto, exatamente proximal à linha de sutura, o fluxo é restabelecido na perna e a hemostasia é obtida. A extremidade do dreno de Penrose na região inguinal contralateral é fixada com o passador de enxerto e este é tracionado na região inguinal oposta. A extremidade do enxerto recém-fixado é segura e tracionada na região inguinal contralateral (FIGURA 4). Deve-se evitar mais uma vez uma angulação aguda.

Em seguida, os vasos nessa região inguinal são ocluídos por meio de tração suave nas alças vasculares ou a colocação de pinças e o local para a arteriotomia é escolhido. Em geral, a artéria femoral comum é o local preferido, com extensão para a artéria femoral profunda. Aplica-se uma tração suave ao enxerto para remover a redundância e o enxerto é cortado no tamanho apropriado, com realização de bisel (ver FIGURA 4). O enxerto é anastomosado de modo semelhante ao realizado na região inguinal oposta, com fio de polipropileno 5-0 ou 6-0 (FIGURAS 5 e 6). Todos os vasos apresentam sangramento retrógrado e o enxerto é lavado antes do término da linha de sutura (FIGURAS 7 e 8). A linha de sutura é completada e o fluxo é restabelecido para a perna. Uma vez obtida a hemostasia, as regiões inguinais são fechadas com suturas com fio absorvível em planos, com fechamento da pele subcuticular.

CUIDADOS PÓS-OPERATÓRIOS Em geral, são fornecidos cuidados pós-operatórios no centro cirúrgico vascular geral, não havendo necessidade de cuidados agudos. O paciente recebe alta no primeiro ou segundo dia do pós-operatório. ■

Capítulo 144 Derivação Femorofemoral 559

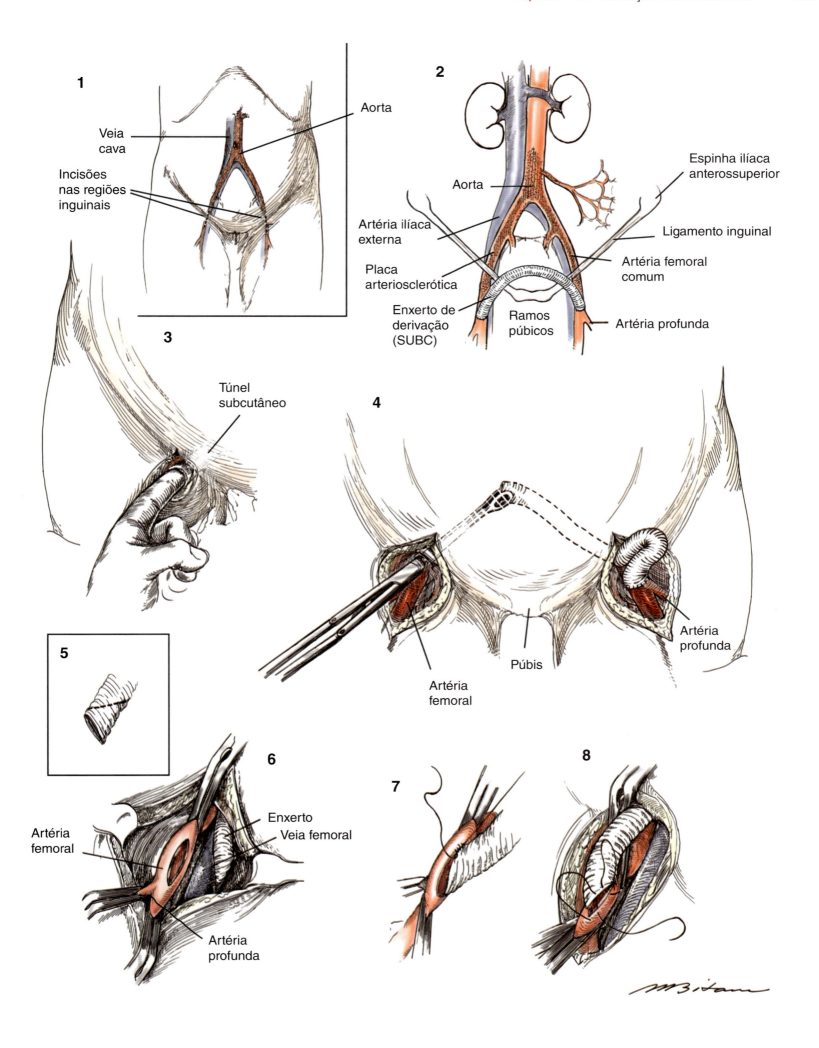

CAPÍTULO 145

RECONSTRUÇÃO FEMOROPOPLÍTEA

INDICAÇÕES A derivação cirúrgica do segmento femoropoplíteo é reservada para pacientes com claudicação grave ou perda iminente do membro, manifestados por dor isquêmica em repouso ou necrose tecidual. Com frequência, o tratamento de primeira linha consiste no uso de técnicas endovasculares. Nos casos típicos, esses pacientes apresentam aterosclerose generalizada e alta incidência de doença oclusiva significativa das artérias coronárias ou da artéria carótida extracraniana. Numerosos fatores de risco – incluindo tabagismo, hipertensão arterial, diabetes melito e hiperlipidemia – podem ser identificados na maioria dos pacientes. A seleção cuidadosa dos candidatos a essa operação é de suma importância, ponderando o benefício esperado em relação ao risco potencial.

PREPARO PRÉ-OPERATÓRIO A realização de aortografia com cateter ou angiotomografia com avaliação completa do escoamento distal é fundamental para identificar e descartar a possibilidade de doença oclusiva mais proximal e assegurar um escoamento distal adequado. Os exames vasculares laboratoriais não invasivos – incluindo ultrassom duplex, pressão segmentar dos membros e pletismografia segmentar dos membros – ajudam na avaliação fisiológica acurada e servem como parâmetro basal para a estimativa da resposta ao tratamento. O mapeamento pré-operatório na veia safena com ultrassom duplex constitui o método preferido para avaliação da veia. Demonstra a patência, o tamanho e a anatomia da veia safena, necessários porque ela é suscetível a variações, sistemas duplos ou perfurantes inesperadamente grandes.

Uma avaliação cuidadosa da função cardiovascular é de suma importância. São obtidos um eletrocardiograma e radiografia de tórax, e outros exames podem ser solicitados com base na anamnese ou exame físico. A avaliação cardíaca com ecocardiografia ou prova de esforço com imagens com radionuclídeos pode ser prudente, de modo a estratificar os riscos nos pacientes, bem como provas de função pulmonar. Podem-se indicar exames adicionais com base na anamnese, no exame físico e nesses exames iniciais. Imediatamente antes da cirurgia, são colocados cateteres para monitoramento da pressão venosa central, pressão arterial e débito urinário. Inicia-se a antibioticoterapia profilática antes da operação, que é mantida por 24 horas. Realiza-se a tricotomia da região inguinal e dos membros inferiores na área de preparo pré-operatório.

ANESTESIA Utiliza-se a anestesia geral ou regional, dispensando uma atenção cuidadosa para manter parâmetros hemodinâmicos satisfatórios.

POSIÇÃO O paciente é colocado em decúbito dorsal na mesa cirúrgica.

PREPARO OPERATÓRIO A parte inferior do abdome e o membro em questão são preparados de modo habitual para possibilitar mobilidade total e exposição do membro. O pé é colocado em uma bolsa plástica transparente de Lahey (**FIGURA 1**); em seguida, pode-se aplicar um campo oclusivo sobre a pele, com cuidado especial anteromedialmente sobre as áreas planejadas de incisão. Se a veia safena magna contralateral for usada como enxerto, o membro oposto deve ser preparado de modo semelhante. Qualquer problema com a adequação do fluxo proveniente do segmento aortoilíaco já deve ter sido abordado, com um procedimento de influxo prévio ou concomitante. Então, uma pausa cirúrgica (*time out*) é executada.

INCISÃO E EXPOSIÇÃO A incisão inicial, que segue o trajeto da veia safena magna (ver **FIGURA 1**), é realizada verticalmente através da prega inguinal, e efetua-se uma identificação precoce da veia safena magna na fossa oval. Continua-se a dissecção distalmente de maneira progressiva, a fim de expor toda a extensão da veia necessária para a derivação. Como alternativa, podem-se escolher várias incisões intercaladas com pontes de pele. A extração endovascular também pode ser usada se prontamente disponível. A criação de grandes retalhos cutâneos deve ser evitada, de modo a prevenir a ocorrência de necrose cutânea e sérios problemas de cicatrização da ferida. Após exposição de um comprimento adequado da veia safena (**FIGURA 2**), as tributárias venosas são ligadas e seccionadas entre pontos com fio de seda 4-0 e clipes (**FIGURA 3**). O fluxo é mantido com ambas as extremidades intactas, à medida que as tributárias são ligadas. Deve-se tomar precaução para não juntar as adventícias ao ligar essas tributárias excessivamente perto da parede venosa, o que irá resultar em estenose do enxerto de derivação (**FIGURA 4**). A veia deve ser mantida no local, com fluxo mantido até o momento antes da realização do enxerto de derivação. Após a retirada da veia safena, uma agulha com ponta esférica é introduzida no lúmen distal (**FIGURA 5**) para possibilitar lavagem e distensão durante o preparo do enxerto (**FIGURA 6**). Em seguida, a veia proximal é pinçada delicadamente com uma pinça *bulldog*, enquanto a veia é distendida delicadamente com solução salina heparinizada. Essa manobra pode revelar extravasamentos em consequência da secção de tributárias não identificadas e áreas de estenose, que podem exigir atenção. Deve-se evitar a hiperdistensão com irrigação forçada, visto que isso pode provocar lesão irreversível do enxerto venoso.

No fim da distensão venosa, uma linha com tinta é traçada em toda a extensão do enxerto para ajudar a evitar a torção do segmento à medida que é trazido através do túnel posteriormente durante o procedimento (ver **FIGURA 7**). O enxerto é temporariamente colocado em solução diluída de papaverina para manter a vasodilatação e o enxerto úmido. A exposição da artéria femoral é realizada da mesma maneira que o enxerto de derivação aortofemoral, com alças vasculares passadas em torno da artéria femoral comum, proximalmente, e da artéria femoral profunda e artéria femoral superficial, distalmente (**FIGURA 8**). É preciso tomar cuidado para ligar o tecido linfático sobrejacente, de modo a evitar a formação de linfocele ou fístula linfática. **CONTINUA**

Capítulo 145 Reconstrução Femoropoplítea 561

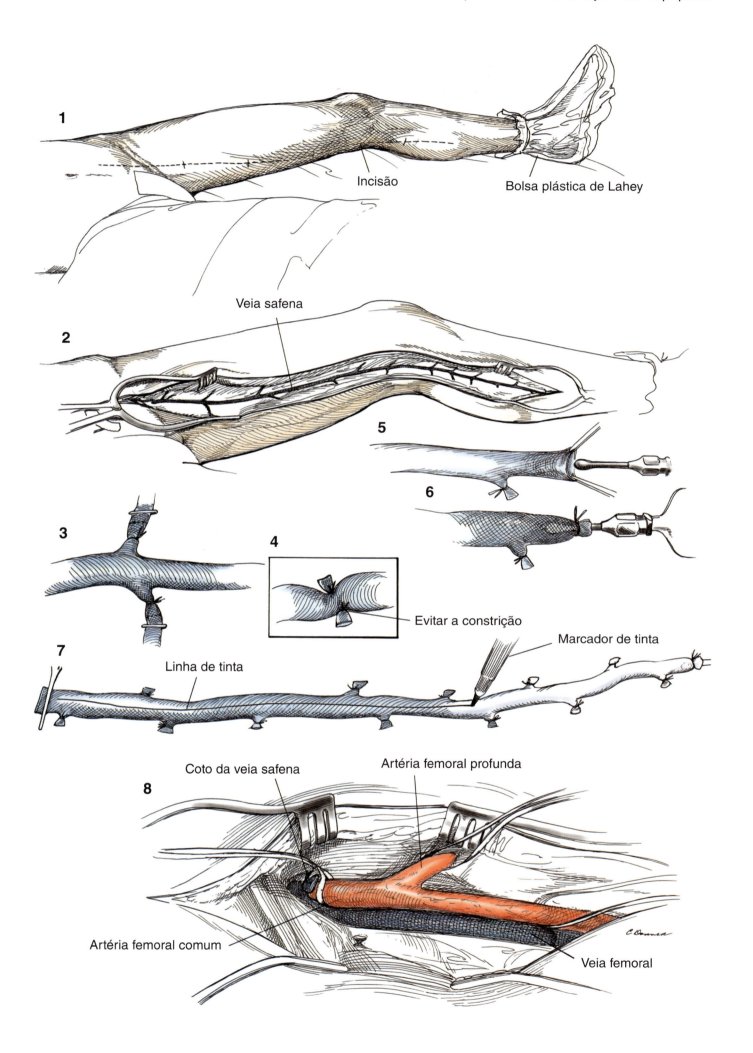

INCISÃO E EXPOSIÇÃO `CONTINUAÇÃO` A artéria poplítea distal é exposta imediatamente acima da face medial do joelho ou abaixo dele, posterior à tíbia (dependendo do vaso-alvo distal). Essa exposição é realizada abaixo do joelho por meio da abertura do compartimento fascial, afastamento dos músculos gastrocnêmio e sóleo, posteriormente, e entrada no espaço poplíteo. A inserção de um afastador autoestático facilita acentuadamente a exposição (FIGURA 9). A artéria poplítea é identificada medial ao nervo tibial posterior e à veia poplítea. Com frequência, a veia poplítea, que pode ser duplicada, precisa ser mobilizada, de modo a alcançar a porção mais lateral da artéria. É cuidadosamente dissecada por uma distância de 4 a 5 cm (FIGURA 10), controlando quaisquer ramos pequenos com alças duplas de fio de seda, alças vasculares ou clipes temporariamente aplicados. Em seguida, são passadas alças vasculares em torno do vaso, proximal e distalmente, para suspendê-lo e melhorar a exposição (FIGURA 11). Para a criação do túnel abaixo da incisão do joelho, o espaço poplíteo proximal é aberto acima do joelho por meio de incisão da fáscia anterior ao músculo sartório. O túnel do enxerto é criado por meio de dissecção digital romba (FIGURA 12) ou com instrumento de tunelização atrás do joelho, no plano anatômico. Coloca-se um dreno de Penrose para marcar temporariamente o trajeto. `CONTINUA`

Capítulo 145 Reconstrução Femoropoplítea 563

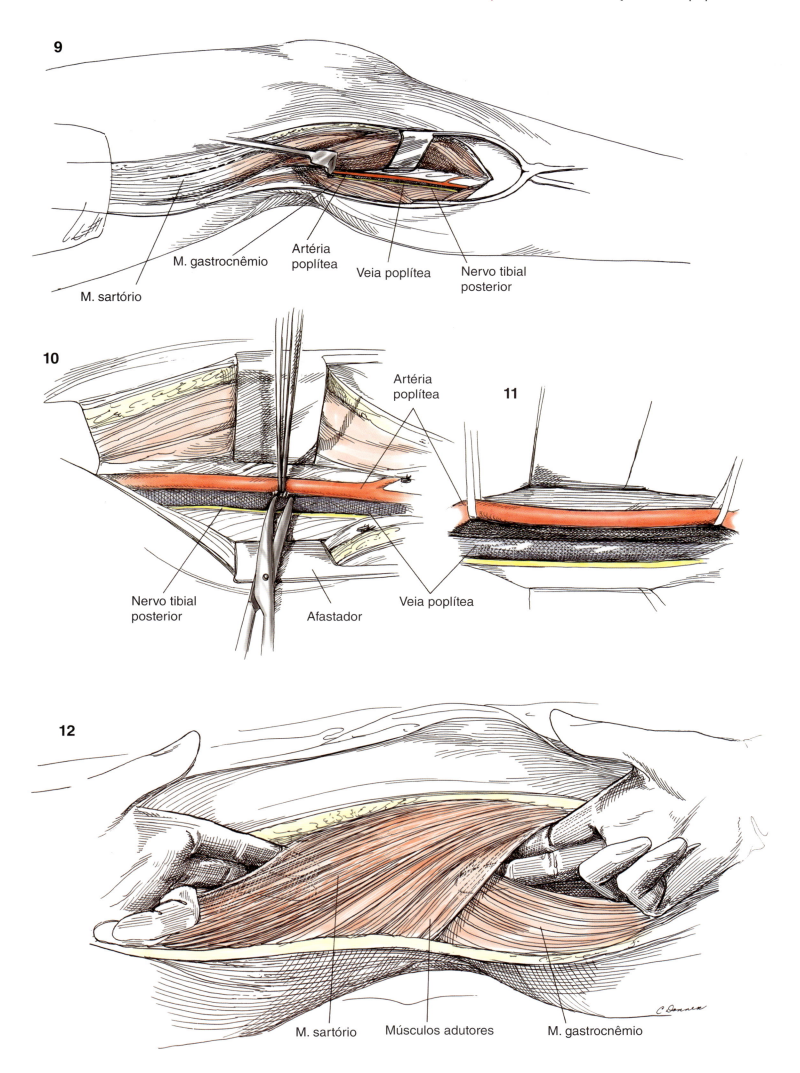

INCISÃO E EXPOSIÇÃO `CONTINUAÇÃO` Cria-se um túnel a partir da incisão femoral, através do espaço poplíteo proximal, por meio de dissecção romba semelhante no plano muscular subsartório. Esses túneis são temporariamente marcados com drenos de Penrose (**FIGURA 13**).

O paciente é anticoagulado sistemicamente com heparina. A artéria femoral no local escolhido para anastomose é ocluída, proximal e distalmente. O local da arteriotomia é cuidadosamente escolhido, de modo a evitar a doença significativa, ou toma-se a decisão de realizar uma endarterectomia, com possível angioplastia com *patch*. A artéria é incisada com um bisturi de lâmina pequena, e a arteriotomia é finalizada com tesoura de Potts

(**FIGURA 14**). A veia é invertida, e a extremidade distal do enxerto da veia safena é então ajustada para se encaixar na arteriotomia femoral. Efetua-se uma incisão longitudinal na veia (**FIGURA 15**), e as bordas das pontas são retiradas para criar uma extremidade em "cabeça de cobra" (**FIGURA 16**). A anastomose é iniciada com sutura com fio de polipropileno 6-0 com duas agulhas no "calcanhar" do enxerto (**FIGURA 17**). A anastomose é então criada a partir de uma extremidade da sutura em direção ao ponto lateral da anastomose, utilizando uma técnica de sutura contínua com pontos de fora para dentro na veia e de dentro para fora na artéria, de modo a evitar suspensão de um retalho da íntima (**FIGURAS 18** e **19**). `CONTINUA`

Capítulo 145 Reconstrução Femoropoplítea 565

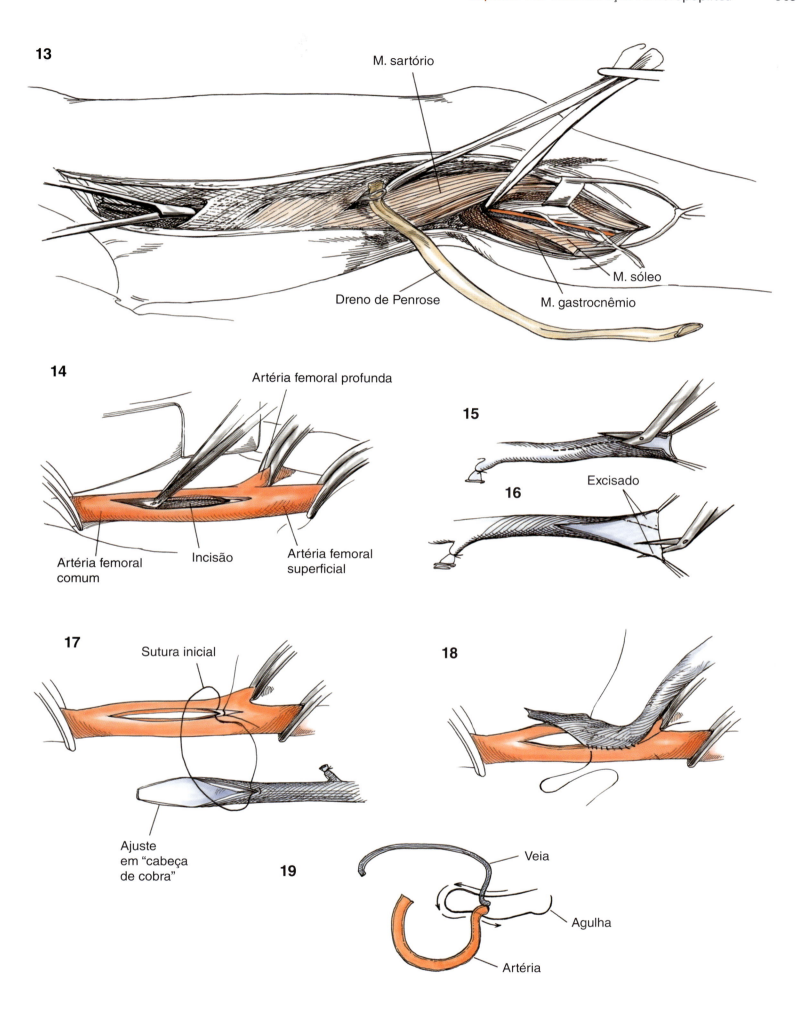

Parte 13 Procedimentos Vasculares

INCISÃO E EXPOSIÇÃO `CONTINUAÇÃO` A outra extremidade da sutura é então realizada em torno da direção oposta (FIGURA 20). Um método consiste em suturar até o "dedo" do enxerto com sutura de colchoeiro horizontal (FIGURA 21). A anastomose é concluída com sutura contínua cuidadosa em toda a extensão até alcançar a outra extremidade, em sua posição média (FIGURA 22). As duas extremidades da sutura são amarradas (FIGURA 23).

Quando a anastomose estiver concluída, o enxerto é testado liberando o controle femoral proximal e lavando inicialmente o enxerto. Nessa ocasião, pode-se efetuar o reparo de qualquer sangramento significativo na linha de sutura. O fluxo sanguíneo também pode ser restabelecido para as artérias femoral profunda e femoral superficial. Em seguida, pode-se efetuar o reparo de qualquer sangramento de ramos colaterais venosos com sutura com fio de polipropileno 7-0 (FIGURA 24). `CONTINUA`

Capítulo 145 Reconstrução Femoropoplítea 567

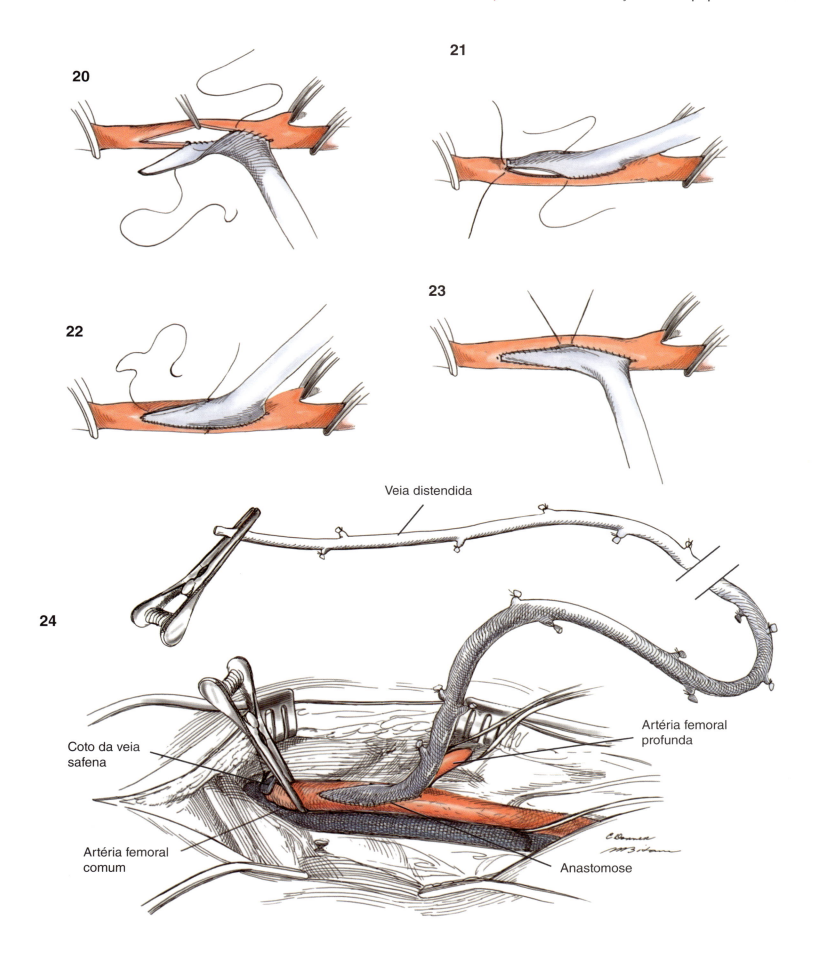

INCISÃO E EXPOSIÇÃO `CONTINUAÇÃO` O enxerto é trazido através do túnel subsartorial previamente confeccionado, tomando grande cuidado para evitar a torção ou angulação do enxerto. Se o vaso-alvo distal estiver abaixo do joelho, o enxerto é ainda tunelizado através do espaço poplíteo no túnel previamente criado. A perna deve ser retificada para assegurar que o comprimento do enxerto esteja adequado e a tensão apropriada quando cruzar a articulação do joelho (FIGURA 25). Nesse momento, a artéria poplítea é pinçada, e realiza-se uma arteriotomia de modo habitual (FIGURA 26). Em seguida, realiza-se a anastomose de modo semelhante ao enxerto proximal (FIGURAS 27 e 28). Antes do término, um dilatador de tamanho adequado é cuidadosamente passado através do "dedo" do enxerto dentro da artéria nativa, de modo a assegurar a permeabilidade. Se houver qualquer problema técnico, a anastomose é retirada e refeita. As manobras de lavagem são realizadas imediatamente antes do término, incluindo sangramento retrógrado da árvore arterial distal (FIGURA 29). A reconstrução femoropoplítea terminal deve estar confortavelmente situada dentro do túnel sem tensão, torção ou angulação (FIGURA 30).

Para confirmar a permeabilidade, realiza-se uma cuidadosa palpação à procura de pulso do enxerto da veia distalmente e da artéria distal à anastomose poplítea. Deve-se realizar uma arteriografia com escalpe introduzido no enxerto de veia safena, com injeção de 15 a 25 mℓ de contraste, durante 15 segundos. A arteriografia de rotina confirma uma reconstrução tecnicamente perfeita e proporciona uma avaliação acurada do fluxo pelo enxerto. Quaisquer defeitos precisam ser corrigidos para que se possa esperar um resultado bem-sucedido. Os pulsos pediosos devem ser documentados por Doppler ou palpáveis para comparação no pós-operatório.

FECHAMENTO Deve-se obter uma hemostasia meticulosa. A anticoagulação pode ser revertida com sulfato de protamina, se necessário, devido ao sangramento contínuo. Em seguida, as incisões são fechadas por planos de modo habitual. Tipicamente, são utilizados grampos cutâneos. São aplicados curativos estéreis secos.

CUIDADOS PÓS-OPERATÓRIOS O estado cardiopulmonar precisa ser observado cuidadosamente e com frequência em uma unidade de terapia intensiva. Os eventos cardíacos pós-operatórios constituem a complicação médica mais comum. Devem-se palpar os pulsos distais a cada hora nas primeiras 24 horas e, subsequentemente, a intervalos regulares. A terapia antiplaquetária é iniciada logo no período pós-operatório e continuada após o paciente receber alta. Os pacientes começam a deambular no dia seguinte à cirurgia, e, nos casos típicos, muitos podem ter alta dentro de 2 a 3 dias. Deve-se dispensar atenção especial aos cuidados dos pés. Todos os esforços devem ser envidados para controlar os fatores de risco, como tabagismo, e é fundamental fazer um cuidadoso acompanhamento pós-operatório para aumentar os benefícios a longo prazo.

Os exames vasculares laboratoriais não invasivos no período pós-operatório são valiosos para avaliar a melhora hemodinâmica e o sucesso da derivação. A oclusão do enxerto pode se manifestar por perda dos pulsos, palidez, dor, parestesia e perda da função. Se os resultados dos exames não invasivos forem inesperadamente anormais, o ultrassom duplex ou a angiografia podem ser úteis para verificar oclusão ou algum problema técnico, de modo a rever a cirurgia no momento oportuno. Após receber alta, os pacientes são monitorados a intervalos de 3, 6, 9 e 12 meses durante o primeiro ano com ultrassom duplex do enxerto, de modo a avaliar a existência de áreas de estenose nas anastomoses proximal e distal, bem como no corpo do enxerto em válvulas escleróticas. Se forem identificadas, essas áreas podem exigir revisão para prolongar a permeabilidade do enxerto. ■

Capítulo 145 Reconstrução Femoropoplítea 569

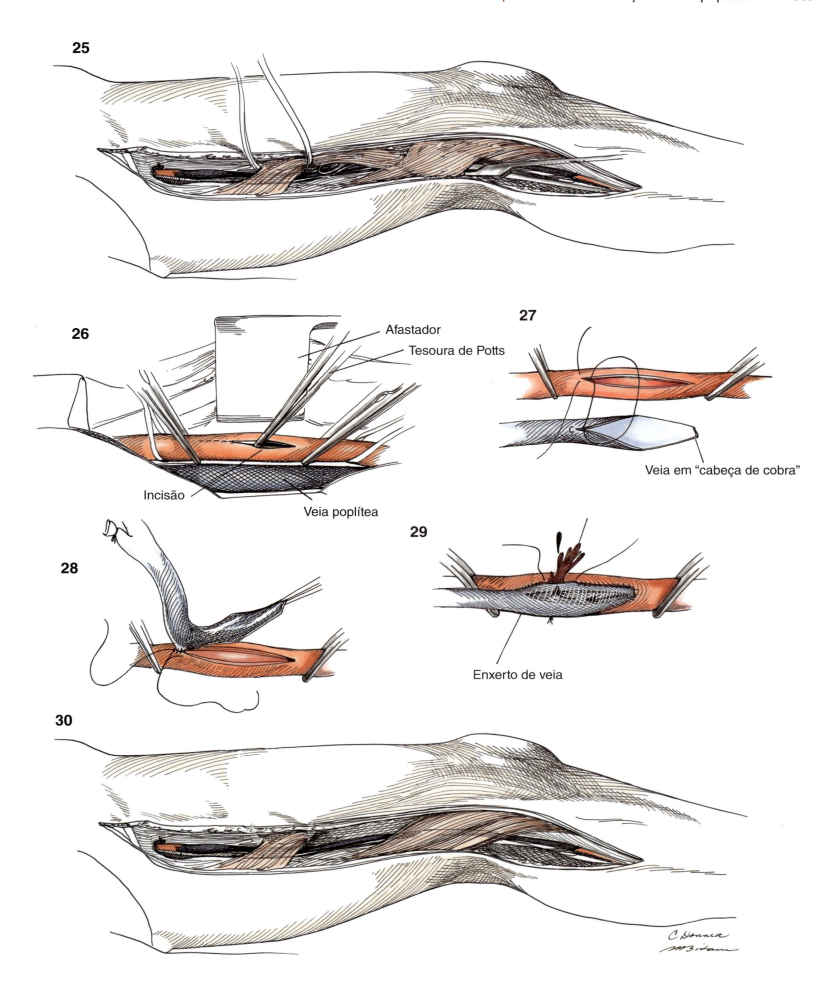

CAPÍTULO 146

DERIVAÇÃO ARTERIAL COM VEIA SAFENA *IN SITU*

INDICAÇÕES As operações de derivação arterial infrainguinais podem estar indicadas para pacientes com isquemia crítica de membro, incluindo dor em repouso, perda tecidual, como gangrena dos dedos dos pés ou ulceração do pé ou tornozelo, ou com claudicação progressiva grave. Em comparação com as operações de derivação que utilizam um enxerto sintético ou a veia safena autógena invertida, o uso da técnica da veia safena *in situ* é preferido por alguns cirurgiões. Atualmente, não há diferenças significativas nas taxas de permeabilidade entre os enxertos de veia *in situ* e invertida. Por conseguinte, a escolha é, em grande parte, uma questão de preferência do cirurgião. Além disso, essa técnica pode ser preferida quando a anastomose distal é realizada com as artérias tibial e fibular. Isso se deve ao fato de que o tamanho da veia diminui na direção anatômica, diferentemente dos enxertos de veia invertida. A diminuição de tamanho resulta em uma anastomose de melhor ajuste, visto que os tamanhos são mais comparáveis e há melhora potencial do fluxo hemodinâmico. Acredita-se que todos esses fatores contribuam para os resultados melhores em comparação com o material protético para um enxerto de derivação biologicamente vivo, cujo revestimento natural não é trombogênico.

PREPARO PRÉ-OPERATÓRIO Os pacientes são, em sua maioria, idosos e apresentam doença cardiovascular arteriosclerótica generalizada. Há necessidade de uma avaliação clínica geral, com atenção especial para os fatores de risco associados, como diabetes melito e tabagismo. Deve-se avaliar a função cardiopulmonar por meio de radiografia de tórax, eletrocardiograma e outros exames, conforme indicado, enquanto a condição geral do paciente é otimizada.

As pressões segmentares e formas de onda com Doppler são úteis na avaliação da extensão da doença arterial e servem como parâmetro basal para os exames pós-operatórios para documentar a melhora do paciente. Entretanto, a maioria dos cirurgiões acredita que a melhor avaliação seja obtida por meio de angiografia contrastada, por tomografia computadorizada ou subtração digital. A visualização desde a aorta até o pé é essencial para avaliar qualquer obstrução possível ao fluxo, níveis de oclusão e viabilidade das artérias-alvo em perna, tornozelo ou pé. O mapeamento venoso com ultrassonografia duplex constitui o método preferido para a avaliação da veia safena. Esse exame demonstra a permeabilidade e a anatomia da veia safena, que é propensa a variações, duplicação e perfurantes inesperadamente grandes.

ANESTESIA Pode-se utilizar anestesia geral ou regional, enquanto os parâmetros hemodinâmicos são cuidadosamente monitorados.

POSIÇÃO O paciente é colocado em decúbito dorsal na mesa cirúrgica.

PREPARO OPERATÓRIO A parte inferior do abdome e todo o membro inferior são preparados com soluções antissépticas habituais. São colocados campos estéreis, de modo a possibilitar o acesso a todo o membro inferior. Os dedos dos pés com gangrena ou uma úlcera de pé devem ser envolvidos em invólucro ou bolsa plástica impermeável e estéril. Então, uma pausa cirúrgica (*time out*) é executada.

DETALHES DA TÉCNICA Podem-se utilizar duas equipes para preparar ambas as incisões na região inguinal e no tornozelo simultaneamente, porém será apresentada a técnica com uma única equipe. A **FIGURA 1** mostra o local de incisão femoral para exposição da extremidade proximal da veia safena e a artéria femoral e seus ramos. Duas incisões no tornozelo são mostradas para uma derivação *in situ* planejada para a artéria tibial posterior. Realiza-se uma incisão ligeiramente curva imediatamente anterior ao côndilo medial para a veia, enquanto se realiza uma incisão posterior secundária para a artéria tibial posterior. Posteriormente, são feitas outras incisões curtas ao longo dos locais da veia para secção dos principais ramos laterais da veia safena, conforme determinado por venografia e ultrassonografia após insuflação arterial do enxerto *in situ*.

Realiza-se uma incisão proximal para expor as artérias femoral comum, femoral superficial e femoral profunda. Escolhe-se a região de saída arterial proximal do enxerto e são colocadas alças de Silastic® em torno de cada artéria (**FIGURA 2**). A veia safena magna é dissecada até a fossa oval. A artéria ilíaca circunflexa medial situa-se na margem inferior da fossa oval e, portanto, constitui uma referência anatômica confiável para a junção safenofemoral logo acima. A veia safena proximal é exposta e fios de seda 2-o são amarrados em torno de cada ramo (**FIGURA 3**), incluindo as veias razoavelmente grandes e constantes, a epigástrica superficial (**c**), a pudenda externa superficial (**d**), as ilíacas circunflexas superficiais medial e lateral (**a** e **b**) e a cutânea femoral superficial medial (**e**). Realiza-se a incisão da fáscia superficial ou de Scarpa da fossa oval para possibilitar a exposição completa da junção venosa safenofemoral. Em geral, essa junção situa-se exatamente no nível da artéria profunda.

A extremidade da veia safena é exposta na incisão distal, assim como a área escolhida da artéria tibial posterior (**FIGURA 4**). Em seguida, administra-se heparina sistêmica ao paciente. Realiza-se a transecção distal da veia com comprimento adequado, de modo a alcançar o local arterial. Um cateter de venografia é inserido na extremidade seccionada da veia safena (ver **FIGURA 4**) e obtém-se uma venografia retrógrada. Os ramos laterais são marcados no membro (**FIGURA 5**). Esse processo pode ser auxiliado pelo uso de uma fita métrica descartável.

Em seguida, a extremidade proximal da veia safena é avaliada quanto a seu comprimento suficiente para alcançar o local planejado da anastomose na artéria femoral. Normalmente, aplica-se uma pinça vascular curva de Satinsky no lado da junção da safena. Um pequeno manguito da veia safena é deixado acima da pinça para fechamento com sutura vascular contínua com fio monofilamentar 6-o, de modo que não haja nenhuma constrição da veia femoral comum quando se retirar a pinça vascular (**FIGURA 6**). Se houver necessidade, pode-se obter maior comprimento da veia por meio de excisão de uma porção da veia femoral comum anterior em continuidade com a crossa da safena. Essa técnica também pode ser empregada para criar uma anastomose de maior fluxo. Em seguida, a veia femoral comum é suturada com sutura contínua vascular, com fio monofilamentar 6-o, tomando o cuidado para não invadir o lúmen da veia femoral comum.

São mobilizados os 5 a 7 cm proximais da veia safena, à medida que são ligados e seccionados os ramos principais. Com tesoura de Potts, a primeira válvula, a cerca de 1 cm da crossa da safena, é excisada na porção central translúcida de cada válvula, sob visão direta (**FIGURA 7**). Nos casos típicos, a segunda válvula situa-se 3 a 5 cm mais distalmente. Essa segunda válvula e o restante das válvulas da veia safena são excisadas com o método de valvulotomia retrógrada, mostrado nas **FIGURAS 11** e **12**.

O lado do fluxo arterial proximal é controlado e abre-se a artéria femoral comum aproximadamente no nível da femoral profunda (**FIGURA 8**). Isso possibilita a inspeção do estoma profundo e possível endarterectomia, se houver necessidade. **CONTINUA ▶**

Capítulo 146 Derivação Arterial com Veia Safena *in Situ* 571

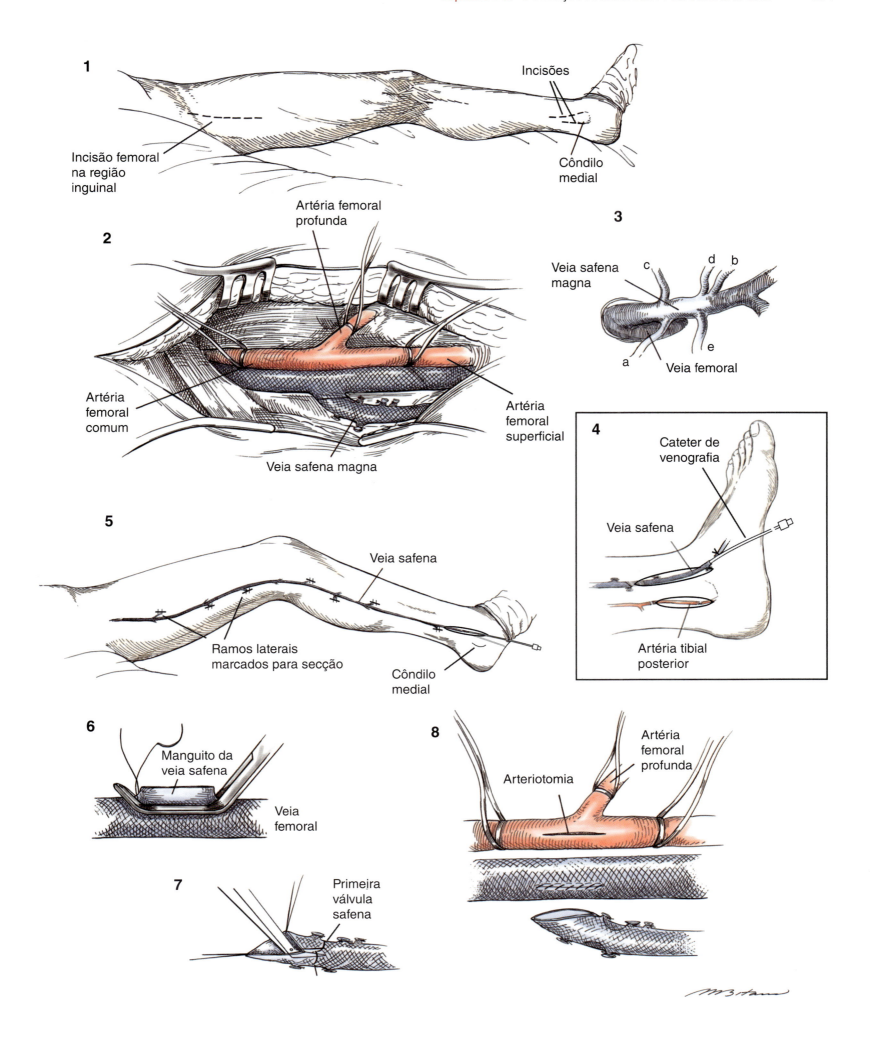

DETALHES DA TÉCNICA CONTINUAÇÃO

A extremidade proximal aberta da veia safena é ajustada para corresponder à arteriotomia. As bordas da extremidade podem ser retiradas para criar um bisel mais oval e a veia pode ser aberta em uma direção longitudinal, posteriormente, para produzir uma abertura, se houver necessidade. A anastomose é realizada com sutura com fio de polipropileno monofilamentar 6-o de extremidade dupla, com uma agulha em cada extremidade. Conforme ilustrado na FIGURA 9A, o trajeto de cada ponto nessa sutura contínua começa pela entrada na veia do lado de fora para dentro do lúmen, prosseguindo do lúmen para fora da artéria. Isso evita suspender um retalho da íntima da artéria. A linha de sutura inicia-se com uma sutura tipo colchoeiro na extremidade calcanhar da veia (FIGURA 9). O lado lateral ou outro lado é suturado inicialmente e trazido em torno da extremidade ou dedo para alcançar a sutura medial ou do lado próximo na porção média (FIGURA 10). A anastomose é lavada com soro fisiológico heparinizado e as suturas são amarradas. As alças vasculares arteriais são liberadas e a parte proximal da veia safena irá se dilatar com um fluxo arterial pulsátil. O fluxo será interrompido na primeira de quaisquer válvulas venosas residuais.

MÉTODO DO VALVULÓTOMO EXPANSÍVEL

Para evitar as incisões longas necessárias para a exposição total da veia safena e o uso de um cortador de válvulas manual passado sequencialmente através dos ramos colaterais, esse método utiliza um cortador de válvulas expansível descartável. Ao limitar as incisões no membro inferior, pode-se minimizar o traumatismo da dissecção venosa, pode-se reduzir as infecções no sítio cirúrgico e o controle da dor no pós-operatório pode ser mais satisfatório.

À medida que o novo fluxo sanguíneo arterial entra na veia, haverá pouco fluxo além da primeira válvula. O valvulótomo expansível descartável é testado quanto a seu funcionamento e carregado com soro fisiológico heparinizado, de acordo com as instruções do fabricante para uso. A unidade fechada com o valvulótomo na bainha é inserida através da veia transeccionada distal (FIGURA 11) e cuidadosamente passada distalmente à anastomose da artéria femoral. A extremidade romba bulbosa é confirmada por palpação (FIGURA 11A) e toma-se o devido cuidado para não cruzar a linha de sutura anastomótica recente. O valvulótomo é utilizado de acordo com as instruções do fabricante para uso e cuidadosamente retirado. Haverá uma leve sensação de tração quando as válvulas forem cruzadas. O valvulótomo é posicionado no centro para evitar a lesão das paredes da veia à medida que ela se dilata sobre a gaiola central, e os folhetos são cortados à medida que a veia passa pela parte afunilada da gaiola em sua porção cortante (FIGURA 12). Pode ser necessário realizar várias vezes essa manobra para que todas as válvulas se tornem incompetentes, conforme demonstrado pela dilatação total de toda a veia safena sob a pressão arterial e, possivelmente, o fluxo pulsátil.

Em seguida, são realizadas pequenas incisões (1 a 2 cm) nos locais previamente marcados dos ramos laterais, e os ramos são ligados com fios de seda 3-o. Sete locais típicos de ligadura e secção de ramos estão ilustrados na FIGURA 11. Isso deve melhorar o fluxo através da veia, de modo que fique pulsátil. Se isso não for observado, pode-se efetuar outra passagem com o valvulótomo.

A escolha do local para a anastomose de derivação distal é determinada baseada nos exames pré-operatórios. É importante que a veia tenha um trajeto claro, sem angulação. Além disso, a veia precisa ter um comprimento suficiente para alcançar o local de anastomose sem tensão quando a perna ou o tornozelo estiverem em extensão. Uma anastomose com a artéria tibial posterior é mostrada. A artéria fibular pode ser alcançada de modo semelhante, enquanto a artéria tibial anterior é alcançada por meio de tunelização através da membrana interóssea, em seus dois terços superiores, ou por meio de tunelização em torno da tíbia anterior, em seu terço inferior. O segmento arterial adequado foi previamente dissecado ao longo de uma zona de 3 a 4 cm e isolado com pinças vasculares *bulldog* (FIGURA 13). Uma vantagem da técnica de derivação da veia *in situ* é agora evidente, pois os tamanhos dos dois vasos (artéria distal e veia de derivação) são quase os mesmos.

A maioria dos cirurgiões utiliza lupas para a anastomose da veia terminal com a lateral da artéria, que é realizada de modo semelhante à anastomose proximal (ver FIGURAS 9A e 10). Pode-se realizar uma incisão longitudinal da veia, bem como um bisel, de modo a criar uma boca anastomótica maior. Todos os vasos são ocluídos com as alças elásticas ou pequenas pinças vasculares *bulldog*. A artéria é aberta longitudinalmente (FIGURA 14). Coloca-se uma sutura vascular com fio monofilamentar 6-o ou 7-o com duas agulhas no calcanhar da veia e, em seguida, fora da artéria com sutura de colchoeiro no ângulo proximal. Coloca-se uma sutura contínua de modo a entrar através da veia e sair através da artéria. Isso impede a suspensão de um retalho da íntima quando a ponta da agulha é pressionada do lúmen para fora da artéria.

A linha de sutura posterior é realizada em primeiro lugar e é habitualmente efetuada em torno da extremidade distal até a porção média da linha anterior. Isso possibilita melhor visualização para a finalização da linha de sutura anterior. A artéria e a veia são lavadas com solução heparinizada e as alças e pinças são retiradas provisoriamente para remover de todos os segmentos os trombos, resíduos e bolhas de ar. As duas extremidades da sutura são amarradas.

As pulsações na veia *in situ* e na artéria são palpadas ou verificadas por meio de um aparelho Doppler. Deve-se realizar uma angiografia intraoperatória na mesa cirúrgica, com atenção para a anastomose distal e para verificar que todos os ramos laterais estejam ligados e que não haja nenhuma válvula residual da safena. A anastomose distal também deve ser inspecionada à procura de qualquer erro técnico.

A perna é flexionada e estendida para certificar-se de que a veia não esteja dobrada. Realiza-se uma cuidadosa inspeção ao longo de toda a veia para verificar a existência de quaisquer fístulas arteriovenosas nos ramos venosos que não foram identificados e ligados. Essas fístulas podem ser palpadas como sopro ou frêmito, que também pode ser localizado com aparelho de Doppler. A simples secção entre ligaduras com fio de seda 3-o é suficiente. Após fixação da anastomose distal, deve-se obter uma angiografia na mesa cirúrgica de todo o enxerto da veia.

FECHAMENTO

A fáscia superficial é aproximada com suturas separadas ou contínuas com fio absorvível 3-o, tomando o cuidado para não apertar ou dobrar a veia, e a pele é fechada de modo rotineiro.

CUIDADOS PÓS-OPERATÓRIOS

Deve-se monitorar cuidadosamente o estado hemodinâmico do paciente na sala de recuperação ou na unidade de terapia intensiva. Os parâmetros cardíacos devem ser otimizados. Realiza-se um registro dos pulsos distais por palpação ou Doppler de hora em hora no primeiro dia e, daí em diante, a intervalos sequencialmente regulares. Em geral, o paciente não é anticoagulado, porém mantido bem hidratado. Nos casos típicos, obtém-se o índice tornozelo-braquial no primeiro dia pós-operatório para verificar a permeabilidade do enxerto. ∎

Capítulo 146 Derivação Arterial com Veia Safena *in Situ*   573

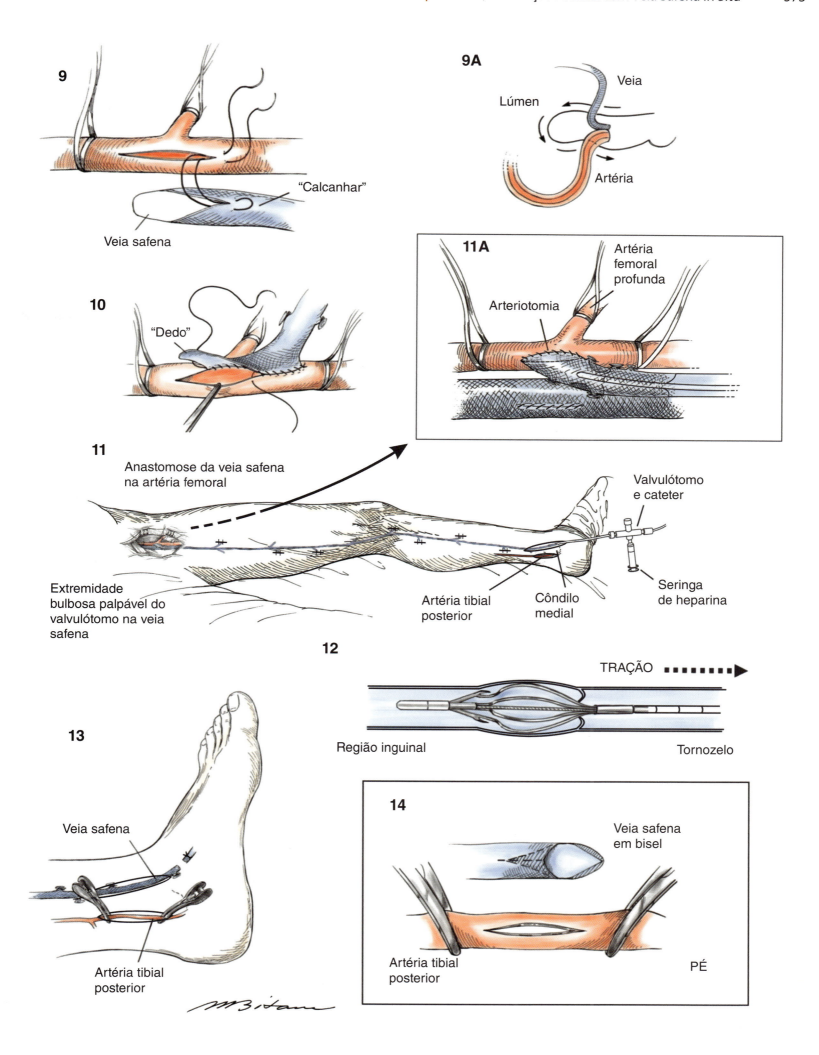

CAPÍTULO 147
TROMBOEMBOLECTOMIA FEMORAL

INDICAÇÕES A isquemia aguda dos membros inferiores pode ser causada por embolização distal de uma fonte mais proximal ou por trombose de uma lesão aterosclerótica subjacente ou enxerto de derivação previamente construído. A apresentação clínica é, com frequência, uma situação de emergência, com graus variáveis de isquemia ameaçando o membro. Se a isquemia não for tão grave e permitir maior período de tempo para tratamento, pode-se preferir a terapia trombolítica com cateter como tratamento de primeira linha, visto que a lise pode revelar uma lesão subjacente que também necessite de tratamento. Se a isquemia for mais profunda, a conduta melhor e mais rápida consiste em intervenção cirúrgica de emergência.

ABORDAGEM PRÉ-OPERATÓRIA O exame de imagem pré-operatório, como angiograma com cateter, angiotomografia computadorizada e ecodoppler, pode ser útil para localizar a extensão do trombo/êmbolo, porém nem sempre é necessário, dependendo da urgência do procedimento. Por serem frequentemente cirurgias de emergência, o rápido preparo do paciente é essencial para aumentar a probabilidade de salvamento do membro. Tendo em vista que os pacientes com fenômeno embólico frequentemente têm uma origem cardíaca, incluindo infarto agudo do miocárdio, arritmia e aneurisma, deve-se dispensar atenção para o monitoramento hemodinâmico rigoroso e melhorar o máximo possível a função cardíaca em uma situação de emergência.

Uma história pregressa de claudicação ou de enxerto de derivação cirúrgico aponta mais para um diagnóstico de doença trombótica. O conhecimento da história de doença vascular do paciente é de importância crítica para determinar a etiologia subjacente. A administração de heparina é extremamente importante tão logo seja estabelecido um diagnóstico de fenômeno tromboembólico. A antibioticoterapia profilática é administrada imediatamente antes da cirurgia e mantida por 24 horas.

ANESTESIA Em geral, utiliza-se a anestesia geral ou regional; entretanto, prefere-se algumas vezes a anestesia local com cuidados anestésicos monitorados nesse grupo de pacientes que podem apresentar outras comorbidades significativas. A viabilidade da anestesia local irá depender da localização da incisão e da extensão da cirurgia. Deve-se dispensar atenção cuidadosa para manter parâmetros hemodinâmicos satisfatórios.

POSIÇÃO O paciente é colocado em decúbito dorsal na mesa cirúrgica. Em geral, é mais adequado preparar e colocar campos na parte inferior do abdome e região contralateral da região inguinal caso haja necessidade de adjuvante no procedimento de fluxo, como derivação femorofemoral. Toda a perna afetada deve ser preparada circunferencialmente, com colocação dos campos e o pé colocado preferencialmente em uma bolsa plástica estéril (Lahey), de modo que possa ser examinado no fim do procedimento (FIGURA 1). Em geral, a anticoagulação com heparina não é interrompida; com frequência, administra-se uma dose extra durante a cirurgia. Então, uma pausa cirúrgica (*time out*) é executada.

DETALHES DA TÉCNICA Realiza-se uma incisão vertical na região inguinal e os vasos femorais são dissecados das estruturas adjacentes. São colocadas alças vasculares de Silastic® em torno das artérias, proximal e distalmente (FIGURA 2). Se houver necessidade de heparina adicional, administra-se uma dose dentro de poucos minutos antes da oclusão dos vasos.

Nos casos em que se acredita que a etiologia tenha uma origem embólica e o vaso esteja macio e livre de aterosclerose, realiza-se uma arteriotomia transversa (FIGURA 3). A vantagem é fechar a arteriotomia primariamente, o que habitualmente é feito com bastante rapidez. Se for constatada uma etiologia trombótica, ou se uma placa crônica for palpável, a arteriotomia longitudinal pode ser a melhor escolha. Essa incisão longitudinal é realizada na artéria femoral comum para placa na região, de modo que o vaso possa ser diretamente inspecionado e seja realizada uma endarterectomia com angioplastia com *patch*, se necessário. Para a placa comum na origem da artéria profunda, realiza-se uma incisão longitudinal oblíqua, conforme ilustrado na FIGURA 4 pela mesma razão.

Um cateter Fogarty® para trombectomia (habitualmente de 3 mm; entretanto, podem-se utilizar os de 2 mm ou 4 mm, dependendo do tamanho do vaso nativo) é introduzido proximal e distalmente em todos os principais ramos (FIGURA 5A). São necessárias várias passagens até que seja restaurado um fluxo pulsátil adequado, com confirmação de sangramento retrógrado apropriado. O cateter é então introduzido proximalmente (FIGURA 5B) para certificar-se de que todos os coágulos tenham sido eliminados. A artéria é lavada de modo anterógrado e retrógrado com soro fisiológico heparinizado (FIGURA 6). Uma arteriotomia transversa pode ser fechada primariamente com suturas separadas com fio de polipropileno 6-0, passado de dentro para fora para evitar a suspensão de qualquer retalho dentro da artéria (FIGURA 7). Todo o ar e resíduos são eliminados antes de completar o fechamento do vaso e restaurar o fluxo na perna. Nesse momento, o pé é reavaliado quanto à perfusão (p. ex., coloração, enchimento capilar, calor, função motora, sinais Doppler) e, se for adequada, a ferida é irrigada e fechada em múltiplos planos com suturas absorvíveis e grampos cutâneos. Se a perna permanecer isquêmica, o nível de comprometimento é reavaliado e realiza-se outra trombectomia, angioplastia ou *bypass*, se houver necessidade. São realizadas fasciotomias na parte inferior da perna nesse momento, se houver necessidade (ver Capítulo 156).

CUIDADOS PÓS-OPERATÓRIOS É de suma importância manter uma rigorosa observação desses pacientes, não apenas quanto à trombose recorrente da perna ou isquemia, mas também quanto à síndrome compartimental tardia, se não tiver sido efetuada uma fasciotomia. Os pacientes são mantidos com gotejamento de heparina, que é substituído por anticoagulação oral, se isso for considerado adequado. Além disso, dependendo do estado clínico do paciente, os cuidados agudos e o monitoramento hemodinâmico estarão, provavelmente, mais indicados. ■

Capítulo 147 Tromboembolectomia Femoral

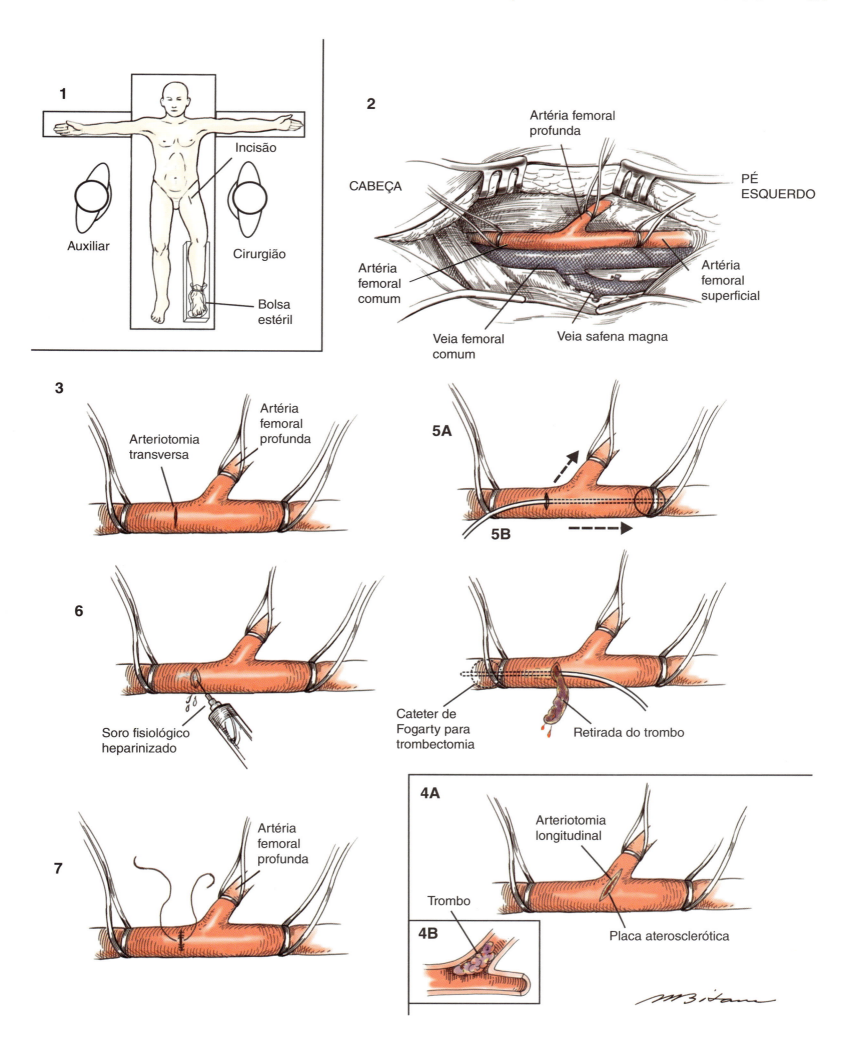

CAPÍTULO 148
IMPLANTE DE FILTROS DE VEIA CAVA INFERIOR

INDICAÇÕES A embolia pulmonar, que é potencialmente fatal, constitui uma complicação frequente de muitas doenças médicas e intervenções cirúrgicas quando a trombose venosa antecedente está associada a estados de baixo fluxo, lesões venosas, obesidade, imobilização prolongada, hipercoagulabilidade e efeitos pouco compreendidos de certas neoplasias malignas. A anticoagulação é geralmente considerada como tratamento primário para a doença tromboembólica. A interrupção venosa, proximal ao local de trombose venosa, é habitualmente reservada para pacientes que apresentam embolia pulmonar recorrente, apesar de anticoagulação adequada e bem controlada; para pacientes que apresentam um grande êmbolo que comporte risco à vida, de modo que um êmbolo adicional poderia ser fatal; para os que não podem receber anticoagulação, devido a problemas hemorrágicos potenciais ou a outra contraindicação para a anticoagulação; ou para aqueles que estão desenvolvendo hipertensão pulmonar progressiva, devido a embolias repetidas.

A ligadura femoral superficial foi em grande parte abandonada, devido à incapacidade de localizar com precisão a extensão proximal do processo e à probabilidade de trombo não detectado no membro oposto ou em veias pélvicas profundas. A interrupção da veia cava inferior evita essas incertezas. Os filtros de veia cava colocados através das veias femoral ou jugular são comumente utilizados hoje em dia para profilaxia contra a embolia pulmonar, e o seu uso substitui a aplicação de clipes dentados parcialmente oclusivos. Na atualidade, dispõe-se no comércio de filtros temporários e permanentes, com a vantagem de retirada do filtro temporário quando não for mais clinicamente necessário.

PREPARO PRÉ-OPERATÓRIO Como se utiliza habitualmente um material de contraste intravenoso durante o procedimento, é fundamental a ausência de alergia ao material de contraste; quando presente, pode ser necessária uma pré-medicação. Deve-se avaliar a função renal, bem como a capacidade do paciente de permanecer deitado na horizontal por um período de tempo durante e após a intervenção. Esses pacientes podem apresentar comprometimento da função cardíaca e ventilação-perfusão anormais do pulmão, exigindo suporte cardíaco e pulmonar vigoroso e, talvez, monitoramento por um anestesiologista.

ANESTESIA Prefere-se a anestesia local. É essencial um cateter intravenoso seguro para medicações (particularmente sedação). Pode ser fundamental um anestesiologista para o manejo do paciente, se houver comprometimento da função cardiopulmonar.

POSIÇÃO O paciente deve estar em decúbito dorsal, com tricotomia e exposição da região inguinal ou da área da jugular direita. Deve-se dispor de fluoroscopia. Esse procedimento pode ser realizado, de preferência, no serviço de angiografia.

PREPARO OPERATÓRIO A remoção dos pelos do campo operatório é feita com tesoura. A pele é preparada e coberta com campos estéreis, de acordo com as especificações do cirurgião. Em seguida, uma pausa cirúrgica (*time out*) é executada.

DETALHES DA TÉCNICA A área de acesso da região inguinal ou do pescoço é preparada e são colocados campos de modo habitual. Administra-se anestesia local. Obtém-se o acesso da veia jugular ou femoral (**FIGURA 1**) com uma agulha de entrada sob orientação ultrassônica, se necessário, abaixo do nível do ligamento inguinal (**FIGURA 2**). Utilizando a fluoroscopia, um fio de acesso fino (0,045 cm) é guiado superiormente na veia cava inferior, na preparação para a introdução de um cateter *pigtail* na veia cava inferior (**FIGURA 3**). Obtém-se uma venocavografia (**FIGURA 4**). Observa-se a posição das veias renais em relação a determinado nível dos corpos vertebrais. Se a veia cava infrarrenal tiver menos que 28 mm, não for duplicada e estiver livre de trombo, o cateter *pigtail* é avançado superiormente até acima das veias renais antes da inserção do fio de inserção mais rígido (0,063 cm) para a bainha-guia (introdutora). Essa manobra diminui a probabilidade de que o novo fio possa entrar em um ramo da veia cava ou nas veias renais. A bainha-guia do filtro é inserida e a posição de sua extremidade é verificada utilizando o corpo vertebral previamente assinalado como marcador (**FIGURA 5**). O filtro é colocado dentro da bainha-guia e avançado até a extremidade da bainha. Enquanto o filtro é mantido em posição, a bainha é retirada inferiormente, deixando o filtro no nível correto. Não se deve empurrar ou avançar o filtro fora da bainha, mas sim retirar a bainha do filtro (**FIGURA 6**). O filtro é expandido, com as barbelas de ancoragem bem fixadas na parede da veia cava, de acordo com as instruções do fabricante. A extremidade superior do filtro deve estar exatamente abaixo do nível das veias renais (ver **FIGURA 6**). Após a retirada do dispositivo de inserção, obtém-se uma venocavografia para assegurar a colocação adequada e a ausência de complicações. Pode-se utilizar a bainha ou reinserir o fio-guia e o cateter *pigtail* para essa injeção de meio de contraste.

FECHAMENTO Após a retirada da bainha, mantém-se pressão adequada por vários minutos, de modo a evitar o sangramento (**FIGURA 7**). O paciente deve ser instruído a permanecer em decúbito dorsal por 1 a 2 horas, devendo o local ser monitorado à procura de sangramento ou formação de hematoma.

CUIDADOS PÓS-OPERATÓRIOS A heparina deve ser continuada antes, no decorrer e depois do procedimento, a não ser que haja sangramento significativo no local de acesso ou alguma contraindicação. O paciente deve ser monitorado, e o filtro temporário é retirado quando não for mais necessário para a finalidade para a qual foi colocado. ■

Capítulo 148 Implante de Filtros de Veia Cava Inferior 577

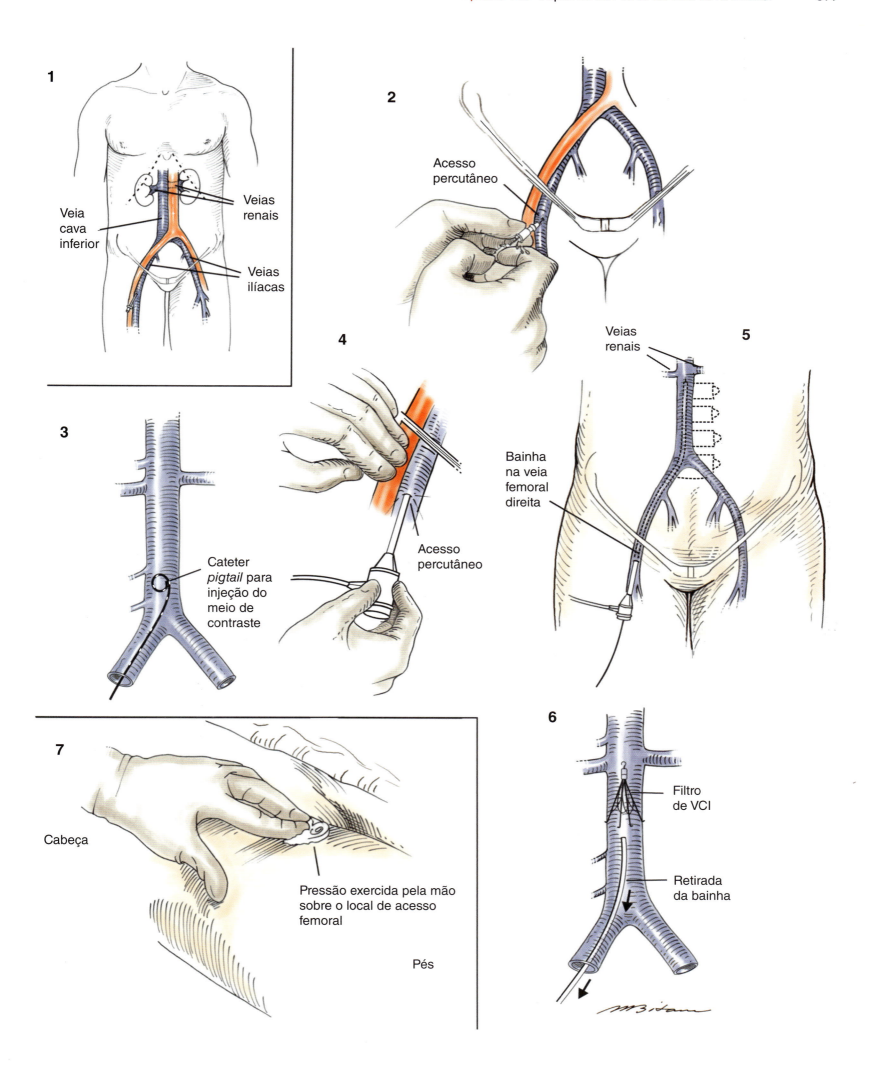

CAPÍTULO 149 — ABLAÇÃO ENDOVASCULAR DA VEIA SAFENA MAGNA

INDICAÇÕES A ablação intravenosa por *laser* da veia safena magna substituiu a ligadura alta e a fleboextração dessa veia em muitos centros para pacientes que apresentam sintomas relacionados com incompetência valvular dessa veia, habitualmente com veias varicosas (FIGURA 1). Em alguns centros, prefere-se a ablação por radiofrequência à ablação por *laser*, porém as técnicas são semelhantes. Antes de considerar a ablação, esses pacientes precisam passar por um exame vascular periférico completo para determinar se as varicosidades são primárias ou secundárias, avaliar o estado dos sistemas venosos tanto superficial quanto profundo e verificar a adequação do sistema arterial. Realiza-se um Doppler vascular venoso para verificar a permeabilidade e a ocorrência de refluxo em ambos os sistemas venosos.

CONTRAINDICAÇÕES Sinais de obstrução no sistema venoso profundo podem contraindicar a ablação do sistema superficial, visto que o retorno venoso da perna depende dele. Outras contraindicações incluem descontinuidade ou tortuosidade da veia safena magna, gravidez e aleitamento ativo, alergia a anestésicos locais, disfunção hepática e distúrbios graves da coagulação. Os pacientes precisam usar meias compressivas no período pós-operatório, e a incapacidade de tolerá-las constitui uma contraindicação relativa.

ANESTESIA Alguns pacientes preferem a anestesia geral; entretanto, com mais frequência, prefere-se a anestesia tumescente, particularmente no ambiente do consultório. A anestesia tumescente consiste na infusão de uma solução anestésica local diluída (habitualmente lidocaína a 0,1%) no espaço subcutâneo em torno das veias a serem tratadas. Pode-se acrescentar epinefrina à solução pelo seu efeito vasoconstritor, e inclui-se bicarbonato de sódio para tamponamento, de modo a minimizar o desconforto durante a infusão.

POSIÇÃO O paciente deve ser colocado em decúbito dorsal em posição de Trendelenburg moderada, de modo a reduzir a hipertensão venosa.

PREPARO PRÉ-OPERATÓRIO A pele é preparada desde o umbigo até o membro inferior e o pé. Os dedos do pé são cobertos com uma bolsa plástica estéril. Se for também realizada uma flebectomia, que consiste na retirada de veias varicosas visíveis através de contraincisões muito pequenas, as veias são marcadas com tinta indelével na área pré-operatória, com o paciente em posição ortostática para assegurar um enchimento adequado. Então, uma pausa cirúrgica (*time out*) é executada.

DETALHES DA TÉCNICA Utilizando uma sonda ultrassônica de 7,5 MHz envolvida em uma luva estéril, a veia safena magna é identificada no nível do joelho ou abaixo (FIGURA 2). Se não for utilizada anestesia geral, a pele é anestesiada com lidocaína a 1% e uma agulha de acesso de calibre 21 é inserida na veia. Um fio de micropunção de 0,045 cm é introduzido através da agulha para dentro da veia, de modo a assegurar o acesso; então, a agulha é retirada (FIGURA 3). Uma pequena incisão é feita na pele, no local de saída do fio, e uma bainha de acesso 4 ou 5 French é inserida sobre o fio. O fio e o dilatador de bainha são retirados e um fio com ponta em J de 0,090 cm é inserido através da bainha de acesso e avançado até a região inguinal, onde a sua presença é confirmada por ultrassom. A bainha de acesso é retirada

e a bainha longa de *laser* com marcas em centímetros é colocada sobre a coxa com a extremidade distal no nível do pulso femoral para obter uma estimativa da extensão necessária da bainha a ser inserida. A bainha de *laser* é inserida sobre o fio (FIGURA 4) e o dilatador é retirado. A fibra de *laser* é inserida na posição fechada (FIGURA 5) e o ultrassom é utilizado para localizar a extremidade da fibra no bulbo da veia safena magna distal. É preciso ter cuidado para assegurar que a extremidade não entre na veia femoral e esteja distal à veia epigástrica superficial.

O ultrassom visualiza o cateter na altura do joelho e a área adjacente ao cateter é infiltrada com a solução de tumescência para anestesia. Uma agulha de calibre 21 fixada a uma bomba controlada por pedal é usada para a administração do líquido de tumescência. A solução de tumescência é administrada em toda a extensão da bainha de *laser*. A solução de tumescência não apenas produz anestesia, como também diminui a transferência de energia do *laser* para o tecido adjacente. Nesse momento, são utilizados óculos de segurança para *laser*. A localização da ponta distal de *laser* é novamente confirmada por ultrassom antes da aplicação da energia. Utiliza-se um *laser* de diodo com comprimento de onda de 980 nm na regulagem de 14 W. Pode-se utilizar qualquer dos inúmeros *lasers* disponíveis. O *laser* é ligado e retirado em uma taxa de 50 J/cm até que sejam visualizadas marcas de sinais na extremidade da bainha do *laser*, que indicam que um comprimento adequado da veia foi tratado. O *laser* é desligado e a bainha e a fibra de *laser* são retiradas. Obtém-se a hemostasia por meio de pressão direta.

Se não for realizada nenhuma flebectomia ambulatorial, o procedimento é concluído e coloca-se um curativo adesivo sobre o local de punção. Em seguida, são colocadas meias compressivas até a coxa. Entretanto, se houver necessidade de realizar flebectomias ambulatoriais, isso deve ser feito nesse momento. Utiliza-se uma lâmina nº 11 ou uma lâmina Beaver estreita para efetuar pequenas incisões adjacentes às veias varicosas previamente marcadas (FIGURA 6A) e são usados ganchos de flebectomia especialmente desenhados para capturar a veia abaixo da superfície cutânea (FIGURA 6B). A veia capturada é extraída através da incisão cutânea e pinçada com pinça hemostática. Uma tensão é exercida sobre a veia ao tracionar a pinça hemostática e realiza-se uma dissecção romba da maior extensão possível da veia utilizando uma segunda pinça hemostática para afastar o tecido circundante da veia. A veia é então extraída por avulsão manual (FIGURA 6C) e uma pressão é exercida sobre a ferida para hemostasia. Esse processo é repetido até a extração da maior parte possível da veia varicosa. Quando a hemostasia estiver completa, o membro é limpo com soro fisiológico e seco. São utilizadas suturas cutâneas adesivas para aproximar a incisão e um curativo seco e estéril é aplicado e mantido em posição com fita adesiva plástica transparente. Em seguida, são colocadas meias compressivas até a coxa e o paciente é transferido para a sala de recuperação.

CUIDADOS PÓS-OPERATÓRIOS O paciente deambula no momento da alta e é incentivado a caminhar por alguns minutos a cada hora enquanto estiver acordado. São apenas necessários analgésicos leves para a dor peroperatória. Em geral, os pacientes conseguem retornar às atividades normais dentro de alguns dias. ■

Capítulo 149 Ablação Endovascular da Veia Safena Magna   579

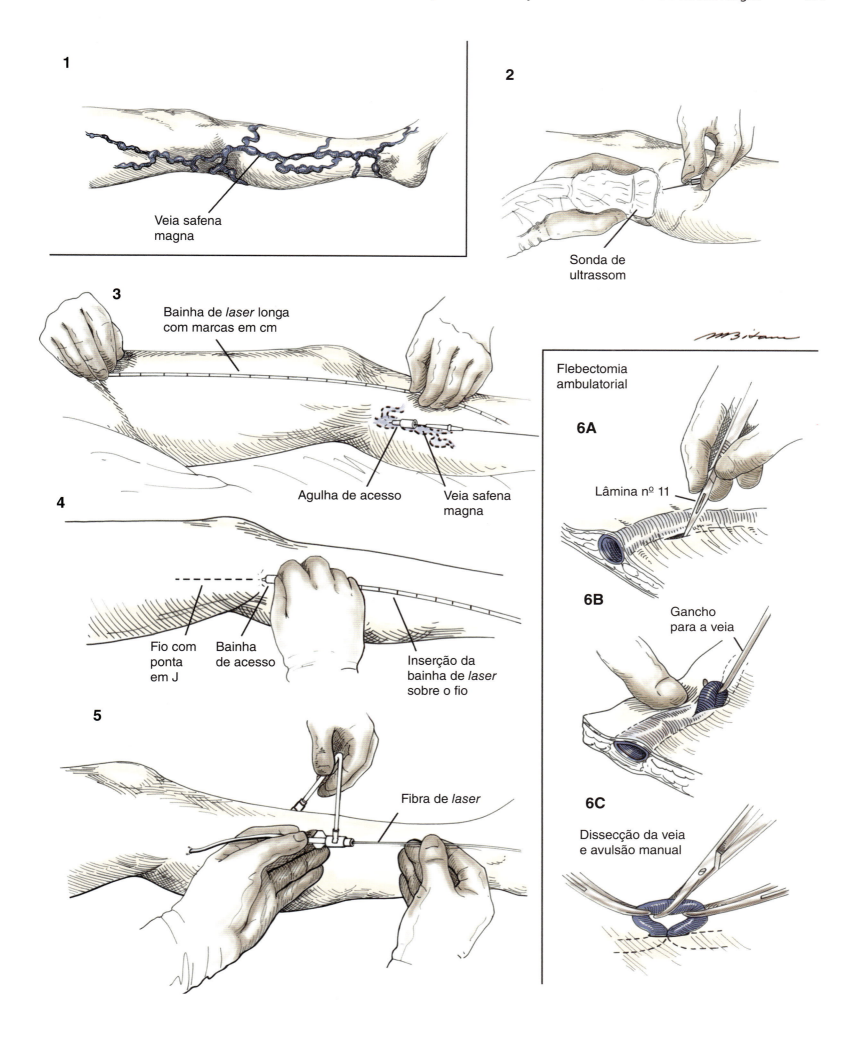

CAPÍTULO 150

OPERAÇÕES DE DERIVAÇÃO PARA HIPERTENSÃO PORTAL

INDICAÇÕES A descompressão portal está indicada para pacientes que apresentam hipertensão portal complicada por hemorragia gastrintestinal, devido a varizes esofágicas que não sejam controladas de modo efetivo com escleroterapia. Algumas operações interrompem por completo o fluxo venoso portal para o fígado (anastomose portocava terminolateral), enquanto outras resultam em descompressão seletiva do sistema porta por meio de uma derivação colateral (anastomose portocava laterolateral, esplenorrenal e mesocava). A operação escolhida depende da permeabilidade das veias porta e esplênica, dos resultados das provas de função hepática, da quantidade de sangue venoso porta desviado, da ocorrência de sangramento agudo e de o paciente ser ou não candidato a transplante de fígado.

A seleção dos pacientes deve basear-se no quadro clínico, nos resultados das provas de função hepática e na interpretação da hemodinâmica hepática, conforme determinado pelos exames radiológicos. Os pacientes considerados candidatos a operações de derivação geralmente devem ter menos de 60 anos. De modo ideal, não deve haver nenhum sinal de encefalopatia, icterícia, ascite ou perda da massa muscular. Os níveis séricos de albumina devem estar acima de 3 g/dℓ, o tempo de protrombina inferior a 1,5 vez o normal ou outras evidências de integridade da função de síntese do fígado. O não preenchimento desses critérios não constitui uma contraindicação absoluta para a cirurgia, porém o risco cirúrgico é diretamente proporcional ao grau de descompensação hepática.

As operações de derivação para hipertensão portal podem ser divididas em três tipos: portocava, esplenorrenal e mesocava. As **FIGURAS A** a **F** mostram, na forma de diagramas, as escolhas cirúrgicas básicas para derivação do fluxo venoso portal.

DERIVAÇÃO PORTOCAVA A principal indicação para a derivação portocava consiste no controle de hemorragia gastrintestinal alta maciça, devido a varizes que não possam ser controladas por meio de ablação endoscópica ou por derivação portossistêmica intra-hepática transjugular (DPIT). Algumas vezes, as derivações portocava são preferidas quando houver esplenectomia anterior, trombose da veia esplênica, reversão do fluxo na veia porta, derivação esplenorrenal trombosada, ascite ou trombose da veia hepática. A escolha de uma derivação portocava direta naturalmente depende da demonstração de uma veia porta permeável no pré-operatório ou na laparotomia.

A anastomose laterolateral (**FIGURA A**) é preferida por alguns cirurgiões em caso de hipertensão portal, sem qualquer evidência de elevação da pressão na extremidade hepática da veia porta temporariamente ocluída. Isso sugere que o suprimento sanguíneo arterial esteja fluindo através do fígado, e que a redução da pressão portal por meio de anastomose laterolateral com a veia cava não irá resultar em desvio do suprimento arterial para o fígado. Outra vantagem desse tipo de derivação é que ela descomprime os sinusoides hepáticos, o que pode ser benéfico no tratamento de pacientes com ascite intratável acompanhada de hemorragia por varizes.

A utilidade da derivação portocava no tratamento da ascite refratária não é aceita universalmente, embora diversos estudos tenham sugerido que seja um tipo efetivo de tratamento. Se a derivação estiver indicada para o controle da ascite, prefere-se habitualmente a realização de anastomose laterolateral direta ou anastomose H laterolateral com enxerto de interposição de politetrafluoretileno em anel de 8 a 10 mm. Isso é particularmente válido em casos raros de trombose da veia hepática (Budd-Chiari).

Nenhum procedimento descompressivo do sistema porta tem qualquer efeito benéfico sobre a função hepática. Por conseguinte, o resultado final de qualquer uma dessas operações irá depender, em grande parte, da evolução da doença hepática básica.

Na derivação portocava terminolateral (**FIGURA B**), a veia porta é ligada no hilo do fígado, enquanto a porção distal da veia porta é anastomosada na veia cava inferior. Essa derivação está particularmente indicada quando não houver qualquer evidência de ascite, ou quando o fluxo sanguíneo porta for invertido na direção hepatoporta, conforme determinado pela elevação da pressão na extremidade hepática da veia porta temporariamente ocluída. No caso da anastomose terminolateral, todo o fluxo sanguíneo venoso porta é desviado do fígado e se preserva o fluxo da artéria hepática para o fígado.

DERIVAÇÃO ESPLENORRENAL Em caso de bloqueio extra-hepático da veia porta, hiperesplenismo secundário, cirurgia biliar anterior e/ou alterações cavernomatosas da veia porta, a operação de escolha pode consistir em anastomose entre a veia esplênica e a veia renal esquerda, contanto que a veia esplênica esteja permeável e tenha um tamanho adequado (de preferência 1 cm). Se for necessário ou desejável realizar uma esplenectomia, pode-se efetuar uma anastomose esplenorrenal proximal convencional (**FIGURA C**). A derivação esplenorrenal distal (derivação de Warren, **FIGURA D**) conserva o fígado e, enquanto descomprime de modo seletivo as varizes esofágicas, possibilita a manutenção da pressão portal e a perfusão do fígado, proporcionando, assim, uma proteção contra a encefalopatia hepática. Essa derivação está particularmente indicada em caso de função hepática normal, volume elevado de fluxo porta para o fígado, doença hepatocelular mínima, esplenomegalia acentuada ou hipertensão portal idiopática. A operação consiste em secção da veia esplênica na sua junção com a veia mesentérica superior, ligando a porção proximal da veia e anastomosando a porção distal com a veia renal esquerda. Como alternativa da secção da veia esplênica, um enxerto de interposição pode ser anastomosado entre a veia esplênica e a veia renal esquerda, com ligadura da veia esplênica proximal ao enxerto, bem como ligadura das veias coronária e gastromental direita.

DERIVAÇÃO MESOCAVA Na maioria dos casos, a descompressão portal pode ser realizada por meio de operações de derivação portocava ou esplenorrenal. Entretanto, a derivação mesocava de Clatworthy (**FIGURA E**) é necessária em pacientes que foram submetidos à esplenectomia e que apresentam trombose ou alterações cavernomatosas da veia porta. A derivação mesocava é aconselhável para pacientes com sangramento excessivo na cirurgia a partir de vasos periportais ou periesplênicos. Por fim, deve constituir a operação de escolha para crianças pequenas, cujas veias esplênica e/ou porta podem ser pequenas demais para um procedimento bemsucedido (tamanho mínimo de aproximadamente 1 cm de diâmetro). As derivações eletivas em crianças devem ser adiadas, se possível, até 4 anos. A operação consiste em secção da veia cava inferior e anastomose lateroterminal com a veia mesentérica superior.

Em casos de emergência, pode-se realizar um procedimento técnico menor sem secção da veia cava inferior por meio de interposição de um enxerto de 18 mm de dácron entre a veia cava e a veia mesentérica superior, no nível de seus primeiros ramos (**FIGURA F**). Essa modificação da derivação mesocava (derivação mesocava com interposição ou derivação Drapanas) oferece as vantagens de uma abordagem técnica simplificada, com perda mínima de sangue. ■

Capítulo 150 Operações de Derivação para Hipertensão Portal 581

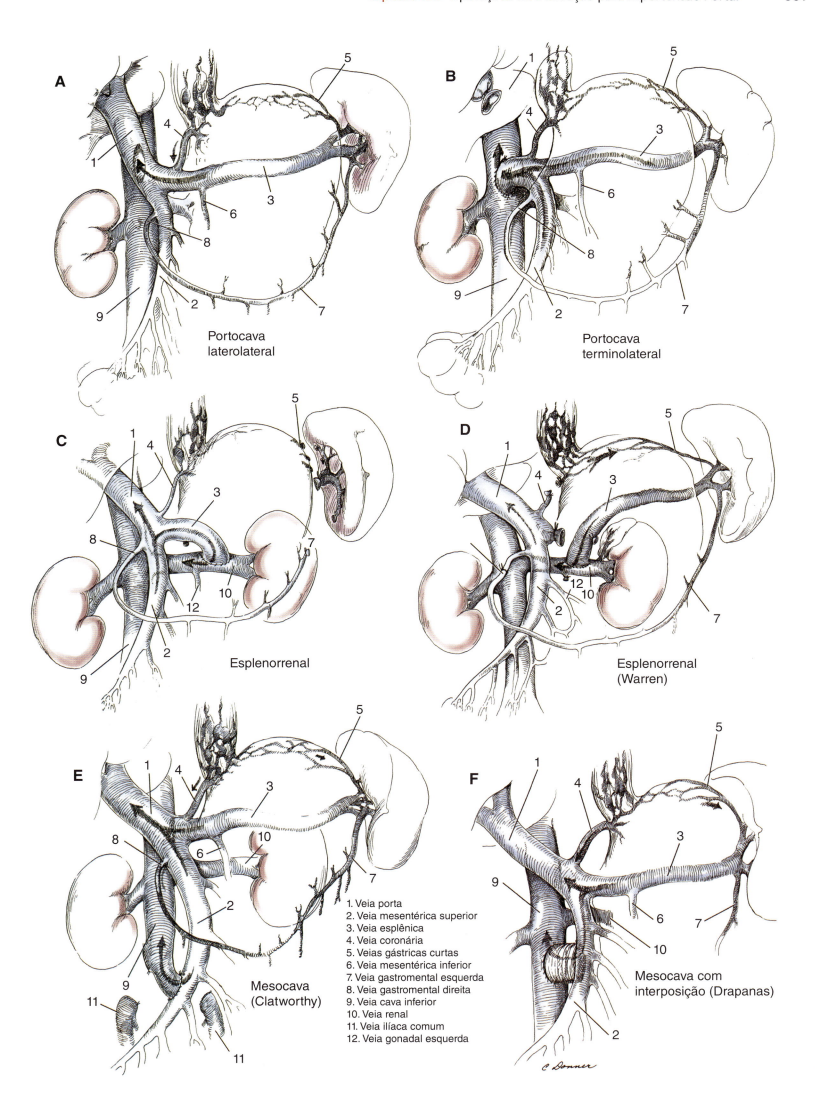

A Portocava laterolateral
B Portocava terminolateral
C Esplenorrenal
D Esplenorrenal (Warren)
E Mesocava (Clatworthy)
F Mesocava com interposição (Drapanas)

1. Veia porta
2. Veia mesentérica superior
3. Veia esplênica
4. Veia coronária
5. Veias gástricas curtas
6. Veia mesentérica inferior
7. Veia gastromental esquerda
8. Veia gastromental direita
9. Veia cava inferior
10. Veia renal
11. Veia ilíaca comum
12. Veia gonadal esquerda

CONFIGURAÇÃO DA MESA ◂CONTINUAÇÃO▸ A preferência do cirurgião e da equipe determina como a mesa auxiliar (ou mesa instrumental) é configurada, mas equipamentos limitados também podem ser úteis na própria mesa de imagem. O equipamento geral para um procedimento de diagnóstico inclui uma seringa e uma agulha para administração de anestésico local, uma agulha de acesso, um fio multifuncional, uma lâmina para incisão na pele, uma bainha de pequeno calibre, um cateter *pigtail*, pequenas compressas de cirurgia para limpar o equipamento, uma variedade de seringas, recipientes para solução salina heparinizada e equipamentos de segurança para perfurocortantes utilizados (FIGURA 7). Se um injetor de energia for aplicado, também é necessário um tubo de alta pressão. Normalmente, balões e cateteres especializados, *stents* e outros equipamentos são abertos no campo estéril, conforme necessário.

EQUIPAMENTO (FIGURA 8)

FIOS A maioria dos outros dispositivos endovasculares é entregue em leitos arteriais remotos por meio de um fio que atua como um trilho. Nas aplicações periféricas, a maioria dos fios tem 0,014, 0,018 ou 0,035 polegada (equivalentes a 0,036, 0,048 e 0,089 cm) de diâmetro. Eles são formados com uma extremidade de trabalho mais macia e um eixo mais rígido, que fornece a capacidade de empurrar o fio e permite que um cateter passe sobre ele com mais facilidade. A ponta pode vir reta ou pré-curvada, para ser direcionada mais facilmente. Às vezes, os fios são revestidos com um material hidrofílico para torná-los mais escorregadios. São fabricados em vários metais, que também lhes conferem características únicas para diversas finalidades (atravessar oclusões, suportar dispositivos rígidos, penetrar em placas espessas).

CATETERES Os cateteres têm um núcleo oco, através do qual passa um fio. Seu material basal varia, porém, geralmente, são construídos para serem flexíveis, mas manobráveis. Existem formatos de ponta quase infinitos, feitos para diversas aplicações, que normalmente são mantidos durante todo o procedimento. Os cateteres são utilizados para ajudar a manobrar um fio para um local remoto, fornecer material de contraste ou medicamentos ou passar bobinas e plugues. São feitos em uma variedade de diâmetros e comprimentos, dependendo do tamanho e do comprimento dos fios usados e do local de acesso.

BAINHAS São cateteres especialmente adaptados que são inseridos inicialmente durante o procedimento e permanecem no local até a extremidade, com a finalidade de proteger a artéria de danos repetidos causados por dispositivos inseridos e removidos. As bainhas têm uma válvula hemostática para evitar a perda de sangue durante as trocas de cateteres e fios. Elas podem ser rígidas, mas têm naturezas flexíveis e são fabricadas em vários comprimentos, para ajudar a suportar cateteres e fios. Além disso, têm um dilatador para auxiliar a colocação e uma porta lateral, através da qual é injetada periodicamente a solução salina heparinizada para evitar a formação de trombos. A pressão arterial também pode ser monitorada pelo acesso lateral, assim como agentes de contraste e medicamentos podem ser injetados.

MATERIAL DE CONTRASTE Para obter a imagem do lúmen dos vasos sanguíneos, o material de contraste é injetado, às vezes a favor do fluxo de sangue, às vezes contra ele. Novamente, isso pode ser feito manualmente ou com um injetor de energia. Os agentes de contraste iodados passaram por refinamento ao longo dos anos até chegarem a compostos não iônicos de baixa osmolaridade, que apresentam risco significativamente menor de induzir reações ao agente de contraste e respostas anafilactoides.

CATETERES-BALÃO Os cateteres-balão são especialmente adaptados para que ainda haja um lúmen de fio, mas também uma camada adicional de material especializado (baixa complacência), que pode ser inflado com material de contraste diluído para dilatar áreas de estenose ou ajudar a implantar um *stent*. A porção do balão é normalmente marcada com marcadores radiopacos, a fim de permitir melhor visualização sob fluoroscopia. Os balões vêm em uma ampla variedade de diâmetros e comprimentos, dependendo do tamanho e do comprimento da lesão e da artéria a ser tratada. Os balões podem ser, ainda, modificados para ter pequenas lâminas de corte e marcação ou serem cobertos com um fármaco antiproliferativo para ajudar a prevenir a reestenose da lesão.

STENTS Normalmente, são fabricados a partir de uma variedade de metais e de configurações e podem ser divididos em expansíveis por balão e autoexpansíveis. Além disso, os *stents* expansíveis por balão podem ser lisos, revestidos com medicamentos ou cobertos. Já os autoexpansíveis podem ser lisos ou cobertos, dependendo do uso pretendido e do resultado. Eles são feitos em vários comprimentos e diâmetros, dependendo da doença a ser tratada. Os *stents* expansíveis por balão tendem a exibir mais força radial, têm mais precisão durante a implantação e menos flexibilidade, ao passo que os autoexpansíveis tendem a demonstrar as qualidades opostas e são confinados dentro de uma bainha de contenção e implantados pela retirada da bainha exterior. Os *stents* expansíveis por balão são pré-montados sobre um cateter-balão, que é inflado no local do tratamento, deixando o *stent* no lugar.

IMPLANTES DE STENT São dispositivos híbridos especialmente adaptados usados normalmente para tratar aneurismas arteriais, fontes de embolização, dissecções e transecções. De modo geral, são maiores em diâmetro do que os *stents* regulares, devido à natureza das doenças que se destinam a tratar. A descrição desses dispositivos está além do escopo deste *Atlas*, mas eles têm em comum um tecido durável unido com uma armação metálica. Eles tendem a ser significativamente mais caros e, muitas vezes, consignados, devido ao custo e ao volume do produto necessário para abastecer totalmente uma suíte endovascular.

DISPOSITIVOS DE ATERECTOMIA São dispositivos especialmente adaptados com uma lâmina de corte, projetada para excisar e remover a placa de uma artéria. Eles equilibram a remoção de doenças com a prevenção de traumatismos no interior da artéria. Às vezes, são combinados em uso durante um procedimento com balões revestidos com medicamento para ajudar a prevenir a reestenose.

DISPOSITIVOS DE EMBOLIZAÇÃO Os dispositivos de embolização podem incluir bobinas e plugues (FIGURA 9). Em geral, são entregues por meio de cateteres ou bainhas para a área de tratamento pretendida. As doenças ou os distúrbios que podem ser tratados incluem hemorragias, aneurismas e artérias que serão cobertas para evitar o fluxo retrógrado.

DISPOSITIVOS DE TROMBECTOMIA Métodos mecânicos e farmacológicos podem ser empregados durante os procedimentos de trombectomia para remover o trombo. Os dispositivos variam em configuração e usam maceração, dissolução e aspiração para restabelecer o fluxo. Com frequência, os dispositivos de trombectomia são utilizados de modo mais urgente ou emergencial.

OUTROS MÉTODOS PARA ANÁLISE DE IMAGENS: ULTRASSONOGRAFIA INTRAVASCULAR E ULTRASSONOGRAFIA

A ultrassonografia intravascular é uma técnica de imagem avançada que utiliza um cateter inserido através de uma bainha e sobre um fio, que pode ser usado durante o tratamento de dissecções aórticas, para definir melhor as características do retalho e garantir o acesso verdadeiro ao lúmen. Também pode ser utilizado para obter diâmetros, identificar vasos ramificados, caracterizar placas e avaliar a qualidade de uma intervenção arterial ou venosa.

A ultrassonografia de superfície pode ajudar a orientar o acesso ao vaso de entrada pretendido (FIGURA 10; ver também Capítulo 152). A ultrassonografia de superfície pode ajudar a identificar a posição correta da agulha dentro da artéria, evitar a placa e assegurar a punção da parede anterior do vaso. Essa técnica pode ajudar a prevenir complicações no local de acesso.

DISPOSITIVOS DE FECHAMENTO

Esses dispositivos auxiliam o fechamento do local de acesso, a fim de promover conforto ao paciente, deambulação precoce e alta para casa. Existem várias configurações de dispositivos de fechamento, incluindo aplicação de clipe, colocação de sutura e implantação de plugue. Todos têm indicações individuais de uso e possíveis complicações. ■

Capítulo 151 Técnicas Endovasculares, Considerações Gerais e Configuração da Sala

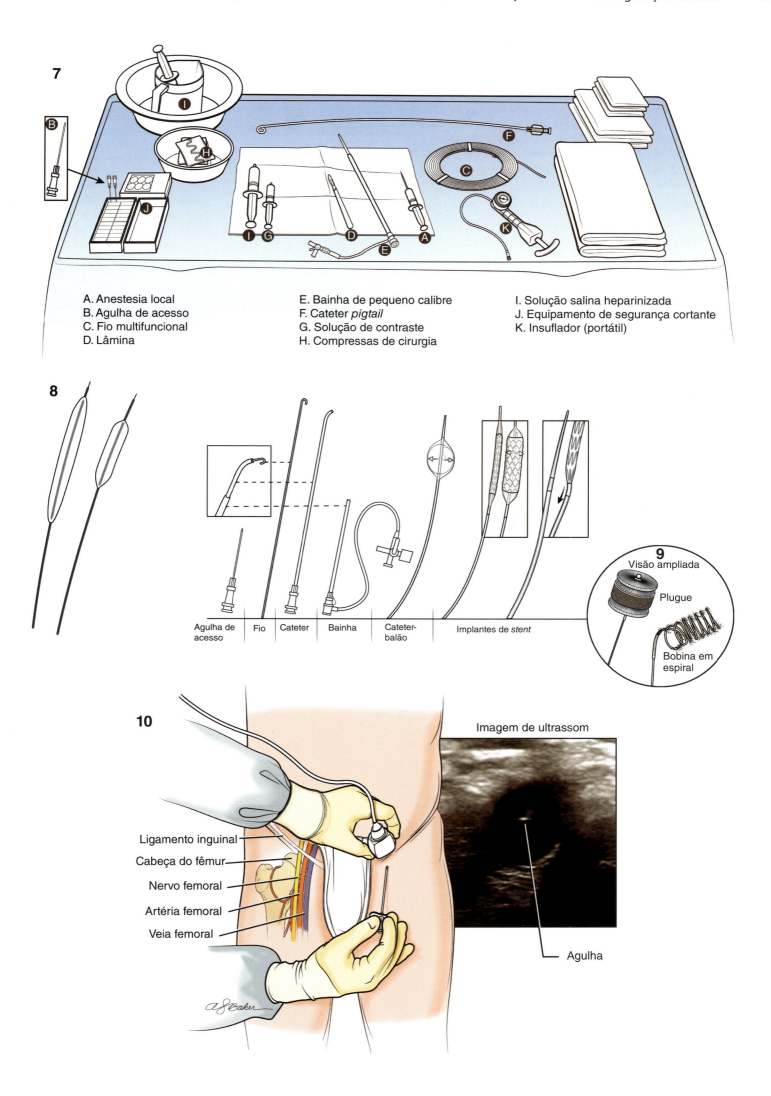

A. Anestesia local
B. Agulha de acesso
C. Fio multifuncional
D. Lâmina
E. Bainha de pequeno calibre
F. Cateter *pigtail*
G. Solução de contraste
H. Compressas de cirurgia
I. Solução salina heparinizada
J. Equipamento de segurança cortante
K. Insuflador (portátil)

CAPÍTULO 152

CORREÇÃO ENDOVASCULAR DE ANEURISMA DAS AORTAS ABDOMINAL E TORÁCICA

INDICAÇÕES As indicações para o tratamento de aneurismas da aorta abdominal e da aorta torácica evoluíram nos últimos 50 anos. Recomendações atuais incluem tratar pacientes cujo diâmetro da aorta abdominal seja maior que 5,5 cm em homens e 5 cm em mulheres. Indicações para o tratamento de pacientes com aneurismas torácicos são aqueles que atingem 6 cm de diâmetro, aneurismas que se rompem e aneurismas em rápida expansão, com aumento do diâmetro superior a 0,5 cm em 6 meses ou 1 cm em 1 ano. Além disso, indicações relativas incluem pacientes que sofrem de embolia distal por aneurisma ou que desenvolvem doença oclusiva aortoilíaca concomitante sintomática significativa.

PREPARO PRÉ-OPERATÓRIO Ao se considerar o reparo de uma correção endovascular de aneurisma abdominal ou de uma correção endovascular de aneurisma torácico com implante de *stent* endovascular, o preparo pré-operatório começa com uma análise de imagem adequada. A tomografia computadorizada ou a ressonância magnética com cortes finos (1 mm ou menos) de toda a aorta torácica e a aorta abdominal até as artérias femorais são obrigatórias para o dimensionamento da endoprótese. As medidas necessárias obtidas da tomografia computadorizada incluem o diâmetro do colo aórtico proximal no nível das artérias renais e 10 e 15 mm abaixo delas. Além disso, os diâmetros bilaterais são obtidos das artérias ilíaca comum, ilíaca externa, ilíaca interna e femoral. Outras medições necessárias incluem o comprimento das artérias renais à bifurcação aórtica e o comprimento das artérias ilíacas comuns.

Pacientes com artérias ilíacas externas e femorais menores que 7 mm de diâmetro podem necessitar de um conduto ilíaco (para a implantação do *stent*). Um conduto ilíaco é necessário para entregar uma endoprótese quando as artérias ilíacas externas e/ou comuns são muito pequenas para acomodar uma bainha grande. Nessa circunstância, um enxerto de dácron de 8 ou 10 mm é suturado na bifurcação ilíaca comum e na artéria femoral comum, fornecendo um grande vaso para introdução do implante de *stent*. Isso pode ser necessário para pacientes com doença oclusiva grave ou diâmetros de vasos inferiores a 6 a 7 mm. Além disso, a atenção ao diâmetro e ao comprimento do colo proximal é uma consideração importante para uso na correção endovascular. Em geral, o colo com comprimento inferior a 1 cm e diâmetro superior a 32 mm impede a correção endovascular do aneurisma. Da mesma maneira, para aneurismas torácicos, o colo com diâmetro superior a 40 mm e comprimento inferior a 2 cm impede a correção endovascular do aneurisma torácico. Além disso, para a correção endovascular de aneurisma, recomenda-se que a artéria hipogástrica seja permeável ou que um *bypass* (derivação) da artéria hipogástrica seja considerado para minimizar a isquemia pélvica. Atualmente, apenas um dispositivo permite o tratamento de aneurismas ilíacos com um dispositivo de ramo hipogástrico.

ANESTESIA A anestesia para correção endovascular de aneurisma e a correção endovascular torácica pode ser feita por bloqueio espinal, geral ou local. No entanto, os pacientes devem estar preparados para uma possível conversão aberta, de modo que o acesso venoso central e o monitor de pressão arterial invasiva são necessários. Para endopróteses torácicas, um dreno epidural espinal deve ser colocado para aumentar a pressão de perfusão da medula espinal, a fim de proteger o paciente contra isquemia e paralisia da medula espinal.

POSIÇÃO Os pacientes são colocados em decúbito dorsal e devem ser preparados dos mamilos aos joelhos, caso seja necessária a conversão. O acesso arterial geralmente é colocado no lado direito do paciente, para permitir o acesso à artéria braquial esquerda em caso de emergência, para a obtenção de acesso à artéria visceral/renal.

PREPARO OPERATÓRIO Realiza-se a tricotomia, a pele é preparada e campos estéreis são aplicados. Então, uma pausa cirúrgica (*time out*) é executada.

INCISÃO E EXPOSIÇÃO Tradicionalmente, incisões oblíquas na região inguinal são feitas para correção endovascular de aneurisma (**FIGURA 1**), mas o pré-fechamento com dois dispositivos percutâneos Proglide® é comum. Incisões para correção endovascular do aneurisma são feitas aproximadamente 4 cm abaixo e paralelamente ao ligamento inguinal. Essa localização permite o acesso direto às artérias femorais e à bifurcação. Também é útil identificar a bifurcação da artéria femoral com ultrassonografia duplex e a cabeça do fêmur sob fluoroscopia, que, novamente, fornece um ponto de referência útil (**FIGURA 2**).

DETALHES DO PROCEDIMENTO Uma vez que a incisão apropriada é feita, a dissecção é realizada através do tecido subcutâneo, prestando-se atenção ao ligar os vasos linfáticos. A artéria femoral é encontrada e dissecada superiormente ao ligamento inguinal e inferiormente à bifurcação da artéria femoral profunda e circundada por alças vasculares (**FIGURA 3**). Em seguida, a artéria femoral é canulada com uma agulha de calibre 21 para micropunção e fio de 0,018 polegada (0,046 cm) ou uma agulha de calibre 18 e fio de 0,035 polegada (0,089 cm). Segue-se com o avanço do fio sob orientação fluoroscópica direta. Se a agulha de 0,018 polegada (0,046 cm) for utilizada, então ela é convertida em um fio de 0,035 polegada (0,089 cm), e uma bainha de calibre 5 French é inserida. A mesma sequência é feita para a artéria femoral contralateral.

A descrição a seguir refere-se ao uso de enxertos bifurcados modulares, que compreendem a maioria dos enxertos, e as instruções de uso de cada dispositivo específico devem ser seguidas. Em geral, o corpo principal do dispositivo insere-se no lado direito, e o membro contralateral, no lado esquerdo, porém restrições anatômicas do paciente (p. ex., tamanho e tortuosidade da artéria) podem exigir a troca de lados para o corpo principal e o membro contralateral. É obrigatório que *cada* manobra seja feita sob visualização fluoroscópica direta.

Um fio ipsilateral é então avançado para a aorta torácica ascendente distal à valva aórtica para o dispositivo ipsilateral, um segundo local de acesso é aberto na artéria femoral contralateral, e um fio é colocado na parte superior da aorta abdominal para o dispositivo contralateral. Um aortograma de medição é feito pelo lado contralateral (**FIGURA 4**) com um cateter medidor com vários orifícios laterais. Isso permite a confirmação das medições pré-operatórias e a identificação das artérias renais, que geralmente se localizam nas proximidades do segundo corpo vertebral lombar. O fio ipsilateral é então trocado através de um cateter por um fio mais rígido (p. ex., Amplatz® ou Lunderquist®) para facilitar a rastreabilidade do corpo principal do dispositivo. Os pacientes recebem heparina sistêmica na dose de 100 unidades/kg, e o tempo de coagulação ativada é mantido em mais de 200 segundos. **CONTINUA** ▶

Capítulo 152 Correção Endovascular de Aneurisma das Aortas Abdominal e Torácica

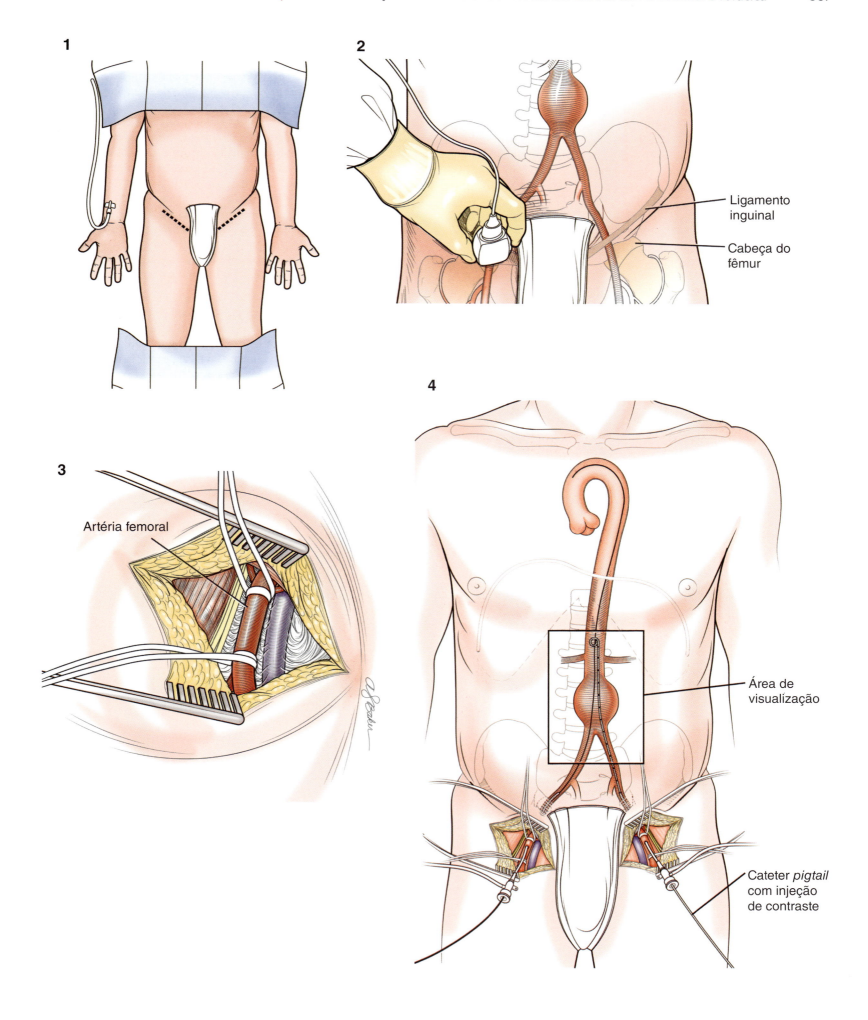

DETALHES DO PROCEDIMENTO ⟨CONTINUAÇÃO⟩ A endoprótese específica está agora pronta para ser implantada. Cada dispositivo individual terá a sua própria preparação pré-procedimento, incluindo lavagem, e as instruções de uso devem ser seguidas assim que o dispositivo for aberto. O corpo principal do dispositivo é então inserido sobre o fio sob visão direta (**FIGURA 5**), orientando o marcador do ramo contralateral para o lado oposto do membro. Às vezes, pode ser necessário orientar esse marcador na posição anterior ou ipsilateral para facilitar o acesso do ramo contralateral (**FIGURA 6**). Um segundo aortograma de medição é feito com visões ampliadas das artérias renais. Isso pode exigir a inclinação do intensificador de imagem na posição cranial-caudal, para remover a paralaxe, e uma posição oblíqua anterior direita, para permitir a visualização das artérias renais durante a remoção da artéria mesentérica superior sobrejacente (**FIGURA 7**). O corpo principal do dispositivo é implantado logo abaixo das artérias renais, tomando-se cuidado para não cobrir a artéria ilíaca interna ipsilateral (**FIGURA 8**).

A próxima etapa requer a cateterização do ramo contralateral com o fio do lado contralateral. Isso pode exigir o ajuste do ângulo do intensificador de imagem para permitir a exposição do ramo. Depois de realizar a cateterização do ramo contralateral, é indispensável confirmar que você está na endoprótese. Isso pode ser feito colocando-se um cateter *pigtail* na endoprótese e girando-o em sua porção proximal. Se o cateter girar facilmente, não ficará preso na parede aórtica fora da endoprótese (**FIGURA 9**). Outras manobras incluem inflar um cateter-balão ou obter um angiograma, que permitem a visualização da localização do fio. Um fio rígido de 0,035 polegada (0,089 cm) é inserido, e um angiograma é feito, com o intensificador de imagem colocado em uma posição contralateral para espalhar as artérias ilíacas interna e externa. É útil fazer isso através da bainha com a introdução de um cateter de medição. A seguir, o membro contralateral é implantado, tendo-se o cuidado de manter o dispositivo acima da bifurcação da artéria ilíaca interna (**FIGURA 10**). Um segundo membro de extensão pode ser necessário para o lado ipsilateral, e isso é feito de maneira semelhante ao membro contralateral.

A maioria dos dispositivos (se não todos) requer a colocação do balão pós-implantação, que é feito para garantir a implantação e a moldagem completas da endoprótese nas paredes aórtica e ilíaca. Não se destina a atuar como um balão de angioplastia, mas sim como um balão de moldagem. Deve-se ter cuidado para não inflar demais ou usá-lo para angioplastia (**FIGURA 11**). A etapa final requer um angiograma de conclusão para confirmar as colocações proximal e distal da endoprótese, para verificar vazamentos e para visualizar a permeabilidade das artérias renais e ilíacas (**FIGURA 12**).

Realiza-se o reparo da artéria com suturas transversais interrompidas de Prolene® 6–0, e a heparina é revertida com sulfato de protamina.

CUIDADOS PÓS-OPERATÓRIOS Todos os pacientes precisam de imagens pós-operatórias com tomografia computadorizada para confirmar que a endoprótese tenha excluído adequadamente o fluxo sanguíneo do saco aneurismático e para identificar vazamentos (escape sanguíneo) ou *endoleaks*. Os vazamentos tipo I (vazamento no local de fixação do enxerto proximal ou distal) e tipo III (vazamento por um defeito no enxerto) são tratados assim que identificados, ao passo que os vazamentos tipo II (preenchimento do saco aneurismático através de um vaso do ramo, geralmente um lombar) são tratados apenas se o saco apresentar um aumento superior a 5 mm. Estudos de imagem anuais com tomografia computadorizada ou ultrassonografia duplex são realizados por toda a vida para o monitoramento contínuo do tamanho do aneurisma e de quaisquer novos vazamentos. ∎

Capítulo 152 Correção Endovascular de Aneurisma das Aortas Abdominal e Torácica

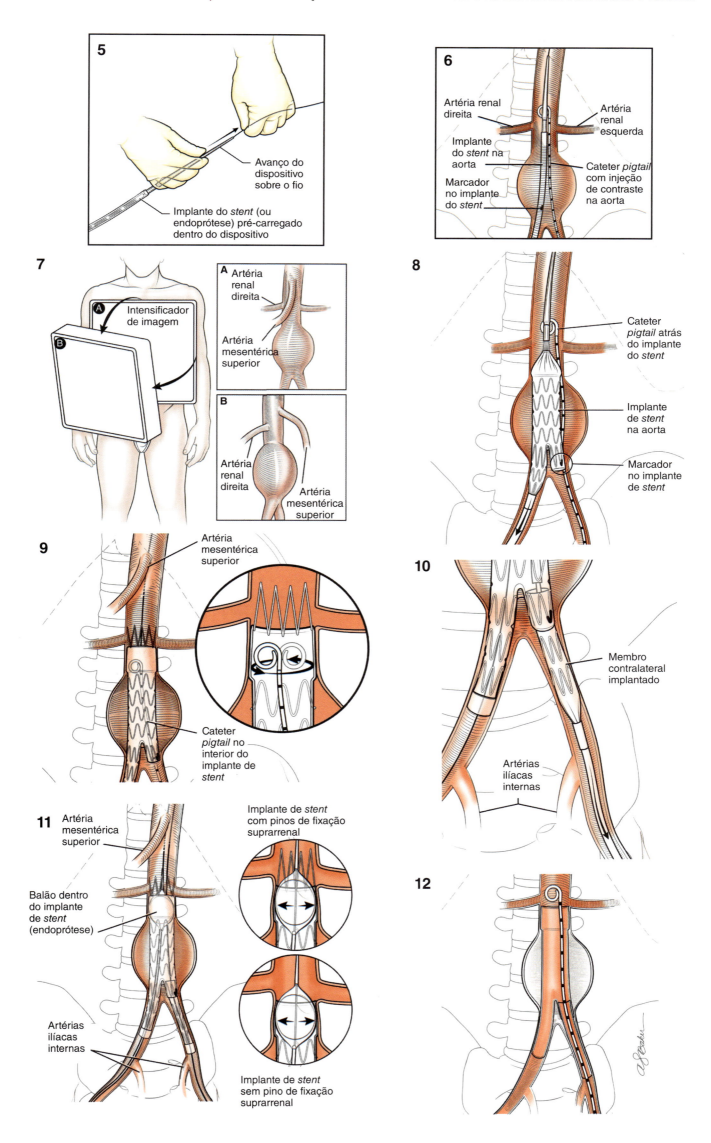

CAPÍTULO 153

OCLUSÃO RESSUSCITATIVA POR BALÃO ENDOVASCULAR DA AORTA

INDICAÇÕES As técnicas de oclusão por balão da aorta são frequentemente utilizadas para controlar a hemorragia em pacientes com ruptura de aneurismas da aorta abdominal que são hemodinamicamente instáveis. No entanto, um novo avanço tecnológico é a oclusão ressuscitativa por balão endovascular da aorta (REBOA, do inglês *resuscitative endovascular balloon occlusion of the aorta*). Essa técnica pode ser aplicada para hemorragia traumática com risco à vida, localizada abaixo do diafragma em pacientes com choque hemorrágico que sejam refratários à reanimação. A REBOA não confere qualquer vantagem de sobrevida a longo prazo quando utilizada em pacientes com parada cardiorrespiratória traumática, em comparação com o padrão de cuidado. Não há dados suficientes para fazer recomendações específicas sobre o uso dessa técnica em populações pediátricas ou geriátricas. É um procedimento que pode apresentar riscos aumentados nessas populações, de modo que são necessários estudos adicionais nesses grupos de pacientes. Os médicos devem estar cientes das complicações do procedimento, que podem incluir, mas não estão limitadas a, isquemia da medula espinal e lesão de isquemia e reperfusão, levando à insuficiência renal aguda e à falência multissistêmica de órgãos. Além disso, os cateteres podem causar lesões nos vasos sanguíneos associadas à sua colocação.

Antes de usar essa técnica, os médicos devem receber treinamento apropriado. Recomenda-se que as instituições que utilizam esse método tenham protocolos em vigor. A REBOA destina-se à oclusão temporária de grandes vasos e ao monitoramento da pressão arterial, inclusive em pacientes que necessitam de controle de emergência da hemorragia. Ela envolve a colocação de um balão endovascular na aorta para controlar a hemorragia e aumentar a pós-carga em condições de parada traumática e de choque hemorrágico.

PREPARO PRÉ-OPERATÓRIO, ANESTESIA E POSIÇÃO Em pacientes com ruptura de aneurismas da aorta abdominal ou toracoabdominal que são considerados para correção endovascular, o preparo é semelhante ao descrito no Capítulo 152, exceto que são preparados a partir dos mamilos até os joelhos. O acesso pode ser obtido enquanto a equipe de anestesia se prepara para intubar o paciente. A REBOA pode ser colocada no campo ou na sala de emergência como um procedimento sem fio-guia através da artéria femoral. É necessário ter agulhas de acesso apropriadas e fios disponíveis. Tanto para ruptura do aneurisma da aorta abdominal quanto para REBOA, a artéria femoral é canulada com uma agulha de micropunção de calibre 21 e um fio de 0,018 polegada (0,046 cm) ou uma agulha de calibre 18 e um fio de 0,035 polegada (0,089 cm). Se disponível, o acesso guiado por ultrassom minimiza as complicações. Além disso, bainhas de 12 F são necessárias para *kits* específicos direcionados para ruptura de aneurisma da aorta abdominal e REBOA. Para a ruptura do aneurisma da aorta abdominal, será útil, se possível, identificar de qual corpo vertebral as artérias renais saem a partir da análise por tomografia computadorizada. Antes de iniciar o procedimento, realiza-se uma pausa cirúrgica (*time out*).

DETALHES DO PROCEDIMENTO

RUPTURA DO ANEURISMA DA AORTA ABDOMINAL Para a ruptura do aneurisma da aorta abdominal, o acesso percutâneo é obtido rapidamente ou, se necessário, através de um corte da artéria femoral, seguido da colocação de uma bainha de 5 French. Depois da obtenção do acesso percutâneo da artéria femoral, semelhante ao que é descrito para o aneurisma da aorta abdominal e as intervenções nos membros inferiores com orientação fluoroscópica, um fio-guia é avançado na aorta torácica inferior, seguido de troca por meio de um cateter por fio rígido de 0,035 polegada (0,089 cm) (p. ex., Amplatz® ou Lunderquist®). A seguir, o cateter 5 French é trocado por uma bainha de diâmetro mínimo de 12 French por 55 cm de comprimento, novamente sob visão direta (**FIGURA 1**). A bainha é utilizada para servir como um reforço para evitar a migração distal do balão.

O dispositivo ER-REBOA (do inglês *endovascular repair – resuscitative endovascular balloon occlusion of the aorta*) é um cateter com balão oclusivo atraumático e de porta dupla, com ponta macia, flexível e atraumática (**FIGURA 2**), desenvolvido para a inserção sem a necessidade de orientação fluoroscópica. Imediatamente proximal à ponta, está localizada uma porta de acesso arterial, que permite monitorar a pressão arterial acima do balão. O cateter contém dois lumens, que atravessam o comprimento do cateter e conectam as linhas de extensão com torneiras. O lúmen do balão é utilizado para inflar e desinflar um balão complacente, que pode se expandir até 32 mm de diâmetro. O lúmen da linha arterial é utilizado para monitorar a pressão arterial. Bandas marcadoras radiopacas estão localizadas no cateter-balão para auxiliar o posicionamento sob fluoroscopia, se disponível. A bainha destacável é pré-carregada no eixo do cateter para facilitar a inserção dos cateteres em uma válvula de hemostasia com bainha introdutória (**FIGURA 3**). **CONTINUA**

Capítulo 153 Oclusão Ressuscitativa por Balão Endovascular da Aorta   591

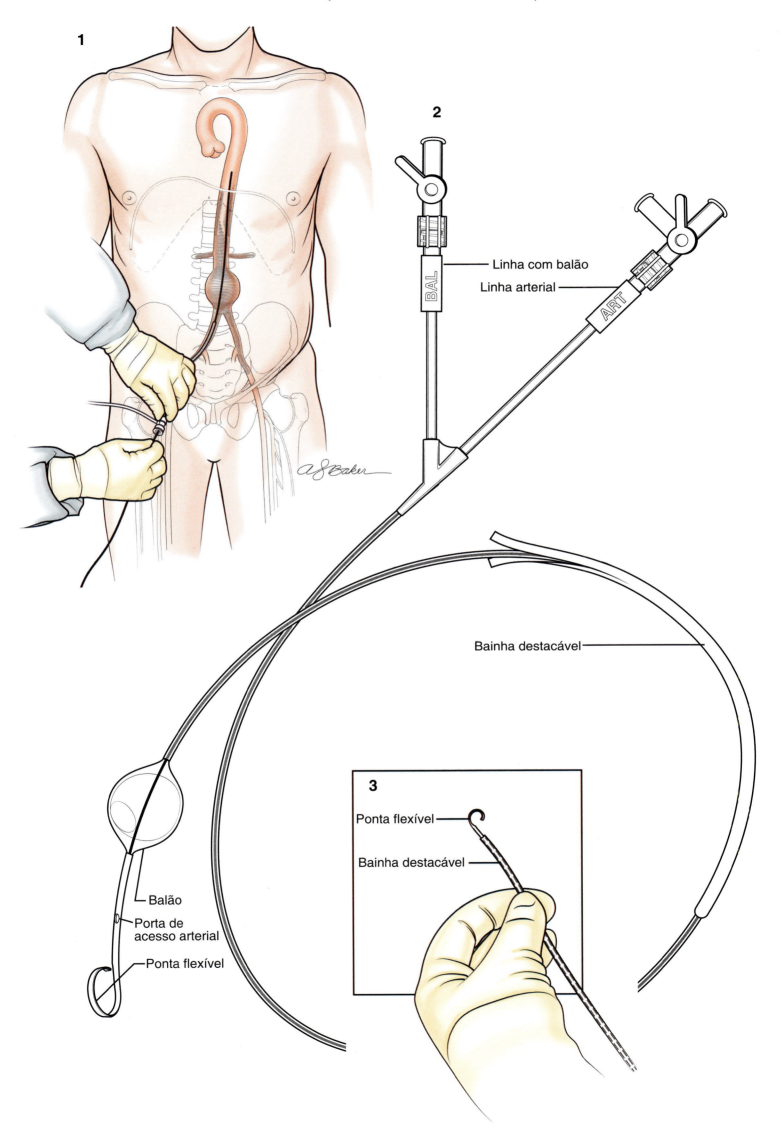

RUPTURA DO ANEURISMA DA AORTA ABDOMINAL `CONTINUAÇÃO` É

importante observar que o uso da REBOA requer treinamento, devendo-se seguir as instruções específicas nas recomendações de uso do fabricante. O acesso percutâneo à artéria femoral é obtido com uma bainha 5 French, semelhante ao descrito para o aneurisma da aorta abdominal e as intervenções nos membros inferiores. A bainha 5 French é então trocada por uma bainha 7 French. O próximo passo é verificar a compatibilidade com o avanço do dispositivo. A compatibilidade pode ser confirmada deslizando-se primeiro a bainha destacável em direção à ponta distal do cateter para envolver totalmente e retificar a ponta e, em seguida, inserindo-se a bainha destacável e o cateter na válvula introdutória (FIGURA 4A). Uma vez que a bainha e o cateter entrem na válvula, o cateter é avançado por 10 cm através da bainha e da válvula introdutória. Se o cateter puder ser introduzido e avançado facilmente através da bainha e sem resistência significativa, a compatibilidade é confirmada (FIGURA 4B). Se a bainha destacável e o cateter não puderem ser introduzidos na válvula ou se o avanço do cateter encontrar resistência e exigir força significativa, a bainha introdutória não é compatível, sendo muito perigoso prosseguir.

O próximo passo é a preparação do balão. Aqui, injeta-se o meio de insuflação no balão (material de contraste intravenoso misturado com uma proporção igual de solução salina a 0,9%) para eliminar todo o ar do balão. Deve-se deslizar a bainha destacável em direção à ponta distal do cateter para envolver totalmente e retificar a ponta. A ponta inteira deve estar contida dentro da bainha destacável, para facilitar a inserção na bainha introdutória. Deve-se conectar o sensor de pressão e o tubo de extensão (comprimento ideal de 48 polegadas [122 cm] ou menor) usando a técnica padrão para a torneira de três vias da linha arterial do cateter. Depois, irriga-se a linha arterial com solução salina usando a técnica padrão, preparando o dispositivo para a transdução de pressão. Insere-se a bainha destacável e o cateter na bainha introdutória 7 French (ou maior) aproximadamente 5 mm ou até que a bainha destacável pare. Não se deve avançar mais a bainha destacável. Deve-se avançar o cateter 10 a 20 cm na bainha introdutória e, em seguida, deslizar e puxar as abas para separar a bainha destacável da haste do cateter (FIGURA 5). Por fim, avança-se o cateter até a posição desejada. Se disponível, o uso de radiografia convencional ou fluoroscopia é recomendado para confirmar a posição com marcadores radiopacos. Se for encontrada resistência ao avançar o cateter, não se deve avançar mais o cateter. Nesse caso, deve-se remover o cateter e prosseguir com o tratamento alternativo. Marcações de comprimento na haste do cateter podem ser utilizadas para medir e rastrear a profundidade da inserção do cateter e a localização desejada do balão.

Deve-se inflar cuidadosamente o balão com o meio de insuflação (FIGURA 6). A insuflação do balão pode ser confirmada usando-se meios de contraste e imagens clínicas apropriadas (i. e., radiografia convencional ou fluoroscopia). O balão é posicionado acima do ponto de sangramento, conforme mostrado na FIGURA 6. Deve-se monitorar o *feedback* (retroalimentação) de pressão no êmbolo da seringa enquanto o balão é inflado. Não se deve forçar a entrada de líquido em excesso no balão, pois isso pode fazer o balão ficar superinflado. A superinsuflação pode resultar em danos à parede do vaso e/ou ruptura do vaso ou do balão. Deve-se prender o cateter ao paciente adequadamente usando técnicas padrão para evitar a migração do dispositivo.

Quando a condição do paciente permitir, deve-se esvaziar completamente o balão abrindo a torneira e fazendo vácuo com a seringa. Se o material de contraste for utilizado para inflar o balão, a deflação completa pode ser confirmada usando imagens clínicas apropriadas (i. e., radiografia convencional ou fluoroscopia). Lembre-se de fechar a torneira. Deve-se dar tempo suficiente para que o balão esvazie completamente (i. e., confirmar se o meio de insuflação não está mais entrando novamente na seringa antes de fechar a torneira e liberar o vácuo). Deve-se desencaixar ou destacar o método/dispositivo usado para fixar o cateter ao paciente. Retira-se cuidadosamente o cateter até que tenha sido completamente removido da bainha introdutória usando a técnica padrão. O cateter pode ser girado durante a retirada para facilitar a remoção através da bainha introdutória. Se houver dificuldade ao remover o cateter, deve-se retirar o cateter e a bainha introdutória como uma unidade. Deve-se remover a bainha introdutória e fechar o local de acesso usando técnica padrão. É importante observar que a insuflação prolongada do balão pode levar a comprometimento clínico significativo.

CUIDADOS PÓS-OPERATÓRIOS Os pacientes que necessitam de tratamento pela técnica de REBOA necessitam de cuidados individualizados. ∎

Capítulo 153 Oclusão Ressuscitativa por Balão Endovascular da Aorta

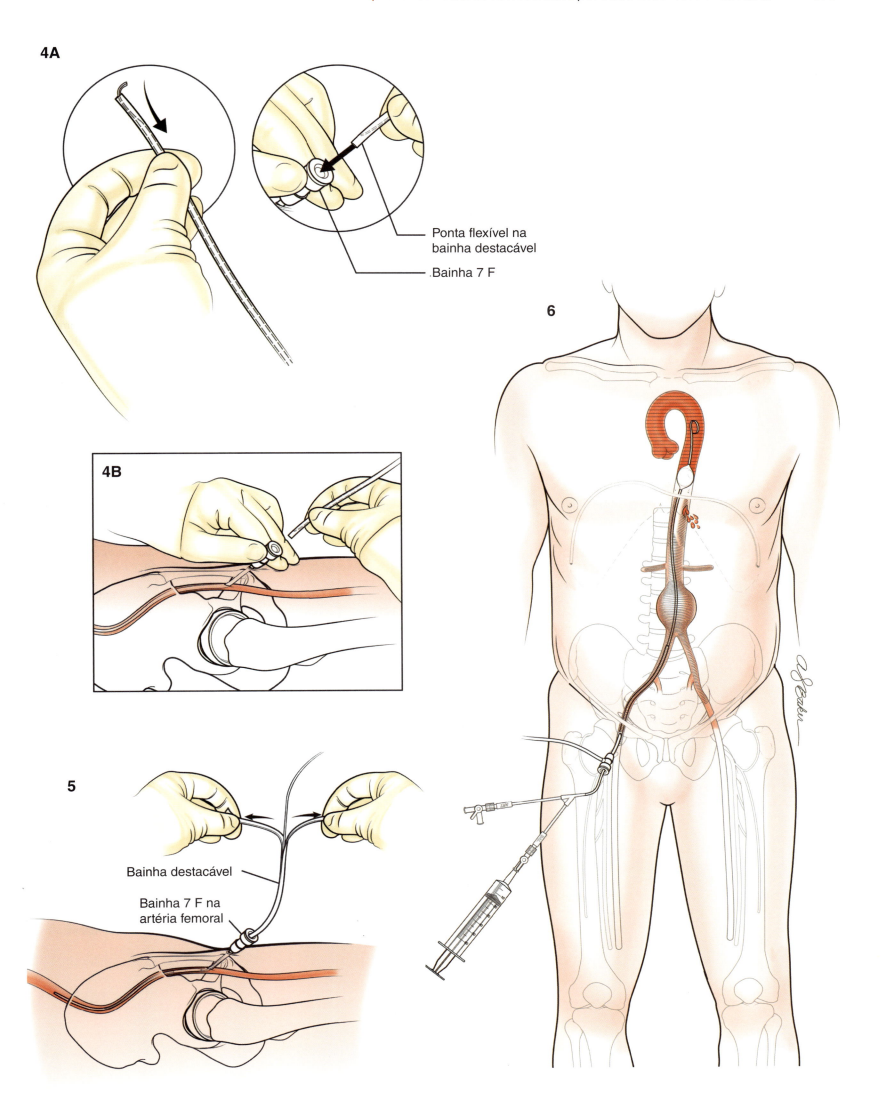

CAPÍTULO 154

INTERVENÇÕES CIRÚRGICAS NA ARTÉRIA FEMORAL SUPERFICIAL E IMPLANTE DE *Stent*

INDICAÇÕES A artéria femoral superficial é a artéria do membro inferior mais comumente afetada por doença oclusiva no corpo. As indicações para o tratamento da doença oclusiva da artéria femoral superficial com técnicas endovasculares minimamente invasivas seguem as diretrizes clássicas de cirurgia vascular para o tratamento de todas as doenças oclusivas dos membros inferiores: claudicação incapacitante, dor isquêmica em repouso e perda tecidual. Opções de tratamento específicas incluem angioplastia com balão simples, angioplastia com balão e implante de *stent* (ou *stenting*) e aterectomia. Este capítulo se concentra na angioplastia com balão e no implante de *stent*. Existem limitações ao se considerar a aplicação de técnicas minimamente invasivas para tratar o bloqueio da artéria femoral superficial, as quais são baseadas principalmente em variáveis anatômicas. Especificamente, lesões com mais de 10 cm e calcificação grave limitam a eficácia do uso da terapia endovascular. Além disso, há preocupação com o *kinking* ou acotovelamento ao implantar *stents* na fossa poplítea. Por fim, pacientes com extensa perda tecidual têm opções limitadas, e muitos ainda consideram a derivação (*bypass*) da veia safena como o método padrão-ouro para fornecer fluxo pulsátil nessas circunstâncias.

PREPARO PRÉ-OPERATÓRIO Todos os pacientes com doença oclusiva da artéria femoral superficial devem realizar avaliações fisiológicas não invasivas pré-operatórias, que incluem índice tornozelo-braquial com pressões segmentares ou registros de volume pulsátil. Além disso, tornou-se comum obter um planejamento para a angiotomografia computadorizada. Para pacientes com claudicação, o índice tornozelo-braquial é geralmente inferior a 0,7, para dor em repouso, inferior a 0,5, e para perda de tecido, inferior a 0,4. É benéfico maximizar a terapia medicamentosa no pré-operatório, e isso inclui ácido acetilsalicílico, terapia com estatina e adição de clopidogrel.

ANESTESIA E POSIÇÃO A maioria das intervenções nos membros inferiores para doença oclusiva é realizada com monitoramento contínuo de oxigênio, assistência de enfermagem e eletrocardiograma. Às vezes, a anestesia geral é aplicável em pacientes de alto risco ou difíceis.

PREPARO OPERATÓRIO E ACESSO PERCUTÂNEO Um cateter de Foley é colocado no paciente após a pré-medicação. Isso reduz a necessidade de movimentação do paciente durante e imediatamente após o procedimento, diminuindo o potencial para um hematoma por movimento desnecessário. Atualmente, recomenda-se que o acesso percutâneo femoral ou pedioso seja feito com acesso guiado por ultrassom, o que diminui a incidência de hematoma ou punção alta inadvertida acima do ligamento inguinal ou punção baixa na artéria femoral superficial. Ambas as regiões inguinais devem ser preparadas e cobertas, uma vez que são utilizadas as abordagens contralateral e ipsilateral. Em geral, é preferível utilizar a artéria femoral contralateral com a técnica *up and over* (**FIGURA 1A, B**). Às vezes, em pacientes com oclusões totais crônicas, a recanalização retrógrada da artéria pediosa é a única opção; portanto, devem estar disponíveis agulhas e fios apropriados para a micropunção. Então, uma pausa cirúrgica (*time out*) é executada. De modo geral, administram-se 50 unidades/kg de heparina aos pacientes.

DETALHES DO PROCEDIMENTO Esta seção descreve a técnica *up and over* contralateral. Obtém-se o acesso à artéria femoral comum contralateral primeiramente pela identificação de pontos de referência apropriados. A artéria femoral normalmente fica 2 cm abaixo do ligamento inguinal, marcado pela espinha ilíaca superior e pelo tubérculo púbico (**FIGURA 2**). A fluoroscopia também ajuda a identificar o terço inferior da cabeça do fêmur. Em pacientes obesos, os marcos anatômicos ficam ocultos, e as punções são geralmente realizadas no nível da prega inguinal. Com frequência, os pacientes terão artérias calcificadas, com a bifurcação femoral facilmente identificada pela fluoroscopia. De preferência, a artéria femoral é canulada usando ultrassonografia guiada com uma agulha de calibre 21 de

micropunção e fio de 0,018 polegada (0,046 cm) ou agulha de calibre 18 e fio de 0,035 polegada (0,089 cm). Segue-se com o avanço do fio sob orientação fluoroscópica direta. Se a agulha de 0,018 polegada (0,046 cm) for utilizada, esta é convertida em um fio de 0,035 polegada (0,089 cm) através da micropunção com bainha 4 ou 5 French; depois, é inserida uma bainha 5 French. Um cateter com múltiplos orifícios laterais é avançado através de um fio na aorta abdominal, e a aortografia (ou aortograma) abdominal e angiografia pélvica são obtidas com o material de contraste iodado pela via intravenosa. Utilizando-se um cateter curvo e invertido, o fio é avançado através das artérias ilíaca comum contralateral, ilíaca externa e femoral comum (**FIGURA 3**). Em seguida, um cateter angulado de orifício único é trocado pelo fio, e a angiografia é efetuada com o intensificador de imagem rotacionado em 30 a 45° em uma posição oblíqua ipsilateral, para espalhar a bifurcação da artéria femoral (**FIGURA 4**). A seguir, o fio avança para o interior da artéria femoral superficial e é trocado sobre o cateter por um fio mais rígido. A bainha geralmente é aumentada para no mínimo 6 ou 7 French até 50 a 70 cm de comprimento, que é grande o suficiente para acomodar um *stent* de tamanho apropriado. A bainha é avançada para a artéria femoral superficial sobre o fio rígido, mantendo-o no mínimo 5 cm acima da lesão-alvo. As angiografias aumentadas são então realizadas, e o fio segue para além da lesão oclusiva (**FIGURA 5A**). Em caso de oclusão total crônica, pode ser necessária a recanalização subintimal (**FIGURA 5B**).

Uma vez que a lesão seja atravessada por um fio, o cateter é avançado sobre o fio, e a angiografia é realizada para confirmar a permanência dentro do lúmen do vaso. Em seguida, um balão de angioplastia é avançado, e a lesão é pré-dilatada. O tamanho escolhido costuma ser 2 mm menor que o diâmetro do vaso. Realizam-se a angioplastia e, depois, a angiografia (**FIGURA 6A**). Não é comum conseguir interromper o procedimento nessa etapa, principalmente no caso de lesões longas, pois há presença de retração, estenose residual ou dissecção da placa. Além disso, a angioplastia com balão simples geralmente apresenta resultados inferiores à angioplastia e à colocação de *stent*. A bainha é então avançada sobre um dilatador ao longo da lesão, e um *stent* autoexpansível ou implante de *stent* (endoprótese) é escolhido. O *stent* é 10% maior que o maior diâmetro do vaso e segue pela bainha, que é retraída, e o *stent* é implantado (**FIGURA 6B**). Em seguida, realiza-se uma angiografia, e o *stent* geralmente é pós-dilatado para um diâmetro não superior ao diâmetro máximo do *stent*. A angiografia completa é efetuada, para garantir que não haja embolização ou dissecção distal, e a heparina é revertida. A pressão é mantida sobre o local de acesso ou um dispositivo de fechamento é implantado. A qualidade dos pulsos das artérias pediosas é notada na área de recuperação, e o intervencionista é notificado de qualquer alteração adversa.

CUIDADOS PÓS-OPERATÓRIOS Os pacientes são normalmente observados por várias horas após o procedimento para estabilidade hemodinâmica, controle da dor, hemostasia do local de acesso e perfusão distal (pulso palpável, se presente). Os índices tornozelo-braquiais devem ser aferidos antes da alta hospitalar, se possível. Caso contrário, devem ser aferidos durante o retorno ambulatorial e comparados com os índices tornozelo-braquiais pré-procedimento para avaliar a melhora. Antes da alta, os pacientes deambulam, para garantir a integridade do local de acesso. Instruções são dadas, e os sinais de alerta para complicações são revisados. Após a intervenção, os pacientes geralmente usam clopidogrel, e os índices tornozelo-braquiais e duplex arterial são verificados mensalmente, a cada 3 meses no primeiro ano e, depois, a cada 6 meses nos anos seguintes. As reintervenções são realizadas para reestenose detectada ou sintomas de recidiva. No momento do acompanhamento, o estado funcional atual e a distância da claudicação são determinados e comparados com os dados pré-procedimento. De modo geral, pacientes com doença arterial periférica são acompanhados por tempo indeterminado. ■

Capítulo 154 Intervenções Cirúrgicas na Artéria Femoral Superficial e Implante de Stent 595

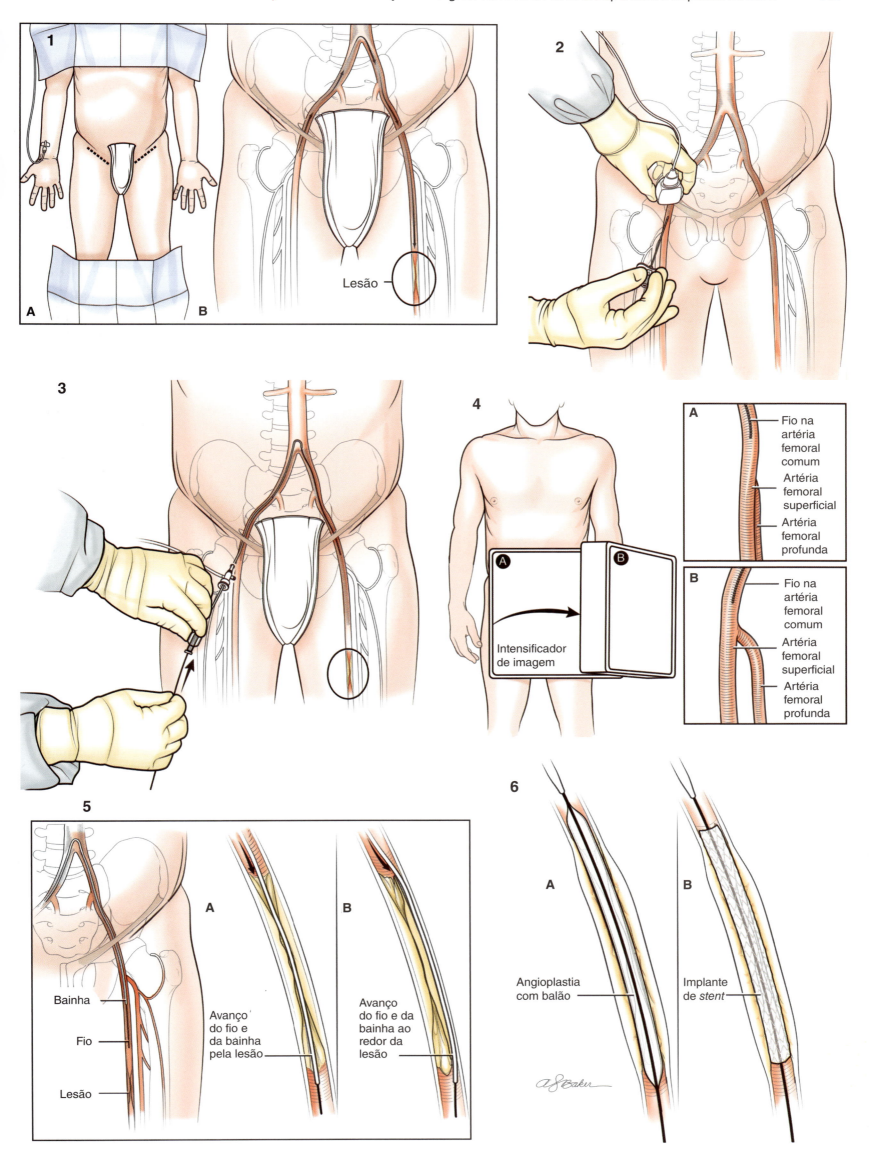

CAPÍTULO 155

DOENÇA OCLUSIVA DA ARTÉRIA ILÍACA E IMPLANTE DE *STENT* ENDOVASCULAR

INDICAÇÕES Pacientes com estenose da artéria ilíaca em geral apresentam concomitantemente doença arterial periférica aórtica ou dos membros inferiores. A doença oclusiva ilíaca isolada geralmente produz claudicação ipsilateral do quadril, da coxa ou da nádega, ao passo que, quando encontrada concomitantemente com a doença oclusiva femoral superficial ou tibial, pode se manifestar como isquemia ameaçadora de membros (dor em repouso, feridas que não cicatrizam ou gangrena). O momento de intervir em uma estenose isolada da artéria ilíaca depende do grau dos sintomas e dos fatores de risco do paciente, que podem aumentar o risco de uma intervenção. O ensaio terapêutico com cilostazol pode ser instituído primeiro, mas normalmente não é tão bem-sucedido em caso de doença oclusiva da artéria ilíaca isolada. A modificação dos fatores de risco ateroscleróticos deve ser realizada assim que reconhecida, a fim de melhorar os desfechos clínicos a longo prazo dos pacientes. Isso pode incluir cessar o tabagismo, controlar a hipertensão, melhorar o perfil lipídico e controlar o diabetes.

Obviamente, os pacientes devem ter mobilidade suficiente para se beneficiarem de uma intervenção na artéria ilíaca. A imagem pré-procedimento pode ser obtida com ultrassonografia duplex ou angiotomografia computadorizada, se for essencial o delineamento anatômico adicional. Índices tornozelo-braquiais com ou sem pressões segmentares devem ser obtidos como uma base de referência anterior a todas as intervenções periféricas.

PREPARO PRÉ-OPERATÓRIO Os pacientes devem começar a tomar o agente antiplaquetário o mais rápido possível antes do procedimento, com o ácido acetilsalicílico sendo o agente mais comumente utilizado. Uma estatina também deve ser iniciada, em virtude de suas propriedades de estabilização da placa, bem como de seus efeitos cardíacos e neuroprotetores a longo prazo. Os pacientes devem ser preparados mentalmente para um procedimento sob anestesia local, recebendo uma explicação do que podem esperar antes, durante e depois do procedimento, assim como o que será esperado deles. Além disso, eles devem ser instruídos sobre como administrar seus medicamentos antes do procedimento, principalmente anticoagulantes e fármacos que interagem de modo adverso com agentes de contraste. Como o procedimento utilizará um agente de contraste, a função renal deve ser verificada antes, a fim de modificá-lo, se necessário, para proteger a função renal. A hidratação pré e intraprocedimento também pode ajudar a prevenir a nefropatia induzida por contraste. Os pacientes devem ter a capacidade de cooperar durante o procedimento, inclusive ficar parados, deitados e prender a respiração, quando instruídos.

ANESTESIA A anestesia local com sedação moderada é a mais utilizada durante o implante de *stent* na artéria ilíaca. Pode ser apropriado ter um enfermeiro para monitoramento ou um anestesiologista, dependendo do grau de fatores de risco do paciente. Uma combinação de ansiolíticos e analgésicos administrados por via intravenosa é geralmente adequada e ajustada com base em vários fatores do paciente. A anestesia local é administrada pelo cirurgião após utilizar condições estéreis de preparo e de campo cirúrgico em ambas as regiões da região inguinal. Deve-se tomar cuidado para garantir que o agente seja infiltrado até a artéria e inclua o trajeto que leva à pele. Dependendo da duração do procedimento e do conforto do paciente, a sedação adicional, o uso de analgésico ou a aplicação de anestésico local podem ser necessários.

POSIÇÃO Os pacientes devem ficar em decúbito dorsal na mesa cirúrgica, compatível com a fluoroscopia, de preferência em uma sala de angiografia orientada. Os braços devem ser protegidos nas laterais do paciente, para evitar lesões. Se a visualização das artérias nos membros inferiores for prevista, a visibilidade das pernas no equipamento de radiografia, do abdome aos dedos dos pés, deve ser assegurada.

PREPARO OPERATÓRIO Se o acesso femoral for planejado, deve-se realizar a tricotomia de ambas as regiões inguinais, seguida pelo preparo estéril. Deve-se tomar cuidado para evitar campos com quaisquer marcadores radiopacos. Campos cirúrgicos com orifícios de acesso feitos de plástico transparente com adesivo podem ser utilizados para manter o campo estéril no lugar (**FIGURA 1**). Campos extralongos ajudarão a prevenir a contaminação do equipamento durante o procedimento. Então, uma pausa cirúrgica (*time out*) é executada.

DETALHES DO PROCEDIMENTO A sedação moderada é administrada pelo anestesista, se desejado. Se a localização da artéria for planejada, a orientação pela ultrassonografia pode ser empregada (ver Capítulo 151). Em seguida, administra-se o anestésico local no sítio de punção pretendido. A mão oposta é utilizada para palpar a localização do pulso, e uma agulha de acesso de calibre 18 é direcionada através da superfície anterior da artéria femoral comum, em um ângulo de 30 a 45°, até obter o fluxo sanguíneo pulsátil (**FIGURA 2**). Um fio em forma de J de 0,035 polegada (0,089 cm) é passado pela agulha e direcionado para a aorta abdominal sob orientação fluoroscópica. Uma pequena bainha 5 French é colocada sobre o fio para proteger a artéria e é lavada com solução salina heparinizada. O cateter diagnóstico (normalmente algum tipo de configuração *pigtail*) é passado sobre o fio e posicionado na aorta abdominal (**FIGURA 3**). A angiografia (seja com um injetor elétrico, seja com injeção manual) é obtida (**FIGURA 4**).

Com base na localização anatômica da lesão, é tomada a decisão de acessar ou não a outra artéria femoral. Utiliza-se um fio hidrofílico para cruzar a lesão, se localizado contralateralmente. A heparina é administrada sistemicamente ao paciente. A maioria das lesões ilíacas (estenoses e oclusões) necessitará de colocação de *stent*. Uma escolha é feita entre *stents* expansíveis por balão, autoexpansíveis, recobertos e farmacológicos. O comprimento do *stent* também é escolhido, geralmente um pouco mais longo do que a estenose/oclusão real, sendo possível a sua mensuração com o auxílio de uma régua radiopaca colocada sobre o paciente na região da lesão. Uma bainha maior (6 a 7 French) é trocada pela menor para permitir a passagem do *stent*.

O *stent* é carregado sobre o fio e passado até o nível da lesão. Pequenas quantidades de material de contraste são utilizadas para garantir um posicionamento preciso. O *stent* é implantado de acordo com as instruções do fabricante (via expansão do balão ou remoção da bainha restritiva) dentro da lesão (**FIGURA 5**). A angiografia pós-implantação é concluída por meio da bainha ou do cateter *pigtail*. Se existir estenose residual, a angioplastia pós-implantação com balão é realizada, seguida de uma angiografia de conclusão.

Na presença de estenoses ou oclusões de óstios bilaterais nas artérias ilíacas comuns, a técnica de *kissing* (simultâneo ou duplo) *stent* será necessária. Esse procedimento requer acesso femoral bilateral e cruzamento de ambas as lesões com fios. Os *stents* devem ser colocados em uma posição de igual nível e mantidos nas artérias ilíacas comuns tanto quanto possível. Eles são inflados simultaneamente para evitar empurrar a placa para o lado oposto (**FIGURA 6**).

FECHAMENTO A angiografia retrógrada é realizada para avaliar a colocação da bainha na artéria femoral. Se o local for considerado adequado (na artéria femoral comum anterior, diâmetro da artéria > 5 mm, sem doença), um dispositivo de fechamento pode ser implantado para diminuir o tempo de imobilização pós-procedimento e o tempo necessário para a compressão manual. Vários dispositivos de fechamento estão comercialmente disponíveis e têm diversos meios de obtenção da hemostasia.

CUIDADOS PÓS-OPERATÓRIOS Os pacientes são comumente observados por várias horas após o procedimento para estabilidade hemodinâmica, controle da dor, hemostasia do local de acesso e perfusão distal (pulso palpável, se presente). Os índices tornozelo-braquiais devem ser determinados antes da alta hospitalar, se possível. Caso contrário, podem ser aferidos no retorno ambulatorial e comparados com os índices tornozelo-braquiais pré-procedimento para a avaliação de melhora. Antes da alta, os pacientes deambulam, para garantir a integridade do local de acesso. São dadas instruções, e sinais de alerta para complicações são revisados. No momento do seguimento, o estado funcional atual e a distância da claudicação são determinados e comparados com os dados pré-procedimento. Pacientes com doença arterial periférica são em geral acompanhados por tempo indeterminado. ■

Capítulo 155 Doença Oclusiva da Artéria Ilíaca e Implante de *Stent* Endovascular

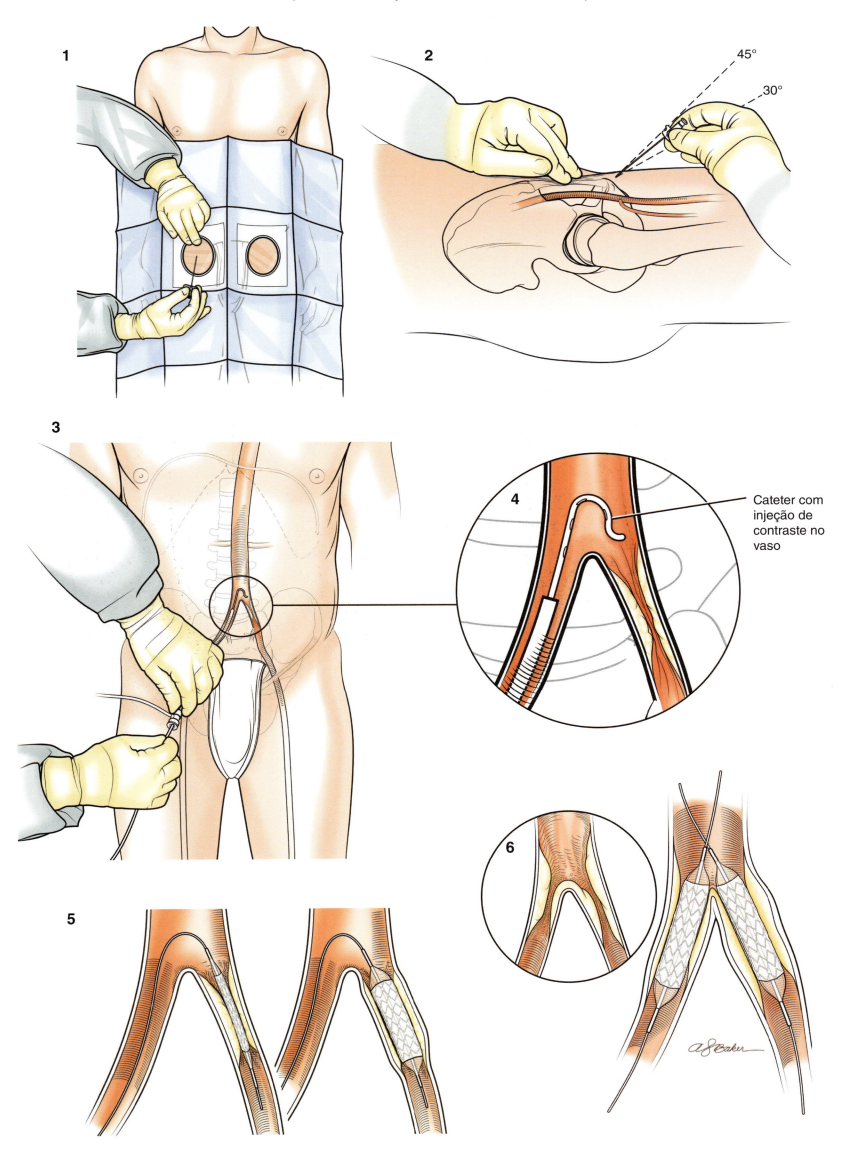

Cateter com injeção de contraste no vaso

PARTE 14
MEMBROS

CAPÍTULO 156

FASCIOTOMIA

INDICAÇÕES A síndrome compartimental é causada por aumento da pressão nos limites de um espaço fixo. Pode ocorrer nos membros em consequência de isquemia, traumatismo ou queimadura. O manejo inclui não só o tratamento da doença de base, mas também a liberação física do compartimento para evitar lesão adicional por diminuição da perfusão capilar e aumento da resistência venosa.

O diagnóstico de síndrome compartimental pode ser feito por medidas formais no interior do compartimento (a perfusão tecidual é comprometida por volta de 20 mmHg) (**FIGURA 1**) ou com base em sinais físicos e sintomas. Estes incluem tensão e dor à palpação em grupos musculares, dor à movimentação passiva e parestesia ou comprometimento da função motora na distribuição do nervo no compartimento. O local mais comum de síndrome compartimental é a perna abaixo do joelho, com frequência causada por isquemia ou restauração do fluxo após um período de isquemia. Para que a fasciotomia seja completa, é preciso que seja realizada nos quatro compartimentos: anterior, lateral, superficial posterior e profundo posterior (**FIGURAS 2A** e **2B**).

PREPARO PRÉ-OPERATÓRIO Deve-se dar atenção à estabilidade hemodinâmica do paciente bem como ao rigoroso manejo hidreletrolítico. A antibioticoterapia pré-operatória é essencial para evitar infecção.

ANESTESIA Em caso de fasciotomia, geralmente há necessidade de anestesia geral e monitoramento hemodinâmico rigoroso em razão da natureza complexa desses pacientes.

PREPARAÇÃO CIRÚRGICA A pele é preparada com produtos de limpeza tópicos e coberta com campo estéril. Em seguida, uma pausa cirúrgica (*time out*) é executada.

DETALHES DA TÉCNICA Na fasciotomia da perna abaixo do joelho, é preciso que toda a perna seja preparada e coberta com campos da maneira habitual. Antes, pode-se instituir um procedimento para restabelecer o fluxo sanguíneo na perna (*i. e.*, trombectomia/embolectomia, derivação ou terapia trombolítica). O acesso mais comum para fasciotomia de quatro compartimentos é realizado por duas incisões abaixo do joelho (**FIGURA 3**).

O acesso aos compartimentos posteriores é obtido por incisão cutânea sobre a parte medial da panturrilha, 1 cm posterior à margem posterior da tíbia. A incisão na fáscia do compartimento posterior superficial é feita de maneira semelhante (**FIGURA 4**). Para obter acesso ao compartimento posterior profundo, o complexo muscular gastrocnêmio-sóleo é levado para baixo a partir de suas fixações na tíbia (ver **FIGURA 2B**).

No caso dos compartimentos anterior e lateral, faz-se uma incisão de cerca de 10 cm em posição vários centímetros lateral à superfície anterior da tíbia. Encontra-se a fáscia do compartimento anterior, na qual se faz uma incisão de comprimento igual ao da incisão cutânea, com o cuidado de não invadir o músculo subjacente para evitar o sangramento, sobretudo em caso de anticoagulação pós-operatória. A ponta da tesoura de Metzenbaum é inserida nas margens da incisão fascial, em posição proximal e distal, e empurrada sob a pele, completando a fasciotomia (**FIGURA 5**). A incisão do compartimento lateral é semelhante no mesmo local. É preciso ter cuidado para não lesar o ramo superficial do nervo fibular, situado adjacente ao septo intermuscular entre os compartimentos anterior e lateral (ver **FIGURAS 2A** e **2B**).

CUIDADOS PÓS-OPERATÓRIOS As incisões no membro inferior são protegidas com curativos embebidos em solução salina. Com frequência, é necessário elevar o membro inferior para minimizar o edema e, às vezes, é recomendável usar atadura elástica, com cuidado para não comprometer ainda mais a perfusão. As incisões são inspecionadas pelo menos diariamente e avaliadas quanto à capacidade de fechamento primário ou conveniência de um manejo alternativo (*i. e.*, fechamento assistido por vácuo, cicatrização por segunda intenção ou enxerto cutâneo). As complicações mais comuns são infecção, hemorragia e lesão de nervo. ■

Capítulo 156 Fasciotomia 601

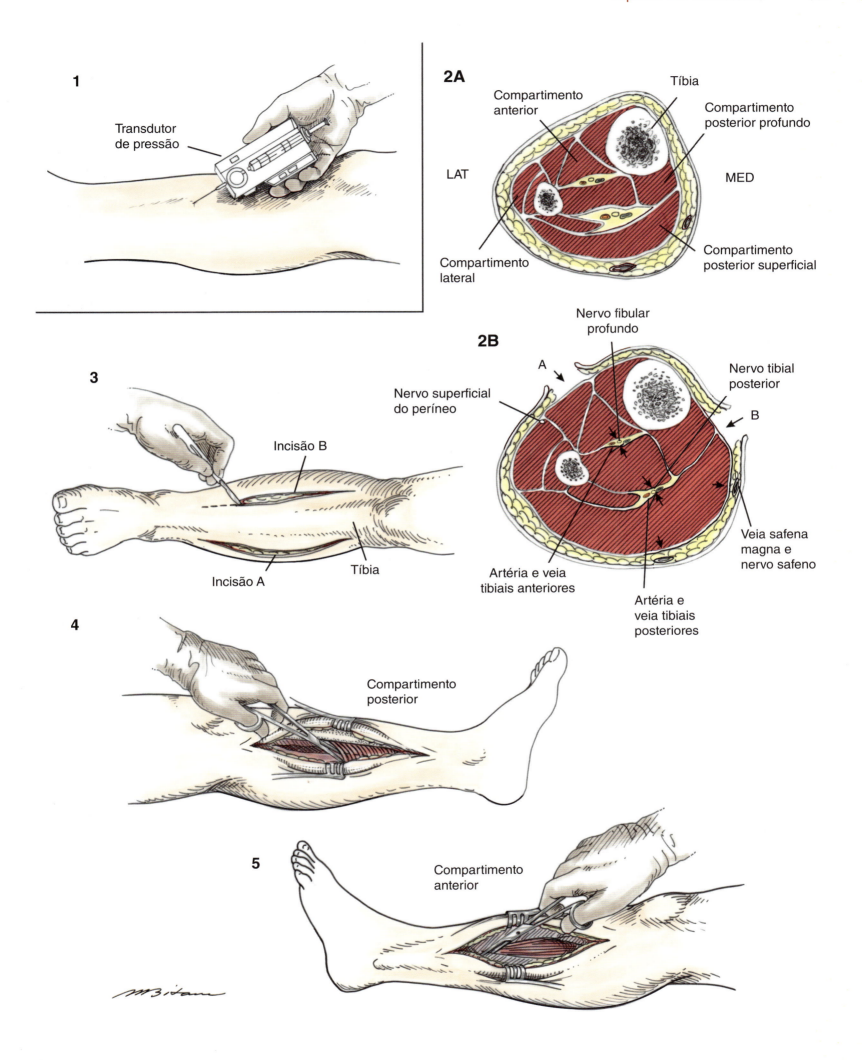

CAPÍTULO 157

ESCAROTOMIA

INDICAÇÕES Como nos casos de outras formas de lesão, espera-se o desenvolvimento de edema de tecidos moles próximo a queimaduras. No entanto, queimaduras maiores (acima de 20% da área total da superfície corporal) e edema de tecidos moles remotos à queimadura também se desenvolvem comumente. Se o edema se desenvolver sob a pele normal ou com uma lesão superficial, a pele se esticará e permitirá a alteração no volume do tecido subjacente. No entanto, quando a pele sofre uma queimadura de espessura total (escara), o tecido ressecado perde a sua elasticidade. A inelasticidade da pele queimada sobrejacente, quando é circunferencial em uma extremidade, pode fazer essas pressões teciduais excederem as pressões normais de perfusão, comprometendo, assim, o fluxo sanguíneo para o membro. No tronco, uma queimadura circunferencial de espessura total pode comprometer a mecânica respiratória, criando uma restrição extrínseca da ventilação. Escarotomias são realizadas para aliviar a restrição imposta pela camada de pele necrótica e inelástica.

Por definição, em primeiro lugar, a realização de uma escarotomia exige uma presença de escara, geralmente quase circunferencial. Em segundo lugar, os pacientes devem ser sintomáticos. A obstrução cardiovascular causada pela escara circunferencial do tronco é análoga àquela vista com outros defeitos pulmonares restritivos. Normalmente, pacientes com queimaduras extensas estarão em ventilação mecânica. Eles mostrarão evidências de pressões inspiratórias crescentes com volumes correntes decrescentes, seguidas de hipercarbia crescente. A hipoxia será uma alteração tardia. Para extremidades queimadas, o manejo é análogo ao de outras causas da síndrome compartimental. Pode ou não haver alteração nos pulsos periféricos, e as extremidades edemaciadas podem parecer "mais tensas". Nunca é demais enfatizar que tanto a presença de edema quanto a alteração em pulso periférico podem confirmar ou excluir a síndrome compartimental, mas são sinais que devem despertar alerta. Para pacientes conscientes, o exame neuromuscular é mais apropriado – procurando alterações neuromusculares associadas à isquemia (os cinco Ps: *pain*, *palor*, *paresthesia*, *pulselessness and paralysis*; em português, dor, palidez, parestesia, falta de pulso e paralisia). Para casos dúbios, o padrão-ouro é medir as pressões compartimentais. Também vale a pena mencionar que alguns cirurgiões concluirão as escarotomias de maneira empírica e que ainda é essencial monitorar o desenvolvimento de síndromes compartimentais.

PREPARO PRÉ-OPERATÓRIO Deve-se prestar atenção à estabilidade hemodinâmica do paciente, bem como ao controle rigoroso de líquidos e eletrólitos em pacientes queimados. Os antibióticos pré-operatórios são essenciais para prevenir infecção.

ANESTESIA Como todos os nervos cutâneos foram destruídos na área de queimaduras de espessura total, a dor é muito menor do que se poderia esperar, de modo que nenhum anestésico é necessário antes de realizar uma escarotomia. No entanto, a sedação pode ser útil, pois o uso de eletrocautério pode causar dor leve.

PREPARO OPERATÓRIO A pele é preparada com uma solução antisséptica, e campos estéreis são aplicados. Então, uma pausa cirúrgica (*time out*) é executada.

DETALHES DO PROCEDIMENTO Um mapa para a realização de escarotomia é mostrado na **FIGURA 1**. A escarotomia é realizada utilizando-se um bisturi ou eletrocautério configurado para o modo de corte ("CUT"). As incisões são feitas em toda a espessura da escara circunferencial até se observar a gordura subcutânea. A incisão deve ser colocada nas faces medial e lateral (com o membro na posição anatômica clássica) da queimadura circunferencial de espessura total da extremidade e deve se estender por todo o comprimento da escara e por uma curta distância na queimadura superficial (**FIGURAS 2** e **3**). Deve-se ter cuidado em áreas de pele fina. Em particular, deve-se lembrar da posição relativamente superficial do nervo ulnar no cotovelo. **CONTINUA** ▶

Capítulo 157 Escarotomia

Mapa de escarotomia

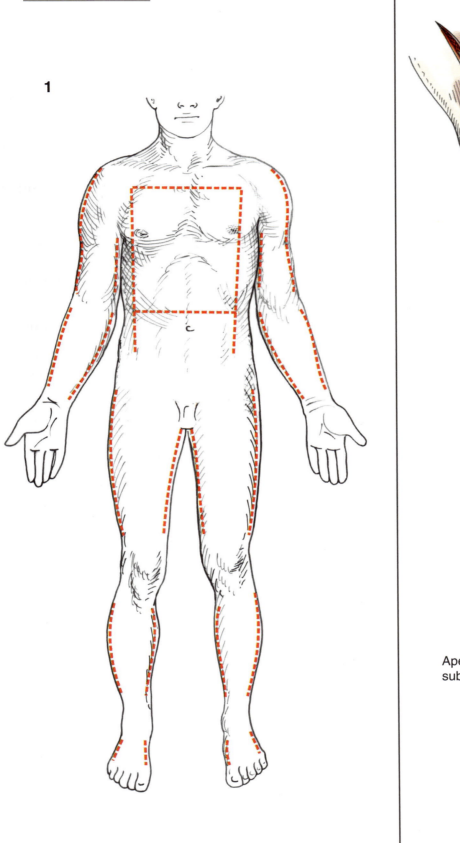

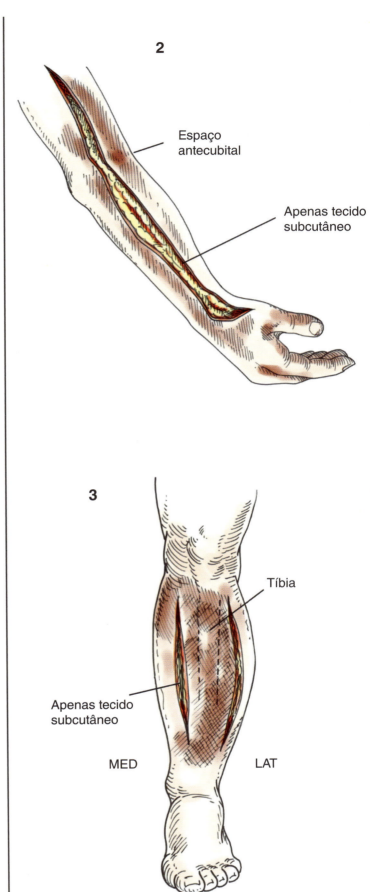

DETALHES DO PROCEDIMENTO `CONTINUAÇÃO` No tronco, as escarotomias devem ser feitas aproximadamente ao longo da linha axilar anterior, com incisões adicionais colocadas transversalmente na linha supraclavicular e nos arcos costais (**FIGURA 4**). Ao se realizar escarotomias na mão, as incisões devem ser feitas no dorso, entre os metacarpos (**FIGURA 5**). Se necessário, elas podem ser estendidas na face ulnar de cada dedo (**FIGURA 6**) e na face radial do polegar. O princípio é preservar os feixes neurovasculares do dedo indicador e do polegar, de modo a manter a capacidade de formar pinça aproximando o polegar e o indicador.

Quando a escarotomia é feita corretamente, a escara se expandirá e se abrirá, revelando a gordura subcutânea (ver **FIGURAS 2** a **5**). A escarotomia deve ser mais profunda se não for observada a gordura subcutânea. Além disso, o dedo do cirurgião pode percorrer e palpar quaisquer bandas fibrosas ou áreas de liberação incompleta. Qualquer sangramento encontrado após a realização da escarotomia é venoso e cessará com a aplicação de compressas embebidas em trombina.

CUIDADOS PÓS-OPERATÓRIOS As escarotomias são cobertas com os mesmos curativos utilizados para cobrir a queimadura de espessura total associada (p. ex., sulfadiazina de prata e um curativo seco e estéril). As escarotomias não são fechadas. Como elas estão presentes em queimaduras de espessura total, eventualmente serão incluídas na excisão da ferida da queimadura. ∎

Capítulo 157 Escarotomia   605

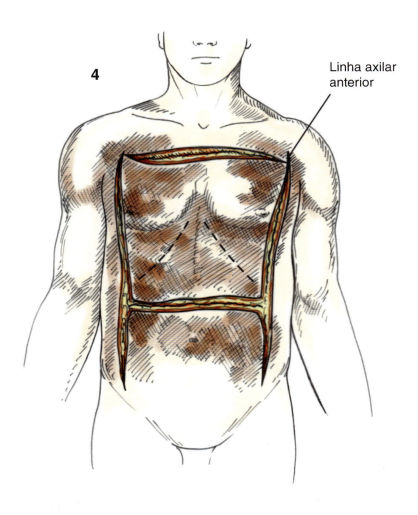

4 — Linha axilar anterior

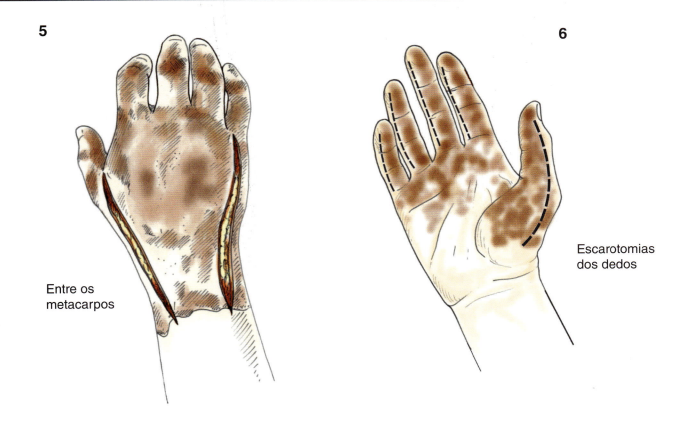

5 — Entre os metacarpos

6 — Escarotomias dos dedos

CAPÍTULO 158 — PRINCÍPIOS DA AMPUTAÇÃO

INDICAÇÕES As indicações comuns de amputação de uma parte do corpo são traumatismo, interferência com o suprimento vascular, neoplasia maligna, osteomielite crônica, infecções com risco à vida, deformidades congênitas inoperáveis dos membros em crianças, necessidade de aumentar a função e, às vezes, o efeito estético.

PREPARO PRÉ-OPERATÓRIO Em caso de traumatismo, é necessário primeiro avaliar com atenção a saúde e a condição geral do paciente para verificar se é possível salvar o membro. Em seguida, é preciso avaliar a extensão da lesão tecidual e vascular no membro. Com os recentes avanços no reparo vascular periférico e no enxerto, muitas vezes é possível restabelecer o fluxo sanguíneo distal. Nos casos de diabetes ou doença vascular avançada, são tomadas as medidas clínicas rigorosas habituais para controlar essas doenças associadas. Se houver infecção cutânea localizada na altura proposta para amputação, o procedimento é adiado sempre que possível. Em caso de gangrena úmida, o uso de compressas de gelo ou gelo seco, com aplicação de torniquete logo abaixo do local proposto para amputação, pode reduzir não só a toxicidade, mas também a incidência de infecção da ferida, uma vez que os vasos linfáticos podem ser liberados antes da amputação. A ameaça de gangrena gasosa pode ser real quando houver grave comprometimento do suprimento arterial do membro, seja por oclusão intra-arterial, seja por traumatismo com desbridamento insatisfatório e infecção de espaço fechado. Uma amputação em estágios, na qual a primeira cirurgia propicia uma "amputação de drenagem", pode ajudar a evitar problemas nas feridas no nível final de amputação.

ANESTESIA É comum o uso de raquianestesia para grandes amputações dos membros inferiores, anestesia inalatória para grandes amputações dos membros superiores e bloqueio de plexo ou infiltração local para amputação de dedos das mãos e dos pés.

POSIÇÃO Ver **FIGURA 1** no Capítulo 159. Nas amputações do membro superior, o paciente é colocado perto da borda da mesa, com o braço estendido e abduzido na posição desejada. Nas amputações do membro inferior, este pode ser elevado pela colocação de várias compressas estéreis sob a panturrilha.

PREPARO OPERATÓRIO Na ausência de infecção, o membro é elevado para incentivar a drenagem venosa antes da aplicação de um torniquete. O torniquete é colocado acima do joelho nas amputações da perna e do pé, em posição alta na coxa nas amputações do joelho e da parte inferior da coxa e acima do cotovelo para controlar a artéria braquial nas grandes amputações do antebraço. Em pacientes com arteriosclerose, não se deve usar torniquete em virtude da possibilidade de lesão do suprimento sanguíneo do coto. Nas amputações pequenas, podem-se colocar ataduras elásticas estéreis na base do dedo. A pele é preparada com as soluções antissépticas habituais bem acima e abaixo do local proposto de amputação. Nas grandes amputações, pode-se envolver todo o membro com malha tubular impermeável para que o assistente possa segurá-lo e modificar sua posição, quando desejado. Então uma pausa cirúrgica (*time out*) é executada.

LOCAIS DE AMPUTAÇÃO A eficiência das próteses modernas eliminou os "locais de eleição" tradicionais. Em geral, a patologia determina o local de amputação, com o objetivo de preservar a maior extensão possível. Isso ocorre principalmente com o membro superior, embora no membro inferior, sempre que possível, se deva poupar o joelho, pois propicia grandes vantagens funcionais. Embora, em geral, o suprimento sanguíneo do membro superior seja satisfatório, costuma ocorrer o inverso com o membro inferior, pois um suprimento sanguíneo insuficiente, muitas vezes após o insucesso de uma derivação vascular, é a indicação mais comum de amputação do membro inferior.

Como a artéria femoral profunda tende a ser o principal canal após a oclusão dos vasos femorais superficiais ou a trombose da derivação femoropoplítea, é essencial escolher o local de amputação dentro da região com irrigação satisfatória. Desse modo, a amputação costuma ser realizada acima do joelho (**FIGURA 1C**). A desarticulação do joelho (**C**) e a amputação transcondiliana (**B**) produzem uma extremidade arredondada e alargada, inconveniente e que dificulta a adaptação a uma prótese.

A regra de poupar a maior parte possível do membro não se aplica necessariamente à amputação abaixo do joelho. Como a margem anterior da tíbia geralmente é biselada para evitar um ponto de pressão no coto, é essencial que haja tecido sólido suficiente com bom suprimento sanguíneo para cobri-la, o que é obtido com um retalho posterior longo transposto anteriormente sobre o coto. É preferível manter um coto curto abaixo do joelho à desarticulação do joelho. O ideal, na amputação abaixo do joelho, é preservar no mínimo 8 cm de tíbia (a partir da tuberosidade da tíbia) para adaptação da prótese. Uma amputação abaixo do joelho com mais de 20 cm provavelmente não aumenta a efetividade funcional. Uma fíbula muito curta tende a migrar lateralmente e pode ser retirada em um coto curto abaixo do joelho.

Embora a amputação do tornozelo e da parte média do pé tenha poucas indicações, principalmente o traumatismo, a amputação de Syme propicia o uso de uma prótese muito útil para sustentar o peso, mas tem desvantagens estéticas em mulheres (**FIGURA 1D**). Há consenso geral de que a amputação transmetatarsal seja mais satisfatória no pé (ver **FIGURA 5, A-A'**). Em caso de insuficiência vascular no membro inferior, raramente se devem realizar amputações em torno do tornozelo ou do pé apenas por indicações de segurança, porque elas costumam cicatrizar mal, exigindo amputações em nível mais alto.

Antes, a junção dos terços inferior e médio do antebraço era considerada o local ideal de amputação; entretanto, novos membros artificiais com movimentos de pronação e supinação tornam desejável preservar a maior parte possível do membro (**FIGURA 2**). O comprimento também é importante na mão, onde uma amputação parcial dos dedos ou de todos os dedos, deixando uma superfície opositora no polegar para preensão, possibilita melhor função que qualquer prótese. Um coto de qualquer tamanho no antebraço proporciona melhor função que a amputação acima do cotovelo e elimina uma articulação de cotovelo na prótese.

TIPOS DE RETALHOS Como regra geral, é desejável que a cicatriz esteja localizada na parte posterior do coto do membro superior, pois a prótese se apoia principalmente nas superfícies distais do coto. A cicatriz para os cotos do membro inferior com sustentação direta deve estar, de preferência, distante de áreas de pressão direta. Nas pequenas amputações dos dedos, são feitos retalhos palmares e plantares longos para cobrir o coto com um coxim tecidual espesso protetor (**FIGURAS 3, 4** e **6A**). As incisões em raquete são aconselháveis nas amputações dos dedos dos pés, pois podem ser ampliadas para cima com exposição dos metatarsais (**FIGURA 5**), ou podem ser usadas nas amputações de dedos em que seja preciso preservar todo o comprimento possível. Isso é válido principalmente nas lesões do polegar (**FIGURA 6**, incisões **B, C** e **D**). As incisões em raquete com retirada da cabeça do metacarpal ou metatarsal produzem uma boa aparência do membro, mas reduzem consideravelmente a largura do pé ou da palma.

DETALHES DA TÉCNICA É preciso que haja tecidos moles suficientes para a aproximação fácil sobre a extremidade do osso, mas deve-se evitar a quantidade excessiva, pois os tecidos moles volumosos prejudicam a adaptação da prótese. As artérias e veias devem ser ligadas individualmente. Os nervos são seccionados com fio não absorvível na posição mais alta possível e sepultados nos ventres musculares para evitar a formação de neuroma. Devem estar distantes da cicatriz e de áreas de pressão, pois a compressão torna os neuromas sintomáticos. O osso deve ser seccionado em altura suficiente para permitir a aproximação das partes moles, produzindo uma cobertura espessa para sua extremidade. As bordas salientes de osso são biseladas com rugina ou lima.

FECHAMENTO Obtém-se hemostasia e pode-se colocar um dreno de sucção fechada no espaço profundo em amputações maiores. A fáscia de revestimento é aproximada frouxamente por sutura interrompida com fio absorvível. Caso se tenha realizado uma amputação em guilhotina para "drenagem" em caso de infecção progressiva, a ferida é mantida aberta para fechamento posterior por segunda intenção ou o membro é reamputado mais tarde, em nível mais alto, para permitir fechamento primário.

CUIDADOS PÓS-OPERATÓRIOS Ver Capítulo 159. ■

Capítulo 158 Princípios da Amputação 607

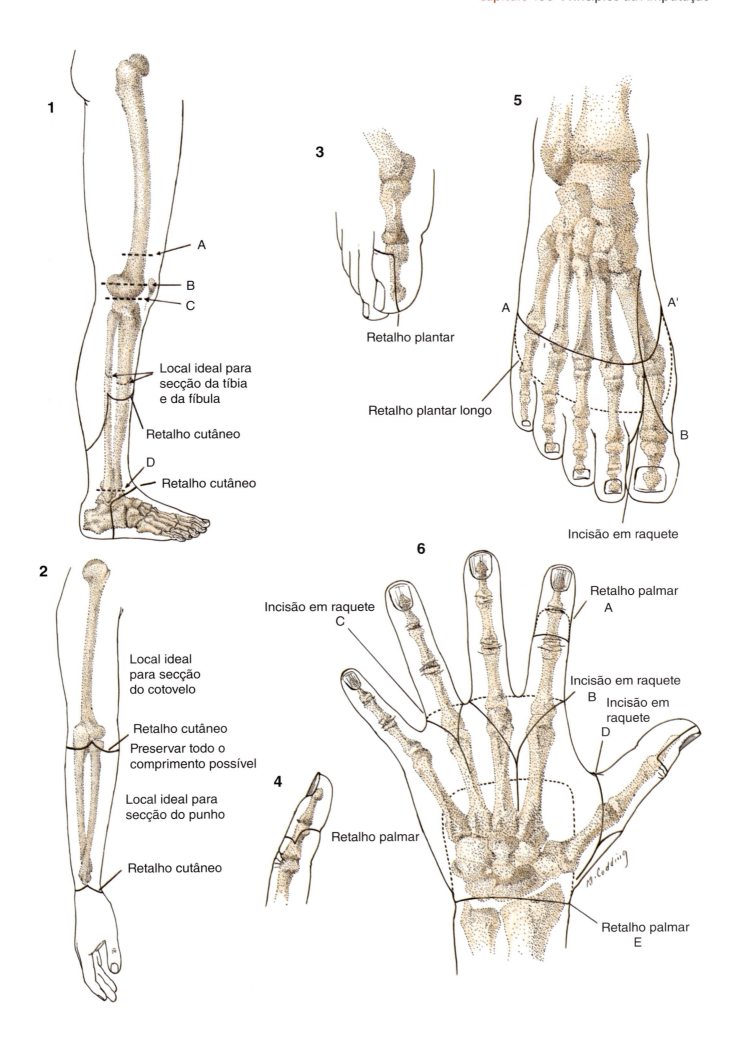

CAPÍTULO 159

AMPUTAÇÃO SUPRACONDILIANA

INDICAÇÕES As indicações comuns de amputação supracondiliana são traumatismo, irrigação sanguínea insuficiente, tumor e gangrena progressiva. A amputação só deve ser realizada quando todas as medidas conservadoras falharem.

A amputação na altura da coxa é descrita em detalhes neste texto. Esse é um local frequente depois do insucesso de procedimentos de reconstrução ou derivação arterial ou quando as circunstâncias impedirem a reconstrução, segundo arteriografia proximal e distal.

PREPARO PRÉ-OPERATÓRIO O preparo pré-operatório varia obrigatoriamente com as indicações de amputação, descritas na seção anterior. É preciso fazer uma avaliação cuidadosa para verificar se há obstrução arterial localizada, e a arteriografia é essencial. Caso haja obstrução localizada, a reconstrução proximal (p. ex., um *stent* ilíaco ou *bypass* aortofemoral) pode restaurar o fluxo sanguíneo satisfatório, ou um enxerto arterial de derivação distal (p. ex., femoropoplíteo) pode eliminar a necessidade de amputação.

Quando houver infecção, o desbridamento cirúrgico agressivo é a etapa mais importante para o êxito. Devem ser escolhidos esquemas antibióticos adequados de acordo com o antibiograma. Em caso de infecção cutânea localizada na altura proposta para amputação, o procedimento é adiado se houver possibilidade de melhora. Em caso de infecção progressiva, faz-se uma amputação com guilhotina ou aberta acima da altura da infecção, com subsequente amputação definitiva em local mais alto alguns dias depois ou após a resolução da sepse.

Nas amputações eletivas, a consulta pré-operatória com o fisioterapeuta e o protesista ajuda no preparo emocional e físico dos pacientes para a reabilitação necessária após a cirurgia de amputação.

ANESTESIA A raquianestesia baixa é usada com maior frequência, embora se possa administrar a anestesia inalatória se não houver contraindicação.

POSIÇÃO O paciente é colocado com o quadril do lado afetado fora da borda da mesa para que o auxiliar possa fazer a abdução completa da coxa e elevar a panturrilha ou tornozelo com várias toalhas estéreis. Os pelos no local da operação são cortados.

PREPARO OPERATÓRIO Prepara-se a pele da parte inferior do abdome até bem abaixo do joelho. Coloca-se um lençol estéril sob a coxa. O pé e a perna até o joelho são cobertos com malha tubular impermeável (**FIGURA 1**). A menos que haja indícios de infecção progressiva, o membro é elevado pelo auxiliar para estimular a drenagem venosa. Caso se planeje fazer uma amputação baixa, pode-se colocar um torniquete estéril em posição alta na coxa. Então uma pausa cirúrgica (*time out*) é executada.

INCISÃO E EXPOSIÇÃO O tipo de retalho usado varia. Quando houver infecção progressiva da perna abaixo do joelho, faz-se uma incisão circular para amputação em guilhotina. No entanto, sempre que possível, os retalhos anterior e posterior são delimitados com caneta marcadora estéril para garantir que o comprimento do coto seja apropriado (ver **FIGURA 1**). Os retalhos anterior e posterior podem ser iguais ou, o que é mais comum, o retalho anterior é maior para afastar a linha de fechamento dos pontos de pressão da prótese.

O cirurgião coloca-se no lado interno da coxa, para ver melhor o principal suprimento arterial e nervoso, e delimita a incisão. Por haver retração considerável da pele e dos tecidos moles, e para possibilitar a rotação das margens cutâneas, a incisão da pele deve se estender 10 a 15 cm abaixo do ponto de secção do osso. A incisão é realizada através da pele e do tecido subcutâneo até a fáscia sobre os músculos.

DETALHES DA TÉCNICA O cirurgião deve conhecer bem a localização dos principais nervos e vasos (**FIGURA 2**). O vaso mais superficial a ser ligado é a veia safena magna, localizada na face medial ou posteromedial da coxa, dependendo do nível da amputação (**FIGURAS 2 e 3**). Os músculos devem ser divididos em nível um pouco mais alto que a pele e a fáscia, permitindo sua retração superior, de modo que os retalhos finais para fechamento consistam principalmente em pele e fáscia (**FIGURA 4**). A incisão mediana na camada muscular é feita com cuidado e os vasos femorais são identificados profundamente ao músculo vasto medial (**FIGURA 5**). Caso não se tenha colocado um torniquete, o cirurgião deve localizar o vaso principal por palpação ou por sua pulsação visível. Caso se tenha usado torniquete, a dissecção é realizada diretamente até a exposição da veia femoral. Esta é seccionada entre pinças médias. A artéria e a veia são atadas separadamente (ver **FIGURA 5**) e, se desejado, pode-se acrescentar uma ligadura transfixante distal à ligadura original na artéria femoral.

O nervo isquiático está localizado posterior aos vasos femorais e é isolado dos tecidos adjacentes. No caso de amputação alta com bifurcação do nervo isquiático, os nervos tibial e fibular são ligados individualmente. Na tentativa de minimizar a formação de um neuroma de amputação, o nervo é puxado para baixo o máximo possível e coloca-se uma pinça de Ochsner reta forte. Uma segunda pinça esmagadora é colocada cerca de 5 mm distal à primeira, e o nervo é seccionado imediatamente abaixo da segunda pinça. A pinça proximal é retirada, e a área esmagada é ligada com fio não absorvível 1–0 (**FIGURA 6**). As ligaduras com fio fino são evitadas para que a bainha epineural não seja cortada, permitindo a formação de um neuroma. Os fios absorvíveis são evitados porque podem ser absorvidos antes da união da bainha epineural, com consequente reabertura da bainha e formação de neuroma. A pinça distal é retirada, deixando um segmento curto de nervo esmagado e achatado, que tende a impedir o deslizamento da ligadura. Permite-se a retração superior do nervo até as camadas musculares. Nunca se deve fixar o nervo em estruturas adjacentes. Depois da retração superior do nervo isquiático, os tecidos são ainda liberados da superfície posterior do fêmur. Artéria e veia femorais profundas devem ser fixadas e ligadas no grupo posterior de músculos (ver **FIGURA 2**). **CONTINUA** ▶

Capítulo 159 Amputação Supracondiliana

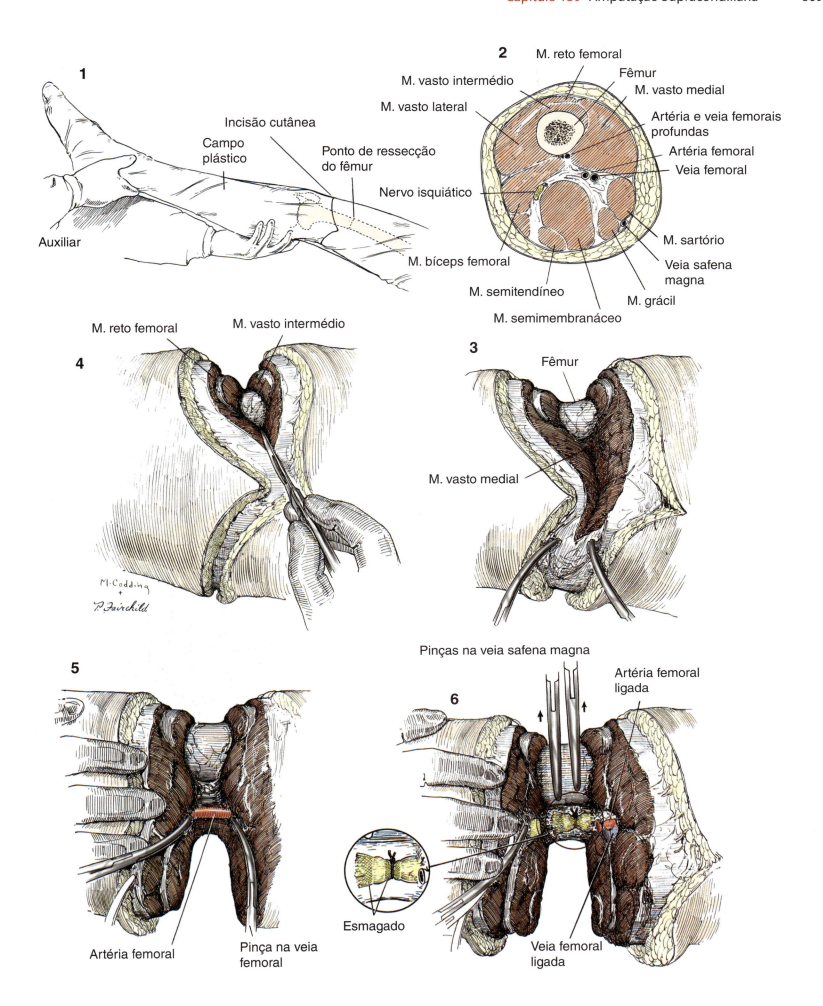

DETALHES DA TÉCNICA — CONTINUAÇÃO

Toda a circunferência do fêmur é separada dos tecidos moles e identifica-se o nível de amputação óssea com preservação de bons retalhos cutâneos anterior e posterior. Faz-se uma incisão circular através do periósteo do fêmur no nível da amputação (FIGURA 7) e o periósteo inferior é elevado para possibilitar a secção do osso limpo (FIGURA 8). A retração e a proteção do músculo são mantidas enquanto o fêmur é seccionado com serra elétrica na altura desejada (FIGURA 9). A parte amputada é retirada do campo cirúrgico.

As bordas salientes do osso no local da amputação são biseladas com rugina ou lima (FIGURA 10). Caso se tenha usado torniquete, este é retirado, e eventuais pontos de sangramento são pinçados e ligados. A superfície muscular é lavada com solução salina isotônica morna até que o cirurgião tenha certeza de que haja boa hemostasia e de que não restem fragmentos ósseos. Um dreno profundo pode ser colocado e mantido a critério do cirurgião e de acordo com a condição da ferida.

FECHAMENTO

Os retalhos anterior e posterior são inspecionados, para avaliar se o comprimento é apropriado, e podem ser aparados quando necessário para que o fechamento seja ajustado (mas não apertado demais). As fáscias musculares de revestimento profundas anterior e posterior são aproximadas por sutura interrompida sobre a extremidade do fêmur (FIGURA 11). Em seguida, aproxima-se a fáscia de Scarpa por sutura interrompida com fio absorvível (ver FIGURA 11) para aliviar a tensão do fechamento da pele. Caso se tenha realizado uma amputação em guilhotina, a ferida é mantida aberta para fechamento posterior ou o membro é reamputado em nível mais alto para permitir fechamento primário.

Os retalhos cutâneos são confeccionados com formato apropriado e o fechamento cutâneo é realizado de acordo com o método preferido do cirurgião (FIGURAS 11 e 12). Em geral, a sutura interrompida com fio monofilamentar não absorvível garante bom fechamento sem isquemia tecidual indevida; deve-se evitar que a pinça traumatize as bordas cutâneas.

CUIDADOS PÓS-OPERATÓRIOS

O coto é coberto com curativo não aderente e compressas circulares de gaze estéril e envolto com curativo ajustado, mas não apertado demais. Pode ser necessário trocar esse curativo em 24 horas em virtude de possível edema do coto, com consequente dor e interferência com o suprimento sanguíneo. Caso haja preocupação com edema tecidual, pode-se colocar um curativo a vácuo ao longo da linha de incisão sobre gaze não aderente. Os cuidados pós-operatórios imediatos incluem a regulação contínua da insulina em pacientes diabéticos. Para combater o edema, podem-se elevar os pés do leito, mas não o coto. Pode-se usar uma tala durante a operação para manter a extensão e evitar contraturas em flexão, mas é preciso retirá-la logo para iniciar os exercícios em alguns dias.

As amputações em guilhotina demandam cuidados especiais se não houver planejamento de outra intervenção cirúrgica. Caso se pretenda fazer uma amputação mais alta posteriormente, são realizadas trocas periódicas de curativos até a cirurgia. Quando houver necessidade de cicatrização de amputações em guilhotina (geralmente por fatores do paciente que impeçam outra cirurgia), podem-se usar dispositivos de tração cutânea progressiva para facilitar a migração da borda cutânea. Em alguns casos, isso será suficiente para cobrir as extremidades ósseas e haverá cicatrização; entretanto, quando não for possível aproximar a pele por essa técnica, pode-se trocar o curativo até que haja fechamento por segunda intenção.

Depois da cicatrização inicial da ferida, procura-se obter um contorno do coto de amputação apropriado para adaptar uma prótese. Com o auxílio de terapia ocupacional, pode-se envolver o coto com ataduras de algodão elástico, usadas continuamente para auxiliar a retração do coto. As ataduras são retiradas e reaplicadas a cada 4 horas e antes de dormir; todos os dias a atadura é substituída por outra limpa. Ensina-se o paciente amputado ou os parentes a colocarem a atadura. Outra opção é a meia elástica grossa para "retração do coto", que é adaptada sobre o coto e faz pressão circunferencial.

O uso de muletas demanda mais energia que a deambulação com uma prótese. O melhor indicador isolado da possibilidade de uso de uma prótese pelo paciente é a deambulação antes da amputação. Outros aspectos importantes são a existência de outras doenças graves, deficiência visual, condição da outra perna, grau de cooperação e alerta, além de equilíbrio e grau de coordenação. Os pacientes capazes de caminhar com muletas provavelmente conseguirão deambular com uma prótese.

Depois da amputação, a maioria dos pacientes descreve sensações fantasma, que devem ser consideradas parte normal da recuperação. As sensações fantasma no membro inferior sempre mantêm relação normal com outras partes do corpo e, na maioria dos casos, desaparecem depois da colocação da prótese. O grau de dor fantasma depende muito do grau de dor antes da amputação, mas pode ser causado por radiculopatia, posição durante a operação ou aprisionamento de um neuroma na cicatriz ou em área vulnerável à pressão. O exercício do membro fantasma pode ser útil, e o encaminhamento à fisioterapia e à terapia ocupacional ajuda a aliviar os sintomas. Um programa planejado de reabilitação é muito importante em qualquer tipo e extensão de amputação, e é necessário acompanhamento coordenado com participação do cirurgião, do fisioterapeuta e do protesista. Quando a amputação for eletiva, o fisioterapeuta pode ensinar a andar com muletas e orientar o paciente sobre exercícios apropriados antes da operação. ■

Capítulo 159 Amputação Supracondiliana 611

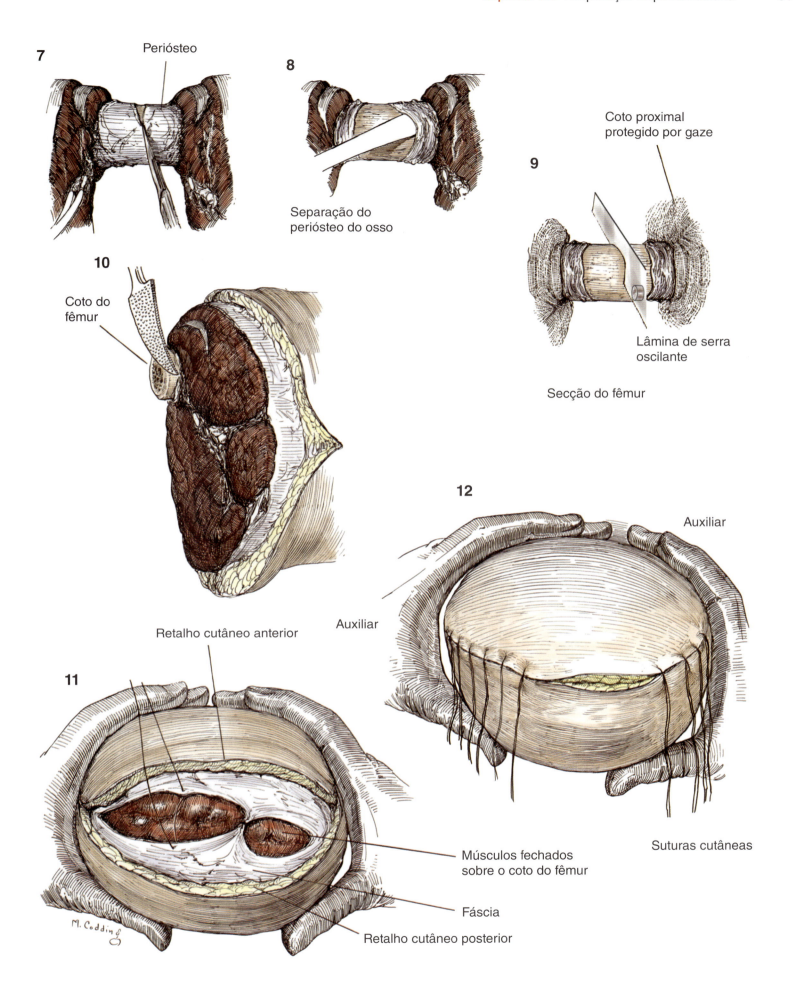

CAPÍTULO 160 — INCISÃO E DRENAGEM DE INFECÇÕES DA MÃO

INDICAÇÕES Embora as indicações definitivas de incisão e drenagem de infecções da mão variem de acordo com localização, duração, extensão e gravidade da infecção, a maioria das infecções localizadas tem indicação de incisão e drenagem ou desbridamento cirúrgico. É preciso prestar atenção especial aos pacientes com imunocomprometimentos que possam mascarar uma resposta inflamatória adequada e retardar o diagnóstico e o tratamento (p. ex., um idoso diabético que se apresenta com um abscesso). A maioria das infecções na superfície volar da mão provoca edema máximo no dorso; entretanto, a drenagem dorsal só é usada quando há supuração no dorso. Na suspeita de fasciite necrosante, tanto estreptocócica quanto polimicrobiana, há indicação de desbridamento cirúrgico agressivo e em caráter de emergência.

PREPARO PRÉ-OPERATÓRIO Se não for possível realizar a cirurgia de imediato ou se o diagnóstico de infecção profunda não estiver confirmado, o tratamento inicial consiste em imobilização, repouso e elevação do membro com antibioticoterapia de amplo espectro intensiva. Uma vez confirmado o diagnóstico de abscesso, realizam-se incisão e drenagem. Os pacientes com comorbidades devem ser avaliados e tratados adequadamente, sobretudo no que diz respeito ao controle da glicemia em diabéticos. Os pacientes com história de tabagismo devem ser aconselhados a interromper totalmente o uso de nicotina para facilitar a cicatrização.

ANESTESIA Existem várias opções de bloqueio anestésico, dependendo do nível e da extensão da anestesia necessária. Podem ser usados bloqueio axilar, do plexo braquial e de Bier para anestesia total do antebraço e da mão. Os bloqueios regionais do nervo mediano, ulnar ou radial no punho podem ser realizados com alto nível de confiabilidade. Os bloqueios digitais podem ser realizados por acesso volar ou dorsal, com o cuidado de evitar a infiltração excessiva em torno da base do dedo, que pode causar a síndrome do compartimento digital e ameaçar a circulação. A epinefrina pode ser usada em solução diluída, mas deve-se ter cuidado, especialmente em pacientes com evidência clínica de doença vascular periférica da extremidade afetada. A anestesia geral é usada no caso de infecções mais extensas ou quando não for possível realizar anestesia regional com segurança.

POSIÇÃO O paciente é colocado em decúbito dorsal com a mão acometida sobre um suporte para membro superior. Para procedimentos envolvendo uma abordagem palmar, o cirurgião pode achar que a visualização é melhor pelo lado ulnar da mão em supino. O oposto é verdadeiro para o procedimento que envolve uma abordagem dorsal da patologia.

PREPARO OPERATÓRIO Realiza-se um preparo rotineiro da pele da mão. Exceto nos pequenos procedimentos, usa-se um torniquete com pressão de 250 mmHg acima do cotovelo. Nos casos de infecção, a exsanguinação por gravidade é preferível às exsanguinações ativas (compressão com Esmarch ou bandagem elástica) para minimizar qualquer disseminação hematológica da infecção. Em seguida, uma pausa cirúrgica (*time out*) é executada.

A. PANARÍCIO

DETALHES DA TÉCNICA É fundamental a drenagem imediata para aliviar a tensão aumentada e evitar a osteomielite na falange distal. No caso de um abscesso em posição profunda, a incisão pode ser longitudinal, ao longo da face ulnar do dedo, 3 mm volar à borda ungueal. As incisões ao longo da face radial do dedo devem ser evitadas para impedir a cicatrização dolorosa quando a pessoa fizer o movimento de pinça. Por outro lado, pode-se realizar uma incisão longitudinal centralizada sobre o coxim volar. Qualquer que seja o acesso, a dissecção romba volar à falange distal através dos septos da polpa deve ser completa, liberando todos os compartimentos em que houver infecção (**FIGURAS 1** a **3**). É preciso ter cuidado para não abrir a bainha tendínea. A ferida deve ser lavada abundantemente e tamponada com gaze para cicatrização por segunda intenção.

B. PARONÍQUIA

DETALHES DA TÉCNICA A paroníquia aguda é a infecção mais comum da mão. A paroníquia aguda unilateral demanda elevação da cutícula da unha no local da infecção (**FIGURA 4**). Se a infecção for avançada ou se houver abscesso proximal, retira-se a porção proximal da placa ungueal (**FIGURAS 4** e **5**). As infecções de menor gravidade podem ser tratadas por incisão longitudinal das duas cutículas, seguida pela colocação de um pedaço de papel-alumínio da embalagem do fio de sutura ou de gaze com medicamento como *stent* sob a unha para impedir o fechamento da eponíquia (**FIGURAS 6A** a **6C**). Pode ser necessário retirar toda a placa ungueal nas infecções mais extensas. Deve-se pesquisar micose nos casos de paroníquia recorrente ou crônica e pode ser necessária a marsupialização da placa ungueal (**FIGURAS 7A** a **7C**).

C. INFECÇÕES DAS BAINHAS TENDÍNEAS

DETALHES DA TÉCNICA As bainhas dos músculos flexores têm origem distal à articulação interfalângica distal e se estendem até a prega de flexão palmar. A bainha do músculo flexor longo do polegar continua até a bolsa radial, e a bainha do músculo flexor do dedo mínimo é confluente com a bolsa ulnar (**FIGURA 8**). Nas infecções incipientes (< 24 horas), sem sinais de abscesso, está indicado tratamento conservador com antibióticos intravenosos de amplo espectro, imobilização, elevação e exame físico frequente. Nos casos de infecção moderada, pode-se realizar drenagem com incisão limitada em posição proximal e distal na bainha para possibilitar a inserção de cateter para irrigação (**FIGURA 9**). A incisão proximal é transversal na porção distal da prega flexora palmar, e a incisão distal é oblíqua sobre a falange média ou ao longo da linha mediolateral para expor as bainhas tendíneas do músculo flexor. É necessário cuidado para evitar a lesão dos feixes neuromusculares, permanecendo na porção central sobre a superfície volar do dedo. O afastamento longitudinal dos tecidos ajuda a expor a bainha tendínea enquanto protege as estruturas neurovasculares contra lesão. O acesso a infecções extensas deve ser feito por incisões medioaxiais ulnares nos 2º, 3º e 4º dedos e por incisões radiais no polegar e no dedo mínimo (**FIGURA 10**). É preciso ter cuidado para evitar as estruturas neurovasculares digitais. Após a drenagem, procede-se à aproximação frouxa da pele, por sutura interrompida permanente, para possibilitar a drenagem pós-operatória. É preciso fazer uma imobilização pós-operatória para garantir o conforto do paciente. Devem-se realizar cultura e antibiograma, com cobertura antibiótica específica, em todas as infecções.

D. INFECÇÕES DOS ESPAÇOS PALMARES PROFUNDOS

DETALHES DA TÉCNICA A maioria dos abscessos dos espaços interdigitais pode ser drenada por incisão longitudinal sobre o espaço interdigital dorsal, evitando uma cicatriz dolorosa na superfície volar (**FIGURA 11**). Caso a infecção esteja localizada perto da superfície volar, pode ser necessária uma segunda incisão volar. O acesso às infecções do espaço palmar médio deve ser volar, por incisão longitudinal curva (ver **FIGURA 10**). As infecções profundas isoladas dos espaços tenar e hipotenar são raras e o acesso pode ser feito por incisão dorsal longitudinal (ver **FIGURA 11**). O espaço de Parona conecta os espaços tenar e palmar médio na parte distal do antebraço, em local imediatamente superficial ao músculo pronador quadrado. O acesso pode ser feito por incisão longitudinal, em posição imediatamente ulnar ao tendão do músculo palmar (ver **FIGURA 11**). É preciso ter cuidado para evitar a lesão do nervo mediano. Como no caso da maioria das infecções, devem-se obter culturas e administrar antibióticos de amplo espectro até que se possa instituir o tratamento específico.

CUIDADOS PÓS-OPERATÓRIOS Nos casos de panarício e paroníquia, há indicação de troca de curativo e retomada precoce do movimento, geralmente no dia seguinte, com aumento gradativo da amplitude de movimento. Nos casos de infecção da bainha tendínea e do espaço profundo, mantém-se a antibioticoterapia específica, de acordo com o resultado da cultura. As trocas de curativos são realizadas várias vezes ao dia. Em geral, é possível retirar os cateteres de irrigação 2 a 3 dias depois de sua colocação. Depois da melhora da infecção franca, são encorajados os movimentos suaves, aumentados conforme a tolerância. A elevação do membro até a altura do coração diminui o desconforto durante o período de imobilização até que o edema cesse. A amplitude de movimento ativa, dentro dos limites da dor, pode ser iniciada imediatamente. A amplitude de movimento passiva e a progressão com amplitude de movimento ativa podem ser iniciadas no terceiro dia de pós-operatório.

Idealmente, esses pacientes devem ser avaliados e tratados por fisioterapeutas especialistas em mão para maximizar a recuperação e minimizar a chance de formação de aderências na bainha do tendão, que limitam a movimentação normal. ∎

Capítulo 160 Incisão e Drenagem de Infecções da Mão 613

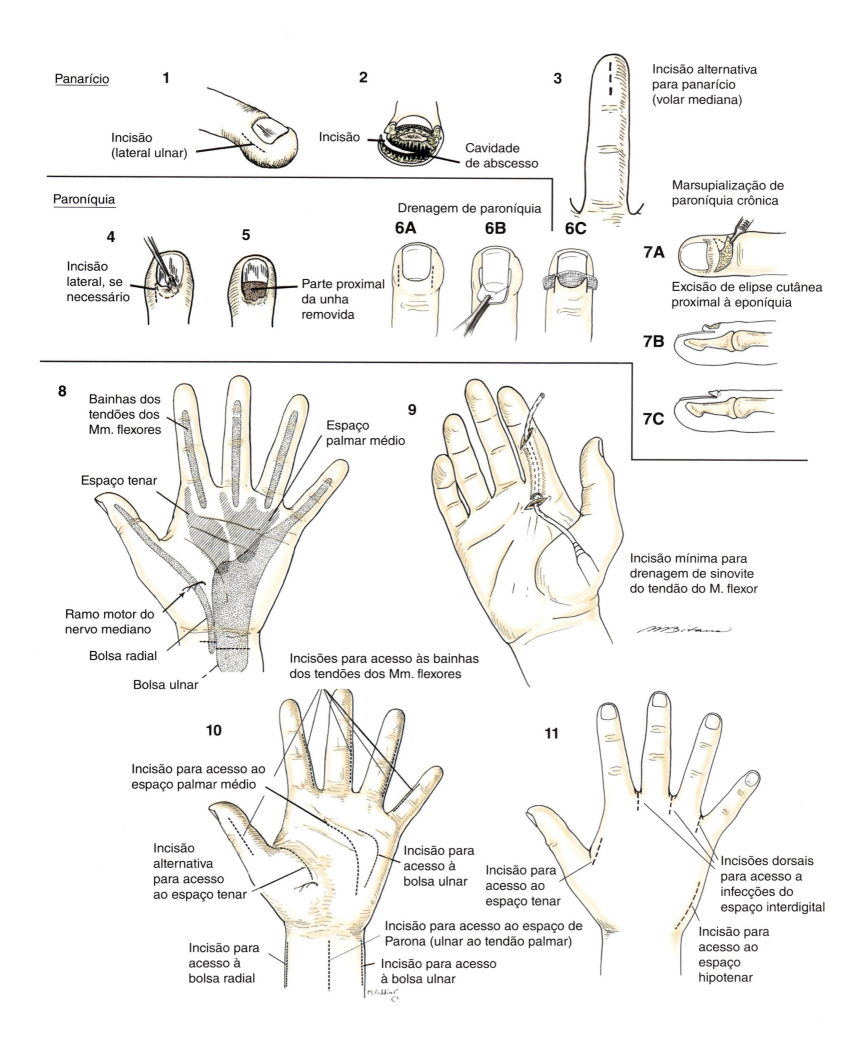

CAPÍTULO 161

SUTURA DE TENDÃO

INDICAÇÕES O reparo da laceração do tendão dos músculos flexores só deve ser realizado em condições ideais, pois a melhor (e às vezes única) oportunidade de obter um bom resultado funcional é a primeira tentativa de reparo. A existência de contaminação grave, infecção ou extensa destruição tecidual deve ser uma contraindicação para o reparo imediato. O desbridamento e a preparação da ferida devem ser realizados de modo emergencial, mas o reparo definitivo pode ser realizado com segurança posteriormente (idealmente menos de uma semana após a lesão). O reparo do tendão extensor é relativamente mais simples. Os tendões extensores suportam menos força e o reparo tardio é mais tolerante. O reparo do tendão flexor é mais complexo, particularmente em tendões com trajetos dentro de túneis ou polias. Além disso, devido à proximidade, as lesões dos tendões flexores das mãos são tipicamente associadas a lacerações de artérias e nervos. Idealmente, o reparo da artéria e do nervo deve preceder o reparo do tendão. Nos casos em que o acesso a aparelhos microscópicos é limitado e não há obstrução vascular clinicamente aparente do dedo distal à lesão, não há necessidade de reparo da lesão arterial. O reparo do nervo sensorial pode ser feito depois se o reconhecimento for retardado (com o reconhecimento de que o reparo do nervo é mais facilmente realizado antes da tentativa de reparo do tendão flexor).

Existem cinco zonas de lesão nos tendões dos músculos flexores (**FIGURA 1**). Cada zona tem seu próprio método de reparo. Tradicionalmente, as lesões da zona II (dentro da bainha do tendão dos músculos flexores) eram conhecidas como "terra de ninguém" por causa da história inicial dos maus resultados de tentativas de reparos nessa zona. Nos dias atuais, com reparo cirúrgico adequado e reabilitação agressiva e abrangente por um serviço especializado em mão, até mesmo esses pacientes podem obter recuperação satisfatória da função. Os objetivos cirúrgicos do reparo são semelhantes aos de reparos em outros lugares: aproximação precisa de tecidos viáveis, sem encurtamento desnecessário. Além disso, há um requisito para minimizar a resistência do próprio reparo – que precisará deslizar pela bainha do tendão enquanto mantém a vitalidade do reparo.

ANESTESIA Pode-se usar anestesia geral ou bloqueio axilar. Além desses, podem ser realizados bloqueios regionais dos nervos mediano, ulnar e radial no punho ou cotovelo. Esses bloqueios podem ser úteis na sala de emergência, enquanto o paciente aguarda a operação. Em geral, os bloqueios digitais são pouco úteis nessas circunstâncias.

PREPARO OPERATÓRIO Antes da operação, deve-se lavar exaustivamente (conforme a tolerância) a ferida na sala de emergência e cobri-la com curativo estéril. A mão pode ser imobilizada em uma posição segura, para minimizar o possível deslocamento da extremidade de corte proximal do tendão (especialmente os tendões flexores, que podem se retrair proximalmente e oferecer um desafio maior para o acesso ao campo cirúrgico). Uma vez obtida anestesia satisfatória, uma pausa cirúrgica (*time out*) é executada. Faz-se a exsanguinação do braço por ação da gravidade ou com atadura elástica e torniquete acima do cotovelo. Em adulto normal, insufla-se a braçadeira do esfigmomanômetro até 250 mmHg, ou pelo menos 80 mmHg acima da pressão arterial sistólica. Pode-se manter esse torniquete insuflado durante 2 horas e reinsuflá-lo após um período de 20 minutos de circulação normal. A ferida é descoberta e lavada por completo com vários litros de solução salina morna.

INCISÃO E EXPOSIÇÃO A exposição deve ser apropriada. Em geral, é necessário ampliar os limites originais da ferida (**FIGURA 2**). No entanto, é preciso ter cuidado para que a ampliação das incisões não lese estruturas neurovasculares e não cause contratura cicatricial através das articulações. As incisões nos dedos devem ser baseadas no padrão da laceração. Nas lacerações oblíquas do dedo devem ser usadas incisões diagonais tipo Brunner entre as articulações interfalângicas, com criação de um padrão em zigue-zague ao longo da superfície volar. Nas lacerações transversais, devem ser feitas incisões medioaxiais para evitar retalhos cutâneos estreitos. É fundamental manter os retalhos cutâneos digitais de bases largas para evitar a isquemia. Além disso, são feitas tentativas de projetar a incorporação da incisão cirúrgica de modo que os vincos normais da pele se cruzem obliquamente (de modo a reduzir a probabilidade de que a cicatriz subsequente resulte em restrição à amplitude de movimento da articulação). Os feixes neurovasculares digitais situam-se ao longo da superfície volar lateral do dedo e devem ser protegidos a todo custo. As incisões em posição inadequada podem acarretar comprometimento da pele e deformidade.

DETALHES DA TÉCNICA Realizam-se o desbridamento e a exploração da região acometida. Os nervos e vasos adjacentes são identificados e afastados. Como mencionado anteriormente, as lesões nervosas e vasculares podem ser frequentemente identificadas e devem ser reparadas. Se possível, as extremidades dos tendões são localizadas na ferida e pinçadas com delicadeza (**FIGURA 3**). Dependendo da localização da laceração, o coto do tendão proximal pode retrair e requerer manobras de recuperação. Essa manobra deve ser feita de maneira atraumática e sob visualização direta, se possível. A execução do corte das extremidades pode exigir a flexão do dedo para expor a extremidade distal do corte, e a flexão do punho e do cotovelo pode ajudar no avanço da extremidade proximal do corte até a laceração. Em casos mais difíceis (normalmente quando houve um atraso na apresentação), a extremidade proximal do corte pode ter que ser retraída para a contraincisão no nível do punho. Um tubo de alimentação pediátrico pode, então, ser passado de maneira retrógrada, costurado na extremidade do corte proximal, e, em seguida, o tubo de alimentação pode ser usado para guiar o tendão de volta à laceração. O manuseio cuidadoso do tecido é de fundamental importância, pois a lesão por esmagamento do tendão pode acarretar má cicatrização, soluções de continuidade no reparo e, por fim, deiscência.

Em geral, não é necessário reparar as lacerações que acometem menos de metade da secção transversal do tendão. Devem-se apenas aparar as fibras soltas para evitar o aprisionamento do tendão nas polias flexoras. As lesões transversais maiores exigem reparo. Nos casos de múltiplas lesões tendíneas, é preciso ter cuidado para confirmar a anatomia e a orientação dos tendões proximal e distal. Os princípios gerais de sutura de tendão evoluíram com o tempo, e tanto as suturas centrais com fio multifilamentar quanto as suturas tendíneas maximizaram os desfechos. Uma linha de sutura contínua epitendínea com fio monofilamentar permanente 6-o propicia tanto força quanto uma superfície deslizante lisa. Com frequência, faz-se primeiro o reparo epitendíneo da "parede posterior", seguido por sutura central multifilamentar (quatro a seis fios) permanente 3-o ou 4-o e concluído por reparo epitendíneo da "parede anterior" para completar. Se as suturas em *loop* estiverem disponíveis, o manuseio e o controle dos tendões são facilitados. Se o reparo de uma transecção completa for feito com uma sutura de fio simples, é fundamental reconhecer a geometria mais vantajosa do tendão, que é necessária para criar um travamento efetivo (**FIGURA 4**). Existem vários métodos descritos de sutura epitendínea e central (**FIGURAS 4 e 5**). As suturas centrais mais confiáveis são realizadas por técnicas de reparo ancoradas com quatro passadas, e a maioria dos reparos epitendíneos é realizada por sutura contínua (simples, ancorada ou em colchoeiro horizontal). Em geral, a fixação das suturas centrais deve ficar a cerca de 12 mm da borda cortada; os pontos de fixação epitendíneos podem ser de 1 a 2 mm. Reparos com menos de 3 mm de espaço entre as bordas do tendão terão maior resistência, mas as suturas centrais não devem criar o agrupamento do tendão entre o ponto de fixação da sutura central e a borda cortada.

De modo geral, as lesões na zona I (distal à inserção do tendão do músculo flexor superficial dos dedos na falange média) exigem sutura percutânea com botão da porção proximal do tendão à falange distal em razão da frequente escassez de tendão distal disponível (**FIGURA 6**). Caso haja um fragmento ósseo preso ao tendão, pode-se realizar fixação com fio K. As lesões na zona II (dentro da bainha flexora) são as mais difíceis de reparar e só devem ser reparadas por cirurgião que tenha experiência com esse tipo de lesão. Devem ser reparados os tendões dos músculos flexores superficiais e profundos dos dedos, mas pode ser aceitável reparar apenas um ramo do flexor superficial dos dedos para permitir a diminuição do volume do reparo. As lesões na zona III (na palma) geralmente são mais simples e cicatrizam bem. As lesões na zona IV (dentro do túnel do carpo, sob o ligamento transversal do carpo) são raras e frequentemente associadas a lesões do nervo mediano. As lesões na zona V (no antebraço) podem ser complicadas se ocorrerem na junção musculotendínea, pois o músculo não sustenta a sutura com segurança. É preciso avaliar a possibilidade de lesão de artérias e nervos no antebraço.

Uma vez concluídos todos os reparos, libera-se o torniquete e faz-se hemostasia meticulosa. O campo deve estar seco antes de tentar o fechamento.

FECHAMENTO Os tecidos moles profundos são aproximados para eliminar o espaço morto; o tecido subcutâneo e a pele são fechados da maneira habitual com fio fino.

Aplica-se gaze não aderente sobre a ferida e confecciona-se uma tala para bloqueio dorsal de modo a impedir a extensão do punho e dos dedos. É importante que a tala ultrapasse as extremidades dos dedos. A tala é confeccionada de modo a manter os dedos e o punho em discreta flexão para não tensionar o reparo do tendão do flexor (**FIGURA 7**). No pós-operatório, a mão é mantida elevada para reduzir o edema.

CUIDADOS PÓS-OPERATÓRIOS O curativo inicial e a tala são mantidos por alguns dias. A mão é protegida por uma tala termoplástica dorsal com o punho em leve flexão e as articulações interfalângicas em extensão (ou flexão mínima) durante as primeiras 2 semanas e meia. Inscreve-se então o paciente em um programa amplo de fisioterapia da mão, monitorado por cirurgião e fisioterapeuta especialista em mão. Na maioria dos casos, o paciente é instruído a não mover o dedo afetado por 3 a 5 dias. A maioria dos programas se inicia com exercícios passivos na primeira semana. Dependendo da cooperação e da motivação do paciente e da qualidade do reparo tendíneo, alguns pacientes podem iniciar um protocolo precoce de movimentação ativa. Depois de 4 a 5 dias de imobilidade, há uma tendência crescente de empregar flexão passiva diária, seguida de flexão ativa de extensão total até um terço a metade da amplitude total de flexão. A movimentação precoce de reparos tendíneos reduz o número de aderências e a subsequente rigidez nos tendões reparados, porém há maior risco de ruptura do tendão suturado se o tratamento for mais intensivo do que o reparo pode suportar. A cooperação do paciente com a fisioterapia pós-operatória é o principal determinante do desfecho dos reparos de laceração do tendão. ■

Capítulo 161 Sutura de Tendão

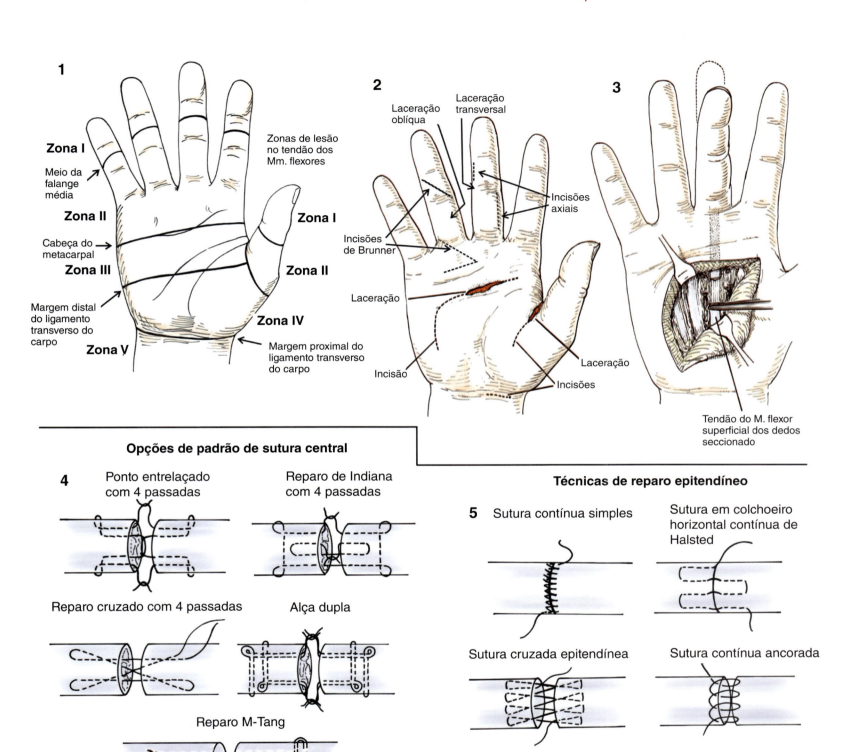

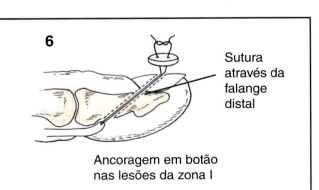

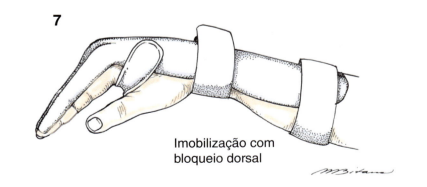

ÍNDICE ALFABÉTICO

A

Ablação
- da cadeia simpática, 50
- endovascular da veia safena magna, 578
Abscesso(s)
- isquiorretais, 260
- perirretal, 260
Acalasia, 134
- de estágio avançado, 144
Acesso(s)
- de Hasson, 40, 416
- percutâneo, 594
- subdiafragmático, 74
- totalmente extraperitoneal (TEP), 458
- vascular, 538
- venoso, 540, 542
Acoplamento (docking), 54
Adenocarcinoma localizado, 340
Adenoma, 476
- benigno, 482
Adenomiose, 392
Afastador(es)
- de fígado de Nathanson, 348
- de Hill-Ferguson, 264
- pélvicos profundos iluminados de fibra óptica, 212
Agulha
- de Veress, 40, 64, 126
- French fenestrada, 98
Alça jejunal, 98
Álcool isopropílico, 3
Amenorreia primária, 42
Ampola, 276
- de Vater, 280, 286, 350
- hepatopancreática, 350
Amputação, 606
- em guilhotina, 610
- supracondiliana, 608
Analgesia
- controlada pelo paciente, 9
- peridural, 9
Anastomose(s)
- colônica com grampeador, 192
- com grampeamento, 234
- com sutura manual, 232
- de intestino delgado com lúmen aberto, 164
- gastrojejunal, 366
- ileoanal, 244
- ilíacas, 548
- lateral em "boca de peixe", 330, 332
- laterolateral, 580
- - total, 332
- lateroterminal (Baker), 234, 236
- terminoterminal, 232, 236
- - grampeada, 234
Anatomia, 3
- cirúrgica, 17
- - do fígado, 302
- - para ressecção do cólon e do reto, 180
- da parte abdominal da aorta e da veia cava inferior, 24
- do intestino grosso, 22
- e incisões da mama, 516
- e ressecções do fígado, 302
- laparoscópica da região inguinal, 454
- torácica e pulmonar, 26
Anel inguinal profundo, 438, 440, 454

Anestesia, 5
- cuidados anestésicos monitorados, 6
- função do anestesista, 5
- geral, 6
- manejo das vias respiratórias, 5
- monitoramento e controle hemodinâmico, 5
- morbidade e mortalidade cardíacas, 6
- pré-medicação, 6
- regional, 6
Anestésicos, 6
Anestesiologista, 10
Aneurisma da aorta
- abdominal, 544, 586
- torácica, 586
Angioplastia com patch com material protético, 536
Angiosuites, 582
Ângulo esplênico, 180
Ansiolítico de ação rápida, 6
Anti-inflamatórios não esteroides, 9, 62
Antibióticos, 3
Antígeno carcinoembrionário, 200
Antro pilórico, 130
Anuscópio de Hirschman, 256
Aorta, 24, 479
Aparelho de fechamento de Carter-Thomason, 138
Apendicectomia, 172
- laparoscópica, 176
Apêndices epiploicos, 212
Apendicite aguda, 176
Apneia obstrutiva do sono, 140
Arco
- da aorta, 26
- iliopectíneo, 454
- justacólico, 22
Área da corona mortis, 455
Artéria(s)
- apendicular, 22
- axilar, 516
- carótida
- - comum esquerda, 26
- - interna, 532
- cística, 18, 272, 303, 351
- cólica
- - direita, 22, 198
- - esquerda, 22
- - média, 22, 351
- epigástricas inferiores, 455
- espermáticas, 455
- esplênica, 18, 342, 351, 368, 376
- femoral, 564, 586
- - profunda, 560
- - superficial, 560, 594
- frênica inferior, 18, 24
- - direita, 479
- - esquerda, 479
- gástrica(s)
- - curtas remanescentes, 88
- - direita, 18, 114, 351, 370
- - esquerda, 18, 92, 351
- - posterior, 18
- gastroduodenal, 18, 351, 356, 370
- gastroepiploicas direitas, 351
- gastromental
- - direita, 18
- - esquerda, 18

- hemorroidária
- - inferior, 22
- - média, 22
- hepática, 18, 303
- - comum, 18, 351, 356
- - direita, 18, 303
- - esquerda, 18, 303
- hipogástricas, 24
- ileocólica, 22, 198
- ilíacas, 546
- - comuns, 24, 546, 586
- - externas, 24, 408, 454, 455, 586
- - internas, 22, 24
- inominada, 26
- intestinais, 351
- marginal de Drummond, 22
- mesentérica
- - inferior, 22, 24, 180, 546
- - superior, 18, 22, 24, 180, 351, 556
- ováricas, 24
- pancreática
- - inferior, 18
- - magna, 18
- - superior, 18
- pancreaticoduodenal, 351
- - anterior inferior, 18
- poplítea distal, 562
- pulmonar direita, 26
- renal, 404, 408, 546
- - superior, 22
- subclávia esquerda, 26
- suprarrenal
- - direita, 479
- - esquerda, 479
- testiculares, 24
- tibial anterior, 572
- tireóidea inferior, 470
- torácicas internas, 26
- uterina, 24
Asma desencadeada por refluxo, 126
Aspirador cirúrgico ultrassônico Cavitron®
  (CUSA®), 304
Assepsia, 3
Assistente anestesista certificado (CAA), 5
Autotransplante de ilhotas, 368
Avaliação pré-anestésica, 10
Azul de metileno, 266

B

Baço, 370
Bainha(s), 584
- do músculo reto do abdome, 418, 428
Banda gástrica ajustável laparoscópica, 142
Banhos de assento, 258
Bexiga, 455
Biopsia, 14
- aberta de fígado, 300
- de medula óssea, 374
- pleural, 50
Bisturi, 4
Bloqueio do plano transverso abdominal, 9
Boca anastomótica, 66
Bócio
- endêmico, 466

Índice Alfabético 617

- nodular tóxico, 466
Bolsa
- de Bogotá, 13
- de Morison, 280, 286
- de tabaco com fio de polipropileno
monofilamentar, 82
- em J, 244
- em S com três alças, 244
- ileoanal, 244
- omental, 78, 94, 102
- plástica transparente de Lahey, 560
Bolsite, 248
Brônquio principal
- direito, 26
- esquerdo, 26

C

Cálculos
- biliares, 270
- no ducto colédoco, 270
- renais, 474
Canal anal, 262
Câncer
- anal, 214
- colorretal metastático, 306
- de mama, 522
- de tireoide, 466
- do colo do útero, 400
- esofágico, 42
- gástrico, 42
- pancreático, 42
- pulmonar de células não pequenas, 50
Cápsula de Gerota, 348
Carcinoma
- antral, 78
- do corpo gástrico, 100
- do esôfago ou da junção esofagogástrica, 144
- hepatocelular, 306
Carrinho
- de visão, 52
- do paciente, 52
Cartilagem
- cricóidea, 492
- tireóidea, 492
Catárticos, 200
Cateter(es), 584
- central inserido perifericamente, 540, 542
- da colangiografia, 272
- de DPAC, 44
- de Foley, 42, 58, 62
- de GEP, 60
- de Silastic®, 338
- Fogarty®, 574
- trançado French, 330
- venoso central, 542
Cateteres-balão, 584
Cauterização em linha reta, 4
Ceco, 220
Cefazolina, 3
Cicatrização da ferida, 3
Cirurgia
- ambulatorial, 10
- da tireoide, 466
- de cuidados
- - agudos, 12
- - intensivos, 12
- de parótida, 508
- de preservação da mama, 522
- de Puestow-Gillesby, 328
- geral, 12
- oncológica, 14
- robótica, 3
- - abdominal, 52
Cirurgiões traumatologistas, 12
Cisterna do quilo, 20
Cisto(s)
- do pâncreas, 322
- pancreáticos, 322
- pilonidais, 266
- pré-malignos, 340

Claudicação unilateral, 558
Cloridrato
- de fenoxibenzamina, 478
- de lidocaína, 478, 480
- de propranolol, 480
Cóccix, 210
Cola cirúrgica, 11
Colangiocarcinoma intra-hepático, 306
Colangiografia percutânea trans-hepática (CPT), 284
Colangiopancreatografia retrógrada endoscópica, 270, 284, 322, 328
Colecistectomia, 282
- aberta, 276
- e dissecção portal, 356
- laparoscópica, 270
- parcial, 290
- subtotal, 290
- - fenestrada, 290
Colecistite
- acalculosa, 270
- aguda, 270
- calculosa, 270
Colecistostomia, 292
Colectomia
- direita, 194
- esquerda com anastomose terminoterminal, 200
- laparoscópica direita, 198
- total, 220
Colédoco, 351
Coledocoduodenostomia, 288
Colelitíase, 292
- sintomática, 270
Colite pseudomembranosa, 220
Colo do útero, 400
Colocação
- de acesso, 540
- de campo cirúrgico no paciente, 582
- de sedenho, 264
Cólon, 18, 20, 374
- anatomia, 180
- ascendente, 194
- descendente, 22, 180
- direito, 22
- esquerdo, 22
- sigmoide, 22
- transverso, 22, 94, 102
Colostomia, 218
- transversa, 184
Colunas de Morgagni, 244
Complicações pós-operatórias, 7
Compressa de Kittner, 534
Comprometimento do gânglio de Virchow, 20
Configuração
- da mesa, 584
- da sala cirúrgica e docking, 52, 54
Conização cervical, 400
Console do cirurgião, 52
Cordão espermático, 438, 455
Correção
- de hérnia
- - femoral, 450
- - - com tela, 452
- - inguinal, 432
- - - com tela, 442, 446
- - - em crianças, 440
- - - em mulheres adultas, 440
- - - pela técnica de Shouldice, 438
- - - exposição tradicional, 432
- - - recorrente, transabdominal pré-peritoneal, por abordagem robótica, 460
- - - técnica de correção
- - - - de Bassini modificada, 434
- - - - de McVay, 440
- - paraestomal por abordagem laparoscópica, 188
- - umbilical, 430
- - - adultos, 430
- - - crianças, 430
- - ventral
- - - com liberação bilateral do músculo transverso do abdome por técnica robótica, 426
- - - por técnica aberta e liberação miofascial, 418

- de hidrocele, 462
- endovascular de aneurisma das aortas abdominal e torácica, 586
- laparoscópica de hérnia inguinal
- - totalmente extraperitoneal (TEP), 458
- - transabdominal pré-peritoneal (TAPP), 456
- laparoscópica de hérnia ventral, 414
Coto duodenal, 90, 104
Criação de um túnel sob o colo do pâncreas, 354
Criptas de Morgagni, 260
Cuidado(s)
- anestésicos monitorados, 6
- multidisciplinar de pacientes com câncer, 14
- pós-operatórios, 7, 8
- primários (primary care physician), 7
Curativos de gaze, 11
Cureta hipofisária Cushing, 292

D

Decisão de intervenção cirúrgica, 13
Defeito aórtico, 548
Derivação
- aortofemoral, 552
- arterial com veia safena in situ, 570
- esplenorrenal, 580
- femorofemoral, 558
- gástrica em Y de Roux laparoscópica, 136
- intraluminal com shunt de Pruitt-Inahara, 534
- mesocava, 580
- - de Clatworthy, 580
- portocava, 580
- - terminolateral, 580
Dermátomos elétricos e de ar comprimido, 528
Derrames pleurais recorrentes, 50
Descolador de periósteo
- de Coryllos-Doyen, 46
- de Hedblom, 46
Descompressão
- do cólon obstruído, 184
- portal, 580
Desinfecção das mãos com fricção, 3
Diálise peritoneal ambulatorial crônica (DPAC), 44
Dilatador
- de Hegar, 400
- de Maloney, 124
Discinesia biliar, 270
Disciplina cognitiva, 14
Dispositivos
- de aterectomia, 584
- de embolização, 584
- de fechamento, 584
- de trombectomia, 584
Dissecador Kitner, 526
Dissecção(ões)
- axilar, mama, 526
- cervicais laterais, 498
- de linfonodo sentinela, 512
- - mama, 522
- do processo uncinado, 360
- eletiva do pescoço, 498
- mesorretal, 238, 240
- profilática do pescoço, 498
- radical do pescoço, 498
Dissector de Maryland, 346
Distúrbios hematológicos, 374
Diverticulectomia
- de Meckel, 160
- de Zenker, 506
Diverticulite de sigmoide, 174
Divertículo
- de Meckel, 160
- de Zenker, 506
Divisão mesentérica, 240, 242
Doação, 404
Doadores voluntários de rim, 404
Doença(s)
- de Crohn, 244
- de Cushing dependente de hormônio adrenocorticotrófico refratária, 478
- de Gaucher, 374

618 Índice Alfabético

- de Graves, 466
- de Hashimoto, 466
- de Hodgkin, 374
- do refluxo gastresofágico, 126
- inflamatória pélvica, 392
- intestinal inflamatória, 194
- oclusiva
- - aortoilíaca, 552
- - da artéria ilíaca, 596
- - - comum, 550
- perianal crônica, 264
- pericárdica com derrame, 50
- pulmonares, 7
- renal crônica, 44
- - em fase terminal, 408
Dor
- abdominal crônica, 42
- pélvica, 42
- pós-operatória, 8
Doxazosina, 478
Drenagem
- cirúrgica de abscesso isquiorretal, 260
- de cisto ou pseudocisto do pâncreas, 322
- do ducto pancreático, 328
- linfática
- - dos órgãos genitais femininos, 24
- - principal do colo do útero, 24
- venosa
- - do cólon direito, 22
- - e linfática das vísceras do abdome superior, 20
Dreno(s)
- de Penrose, 138, 346
- em T, 284
- tipo *sump* de Silastic™, 174
- Silastic®, 230, 280, 286
Ducto
- cístico, 272, 351
- colédoco, 269, 356, 360
- - distal, 350
- de Stensen, 508
- deferente, 454, 455
- do lobo caudado, 303
- do processo caudado, 303
- hepático
- - comum, 303
- - direito, 303
- - esquerdo, 303
- inferior
- - anterior, 303
- - lateral, 303
- - medial, 303
- - posterior, 303
- pancreático, 351
- salivar, 502
- segmentar
- - anterior, 303
- - lateral, 303
- - medial, 303
- - posterior, 303
- superior
- - anterior, 303
- - lateral, 303
- - medial, 303
- - posterior, 303
Duodeno, 78, 104, 351

E

Edema, 3
Eletrocautério, 3
- em corrente mista, 4
Eletrodos do eletrocardiógrafo, 3
Embolia pulmonar, 576
Empiema fibropurulento, 50
Endarterectomia de carótida, 532
Endometriose, 42, 392
Enfermeiro anestesista certificado (CRNA), 5
Enterostomia, 170
- com grampeador, 168
- de Stamm, 170
- de Witzel, 170

Enxerto cutâneo, 528
- de espessura
- - parcial, 528
- - total, 528
- manejo da área doadora, 528
Equilíbrio hidreletrolítico, 116
Equipamento, 584
Eritema, 3
Escarotomia, 602
Escavação retouterina, 22
Escola para segurança na cirurgia, 3
Esferocitose hereditária, 374
Esfíncter esofágico inferior, 130
Esofagectomia
- trans-hiatal, 144
- transtorácica, 154
- - parte abdominal, 154
- - parte torácica, 154
Esofagite com estenose, 122
Esôfago, 26, 104
- de Barrett, 122, 144
- distal, 132
Esofagogastrostomia cervical, 152
Espaço
- de Bogros, 454
- de Retzius, 454, 456
- pré-peritoneal, 454
Esplenectomia, 374
- laparoscópica, 380
Estenose hipertrófica congênita do piloro, 156
Esteroides, 374
Estômago, 18
Estratégia *watchful waiting*, 130
Estribos de Allen, 208
Esvaziamento
- cervical de resgate, 498
- rápido (*dumping*), 72
Evacuação de hemotórax, 50
Eventos tromboembólicos venosos (TEVS), 8
Exame(s)
- de Papanicolaou, 400
- de sangue, 10
Excisão de hemorroidas, 256
Excisão
- de seio pilonidal, 266
- mesorretal total, 208
Exploração
- aberta do ducto colédoco, 284
- - técnica transduodenal, 286
Extração da glândula suprarrenal, 484

F

Fáscia
- da linha média do pescoço, 502
- de Denonvilliers, 210
- de Gerota, 348, 480, 482, 484
- de Scarpa, 4, 36
- na linha alba, 32
- transversal, 438
Fasciotomia, 600
Fechamento(s), 4
- abdominal temporário, 13
- da colostomia, 186
- - método alternativo, 186
- de úlcera duodenal perfurada, 62
- - fechamento da perfuração, 62
- - fechamento laparoscópico, 64
- primário da ferida, 4
- subcuticulares da pele, 11
Feixes neurovasculares intercostais, 26
Fentanila, 6
Feocromocitomas hereditários, 478
Fígado, 269
- anatomia
- - cirúrgica do, 302
- - e ressecções do, 302
- biopsia aberta de, 300
Filtros de veia cava, 576
Fios, 584
- de sutura, 4

Fissura
- anal, 260, 264
- oblíqua, 26
- - esquerda, 26
Fístula
- anal, 260
- arteriovenosa, 538
- gastrocólica, 112
Fistulotomia, 260
Flexura
- direita do cólon, 194
- esquerda do cólon, 22
Fluidoterapia, 5
Forame de Winslow, 276, 278, 286, 338
Fragmentos costais, 48
Função do anestesista, 5
Fundo
- de saco de Douglas, 22, 102, 210
- gástrico, 104
Fundoplicatura, 122
- laparoscópica, 126
- parcial, 134
Furunculose, 480

G

Gastrectomia
- operação
- - de Hofmeister, 98
- - de Polya, 96
- subtotal, 86, 94
- total, 102
- - com grampeador, 114
- vertical (em manga) laparoscópica, 140
Gastrinoma, 474
Gastroduodenostomia, 70
- à Jaboulay, 70
Gastrojejunostomia, 66, 366
- em Y de Roux, 118
Gastrostomia, 58
- à Janeway, 58
- à Stamm, 58
- endoscópica percutânea, 60
- temporária, 58
Gaze umedecida, 4
Glândula
- paratireoide, 474
- parótida, 508
- submandibular, 502
- suprarrenal, 342, 482, 484
- - direita, 479
- - esquerda, 479
- tireoide, 468
Gliconato de clorexidina, 3
Glomo carótico, 532
Gordura mesentérica, 212
Grupo subpilórico gástrico inferior, 20

H

Haemophilus influenzae, 340
Helicobacter pylori, 62, 74
Hematoxilina e eosina (H&E), 512
Hemicolectomia, 402
Hemigastrectomia, 78
- Billroth I com grampeador, 82
- Billroth II com grampeador, 100
Hemoderivados, 5
Hemorroida(s)
- ligadura elástica e excisão, 256
- trombosada, 258
Hemostasia, 3
Heparina, 532, 564
- de baixo peso molecular, 8
- não fracionada, 8
Hepatectomia
- direita, 306
- estendida, 314
- esquerda, 310
Hepaticojejunostomia, 366
- em Y de Roux, 294

Índice Alfabético

Hérnia(s), 413
- contralateral, 42
- de hiato, 122, 130
- femoral, 438, 454
- incisionais, 414
- indiretas, 434
- inguinal, 42, 432, 442
- - direta, 448, 454
- - esquerda, 456
- - indireta, 446
- inguinoescrotais, 434
- paraesofágica, 122, 130
- - abordagens laparoscópica e robótica, 130
- paraestomal, 188
- umbilical, 430
- ventrais, 414, 418, 426
- - primárias, 414
Hidrocele, 462
Hilo
- do baço, 340
- hepático, 356
Hipercalcemia, 474
Hiperesplenismo secundário, 374
Hiperidrose, 50
Hiperparatireoidismo, 474
Hiperplasia
- geral das glândulas paratireoides, 474
- suprarrenal macronodular bilateral, 478
Hipoparatireoidismo pós-operatório, 472
Histerectomia, 402
- abdominal total, 392
- supravaginal, 392
Histologia, 3

I

Icterícia hemolítica congênita, 374
Ileíte regional, 168
Íleo
- paralítico pós-operatório, 480
- terminal, 194, 220
Ileostomia, 228
- em alça, 182
Implantação do pâncreas dentro do jejuno, 334, 336, 338
Implante
- de cateter para diálise peritoneal ambulatorial crônica, 44
- de filtros de veia cava inferior, 576
- de *stent*, 584
- - endovascular, 596
Imuno-oncologia, 14
Imunoglobulina
- intravenosa, 374
- Rho D, 374
Incidentalomas suprarrenais, 482
Incisão(ões)
- cutânea, 4
- da fáscia com bisturi, 4
- da mama para biopsia excisional, 516
- de Pfannenstiel, 206
- de toracotomia, 46, 48
- - anterolateral, 48
- - fechamento, 48
- - posterolateral, 46
- e drenagem de infecções da mão, 612
- paramedianas, 4
- Rocky-Davis, 4
- subcostais, 4
Índice de massa corporal (IMC), 140
Infecções
- da mão, 612
- das bainhas tendíneas, 612
- dos espaços palmares profundos, 612
- por *Staphylococcus aureus*, 3
Infertilidade, 42
Infundíbulo da vesícula biliar, 270
Inibidores da bomba de prótons, 126
Instruções
- por escrito, 11
- pós-operatórias gerais após a alta, 11

Insuficiência renal, 538
Insuflação de dióxido de carbono, 38, 40
Intervenções cirúrgicas na artéria femoral superficial e implante de *stent*, 594
Intestino
- delgado, 556
- grosso, 68
- - anatomia do, 22
Intussuscepção, 160
Isquemia
- aguda dos membros inferiores, 574
- mesentérica, 13
- - aguda, 556

J

Jejuno, 66, 100, 351, 372
Junção do ducto cístico com a vesícula biliar, 272

L

Laparoscopia diagnóstica, 42
Laparotomia, 3, 30, 32, 34, 36
Laringe, 492
Lesão(ões)
- cervicais, 400
- do baço, 384
- do feixe neurovascular, 46
- do lobo medial, 508
- do nervo laríngeo recorrente, 472
- do ureter esquerdo, 402
- esplênica grave, 374
- nos tendões dos músculos flexores, 614
Lidocaína, 258
Ligadura
- elástica de hemorroidas, 256
- *endoloop*, 346
- femoral superficial, 576
Ligamento
- arterial, 26
- coronário, 304
- de Cooper, 424, 440, 450, 454, 455, 458
- de Treitz, 22, 66, 98, 100, 108
- esplenocólico, 222
- esplenorrenal, 342, 380
- falciforme, 270, 304
- frenicoesofágico, 126
- gastrosplênico, 88, 334
- gastrocólico, 88
- pectíneo, 440
- pulmonar inferior, 26
- redondo, 303
- umbilical
- - lateral, 454, 455
- - medial, 454, 455
- - mediano, 454, 455
- venoso, 312
Linfadenopatia intra-abdominal, 42
Linfáticos
- da próstata e da bexiga, 24
- do corpo e do fundo do útero, 24
- posteriores do colo do útero, 24
Linfoma, 42
Linfonodo(s)
- axilares, 522, 526
- da cadeia ilíaca externa, 24
- gástricos superiores, 20
- ilíacos
- - comuns, 24
- - externos, 24
- inguinais superficiais, 24
- interpeitorais ou de Rotter, 526
- obturatórios, 24
- pancreaticoesplênicos, 20
- pré-aórticos e lateroaórticos, 24
- sentinela, 512, 522
- submentonianos, 502
- subpilóricos, 94
- supraclavicular esquerdo, 20
- suprapilóricos, 20
Linha(s)
- alba, 30

- anatômica de secção entre os lobos esquerdo e direito, 303
- de Cantlie, 302
- de Langer, 30
- hemiclavicular, 48
- lateral de Toldt, 200
- principal, 302
Liomioma, 392
Líquidos corporais e soluções de reposição intravenosa, 9
Lista de verificação
- do paciente, 11
- para a cirurgia segura, 8
Litotripsia
- a *laser*, 284
- eletro-hidráulica, 284
- extracorpórea por ondas de choque, 284
Lobo
- caudado, 302
- inferior direito, 26
- inferior esquerdo, 26
- médio direito, 26
- superior direito, 26
Locais de amputação, 606

M

Mama, 511
- dissecção axilar, 526
- dissecção de linfonodo sentinela, 522
Manejo das vias respiratórias, 5
Manobra
- de Kocher, 20, 70, 78, 86, 114, 286, 352
- de Pringle, 280
Marsupialização, 266
Máscara laríngea, 5
Mastectomia
- radical modificada, 516, 518
- simples ou total, 516
- total, 518
Material de contraste, 584
Medicação pré-operatória, 6
Medula óssea, biopsia de, 374
Meias de compressão pneumática, 270
Melanoma(s), 512
- cutâneos, 512
Membrana cricotireóidea, 492
Membros, 599
Meningococos, 340
Mesa de operação, 3
Mesentério, 198
Mesoapêndice, 178
Mesocólon, 66, 68
Método(s)
- da triangulação, 192
- do valvulótomo expansível, 572
- para análise de imagens, 584
Midazolam, 6
Miotomia esofágica laparoscópica, 134
Monitoramento e controle hemodinâmico, 5
Morbidade e mortalidade cardíacas, 6
Músculo(s)
- cremaster, 438, 440, 446
- cricofaríngeo, 506
- da parede lateral do abdome, 455
- digástrico, 504, 508
- esfíncter interno do ânus, 264
- esternocleidomastóideo, 466, 468, 508
- estilo-hióideo, 508
- iliopsoas, 455
- latíssimo do dorso, 46, 520
- oblíquo
- - externo, 418
- - interno, 438
- omo-hióideo, 506
- peitorais maior e menor, 520
- reto do abdome, 436, 454, 455
- serrátil anterior, 46
- subescapular, 516, 526
- transverso do abdome, 428, 434
- trapézio, 46

620 Índice Alfabético

N

Nefrectomia laparoscópica em doador, 404
Neoplasia(s)
- da cabeça do pâncreas, 350
- maligna do estômago, 94
Nervo(s)
- cutâneo femoral
- - anterior, 454
- - lateral, 454, 455
- de Latarjet, 72
- esplâncnico
- - maior, 26
- - menor, 26
- facial, 532
- femoral, 454, 455
- frênico, 26
- - direito, 26
- - esquerdo, 26
- genitofemoral, 455
- hipogástricos superiores, 210
- hipoglosso, 502, 532
- ílio-hipogástrico, 442
- ilioinguinal, 436, 442, 455
- intercostais braquiais cutâneos sensitivos, 516
- isquiático, 608
- laríngeo recorrente, 26
- lingual, 502
- torácico longo, 520
- toracodorsal, 520
- vago, 26, 72, 76, 351, 532
- - anterior, 126
Neutropenia esplênica primária, 374
Nitroprusseto de sódio, 478
Norepinefrina, 478

O

Obesidade mórbida, 140
Obstrução(ões)
- do esôfago, 58
- intestinal iminente, 200
- parciais intermitentes do intestino delgado, 42
Oclusão
- aortoilíaca unilateral, 558
- ressuscitativa por balão endovascular da aorta, 590
Ogiva transoral, OrVil™, 116
Omentectomia, 94
Omento, 66, 68, 102
Oncologia
- cirúrgica, 14
- médica, 14
- por radiação, 14
Ooforectomia, 396
Operação(ões)
- de Billroth I, 78
- de derivação
- - arterial infrainguinais, 570
- - para hipertensão portal, 580
- de Fredet-Ramstedt, 156
- de Hofmeister, 98
- de Whipple, 344, 350, 352
- "limpas-contaminadas", 7
Osso púbico lateral, 455
Oxigenação, 5

P

Panarício, 612
Pâncreas, 20, 102, 351
Pancreatectomia total, 368
Pancreaticojejunostomia, 328, 364
- terminolateral, 364
Pancreatite
- calcificada crônica, 340
- com cálculos biliares, 270
- grave, 270
- recorrente, 474
Pancreatoduodenectomia, 350
- com preservação pilórica, 366
Panículo adiposo gastresofágico, 126
Panorama dos procedimentos ginecológicos, 391

Papila de Vater, 328, 330
Paratireoidectomia, 474
Paratormônio (PTH), 474
Parede
- gástrica, 20
- posterior do reto, 22
Paroniquia, 612
Parótida, 508
Parotidectomia, lobectomia lateral, 508
Parte
- abdominal da aorta, 24
- distal do cólon transverso, 180
Patologia, 3
Pausa cirúrgica (time out), 3, 8
Pedículos vasculares, 80
Pele, 511
Perfuração de uma úlcera gástrica ou duodenal, 62
Período de recuperação, 11
Peritônio, 30, 455
Pescoço, 491
Piloro, 66
Piloromiotomia, 156
Piloroplastia, 70
- à Finney em formato de U, 70
- à Heineke-Mikulicz, 70
Pinça(s)
- atraumática de lâmina fina do tipo vascular (Potts), 90
- atraumáticas de Scudder, 164, 192
- bulldog, 384, 386, 536
- de Allis, 58, 92
- de Babcock, 66, 82, 86, 90, 92, 98, 338, 374
- de dissecção Maryland, 482
- de Glassman, 192
- de Kocher, 30, 32, 100, 104
- de Pace-Potts, 232
- de Payr, 98
- de Potts, 338
- de preensão, 178
- dentada, 4
- "dente de rato", 472
- hemostática, 472
- - de Kelly, 38, 48, 182
- intestinais atraumáticas retas, 162
- Maryland, 138
- mosquito, 324
- Scudder, 68
Plataforma robótica Da Vinci® Xi, 54, 130
Plexo
- braquial, 516, 526
- nervoso autônomo pélvico, 212
Pneumococos, 340
Pneumonia por aspiração, 126
Pneumoperitônio, 64
Pneumotórax espontâneo primário, 50
Pólipos da vesícula biliar, 270
Polipose
- adenomatosa familiar, 244
- familiar, 220
Políticas ALARA, 582
Ponto de Palmer, 40
Porção
- média da costela, 46
- superior do reto, 180
Posição
- de Fowler, 62
- de semilitotomia, 208
- do corpo do paciente, 5
- invertida de Trendelenburg, 138
Pré-albumina, 8
Prega cervical superior, 508
Preparo pré-operatório, 7
- da pele, 3
Preservação do baço, 378, 384
Princípios
- da amputação, 606
- da cirurgia
- - de cuidados agudos, 12
- - oncológica, 14
Procedimento(s)
- de excisão eletrocirúrgica por alça (LEEP), 400

- de ligação de fístula interesfincterica (LIFT), 264
- original de McBurney, 172
- vaginais, 398
- vasculares, 531
Processo xifoide, 352
Proctocolectomia total, 220, 228
Profilaxia antibiótica, 7
Prolapso retal, correção perineal, 250
Próstata, 210
Protetor plástico para ferida, 198
Protocolos de recuperação aprimorada após a cirurgia (eras), 8
Pseudocistos do pâncreas, 322
Pseudopiloro, 80
Punção aspirativa com agulha fina (PAAF), 14
Púrpura trombocitopênica
- imune, 374, 380
- trombótica, 374

Q

Queimadura, 602

R

Rafe anococcígea, 214
Ramo(s)
- esquerdo da veia porta, 303
- sigmóideos, 22
Reconstrução
- em Y de Roux, 108
- femoropoplítea, 560
Recuperação aprimorada pós-cirurgia (ERAS), 15
Refluxo gastresofágico, 122
Regra de Salmon-Goodsall, 260
Relaxamento muscular, 6
Reparo
- da laceração do tendão dos músculos flexores, 614
- de lesão ureteral, 402
Reservatório ileal isoperistáltico lateral, 244
Reservatório W de quatro alças, 244
Ressecção
- abdominal, 208
- abdominoperineal, 180, 208
- anterior baixa, 230
- - robótica, 238
- da cauda do pâncreas, 340
- - e do baço por abordagem robótica, 348
- de aneurisma da aorta abdominal, 544
- do intestino delgado, 162
- - com grampeador, 164
- gástrica à Billroth
- - I, 82
- - II, 100
- laparoscópica da cauda do pâncreas com preservação do baço, 346
- local de tumor hepático, 304
- perineal, 214
Retalho de avanço endorretal, 264
Reto, 214
Retocolite ulcerativa, 220
Retorno venoso principal, 24
Retossigmoidectomia laparoscópica, 204
Rim, 404
Ruptura
- de úlcera péptica, 174
- do aneurisma da aorta abdominal, 590, 592
- traumática irreparável, 374

S

Saco herniário, 434, 438
Salpingectomia, 396
Sangramento uterino disfuncional, 392
Sarcoide de Boeck, 374
Secção
- da parte distal
- - do ducto colédoco e do jejuno, 360
- - do estômago ou do duodeno, 358
- do colo do pâncreas, 358
Seios pilonidais, 266

Sepse, 3
Septo retovaginal, 210
Sigmoide, 180
Sinal de Chvostek, 476
Síndrome
- compartimental, 600
- da ressecção anterior baixa, 230
- de Banti, 374
- de Cushing, 478
- de Felty, 374
- de neoplasia endócrina múltipla
- - familiar do tipo I, 474, 476
- - tipo 2, 478
- do câncer gástrico hereditário, 102
Sistema
- endócrino, 465
- genital feminino, 391, 398
- geniturinário, 389
- robótico Da Vinci®, 52
- venoso, 24
Solução de Ringer, 218
Sonda de fixação por cogumelo, 292
Staphylococcus aureus resistente à meticilina (MSRA), 7
Stents, 584
Suplementação de vitamina B_{12}, 116
Suporte
- avançado de vida em cardiologia (ACLS), 6
- de Allen, 200
- nutricional por via enteral, 8
Suprarrenal, 484
Suprarrenalectomia
- aberta bilateral, 478
- direita, 478
- - por abordagem robótica, 488
- esquerda, 480
- - assistida por robô, 486
- laparoscópica
- - direita, 484
- - esquerda, 482
Suprimento sanguíneo arterial das vísceras do abdome
    superior, 18
Sutura(s)
- absorvíveis, 226
- de colchoeiro, 68
- de Connell, 68, 96, 110
- de tendão, 614
- de tração, 70, 164, 234
- de transfixação, 92
- em bolsa de tabaco, 58
- interrompida ou contínua, 4

T

Tecidos moles, 511
Técnica(s)
- cirúrgica, 3
- com agulha de Veress, 40
- de Bassini, 446
- de Billroth I, 82
- - para gastroduodenostomia, 78
- de correção
- - de Bassini modificada, 434
- - de Lichtenstein, 446
- - de McVay, 440
- - retrorretal, 420, 422, 424
- de grampeamento duplo, 206
- de Hasson, 178, 456
- - aberta, 126, 176
- - - para acesso laparoscópico, 38
- de Hofmeister, 96
- de Jaboulay, 70
- de laparoscopia, 3
- de Lichtenstein modificada, 442
- de oclusão por balão da aorta, 590
- de Polya, 96
- de Stamm, 58
- de tração-contratração, 198
- de Witzel, 58, 154
- diagnósticas para lesões cervicais, dilatação e
    curetagem, 400
- do *plug* e *patch*, 446

- endovasculares, 582
- *onlay*, 418, 420
- percutânea dilacional (TPD), 494
- *sublay*, 420
Tela(s)
- de dupla face, 414
- subcutânea do abdome, 4
Telestrator, 52
Tempestade tireóidea, 472
Tendão conjunto, 455
Terapia adjuvante, 15
Terceiro ramo da veia gástrica esquerda, 20
Tesoura
- de Metzenbaum, 94, 208
- de Potts, 532
Tireoidectomia subtotal, 466
Tireoidite de Riedel, 466
Toracoscopia, 50
Transabdominal pré-peritoneal (TAPP), 456
Transplante renal, 389, 408
Traqueia, 26
Traqueotomia, 492
- de emergência, 492
- eletiva, 492
- por técnica percutânea dilacional, 494
Tratamento
- de fístulas
- - complicadas, 262
- - simples, 262
- de hemorroidas trombosadas, 258
Trato iliopúbico, 454, 455
Traumatologia, 12
Triângulo
- da morte, 456
- da ruína, 454
- de Calot, 18
Tricotomia, 3
Trígono cisto-hepático, 18
Trissegmentectomia, 314
Trocarte de Hasson, 38, 64
Trombo mural, 546
Tromboembolectomia, 556
- femoral, 574
Tromboembolismo venoso, 7
Trombose
- hemorroidária, 258
- mesentérica, 162
- venosa profunda (TVP), 8, 140
Tronco(s)
- braquiocefálico, 26
- celíaco, 18, 24
- simpático torácico, 26
- vagais, 72
Tuberculose, 194
Tubo
- endotraqueal, 5
- nasogástrico, 114
Tumor(es)
- de células das ilhotas não beta do pâncreas, 102
- desmoides, 244
- do cólon
- - direito, 194
- - esquerdo, 200
- do nervo facial, 508
- endócrino, 474
- neuroendócrinos pancreáticos, 340

U

Úlcera(s)
- duodenal intratável, 82
- gástrica, 78
- - benigna, 82
- gastrojejunais, 72
Ultrassonografia intravascular, 584
Unidades de terapia intensiva (UTIs), 12
Ureter, 24, 455

V

Vagotomia, 72, 74

- gástrica proximal, 72
- seletiva, 72
- troncular, 72, 78
Vancomicina, 3, 7
Vaso(s)
- cólicos
- - médios, 18, 94, 180
- epigástricos, 454
- - inferiores, 438, 454
- femorais, 550
- gastresplênicos, 370
- gástricos, 92
- - curtos, 18
- gastromental(is), 18, 88
- - esquerdo, 342
- gonadais, 454
- hemorroidais, 180
- ilíacos, 440
- marginais de Drummond, 230
- ováricos, 24
- sacral médio, 24
- seminais, 210
- uterinos, 24
Veia(s)
- anastomótica, 20
- axilar, 516, 520, 526
- ázigo, 26
- cava
- - inferior, 302, 303, 479, 581
- - superior, 26
- cólicas médias, 20, 351
- coronária, 351, 581
- do lobo caudado (porta e hepática), 303
- epigástricas inferiores, 455
- espermáticas, 455
- esplênica, 20, 342, 351, 376, 581
- facial, 532
- gástrica(s)
- - curtas, 20, 581
- - direita, 20, 351
- - esquerda, 20
- gastroepiploicas direitas, 351
- gastromental, 20
- - direita, 20, 581
- - esquerda, 581
- gonadal esquerda, 581
- hemiázigo, 26
- - acessória, 26
- hepática(s), 302
- - direita, 302, 303
- - esquerda, 302, 303, 312
- - inferior
- - - intermédia esquerda, 303
- - - lateral esquerda, 303
- - intermédia, 303, 312
- - superior
- - - intermédia esquerda, 303
- - - lateral esquerda, 303
- ilíaca(s)
- - circunflexa profunda, 454
- - comum, 581
- - - esquerda, 24
- - externa(s), 408, 454, 455
- intercostal superior, 26
- intestinais, 351
- jugular interna, 504, 540
- mesentérica
- - inferior, 20, 22, 206, 581
- - superior, 20, 22, 348, 351, 581
- ovárica esquerda, 24
- pancreáticas, 351
- pancreaticoduodenais, 351
- - anterior e posterior, 20
- paraumbilical da veia porta, 303
- poplítea, 562
- porta(s)
- - do fígado, 20, 303, 351, 580, 581
- - inferior(es)
- - - - anterior direita, 303
- - - - lateral esquerda, 303

- - - mediais esquerdas, 303
- - - posterior direita, 303
- - superior(es)
- - - anterior direita, 303
- - - lateral esquerda, 303
- - - mediais esquerdas, 303
- - - posterior direita, 303
- pulmonares
- - direitas superior inferior, 26
- - superior e inferior, 26

- renal, 404, 408, 581
- - direita, 479
- - esquerda, 24, 479
- sacrais, 210
- safena, 570
- subclávia, 542
- suprarrenal, 482
- - direita, 479
- - esquerda, 479
- testicular esquerda, 24

- tireóidea média, 470
- torácicas internas, 26
Ventilação, 5
Vesícula biliar, 269, 303, 372
Vitamina K, 284
Vólvulo
- do ceco, 194
- gástrico agudo, 130
- mesenteroaxial, 130
- organoaxial, 130